Semiologia
Clínica

MEDICINA
USP

HC
FMUSP

Hospital Universitário
USP

Semiologia Clínica

EDITORES

Mílton de Arruda Martins

Carla Romagnolli Quintino

Iolanda de Fátima L. Calvo Tibério

José Antonio Atta

Lígia Fidelis Ivanovic

MANOLE

"A edição desta obra foi financiada com recursos da Editora Manole Ltda., um projeto de iniciativa da Fundação Faculdade de Medicina em conjunto e com a anuência da Faculdade de Medicina da Universidade de São Paulo – FMUSP."

Editora: Patrícia Alves Santana
Editora de arte: Anna Yue
Projeto gráfico: Departamento de Arte da Editora Manole
Editoração eletrônica: Formato Estúdio, Luargraf Serviços Gráficos
Ilustrações: Formato Estúdio, Luargraf Serviços Gráficos
Capa: Ricardo Y. Nitta Rodrigues

CIP-BRASIL. CATALOGAÇÃO NA PUBLICAÇÃO
SINDICATO NACIONAL DOS EDITORES DE LIVROS, RJ

S474

Semiologia clínica / editores Mílton de Arruda Martins ... [et al.]. -
1. ed. - Santana de Parnaíba [SP] : Manole, 2021.

Inclui bibliografia e índice

"Conteúdo complementar em plataforma digital"
ISBN 9786555761535

1. Semiologia (Medicina). I. Martins, Mílton de Arruda.

21-70391 CDD: 616.047
CDU: 616-07

Meri Gleice Rodrigues de Souza - Bibliotecária - CRB-7/6439

1ª edição – 2021

Direitos adquiridos pela:
Editora Manole Ltda.
Alameda América, n. 876
06543-315 – Santana de Parnaíba – SP – Brasil
Tel.: (11) 4196-6000
www.manole.com.br | https://atendimento.manole.com.br

Impresso no Brasil | *Printed in Brazil*

Editores

Mílton de Arruda Martins
Professor Titular de Clínica Médica da FMUSP. Diretor do Serviço de Clínica Geral do HC-FMUSP.

Carla Romagnolli Quintino
Doutora pela FMUSP. Médica Assistente da Divisão de Clínica Médica do Hospital Universitário da USP. Co-organizadora e Professora de Propedêutica Clínica da FMUSP.

Iolanda de Fátima Lopes Calvo Tibério
Coordenadora do Internato da FMUSP. Chefe do Laboratório de Terapêutica Experimental do HC-FMUSP (LIM 20). Professora Associada do Departamento de Clínica Médica da FMUSP.

José Antonio Atta
Doutor em Medicina. Médico Assistente do Serviço de Clínica Geral do HC-FMUSP. Médico Responsável pela Liga Acadêmica de Hipertensão Arterial Sistêmica do HC-FMUSP. Coordenador da Disciplina UC-04 (Processo Saúde-Doença-Cuidado) da FMUSP. Coordenador Médico da Área de Clínica Médica do Instituto do Câncer do Estado de São Paulo "Octávio Frias de Oliveira".

Lígia Fidelis Ivanovic
Especialista em Clínica Médica pelo HC-FMUSP. Médica Assistente do Serviço de Clínica Geral e Propedêutica do HC-FMUSP. Médica Assistente do Serviço de Clínica Médica do Instituto do Câncer do Estado de São Paulo "Octávio Frias de Oliveira".

Autores

Ahmed Haydar

Médico pela FMUSP. Especializando em Educação na Saúde pela FMUSP. Preceptor de Educação Médica do Centro de Desenvolvimento de Educação Médica da FMUSP.

Alessandra Carvalho Goulart

Livre-docente pelo Departamento de Clínica Médica, Disciplina de Clínica Geral e Propedêutica da FMUSP. Médica Clínica Geral e Epidemiologista do Centro de Pesquisa Clínica e Epidemiológica do Hospital Universitário da USP.

Aleksander Snioka Prokopowitsch

Doutor em Reumatologia pela FMUSP. Médico Assistente da Divisão de Clínica Médica do Hospital Universitário da USP.

Alexandre de Matos Soeiro

Pós-graduando em Cardiologia pelo Instituto do Coração (InCor) do HC-FMUSP. Médico Assistente e Supervisor da Unidade de Emergência do InCor-HC-FMUSP. Médico Coordenador da Unidade Cardiológica Intensiva do BP Mirante.

Alexandre Saadeh

Médico Psiquiatra, Psicodramatista. Doutor pelo Departamento de Psiquiatria da FMUSP. Médico Supervisor do Serviço de Psicoterapia do Instituto de Psiquiatria (IPq) do HC-FMUSP. Coordenador do AMTIGOS (Ambulatório Transdisciplinar de Identidade de Gênero e Orientação Sexual) do IPq-HC-FMUSP. Professor Colaborador do Departamento de Psiquiatria da FMUSP.

Alfredo Almeida Pina-Oliveira

Doutor em Ciências pela Escola de Enfermagem da USP. Educador em Saúde Pública do Centro de Promoção da Saúde do HC-FMUSP. Coordenador do Programa de Pós-graduação *stricto sensu* em Enfermagem da Universidade Guarulhos (UNIVERITAS-UNG).

Ana Paula Curi

Médica Assistente. Doutora em Clínica Médica pela FMUSP. Mestre em Hematologia pela FMUSP. Graduação pela Faculdade de Medicina de São José do Rio Preto (FAMERP).

André Malbergier

Médico Psiquiatra. Doutor pelo Departamento de Psiquiatria da FMUSP. Mestre em Saúde Pública pela Faculdade de Saúde Pública da Universidade de Illinois em Chicago (EUA) – MPH. Médico Assistente do Instituto de Psiquiatria (IPq) do HC-FMUSP. Professor Colaborador Médico do Departamento de Psiquiatria da FMUSP. Coordenador do GREA (Grupo Interdisciplinar de Estudos de Álcool e Drogas) do IPq-HC-FMUSP.

André Wan Wen Tsai

Supervisor do Programa de Residência Médica em Acupuntura do HC-FMUSP. Presidente do Colégio Médico Brasileiro de Acupuntura (CMBA). Vice-Presidente do Comitê de Dor da Sociedade Brasileira de Ortopedia e Traumatologia (SBOT).

Arnaldo Lichtenstein

Doutor em Medicina pela FMUSP. Diretor Técnico do Serviço de Clínica Geral do HC-FMUSP.

Benito Lourenço

Médico Hebiatra, com Título de Especialista e Habilitação em Adolescência pela Sociedade Brasileira de Pediatria (SBP). Médico Chefe da Unidade de Adolescentes do Instituto da Criança e do Adolescente do HC-FMUSP. Médico Assistente da Clínica de Adolescência da Faculdade de Ciências Médicas da Santa Casa de São Paulo. Presidente do Departamento de Adolescência da Sociedade de Pediatria de São Paulo (SPSP). Membro da Comissão Científica do Adolescente da Secretaria de Estado da Saúde de São Paulo.

Bruno Alvim Carvalho Araújo
Especialista em Clínica Médica. Médico Assistente da Residência de Medicina Interna do HC-FMUSP. Médico Assistente da Residência de Medicina Interna do Hospital Servidor Público Estadual de São Paulo.

Bruno Caramelli
Professor Associado III da Disciplina de Cardiologia da FMUSP. Diretor da Unidade Clínica de Medicina Interdisciplinar em Cardiologia do Instituto do Coração (InCor) do HC-FMUSP. Presidente do Departamento de Cardiologia Clínica da Sociedade Brasileira de Cardiologia (SBC).

Caio Barretto Anunciação
Graduado em Medicina pela Universidade Federal de Sergipe. Médico Internista formado pelo HC-FMUSP e pelo Hospital Ipiranga de São Paulo. Preceptor da Residência no Departamento de Clínica Médica do HC-FMUSP.

Carla Romagnolli Quintino
Graduação em Medicina pela FMUSP. Residência em Clínica Médica pelo HC-FMUSP. Especialista em Clínica Médica, com área de atuação em Medicina Paliativa, pela Sociedade Brasileira de Clínica Médica (SBCM). Doutora pela FMUSP. Médica Assistente da Divisão de Clínica Médica do Hospital Universitário da USP. Co-organizadora e Professora de Propedêutica Clínica da FMUSP. Docente do Curso de Medicina da Universidade Nove de Julho (Uninove). Docente do Curso de Medicina da Universidade São Caetano do Sul (USCS).

Bruno Rocha de Macedo
Especialização em Terapia Intensiva PEMI HC-FMUSP. Especialista em Pneumologia pela SBPT. Médico da Divisão de Pneumologia da UTI Respiratória do Instituto do Coração (InCor) do HC-FMUSP.

Célia Maria Kira
Médica e Doutora pela FMUSP. Professora Colaboradora da Graduação e da Pós-graduação da FMUSP e do HC-FMUSP. Docente da Faculdade de Medicina da Universidade São Caetano do Sul - Unidade Bela Vista. Ex-Médica e Professora na Disciplina de Propedêutica Médica no Hospital Universitário da USP.

Chin An Lin
Doutor em Medicina pela FMUSP. *Fellow of the American College of Physicians*. Médico Assistente e Coordenador dos Ambulatórios de Clínica Geral do HC-FMUSP. Vice-Supervisor do Programa de Residência Médica em Clínica Médica. Presidente do Comitê de Bioética do HC-FMUSP.

Chin Jia Lin
Professor Doutor do Departamento de Patologia da FMUSP.

Christian Valle Morinaga
Especialista em Clínica Médica. Médico voluntário do Serviço de Clínica Geral e Propedêutica do HC-FMUSP. Gerente Médico do Pronto Atendimento do Hospital Sírio-Libanês.

Christina May Moran de Brito
Livre-docente em Medicina Física e Reabilitação pela FMUSP. Fisiatra e Coordenadora Médica do Serviço de Reabilitação do Hospital Sírio-Libanês e do Instituto do Câncer do Estado de São Paulo da FMUSP.

Claudia de Brito Fonseca
Mestre em Pediatria pela FMUSP. Médica Assistente do Grupo de Hebiatria do Instituto da Criança e do Adolescente do HC-FMUSP.

Clovis Artur Almeida da Silva
Professor Titular do Departamento de Pediatria da FMUSP. Chefe Técnico Científico da Unidade de Adolescente do Instituto da Criança e do Adolescente do HC-FMUSP.

Cristiano Mendes Gomes
Livre-docente de Urologia pela FMUSP. Urologista do Grupo de Disfunções Miccionais da Divisão de Urologia do HC-FMUSP.

Dahir Ramos de Andrade Júnior
Doutor em Medicina pela FMUSP. Médico Assistente do Serviço de Clínica Geral e Propedêutica do HC-FMUSP.

Daniel Augusto Mori Gagliotti
Mestrando em Psiquiatria pela FMUSP. Médico Psiquiatra pelo Instituto de Psiquiatria (IPq) do HC-FMUSP. Psiquiatra do Grupo de Apoio de Psicológico ao Aluno (GRAPAL) da FMUSP e do AMTIGOS (Ambulatório Transdisciplinar de Identidade de Gênero e Orientação Sexual) do IPq-HC-FMUSP. Atua também em consultório particular.

Danielle Bivanco-Lima
Doutora em Ciências Médicas. Professora Assistente do Departamento de Saúde Coletiva da Faculdade de Ciências Médicas da Santa Casa de São Paulo.

Debora Sitnik
Doutora em Ciências Médicas pela FMUSP. Especializanda em Educação em Saúde pelo CEDEM-FMUSP. Docente do curso de Medicina na Universidade Nove de Julho. Membro do Núcleo de Apoio à Experiência Docente (Medicina Uninove).

Edmund Chada Baracat
Professor Titular da Disciplina de Ginecologia do Departamento de Obstetrícia e Ginecologia da FMUSP. Professor

Emérito do Departamento de Ginecologia da Escola Paulista de Medicina da Unifesp.

Eduardo de Castro Humes

Doutor pelo Departamento de Psiquiatria da FMUSP. Coordenador Médico do Grupo de Apoio Psicológico ao Aluno (GRAPAL) da FMUSP. Membro do Comitê Executivo do Fórum de Serviços de Apoio aos Estudantes de Medicina (FORSA) e Representante Internacional da *Association for College Psychiatry* (AfCP).

Eduardo Genaro Mutarelli

Membro Titular da Academia Brasileira de Neurologia. Professor Doutor do Departamento de Neurologia da FMUSP. *Fellow* da *American Academy of Neurology*. Coordenador do Núcleo de Neurociências do Hospital Sírio-Libanês. Presidente do Conselho de Administração da Clínica DFVNeuro.

Eduardo Maki Sato

Especialista em Medicina Física e Reabilitação. Médico do Corpo Clínico do HC-FMUSP.

Eduardo Vieira da Motta

Doutor em Medicina na área de Ginecologia. Professor do Departamento de Obstetrícia e Ginecologia da FMUSP. Responsável pelo Internato em Ginecologia do HC-FMUSP.

Elnara Marcia Negri

Professora Colaboradora Livre-docente pela FMUSP.

Erica Maria Zeni

Graduação em Medicina pela Unicamp. Residência em Clínica Médica pela Unicamp, Ano Adicional de Clínica Médica/Medicina Interna pela USP. Curso Básico e Avançado de Medicina e Cuidados Paliativos pelo Instituto Pallium Latinoamérica Medicina Paliativa (Pós-graduação, Buenos Aires, Argentina). Médica Assistente de Clínica Médica do Instituto do Câncer do Estado de São Paulo (ICESP). Médica do Corpo Clínico do Hospital Israelita Albert Einstein.

Evelyn Pereira da Silva Feitoza

Residência Médica pelo HC-FMUSP. Especialista em Medicina Esportiva. Residência Médica e ano complementar em Clínica Médica pelo HCPM e HC-FMUSP. Assistente do Pronto-Socorro do HC-FMUSP. Médica Hospitalista do Complexo Hospitalar de Niterói.

Fábio Yuiti Hirata

Médico Preceptor do Instituto de Ortopedia e Traumatologia (IOT) do HC-FMUSP. Ortopedista Especialista em Cirurgia e Medicina do Pé e Tornozelo pelo IOT-HC-FMUSP.

Fabíola Vieira Duarte Baptista

Médica formada pela Universidade Federal de Minas Gerais. Especialista em Clínica Médica pelo Hospital Alberto Cavalcanti. Assistente de Medicina Interna e Hospitalista do HC-FMUSP.

Fernando Marcuz Silva

Doutor em Ciências pela Disciplina de Gastroenterologia da FMUSP. Médico Assistente da Clínica Geral do HC-FMUSP.
Fernando Rabioglio Giugni
Doutorando em Patologia pela FMUSP. Médico Especialista em Cardiologia pelo Insituto do Coração (InCor) do HC-FMUSP.

Fernando Salvetti Valente

Graduação em Medicina pela Unicamp. Residência em Clínica Médica pela Unicamp e pela USP (Ano Adicional). Médico Assistente do Pronto-Socorro de Clínica Médica do HC-FMUSP.

Flávia Sasaya Camiz

Graduação e Residência Médica em Clínica Médica pela FMUSP. Médica Hospitalista no Hospital Sírio-Libanês e Associada ao Departamento de Clínica Médica da FMUSP.

Francisco Akira Malta Cardozo

Cardiologista pelo Instituto do Coração (InCor) do HC-FMUSP. Médico Assistente da Unidade de Medicina Interdisciplinar em Cardiologia do InCor-HC-FMUSP.

Gabriel Ribeiro dos Santos Júnior

Médico Especialista em Clínica Médica e Geriatria pelo HC-FMUSP. Médico Colaborador do Serviço de Geriatria do HCFMUSP. Docente do Curso de Graduação em Medicina na Universidade Nove de Julho, Guarulhos, SP.

Geraldo Lorenzi Filho

Livre-docente pela FMUSP. Professor Associado da Disciplina de Pneumologia do Instituto do Coração (InCor) do HC-FMUSP. Diretor do Laboratório de Sono do InCor-HC-FMUSP.

Gerson Sobrinho Salvador de Oliveira

Especialista em Infectologia e Saúde Pública. Médico Assistente da Divisão de Clínica Médica do Hospital Universitário da USP.

Guilherme de Abreu Pereira

Médico formado pela Faculdade de Ciências Médicas da Santa Casa de São Paulo. Residência em Medicina Interna no pelo HC-FMUSP. Médico Assistente da Disciplina de Emergências Clínicas do HC-FMUSP.

Guilherme Spadini dos Santos
Mestre pelo Instituto de Psiquiatria (IPq) do HC-FMUSP. Médico do Grupo de Apoio Psicológico ao Aluno (GRAPAL) da FMUSP. Professor Convidado da Disciplina de Psicologia Médica da FMUSP.

Guilherme Veronez da Costa
Graduado em Medicina pela Escola Superior de Ciências da Santa Casa de Misericórdia de Vitória. Médico Internista formado pelo HCFMUSP e Secretaria Municipal de Saúde de Guarulhos. Preceptor da Residência no Departamento de Clínica Médica do HC-FMUSP.

Gustavo Diniz Ferreira Gusso
Mestre em Medicina de Família pela Universidade de Western Ontario e Doutor em Ciências Médicas pela USP. Professor da Disciplina de Clínica Geral e Propedêutica da FMUSP.

Hassan Rahhal
Residência em Clínica Médica (Medicina Interna). Médico da Disciplina de Emergências Clínicas do HC-FMUSP e Hospitalista do Hospital Sírio-Libanês.

Iolanda de Fátima Lopes Calvo Tibério
Coordenadora do Internato da FMUSP. Chefe do Laboratório de Terapêutica Experimental do HC-FMUSP (LIM 20). Professora Associada do Departamento de Clínica Médica da FMUSP.

Isabela Judith Martins Benseñor
Centro de Pesquisa Clínica e Epidemiológica do Hospital Universitário da USP. Professora Associada do Departamento de Clínica Médica da FMUSP.

Itamar de Souza Santos
Livre-docente pelo Departamento de Clínica Médica da FMUSP. Professor Associado do Departamento de Clínica Médica da FMUSP.

Jacob Jehuda Faintuch
Doutor em Cardiologia pela FMUSP. Professor Médico Clínica Médica da FMUSP.

Joanne Alves Moreira
Residência de Clínica Médica no Hospital Geral Dr. Waldemar Alcântara (HGWA) de Fortaleza/CE. Preceptoria da Residência de Clínica Médica no HC-FMUSP 2019-2021. *Fellow* em Medicina Hospitalar na Disciplina de Clínica Geral do HC-FMUSP.

João Victor Teixeira Henriques
Fellow em Disfunções Miccionais, Urologia Feminina e Cirurgia Reconstrutora pelo HC-FMUSP. Urologista Membro Titular da Sociedade Brasileira de Urologia (SBU).

José Antonio Atta
Doutor em Medicina. Médico Assistente do Serviço de Clínica Geral do HC-FMUSP. Médico Responsável pela Liga Acadêmica de Hipertensão Arterial Sistêmica do HC-FMUSP. Coordenador da Disciplina UC-04 (Processo Saúde-Doença-Cuidado) da FMUSP. Coordenador Médico da Área de Clínica Médica do Instituto do Câncer do Estado de São Paulo "Octávio Frias de Oliveira" (ICESP).

José de Bessa Júnior
Professor Titular de Cirurgia da Universidade Estadual de Feira de Santana (UEFS). Doutor em Urologia pela FMUSP.

José Grindler
Cardiologista. Diretor do Serviço de Eletrocardiologia da Clínica Geral da FMUSP.

Juliana Carvalho Ferreira
Livre-docente pela Disciplina de Pneumologia da USP. Médica da UTI Respiratória do Instituto do Coração (InCor) do HC-FMUSP. Médica da UTI do A.C.Camargo Cancer Center.

Julyana Kanate Mazzoni Moromizato
Fellowship em Disfunções Miccionais, Urologia Feminina e Urologia Reconstrutiva pelo HC-FMUSP. Urologista/Membro Titular da Sociedade Brasileira de Urologia (SBU). Membro da Confederação Americana de Urologia. Membro da ICS (*International Continence Society*/2021).

Júlio César Garcia de Alencar
Doutorando em Ciências Médicas pela FMUSP. Médico Assistente do Pronto-Socorro de Clínica Médica do HC-FMUSP.

Leandro Ryuchi Iuamoto
Médico formado pela FMUSP. Residência Médica em Medicina Física e Reabilitação pelo HC-FMUSP. Pós-graduação em Pesquisa Clínica pela Harvard School of Public Health (Harvard T.H. Chan School of Public Health). Pós-graduação em Tratamento de Dor. Pós-graduação em Procedimentos Guiados por Ultrassom. Pós-graduação em Acupuntura pela USP. Pós-graduação em Reabilitação, Robótica e Disfagia pela Fujita Health University, Toyoake, Japão. Professor Auxiliar da Disciplina de Topografia Estrutural Humana do Departamento de Cirurgia da FMUSP. Colaborador do Centro de Acupuntura do Instituto de Ortopedia e Traumatologia (IOT) do HC-FMUSP.

Leandro Teixeira de Castro
Doutor em Ciências Médicas pela USP. Residência Médica em Clínica Médica pela FMUSP. Graduação em Medicina pela FMUSP.

Leonardo Mateus de Lima
Especialista em Medicina Interna pela USP. Graduado em Medicina pela USP. Médico Assistente do Hospital Universitário da USP.

Leonardo Pereira Santana
Graduado em Medicina pela Escola Bahiana de Medicina e Saúde Pública. Médico Internista formado pelo HC-FMUSP. Preceptor da Residência no Departamento de Clínica Médica do HC-FMUSP.

Lígia Bruni Queiroz
Doutora em Pediatria pela FMUSP. Médica Assistente na Unidade de Adolescentes do Instituto da Criança e do Adolescente do HC-FMUSP.

Lígia Fidelis Ivanovic
Especialista em Clínica Médica pelo HC-FMUSP. Médica Assistente do Serviço de Clínica Geral e Propedêutica do HC-FMUSP. Médica Assistente do Serviço de Clínica Médica do Instituto do Câncer do Estado de São Paulo "Octávio Frias de Oliveira".

Lisete Ribeiro Teixeira
Livre-docente da Disciplina de Pneumologia da FMUSP. Professora Associada da FMUSP. Chefe do Grupo de Doenças Pleurais da Disciplina de Pneumologia do HC-FMUSP.

Lívia Beraldo de Lima Bassères
Mestre em Ciências pelo Instituto de Psiquiatria (IPq) do HC-FMUSP. Assistente na Enfermaria de Controle de Impulsos no IPQ-FMUSP. Coordenadora da Disciplina de Psiquiatria do Instituto Paliar. Psiquiatra no Hospital Sírio-Libanês.

Liz Andréa Kawabata Yoshihara
Doutora em Emergências Clínicas. Médica da Divisão de Clínica Médica do Hospital Universitário da USP.

Lúcia Andrade
Livre-docente. Professora Associada da Disciplina de Nefrologia do Departamento de Clínica Médica da FMUSP. Chefe do Grupo de Agudos da Divisão de Nefrologia do HC-FMUSP.

Luciana Maragno
Mestre em Dermatologia pela FMUSP.

Luciano Ferreira Drager
Diretor da Unidade de Hipertensão da Disciplina de Nefrologia do HC-FMUSP. Professor Associado do Departamento de Clínica Médica da Disciplina de Nefrologia da FMUSP. Médico Assistente da Unidade de Hipertensão do Instituto do Coração (InCor) do HC-FMUSP.

Lúcio Huebra Pimentel Filho
Médico Neurologista com área de atuação em Medicina do Sono. Membro Titular da Academia Brasileira de Neurologia, da Associação Brasileira de Sono e da *European Society of Sleep Research*.

Luiz Aparecido Bortolotto
Livre-docente pelo Departamento de Cardiopneumologia da Disciplina de Cardiologia da FMUSP. Diretor da Unidade Clínica de Hipertensão do Instituto do Coração (InCor) do HC-FMUSP.

Luiz Eduardo Vargas da Silva
Médico Assistente do Ambulatório de Medicina de Adolescentes do Instituto da Criança e do Adolescente do HC-FMUSP.

Marcelo Arlindo Vasconcelos Miranda Rodrigues
Médico Assistente da Divisão de Clínica Médica do Hospital Universitário da USP.
Coordenador do Internato do 6o ano da FMUSP no Hospital Universitário USP. Gestor Adjunto da Graduação em Medicina *campus* São Paulo da Universidade Municipal São Caetano do Sul.

Marcia Yoshie Kanegae
Médica Assistente do Hospital Universitário da USP.

Marcio C. Mancini
Doutor em Ciências na área de Endocrinologia e Metabologia pela FMUSP. Chefe do Grupo de Obesidade da Disciplina de Endocrinologia e Metabologia do HC-FMUSP. Pesquisador do Laboratório de Investigações Médicas LIM-18 da FMUSP.

Márcio Veronesi Fukuda
Especialização em Cuidados Paliativos pelo Instituto Pallium de Latinoamérica. Especialista em Clínica Médica pela SBCM. Médico do Núcleo de Cuidados Paliativos do HC-FMUSP e do Grupo de Cuidados de Suporte do Hospital Municipal Vila Santa Catarina/SBIB Albert Einstein.

Marco Antonio Silva dos Santos
Graduação em Medicina e em Geografia pela USP. Residência em Medicina de Família e Comunidade pelo Grupo Hospitalar Conceição de Porto Alegre/RS. Especialista em Saúde Indígena pela Universidade Federal de São Paulo. Desde 2017, é Médico da Equipe de Saúde da Família que atende a Comu-

nidade Pankararu na UBS Real Parque do Município de São Paulo.

Maria Cecília Pavanel Jorge
Médica Assistente do Serviço de Clínica Geral e Propedêutica do HC-FMUSP.

Maria do Patrocinio Tenorio Nunes
Livre-docente em Medicina pela FMUSP. Professora Associada da Disciplina de Clínica Geral e Propedêutica do Departamento de Clínica Médica da FMUSP. Supervisora do Programa de Residência de Clínica Médica da FMUSP.

Maria Flora de Almeida
Assistente Clínica Geral do HC-FMUSP. Médica Clínica.

Maria Laura Sá Pinto Sandeville
Doutora em Pneumologia pela FMUSP. Professora de Pós-graduação: Mestrado e Doutorado.

Maria Helena Sampaio Favarato
Doutora em Ciências pela USP. Médica Assistente do Serviço de Clínica Geral e Propedêutica do HC-FMUSP. Docente da Universidade Municipal de São Caetano.

Maria Lúcia Bueno Garcia
Livre-docente do Departamento de Clínica Médica da FMUSP.

Mariana Saadeh de Albuquerque
Médica Psiquiatra formada pela FMUSP. Residência Médica em Psiquiatria pelo Instituto de Psiquiatria (IPq) do HC-FMUSP. Atua em clínica privada e como Perita Médica Federal.

Mariluz dos Reis
Doutora pela FMUSP. Médica Geriatra, Assistente do Serviço de Clínica Geral do HC-FMUSP. Docente da Faculdade de Medicina da Universidade de São Caetano do Sul (USCS).

Marina Alves Martins Siqueira
Médica-Residente de Medicina de Família e Comunidade do HC-FMUSP. Especialista em Educação na Saúde pela FMUSP. Membro da Equipe Técnica do Centro de Desenvolvimento de Educação Médica (CEDEM) da FMUSP.

Matheus Belloni Torsani
Graduação em Medicina pela FMUSP. Pós-graduação (Especialização) em Educação na Saúde pela FMUSP. Médico Preceptor de Educação Médica do Centro de Desenvolvimento de Educação Médica (CEDEM) da FMUSP. Assessor da Pró-Reitoria de Graduação da USP. Médico Assessor da Fundação Universitária para o Vestibular (Fuvest-USP). Assessor Técnico do Sistema de Acreditação de Escolas Médicas (Saeme) do Conselho Federal de Medicina (CFM).

Milena Gross de Andrade
Médica Psiquiatra formada pelo Instituto de Psiquiatria (IPq) do HC-FMUSP. Especialista em Psiquiatria pela Associação Brasileira de Psiquiatria (ABP). Docente do Instituto Sedes Sapientiae.

Mílton de Arruda Martins
Professor Titular de Clínica Médica da FMUSP. Diretor do Serviço de Clínica Geral do HC-FMUSP.

Milton Hideaki Arai
Doutor em Ciências pelo Departamento de Patologia da FMUSP. Médico Assistente da Disciplina de Clínica Geral e Propedêutica do HC-FMUSP.

Natalino Hajime Yoshinari
Livre-docente em Reumatologia pela FMUSP.

Patricia Zen Tempski
Médica da FMUSP. Centro de Desenvolvimento de Educação Médica. Secretária Executiva do Sistema de Acreditação de Escolas Médicas (Saeme).

Paula Tardim Lopes
Doutora em Ciências Médicas pela FMUSP. Otologista Colaboradora do Departamento de Otorrinolaringologia da FMUSP.

Pedro Rodrigues Genta
Livre-docente. Médico Assistente no HC-FMUSP.

Philippe de Figueiredo Braga Colares
Pós-graduando do Programa de Pneumologia da FMUSP. Médico Pneumologista. Assistente do Grupo de Doenças Pleurais da Divisão de Pneumologia do Instituto do Coração (InCor) do HC-FMUSP.

Rafael Trevisan Ortiz
Médico Ortopedista. Chefe da Preceptoria do Programa de Residência Médica de Ortopedia e Traumatologia do Instituto de Ortopedia e Traumatologia (IOT) do HC-FMUSP.

Renato Antunes Schiave Germano
Doutor em Ciências pela FMUSP. Vice-Chefe do Setor de Glaucoma do HC-FMUSP. Coordenador do Serviço de Residência Médica do Centro de Excelência em Oftalmologia (CEO-Bauru).

Renerio Fraguas Junior
Professor Associado do Departamento e Instituto de Psiquiatria (IPq) do HC-FMUSP. Diretor da Divisão de Psiquiatria e Psicologia do Hospital Universitário da USP. Coordenador do Grupo de Pesquisa em Depressão na Interface da Psiquiatria com outras Especialidades. Laboratório de Investigação Médica, LIM 21.

Ricardo Ferreira Bento
Diretor da Divisão de Otorrinolaringologia do HC-FMUSP. Membro do Conselho Diretor do Instituto Central (IC) do HC-FMUSP. Chefe do Departamento de Oftalmologia e Otorrinolaringologia da FMUSP.

Rodrigo Díaz Olmos
Doutor em Medicina pela FMUSP. Professor Doutor do Departamento de Clínica Médica da FMUSP. Médico Assistente da Divisão de Clínica Médica do Hospital Universitário da USP.

Rosa Hasan
Médica Neurologista e Especialista em Medicina do Sono. Coordenadora do Laboratório de Sono e do Ambulatório de Sono (ASONO) do Instituto de Psiquiatria (IPq) do HC-FMUSP. Coordenadora do Laboratório de Sono e do Ambulatório de Sono da Faculdade de Medicina do ABC.

Toshio Chiba
Doutor em Medicina pela FMUSP. Chefe da Equipe de Cuidados Paliativos do Instituto do Câncer do Estado de São Paulo.

Vilma Takayasu
Mestre em Medicina, com área de concentração em Reumatologia, pela FMUSP. Médica da Divisão de Clínica Médica do Hospital Universitário da USP.

Vitor Sérgio Kawabata
Doutor em Ciências pela FMUSP. Médico Assistente da UTI Adultos do Hospital Universitário da USP. Diretor Técnico da SPDM/OSS – AME Taboão da Serra. Instituto de Ensino e Saúde da SPDM/UTI do Instituto de Infectologia Emílio Ribas.

Wagner Machado de Moraes Busato
Residência em Instituto de Psiquiatria (IPq) do HC-FMUSP. Graduação pela FMUSP. Médico Assistente Voluntário do IPq-HC-FMUSP.

Wu Tu Hsing
Doutor pelo Programa de Patologia da FMUSP. Docente da Disciplina de Telemedicina da FMUSP. Diretor do Centro de Acupuntura do Instituto de Ortopedia e Traumatologia (IOT) do HC-FMUSP.

COLABORADORES

Ana Luisa Ito Baptista da Cruz
Preceptora da FMUSP.

Guilherme Konishi Kudo
Preceptor da FMUSP.

Henrique Trombini Pinesi
Médico Cardiologista pela FMUSP.

Marcelo Pupo Bigarella
Médico Urologista pela FMUSP.

Sumário

Seção III – Sinais e sintomas

Seção IV – Grandes síndromes clínicas

Seção V – Tópicos específicos

Apresentação

É com grande satisfação que publicamos a primeira edição do livro *Semiologia clínica*. Trata-se de um desejo antigo do grupo de professores da Disciplina de Clínica Geral e Propedêutica, da Divisão de Clínica Geral do Hospital das Clínicas da Faculdade de Medicina e da Divisão de Clínica Médica do Hospital Universitário da Universidade de São Paulo. Esse grupo dedica-se há mais de vinte anos ao ensino de Semiologia Clínica, desejando publicar um livro que sirva de suporte para esse ensino.

Semiologia Clínica significa o estudo dos sinais e sintomas. Propedêutica Clínica significa introdução, princípios básicos da clínica. Este livro pretende ser tanto introdutório como de discussão sobre o que é básico para um aluno de medicina iniciar o cuidado a adultos e para médicos se atualizarem nesses princípios.

Consideramos importante abordar tanto conhecimentos, como habilidades e atitudes fundamentais de um estudante de medicina e um médico que atua dentro dos valores fundamentais de nossa profissão, sempre tendo o paciente, suas necessidades e seus interesses como centro de nossa prática.

Procuramos, neste livro, transmitir experiência, mas sempre tendo como base as evidências científicas existentes. Procuramos evitar informações desnecessárias ou descrição de sinais clínicos que comprovadamente não têm utilidade prática no diagnóstico e no cuidado.

A divisão do livro em cinco seções não seguiu a distribuição tradicional da maior parte dos livros de Semiologia. A primeira seção trata dos aspectos mais gerais: relação médico-paciente, comunicação, anamnese, acompanhamento do paciente, raciocínio clínico e aconselhamento; a segunda seção é dedicada ao exame clínico; a terceira seção aborda diversos sinais e sintomas; a quarta seção discute as várias síndromes clínicas, unindo os sinais e os sintomas que as caracterizam.

Decidimos criar uma quinta seção, que denominamos "Tópicos específicos", com considerações sobre aspectos especiais da Semiologia Clínica e que consideramos fundamentais no treinamento e na atualização de um médico ou médica que vai cuidar de pessoas. Essa seção possui alguns capítulos que não estão presentes em livros tradicionais, mas que são importantes na formação e na prática médica. Exemplos são os Capítulos "Semiologia do paciente indígena", "Semiologia do paciente em situação de vulnerabilidade", "Semiologia do paciente com deficiência intelectual", "Semiologia do paciente com incapacidade", "Semiologia do paciente com sintomas de difícil caracterização", "Semiologia do paciente obeso". Incluímos, também, capítulos que correspondem à prática de várias especialidades dentro da medicina, mas que têm de ser do conhecimento, também, do médico com formação geral: "Semiologia do adolescente", "Semiologia do idoso", "Semiologia do paciente em fim de vida" e "Semiologia da vida sexual".

Vários dos capítulos são acompanhados de um código QR (QR code) para acesso a vídeos demonstrativos, principalmente de técnicas de exame clínico.

Agradecemos a todos os autores pela grande dedicação à elaboração dos capítulos e à gravação dos vídeos. Agradecemos à direção da Faculdade de Medicina da Universidade de São Paulo pelo apoio neste projeto. Agradecemos também a Diego Campos Gonzalez, pela sua grande colaboração na elaboração deste livro. E agradecemos especialmente à equipe da Editora Manole, que, com dedicação e competência, fez com que o resultado de nosso projeto superasse nossas expectativas.

Os Editores

Conteúdo complementar

Esta obra contém conteúdo complementar disponibilizado em uma plataforma digital exclusiva. Nela, estão reunidos todos os vídeos demonstrativos indicados nos capítulos correspondentes. Para ingressar no ambiente virtual, utilize o QR code abaixo, faça seu cadastro e digite a senha: semiologia.*

O prazo para acesso a esse material limita-se à vigência desta edição.

* É importante digitar a senha com letras minúsculas.

Seção I

O médico e o paciente

1

Relação médico-paciente

Flávia Sasaya Camiz
Maria do Patrocinio Tenorio Nunes

CONTEÚDO COMPLEMENTAR

O procedimento clínico descrito neste capítulo é demonstrado na plataforma digital complementar desta obra.

Utilize o QR code abaixo para acessar a plataforma (senha: semiologia):

> "Para atender aqueles que sofrem, o médico deve possuir, não apenas o conhecimento científico e habilidades técnicas, mas também um entendimento da natureza humana. O paciente é um ser humano, ao mesmo tempo preocupado e esperançoso, que busca alívio, ajuda e confiança. A importância de um relacionamento íntimo entre paciente e médico nunca pode ser exagerada, porque na maioria dos casos um diagnóstico preciso e um tratamento eficaz dependem diretamente da qualidade desse relacionamento."
>
> (Hellín, 2002.)

INTRODUÇÃO

A relação médico-paciente é uma das variadas formas de relação humana e se apoia em princípios bioéticos e valores fundamentais para atingir seus objetivos. Uma boa relação é capaz de obter dados clínicos com base em uma boa escuta e de informar com clareza.

A construção de uma parceria entre médico e paciente reflete envolvimento e comprometimento de ambos, e acontece quando o médico se dispõe a ir além da mera transmissão de informação, possibilitando que o paciente interaja. Por mais adequada que seja, a relação médico-paciente tende a ser desigual, em desfavor do segundo. Cabe ao médico a comunicação empática, a cortesia, o respeito e a atenção durante as consultas, bem como a instauração, manutenção e condução do relacionamento (Figura 1).

A qualidade do relacionamento entre médico e paciente permite que duas pessoas, antes desconhecidas uma da outra, sintam-se à vontade em graus variáveis de intimidade. O tempo pode contribuir para o paciente transmitir assuntos altamente pessoais e privados, em um ambiente seguro e construtivo.

CENÁRIO HISTÓRICO

Um dos componentes intrínsecos a essa interação é o cenário histórico em que se insere. Tal interação varia conforme a situação médica e o contexto social. A capacidade do médico e do paciente de refletir sobre si mesmo e de se comunicar, bem como quaisquer habilidades técnicas, estão incorporadas a essa "situação médica". O "contexto social" refere-se ao clima sociopolítico, intelectual e científico do momento. Situação médica e contexto social estão interligados e acabam por influenciar modelos de interação entre médico e paciente.

Para fins didáticos, o trabalho realizado por Szasz e Hollender (1956) demarca três modelos básicos da relação médico-paciente: *passividade ativa, orientação-cooperação e, por fim, participação mútua.* Os dois primeiros apresentam um tom inteiramente paternalista e, portanto, predominantemente centrado no médico. A participação mútua dá ênfase maior à medicina centrada no paciente. Avaliando tais modelos conceituais,

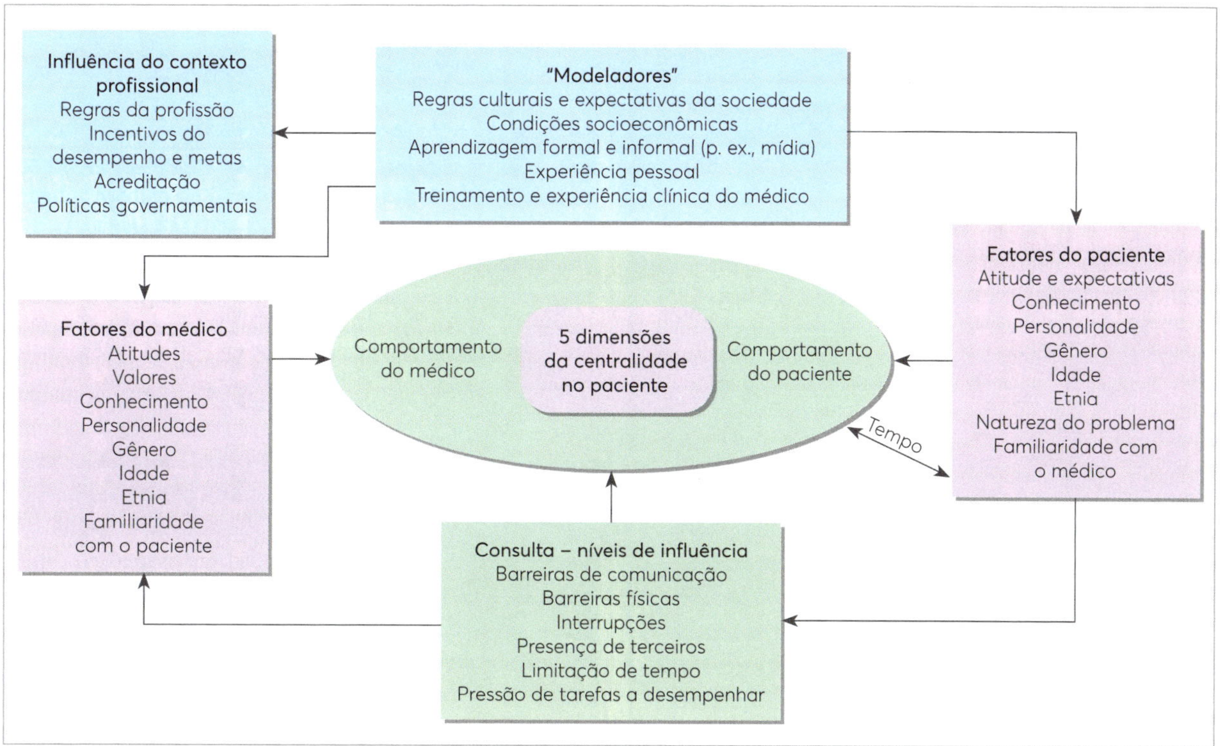

FIGURA 1
Fatores que interferem na relação médico-paciente.
Fonte: Mead e Bower, 2000.

pode-se perceber mudanças evolutivas na relação médico-paciente, culminando no desenvolvimento da estratégia centrada neste último, método mais praticado atualmente. A Tabela 1 apresenta uma revisão histórica que contempla a variação de modelos de interação médica e seu contexto social.

TECNOLOGIA E INFORMAÇÃO

Ao longo dos séculos, a interação entre médicos e seus pacientes passou por momentos diferentes. Atualmente, vivemos em mundo cada vez mais globalizado, com maior acesso à informação, inclusive em lugares isolados.

O acesso facilitado, principalmente no que se refere à saúde (incluindo sintomas e diagnósticos), na rede mundial de computadores forjou um "novo paciente" (em especial no mundo desenvolvido), que é bem informado e deseja ter autonomia em relação a sua condição clínica. A tecnologia e a informação podem ser pontes para tornar o paciente o principal agente do gerenciamento de seu cuidado. O que no passado foi levantado como hipótese remota já é realidade. Possuímos *softwares* que atendem a comandos de voz, que auxiliam a diminuir barreiras de linguagem, temos sistemas de prontuário eletrônico cada vez mais integrados (que já são realidade em alguns países) que conseguem traçar linhas de cuidado em todos os níveis da atenção. Frequentemente, as pessoas chegam aos consultórios com informações obtidas em páginas da rede mundial de computadores, que podem ser de conteúdo confiável ou não. A interação com esse tipo de paciente pode ser desafiadora, pois muitas vezes pode resultar em comportamento questionador. Este, aliado a informações incorretas ou superficiais, acaba por abalar profundamente o relacionamento médico-paciente. Ao médico cabe acolher a necessidade de empoderamento desse paciente e auxiliar na seleção de fontes confiáveis de conteúdo em linguagem acessível, segundo Peng et al.

ESTRATÉGIAS DE ENSINO DA RELAÇÃO MÉDICO-PACIENTE

O ensino da relação médico-paciente é uma estratégia valiosa para promover o encontro com os valores fundamentais da medicina. A criação de oportunidades para o desenvolvimento de habilidades de comunicação e promoção de empatia em todos os níveis de complexidade de assistência é fundamental para a educação médica.

A presença de um médico que conheça o paciente, a congruência entre as preferências deste e o estilo do profissional, a qualidade da comunicação médico-paciente e a existência de um acordo mútuo sobre o

TABELA 1 Revisão histórica (contexto social e modelos de interação médica)

Período	Características
Egito Antigo (aproximadamente 4.000-1.000 a.C.)	▪ A relação entre médico e paciente espelha-se na figura sacerdotal ▪ O médico representa uma figura paternalista, que manipula eventos em nome do paciente ▪ Misticismo, medicina e religião ▪ Prática centrada no que se examinava (p. ex., fraturas) ▪ Relação do tipo "passividade ativa" ▪ Circunstâncias sociais ou avanços técnicos não trouxeram mudança nesse relacionamento
Iluminação grega (aproximadamente 600-100 a.C.)	▪ Abordagem empírico-racional, baseada na observação naturalista, aprimorada por experiências práticas de tentativa e erro ▪ Abandono de justificativas mágicas e religiosas para disfunção corporal humana ▪ Evolução para uma forma democrática de organização social e consequente igualdade entre as pessoas ▪ Orientação-cooperação e participação mútua são os padrões distintivos da relação médico-paciente ▪ O Juramento de Hipócrates estabelece um código de ética para o médico, além de fornecer uma "Declaração de direitos" para o paciente ▪ Sigilo, maior grau de humanismo ao lidar com as necessidades, bem-estar e interesses das pessoas. O Juramento de Hipócrates eleva a ética médica acima dos interesses e status próprios da categoria ▪ Surge o requisito ético de seguir o "critério de beneficência", bem como o princípio *primum non nocere* ("não fazer o mal"), que se tornou uma das bases da ética na relação médico-paciente
Europa medieval e Inquisição (aproximadamente 1.200-1.600 d.C.)	▪ Restauração das crenças religiosas e sobrenaturais do mundo, após a queda do Império Romano ▪ As crenças mágico-religiosas personificadas no Antigo e no Novo Testamentos são revividas e se tornam amplamente aceitas ▪ O médico, dotado de poderes mágicos, ocupa uma posição gloriosa e de alta patente na sociedade; os pacientes são considerados crianças indefesas (analogia com o modelo de atividade-passividade)
Revolução Francesa (final do século XVIII)	▪ Início do Renascimento incentivado pelo protestantismo emergente ▪ A busca do homem por liberalismo, igualdade, dignidade e ciência empírica recomeça ▪ Os eventos que culminam na Revolução Francesa encerram uma era em que os doentes mentais e os desfavorecidos socialmente estão encarcerados nas masmorras. Mudança na relação médico-paciente de uma abordagem de passividade para a orientação e cooperação
Relação médico--paciente de 1.700 d.C. até os dias atuais	▪ Durante o século XVIII, os médicos são poucos e seus pacientes provêm principalmente da aristocracia ▪ A disparidade de status garante a supremacia ou dominância do paciente, e os médicos precisam competir entre si para satisfazê-lo ▪ O modelo de doença que se desenvolve baseia-se na interpretação dos sintomas individuais dos pacientes ▪ O médico descobre que não é tão necessário examinar o paciente: o mais importante é estar atento a suas necessidades e às experiências manifestadas na forma de sintomas ▪ Esse modelo de doença garante a preservação do domínio do paciente durante esse período ▪ No final do século XVIII, os hospitais surgem como locais para tratar pacientes carentes ▪ Os médicos se veem fornecendo tratamento para aqueles que eram tradicionalmente considerados mais passivos ▪ O hospital torna-se a pedra angular dos cuidados médicos ▪ Juntamente com o rápido crescimento do conhecimento microbiológico e das habilidades cirúrgicas durante esse período, desenvolve-se um novo conceito, que prioriza não o sintoma, mas o diagnóstico preciso de uma lesão patológica no corpo – o modelo biomédico de doença ▪ Esse novo modelo exige o exame do corpo do paciente e o conhecimento clínico e anatômico especializado do médico para formular um diagnóstico; portanto, o paciente torna-se dependente ▪ A relação é entre um médico dominante e um paciente passivo, ou seja, trata-se de um modelo paternalista ▪ As teorias psicanalíticas e psicossociais propostas por Breuer e Freud no final do século XIX começam a constituir ainda mais o paciente como pessoa, passando a ser de grande importância ouvi-lo, torná-lo ativo, criar tratamentos centrados nele ▪ Michael Balint forma-se em medicina e psicanálise e tenta combinar essas ciências. Reconhece que a tendência de um indivíduo a procurar a atenção de um clínico não pode ser descrita apenas em termos objetivos: as influências sociais e psicológicas são igualmente importantes, o que caracteriza a doença como fenômeno biológico e psicossocial ▪ Introduz-se a questão emocional na relação médico-paciente, funcionando diretamente na terapêutica, para o bem e para o mal ▪ O Royal College of Physicians canadense considera que, "desde o início de sua carreira clínica, o aluno deve ser encorajado a estudar a personalidade de seu paciente... assim como estuda os sinais físicos de seu paciente e os dados no gráfico de temperatura"

problema de saúde e seu tratamento são os principais fatores de satisfação do paciente com os prestadores de serviços e o atendimento geral.

Existem algumas estratégias para ensino e prática acerca do relacionamento médico-paciente, conforme pode ser visto na Tabela 2.

TABELA 2 Modelo de consulta

Ambiente de atendimento	1. Identifica-se, dizendo nome e função (primeiros encontros) 2. Cumprimenta o paciente apropriadamente 3. Questiona os motivos da consulta 4. Estabelece boa ligação com o paciente (p. ex., vai além das questões médicas abordadas) 5. Preocupa-se com a privacidade do paciente 6. Estabelece prioridades na consulta em conjunto com paciente
Busca de informações	7. Questiona e obtém a visão do paciente sobre os problemas de saúde e/ou progresso 8. Explora fatores físicos/fisiológicos 9. Explora os fatores psicossociais/emocionais 10. Discute antecedentes médicos e tratamentos prévios 11. Discute como os problemas de saúde afetam a vida do paciente 12. Discute estilo de vida e estratégias de prevenção (promoção da saúde) 13. Evita perguntas que induzam a respostas, p. ex., "Inês [como a paciente preferiu ser chamada], você não sente falta de ar, não é?" 14. Dá ao paciente tempo/oportunidade para falar 15. Escuta. Dá ao paciente atenção integral 16. Verifica/esclarece informações
Provimento de informações	17. Explica as razões para os procedimentos diagnósticos 18. Instrui o paciente sobre o funcionamento do seu corpo e sua condição clínica 19. Encoraja o paciente a perguntar 20. Adapta-se ao nível de compreensão do paciente
Entende a perspectiva do paciente (empatia)	21. Reconhece os progressos/desafios/sucessos do paciente 22. Reconhece o tempo de espera do paciente 23. Expressa cuidado/preocupação/empatia 24. Mantém um tom respeitoso
Final do encontro	25. Pergunta se há algo mais que o paciente queira discutir 26. Revisa os próximos passos com o paciente

Fonte: adaptada do Guia Calgary – Cambridge.

O método clínico de medicina centrada na pessoa surge no sentido de opor-se à medicina centrada na doença. Trata-se de colocar o paciente na posição de protagonista, considerando suas experiências prévias e suas limitações não só no âmbito físico e de saúde, como também quanto aos aspectos emocionais, familiares e sociais. Esse método incorpora a melhor prática que a medicina baseada em evidências pode prover, individualizando-a e organizando as prioridades conforme as necessidades do paciente. Leva em consideração não só a doença como a "experiência" de doença, apresentando o paciente ao debate conjunto sobre as condutas a serem adotadas em formato de metas de tratamento a serem alcançadas por ambos.

Nesse método clínico, enfatiza-se o fortalecimento do relacionamento médico-paciente por meio da compaixão, confiança e compartilhamento do poder, bem como da transparência em relação às limitações do médico e de seu tempo disponível. Pode haver equidade para cada tipo de problema e de consulta para um mesmo paciente. Um exemplo são as unidades de urgência: a função primordial do emergencista é agilizar o atendimento, identificando e intervindo prontamente, excluindo causas graves para quem procura ajuda naquele local de atendimento. Nesse sentido, o cerne da relação médico-paciente se fundamenta em tranquilizar as preocupações do paciente, tomando o cuidado de não as invalidar. Tempo e o número de pessoas a serem atendidas são determinantes da variabilidade nesse nível de atendimento. Em outros cenários, o médico é livre para conduzir o atendimento conforme a necessidade do paciente.

Atualmente, o relacionamento entre médico e paciente é pautado em confiança, credibilidade e intimidade. Além disso, conta com a proteção de que não haverá exposição da situação médica do paciente a pessoas não envolvidas com o seu tratamento. O Código de Ética Médica (CEM) brasileiro, de 2018, e versões precedentes, destina um capítulo exclusivo (Capítulo V), com 12 artigos (31-12), à relação entre o médico e o paciente e seus familiares, vedando ao médico:

> *Art. 31.* Desrespeitar o direito do paciente ou de seu representante legal de decidir livremente sobre a execução de práticas diagnósticas ou terapêuticas, salvo em caso de iminente risco de morte.
> *Art. 32.* Deixar de usar todos os meios disponíveis de promoção de saúde e de prevenção, diagnóstico e tratamento de doenças, cientificamente reconhecidos e a seu alcance, em favor do paciente.

O Capítulo V do Código de Ética Médica incorpora todos os princípios e valores que norteiam a relação médico-paciente (https://portal.cfm.org.br), conforme mostra a Tabela 3.

Quando se adota uma postura empática e participativa em relação ao paciente, estudos mostram que existe uma tendência a menor quantidade de embates por negligência médica, maior adesão ao tratamento, além de maior satisfação dos pacientes e médicos (Tabela 4).

TABELA 3 Valores e princípios da relação médico--paciente

Valores e princípios	Significado
Sigilo/privacidade	A informação obtida pelo médico no exercício da profissão é para uso exclusivo em favor do paciente como legítimo proprietário e/ou, em circunstâncias excepcionais, em defesa de terceiros (em nome de um bem maior se sacrifica o bem menor). O sigilo é um ponto crítico na relação médico-paciente, que presume respeito incondicional à confidência
Respeito ao pudor	Tocar o corpo alheio com intenções semiotécnicas e terapêuticas. Trata-se do mais rigoroso acordo de respeito ao paciente
Empenho de meios	Médicos e pacientes oferecem o melhor de si na busca da verdade, em um esforço para alcançar a cura
Justiça	Distribuição justa, equitativa e apropriada, de acordo com as normas que estruturam os termos da cooperação social
Consentimento esclarecido	Explica-se o procedimento diagnóstico, terapêutico, seus riscos e benefícios. Tudo isso em linguagem clara, amena e acessível ao paciente, acentuando vínculos e parcerias
Busca da verdade	Busca do diagnóstico e da conduta correta
Beneficência	Não causar mal, maximizar os benefícios possíveis e minimizar os danos possíveis, em uma obrigação moral de agir em benefício do outro
Não maleficência	Princípio segundo o qual o médico deve evitar produzir intencionalmente danos ou malefícios aos pacientes, tratando-os como gostaria de ser tratado
Autonomia	O princípio da autonomia, nessa relação, faz que tanto médico quanto paciente desenvolvam, de maneira eficaz e confiável, diálogos e entendimentos capazes de dar à relação profissional uma forma respeitosa e aceitável ponto de vista médico, social e ético, encontrando em um o limite externo da autonomia do outro

Fonte: adaptada de http://www.portalmedico.org.br/jornal/e em palestra apresentada em agosto de 2011, no projeto de Educação Médica Continuada do CREMESP, pelo Prof. Dr. Luiz Alberto Bacheschi.

TABELA 4 Componentes da qualidade na relação médico-paciente

Empatia	▪ Diminuição da distância que os separa, apresentando-se e tratando os pacientes pelo nome ▪ Construção de um bom relacionamento ▪ Interesse
Tempo	▪ Tempo dispensado ao paciente
Informação	▪ Prover todos os esclarecimentos necessários, perguntando ao paciente se há dúvidas ou perguntas adicionais ▪ Deixar claro o motivo da consulta ▪ Dar uma visão de futuro, explicando os procedimentos e o tratamento ▪ Orientação
Escuta ativa	▪ Evitar interromper o paciente nos primeiros minutos de conversa, deixando-o falar livremente (em geral, esse tempo é de alguns minutos) ▪ Verificar com perguntas abertas se a conversa é esclar ecedora por parte do médico (p. ex., "vejamos se entendi: sua principal preocupação se concentra no fato de achar que pode estar bebendo demais") ▪ Questionar, de tempos em tempos, se está sendo claro, ao invés de perguntar se a pessoa entendeu

Fonte: adaptado de Baeza e Bueno, 1997; Barrier et al., 2003.; Leite et al., 2004; Marcus, 1999; Pollock e Grime, 2002.

RESUMO

A relação médico-paciente passou por uma transição ao longo do tempo. Até o século XX, a interação se configurava entre um paciente que buscava ajuda e um médico cujas decisões eram inquestionavelmente cumpridas. No modelo paternalista, o médico utiliza suas habilidades para escolher as intervenções e tratamentos necessários com maior probabilidade de restaurar a saúde do paciente ou melhorar sua dor. Toda informação dada ao paciente, nesse modelo, tem o intuito sentido de encorajá-lo a consentir com as decisões do médico. Essa relação assimétrica foi desafiada nas últimas décadas, propondo-se mudança de posições, desta vez com o paciente no centro, exercendo maior controle, o que provoca uma redução da dominância médica e, assim, maior participação ativa do paciente.

No modelo predominante hoje, o médico deve tentar entrar no mundo do paciente, enxergando sua condição clínica com empatia.

A aliança entre médico e paciente deve levar em consideração o conhecimento técnico, e comunicação de informações calculadas para ajudar o paciente a entender, controlar e lidar com emoções e ansiedade avassaladoras. O médico deve aceitar a responsabilidade de ser um especialista técnico e de providenciar suporte pessoal.

A participação mútua, o respeito e a tomada de decisões compartilhadas devem substituir a passividade. Assim, distribuir informações de maneira a maximizar a compreensão é um pré-requisito para uma participação mais igualitária.

O paciente, e não a doença, deve ser o foco principal da medicina, de modo que o objetivo principal do médico é ouvir, a fim de identificar qual é realmente o problema, em vez de simplesmente buscar uma lista de sintomas e sinais.

A tomada de decisão compartilhada entre médico e paciente determina o curso de ação mais adequado e melhor para cada indivíduo. No modelo centrado no paciente, o médico está idealmente localizado para preencher a lacuna entre o mundo da medicina e as experiências e necessidades únicas de seus pacientes.

BIBLIOGRAFIA

1. Baeza H, Bueno G. Características generales de la comunicación médico-paciente [General features of the patient-physician relationship]. Rev Med Chil. 1997;125(3):346-50.
2. Barrier PA, Li JT, Jensen NM. Two words to improve physician-patient communication: what else? Mayo Clin Proc. 2003;78(2):211-4.
3. Blackwell Publishing. Health Expectations. 2012;16:14-31.
4. Chinato IB, D'Agostini CL, Marques RR. A relação médico-paciente e a formação de novos médicos: análises de vivências de hospitalização. Rev Bras Med Fam Comunidade. Florianópolis, 2012;7(22):27-34.
5. Conselho Federal de Medicina (CFM). Resolução CFM n. 2.217, de 27 de setembro de 2018, modificada pelas Resoluções CFM n. 2.222/2018 e 2.226/2019. Brasília; 2019. Disponível em: https://portal.cfm.org.br/images/PDF/cem2019.pdf. (Acesso fev 2021).
6. Hellín T. The physician-patient relationship: recent developments and changes. Haemophilia. 2002;8(3):450-4.
7. Leite RC, Makuch MY, Petta CA. A comunicação médico-paciente em consulta por infertilidade conjugal. Feminina. 2004; 32(1):47-52.
8. Marcus ER. Empathy, humanism, and the professionalization process of medical education. Acad Med. 1999;74(11):1211-5.
9. Mead N, Bower P. Patient-centredness: a conceptual framework and review of the empirical literature. Soc Sci Med. 2000;51(7):1087-10.
10. Peng Y, Yin P, Deng Z, Wang R. Patient–physician interaction and trust in online health community: the role of perceived usefulness of health information and services. Int J Environ Res Public Health. 2020;17:139.
11. Pollock K, Grime J. Patients' perceptions of entitlement to time in general practice consultations for depression: qualitative study. BMJ. 2002;325(7366):687.
12. Stewart M, Brown JB, Weston WW, McWhinney IR, McWilliam CL, Freeman TR, et al. Medicina centrada na pessoa: transformando o método clínico. [Tradução Anelise Burmeister.] Porto Alegre: Artmed; 2010.
13. Szasz T, Hollender M. A contribution to the philosophy of medicine: the basic model of the doctor-patient relationship. Arch Int Med. 1956;97:585-92.
14. Vayena E, Ienca M. Digital medicine and ethics: rooting for evidence. Am J Bioeth. 2018;18(9):49-51.

2

Comunicação clínica

Patricia Zen Tempski

> "Mais importante na comunicação é ouvir o que não foi dito."
>
> Peter Drucker

INTRODUÇÃO

- Médico: Olá, o senhor pode entrar.
- Paciente: Olá, doutor, como é mesmo o seu nome? O meu é João.
- Médico: O senhor pode se sentar. Meu nome é Dr. Carlos Ponte.
- Paciente: Então, muito prazer, doutor.

João estende a mão, mas fica sem jeito porque o médico não percebeu seu movimento por estar com os olhos fixos no computador.

- Médico: Qual o motivo da sua visita?
- Paciente: Tenho dores.
- Médico: Dores? Onde e quando começaram? Usa alguma medicação?

João tem dificuldade para acompanhar o fluxo de perguntas e não consegue esboçar a resposta.

Quanto tempo um médico é capaz de ouvir atenta e silenciosamente um paciente assim que inicia a sua consulta? Beckman e Frankel se preocuparam em responder a essa questão e verificaram que, entre os profissionais observados durante 74 consultas no seu estudo, a média de tempo para interromper o paciente foi de 18 segundos.

E você, por quanto tempo é capaz de ouvir?

A boa comunicação é uma competência geral de profissionais da saúde e a base para o cuidado prestado. Este capítulo apresenta uma reflexão sobre o conceito de comunicação e a comunicação clínica, suas características e as formas de desenvolvimento da habilidade de comunicação.

CONCEITO DE COMUNICAÇÃO E COMUNICAÇÃO CLÍNICA

Somos seres de relação que, como postura primeira, interagem constantemente, fazendo da linguagem falada, escrita e gestual uma forma de transmitir histórias, ideias, valores, desejos e necessidades. Por meio da comunicação, compartilhamos informações essenciais à sobrevivência e à vida em sociedade. Portanto, a qualidade e a efetividade da comunicação marcam profundamente nosso sentir, pensar e agir como pessoas e profissionais. Em outras palavras, a extensão do que e como comunicamos delimita o limite da nossa subjetividade e o que conseguimos assimilar da subjetividade do nosso interlocutor.

Esse comunicar diz respeito não somente ao "bem falar", mas primeiramente ao "bem ouvir", o que se denomina na prática de profissionais de saúde "escuta ativa". Esta é considerada a base para estabelecer a relação de um profissional com a pessoa sob seu cuidado, e condição para acolher suas histórias e significados, com objetivo de aliviar a dor, diminuir a ansiedade, estabelecer um bom diagnóstico e um plano de cuidado compartilhado. O ato de ouvir consciente e atentamente diz respeito a estar presente para o outro, e mostrar a esse outro que ele está sendo valorizado na sua condição de humano, sujeito e não objeto, ouvido e entendido no conjunto da sua cultura, valores, forças e necessidades.

A *comunicação clínica* é aquela que se desenvolve quando um profissional da saúde interage com outras pessoas, por exemplo, um paciente ou seus familiares, colegas e membros da equipe de saúde, sobre questões relativas ao cuidado à saúde. Essa comunicação pode acontecer presencialmente ou por mídias como telefone, *e-mail* e aplicativos de comunicação síncrona e assíncrona.

A comunicação é uma das competências gerais estabelecidas por diretrizes nacionais e internacionais para a formação médica no século XXI e envolve a comunicação com o paciente, sua família, equipe de saúde e outros especialistas, além de formas de compartilhamento de informações e decisões, maneiras de informar notícias difíceis e expor eventos adversos. O *framework* de competências médicas CanMEDS, do Royal College of Physicians and Surgeons, do Canadá, que inspirou a definição do currículos de cursos de medicina ao redor do mundo, afirma que a competência de comunicador é fundamental para integrar conhecimentos e compreender o contexto social, econômico e cultural do paciente, sua história de vida e aspectos relacionais de sua família e ou rede de suporte. São questões que devem ser consideradas em uma proposta de cuidado compartilhado com o paciente, definindo conjuntamente o plano terapêutico, de forma a ser coerente com os valores, anseios e necessidades desse paciente.

O General Medical Council do Reino Unido enfatiza a importância da comunicação com o paciente para oferecer informações e orientações e certificar-se de que ele as compreendeu, respeitar o seu direito e autonomia sobre o tratamento, apoiá-lo na promoção da sua saúde e ouvi-lo no que tange a suas preocupações e preferências, colocando a segurança do paciente como aspecto central da formação médica.

Além disso, há evidências de que a boa comunicação garante a segurança do paciente, aumenta a acurácia do diagnóstico, a aderência ao tratamento e a satisfação com o cuidado, porque permite compartilhar informações, auxilia a tomada de decisão, fortalece relações de cuidado e favorece o trabalho em equipe.

Discutir a efetividade da comunicação verbal, não verbal e escrita de profissionais da área da saúde é especialmente importante diante das exigências de metas de atendimento, redução do tempo de consulta e atribuições administrativas somadas ao cuidado dos pacientes. Há evidências de que o tempo reduzido de uma consulta está associado a menor satisfação tanto de pacientes como de médicos.

ELEMENTOS DA COMPETÊNCIA DE COMUNICAÇÃO

Que tal aproveitar a lista sugerida pela diretriz canadense de formação médica e fazer uma autoavaliação sobre a sua comunicação?

- Acurácia (exatidão).
- Atenção aos aspectos psicossociais do adoecimento.
- Alinhar metas terapêuticas e expectativas.
- Colher o consentimento livre e esclarecido.
- Compartilhar decisões.
- Competência para comunicação verbal e não verbal.
- Competência relacional nas interações.
- Comunicação centrada no paciente.
- Dar más notícias.
- Efetividade na comunicação oral e escrita sobre o paciente em diferentes mídias.
- Eficiência.
- Empatia.
- Ética no encontro com o paciente.
- Escuta ativa.
- Estabelecer mútuo entendimento.
- Estabelecer relação de confiança.
- Manter sigilo e confidencialidade.
- Respeito à diversidade.
- Sintetizar a informação do paciente.

Mas se você não marcou "Apto" em todos os itens dessa lista, não há motivo para se preocupar, porque os especialistas defendem a ideia de que as nossas habilidades de comunicação são aprendidas e aprimoradas ao longo da vida. Esses elementos se materializam no que chamamos de profissionalismo, um conjunto de conhecimentos, habilidades e atitudes que definem um profissional de excelência. Estudos demonstram que os pacientes percebem mais positivamente seu médico quando este se comunica demonstrando acolhimento, empatia e autoconfiança, utilizando linguagem simples e perguntas abertas, inicia a conversa apresentando-se, permite que o paciente fale sem interrupções.

COMUNICAÇÃO COM O PACIENTE

O Cambridge-Calgary foi desenvolvido como um guia para a consulta médica, que estabelece cronologicamente começo, desenvolvimento ou estágio de coleta de informações, explicação e plano, e fechamento (Figura 1). Ao longo desses passos, o profissional focará em construir a relação médico-paciente e um vínculo de confiança. A partir da estruturação da consulta tentará absorver quem é a pessoa em atendimento, sua história de vida, problemas de saúde prévios e atuais, para que no fechamento possa oferecer informações sobre o diagnóstico e orientações de tratamento.

ANTES DE COMEÇAR... O ACOLHIMENTO

A comunicação com o paciente começa antes da consulta propriamente dita, no que chamamos de acolhimento. Muito se comunica com gestos, olhares e postura corporal. Volte ao exemplo do início deste capítulo. O senhor João estava muito mais aberto à comunicação que seu médico, que em última análise é quem estabelece os limites de

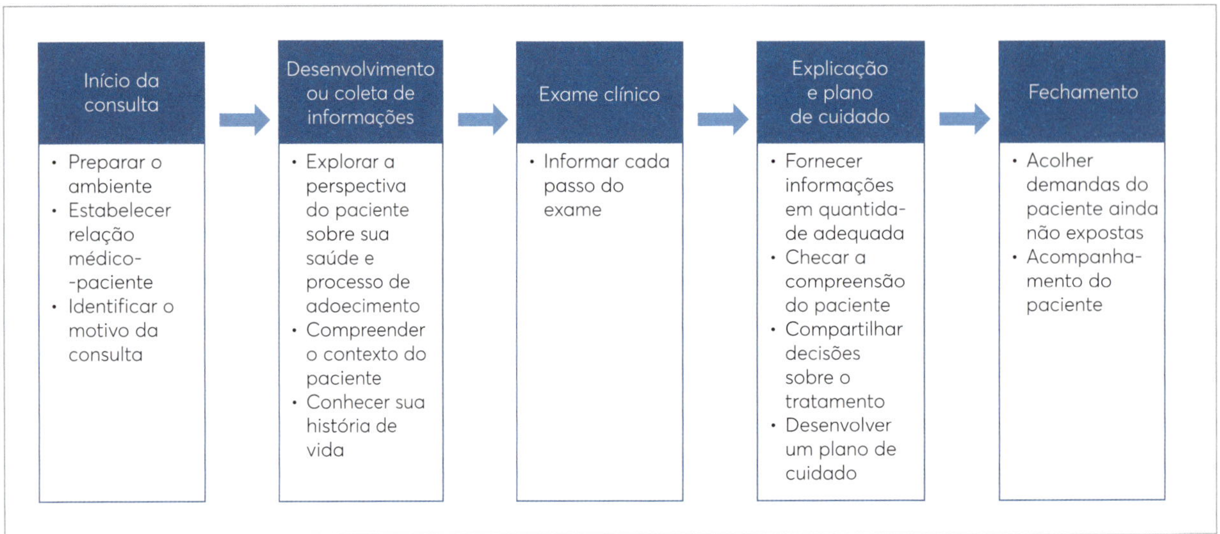

FIGURA 1
Representação gráfica da estrutura da consulta médica.
Fonte: adaptada de Calgary-Cambridge guide to medical interview, 2013.

abertura, afetividade e informalidade na interação com seu paciente. Acolher o paciente no início de uma consulta envolve desde como ele é chamado pelo médico e seu auxiliar até a forma como se compõe o ambiente de consulta.

Chamar o paciente pelo nome e acompanhá-lo ao consultório é o primeiro passo. Sendo ou não o médico a fazer isso, pode aguardar o paciente em pé e cumprimentá-lo de acordo com a cultura local, mas sem deixar de considerar a cultura da pessoa sob seus cuidados. Por exemplo, alguns judeus ortodoxos têm por regra não apertar as mãos de mulheres ou, ainda, em uma cultura oriental, abraços podem ser muito invasivos.

> A doutora Tereza se levanta e aguarda na porta o senhor Paulo, que foi chamado pela secretária.
>
> - Médica: Bom dia, senhor Paulo Campelo. Muito prazer!
> - Paciente: Oi, doutora. Pode ir deixando esse "senhor" de lado.
> - Médica: Já que o senhor prefere assim, vamos lá.
>
> Com um leve toque no ombro do paciente, a médica o conduz até a cadeira ao seu lado.
>
> - Paciente: Nossa, doutora, nunca vi um consultório assim, com o paciente sentado do mesmo lado da mesa que o médico!
> - Médica: Sabe, Paulo, essa é a minha filosofia de cuidado. Estamos lado a lado para cuidar da sua saúde.

Na mesma medida em que os pacientes ganham autonomia, diminui a hierarquia entre profissional de saúde e seu paciente. Essa mudança de filosofia de cuidado se expressa também em mudanças no ambiente de atendimento. Atualmente, é comum encontrar consultórios com as cadeiras do médico e do paciente do mesmo lado da mesa, ou ainda com poltronas, como em uma sala de estar (Figura 2). O Doutor Jack Ende, que foi presidente do American College of Physicians, conta que tem poltronas no seu consultório e grava a conversa inicial, fazendo pequenas anotações que depois são transcritas para o prontuário do paciente. Ele prioriza a comunicação e demonstra sua disposição para ouvir.

Da mesma forma, em um ambiente de enfermaria, médicos que se aproximam do paciente no leito e buscam posicionar-se em uma cadeira à altura dos olhos dele, em vez de manter-se em pé ao lado do leito, diminuem o sentimento de vulnerabilidade do paciente.

Outra questão importante no acolhimento é reconhecer aspectos da comunicação não verbal antes da consulta propriamente dita, que podem ajudar a estabelecer uma comunicação efetiva com o paciente. Perceba a forma como o paciente anda até o consultório, se traz algo consigo, o que veste, sua postura e estado de humor ao encontrar o médico.

> - Doutor Clóvis chamou Murilo para a consulta e percebeu que o jovem estava vestindo a camisa do seu time de futebol favorito, o Santos. Murilo se levantou com esforço, porque havia se machucado na partida com os amigos no fim de semana. E deu um largo sorriso quando o doutor o recebeu dizendo que torce pelo mesmo time.

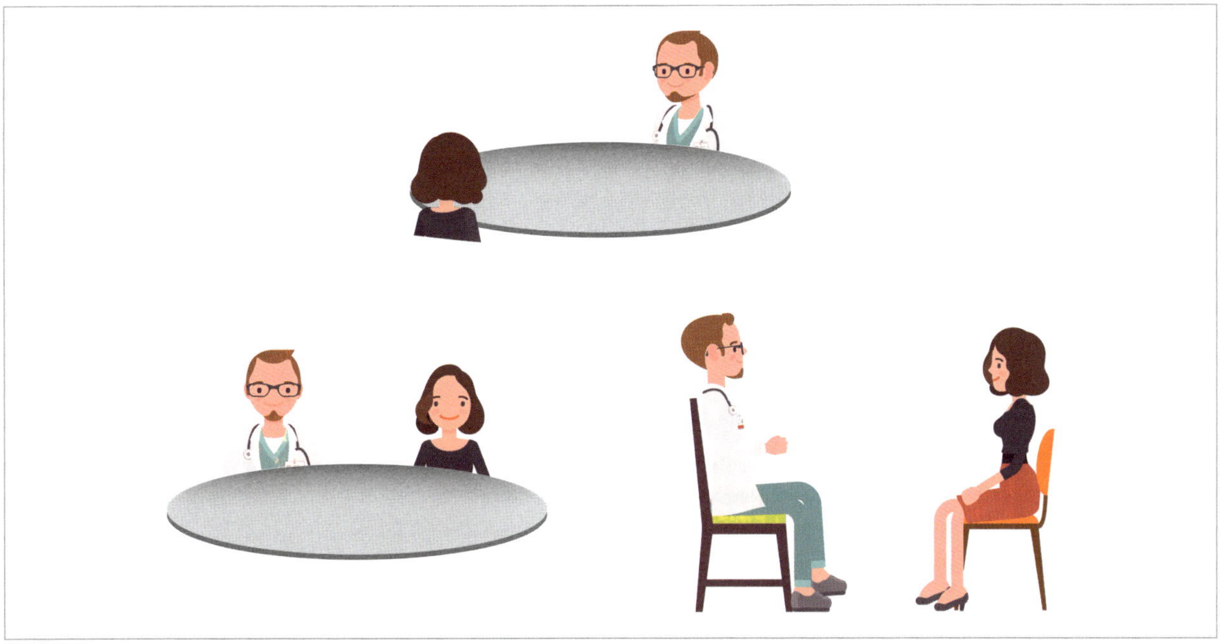

FIGURA 2
Representação gráfica do consultório médico com a disposição dos seus elementos visando melhorar a interação médico-paciente.

- Dona Vera foi ao médico acompanhada do seu filho, que estava impaciente porque precisou ajustar sua agenda à do médico. Dona Vera se desculpava o tempo todo e queria apressar a consulta. Doutor Arnaldo percebeu o clima emocional entre mãe e filho e estabeleceu prioridades já no início da consulta.

No acolhimento, não se esqueça dos cuidados abaixo:

- Chame o paciente pelo nome.
- Use tratamento formal (senhor ou senhora) até que o paciente defina como quer ser chamado.
- Chame o paciente pelo nome social e utilize o pronome correspondente.
- Pergunte se o paciente deseja a presença do acompanhante.
- Levante-se para recebê-lo, com um sorriso e um aperto de mão.
- Apresente-se.
- Considere a cultura do paciente para estabelecer limites de cumprimentos sociais.
- Organize seu local de trabalho (mesa, maca, papel, itens descartáveis) antes de chamar o paciente.
- Mantenha postura acolhedora, que demonstre o seu interesse nesse encontro.

DESENVOLVENDO A COMUNICAÇÃO E COLETANDO INFORMAÇÕES NA ANAMNESE E NO EXAME CLÍNICO

- Pediatra: Quero que vocês se sintam muito bem-vindos. Mas, antes de começar a me contar quais são os problemas de saúde do Marcelinho, eu gostaria de saber quem é o Marcelinho. Como você o vê, quais são as coisas de que ele gosta, como se relaciona? E o que mais você quiser me contar sobre ele.
- Mãe: Doutora, me pegou de surpresa. Eu estava preparada para falar da doença dele.

Esse é um jeito diferente de iniciar uma anamnese e de estabelecer entendimento sobre quem é a pessoa à sua frente, antes de colher uma lista de informações sobre seus sintomas. Em um ambiente de atendimento de emergência, a natureza do cuidado pede mais objetividade, e talvez o profissional da saúde não tenha tempo para essa abordagem, mas em outros ambientes é certamente uma forma interessante de estabelecer um vínculo com o paciente e de conhecer sua história. Muitos elementos da anamnese estruturada já aparecem espontaneamente na primeira fala do paciente.

O desenvolvimento da comunicação na consulta se denomina anamnese e é a base do raciocínio clínico.

Em estudo realizado por Hampton et al., a anamnese contribuiu para 82% dos diagnósticos; quando se incluiu o exame clínico, somaram-se mais 9% e, com exames complementares, outros 9%. Resultados semelhantes foram encontrados em pesquisa realizada na Faculdade de Medicina da Universidade de São Paulo por Isabela Benseñor et al., que, em um ambulatório de clínica médica, observaram que a anamnese foi responsável por 78,1% dos diagnósticos, o exame clínico por 11,9% e exames complementares por 10,0%. Portanto, comunicar é preciso! E é necessário fazer as perguntas certas. Inicie com perguntas abertas e posteriormente use perguntas fechadas para esclarecer pontos que não foram abordados.

Uma boa comunicação tem elementos relativos à sensibilidade cultural, adequando os termos utilizados ao nível de instrução do paciente ou ao alcance do seu entendimento. Evite termos técnicos e sempre que possível os substitua por linguagem de uso comum.

A interação entre paciente e profissional de saúde envolve muitas vezes um terceiro indivíduo que o acompanha. O acompanhante também precisa ser ouvido e considerado, mas não pode tomar o lugar do paciente ou silenciá-lo. Essa armadilha pode capturar até mesmo profissionais experientes, quando atendem determinados perfis, como pacientes muito jovens ou muito idosos, ou com algum déficit cognitivo. Não podemos supor antecipadamente a quantidade de informação que esses pacientes podem nos dar ou captar da nossa fala. Então, atenção! Não trate crianças como pequenos adultos e, na mesma medida, não trate adultos com deficiência intelectual como eternas crianças!

Nessa etapa da comunicação, lembre-se de que:

- O paciente com deficiência intelectual não é uma eterna criança.
- Tente não interromper a narrativa do paciente e desenvolva uma escuta ativa.
- Inicie com perguntas abertas e finalize com perguntas direcionadoras e fechadas.
- Tente absorver a essência e a cultura do paciente para compreender sua história.
- Olhe mais para o paciente e menos para o computador.
- Use linguagem acessível ao entendimento do paciente.

O desenvolvimento da consulta envolve, além da comunicação oral, a comunicação gestual e a escrita. No que tange à linguagem gestual, a interação com o paciente pode ser enriquecida por sinais de afirmação com a cabeça ou palavras de confirmação (sei, certo, compreendo, prossiga) ou de empatia (deve ter sido difícil para você), inclinação do tronco e olhar em direção ao paciente demonstrando interesse na sua narrativa.

No desenvolvimento da comunicação acontecem períodos de silêncio, que podem gerar constrangimento para ambos os envolvidos na conversa. No entanto, esses períodos precisam ser respeitados, porque são necessários para a organização das ideias e a decodificação das emoções do paciente, para lembrar de algum aspecto que complemente as informações solicitadas pelo médico ou mesmo para indicar que é possível partir para o próximo ponto.

A questão do olhar para o paciente pode ser um desafio maior para quem utiliza prontuário eletrônico, uma vez que a tela do computador muitas vezes se coloca entre o paciente e seu médico. Há estudos que demonstram a percepção positiva de pacientes em relação a profissionais que mantêm os olhos no paciente durante a anamnese.

No desenvolvimento da consulta, a comunicação continua no momento do exame clínico, durante o qual o médico deve anunciar previamente cada etapa ou procedimento do exame, o que minimiza o desconforto e ansiedade do paciente.

FECHAMENTO DA CONSULTA

Esta etapa da comunicação clínica prevê a transmissão de informações sobre o diagnóstico ou possíveis diagnósticos, orientações de tratamento, necessidade ou não de exames complementares e compartilhamento das decisões sobre o plano de cuidado para o paciente.

Esse é um espaço de esclarecimentos e de checagem acerca da compreensão e assimilação do paciente. Falar devagar, fazer esquemas no papel, escrever o passo a passo do tratamento e evitar termos técnicos, traduzindo jargões médicos, são estratégias que ajudam na compreensão do paciente. O risco nessa comunicação de fechamento de consulta é que ela pode estar prejudicada pela ansiedade do paciente diante do diagnóstico e/ou proposta de tratamento, ou pelo excesso de informação oferecida pelo médico. É comum os profissionais de saúde finalizarem suas falas com a pergunta: "O senhor entendeu?". Trata-se de uma pergunta de checagem, que coloca a responsabilidade de assimilação das informações na figura daquele que recebe o cuidado. Essa checagem poderia ser deslocada para a habilidade do profissional em fornecer as informações de forma a se corresponsabilizar pelo entendimento do paciente. Que tal mudar sua pergunta de checagem para: "Será que fui suficientemente claro e facilitei o entendimento?".

Ao final do atendimento, deve-se proporcionar um espaço para que o paciente expresse suas últimas dúvidas ou ideias. Muitas vezes, essa abertura propicia a apresentação da "agenda oculta" ou do que ele ainda não disse, mas gostaria de ter dito desde o início. Uma boa comunicação de fechamento da consulta favorece maior adesão ao tratamento. "A senhora gostaria de fazer mais alguma pergunta ou falar mais alguma coisa?". Às vezes, problemas e dúvidas importantes para o paciente aparecem no final da consulta, quando já foi estabelecida maior confiança no médico.

> No fechamento da consulta, esteja atento para:
> - Resumir o que foi dito.
> - Abrir espaço para mais alguma informação ou ideia que não tenha sido mencionada.
> - Explicar os próximos passos.
> - Agradecer ao paciente pela confiança que ele depositou no seu trabalho.

TÓPICOS SENSÍVEIS NA COMUNICAÇÃO CLÍNICA

Existem tópicos que são considerados especialmente sensíveis na comunicação clínica, e podem não ser tratados diretamente pelo paciente. É comum que, já no fechamento da consulta, o paciente conte o real motivo pelo qual procurou o profissional da saúde, uma vez que já ganhou confiança e abertura para falar. Isso é chamado de "agenda oculta". São eles:

- Sexualidade.
- Uso de drogas ou dependência química.
- Terminalidade.
- Questões financeiras.
- Violência doméstica.
- Distúrbios alimentares.
- Saúde mental.

PACIENTES QUE SÃO UM DESAFIO DE COMUNICAÇÃO

Alguns grupos de pacientes representam para os profissionais de saúde um desafio maior para estabelecer a comunicação clínica efetiva. São eles:

- Deficientes intelectuais.
- Deficientes auditivos.
- Estrangeiros com dificuldade com o idioma local.
- Crianças.
- Pacientes vulneráveis ou vítimas de abuso.

COMO DESENVOLVER A COMPETÊNCIA DE COMUNICAÇÃO DOS ESTUDANTES DE MEDICINA?

A competência de comunicação pode ser ensinada e aprimorada ao longo da formação médica. Há diferentes caminhos para adquirir essa competência, tanto com base em atividades formais do currículo do curso de medicina como por meio de atividades informais, no que é chamado de currículo oculto.

Usaremos o *framework* do processo de ensino-aprendizado proposto por Tempski e Martins, que sugere que o aprendizado da profissão médica acontece em movimentos de memorização, observação e experimentação, realizados em ciclos que a cada fechamento aprimoram a competência do estudante (Figura 3). Vejamos como isso se aplica ao aprendizado da competência de comunicação.

Um estudante de medicina aprende já nos primeiros anos de curso os passos da anamnese e as regras gerais que representam os valores da profissão. Ele precisa *memorizar/assimilar* a ordem e os tipos de perguntas de uma anamnese (abertas ou fechadas). O conceito de anamnese, sua ordem e lógica podem ser apresentados ao aluno em atividades teóricas ou discussões em grupo, que permitirão ao estudante adquirir a base conceitual da comunicação clínica. Essa base teórica conceitual pode ser assimilada

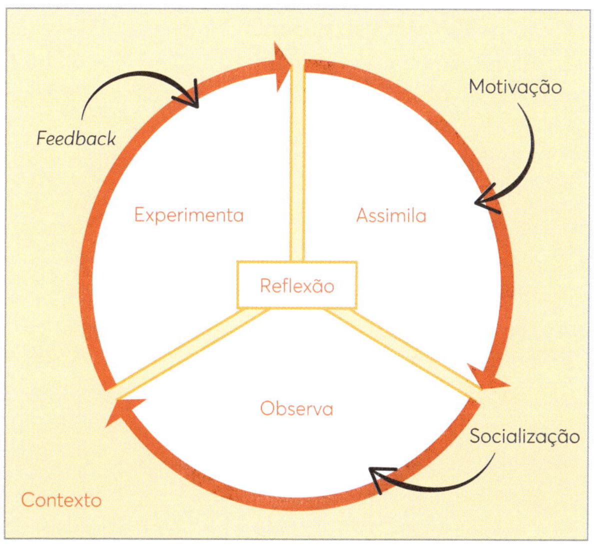

FIGURA 3
Framework do processo de ensino-aprendizado na formação médica.
Fonte: Tempski et al., 2019.

e memorizada pelo modelo tradicional de ensino (aula teórica) ou por um modelo construtivista interacionista (aprendizado em equipe e aprendizado baseado em problemas). O processo será mais motivador se esses conhecimentos estiverem contextualizados e se a atividade educacional estimular a participação ativa do estudante.

Tendo compreendido a base teórica conceitual da comunicação, o estudante *observará* seus professores fazendo uma anamnese ou poderá assistir a vídeos com exemplos de comunicação efetiva e não efetiva. Essa observação é a base dos modelos humanista e behaviorista de ensino-aprendizado, que se desenvolvem em ambientes de prática profissional ou de simulação dessa prática, que pela natureza do conhecimento aplicado são muito mais motivadores que o espaço teórico de aquisição de conhecimento. A observação na prática permite ao estudante visualizar os conhecimentos adquiridos aplicados em uma consulta, o que auxilia na assimilação dos conceitos. Esse processo de observação de modelos (profissional como *role model*) é a base da socialização que permite a formação da identidade profissional. Profissionais com os quais os estudantes interagem e cuja prática observam tornam-se modelos para sua atuação futura, tanto em termos de boas práticas como em relação àquelas que tentarão evitar.

Após assimilar os conceitos relativos à boa comunicação clínica e observar a prática profissional, o estudante terá a oportunidade de *experimentar* suas habilidades, primeiramente em ambiente simulado, a partir da técnica de *role-play* ou paciente simulado, para depois atuar junto a pacientes reais sob supervisão, até que esteja apto a desempenhar com segurança essa habilidade. A supervisão na fase de experimentação (simulação ou campo de prática) permite acompanhar o desenvolvimento dos diferentes aspectos da comunicação do estudante, e por meio do *feedback* informar o que ele pode fazer para alcançar a proficiência.

Portanto, há um conjunto de saberes acerca da comunicação clínica que o estudante deve assimilar e aplicar na prática. A observação de modelos, o treino sob supervisão com *feedback*, somados ao seu próprio estilo de comunicação, seus valores e cultura, permitirão aprender e aprimorar sua *performance*. Em todos os passos do processo de ensino-aprendizagem (memorização/assimilação, observação e experimentação), a reflexão sobre o que se aprende, como se aplica e no que resulta garante o constante aprimoramento. No entanto, o que torna a tarefa de ensinar habilidades de comunicação mais desafiadora é o fato que cada estudante tem seu próprio tempo para aprender e desenvolver uma mesma habilidade, o que exige dos educadores a individualização das atividades educacionais e das oportunidades de aprender.

O desafio que se coloca para educadores é ensinar, desenvolver e avaliar a competência de comunicação, que na prática do cuidado é condição para o pensar, o sentir e o agir com profissionalismo e envolve acolhimento, respeito, tolerância às diferenças, empatia, honestidade, ética e compromisso com as pessoas e com a sociedade.

A competência de comunicação se desenvolve ao longo da vida. A boa notícia é que diariamente temos inúmeras oportunidades de aprender.

BIBLIOGRAFIA

1. Beckman HB, Frankel Rm. The effect of physician behavior on the collection of data. Ann Intern Med. 1984;101(5):692-6.
2. Beckman HB, Frankel RM. The effect of physician behavior on the collection of data. Ann Intern Med. 1984;101:692-6.
3. Bensenor I. Avaliação do papel da anamnese, exame clínico e exames complementares no diagnóstico clínico de pacientes ambulatoriais. [Tese de Livre-Docência.] São Paulo: Faculdade de Medicina da Universidade de São Paulo; 2003.
4. Bickley Lynn S. Bates propedêutica médica. 11.ed. São Paulo: Guanabara-Koogan; 2013.
5. Brasil. Ministério da Educação. Diretrizes Curriculares Nacionais para o Curso de Graduação em Medicina; 2014.
6. Cooper N, Frain A, Frain J. ABC of clinical professionalism. Oxford: Willey Blackwell; 2018.
7. Cooper N, Frain J. ABC of clinical communication. Oxford: Wiley Blackwell; 2018.
8. Cruess RL, Cruess SR, Steinert Y. Amending Miller's pyramid to include professional identity formation. Acad Med. 2016;91(2):180-5.
9. Dugdale DC, Epstein R, Pantilat SZ. Time and the patient-physician relationship. Journal of General Internal Medicine. 1998;14(1):S34-40.
10. Education Committee of the General Medical Council. Tomorrow's doctors: recommendation on undergrduate medical education. London; 2009.
11. General Medical Council. Promoting excellence: standards for medical education and training; 2016.
12. Hampton JR, Harrison MJ, Mitchell JR, Prichard JS, Seymour C. Relative contributions of history-taking, physical examination, and laboratory investigation to diagnosis and management of medical outpatients. Br Med J. 1975;2(5969):486-9.
13. Lloyd M, Bor R, Noble L. Clinical communication skills for medicine. Poland: Elsevier; 2019.
14. Maguire P, Fairbairn S, Fletcher C. Consultation skills of young doctors: benefits of undergraduate feedback training and in interviewing. Communication with medical patients. California: Sage; 1989.
15. Sherbino J, Frank JR. Educational design: a CanMeds guide for health professions. Ottawa: Royal College of Physicians and Surgeons of Canada; 2011.
16. Silverman J, Kurtz S, Draper J. Calgary-Cambridge guide to medical interview. 2013. Available: https://cdn.dal.ca/content/dam/dalhousie/pdf/faculty/medicine/departments/core-units/DME/comm-skills/card_medical_interview.pdf. [Acesso jan 2021.]
17. Silverman J, Kurtz S, Draper J. Skills for communicating with patients. 3.ed. Boca Raton: CRC Press; 2013.

18. Tempski PZ, Martins MA, et al. Curso de capacitação em preceptoria da residência médica. 7.ed. Hospital Alemão Oswaldo Cruz e Ministério da Saúde; 2019.
19. Tempski PZ, Mayer FB. Narrando a vida, nossas memórias e aprendizados: humanização das práticas de ensino e cuidado na saúde. São Paulo: Atheneu; 2015.
20. Tempski PZ. Atualização profissional para o cuidado de pessoas com síndrome de Down. Escola de Educação Permanente do Hospital das Clínicas da Universidade de São Paulo e Instituto Alana; 2016.

3

História clínica

Lígia Fidelis Ivanovic
José Antonio Atta
Mílton de Arruda Martins

INTRODUÇÃO

A história clínica (ou anamnese) é, na maioria das vezes, o primeiro contato do paciente com o médico. A anamnese visa orientar o raciocínio do médico para diagnósticos e prognósticos possíveis, assim como definir a terapêutica mais adequada. Além disso, a maneira como essa história é obtida pode ajudar a consolidar a relação entre o médico e seu paciente, pelo interesse que o médico demonstra e pelo cuidado nos termos empregados.

O raciocínio diagnóstico, o cuidado do médico com seus pacientes, a avaliação cuidadosa de diversos aspectos do espectro saúde-doença, tornam o profissional médico insubstituível. A capacidade de raciocínio, a organização das prioridades, a escolha dos caminhos a serem trilhados no processo diagnóstico e terapêutico são qualidades praticamente impossíveis de serem reproduzidas por *softwares*, por maior que seja o arsenal tecnológico à nossa disposição.

Talvez a função mais importante da anamnese seja a obtenção de dados para estabelecer um raciocínio diagnóstico, que guiará todos os caminhos diagnósticos e terapêuticos a serem seguidos.

Para estabelecer diagnósticos, o médico faz perguntas e ouve o que o paciente tem a dizer. A experiência clínica e o conhecimento médico agregado durante os anos de prática vão aperfeiçoando esse modo de desenvolver e elaborar diagnósticos. Se observarmos as relações pessoais e profissionais à nossa volta, veremos isso ser usado em vários aspectos da sociedade.

> Ao levar o carro para o mecânico porque a direção está "puxando" mais para um lado, o mecânico já formula algumas hipóteses (desalinhamento, problemas com amortecedor, etc.) e faz perguntas que ajudam no diagnóstico:
>
> - "– Passou por algum buraco?"
> - "– Quando foi a última vez que alinhou os pneus?"
> - A mesma coisa fazem as mães (não médicas e médicas) com seus filhos:
> - "– Mamãe, estou com dor de barriga..."
> - "– O que você comeu hoje, meu filho?"

É claro que, quanto maior nossa experiência, mais diretas serão nossas perguntas e menos tempo será necessário para formular hipóteses plausíveis. Ao conhecer mais doenças, a queixa de meu paciente me fará pensar em diversos diagnósticos possíveis e, também graças a esse maior conhecimento, ficará mais fácil formular perguntas que me aproximarão mais do diagnóstico.

Esse processo é extremamente dinâmico, e novas hipóteses vão sendo feitas com base nos dados obtidos. Mesmo durante a realização do exame clínico, esse processo não é interrompido, pois novas hipóteses podem ser feitas a partir de achados, suscitando novos caminhos diagnósticos.

Essa abordagem diagnóstica deve basear-se em dois eixos principais:

1. A exploração da queixa (ou queixas) inicial, com interrogatório detalhado.

2. A utilização de um pensamento epidemiológico, em todos os momentos, considerando as doenças mais prevalentes no segmento populacional específico do paciente.

Muitas vezes, no afã de fazer diagnósticos difíceis, negligenciamos as doenças mais comuns. É preciso ter em mente que sempre é mais provável vermos manifestações raras de doenças habituais que apresentações típicas de doenças raras.

Um grupo de pesquisadores fez duas pesquisas, a primeira com médicos formados e a segunda com estudantes de medicina. Na primeira pesquisa, médicos de família e internistas foram filmados consultando pacientes com diagnósticos conhecidos (pericardite, úlcera duodenal, neuropatia periférica e esclerose múltipla). A primeira hipótese diagnóstica foi gerada, em média, 28 segundos após ouvir a queixa principal e a hipótese correta foi feita após 6 minutos, em média (o índice de acerto foi de 75% dos diagnósticos), sendo formuladas em torno de 5,5 hipóteses por paciente. Ao mesmo tempo em que geravam possibilidades diagnósticas para esses pacientes, os médicos faziam perguntas e os examinavam para ir descartando e mantendo a sua lista em torno de três hipóteses principais, a qualquer momento da entrevista.

Na outra pesquisa, o mesmo tipo de paciente foi consultado por estudantes de medicina de vários anos e a mesma estratégia foi usada por estudantes, mesmo pelos do primeiro ano, sendo as diferenças entre estudantes e profissionais formados quantitativas e não qualitativas. Quanto mais experientes os médicos, mais cedo as hipóteses são formuladas e os dados de história e exame clínico obtidos são mais pertinentes.

Muitas vezes, o diagnóstico é feito porque reconhecemos um determinado padrão na apresentação da doença. Exemplo clássico são as lesões de pele, nas quais a experiência do médico é crucial, e as lesões são comparadas com um "banco de lesões" que esses especialistas têm armazenado em seu cérebro. Não só aspectos visuais são reconhecidos, mas qualquer sentido pode ser estimulado para realizar diagnósticos, por exemplo, o odor inconfundível de melena, o timbre de voz de pessoas com hipotireoidismo, a palpação de gânglios abdominais em "saco de batatas".

Esse reconhecimento de padrões pode ser a explicação para o tal "olho clínico" que médicos mais experientes parecem ter. Um jeito um pouco diferente de andar, a maneira de apertar a mão ou se levantar da cadeira, a característica palpatória de determinada massa desperta a lembrança de uma situação já vivida, prontificando a formulação de hipóteses mesmo com poucos dados de história ou do exame clínico. Apesar disso, muitas vezes, médicos experientes não conseguem estabelecer essa relação de causa-efeito e não conseguem explicar para alunos ou médicos em treinamento por que pensaram em determinada hipótese e por que fizeram determinadas perguntas.

Outros exemplos são a marcha característica das pessoas com doença de Parkinson, o aspecto esbugalhado dos olhos na exoftalmia de Graves, o odor que pacientes em cetoacidose diabética exalam.

Hoje ninguém mais recomenda que seja realizada uma "história completa". É claro que, por mais completa que seja a história, ela necessariamente deixará de contemplar um ou outro dado, pois é impossível perguntar tudo para todos os pacientes, assim como o exame completo nunca será absolutamente completo, sempre algo ficará faltando. Essa tentativa de ser o mais completo e abrangente possível fazia, também, com que histórias clínicas feitas pelos alunos durassem muito tempo, às vezes horas, tornando-se um fardo para ambos, entrevistado e entrevistador. Esse método não leva em conta as características próprias de cada pessoa, suas queixas específicas e o impacto dessas queixas no seu dia a dia, por isso não deve mais ser utilizado. Interessante notar que mesmo médicos treinados nesse método raramente (ou nunca) o utilizam.

PODER DIAGNÓSTICO DA ANAMNESE E DO EXAME CLÍNICO

Vários estudos comprovaram o poder da anamnese e do exame clínico para estabelecer diagnósticos. Mesmo com todo o avanço tecnológico em exames de imagem ou de biologia molecular, por exemplo, o uso da capacidade de raciocínio do médico é mais poderoso para estabelecer diagnóstico, prognóstico e plano terapêutico para a maioria dos pacientes e dos lugares de atendimento médico.

Em um estudo inglês, Sandler mostrou que, ao final da história clínica, o diagnóstico correto foi feito em 56% dos casos, e em 73% dos pacientes o diagnóstico correto foi feito após história e exame clínico. Estudo semelhante feito em São Paulo por Benseñor et al. obteve resultados semelhantes. Avaliando pacientes que procuraram ambulatório de clínica médica em hospital universitário, Benseñor observou que a anamnese isolada foi capaz de levar a 78,1% dos diagnósticos feitos, após o exame clínico foi possível fazer mais 11,9% dos diagnósticos e os 10% restantes foram feitos após analisar os resultados dos exames complementares solicitados.

Qualquer que seja o método empregado para a realização da anamnese, e geralmente mesclamos diferentes técnicas, ao final, devemos formular hipóteses diagnósticas que guiarão a realização dos exames complementares (ou propostas de tratamento) para os diagnósticos finais. Mais que simplesmente listar as hipóteses, é interessante listar os problemas de saúde encontrados, com suas respectivas propostas de intervenção/acompanhamento. Muito mais que somente identificar e tratar as queixas apresentadas pelos pacientes, também é função do médico identificar precocemente doenças com potenciais de intervenção precoce, identificar fatores de risco para doenças mais prevalentes, assim como hábitos potencialmente nocivos, e propor intervenções para essas alterações.

Assim, ao final da história, o médico deverá:

- Reunir os sintomas e sinais apresentados pelo paciente e formular as hipóteses diagnósticas correspondentes, assim como as estratégias diagnósticas e de intervenção.
- Decidir o que deve ser feito para buscar diagnóstico precoce de doenças que estejam ainda em fase pré-clínica, assintomática ("rastreamento"), no caso de doenças em que esteja comprovado que o diagnóstico nessa fase e consequente tratamento beneficiarão o paciente. Por exemplo, solicitar a dosagem do colesterol sérico em um paciente de 50 anos, ou solicitar uma mamografia em uma mulher de 55 anos, para diagnóstico precoce de câncer de mama.
- Identificar o que deve ser proposto para aquele determinado paciente a fim de manter e promover sua saúde. Por exemplo, identificar um indivíduo sedentário e propor uma estratégia para iniciar atividade física.

ESTRUTURA DA ANAMNESE

Além da história clínica em si, outros elementos da anamnese trazem dados importantes para a construção do raciocínio diagnóstico.

A primeira parte é a identificação, na qual se anotam dados importantes do paciente, como nome e idade. Na sequência, anotamos a fonte das informações e a confiabilidade, partindo depois para a queixa e sua duração.

Logo após a anotação da queixa, iniciamos a história clínica, seguida de interrogatório sobre órgãos e sistemas e dos antecedentes (pessoais e familiares). Os hábitos (nocivos ou benéficos) desse paciente também devem ser anotados (Tabela 1).

Identificação

Em uma primeira consulta, além da obtenção dos dados importantes para a construção do raciocínio diagnóstico, a identificação serve também como um primeiro contato, deixando o paciente um pouco mais

TABELA 1 Sinopse das etapas da anamnese

Etapas	Dados
Identificação	▪ Nome ▪ Idade ▪ Sexo ▪ Origem étnica (raça/cor) ▪ Profissão ▪ Local de nascimento e procedência atual ▪ Religião ▪ Grau de escolaridade ▪ Estado civil
Fonte da história e confiabilidade	▪ Quem fornece as informações e se são fidedignas
Queixa principal (ou queixas) e duração	
História da moléstia atual	
Impacto da condição de saúde/ doença na funcionalidade da pessoa	▪ Alterações de funcionalidade e da qualidade de vida relacionadas às condições de saúde e doença
Antecedentes pessoais	▪ Doenças pregressas (enfatizar as que tenham influência no quadro atual, as mais prevalentes e as que representem fatores de risco ou morbidade) ▪ Medicações em uso atual ou prévias, incluindo não prescritas ▪ Tratamentos realizados e adesão a eles ▪ Traumas, procedimentos cirúrgicos e obstétricos ▪ Internações prévias ▪ Imunizações ▪ Alergias e intolerâncias a medicações e alimentos ▪ Hábitos fisiológicos: intestinal, menstrual ▪ Sono
Antecedentes familiares	▪ Doenças prevalentes e com hereditariedade – grau de parentesco ▪ Doenças infecciosas ▪ Alergias
Hábitos e vícios	▪ Tabagismo atual ou pregresso, passivo ▪ Álcool ▪ Substâncias psicoativas ▪ Atividade física ▪ Alimentação ▪ Exposição solar ▪ Risco de acidentes ▪ Exposição a infecções sexualmente transmissíveis e medidas de proteção ▪ Visitas ao dentista

(continua)

TABELA 1 Sinopse das etapas da anamnese (*continuação*)

Etapas	Dados
Histórico sexual	▪ Orientação sexual, identidade de gênero, histórico de violência, satisfação sexual, preocupações
Histórico social e familiar	▪ Situação familiar, moradia ▪ Rede de apoio social ▪ Relações sociais e de trabalho
Interrogatório sobre órgãos e sistemas	▪ Sintomas gerais e constitucionais ▪ Pele ▪ Sistema nervoso ▪ Psiquismo ▪ Olhos ▪ Ouvidos ▪ Nariz ▪ Boca e garganta ▪ Pescoço ▪ Mamas ▪ Tórax ▪ Sistema respiratório ▪ Sistema cardiocirculatório ▪ Sistema digestório ▪ Sistema urinário ▪ Sistema genital feminino ▪ Sistema genital masculino ▪ Sistema vascular ▪ Sistema musculoesquelético articular ▪ Sintomas endócrinos ▪ Outros sintomas

à vontade antes de relatar suas queixas. Serve como um "quebra-gelo".

Além do nome, perguntamos ao paciente sua idade, o sexo, sua origem étnica, sua profissão, local de nascimento e procedência atual, sua religião, grau de escolaridade e estado civil.

Sexo biológico (nascimento) e idade

São fundamentais para situar a pessoa em estratos epidemiológicos, já delimitando alguns acometimentos mais comuns a esses grupos e, também, sugerindo possíveis condutas para rastreamento de doenças e medidas de promoção de saúde.

Etnia

Em um país como o Brasil, a miscigenação torna difícil estabelecer com tranquilidade a origem étnica de várias pessoas, confundindo às vezes o raciocínio diagnóstico. Mais do que confiar na sua avaliação visual, é fundamental inquirir o paciente quanto às suas origens étnicas, pensando em possíveis doenças mais comuns em determinados grupos (anemia falciforme em afrodescendentes, talassemia em oriundos de países mediterrâneos, doença celíaca em judeus etc.). Vale a pena lembrar que, no Brasil, temos pouquíssimos estudos clínicos com grupos étnicos, e a maioria das descrições sobre variações étnicas vem de publicações de países europeus ou da América do Norte, dificultando sua utilização no Brasil (p. ex., a maior incidência de hipertensão arterial em afrodescendentes foi muito estudada nos EUA, mas não temos dados brasileiros sobre isso, muito menos sobre a influência da miscigenação).

Profissão

A exposição profissional deve sempre ser considerada. Associações entre grupos profissionais e doenças estão muito bem estabelecidas, e esse dado pode facilitar muito o raciocínio. Não basta perguntar a profissão ou em que ramo produtivo o paciente trabalha; precisamos saber mais detalhes de sua vida profissional para poder avaliar possíveis riscos (se é secretária, quantas horas em média passa digitando? Se é trabalhador da indústria, qual o grau de exposição a irritantes respiratórios ou substâncias carcinogênicas?).

Procedência

Em um país de dimensões continentais, é muito importante conhecermos a origem geográfica de nosso paciente, assim como os locais por onde morou na vida. Esse dado, aliado ao conhecimento de algumas doenças mais prevalentes nas regiões do país (principalmente doenças infecciosas), pode também facilitar a elaboração do raciocínio diagnóstico. Além disso, saber sobre recentes viagens pode nos ajudar quando suspeitamos de doenças contagiosas, por exemplo, região Norte e malária, região Centro-Oeste e febre amarela.

Religião

Apesar de raramente ser fator de risco para doenças (lembrar que alguns ritos religiosos pedem o consumo de substâncias com potencial tóxico), a relação das pessoas com seus grupos religiosos pode influir no processo saúde-doença, por facilitar ou dificultar a tomada de medicamentos ou limitar o uso de determinados procedimentos diagnósticos ou terapêuticos.

Escolaridade

O conhecimento da escolaridade pode auxiliar na escolha de como perguntar ou relatar fatos a nossos pacientes. É obrigação do médico usar linguajar acessível aos pacientes, e, eventualmente, esse conhecimento sobre a escolaridade nos faz mais cuidadosos para escolher termos e expressões que melhor explicarão o que queremos transmitir.

Estado civil

É importante aqui descrever não a situação legal da pessoa, mas sim sua situação real, se tem companheiro estável ou não, quantas pessoas compõem o núcleo familiar.

Fonte da história e confiabilidade

Na maioria das vezes, ao fazer a anamnese de adultos, o próprio paciente é a fonte da história, mas em algumas situações outra pessoa pode ser a fonte dos dados, por exemplo, o caso de pessoas muito doentes e enfraquecidas, que não conseguem nem falar adequadamente, ou pessoas com confusão mental. Outras vezes, ainda, o médico e o paciente não falam a mesma língua, necessitando de um tradutor.

Quer seja a própria pessoa a relatar, quer seja seu familiar ou acompanhante, deve-se sempre registrar a confiabilidade dos dados obtidos ("História relatada pelo próprio paciente, bom informante", "História obtida através de filho que não mora com a mãe").

Queixa principal (ou queixas) e duração

Após os dados da identificação, deve-se perguntar ao paciente o motivo que o trouxe para atendimento médico. Muitas vezes, o paciente vai relatar sintomas como o motivo de sua vinda (p. ex., tosse e febre, ou tontura, ou ainda dor de cabeça), outras vezes, preocupações (quer parar de fumar, quer emagrecer, quer saber se a saúde está em ordem), ou, ainda, procura atenção médica por encaminhamento (avaliação de risco pré-operatório, avaliação de alterações de exames diagnósticos).

Essa parte da anamnese deve ser bem curta, e serve mais como o título de um capítulo do que como um resumo da história. Pode ser escrita tanto com o linguajar habitual como em termos médicos. Não deve ser escrita como diagnóstico, pois a essa altura ainda não se tem um diagnóstico preciso. Evitar, por exemplo, "enxaqueca há um dia", preferindo usar "dor de cabeça (ou cefaleia) há um dia".

História da moléstia atual

Após o registro da queixa principal, iniciamos a história do paciente, que deve possibilitar um aprofundamento da queixa (ou queixas), assim como fornecer dados relevantes obtidos durante essa conversa.

Deve-se perguntar (e registrar) sobre o início dos sintomas, como evoluíram e como estão no momento, o aparecimento de outras alterações no período, de maneira meticulosa, perguntando e esclarecendo todos os detalhes pertinentes.

Apesar de ser relatada pelo paciente, a história é coletada pelo médico e por ele deve ser anotada, seguindo uma ordem cronológica e procurando dar sentido e encadeamento aos fatos. É interessante que o observador faça suas anotações após ouvir a história. Com isso, consegue-se dar uma ordenação cronológica mais pertinente, além de poder esclarecer pontos obscuros, tornando a história mais clara e linear para quem for lê-la. Além disso, o hábito de primeiro ouvir e perguntar e depois anotar, apesar de encompridar um pouco a entrevista, permite que o observador se concentre mais no que está sendo falado e propicia um contato visual constante, o que pode ajudar a verificar informações não verbais (expressões faciais, posturas) que, de outro modo, poderiam se perder, sem contar o ganho na relação médico-paciente.

De modo geral, todos os dados pertinentes à queixa principal devem estar nessa parte da anamnese. Além disso, dados positivos ou negativos, relativos ao órgão ou sistema investigado a partir da queixa principal, devem ser inseridos na história da doença atual.

Deve-se evitar ao máximo fazer um relato das visitas feitas pelo paciente a outros médicos e hospitais ("Passou com o Dr. X no hospital do bairro Y, sendo medicado com Z"), principalmente se for muito extenso, devendo-se fazer um resumo dessas ocorrências ("Procurou vários especialistas, sem solução do quadro", "Após passar por dois hospitais, foi medicado com o medicamento W, com melhora parcial").

Também devem estar na história possíveis repercussões da doença atual sobre aspectos sociais, profissionais, familiares, psicológicos e espirituais. Perguntar sobre possíveis limitações de suas atividades por incapacidade ou por temores associados à queixa.

ALGUNS CUIDADOS A SEREM TOMADOS

- Use perguntas abertas. Isso permite ao paciente discorrer mais espontaneamente, obtendo-se mais detalhes que poderiam não ser obtidos por perguntas fechadas (preferir: "O que você está sentindo?" ou "Descreva como é a sua dor" a perguntas fechadas como "Sua dor é forte ou fraca?" ou "O catarro estava amarelo ou avermelhado?").
- Evite histórias muito longas. Faça uma transcrição objetiva e sintética das informações obtidas.
- Ordene cronologicamente.
- Deixe claras as possíveis relações de causa e efeito.
- Escreva de forma legível. Esse é um problema com tendência a desaparecer com o uso cada vez maior de formas eletrônicas de registrar os dados. Lembre-se de que é um documento médico, deve

ficar claro para qualquer pessoa que vá lê-lo, e não só para você.

- Não use de maneira exaustiva as expressões "o paciente refere" ou "o paciente conta", bem como a expressão "*sic*".

Impacto da condição de saúde/doença na funcionalidade da pessoa

As doenças ou alterações no estado de saúde das pessoas podem ocasionar perdas na sua funcionalidade. Assim, perguntar: "O que o(a) senhor(a) deixou de fazer em razão de sua condição atual de saúde?" Isso fornece uma visão do impacto da doença na vida da pessoa.

Antecedentes pessoais

Após a história clínica, vêm as seções que vão colocar em contexto nossos pacientes, seus potenciais riscos genéticos e hábitos de vida, as dificuldades que problemas de saúde causam ou causaram em sua vida, como é sua interação com sociedade, família, amigos e religião. Assim, essa ordem não precisa ser estrita, pode (e deve) ser modificada conforme as conveniências do entrevistador e rotinas do serviço.

Perguntamos sobre os antecedentes médicos de nosso paciente para obter as seguintes informações:

- Doenças pregressas (já resolvidas ou em curso) que possam ter influência no quadro atual. Dar especial ênfase a doenças prevalentes e que são importantes fatores de risco ou de morbidade (depressão, transtornos ansiosos, tuberculose, hipertensão arterial, diabete, dislipidemia, doenças cardiovasculares, asma, doença pulmonar obstrutiva crônica).
- Medicações em uso, não só as de prescrição mas também as de uso comum (analgésicos, anti-inflamatórios, antialérgicos, descongestionantes, antiespasmódicos, anticoncepcionais orais). Não esquecer de outros tratamentos que poderiam interferir em medicações prescritas (chás, remédios naturais, florais).
- Descrever tratamentos realizados para as doenças crônicas já diagnosticadas previamente (como hipertensão arterial e diabete, p. ex.) e adesão às terapêuticas prescritas.
- Procedimentos cirúrgicos e obstétricos, inclusive exames de pré-natal, assim como história de traumas, com detalhes de tempo de internação, procedimentos realizados etc. As consultas de pré-natal são, para muitas pacientes, as únicas consultas médicas por elas realizadas, sendo, por isso, um bom momento para detectar diabete, hipertensão, infecções sexualmente transmissíveis etc.
- Consultas de rotina para rastreamento de doenças prevalentes (incluindo papanicolaou e mamografia para mulheres). Anotar valores e a última vez em que foram realizadas glicemia de jejum e dosagem do colesterol e suas frações.
- História vacinal. Adultos também devem ser vacinados regularmente dependendo de sua faixa etária, doenças concomitantes, presença de condição geneticamente determinada (como na síndrome de Down), atividade profissional, programação de viagens para áreas endêmicas ou presença de comorbidades.
- Alergias e intolerâncias a medicações e alimentos. Procurar estabelecer vínculos de causa-efeito. Mesmo que os dados não sejam concludentes, vale a pena deixar o registro (histórias de alergia à dipirona e à penicilina, por exemplo, muitas vezes não se sustentam após um interrogatório cuidadoso sobre os sintomas apresentados e a temporalidade).
- Hábitos fisiológicos, menstruação (perguntar sobre o início das menstruações e o aparecimento da menopausa), hábito intestinal e se houve modificação na atual doença.
- Perguntar como é o sono, se há ronco, sonolência diurna, dificuldade para iniciar o sono, acordar durante a noite, insônia. A prevalência de distúrbios do sono é elevada, e muitos dos problemas clínicos prevalentes são influenciados por esse fato.
- Perguntar sempre sobre o humor, em razão da elevada prevalência de depressão. Duas perguntas devem sempre ser formuladas: "Nas últimas duas semanas, você tem se sentido para baixo, deprimido, sem esperança?" e "Nas últimas duas semanas, você tem sentido pouco interesse ou prazer nas coisas?".
- Perguntar sobre a vida sexual. Uma forma de perguntar é simplesmente: "Como é a sua vida sexual?".

Lembrar sempre que uma das importantes funções do médico é a de educador; portanto, esclarecer sobre dúvidas diagnósticas, nesse momento, também deve fazer parte de nossa rotina.

Antecedentes familiares

Além do contexto do próprio paciente no processo saúde-doença (avaliado nos antecedentes pessoais e hábitos), é importante conhecer sua carga genética, que tanto pode influir no processo atual como ser motivo de orientações de saúde.

A avaliação dos antecedentes familiares permite aprofundar a relação médico-paciente e compreender o impacto médico, social e emocional das doenças em uma determinada família.

Devemos perguntar sobre parentes de primeiro grau: pais (se estão vivos; em caso positivo, se há doenças com potencial de transmissão genética. Se não, com que idade faleceram e por quais motivos) e filhos; parentes de segundo e terceiro graus: irmãos, meios-irmãos, tias, tios, sobrinhas, sobrinhos, avós e netos, principalmente no que concerne a doenças prevalentes e com hereditariedade (hipertensão arterial, diabete melito, dislipidemia, doença cardiovascular, cânceres de cólon, mama, colo de útero).

Na suspeita de condição clínica de caráter hereditário, devemos aprofundar a anamnese para um maior número de gerações.

Também devemos conhecer a história da família próxima em relação a doenças infecciosas, por exemplo, tuberculose, e doenças de transmissão sexual em parceiros (hepatite B, sífilis, HIV).

Histórias alérgicas na família também podem ter importância no processo saúde-doença (asma, rinite alérgica, dermatite seborreica).

Hábitos e vícios

Nossos hábitos de vida influenciam muito o processo saúde-doença, tanto para um lado quanto para outro. De novo, além das funções de diagnosticar e propor tratamentos, é função do médico educar seus pacientes e procurar fatores (principalmente os evitáveis) que possam causar morbidade atual ou no futuro.

Nessa seção também podemos incluir os ciclos fisiológicos, como hábito intestinal e ciclo menstrual, mas geralmente eles estão mais bem localizados na história ou no interrogatório sobre órgãos e sistemas.

Assim, devemos, em todas as consultas iniciais, perguntar sobre:

- Tabagismo atual ou pregresso: importante saber a quantidade diária de cigarros consumidos e o tempo de uso, tanto para fumantes atuais quanto para ex-fumantes. O tipo de tabaco utilizado também é importante (cigarros com ou sem filtro, cigarrilhas, charutos, cachimbo, fumo de corda, fumo de mascar). Quantifica-se o uso de cigarros utilizando a unidade maços/dia/ano (comumente expressa como maços/ano), ou seja, quantos maços de cigarros a pessoa fuma a cada dia, multiplicado pelos anos de uso (p. ex., 10 anos de consumo de 1 maço por dia é igual a 10 maços/ano; 2 maços e meio por dia por 18 anos é igual a 45 maços/ano).
- Tabagismo passivo: de difícil quantificação, mas reconhecido fator de risco para doenças pulmonares e cardiovasculares. Perguntar se existem fumantes em casa, se fumam em ambientes comuns, quanto tempo o paciente passa diariamente nesses ambientes, se o cônjuge fuma no quarto e se há fumantes no ambiente de trabalho (perguntar sobre ventilação, ar-condicionado etc.).
- Consumo de álcool: diferentemente do uso de cigarros, no qual uma quantidade muito pequena já aumenta o risco de doenças, o consumo de bebidas alcoólicas em pequena quantidade provavelmente não tem impacto prejudicial à saúde. Assim, devemos perguntar sobre a regularidade do consumo, a quantidade diária e o tipo de bebida. Usa-se muito a expressão "etilismo social", o que é um erro, pois etilismo tem definição muito clara, ou pela quantidade de álcool ingerida ou pela influência do álcool na vida da pessoa. Nesses casos (consumo eventual de bebidas sem preencher diagnóstico para transtornos relacionados ao álcool), deve-se usar "consumo eventual de bebidas alcoólicas" ou expressão similar.
- Consumo de substâncias psicoativas (legais ou não): desde tempos imemoriais, a humanidade se serve de substâncias psicoativas para diversos fins, incluindo recreativos e religiosos. Muitas dessas substâncias (senão todas) podem causar danos à saúde, além de seu potencial de dependência física e psíquica. Mesmo o uso eventual dessas substâncias pode causar danos diversos. O uso, mesmo recreativo, deve sempre ser perguntado, inclusive a frequência e a quantidade. Entre as substâncias mais usadas pelos brasileiros estão a maconha, a cocaína (em suas diversas formas) e os anorexígenos, assim como as drogas relativamente novas produzidas em laboratórios (*ecstasy*, MDMA, ácido). As drogas mais comuns, como maconha e cocaína, já são relativamente bem estudadas, e vários de seus danos potenciais são conhecidos, mas drogas novas e de pouco uso têm poucos estudos de peso realizados.
- Atividade física: deve-se perguntar sobre a prática de atividade física, tanto no trabalho quanto no lazer ou para promoção da saúde. No trabalho, saber quanto do tempo é expendido sentado ou com pouca movimentação, e quanto tempo caminhando ou realizando outras atividades (carregar pesos, subir escadas). Anotar também qual a frequência (e duração) diária ou semanal de atividades, como corrida, caminhada, natação, bicicleta, musculação, dança etc.
- Alimentação: devemos perguntar sobre a frequência diária de refeições e a qualidade. Avaliar, também, a quantidade relativa de alimentos não processados e alimentos ultraprocessados.
- Grau de exposição ao sol e uso regular de protetor solar.
- Grau de exposição a situações de risco de acidentes e uso de medidas protetoras, como uso de cinto de segurança no carro, posse de arma de fogo em casa, envolvimento em atividades e grupos expostos (torcidas uniformizadas, procura de pontos de venda e consumo de drogas ilícitas, envolvimento em brigas de trânsito ou de convivência etc.).

- Exposição a infecções sexualmente transmissíveis e uso de medidas de proteção: perguntar sobre o número de parceiros(as) sexuais nos últimos anos e sobre sexo sem proteção. Questionar sobre o comportamento sexual quando está sob a influência de álcool e o grau de exposição a riscos nesses momentos.
- Frequência de visitas ao dentista e medidas tomadas nas consultas, assim como frequência de escovação de dentes, língua e bochechas.

História sexual

A saúde sexual é parte da saúde e bem-estar gerais do indivíduo e tem influência na felicidade e longevidade. Incluí-la na anamnese de forma proativa permite a adoção de medidas preventivas e terapêuticas para infecções sexualmente transmissíveis (IST); identificar a presença de disfunção sexual, que pode ser secundária a doenças orgânicas, psiquiátricas ou ainda a medicações prescritas; orientar para fertilidade e gravidez, além de dar suporte e orientação para questões relacionadas a orientação sexual e identidade de gênero.

Em algumas situações, podemos nos sentir desconfortáveis ou recear gerar desconforto para o(a) paciente. Assim, uma forma de iniciar o assunto na consulta poderia ser explicando ao paciente que "a saúde sexual faz parte da saúde geral das pessoas, e algumas perguntas fazem parte dessa avaliação", sempre garantindo o sigilo e confidencialidade das informações recebidas. Preferir perguntas que não infiram orientação sexual ou condição conjugal, por exemplo, perguntar número de parceiros(as) em vez de indagar se é casado(a) ou se tem namorado(a).

Uma regra mnemônica proposta pelo CDC (Centers for Disease Control and Prevention) para as perguntas da história sexual com enfoque na avaliação de risco é a dos 5 P: parceiros, práticas, proteção para IST, passado de IST, prevenção de gravidez. Para a avaliação do bem-estar sexual seria acrescido um sexto P (*plus*), que englobaria: orientação sexual, identidade de gênero, histórico de violência, satisfação sexual, preocupações que o(a) paciente e/ou parceiro(a) tenham (como libido, orgasmo, lubrificação, dor, p. ex.).

História social e familiar

Nessa parte, fazemos as perguntas necessárias para apreender as relações sociais e familiares do paciente, perguntando sobre a situação familiar (quantas pessoas moram na casa, qual o grau de parentesco, como é o uso dos aposentos da casa, como estão as relações familiares etc.) e um pouco sobre a rede de apoio social com a qual essa pessoa conta (participação em sociedades, como Rotary, grupos esportivos, centros comunitários da prefeitura ou ligados a igrejas). As relações sociais e de trabalho também devem ser objeto da entrevista, pois muitas vezes as queixas de nossos pacientes podem ser reflexo de descontentamentos no ambiente profissional ou familiar, repercutindo em sintomas. Nessa parte, podemos também aprofundar as questões sobre a vida espiritual e religiosa do paciente (se pertence a alguma religião, como a pratica, qual a frequência de comparecimento a cultos e eventos religiosos, crenças religiosas que possam afetar o processo saúde-doença).

A forma como o paciente se relaciona em seu trabalho, na sociedade ou em família pode ser determinante de problemas atuais ou futuros de saúde. Assim, é interessante saber como é sua capacidade de lidar com situações estressantes, quais medidas toma para relaxar, como e com que frequência realiza atividades de lazer, quantas vezes por ano tira férias, capacidade de lidar com problemas.

Interrogatório sobre órgãos e sistemas

Às vezes é inserido logo após a história da doença atual, mas pode também ser a última etapa da anamnese. Seu tamanho vai depender muito da clareza e da precisão da história, pois, se foi bem desenvolvida, permitindo a realização de hipóteses diagnósticas consistentes, o interrogatório pode ser muito curto, só uma complementação. Em outros pacientes, principalmente quando a história é curta e pouco esclarecedora, um extenso interrogatório se torna necessário para tornar as hipóteses diagnósticas mais concretas. De modo geral, deve-se fazer perguntas sobre alterações nos sistemas e órgãos, principalmente as relacionadas temporalmente com a queixa principal. Tenha uma sistemática própria de perguntas para evitar esquecimentos e ser o mais abrangente possível, sem esgotar sua paciência e a de seu paciente. A seguir, sugestões de algumas perguntas a serem feitas no interrogatório, lembrando que essa lista não deve ser usada de forma sistemática.

- Sintomas gerais e constitucionais: variação do peso, alteração do padrão de sono, febre, cansaço, sudorese, alterações do apetite, aparecimento de icterícia, cianose.
- Pele: aparecimento de manchas, erupções, alterações da coloração, mudanças nos pelos e cabelos, mudanças nas unhas, nódulos, úlceras, ressecamentos, pruridos.
- Sistema nervoso: cefaleia, tontura, alterações de marcha, esquecimentos, parestesias e outras alterações da sensibilidade, alterações de força muscular, falta de coordenação motora, paralisias, síncopes, tremores, convulsões.

- Psiquismo: alterações do humor, alterações de sono e apetite, irritabilidade, dificuldade de concentração, agitação motora, astenia, pensamentos repetitivos, ansiedade, medo, apreensão de difícil controle.
- Olhos: acuidade visual, uso de lentes corretoras, cirurgias corretoras, vermelhidão, dores oculares e periorbitais, lacrimejamento, ressecamento, prurido, fotofobia, perturbações do campo visual, visão dupla, manchas no campo visual.
- Ouvidos: alterações da acuidade auditiva, zumbidos, prurido ou dores em canal auditivo, secreção, vertigens.
- Nariz (e seios paranasais): sangramento nasal, prurido, secreções, obstrução nasal, desvio de septo, diagnóstico prévio de rinite ou rinossinusite, diminuição ou alterações do olfato.
- Boca e garganta: alterações do paladar, lesões em mucosa oral e língua, dificuldade de fala, sangramentos gengivais e gengivites de repetição, uso de próteses dentárias, alterações da salivação, rouquidão e dores de garganta, dor à mastigação.
- Pescoço: aparecimento de caroços, dificuldade de movimentação, problemas relacionados à tireoide.
- Mamas: caroços, nódulos, alteração dos mamilos, saída de secreção mamilar (atenção: homens também).
- Tórax: dores torácicas, traumas, abaulamentos, alterações de pele.
- Sistema respiratório: dispneia, chiados, tosse, secreção, hemoptise.
- Sistema cardiocirculatório: dispneia de esforços ou de decúbito, dispneia paroxística noturna, dores precordiais, palpitações, sintomas sincopais, edema periférico.
- Sistema digestório: alterações do paladar ou da deglutição, disfagia e odinofagia, azia, queimação retroesternal, náuseas e vômitos, eructação, regurgitação (relacionada ou não ao decúbito), intolerâncias alimentares, hematêmese, sintomas dispépticos, empachamento, alterações do hábito intestinal, aspecto e coloração das fezes, cólicas abdominais, presença de hemorroidas, sangramento anal, prurido anal, melena, flatulência, puxo, tenesmo, incontinência fecal.
- Sistema urinário: alterações do hábito urinário, variações na quantidade ou coloração da urina, sangramento urinário, cólicas em flancos e fossas ilíacas, interrupção da urina, dificuldade para iniciar a micção, hesitação urinária, desconforto, disúria, polaciúria, nictúria e noctúria, diminuição do jato urinário, incontinência urinária, gotejamento terminal, infecções de repetição.
- Sistema genital feminino: alterações do hábito menstrual, data da última menstruação, sangramentos genitais, dismenorreia e tensão pré-menstrual, prurido vaginal, úlceras e secreções vaginais, dor às relações sexuais, alterações na libido, alterações no tempo para atingir o orgasmo (prolongamento ou encurtamento).
- Sistema genital masculino: feridas, úlceras, secreção peniana, aparecimento de tumorações testiculares, alterações na libido, aparecimento de disfunção erétil, prolongamento ou encurtamento do tempo ejaculatório.
- Sistema vascular: dor ao caminhar, varizes em pernas, edema e alteração na coloração das pernas, palidez cutânea.
- Sistema musculoesquelético articular: dores musculares, cãibras, fraquezas, movimentos involuntários, dificuldade em realizar movimentos, edemas articulares e periarticulares, rigidez articular, rigidez matinal, lombalgia, ombro dolorosos.
- Sintomas endócrinos: polidipsia, polifagia, emagrecimento sem alteração de apetite, intolerância ao frio ou ao calor.
- Outros sintomas: sangramentos fáceis, petéquias, infecções de repetição, equimoses, alergias.

Ao final do interrogatório, sempre fazer perguntas abertas que deixem o paciente à vontade para incluir tópicos que ainda não tenham sido abordados ou que ele sinta necessidade de aprofundar, como: "Tem mais alguma coisa que o(a) senhor(a) gostaria de discutir/comentar?"; "Sente algo mais que eu não tenha perguntado?"; "Algo mais o(a) perturba que o(a) senhor(a) gostaria de discutir?".

Atenção: a anotação da história é uma fonte importante de informações para outras pessoas que também vão atender em algum momento o seu paciente e fará parte do prontuário dele. Portanto, deve-se tomar cuidado especial ao escrever a história, para que fique legível e preferencialmente sem o uso de siglas ou abreviaturas (siglas muito em uso em um hospital podem ser completamente desconhecidas por médicos ou estudantes de outras instituições, o que tornará a sua história clínica difícil de ser entendida por outros médicos). Além disso, as anotações médicas são documentos oficiais e podem ser requisitadas em processos judiciais, por isso, além de legíveis, não devem conter, sob forma alguma, rasuras. Outro problema habitual no preenchimento da história clínica é a ausência da data da observação, inclusive o ano (em hospitais universitários, boa parte dos atendimentos é feita por residentes e alunos que passam poucas semanas ou meses nos estágios, e ao anotarem os dados podem se esquecer de mencionar o ano em que a observação está sendo feita).

RETORNOS AMBULATORIAIS E ANOTAÇÕES DA INTERNAÇÃO

Após uma primeira consulta em ambulatório, a grande maioria dos pacientes faz consultas de retorno, tanto para avaliação dos exames subsidiários solicitados quanto para avaliação do tratamento proposto e acompanhamento das doenças crônicas. Se nessa primeira consulta fizemos uma avaliação exaustiva de sua queixa atual, de seus problemas de saúde e de seus hábitos (potencialmente prejudiciais ou benéficos à manutenção do bem-estar físico e psíquico), nas consultas subsequentes verificaremos os tratamentos propostos, a adesão a esses tratamentos, novas queixas que surgiram, aparecimento de efeitos secundários ao tratamento proposto etc.

As rotinas de cada serviço variam, mas, de forma geral, as anotações de retorno ambulatorial devem conter alguns dados que são comuns. Uma boa anotação deverá ter inicialmente a data da observação, a identificação do paciente e, após a identificação, a lista dos diagnósticos (atuais, pregressos ou ainda sob investigação) e a medicação em uso.

Na sequência, pergunta-se como foi a evolução sintomática do paciente desde a última consulta, se houve aparecimento de novos problemas, como foi a adesão ao tratamento proposto, aparecimento de efeitos colaterais, consultas com outros profissionais e suas conclusões etc. Após essa conversa, devemos examinar o paciente, anotar o exame clínico e, então, verificar os exames subsidiários solicitados, anotando-os.

Se, após essas etapas, novas hipóteses forem feitas, também deverão ser anotadas, e, por último, deve-se traçar o plano terapêutico e o diagnóstico, finalizando com nome legível e assinatura.

É interessante ter, dentro da rotina dos serviços, algum lugar para anotar, de forma bem evidente e de fácil acesso, os exames preventivos e vacinações realizados, além dos resultados, favorecendo lembrar-se de quando solicitá-los novamente.

Em pacientes internados, também devemos seguir rotinas que facilitem o preenchimento e permitam, mesmo em uma olhada rápida, obter o máximo de informações. Deve-se seguir um roteiro de anotações semelhantes, incluindo data, identificação do paciente, há quanto tempo está internado. Se for paciente internado em unidade intensiva ou de enfermarias cirúrgicas, anotar também há quantos dias está nessa unidade e qual o dia de pós-operatório, se for o caso.

Em seguida, devemos anotar os diagnósticos e problemas desse paciente, as medicações em uso e as medidas fisiológicas feitas no período (diurese, variação da pressão e da temperatura, balanço hídrico e eletrolítico, dentre outros), quando pertinentes.

Se o paciente estiver consciente e se comunicar, anotar como passou desde a última observação, prestando atenção a sintomas (já existentes ou novos) e estado de humor. A seguir, fazer e anotar o exame clínico, registrando depois os resultados dos exames laboratoriais solicitados e de possíveis consultas realizadas, finalizando com suas impressões diagnósticas e condutas a serem tomadas.

MÉTODO CLÍNICO CENTRADO NA PESSOA

Existem muitos modelos de abordagem para o acompanhamento sistemático e longitudinal de um paciente por um médico, independentemente do número necessário de retornos ao ambulatório ou ao consultório.

Um método que consideramos muito adequado é o método clínico centrado na pessoa (ou centrado no paciente), que se propõe a atender tanto às expectativas dos pacientes como dos médicos.

A abordagem centrada na pessoa coloca o indivíduo no centro de seu contexto, de sua história, de sua família, de suas forças e fragilidades; transforma o modelo de cuidado no qual o paciente é passivo para outro no qual a pessoa tem papel ativo no seu cuidado e no processo decisório da terapêutica.

> O método clínico centrado na pessoa tem seis componentes:
>
> 1. Explorar a doença e a experiência da pessoa em estar doente
> 2. Entender a pessoa como um todo, inteira, e não como uma doença ou um órgão doente
> 3. Elaborar um projeto comum ao médico e à pessoa para solução e acompanhamento de todos os problemas
> 4. Incorporar a promoção da saúde e a prevenção à prática diária
> 5. Intensificar a relação médico-paciente
> 6. Ser realista

O primeiro componente desse método envolve a compreensão de dois conceitos, a doença e a experiência da pessoa com essa doença. Na língua inglesa, tradicionalmente duas palavras diferentes são utilizadas: *disease,* como a doença, e *illness*, como a experiência da pessoa com essa doença.

Na abordagem da experiência da pessoa com a doença, são propostas quatro dimensões a serem abordadas:

1. Suas ideias sobre o que está errado.

2. Seus sentimentos, especialmente medos gerados pela doença.
3. Os impactos da doença sobre sua vida.
4. As expectativas sobre o que deve ser feito.

Esse modelo envolve empatia; respeito às crenças, ao valores e às escolhas; estar presente e ter comprometimento, dedicando o tempo necessário para escutar e compreender a necessidade da pessoa; parceria e confiança mútua; adequada comunicação; decisão compartilhada, incluindo empoderamento e autonomia; foco holístico que considera o papel do contexto em que a pessoa está inserida; foco indivilualizado que considera a vida da pessoa e suas preferências; cuidado coordenado entre os profissionais de saúde, de forma interprofissional colaborativa. O objetivo final do cuidado centrado no paciente e na pessoa é uma vida funcional e repleta de significado.

BIBLIOGRAFIA

1. Barrows HS, Norman GR, Neufeld VR, Feightner JW. The clinical reasoning of randomly selected physicians in general medical practice. Clin Invest Med. 1982;5:49.
2. Bennett RL. The family medical history. Prim Care Clin Office Pract. 2004;31:479-95.
3. Benseñor IJM. Avaliação do papel da anamnese, exame clínico e exames complementares no diagnóstico clínico de pacientes ambulatoriais. 2003. Tese (Livre-docência). São Paulo: Faculdade de Medicina da Universidade de São Paulo; 2003.
4. Håkansson Eklund J, Holmström IK, Kumlin T, Kaminsky E, Skoglund K, et al. "Same same or different?" A review of reviews of person-centered and patient-centered care. Patient Educ Couns. 2019;102(1):3-11.
5. Lopes JMC. Consulta e abordagem centrada na pessoa. In: Gusso G, Lopes JMC. Tratado de medicina de família e comunidade. Porto Alegre: Artmed; 2012. p.113-23.
6. Neufeld VR, Norman GR, Feightner JW, Barrows HS. Clinical problem-solving by medical students: a cross-sectional and longitudinal analysis. Med Ed. 1981;15:315.
7. Nusbaum MR, Hamilton CD. The proactive sexual health history. Am Fam Physician. 2002;66(9):1705-22.
8. Rubin ES, Rullo J, Tsai P, Criniti S, Elders J, Thielen JM, et al. Best practices in North American pre-clinical medical education in sexual history taking: consensus from the summits in medical education in sexual health. J Sex Med. 2018;15(10):1414-25.
9. Sackett DL, Haynes RB, Guyatt GH, Tugwell P. Clinical epidemiology: a basic science for clinical medicine. 2. ed. Boston: Little, Brown and Company; 1991.
10. Sandler G. The importance of the history in the medical clinic and the cost of unnecessary tests. Am Heart J. 1980;100(Part 1):928.
11. Stewart M. Medicina centrada na pessoa: transformando o método clínico. Porto Alegre: Artmed; 2010.

4

Acompanhamento do paciente

Chin An Lin
José Antonio Atta

INTRODUÇÃO

O acompanhamento é parte essencial do cuidado do paciente. Realizar o diagnóstico, lançando mão de técnicas de anamnese e de exame clínico, e formular as hipóteses diagnósticas, utilizando ou não a propedêutica armada (exames complementares de laboratório e de imagem) levam às propostas de tratamento. Baseando-se em evidências, as propostas de tratamento são apresentadas e conciliadas com o paciente. Seu cuidador e/ou família e a equipe de saúde multidisciplinar participam dessa conciliação para que se possa iniciar o tratamento.

Os cursos de semiologia se concentram muito nessas fases iniciais do cuidado, mas a prática médica é, na maior parte, de cuidado contínuo (ambulatorial, enfermarias, *home care* etc.). Este capítulo abordará esse cuidado contínuo.

> O acompanhamento pode ser feito em pacientes ambulatoriais ou internados (em hospitais, instituições de longa permanência, *home care* etc.), com algumas variações metodológicas e objetivos um pouco diferentes, mas a finalidade é garantir a segurança do paciente e certificar a melhor evolução do quadro clínico.

ACOMPANHAMENTO AMBULATORIAL DE PACIENTES

O *Global Burden of Disease* de 2020 mostra que entre as maiores causas de DALY (anos de vida perdidos ajustados por incapacidade, do inglês *disability adjusted life years*) estão: doença cardiovascular, acidente vascular encefálico, doença pulmonar obstrutiva crônica, Alzheimer e outras demências, câncer de pulmão, traqueia e brônquios e diabete melito (DM). Todas essas condições clínicas podem ser consideradas crônicas e estão fortemente associadas ao estilo de vida.

Hábitos alimentares considerados pouco saudáveis, vida sedentária e consumo de tabaco e álcool estão associados a maiores causas de morte. Esse fato impacta diretamente sobre o tipo de cuidado a ser dispensado aos pacientes.

É claro que o cuidado com pacientes com acometimento de doenças agudas continua importante e atualizado. Doenças infectocontagiosas, doenças que requerem intervenções cirúrgicas, acidentes automobilísticos, traumas, morbidades relacionadas à violência urbana ainda representam causas importantes de morbimortalidade e demandam bastante esforço para o cuidado de seus pacientes. Parte significativa desses pacientes estará internada, assim como pacientes com exacerbações ou complicações de quadros crônicos, tanto em enfermarias quanto em instituições de longa permanência ou *home care*.

No entanto, sem dúvida alguma a destacada prevalência das condições crônicas acaba por alavancar o cuidado dos pacientes dessas condições com a urgente necessidade de planejamento em seu acompanhamento ambulatorial, visando ao melhor controle das condições crônicas para evitar desfechos desfavoráveis no futuro.

O acompanhamento ambulatorial dos pacientes em condições clínicas estáveis segue uma lógica, que consiste em estabilizar a condição clínica do paciente, mantendo sua adesão ao tratamento, além de implementar mudanças de estilo de vida, tanto para melhorar as condições em tratamento como para evitar o surgimento de novas doenças ou complicações.

Esse tipo de assistência requer a participação da equipe multiprofissional.

O modelo assistencial prévio, centrado principalmente na figura do médico, é um modelo inadequado para o efetivo acompanhamento ambulatorial do paciente. Pressupõe que o médico conseguiria fazer todo o trabalho, desde a consulta, a orientação sobre o uso da medicação, sobre a dieta, as atividades físicas e os cuidados do dia a dia.

Como se pode constatar, é um modelo insuficiente para atender a todas as necessidades de um bom acompanhamento ambulatorial.

Em atendimento ambulatorial, deve haver o cuidado de inicialmente acolher o paciente, com sua identificação correta. O tratamento verbal deve ser cordial e acolhedor.

A equipe de enfermagem atende o paciente antes do médico, verificando os sinais vitais e eventualmente colhendo glicemia capilar, em caso de ser diabético. Além disso, afere as medidas de peso e altura para o cálculo de índice de massa corpórea. Dependendo da rotina do serviço, também pode verificar medicações de uso crônico, sintomas, preocupações, identificar demandas etc.

Alguns modelos de atendimento propõem outro profissional, o assistente de médico, que, além dessa abordagem inicial, prossegue na realização de anamnese e exame clínico. Quando o médico inicia seu atendimento, o caso clínico já estaria pronto para o diagnóstico.

Esse é um modelo que atende à necessidade de concentrar o profissional médico nas tarefas de diagnosticar, tratar e prognosticar, criando uma lacuna para a entrada de outro profissional, antes inexistente. Esse modelo é um dos diversos passos na tentativa de diminuir os chamados custos médicos, e ainda não se sabe se será benéfico ao acompanhamento do paciente.

Após a consulta com o médico, o paciente segue para a pós-consulta. A pós-consulta é realizada novamente pela equipe de enfermagem, com orientações gerais, esclarecimento de dúvidas, orientações sobre exames e medicações, dentre outras. Além da enfermagem, pode também haver consulta com o farmacêutico clínico, para orientação de dosagem e posologia das medicações prescritas, conciliando as necessidades e dificuldades do paciente com a administração do tratamento medicamentoso. Essa consulta é de suma importância, pois atende às maiores necessidades do paciente, e congrega as necessidades deste (entendimento da receita, posologia, presença dos cuidadores, facilidade para entender a receita, conciliação dos melhores horários para a tomada das medicações etc.) com suas condições sociais. No caso de pacientes atendidos no Sistema Único de Saúde (SUS), até a dispensação das medicações. Esse tipo de abordagem, que faz parte da consulta e do acompanhamento do paciente no ambulatório, fez e continua fazendo grande diferença na adesão ao tratamento no ambulatório da Clínica Geral do Hospital das Clínicas da Faculdade de Medicina da Universidade de São Paulo, desde a implantação do serviço de Farmácia Clínica.

Além da consulta da enfermagem e da farmácia clínica, deve-se dar importância a um serviço ambulatorial integrado com psicologia, fisioterapia, nutrição, serviço social e outros.

> A ideia de um serviço ambulatorial integrado com enfoque multiprofissional está justamente em ampliar a atenção centrada em uma gama de necessidades do paciente, migrando da antiquada visão de cuidado centrada no médico para o cuidado compartilhado por uma equipe multiprofissional.

De acordo com *Global Burden of Diseases* (2020), o paciente dos dias atuais tende a apresentar várias doenças crônicas, o que torna seu cuidado cada vez mais complicado, exigindo um profissional médico que consiga gerenciar e sincronizar várias abordagens farmacológicas e não farmacológicas com o objetivo de contemplar as várias morbidades, além das expectativas do paciente e seus cuidadores, levando em consideração o hábitat do paciente.

Além de gerenciar a equipe multiprofissional, há a necessidade de gerenciar as diversas especialidades e subespecialidades que serão consultoras em determinadas situações em que a visão do especialista se torna importante. Exemplo disso é um paciente com hipertensão arterial sistêmica, DM, insuficiência renal crônica não dialítica, doença pulmonar obstrutiva crônica e cirrose incipiente em razão de esteatose hepática. Quando a insuficiência renal crônica se torna dialítica, tem-se a necessidade de um cuidado compartilhado com um especialista em nefrologia. O momento de acionar e a forma de conciliação do emprego de anti-hipertensivos para a proteção renal exigirão do médico assistente (um internista) a capacidade de conjugar todos os cuidados.

> Em ambulatórios ou clínicas, toda consulta médica deve ser anotada, inclusive por exigência legal. Nos prontuários, constam informações sobre o estado atual do paciente, sua história clínica, planejamentos e outras informações. Esses prontuários podem ser de anotações manuais ou, como é cada vez mais comum, eletrônicos. Existem diversos tipos de formulários eletrônicos, dos mais simples a prontuários integrados a outros aspectos da administração.

Em 2002, o Conselho Federal de Medicina (CFM), por meio da Resolução n. 1.638, definiu as características gerais de um prontuário eletrônico digital.

A Resolução n. 1.638/2002 define o prontuário como "... o documento único constituído de um conjunto de informações, sinais e imagens registradas, geradas a partir de fatos, acontecimentos e situações sobre a saúde do paciente e a assistência a ele prestada, de caráter legal, sigiloso e científico, que possibilita a comunicação entre membros da equipe multiprofissional e a continuidade da assistência prestada ao indivíduo".

Principalmente em ambientes universitários, a equipe cuidadora do paciente pode variar muito em função de rodízios de residentes e internos, alunos de graduação etc. Nesses casos, as anotações devem ser claras e, preferencialmente, de alguma forma padronizadas para que todos falem a mesma "língua" e a comunicação seja mais efetiva. Ao preencher um prontuário, uma forma de pensar que pode ajudar bastante é: escrever o prontuário como se não fosse você a próxima pessoa a atender aquele paciente. Assim, as informações estarão mais claras e disponíveis.

O Conselho Regional de Medicina de São Paulo (Cremesp) considera que alguns itens são obrigatórios em um prontuário:

1. Identificação.
2. Anamnese.
3. Exame clínico.
4. Hipóteses diagnósticas.
5. Diagnóstico(s) definitivo(s).
6. Tratamento(s) efetuado(s).

Uma forma de padronizar a elaboração do prontuário é organizar os dados em itens para que não seja esquecida nenhuma informação importante.

Assim, além da data e identificação do paciente, o prontuário deve conter alguns itens fundamentais para seu adequado tratamento:

1. Diagnósticos ativos e já resolvidos.
2. Medicação em uso.
3. Estado atual do paciente (tanto queixas quanto exames realizados).
4. Impressão do atendente.
5. Planejamento.
6. Cuidados de saúde e planejamento para vacinação, exames preventivos, hábitos de vida etc.

Um método sugerido para a anotação do prontuário é o SOAP: Subjetivo, Objetivo, Avaliação e Planejamento.

Na seção Subjetivo, devemos anotar a impressão do paciente sobre os seus problemas e queixas, impressões pessoais sobre seu estado, englobados na anamnese.

Na seção Objetivo, anotam-se os dados de exame clínico e os resultados de exames complementares.

Na seção Avaliação, registra-se a evolução do quadro clínico, levando em consideração os problemas da consulta passada, com a respectiva resolução (ou não). Anotação de novos diagnósticos e a impressão do quadro atual, podendo-se colocar as hipóteses ou queixas para esclarecimento.

Na seção Planejamento, anota-se a conduta adotada, com plano terapêutico e a solicitação de novos exames, quando necessário.

É um instrumento bastante útil, que ajuda a organizar e conduzir a anotação do prontuário de modo sintético, melhorando a condução do acompanhamento ambulatorial do paciente (Tabela 1).

TABELA 1 Exemplo de anotação de prontuário

Data: 01/06/2019 Paciente: MGS, 58 anos de idade
Acompanhada por
▪ Hipertensão arterial
▪ Pré-diabete
▪ Dislipidemia
▪ Sobrepeso
▪ Osteoartrose de joelhos, mãos e pés
▪ Ombro doloroso (direito)
▪ Nódulo mamário (BIRADS-3)
▪ Tontura de difícil caracterização
Problemas inativos
▪ Dispepsia funcional
▪ Dermatite de contato (em mãos)
▪ Colecistopatia crônica calculosa (cirurgia em 2015, com melhora do quadro)
▪ Onicomicose em unhas dos pés (tratamento em 2018)
Em uso de
▪ Clortalidona 25 mg/dia
▪ Enalapril 20 mg/dia
▪ Metformina 500 mg, 2 vezes por dia
▪ Medicação analgésica (dipirona se necessário)
Subjetivo
Comparece à consulta sentindo-se, no geral, bem. As tonturas não mais aconteceram e não precisou usar os sintomáticos prescritos, acha que foi porque estava mais nervosa na ocasião. Tem feito caminhadas de duas a três vezes por semana (está muito atarefada). Fez ultrassonografia do ombro semana passada. Fará nova mamografia em 2 meses

(continua)

TABELA 1 Exemplo de anotação de prontuário (*continuação*)

Objetivo
▪ As medidas de pressão feitas em casa (trouxe anotação de 21 medidas) estão adequadas, em duas ocasiões a pressão medida foi acima da meta (137 x 91 e 141 x 88). Fez 7 anotações de glicemia capilar em jejum, variando de 98 a 137 ▪ O exame clínico mostra peso de 86 kg (ganho de 1.400 g desde a última consulta) PA (sentada) de 128 x 82mmHg, ausculta cardíaca e pulmonar normais. Exame do ombro inalterado (teste do supraespinhal mostrando dor). Medidas de PA deitada e em pé não mostraram hipotensão postural. O restante do exame clínico está normal ▪ Exames complementares: Na^+ = 142 mEq/L; K^+ 4,7 mEq/L; ureia 32 mg/dL; creatinina 0,78 mg/dL; glicemia de jejum 134 mg%; hemoglobina glicada 6,9%. Ultrassonografia de ombro direito mostra lesão (ruptura) parcial do supraespinhoso
Impressão (avaliação)
1. Hipertensão bem controlada
2. Diagnóstico atual de DM tipo 2
3. Exames serão realizados em 3 meses (risco cardiovascular atual de 6,9% em 10 anos)
4. Diagnóstico atual: obesidade grau I (IMC 30,4)
5. Sem alterações
6. Tendinite de supraespinhal à direita
7. Nódulo mamário em observação (fará nova mamografia em 2 meses)
8. Tontura resolvida
Conduta
1. Medicação mantida
2. Dose de metformina mantida; perda de peso estimulada
3. Mantida a necessidade de recalcular risco CV na próxima medida de lípides
4. Reforço importância da dieta e da atividade física
5. Orientações para dores mantidas
6. Encaminhamento para fisioterapia. Solicitação de avaliação do cirurgião ortopedista, mas não se acredita que a lesão seja de abordagem cirúrgica
7. Nova mamografia é aguardada
8. Resolvido

BIRADS: *breast imaging reporting and data system*; CV: cardiovascular; DM: diabete melito; IMC: índice de massa corporal; PA: pressão arterial.

ACOMPANHAMENTO DO PACIENTE INTERNADO

Cada vez mais, a internação do paciente acontece em um contexto de piora do quadro clínico, com descompensação das morbidades.

A desospitalização é uma meta do acompanhamento ambulatorial, com o objetivo de proporcionar melhor qualidade de vida, diminuir as probabilidades de infecção hospitalar e reduzir os custos em saúde.

Entretanto, quando há descompensação do quadro clínico, de forma a impossibilitar o tratamento fora do ambiente hospitalar, o paciente deve ser hospitalizado.

> A hospitalização coloca o paciente em um ambiente protegido, com uma rotina diferente. Nesse ambiente, a dieta, os medicamentos usados, os exames complementares e outras medidas terapêuticas são administrados, obedecendo a uma lógica de funcionamento em que o paciente recebe todo o tratamento em um esquema controlado, e assim a adesão ao tratamento é assegurada.

Quando internado, o acompanhamento longitudinal do paciente deve ser registrado em prontuário todos os dias.

A evolução é multiprofissional, e basicamente se procura acompanhar o quadro clínico no dia a dia, ajustar as medidas terapêuticas, solicitar exames para novos diagnósticos ou acompanhar eventual mudança de *status* do paciente.

Dessa forma, sugere-se utilizar o método SOAP também para o registro do prontuário, objetivando uma leitura e percepção mais rápida e direta.

Lembrar que, uma vez internado, há necessidade de evoluir o paciente todos os dias; em pacientes mais instáveis, duas ou mais vezes ao dia. O paciente precisa ser examinado, ter acompanhado seu processo evolutivo, levando em consideração o caráter multiprofissional do acompanhamento longitudinal do paciente.

Essa evolução diária também deve ser multiprofissional, e inclui a prescrição dos procedimentos e de medicação diária, também de caráter multiprofissional.

Para uniformizar a equipe de assistência, há necessidade de reuniões periódicas nas quais todos os membros da equipe multiprofissional se atualizam sobre o andamento de exames complementares, a resposta do paciente aos tratamentos administrados e a necessidade de ajustes para novas medidas, sejam exames, sejam novas terapêuticas. Essa reunião periódica se chama "visita", e deve poder contar com o maior número possível de profissionais envolvidos no cuidado

O objetivo do acompanhamento longitudinal do paciente hospitalizado é proporcionar um tratamento intensivo com a finalidade de desospitalizar o paciente e devolvê-lo para o acompanhamento ambulatorial.

Os pacientes internados podem ter sido encaminhados de unidades de emergência, transferidos de unidades de cuidados intensivos ou ainda provenientes das unidades de atendimento ambulatorial.

Ao chegar o paciente à enfermaria, devem-se fazer anotações mais detalhadas, nas quais, além da identificação, devem constar os diagnósticos prévios, os tratamentos já instituídos, o motivo da internação, entre outros. Aqui, pode-se usar o modelo clássico de anamnese (com queixa, duração da queixa, história da moléstia atual, antecedentes etc.), e acrescentar alguns itens importantes para o ambiente de internação.

- Identificação.
- Queixa e duração.
- História da moléstia atual.
- Antecedentes:
  - Pessoais (incluir medicações e alergias, e, quando relevantes, antecedentes obstétricos).
  - Familiares.
  - Sociais (incluir situação financeira e suporte familiar, em especial apontar detalhes que podem gerar má adesão terapêutica).
  - Vacinais.
- Hábitos e vícios.
- Medicações em uso.
- Exame clínico.
- Exames complementares relevantes.
- Hipóteses/diagnósticos.
- Avaliação de riscos:
  - Tromboembolismo venoso.
  - Quedas.
  - *Delirium*.
- Impressão clínica.
- Plano terapêutico e condutas.
- Assinatura (incluir médicos com quem o caso foi discutido).

Como já mencionado, as "evoluções" médicas devem ser diárias, e eventualmente até mais de uma vez ao dia. Informações importantes devem estar sempre presentes, preferencialmente com base no modelo SOAP.

- Identificação (incluir o dia da internação hospitalar).
- Diagnósticos (lista de problemas): de acordo com a importância. PODE SER MUTÁVEL.
- Evolução (evolução de sintomas prévios, queixas novas, funções fisiológicas).
- Controles (últimas 24 horas, incluir sinais vitais, quantificação de peso, diurese, glicemia capilar).
- Exame clínico (exame direcionado, incluir invasões).
- Exames complementares (apenas relevantes).
- Impressão clínica (visão subjetiva sobre o paciente, diagnóstico, resposta terapêutica e raciocínio clínico).
- Conduta (elaborar complementação do plano terapêutico quando necessário).
- Assinatura (incluir médicos que discutiram o caso).

A Tabela 2 traz um exemplo de evolução médica de um paciente hipotético.

TABELA 2 Exemplo de anotação de prontuário

01/06/2020, às 8:30, Enfermaria de Clínica Médica
Paciente: Manoel, 58 anos de idade, 8º dia de internação
Diagnósticos
▪ IC descompensada perfil B ▪ Celulite em membro superior direito há 3 dias ▪ Insuficiência coronária ▪ Hipertensão arterial
Evolução
▪ Paciente queixa-se apenas de sensação de escurecimento visual quando se levanta. Nega sensação rotatória ou de movimento associada ao quadro. Nega síncope ou palpitações. Sentiu melhora da dispneia, agora aos moderados esforços, quando caminha no corredor. Nega ortopneia e dispneia paroxística noturna. Nega dor precordial ou epigástrica. Relata melhora da dor em membro superior direito
Controles
▪ Afebril; PA: 110 x 70 a 140 x 90 mmHg; FC: 72 a 100 bpm; FR: 16-22 ipm ▪ Diurese em 24 horas: 1.600 mL (com uso de diurético) ▪ Peso: 72 kg (redução de 500 g em 24 horas)
Exame clínico
▪ Bom estado, corado, hidratado, acianótico, afebril, anictérico, eupneico, orientado ▪ Cardiovascular: bulhas rítmicas normofonéticas em 2 tempos, sem sopros. Sem estase jugular ou refluxo hepatojugular ▪ PA deitado: 120 x 80 mmHg; FC: 92 bpm. Em pé: PA: 96 x 60 mmHg; FC: 108 bpm ▪ Respiratório: murmúrios vesiculares presentes bilateralmente, sem ruídos adventícios. FR: 20 ipm, SatO_2: 95% em ar ambiente ▪ Abdominal: abdome plano, flácido, indolor, RHA+, hepatimetria de 12 cm, baço não percutível, sem sinais de ascite ▪ Extremidades: edema discreto, boa perfusão periférica, pulsos pediosos simétricos e amplos. Sem sinais de TVP ▪ Melhora da área de hiperemia em membro em antebraço direito
Exames complementares
▪ Ecocardiograma transtorácico (30/12/2019): fração de ejeção: 35% com hipocinesia difusa ▪ Laboratorial (31/05/2020): Na: 138; K: 4,8; ureia: 52; creatinina: 0,8
Impressão
▪ Paciente internado por IC descompensada perfil B evoluindo com melhora do quadro de dispneia, mas com quadro atual de hipotensão postural. Neste momento, sem sinais de congestão pulmonar e diminuição importante do edema periférico

(continua)

TABELA 2 Exemplo de anotação de prontuário (*continuação*)

Conduta
▪ Suspender momentaneamente a furosemida e reavaliar quadro de hipotensão postural ▪ Posteriormente, discutir introdução de diurético por via oral ▪ Após melhora sintomática, introduzir de carvedilol
João Souza, interno, e Maria Silva, residente do 2° ano, discutido com Assistente Dra. Luciana

IC: insuficiência cardíaca; FC: frequência cardíaca; FR: frequência respiratória; PA: pressão arterial; TVP: trombose venosa profunda.

Quando as condições clínicas dos pacientes se estabilizam, eles são reencaminhados para os cuidados ambulatoriais (ou *home care*, dependendo do caso). No momento da alta hospitalar, o resumo da internação (chamado de "Resumo de Alta") é um documento muito importante, que deve trazer as informações pertinentes para o adequado acompanhamento.

O resumo de alta deve conter o motivo da internação, a investigação diagnóstica e terapêutica efetuada e a evolução do paciente, detalhando o *status* clínico de entrada e saída, além dos exames complementares relevantes e das terapêuticas empregadas. Um plano de acompanhamento também pode estar nesse resumo de alta.

Vale a pena ressaltar que tudo que foi dito neste capítulo se refere a prontuário médico, que é uma forma importante de profissionais da saúde se comunicarem. Como em todas as formas de comunicação, deve-se procurar reduzi-lo do modo mais claro possível, garantindo que a outra parte vai entender o que se quer transmitir. Para tanto, é importante limitar ao máximo o uso de siglas, usando apenas as mais consagradas e conhecidas, como HAS, DM, DPOC, e evitando-se usar siglas que possam estar restritas a sua especialidade ou então a sua região do país.

BIBLIOGRAFIA

1. GBD 2019 Diseases and Injuries Collaborators. Global burden of 369 diseases and injuries in 204 countries and territories, 1990-2019: a systematic analysis for the Global Burden of Disease Study 2019. Lancet. 2020;396(10258):1204-22.

5

Raciocínio clínico baseado em probabilidades: semiologia baseada em evidências e epidemiologia clínica

Iolanda de Fátima Lopes Calvo Tibério
Itamar de Souza Santos

INTRODUÇÃO

A capacidade de obter dados de anamnese e identificar sinais em um exame clínico cuidadoso representa um requisito necessário, mas não suficiente, para estabelecer um correto diagnóstico. Um passo além de fundamental importância é o entendimento do quanto esse sinal realmente prediz (muda a probabilidade de) um diagnóstico, estabelecendo seu papel dentro do raciocínio clínico. Ainda que implicitamente, a presença (ou mesmo a ausência) de um sinal ou sintoma é interpretada pelo médico alterando sua percepção da probabilidade de ocorrência de determinada doença, bem como dos potenciais diagnósticos diferenciais.

É fundamental que conceitos como a sensibilidade, especificidade, valores preditivos e razões de verossimilhança estejam claros. Eles são utilizados sempre que reavaliamos nosso julgamento sobre a probabilidade de um indivíduo ter determinada doença diante de um novo dado clínico.

SENSIBILIDADE, ESPECIFICIDADE E VALOR PREDITIVO

Inicialmente, vamos relembrar os conceitos de sensibilidade, especificidade e valor preditivo usando o cenário em que eles mais frequentemente ocorrem: estudos de testes diagnósticos. Os dados a seguir foram adaptados do artigo de Bisser et al. sobre o diagnóstico de infecção por *Trypanosoma brucei gambiense* (Tabela 1).

Conceitos

Sensibilidade (S): probabilidade de um teste ser positivo dado que a pessoa tem doença. No caso apresentado na Tabela 1, S = $^{133}/_{149}$ = 89,26%

Especificidade (E): probabilidade de um teste ser negativo dado que a pessoa não tem doença. No caso apresentado na Tabela 1, E = $^{13.768}/_{14.557}$ = 94,58%

Valor preditivo positivo (VPP): probabilidade de a pessoa ter doença dado que o resultado do exame é positivo. No caso apresentado na Tabela 1, VPP = $^{133}/_{922}$ = 14,43%

Valor preditivo negativo (VPN): probabilidade de a pessoa não ter doença dado que o resultado do exame é negativo. No caso apresentado na Tabela 1, $^{13.768}/_{13.784}$ = 99,88%

Embora os conceitos de sensibilidade e especificidade sejam tipicamente aplicados a exames diagnósticos (complementares), eles podem ser transpostos, mantendo seu significado, aos sinais e sintomas avaliados

TABELA 1

		Teste padrão-ouro (já estabelecido)		
		Doença presente	Doença ausente	Total
Teste rápido (em estudo)	Teste positivo	133	789	922
	Teste negativo	16	13.768	13.784
	Total	149	14.557	14.706

durante o exame clínico e a anamnese. Por exemplo, na avaliação de pacientes com dor abdominal aguda, com suspeita de apendicite, a *sensibilidade* da presença de dor no quadrante inferior direito do abdome para o diagnóstico equivale à proporção de indivíduos com apendicite aguda que apresenta esse sinal, enquanto sua *especificidade* corresponde à proporção de indivíduos sem apendicite que não apresenta esse sinal. Para o cenário em questão, esses valores de sensibilidade e especificidade são de 84% e 90%, respectivamente.

Por outro lado, os conceitos de sensibilidade e especificidade não traduzem, por si sós, a informação mais preciosa para o médico quando ele está realizando a anamnese e o exame clínico. Para o médico que está com o paciente na sua frente, e para o qual deve tomar decisões terapêuticas, mais importante que saber qual a probabilidade de um paciente com apendicite apresentar dor no quadrante inferior direito do abdome é responder à seguinte pergunta: "*Uma vez que este paciente diante de mim tem dor no quadrante inferior direito do abdome, qual a probabilidade de ele ter apendicite?*".

Para isso, é necessário também conhecer o conceito de *probabilidade pré-teste* e *probabilidade pós-teste*. Conceitualmente, denomina-se probabilidade pré-teste a probabilidade de presença de doença antes de sabido o resultado de um teste diagnóstico (ou, neste nosso cenário, antes de conhecida a resposta a uma pergunta da anamnese, ou antes de ser realizada a manobra de exame clínico). Denomina-se probabilidade pós-teste a probabilidade de presença de doença depois de conhecida a resposta durante a anamnese ou de realizar a manobra de exame clínico.

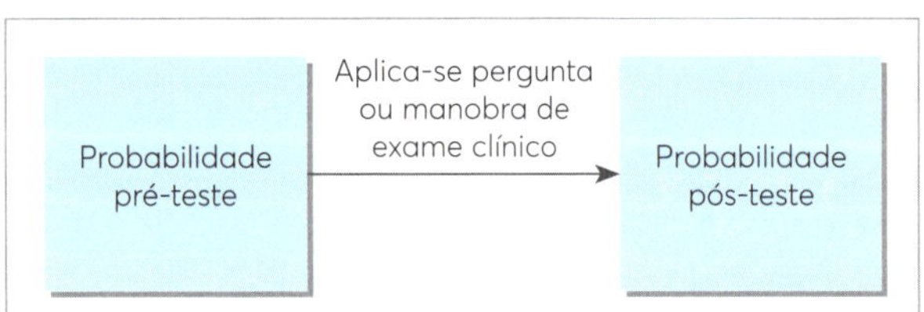

Mais adiante neste capítulo, teceremos considerações sobre como estimar a probabilidade pré-teste. Neste ponto, ainda vamos tratar do uso dos dados semiológicos para a construção do raciocínio clínico baseado em evidências. É razoável considerar que a utilidade de uma pergunta na anamnese ou pesquisa de sinal clínico é tão mais útil quanto maior for a sua capacidade de influenciar o raciocínio clínico. Durante a investigação diagnóstica, isso se traduz na capacidade de a pergunta ou sinal clínico levar a mudanças decisivas entre a *probabilidade pré-teste* e a *probabilidade pós-teste*.

Uma medida que resume a capacidade de uma informação durante a anamnese ou exame clínico alterar a probabilidade de doença em cenários de dúvida real é a razão de verossimilhança. Definem-se razão de verossimilhança para o teste *positivo* quando o sinal e/ou sintoma está presente e razão de verossimilhança para o teste *negativo* quando o sinal e/ou sintoma está ausente.

> Razão de verossimilhança para o teste positivo (RV^{T+}): razão entre a chance de um teste ser positivo nos doentes e a chance de o teste ser positivo nos não doentes. Pode ser calculada, simplificadamente:
>
> $$RV^{T+} = \frac{sensibilidade}{1-especificidade}$$
>
> Razão de verossimilhança para o teste negativo (RV^{T-}): razão entre a chance de um teste ser negativo nos doentes e a chance de o teste ser negativo nos não doentes. Pode ser calculada, simplificadamente:
>
> $$RV^{T-} = \frac{1-sensibilidade}{especificidade}$$

No exemplo acima, para a presença de dor no quadrante inferior direito no diagnóstico de apendicite aguda, esses valores são calculados como

$$RV^{T+} = \frac{0,84}{1-0,90} = 8,4$$

$$RV^{T-} = \frac{1-0,84}{0,90} = 0,18$$

Quanto mais distantes esses valores estiverem da unidade (1), maior o impacto da informação sobre o raciocínio diagnóstico. Uma regra prática para "julgar" se determinada informação advinda da anamnese ou exame clínico tem impacto no raciocínio diagnóstico em situações de dúvida real pode ser extraída do quadro a seguir:

> $RV^{T+} \geq 10$ ou $RV^{T-} \leq 0,1$: Quase sempre o resultado muda o raciocínio diagnóstico.
>
> $5 \leq RV^{T+} < 10$ ou $0,1 < RV^{T-} \leq 0,2$: Pode ter impacto no raciocínio diagnóstico.
>
> $2 \leq RV^{T+} < 5$ ou $RV^{T-} \leq 0,5$: Raramente muda o raciocínio diagnóstico.
>
> $0,5 < RV < 2$: Habitualmente não muda o raciocínio diagnóstico.

Perceba que em vários pontos do texto é feita a ressalva de que a capacidade de uma informação alterar o raciocínio clínico (mensurada pelas razões de verossimilhança) só pode ser avaliada em situações de *dúvida real*. Isso ocorre porque, em cenários nos quais a probabilidade pré-teste é muito alta ou muito baixa, mesmo informações com razões de verossimilhança muito boas terão pouco impacto no raciocínio diagnóstico. Dessa forma, nesses cenários, o tempo despendido para a realização desses passos da anamnese não é justificável.

O nomograma de Fagan (Figura 1) permite estimar a probabilidade pós-teste a partir da probabilidade pré-teste e da razão de verossimilhança. Perceba o que ocorre com dois pacientes com dor abdominal aguda, ambos com probabilidade pré-teste para apendicite de 20%, ao ser obtida a informação de que a dor se localiza em quadrante inferior direito (linha verde, passando por $RV^{T+} = 8{,}4$) ou não se localiza em quadrante inferior direito (linha vermelha, passando por $RV^{T-} = 0{,}18$). Perceba que, após essa informação, a probabilidade de cada um desses pacientes ter apendicite é bastante diferente.

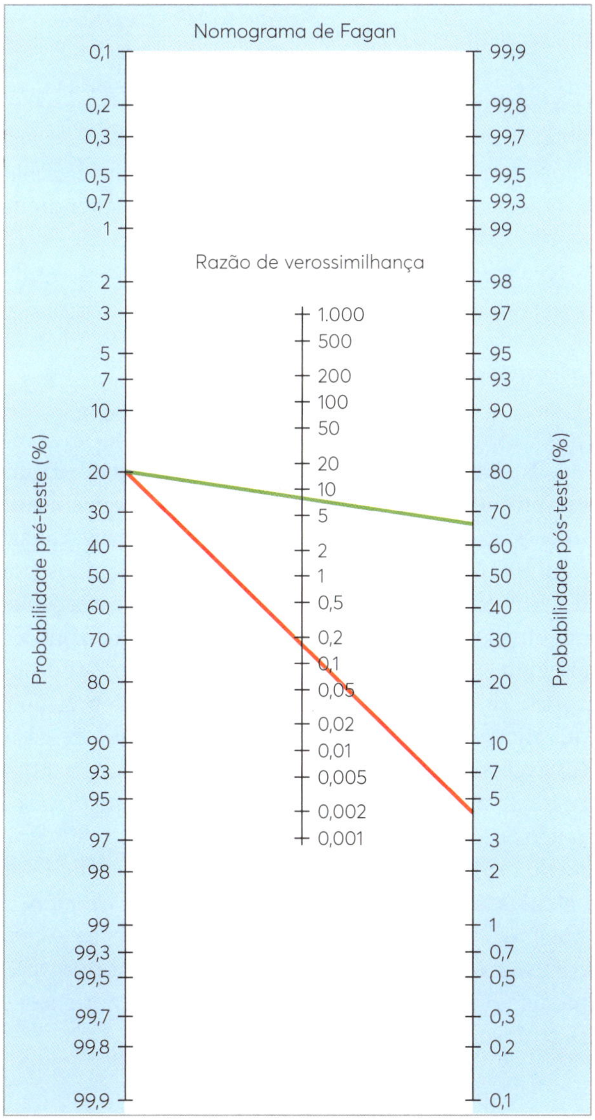

FIGURA 1
Nomograma de Fagan.

COMO ESTIMAR A PROBABILIDADE PRÉ-TESTE: APLICAÇÃO DE ALGUNS CONCEITOS DE EPIDEMIOLOGIA CLÍNICA

Um problema frequente na aplicação dos conceitos da semiologia baseada em evidência é estimar a probabilidade pré-teste em situações clínicas reais. Por exemplo, qual a probabilidade de a dor abdominal aguda de determinado paciente se dever a apendicite, antes que se faça qualquer pergunta sobre a caracterização da dor, ou que se adotem passos do exame clínico?

Esses valores, na maior parte das situações, não podem ser diretamente obtidos. Entretanto, alguns aspectos influenciam a medida subjetiva desses valores durante o raciocínio clínico. Por exemplo, o médico atentará, ainda que inconscientemente, para perguntas do tipo: "*Qual a frequência dessa doença na população a que o paciente pertence?*" ou "*Com que frequência indivíduos com essa doença procuram serviços de saúde do nível de complexidade em que eu me encontro?*".

Respostas para essas perguntas são obtidas a partir de estudos epidemiológicos. A epidemiologia clínica molda o raciocínio clínico e a tomada de decisões em medicina há séculos, e sua importância vem aumentando à medida que a atividade médica é entendida como ciência. Há descrições da influência do raciocínio epidemiológico que remontam aos textos hipocráticos – em seu trabalho *De ares, águas e lugares*, Hipócrates traz conceitos atualmente definidos como prevalência, sazonalidade e fatores de risco.

Atualmente, o arsenal de que a epidemiologia clínica dispõe, e que pode ser colocado a serviço da clínica médica, é muito vasto. Apresentamos a partir deste ponto alguns dos principais conceitos epidemiológicos que podem nortear as estimativas de probabilidade de doença (ainda que subjetivas) e o consequente raciocínio diagnóstico – antes mesmo que perguntas sejam direcionadas ao paciente. Esses conceitos se baseiam em conhecer a frequência com que cada doença acontece nos diferentes cenários e as medidas de associação entre as diversas condições clínicas.

Os estudos de prevalência avaliam a frequência em que determinada condição aparece em determinada amostra, representativa de uma população, e estende seus achados a essa população. A taxa de prevalência é calculada como o número de casos presentes em uma população (ou amostra) em determinado ponto do tempo dividido pelo tamanho dessa população (ou amostra). É usualmente expressa como uma proporção simples (porcentagem, por 1.000, por 100.000 etc.).

$$\text{Prevalência} = \frac{\text{Número de casos em determinado momento}}{\text{Número de indivíduos da população}}$$

Para algumas doenças, as taxas de prevalência podem ser um critério menos adequado de morbidade que as taxas de incidência. As taxas de prevalência são geralmente mais adequadas quando estão sendo examinadas condições crônicas. No caso de condições agudas e de curta duração, a análise em um ponto do tempo, ainda que repetida com certa frequência (p. ex., anualmente), potencialmente deixará de identificar muitos casos, e será uma medida bastante imprecisa de morbidade. A taxa de incidência é calculada como o número de casos novos em uma população (ou amostra) durante certo período dividido pelo tamanho da população (ou amostra).

$$\text{Incidência} = \frac{\text{Número de casos novos no período}}{\text{População sob risco no período}}$$

Na descrição anterior, pressupõe-se um tempo de seguimento fixo para toda a população. Para um cenário mais real, com tempos de seguimento variáveis, é utilizada a *densidade de incidência* (expressa em número de casos novos a cada 1.000 pessoas-ano ou número de casos novos a cada 100.000 pessoas-ano, por exemplo), substituindo-se o denominador pela somatória dos tempos individuais de seguimento no estudo.

$$\text{Densidade de incidência} = \frac{\text{Número de casos novos}}{\text{Somatória dos tempos de seguimento}}$$

Além das medidas descritivas elencadas acima, algumas medidas de associação também podem auxiliar no raciocínio diagnóstico. Isso será especialmente verdadeiro quando se está diante de um paciente com outros diagnósticos conhecidos. Saber que determinada doença é mais frequente em indivíduos com a mesma condição clínica pode ser decisivo na decisão diagnóstica e terapêutica.

Nessa direção, muitos estudos transversais se caracterizam pela medida simultânea de duas variáveis, permitindo o estudo da associação entre elas. Por exemplo, para analisar se depressão e aterosclerose subclínica estão associadas, podemos selecionar uma amostra da população e aplicar nos indivíduos da amostra um questionário para depressão no mesmo momento em que é feita a aquisição de imagens para quantificação do cálcio coronariano. As medidas de associação mais comumente utilizadas nesse cenário são a razão de prevalência e a razão de chances. O cálculo dessas medidas é feito, mais habitualmente, utilizando modelos de regressão.

Os estudos de caso-controle partem da identificação de indivíduos que desenvolveram o desfecho de interesse (casos). A partir deles, seleciona-se uma amostra com características semelhantes aos casos, *exceto* pela presença do desfecho de interesse. É importante, obviamente, que a amostra controle estivesse sob risco de desenvolver o desfecho, ou seja, que o desfecho não fosse um evento impossível nos integrantes desse grupo. É feita a mensuração da possível causa em todo o grupo e se compara a sua distribuição entre casos e controles. A medida de associação usual também é a razão de chances. A razão de prevalência e razão de chances (ambas sem ajustes para covariáveis) são calculadas por:

$$\text{Razão de prevalência} = \frac{\text{Prevalência dentre aqueles em que a variável de interesse está presente}}{\text{Prevalência dentre aqueles em que a variável de interesse não está presente}}$$

$$\text{Razão de chances} = \frac{N(\text{causa presente, desfecho presente}) * N(\text{causa ausente, desfecho ausente})}{N(\text{causa ausente, desfecho presente}) * N(\text{causa presente, desfecho ausente})}$$

Os estudos de coorte se caracterizam pela escolha de indivíduos sob risco de desenvolver o evento de interesse, com aferição da exposição (possível causa) na linha de base. Esses indivíduos são seguidos por determinado tempo, procurando identificar aqueles que desenvolvem o desfecho de interesse. Por exemplo análogo ao descrito anteriormente, em um estudo de coorte seriam (1) realizadas medidas de depressão e quantificação do cálcio coronariano na linha de base; (2) exclusão dos indivíduos com cálcio coronariano já presente na linha de base; (3) repetição das medidas de cálcio coronariano após determinado tempo de seguimento; (4) avaliação se os novos casos (incidência) de calcificação coronária ocorreu com maior frequência nos indivíduos com depressão na linha de base (em comparação aos indivíduos sem depressão). As principais medidas de associação em um estudo de coorte são o risco absoluto e o risco relativo:

$$\text{Risco absoluto} = (\text{incidência nos expostos}) - (\text{incidência nos não expostos})$$

$$Risco\,relativo = \frac{Incidência\,nos\,expostos}{Incidência\,nos\,não\,expostos}$$

Como já foi abordado, o tempo de acompanhamento varia entre indivíduos de uma amostra, o que cria um desafio para o cálculo preciso da incidência. Nesse sentido, outra medida de associação, de difícil tradução para o português, é o *hazard ratio*. Ele equivale ao risco relativo, porém leva em consideração heterogeneidades no tempo de acompanhamento. É habitualmente calculado utilizando modelos de regressão de Cox.

CASO CLÍNICO

1. Homem de 23 anos de idade, sem nenhum antecedente prévio, chega ao pronto-socorro com quadro de cefaleia de início há 6 horas de forte intensidade. No exame clínico, apresenta-se febril, hemodinamicamente estável e com lesões purpúricas em membros inferiores. Entretanto, o sinal de Kernig (dor lombar à extensão do joelho) foi negativo.

   Nesse caso, a despeito de o sinal de Kernig ser negativo, a hipótese diagnóstica permaneceu como meningococcemia, e o paciente foi adequadamente tratado para essa hipótese. O sinal de Kernig tem baixa sensibilidade, e, por causa dessa característica, a razão de verossimilhança para o resultado negativo é aproximadamente 0,92. Isso significa que a ausência desse sinal pouco altera a probabilidade de doença.

   Se utilizarmos a ausência de sinal de Kernig nesse caso, para afastar o diagnóstico de meningococcemia, temos uma chance importante de errar o diagnóstico. Para esse paciente, portanto, devemos proceder à coleta de liquor, prescrever antibióticos e fazer a notificação compulsória. Assim, após anamnese e exame clínico cuidadosos, deve-se ponderar como cada informação afeta a probabilidade de determinado diagnóstico e planejamento terapêutico.
2. O *single-leg sit-to-stand test* consiste em solicitar ao paciente que, sentado, tente se levantar usando uma única perna (podendo apoiar-se no examinador para ter equilíbrio). É utilizado para detectar fraqueza muscular nos quadríceps (especialmente em razão da compressão radicular L3-L4). Descreve-se que um teste alterado (inabilidade para levantar-se) está relacionado a uma razão de verossimilhança para fraqueza nos quadríceps de 26, enquanto um teste normal está relacionado a uma razão de verossimilhança para fraqueza nos quadríceps de 0,35.

Utilizando o nomograma de Fagan (Figura 1), verifique as seguintes probabilidades pós-teste de doença, compare-as e tire suas conclusões:

A. Paciente com 20% de probabilidade de pré-teste de fraqueza de quadríceps e *single-leg sit-to-stand test* normal.
B. Paciente com 20% de probabilidade de pré-teste de fraqueza de quadríceps e *single-leg sit-to-stand test* alterado.
C. Paciente com 1% de probabilidade de pré-teste de fraqueza de quadríceps e *single-leg sit-to-stand test* normal.
D. Paciente com 1% de probabilidade de pré-teste de fraqueza de quadríceps e *single-leg sit-to-stand test* alterado.
E. Paciente com 95% de probabilidade de pré-teste de fraqueza de quadríceps e *single-leg sit-to-stand test* normal.
F. Paciente com 95% de probabilidade de pré-teste de fraqueza de quadríceps e *single-leg sit-to-stand test* alterado.

Utilizando o nomograma de Fagan para os seis casos descritos, percebe-se que a aplicação do teste é decisiva quando temos um paciente com probabilidade intermediária de doença (20%). Nesse caso, após aplicarmos o teste, temos uma probabilidade de doença de 86,7% caso o teste seja alterado e de 8% caso ele seja normal, o que provavelmente trará grande impacto às decisões clínicas.

Por outro lado, ao aplicarmos o mesmo teste em pacientes com muito baixa (1%) ou muito alta (95%) probabilidade pré-clínica de doença, o impacto nas decisões clínicas não é tão evidente.

No primeiro caso (probabilidade pré-teste de 1%), a aplicação do teste leva a uma probabilidade de doença de 20,8% ou 0,4%, a depender do seu resultado. Perceba que, mesmo que o teste seja positivo, a probabilidade de não existir fraqueza de quadríceps ainda é de aproximadamente 80%.

No segundo caso (probabilidade pré-teste de 95%), a aplicação do teste leva a uma probabilidade de doença de 99,8% ou 86,9%. Nesses casos, a probabilidade de doença ainda é alta, mesmo na ocorrência de um teste negativo.

BIBLIOGRAFIA

1. Attia J, Hatala R, Cook DJ, Wong JG. Does this adult patient have acute meningitis? In: Simel DL, Rennie D. The rational clinical examination: evidence-based clinical diagnosis. New York: McGraw-Hill; 2009 (Chapter 30).
2. Bisser S, Lumbala C, Nguertoum E, Kande V, Flevaud L, Vatunga G, et al. Sensitivity and specificity of a prototype rapid diagnostic test for the detection of trypanosoma brucei gambiense infection: a multi-centric prospective study. PLoS Negl Trop Dis. 2016;10(4):e0004608.
3. Dennis M, Bowen WTC, Cho L. Mechanisms of clinical signs. Elsevier Australia; 2016.
4. Deyo RA, Rainville J, Kent DL. What can the medical history and physical examination tell us about low back pain? In: Simel DL, Rennie D. The rational clinical examination: evidence-based clinical diagnosis. New York: McGraw-Hill; 2009 (Chapter 7).
5. Safari S, Baratloo A, Elfil M, Negida A. Evidence based emergency medicine; part 4: pre-test and post-test probabilities and Fagan's nomogram. Emerg. 2016;4:48-51.
6. Wagner JM, McKinney WP, Carpenter JL. Does this adult patient have appendicitis? In: Simel DL, Rennie D. The rational clinical examination: evidence-based clinical diagnosis. New York: McGraw-Hill; 2009 (Chapter 5).

6

Raciocínio clínico: como os médicos pensam

Fernando Salvetti Valente

INTRODUÇÃO

Os médicos, ao longo de sua formação, impressionam-se com alguns dos seus professores. Duas características costumam se destacar: a primeira, e mais importante, é a gentileza, o carinho para com os pacientes; a segunda é a capacidade de fazer diagnósticos. Ouve-se frequentemente de estudantes de medicina, principalmente daqueles que decidem fazer residência em clínica médica, que o fazem por "gostar do raciocínio clínico". Por que existe essa atração?

Pode-se imaginar que, para além da curiosidade científica, médicos decidem por essa profissão para ajudar pessoas. Como as pessoas buscam ajuda? Apesar de o ensino médico ser, em grande parte, baseado em doenças, aqueles que buscam auxílio não entram no consultório dizendo: "Doutor, vim aqui porque tenho enxaqueca". O que ocorre, na verdade, é que procuram ajuda com problemas, sofrimentos. "Doutor, tenho dor de cabeça". Para que o médico possa cumprir seu papel de resolver problemas e aliviar sofrimento, deve entender o que está acontecendo com o paciente. Isso passa, quase sempre, por fazer diagnósticos. O médico atua, portanto, como um detetive. Como, então, funciona a mente de um médico tentando desvendar um mistério e chegar a um diagnóstico?

A mente, nesse caso, pode ser comparada ao maquinário de uma fábrica, em que são inseridas matérias-primas: dados da história, exame clínico e, por vezes, exames complementares. Do outro lado sai um "produto", o diagnóstico. Porém, ao contrário de uma máquina, que pode ser facilmente aberta, expondo seus mecanismos, as engrenagens do raciocínio clínico ainda são, em grande parte, elusivas. Em parte, por isso, é tão fascinante ver um grande "diagnosticador" em ação. Pelo fato de o mecanismo não ser tangível, aquele acontecimento toma ares de truque de mágica.

RACIOCÍNIO CLÍNICO

Apesar da falta de conhecimento detalhado, sob o olhar direto de suas engrenagens, sobre o que ocorre na mente médica, há pistas e modelos para se descrever e entender o processo do raciocínio clínico.

A primeira pista diz respeito à maneira como as informações são guardadas na memória de longo prazo. Ao aprenderem sobre uma doença, sobretudo ao se depararem com pacientes afligidos por ela, os médicos adquirem uma impressão geral daquela entidade: quem é acometido; em quanto tempo a doença se desenvolve; quais são os sinais, sintomas, achados do exame clínico e as alterações de exames complementares mais comuns. Esses três componentes (epidemiologia, cronologia e apresentação clínica) recebem o nome de "*script* de doença".

Inicialmente, nos primeiros contatos com uma doença, os médicos terão uma ideia de sua apresentação "clássica". Conforme cuidarem de mais pacientes, seus *scripts* mudarão, adquirindo nuances e abrindo espaço para apresentações atípicas. Ao mesmo tempo, irão percebendo quais dados clínicos são mais discriminativos, ou seja, mais poderosos para aumentar ou diminuir a probabilidade das hipóteses diagnósticas. Esses dados ganham destaque nos *scripts* mais robustos, típicos de *experts*.

Exemplos

- Um primeiro exemplo pode ser o da insuficiência cardíaca, que é uma doença com a qual os médicos se deparam frequentemente. O *script* de doença clássico da insuficiência cardíaca inclui o acometimento preferencial de pessoas de meia-idade ou idosas e que apresentam fatores de risco cardiovascular. A doença desenvolve-se de forma crônica e é caracterizada por dispneia, ortopneia, dispneia paroxística noturna e edema de membros inferiores. O exame clínico costuma revelar sinais de congestão sistêmica (turgência jugular, edema) e pulmonar (ausculta com estertores). Essa é a apresentação clássica da doença. No decorrer da experiência clínica, o *script* clássico vai sendo adaptado para incluir, por exemplo, apresentações menos típicas, como o paciente cuja única queixa é a fadiga ou aquele que apresenta insuficiência cardíaca de alto débito, que tem alguns achados específicos. Ora, se as informações sobre as doenças são guardadas dessa forma, talvez a melhor estratégia para pensar no diagnóstico correto seja, após a coleta de dados (história e exame clínico), fazer um resumo do caso que contenha o mesmo tipo de informação (epidemiologia, cronologia e apresentação clínica). A isso dá-se o nome de representação do problema. Isso facilita o resgate das informações da memória de longo prazo, pois é desse jeito que estão guardadas.

- Uma jovem de 16 anos de idade em atendimento ambulatorial pela primeira vez, com antecedente de rinite alérgica, queixa-se de episódios de falta de ar e tosse seca, há cerca de 6 meses, principalmente à noite. Eventualmente, também percebe chiado no peito. Como resumir esse caso? "Mulher, 16 anos de idade, com antecedente de atopia, apresenta-se com dispneia crônica e episódica, associada a tosse noturna e sibilância". O resumo, quando feito dessa forma, imediatamente ativa na memória o *script* da doença asma. É importante ressaltar, também, o uso de termos médicos precisos no resumo. Nesse caso, "crônica" e "episódica". Esses termos recebem o nome de qualificadores semânticos e são muito úteis para diminuir as possibilidades diagnósticas a serem consideradas na lista de diferenciais. Mas não se preocupe! Trata-se de competência que se adquire com o tempo, devendo ser desenvolvida desde já, quando se inicia a semiologia.

Representação do problema

Com base no que foi exposto anteriormente, conclui-se que o objetivo de um atendimento médico, em termos diagnósticos, é desenvolver uma boa representação do problema do paciente, de forma a ativar a memória de longo prazo, na qual são armazenados os *scripts* de doença.

Como chegar lá? Em primeiro lugar, é importante notar que essa é uma competência que depende de uma base de conhecimento médico, portanto de leitura sobre problemas e doenças, para que se adquiram *scripts*. Também depende da experiência, do atendimento de pacientes com tais problemas. Apesar disso, mesmo estudantes, no início da graduação em medicina, já têm alguns *scripts* de doenças. É esperado que grande parte dos estudantes que leram a representação do caso acima tenham pensado imediatamente em asma.

É necessário explorar, neste momento, como o processo de raciocínio acontece, desde o momento em que o paciente entra no consultório até ser gerada uma lista de diagnósticos diferenciais. A primeira etapa é a coleta de dados. Ela é fundamental; essencialmente, é sobre a coleta de dados que versa um livro de semiologia ou propedêutica. Nessa etapa, é importantíssimo que o paciente se sinta livre para contar sua história, conforme sua livre compreensão. Os médicos têm tendência a interromper precocemente; quanto mais experiente, mais brevemente o fenômeno acontece, mas deve ser evitado.

Iniciar com uma pergunta aberta (p. ex., O que posso fazer para ajudá-lo hoje? O que o trouxe ao hospital? Como ajudá-la? Pode me contar o que o/a trouxe aqui?) costuma ser uma boa estratégia. Nesse momento, identifica-se a queixa principal, detalhada o máximo possível pela inquirição do médico. A entrevista continua, perguntas esclarecedoras são feitas, assim como pausas em que o médico/estudante resume o que foi dito até então, para certificar-se de que entendeu exatamente o que o paciente lhe disse.

Parte-se, então, para o exame clínico. Ao assimilarem os conhecimentos da propedêutica, as histórias clínicas dos alunos podem ser longas, muitas vezes baseadas em formulários de perguntas, e o exame clínico é na maior parte da vezes completo, isto é, abrangendo todos os segmentos corporais. Isso faz parte da formação, para que todas as ferramentas necessárias sejam adquiridas. Com a experiência, as histórias vão ficando mais enxutas e contendo principalmente dados-chave e, o exame clínico torna-se mais focado, servindo principalmente para refinar as hipóteses diagnósticas, que já foram pensadas durante a anamnese. Não se deve ter pressa para chegar a esse patamar. Trata-se apenas de uma otimização das habilidades adquiridas, uma evolução natural da prática médica reflexiva.

Munido da anamnese e do exame clínico, o médico consegue representar o problema do paciente, conforme o exemplo anterior, do caso de asma. Entretanto, as situações com as quais o médico se depara são, frequentemente, mais complexas, com margem para várias hipóteses diagnósticas. Portanto, com base na representação do problema, a função do médico é gerar uma lista de diagnósticos diferenciais. Deve-se sempre priorizar o que é mais provável e o que é mais grave. O diagnóstico mais provável será aquele cujo *script* concorde totalmente ou quase totalmente com a representação do problema. Os diagnósticos menos prováveis terão *scripts* que combinem apenas parcialmente com a representação. As hipóteses mais graves devem receber destaque mesmo quando combinem parcialmente, pois são diagnósticos que não se deve deixar de fazer, dado seu potencial ameaçador ao paciente.

Divisão do raciocínio clínico

Por fim, é necessário mencionar um último modelo mental que se relaciona com o raciocínio clínico e com o que foi exposto anteriormente, sobre o pensamento do médico mais experiente: a divisão do raciocínio em sistema 1 e sistema 2. Essa concepção foi mencionada pela primeira vez por um psicólogo, ganhador do prêmio Nobel de Economia, Daniel Kahneman. O raciocínio do tipo 1 é rápido, intuitivo, baseado no reconhecimento de padrões e requer pouco esforço mental. Funciona como o pensamento que se emprega para reconhecer um objeto conhecido. Olha-se para uma cadeira e o reconhecimento é imediato – "cadeira". O raciocínio do tipo 2 é lento, deliberado, baseado em deduções. Quanto mais *expertise* um médico adquire, após ver muitos casos, mais utiliza o reconhecimento de padrões, típico do sistema 1. Para quem ainda está começando e para os casos difíceis, ou situações que se desviem do conforto da experiência, ou ainda nos momentos de cansaço, mesmo para médicos experientes, espera-se maior uso do sistema 2.

BIBLIOGRAFIA

1. Bowen JL. Educational strategies to promote clinical diagnostic reasoning. N Engl J Med. 2006;355:2217-25.
2. Custers EJFM. Thirty years of illness scripts: theoretical origins and practical applications. Med Teach. 2015;37(5):457-62.
3. Kahneman D. Rápido e devagar: duas formas de pensar. Rio de Janeiro: Objetiva; 2012.
4. Olenik J, Kohlwes J, Manesh RS, Connor DM. Problem representation. Available: https://www.sgim.org/web-only/clinical-reasoning-exercises/problem-representation-overview. (acesso fev 2021.)

7

Aconselhamento para comportamentos saudáveis

Alfredo Almeida Pina-Oliveira

INTRODUÇÃO

Na prática clínica, aconselhar representa uma abordagem relevante para promover a saúde, prevenir doenças e favorecer a adesão a tratamentos por estabelecer uma relação dialógica centrada em necessidades, preferências e valores de cada paciente*, sem desconsiderar suas famílias, seus relacionamentos interpessoais e seus recursos comunitários.

Promover o autocuidado apoiado do paciente requer uma abordagem integral por parte do médico e dos demais profissionais de saúde com a finalidade de agir colaborativamente para criar oportunidades de discussão sobre comportamentos saudáveis, bem como valorizar aqueles já incorporados pelas pessoas em seus cotidianos.

A cessação do tabagismo, a atividade física regular, a alimentação, a evitação de problemas relacionados ao álcool, a proteção solar, a prevenção de injúrias, a dupla proteção contra infecções sexualmente transmissíveis (IST), as atividades de lazer, o bem-estar e a segurança no trabalho, a participação social e a defesa de direitos exemplificam temáticas favoráveis à saúde e ao bem-estar do paciente.

Baseados nas experiências ambulatoriais em uma clínica médica, Khouri et al. (2010) discutem o aconselhamento como um processo orientado por metas, que enfatiza uma relação cooperativa entre profissional e paciente com o intuito de identificar necessidades, potencialidades e limites para a construção de comportamentos saudáveis baseados na realidade e nos recursos disponíveis nas formas de viver, trabalhar e relacionar-se de cada indivíduo.

* Apesar de *paciente* remeter a uma postura passiva, adota-se a compreensão desse termo como o que se refere a um sujeito ativo, cidadão e corresponsável pelo seu processo saúde-doença e cuidado de modo integral.

Entende-se que existem diversos modelos de aconselhamento: o modelo transteórico, a teoria cognitivo-comportamental, a entrevista motivacional, entre outros. Nesse sentido, não se pretende aprofundar cada um deles neste capítulo, mas apresentar os princípios norteadores para aconselhar efetivamente e descrever uma sistematização direcionada à prática clínica com foco no desenvolvimento de competências para aconselhar processos de mudança em prol da saúde e bem-estar do paciente.

PRINCÍPIOS NORTEADORES DO ACONSELHAMENTO

Os médicos e outros profissionais de saúde podem reconhecer ou desenvolver competências com o intuito de facilitar processos de mudança baseados nas formas de viver, trabalhar e relacionar-se dos pacientes para o estabelecimento de metas compartilhadas, realistas e contextualizadas. Eis alguns princípios favoráveis para essa abordagem na prática clínica:

- Respeitar os interesses, as preferências, os valores e os aspectos socioculturais do paciente.
- Basear-se na vinculação empática, na escuta reflexiva, no diálogo, na conexão autêntica e na abertura à diversidade humana.
- Evitar posturas prescritivas, estigmatizantes e impositivas.
- Contribuir para ampliar as alternativas disponíveis para o cuidado integral e com equidade.
- Elogiar e realizar *feedback* de modo genuíno, diversificado e oportuno.
- Defender o direito à saúde como um dos melhores recursos para a concretização de projetos de vida.
- Reconhecer as qualidades individuais e as redes de apoio do paciente.

Entende-se que aconselhar consiste em uma abordagem interdisciplinar e oportuna para potencializar fatores de proteção, favorecer a adesão aos cuidados em saúde e minimizar fatores de risco por meio de estratégias efetivas de comunicação (verbal, não verbal, paraverbal, impressa ou digital).

SISTEMATIZAÇÃO DO ACONSELHAMENTO NA PRÁTICA CLÍNICA

Optou-se por apresentar os construtos da "Metodologia 5 As", elaborada por Whitlock et al. (2002) e adotada pela United States Preventive Task Force – *assess, advise, agree, assist, arrange* – e adaptada por Mendes (2012) para a abordagem dos indivíduos nas redes de atenção à saúde no contexto brasileiro – avaliação, aconselhamento, acordo, assistência e acompanhamento.

A "Metodologia 5 As" também é traduzida por Khouri e equipe interdisciplinar do ambulatório da clínica médica como Método PANPA – perguntar, aconselhar, negociar, preparar e acompanhar – para o incentivo de mudanças comportamentais na prática clínica (Tabela 1), com enfoque na promoção da saúde e na prevenção de doenças.

TABELA 1 Quadro-síntese do Método PANPA

Construto	Atividades recomendadas
Perguntar	Coletar dados, selecionar informações e analisar os elementos para apoiar a tomada de decisão do paciente Valorizar perguntas abertas, empregar questionários validados para analisar diferentes comportamentos em saúde e avaliar a motivação em prol da mudança para cada comportamento-alvo
Aconselhar	Enfatizar o diálogo baseado nas melhores evidências científicas disponíveis e em valores éticos para incentivar a incorporação de comportamentos saudáveis Discutir benefícios e ponderar os riscos relacionados ao bem-estar do paciente
Negociar	Mediar ou facilitar o estabelecimento de metas compartilhadas e aumentar a confiança na relação entre o médico (e outros profissionais de saúde) e o paciente Valorizar a adoção de critérios SMART* – *specific, measurable, attainable, relevant, time-bound* – para a definição de objetivos mais específicos, mensuráveis, alcançáveis, relevantes e com tempo delimitado no plano de ação
Preparar	Ampliar o repertório do paciente para a resolução de problemas, assim como reforçar positivamente suas iniciativas no sentido de incorporar comportamentos saudáveis Propor alternativas, reconhecer facilitadores e identificar barreiras no processo de mudança do paciente com o intuito de fortalecer a autoeficácia e as redes de apoio Utilizar materiais educativos impressos ou digitais pode contribuir para a apreensão de conteúdos relevantes e potencialmente significativos para motivar o paciente
Acompanhar	Compreender a dimensão processual da mudança, a realização de estratégias presenciais e/ou a distância para monitorar os alcances das metas compartilhadas e a realização do plano de ação

* Fonte: objetivos SMART baseados em Bjerke e Renger, 2017.

Em suma, o emprego do Método PANPA por médicos e outros profissionais de saúde permite sistematizar o apoio ao paciente com o intuito de promover processos de mudanças comportamentais mais efetivos, pertinentes e práticos para o aconselhamento breve ou intensivo em diferentes serviços de saúde.

BIBLIOGRAFIA

1. Bjerke MB, Renger R. Being smart about writing SMART objectives. Eval Program Plann. 2017;61:125-7. Disponível em: https://www.sciencedirect.com/science/article/abs/pii/S0149718916302580 (acesso jan 2021).
2. Khouri DG, Santos CD, Tunala RG, Oliveira AAP de, Silva ACCG, Ferreira Junior M. Aconselhamento em promoção da saúde. In: Martins MA, editor. Clínica médica: grandes temas na prática. São Paulo: Atheneu; 2010. p.43-52.
3. Mendes EV. O cuidado das condições crônicas na atenção primária à saúde: o imperativo da consolidação da estratégia da saúde da família [Internet]. Brasília; 2012 [cited 2019 Sep 10]. Disponível em: http://bvsms.saude.gov.br/bvs/publicacoes/cuidado_condicoes_atencao_primaria_saude.pdf (acesso jan 2021).
4. Whitlock EP, Orleans CT, Pender N, Allan J. Evaluating primary care behavioral counseling interventions: an evidence-based approach. Am J Prev Med. 2002;22(4):267-84.

Seção II

O exame clínico

8

Semiologia de cabeça e pescoço

Debora Sitnik

CONTEÚDO COMPLEMENTAR

O procedimento clínico descrito neste capítulo é demonstrado na plataforma digital complementar desta obra.

Utilize o QR code abaixo para acessar a plataforma (senha: semiologia):

INTRODUÇÃO

Conhecer bem as técnicas de exame do segmento de cabeça e pescoço é fundamental à prática médica, seja qual for a especialidade escolhida. Esse segmento corporal condensa informações pertinentes a diversos sistemas, possuindo uma imensa riqueza de detalhes e fases de exame. Fornece não só informações sobre alterações locais – nos próprios órgãos situados na cabeça e no pescoço – mas também sobre disfunções sistêmicas ou a distância.

Boa parte das informações sobre o estado de hidratação e nutricional, sobre a presença ou não de anemia, sobre a ocorrência de icterícia - que pode estar associada a diversas condições, como problemas no metabolismo hepático ou destruição acelerada de hemácias –, sobre certas alterações metabólicas e hormonais, sobre problemas neurológicos, respiratórios, infecciosos precisará de complementação das informações a partir de outros segmentos. É o caso da icterícia, da palidez e da cianose, mas sua informação inicial será captada nessa fase do exame, direcionando o raciocínio clínico e mesmo a anamnese.

A avaliação clínica de um paciente se inicia pela observação de sua atitude, postura e face desde o início do relacionamento, desde o momento em que chamamos um paciente na sala de espera para fazer seu atendimento. Observa-se desde o modo como se levanta da cadeira até se tem alguma dificuldade de mobilidade e se precisa de ajuda. Mas, acima de tudo, observamos seu rosto, sua expressão, seu contato visual. Boa parte da avaliação vai acontecendo enquanto se realiza a anamnese, enquanto são observadas sua mímica facial, sua interação, seu modo de ouvir e de falar.

Achados na avaliação do segmento devem levantar questionamentos do interrogatório sobre os diversos aparelhos (ISDA). Por exemplo, caso se encontre um aumento do volume tireoidiano ao exame clínico, devemos buscar sintomas tanto de hipo como de hipertireoidismo, como tremores, variações de peso, intolerância ao frio ou calor e alterações de hábito intestinal. Da mesma forma, caso o paciente relate determinados diagnósticos, ou caso se façam presentes na sua lista de hipóteses levantadas durante a anamnese, é necessário buscar alterações locais que poderiam passar despercebidas, como fotossensibilidade facial em um caso de lúpus, úlceras orais ou lesões oftálmicas em determinadas condições autoimunes, edema próximo aos olhos na insuficiência renal. Mesmo queixas localizadas no segmento cefálico merecem um ISDA detalhado, bem como a realização do exame dos demais segmentos – identificando, por exemplo, uma alteração neurológica focal, como algum movimento involuntário em um paciente com queixa de cefaleia secundária.

É importante considerar idade, localização de sintomas e alterações, progressão, duração das queixas, hábitos e vícios, doenças crônicas, infecções prévias, contato com casos de tuberculose, exposição a animais, antecedentes de neoplasias de qualquer tipo e localização (Tabela 1).

TABELA 1 Alterações sistêmicas com manifestação no exame da cabeça e pescoço

- Cianose
- Icterícia
- Anemia
- Desidratação
- Caquexia
- Mixedema
- Síndrome de Cushing
- Hipotireoidismo
- Hipertireoidismo
- Mononucleose
- Infecção pelo HIV e oportunistas
- Lúpus eritematoso sistêmico
- Linfomas
- Leucemias
- Doença de Parkinson
- Insuficiência renal

Não tenha vergonha de questionar o paciente sobre possíveis alterações encontradas, mesmo que pareça embaraçoso. Uma cicatriz facial, ausência ou deformidade de alguma estrutura são exemplos de situações potencialmente importantes da história, como antecedentes de doenças graves já tratadas, cirurgias, trauma ou alterações congênitas. Não assuma que o paciente ficará desconfortável ao falar sobre isso, nem tire conclusões por conta própria sobre a origem dessas lesões - cicatrizes similares podem ser secundárias a várias condições diferentes. Converse tranquilamente com o paciente, use termos como "estou conhecendo o senhor hoje; seu olho sempre foi dessa maneira ou ficou assim recentemente?"; "estou vendo que o senhor não enxerga com o olho direito, o que aconteceu?"; "esta cicatriz foi uma cirurgia ou um acidente?". Especialmente em relação a cicatrizes, peça autorização ao paciente antes de tocar para examinar.

Há vários passos do exame a serem realizados – entre inspeção, palpação, percussão, ausculta e manobras especiais. Nem todas as estruturas passarão por todos os passos. Encontrando uma alteração à inspeção, sempre que possível, palpe-a. O mesmo vale para áreas descritas como dolorosas, dormentes ou alteradas. Meça ou estime o tamanho de todas as alterações que encontrar e registre isso em prontuário, para permitir o seguimento posterior.

Não há nenhuma sequência obrigatória desses passos – faça sua própria padronização, mas não pule etapas. Com o tempo e a prática, os procedimentos se tornam automáticos. Examine ao máximo todos os passos mesmo em pacientes com queixas muito direcionadas ou mesmo assintomáticos: é necessário construir um repertório de referência da normalidade e de suas variações, para reconhecer o realmente alterado. Além disso, boa parte das alterações desse segmento são pouco ou nada sintomáticas em suas fases iniciais, devendo ser ativamente buscados, rastreados. E a lista de condições nessa situação não é pequena nem inofensiva: inclui anemia, boa parte dos cânceres de cabeça e pescoço, linfomas e infecções.

Cânceres de cabeça e pescoço

Representam em torno de 5% das neoplasias em homens e 3% entre as mulheres. A nomenclatura inclui neoplasias originadas em estruturas da boca, nariz, seios da face, glândulas salivares, faringe e linfonodos cervicais, sendo que a maioria dos casos se origina em torno da boca, nariz e garganta. A maioria é passível de cura quando diagnosticamos cedo. O tratamento pode incluir combinações de cirurgia, radioterapia e quimioterapia, mas podem deixar sequelas afetando a fala, respiração, alimentação e o aspecto do paciente. Frequentemente, as lesões primárias são assintomáticas e o achado inicial acontece por lesões a distância: metástases para linfonodos ou outros órgãos, como os pulmões. Quando presentes, os sintomas podem incluir dor de garganta persistente, dificuldade para engolir (*disfagia*), mudanças do timbre da voz ou rouquidão (*disfonia*), feridas orais que recorrem ou não melhoram. O risco é muito associado ao uso de álcool, má higiene oral, infecção por HPV e ao fumo – sendo este o principal fator de risco. Fumo mascado se associa a lesões de boca, assim como o uso do cachimbo, que fica apoiado longamente sobre os lábios. O fumo aumenta o risco de lesões orais, de lábio, laringe e pulmões – e isso vale inclusive para o fumo de narguilé. Sobre cigarros eletrônicos ainda não há informações suficientes, mas também contêm nicotina e merecem vigilância para o risco. Já em relação a fumo de drogas como a maconha, os dados da literatura são conflitantes. Para complicar, muitos usuários fumam tanto cigarros comuns como os de maconha, dificultando a avaliação dos dados como fator de risco isolado.

Para fins didáticos, a descrição do exame será repartida em subsegmentos, mas com a prática o examinador passa a realizar o exame sem depender de "setorializar" a cabeça e pescoço, fazendo a interpretação de múltiplas informações enquanto as associa a suas hipóteses diagnósticas. Na prática, a avaliação do crânio, face, olhos, nariz, boca, orelhas e pescoço acontece toda em sequência e não necessariamente passando por todos os passos quando não houver queixa que direcione, por exemplo, à realização de otoscopia – a avaliação interna das orelhas. Em cada subsegmento, faremos uma breve revisão e depois passaremos às técnicas de exame.

> **Materiais**
>
> A maior parte do exame de cabeça e pescoço precisa apenas de seus olhos, de suas mãos e de iluminação adequada, tanto ambiente como de uma pequena lanterna, de luvas descartáveis de procedimento e gazes. Entretanto, alguns passos do exame necessitam de materiais específicos, como estetoscópio, otoscópio, abaixadores de língua, diapasão, oftalmoscópio. Nas avaliações realizadas por especialistas, usam-se outros materiais ainda, como lâmpadas de fenda e retinoscópios (oftalmologistas), espéculos nasais, curetas e espelhos ou lâmpadas de testa (otorrinolaringologistas). Como o foco deste capítulo é a avaliação pelo clínico geral, esses dispositivos serão apenas citados.

Subsegmentos a serem avaliados:

1. Crânio e couro cabeludo.
2. Face.
3. Olhos.
4. Nariz e seios paranasais.
5. Orelhas.
6. Boca, faringe e laringe.
7. Pescoço.

CRÂNIO E COURO CABELUDO

Para fins de descrição tanto dos sintomas como de achados, nomeamos as diversas regiões do crânio com base nos ossos subjacentes: frontal, temporais, parietais e occipital. Entretanto, a divisão das regiões à inspeção não é rigorosamente a mesma dos limites das suturas ósseas, embora aproximada.

A região frontal (Figura 1) é a mais anterior, desde as sobrancelhas até uma linha imaginária em arco, que interligue as duas orelhas superiormente, e corresponde à testa. O osso subjacente é o frontal. As regiões temporais estão localizadas nas regiões anterolaterais de cada lado da cabeça, também conhecidas como têmporas, e seriam a faixa delimitada entre o rosto e pouco atrás das orelhas. A porção superior da cabeça é a região parietal – habitualmente separada em direita e esquerda, embora se unam no ápice. E a porção posterior é a região occipital.

As áreas nas transições entre essas regiões, não necessariamente bem delimitadas na prática, podem ser descritas como combinações de seus nomes: frontoparietal (frontal e no alto), frontotemporal (frontal em direção às laterais), temporoparietal (lateral e no alto, sem chegar a ser francamente parietal), temporo-occipital (lateral para trás), parieto-occipital (atrás e no alto).

Outra referência óssea importante é o processo mastoide, que é parte do osso temporal e forma a proeminência óssea logo atrás das orelhas. Essa região

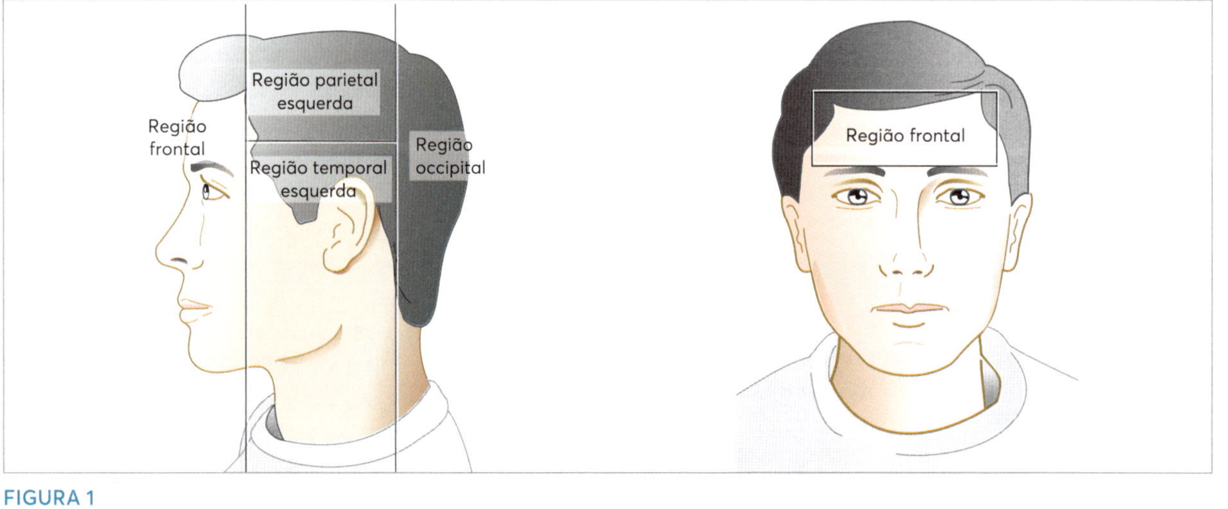

FIGURA 1
Regiões do segmento cefálico.

abriga o canal auditivo e será importante na avaliação das infecções dessa estrutura.

Inspeção

Inspecione o formato e tamanho do crânio, buscando áreas de assimetria, deformidades, cicatrizes, afundamentos, nódulos, feridas (úlceras), alterações da pele e áreas apontadas como dolorosas. Se necessário, especialmente se houver queixa local, examine o couro cabeludo, afastando delicadamente os cabelos do paciente aos poucos. Se o paciente estiver usando um aplique ou peruca, peça para retirar. Busque cicatrizes, sinais de trauma recente ou antigo, como hematomas ou afundamentos, sinais de cirurgias prévias, lesões de pele como piodermatites, eczemas, micoses, herpes, crostas.

Em crianças na primeira infância, é importante também checar o perímetro cefálico (medindo com fita métrica e avaliando com isso a velocidade do crescimento craniano e global) e as fontanelas, que podem dar importantes informações a respeito de desidratação, aumento da pressão intracraniana ou mesmo de seu fechamento precoce.

Em relação aos cabelos, avalie padrão de implantação e perda de cabelos, quantidade, distribuição, textura. Nas mulheres, habitualmente a implantação capilar é mais baixa que nos homens – a menos que o paciente masculino tenha alterações hormonais, como hipogonadismo, em que a implantação estará mais baixa do que o esperado. Busque alterações do couro cabeludo: úlceras, nódulos, cistos, nevos, descamação, áreas de inflamação, assim como a eventual presença de lêndeas e piolhos. Pode haver alopecia (rarefação ou ausência de cabelos), e esta pode ser localizada ou universal. Queda de cabelos é uma queixa muito frequente e pode ser sazonal ou estar associada a diversas condições, como alterações hormonais (hipogonadismo, menopausa, hipoparatireoidismo, hipotireoidismo), micoses, sífilis secundária, doenças dermatológicas diversas, quadros psiquiátricos, cicatrizes ou queimaduras, doenças reumatológicas (esclerodermia, lúpus), carências nutricionais diversas, quimioterapia.

Nos quadros carenciais (desnutrição) graves, podemos observar cabelos finos, quebradiços, sem brilho, escassos, com descoloração (cor vermelho-acastanhada).

Palpação

Sempre que localizar alterações na inspeção ou houver relato de área sensível, realize sua palpação – este passo confirma e complementa as informações obtidas na inspeção (Tabela 2). Podem ser palpadas todas as áreas para pesquisa de pontos dolorosos ou massas. As polpas digitais do examinador devem rolar na pele do paciente em movimentos circulares contra o crânio, para tentar sentir a presença de lesões, linfonodos ou massas ou avaliar o relevo/contorno do crânio. Busque:

TABELA 2 Alterações na inspeção da cabeça

Critério	Tipo de alteração	Características	Exemplo
Dimensões	Aumentadas	Aumento do diâmetro global, início na infância (pode haver desenvolvimento neurológico normal ou retardo)	Hidrocefalia, raquitismo, problemas na ossificação, doença de Tay-Sachs
		Aumentos localizados	Acromegalia (mandíbula, nariz, orelhas, região maxilar); doença de Paget (aumento de certas proeminências ósseas como a região frontal)
	Reduzidas	Acompanham retardo do desenvolvimento mental	Alterações embrionárias, infecções na vida intrauterina que comprometem o desenvolvimento do SNC (toxoplasmose congênita, infecção pelo Zika vírus); fechamento precoce de suturas
Formato	Doenças orgânicas	Alterações sindrômicas	Sífilis congênita (fronte olímpica, nariz em sela); anemia falciforme (fronte olímpica, alterações ortodônticas)
	Assimetrias	Alterações no crescimento ósseo e fechamento das suturas	Plagiocefalia: áreas ósseas com crescimento menor que outras, causando deformidades (podem ser presentes desde o nascimento ou ocorrer por apoio vicioso sempre no mesmo ponto)
	Afundamentos	Áreas em que a calota craniana foi aberta, perfurada ou removida	Pós-operatório de neurocirurgias para drenagem de hematomas, cirurgias descompressivas em grandes acidentes vasculares, traumatismos graves, osteomielite

(continua)

TABELA 2 Alterações na inspeção da cabeça (*continuação*)

Critério	Tipo de alteração	Características	Exemplo
Posição em relação ao eixo da coluna	Desvios torcionais	Posição antálgica (ou seja, para reduzir a dor)	Torcicolo agudo
		Presente desde o nascimento	Torcicolo congênito
		Compensando alterações neurológicas	Estrabismos; lesão do nervo troclear (que causa mudança da posição de um dos olhos); síndromes vestibulares
Movimentos anormais da cabeça	Pulsáteis	Acompanham a pulsação cardíaca	Insuficiência aórtica (sinal de Musset)
	Aleatórios	Acompanham mímica facial grosseira e estereotipada	Tiques
		Movimentos bruscos, grosseiros e estereotipados, geralmente não só em segmento cefálico	Coreia

SNC: sistema nervoso central.

- Sinais flogísticos (calor, rubor, tumor, dor) locais.
- Áreas de crepitação (ou seja, áreas que produzem som ao serem palpadas, como pequenas bolhas ou estalidos), que podem apontar para infecções, acúmulo de gás no subcutâneo, fraturas ósseas ou de cartilagens.
- Pontos de flutuação (áreas de textura amolecida, líquida – geralmente indicam acúmulo de líquido local, mais frequentemente formação de pus). Esse tipo de achado permite a diferenciação de lesões nodulares entre tumores e abscessos, por exemplo.
- Gatilhos: palpando determinada área ou lesão, pode ser possível desencadear a queixa do paciente. Um exemplo é a cefaleia tensional, em que não se encontram alterações localizadas, mas o couro cabeludo pode ser doloroso à palpação, desencadeando a dor das crises do paciente.
- Nódulos, irregularidades ósseas, alterações das camadas profundas da pele, pulsações anormais.
- A artéria temporal superficial passa bem em frente à orelha, subindo em direção à região parietal, e é facilmente palpável, podendo ser visível. Sua palpação é importante no caso de cefaleias temporoparietais e na suspeita de isquemia retiniana.

Descreva seus achados no prontuário do paciente – pode haver alterações vistas e não palpáveis (planas) ou alterações palpáveis e não visíveis. Descreva as dimensões, textura, se há ou não sinais flogísticos, se há mobilidade ou não, se a estrutura palpada é dolorosa.

Em situações muito raras, é necessário fazer a ausculta do crânio. Um exemplo são algumas cefaleias pulsáteis ou cefaleias com sintoma de sensação de ruído pulsátil ou de jatos intermitentes, que podem ser associadas a malformações arteriovenosas – comunicações anormais entre vasos sanguíneos intracranianos, que tendem a aumentar com o tempo e podem se romper, causando um tipo de acidente vascular encefálico. Nesses casos, pode ser feita a colocação do estetoscópio sobre o local apontado ou sobre o globo ocular (com o olho fechado), na tentativa de localizar algum sopro.

As dores de cabeça (cefaleias) estão entre as queixas mais frequentes na prática médica e podem ter diversas origens, algumas graves, outras simples. Há um capítulo exclusivamente dedicado a esse tema neste livro, mas alguns pontos importantes serão discutidos aqui. Sempre questione o local da dor – e então avalie esse local, com inspeção e palpação. Alguns diagnósticos podem ser fechados apenas neste passo – como no caso de lesões em face ou couro cabeludo em razão de herpes-zóster (reativação do vírus da varicela – ou catapora –, que permanece latente no organismo até que haja uma redução da imunidade, reaparecendo com a formação de vesículas – pequenas bolhas – em um território inervado por determinada raiz nervosa). Outros exemplos são lesões inflamatórias em pele e subcutâneo, alterações ósseas como a doença de Paget, a cefaleia por disfunção da articulação temporomandibular (ATM) ou mesmo tumores na calota craniana ou na pele sobrejacente.

Diversas alterações localizadas no segmento cefálico podem causar cefaleias, assim como muitas condições sistêmicas. Qualquer elevação na quantidade de mediadores inflamatórios (citocinas, interleucinas, fator de necrose tumoral alfa – TNF-α) pode causar cefaleia – ou seja, é possível que o paciente tenha uma inflamação ou infecção em uma estrutura remota (uma erisipela na perna, p. ex.) e que se queixe de cefaleia, além de toda a constelação de outros sintomas que seu quadro primário lhe cause.

Não é infrequente que a causa da procura ao atendimento seja o desconforto pela cefaleia, especialmente nas condições de instalação mais lenta ou para as quais o paciente tem sua própria explicação para os sintomas (como tosse e dispneia em um paciente fumante com enfisema pulmonar, que desenvolve cefaleia pela hipóxia) – e aqui mais uma vez entra a importância de realizar a anamnese completa, bem como o exame clínico. Nessa anamnese, lembre-se de buscar ativamente por febre, sintomas respiratórios, náuseas, alterações de consciência, sintomas mastigatórios, padrão de recorrência, fatores de melhora e de piora, relação com alterações ambientais, hábitos, uso de drogas, medicamentos prescritos ou não, diagnósticos e traumatismos prévios e antecedentes familiares (Tabela 3).

TABELA 3 Cefaleias – o que deve ser examinado

▪ Exame geral: padrão de hidratação, temperatura, pressão arterial, padrão respiratório, ausculta cardiopulmonar
▪ Examine o local/região apontado como doloroso (inspeção e palpação)
▪ Oroscopia
▪ Otoscopia
▪ Seios paranasais
▪ Mobilidade da articulação temporomandibular (ATM)
▪ Mobilidade cervical
▪ Linfonodos cervicais
▪ Sinais de irritação meníngea (inclusive rigidez nucal)
▪ Exame neurológico

FACE

Ainda durante a anamnese e interação com o paciente, o examinador deve estar atento a sua face, sua expressão, seu padrão de mímica, movimentos involuntários, dificuldades para falar. Com base nessa observação, podemos avaliar inicialmente seu estado de espírito: se está com dor, triste, ansioso, tranquilo, feliz, com raiva. O exame da face ainda permite avaliar o estado nutricional e fornece algumas informações sobre condições sistêmicas. Algumas alterações costumam vir em conjuntos, formando as chamadas "fácies sindrômicas", que quando presentes sugerem determinados diagnósticos. São exemplos:

- Face hipocrática: face encovada, de aspecto emagrecido, em um paciente com redução importante da mobilidade e interação, descrita inicialmente como aspecto agônico, em um paciente com condições graves e terminais, nas últimas horas ou dias antes de seu óbito.
- Face cushingoide: rosto arredondado, com aspecto "de lua cheia", com vermelhidão na região malar, hirsutismo (distribuição de pelos excessiva em mulheres). Pode ser observada nos pacientes com hiperfunção da glândula adrenal, e excesso de produção de cortisol (doença de Cushing), bem como naqueles pacientes que fazem uso excessivo ou prolongado de corticosteroides.
- Face hipertireóidea ou basedowiana: na doença de Graves-Basedow, em que o paciente tem formação de anticorpos que estimulam a tireoide a funcionar em demasia (hipertireoidismo), pode haver ainda alteração da musculatura e da gordura retro-orbitária, de modo a causar protrusão dos olhos e excesso de abertura palpebral (exoftalmo ou exoftalmia), com aspecto de olhos "esbugalhados". Além disso, há os diversos achados do hipertireoidismo, como tremores, perda de peso, aceleração psicomotora.
- Face mixedematosa: extremo oposto do caso de hipertireoidismo. No caso de hipotireoidismo importante, ou deficiência da produção de hormônio tireoideano, o paciente pode ficar lentificado e sonolento, com aspecto apático, cabelos secos e finos, pele ressecada, com acúmulo de mixedema em partes do rosto – o mixedema é depósito de substância proteica amorfa, causando um aumento de volume não compressível, sem sinais flogísticos associados, ao redor dor olhos, nos contornos do rosto, na língua – causando macroglossia (língua aumentada). Essas alterações podem regredir com o tratamento.
- Face renal ou nefrótica: presença de edema dos tecidos moles, deixando o rosto arredondado e com acúmulo de líquido principalmente em torno dos olhos, onde a pele é mais frouxa. O edema costuma ser pior pela manhã, pois ao deitar o paciente coloca a cabeça no mesmo nível do restante do corpo, favorecendo o extravasamento de líquido. Ao longo do dia, como o paciente mantém a cabeça acima do corpo, há a tendência de redução do edema por gravidade. Entretanto, dificilmente desaparece por completo. O edema pode ser tão significativo que o paciente tenha dificuldade de abrir os olhos. Trata-se de edema "frio" (não inflamatório) e que cursa com formação de cacifo ao ser comprimido.
- Face parkinsoniana: na doença de Parkinson, o paciente evolui com progressiva rigidez muscular, incluindo da musculatura da face. Um dos sinais mais precoces é a perda da mímica facial – o paciente mantém o mesmo aspecto, a mesma expressão, qualquer que seja a situação por que esteja passando, como se usasse uma máscara. Outra característica é a voz baixa, de pouca variação ou modulação. Em fases mais avançadas, a rigidez

progride e o pescoço se flete para a frente, de modo que o paciente precisa olhar pela parte superior dos olhos. Pode haver salivação excessiva.

- Face leonina: na hanseníase (infecção causada pelo bacilo de Hansen ou *Mycobacterium leprae*), ocorre inflamação do tecido subcutâneo, com formação de granulomas, que cursam com alterações faciais grosseiras, espessamento de porções do rosto, aumento do nariz e das regiões malares. A face assume um aspecto de máscara de leão, pouco expressiva.
- Face acromegálica: a acromegalia é uma condição em que há excesso de produção de hormônio do crescimento (GH), que causa aumento de algumas partes do corpo, como os pés e mãos (daí o nome da doença, que quer dizer aumento das extremidades), além da mandíbula, fronte, nariz e orelhas, com algum aumento da região malar. O paciente fica com a face alongada, de traços grosseiros. Costuma-se dizer que os pacientes com acromegalia são mais parecidos entre si do que com seus familiares.
- Face esclerodérmica: na esclerodermia, há enrijecimento da pele e tecido subcutâneo. A face característica pouco expressiva, com a boca pequena, de pouca abertura, e com pequenas rugas convergindo para ela, além de pequenas rugas em torno dos olhos.

Se suspeitar de alguma face sindrômica de condição adquirida, como na hipótese de doença de Cushing ou alterações da tireoide, pergunte ao paciente ou acompanhante se notou mudança em seu rosto nos últimos meses ou anos. Porém, quando as mudanças acontecem lentamente, às vezes ao longo de anos, o paciente e os familiares podem não se dar conta do processo. Outra possibilidade é pedir que lhe mostre uma fotografia antiga, como num documento de identidade. Caso o rosto não tenha passado por mudanças significativas em um prazo grande, provavelmente não se trata de condição patológica. Observe também os filhos ou pais e irmãos do paciente, caso seja possível – pode ser que seja um padrão familiar e não se trate de alteração patológica. Por outro lado, se não houver alterações que lembrem algum desses padrões, descreva apenas como "fácies atípica".

Observe a face do paciente. Avalie:

- Mímica: expressividade facial. Pode estar reduzida (caso da doença de Parkinson ou esclerodermia) ou exagerada, como nos tiques e coreias.
- Movimentos anormais, como tiques e mioclonias (espasmos involuntários rápidos).
- Olhos e pálpebras: serão descritos adiante separadamente, mas devem ser avaliados no conjunto da face, especialmente em relação à movimentação de pálpebras e testes da musculatura facial, bem como a presença de edema ao redor das órbitas (periorbitário).
- Nariz: também será explorado separadamente adiante.
- Assimetrias, como desvio da rima bucal para um dos lados e/ou queda de uma pálpebra, como ocorre na paralisia facial. Pode haver assimetrias também em caso de edemas, cicatrizes ou tumorações – sejam da pele ou de tecidos profundos.
- Edema: abscessos dentários, sinusites complicadas, edemas alérgicos, hematomas.
- Aumento de volume das glândulas parótidas, localizadas sobre o ramo da mandíbula. Podem aumentar nos casos de inflamação (p. ex., parotidite por caxumba) ou no etilismo, além da formação de nódulos. Sempre que houver quadros de paralisia facial, é importante examinar a parótida, em razão de sua íntima relação com o nervo facial, que pode ser comprimido nas lesões dessa glândula.
- Malformações faciais, como lábio leporino ou ausência/anormalidade de alguma estrutura.
- Pele: múltiplas informações podem ser obtidas:
  - Coloração: palidez, pletora (excesso de aporte sanguíneo, causando vermelhidão difusa), áreas de hiperemia localizadas, icterícia, cianose; alterações da pigmentação (áreas de descoloração – hipocrômicas — como no vitiligo, pitiríase, hanseníase; áreas hipercrômicas, como pintas – nevos).
  - Cicatrizes e sinais de trauma ou cirurgia anterior.
  - Espessura e textura: pele fina e atrófica (perda da elasticidade e com camadas afiladas), infiltrada (pele espessa, irregular – exemplo da área de atividade do lúpus, que forma uma lesão espessada e hiperemiada sobre as asas do nariz e regiões malares, como uma asa de borboleta, acompanhada de fotossensibilidade – desconforto da pele nessa região ao se expor ao sol).
  - Distribuição de pelos (inserção dos cabelos na fronte, ausência de pelos ou barba em certas regiões, presença de hirsutismo – pilificação excessiva em mulheres); ocorrência de foliculites.
  - Lesões inflamatórias, acne, áreas de descamação, verrugas, pequenas bolhas (vesículas).
  - Descamação, rugas, sinais de envelhecimento ou exposição excessiva ao sol.
  - Áreas de telangiectasias (dilatação de pequenos vasos sanguíneos logo abaixo da epiderme).
  - Lesões tumorais: avaliar aspecto, coloração, padrão de vascularização, presença de úlceras e buscar linfonodos associados. Em relação aos tipos de tumores de pele na face, podemos traçar uma linha imaginária do *tragus* à narina. Lesões acima dessa linha são quase sempre carci-

nomas basocelulares (de comportamento mais indolente, raramente são agressivos ou causam metástases). Lesões abaixo da linha são geralmente carcinomas espinocelulares, mais agressivos e invasivos.

Palpe alterações e, em busca de áreas sensíveis ou protrusões, busque adenomegalias.

Ao observar a face do paciente como um todo, não apenas os segmentos separadamente, é possível encontrar conjuntos de alterações que apontem para certos diagnósticos, complementando as hipóteses levantadas com base em sua queixa. Alguns exemplos:

1. Cefaleia em salvas: trata-se de um tipo de cefaleia em que o paciente relata dor muito intensa, unilateral, em crises que duram de minutos a horas. A dor acompanha uma série de alterações faciais, ligadas à disfunção do sistema nervoso autônomo local: congestão nasal com coriza clara, edema de pálpebras com congestão ocular e lacrimejamento.
2. Lúpus eritematoso sistêmico: condição autoimune, em que o corpo produz anticorpos contra diversos tecidos normais e que pode ter múltiplas manifestações clínicas. Entre elas, pode haver a formação de lesões cutâneas na região malar e do dorso do nariz, dando origem a uma lesão que lembra as asas e o corpo de uma borboleta. Nessa região, a pele fica espessada (infiltrada) e com textura irregular, apresentando os sinais típicos de uma inflamação: calor e vermelhidão locais, aumento de volume e sensibilidade ao toque (pouco dolorosas).
3. Celulite da face: celulite é a infecção bacteriana do tecido celular subcutâneo. Manifesta-se com uma área de atividade inflamatória (portanto, com calor, rubor, tumor – ou seja, aumento de volume – e dor), que se desenvolve em horas a dias, habitualmente com febre. Pode acometer qualquer parte do corpo, inclusive a face.
4. Herpes-zóster facial: infecção causada pela reativação do vírus causador da varicela, que pode acontecer em decorrência de quedas da imunidade, mesmo décadas depois de ter provocado o quadro clássico de "catapora". No zóster, formam-se pequenas bolhas (vesículas) sobre uma área de pele inflamada, com eritema (avermelhada). As lesões se distribuem no segmento inervado por um ramo de algum nervo – no caso da face, de ramos do nervo trigêmeo. Após 5 a 7 dias, as vesículas se rompem e formam crostas, de aspecto amarelo-acastanhado. Pode causar dor importante, de características neuropáticas (Figura 2).

Outro passo do exame da face é pesquisar a mobilidade da musculatura facial, com manobras de movimentos como sorrir, protruir lábios, fechar os olhos com força, franzir a testa, buscando pesquisar assimetrias de movimentos ou paralisias faciais. Há dezenas de músculos que participam desses movimentos, e o objetivo não é necessariamente testar a função individual dessas estruturas, mas principalmente se há déficits neurológicos (Figura 3), que apontem para lesão do nervo facial ou de seus ramos, ou mesmo de outros pares cranianos que participam da mobilidade ocular, oral e cervical e do controle de reflexos como a contração e dilatação pupilar, deglutição etc. (Esse

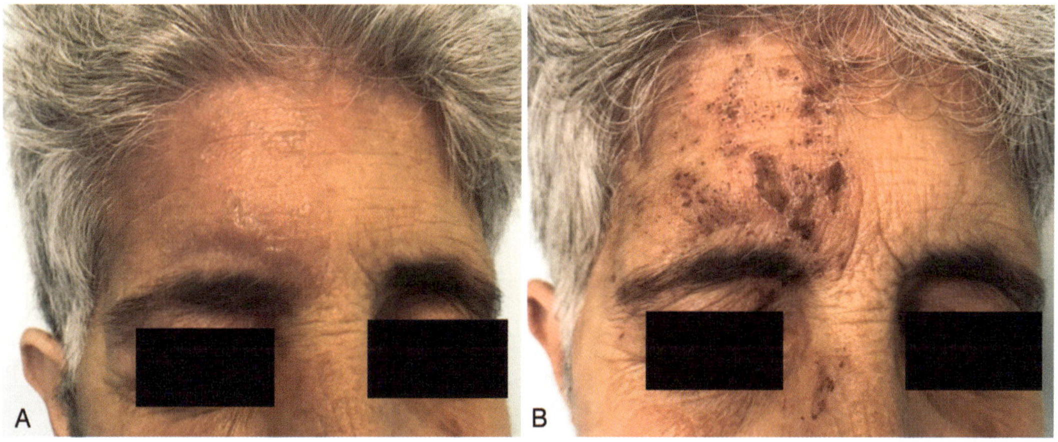

FIGURA 2
Herpes-zóster facial, em território inervado pelo ramo oftálmico do nervo trigêmeo: notar as lesões inicialmente vesiculares (pequenas bolhas) sobre uma base de eritema e discreto edema, na fase inicial da doença (A). Após uma semana, as lesões evoluíram para formação de crostas, com melhora da hiperemia (B). As lesões respeitam a linha média, acometendo apenas o lado direito.
Imagem gentilmente cedida pela Dra. Elisa Raquel Martins da Costa Marques.

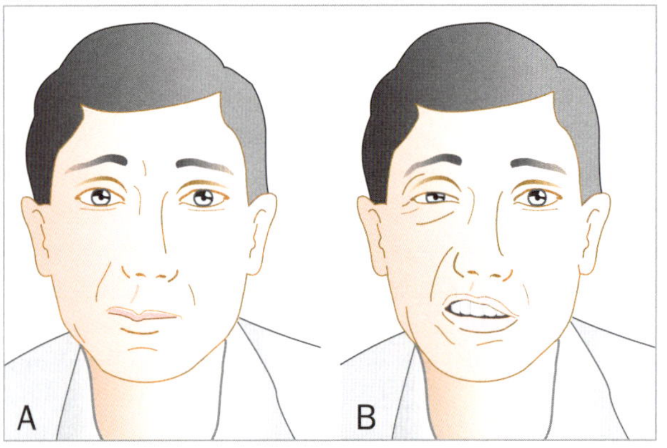

FIGURA 3
A: Paralisia facial. Como a musculatura facial está normal à direita, sua força não é contrabalanceada pela da esquerda, com desvio da rima bucal e da musculatura da face para a direita. B: Ausência de enrugamento da fronte, fechamento ocular e da movimentação dos lábios ao tentar sorrir, exacerbando o desvio de rima.
Fonte: adaptada de Ramos et al., 2011.

tema será mais bem abordado no capítulo referente ao exame neurológico.)

OLHOS E PÁLPEBRAS

Os olhos são estruturas bastante complexas e especializadas. Localizam-se no interior das órbitas, cavidades protegidas por delicados ossos do crânio, com um coxim de gordura ao redor e atrás dos globos oculares. Anteriormente, são protegidos pelas pálpebras superiores e inferiores. A abertura entre as pálpebras, que permite a visão (e a visualização dos olhos), é denominada fissura palpebral.

As porções do olho visíveis ao exame clínico são:

- Pálpebras: recobrem anteriormente os olhos, contêm uma série de músculos e uma faixa de tecido conjuntivo firme, os tarsos, que são acompanhados por uma fileira de glândulas de Meibomio – que secretam componentes que formam uma porção da lágrima e desembocam na margem palpebral. Parcialmente inervadas pelo nervo oculomotor (terceiro par craniano ou NC III), que eleva a pálpebra superior, além do nervo facial. Também existe um componente de inervação simpática.
- Íris: halo colorido, formado internamente por músculos que permitem aumentar ou reduzir o diâmetro da pupila, modulando a quantidade de luz que pode penetrar através desta, para ser projetada sobre a retina. Observe que normalmente a pálpebra superior cobre a extremidade superior da íris, mas não deve cobrir a pupila.
- Pupila: abertura para a entrada da luz, para que atravesse o humor vítreo (material transparente que preenche o globo ocular). Parece ser uma estrutura negra no centro da íris – entretanto, é transparente –, e o aspecto escuro reflete a cavidade ocular protegida pela órbita. Pouco atrás da pupila encontra-se o cristalino, estrutura em forma de lente biconvexa (e que desempenha exatamente essa função ao direcionar a luz rumo à retina). É sustentado em sua posição por tecido conjuntivo e possui uma musculatura marginal – os músculos ciliares – que o fazem ficar mais espesso ou delgado, permitindo o ajuste do foco para objetos mais próximos ou distantes – função denominada acomodação visual. O cristalino deve ser transparente e não ser visível em condições normais, mas se torna opaco nos casos de catarata, o que faz o aspecto da pupila se tornar de levemente turvo até leitoso.
- Esclera (membrana branca que recobre a maior parte do globo externamente): pode ser levemente amarelada nas extremidades, em virtude de uma proteína – elastina – que ali se deposita e adquire esse aspecto. Entre a população de pele negra e parda, a deposição de elastina é maior, podendo causar aspecto amarelado à maior parte do globo. Na porção central, deve permanecer branca. Em algumas situações, como doenças do fígado, obstrução de vias biliares ou aumento da destruição de hemácias (hemólise), ocorre aumento da concentração sanguínea de bilirrubina, que também se deposita nas conjuntivas, causando coloração amarelada, em graus variáveis (proporcional à concentração da bilirrubina).
- Conjuntivas: mucosa transparente que recobre a maior parte da superfície ocular. Tem um componente palpebral, que reveste as pálpebras, e um componente bulbar, recobrindo quase todo o globo ocular anterior (Figura 4).
- Córnea: estrutura fina que reveste a porção mais anterior do olho, sobre a íris e a pupila. É avascular e deve ser absolutamente transparente para garantir a nitidez da visão. Caso haja cicatrizes ou trauma, ou qualquer lesão que provoque vascularização desse tecido, ela pode sofrer opacificação, ficando com aspecto leitoso.

Além das estruturas naturalmente visíveis, é possível visualizar parte da retina com o exame do fundo de olho ou oftalmoscopia – exame realizado com auxílio do oftalmoscópio, aparelho com lentes de aumento e uma luz, que é projetada através da pupila. O reflexo da luz na retina é ampliado para ser visto pelo examinador. Esse exame fornece uma série de informações complementares ao exame ocular e sobre condições clínicas como hipertensão, DM e infecções sistêmicas.

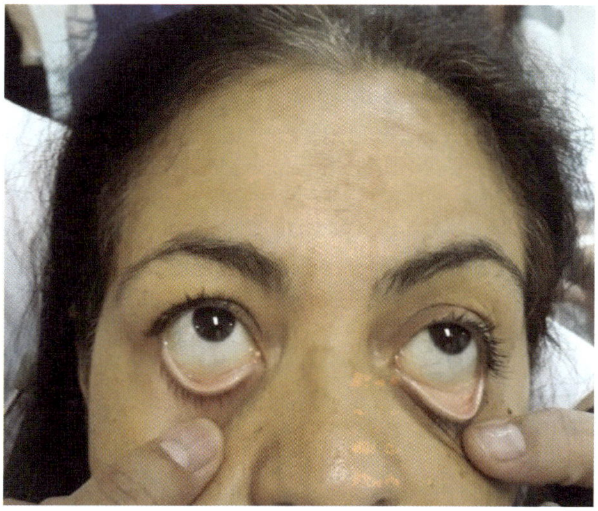

FIGURA 4
Paciente com anemia (nível de hemoglobina de 7,0 g/dL – enquanto o normal é acima de 12,0 g/dL), exibindo mucosa descorada em grau moderado a importante.
Imagem gentilmente cedida pela Dra. Célia Maria Kira.

A lágrima é um líquido composto pela secreção de algumas glândulas: as glândulas lacrimais (que se localizam lateral e superiormente aos olhos, no interior da parte óssea das órbitas) e as glândulas tarsais (de Meibomio, no interior das pálpebras) e conjuntivais. Esse líquido forma um filme protetor sobre a conjuntiva e a córnea, protegendo-as do ressecamento. Além disso, inibe o crescimento bacteriano e mantém a superfície ótica lisa. O piscar repõe o filme no local, espalhando a lágrima. Condições em que o paciente não consiga piscar adequadamente (paralisias faciais, anestesia ou sedação prolongada, lesões locais) podem cursar com ressecamento, formação de úlceras na córnea, infecções e eventualmente perda da visão. As lágrimas são produzidas continuamente e são drenadas através do ducto nasolacrimal, até a porção interna do nariz.

Os olhos são movimentados graças à ação de seis músculos em cada olho: reto superior, reto inferior, reto lateral, reto medial, oblíquo inferior e oblíquo superior (Figura 5). Os músculos retos laterais são inervados pelo nervo abducente (NC VI). Os oblíquos superiores, pelo nervo troclear (NC IV). Todos os demais são controlados pelo nervo oculomotor (NC III).

Ao examinar os olhos, obtemos informações sobre as estruturas próprias destes, além de dados sugestivos de alterações sistêmicas e neurológicas. O exame dos olhos deve fazer parte do exame clínico de todo paciente, e obviamente, deve ser detalhado nos pacientes com queixas visuais. Certas porções dos olhos ou informações a seu respeito somente serão acessíveis com instrumentos especiais utilizados pelos oftalmologistas, como lâmpadas de fenda, tonômetros (usados para aferir a pressão intraocular), medidores de ângulos, retinoscópios.

Pacientes que sofreram traumas ou infecções graves em um olho podem precisar remover esse globo ocular e, por motivos estéticos, passam a usar um olho de vidro. Se o paciente não informar espontaneamente essa informação e você se depare com uma assimetria ou aspecto diferente do esperado, delicadamente questione o paciente a respeito – esse é um tema muitas vezes delicado, e a sugestão é perguntar se "há algum problema naquele olho".

Técnicas de exame

Supercílios

Avaliam-se simetria, cicatrizes, queda parcial ou total dos pelos (encontradas em condições como sífilis, hanseníase, esclerodermia ou cicatrizes localizadas) e presença de descamação por dermatite atópica.

Pálpebras

As fendas palpebrais devem ser simétricas. Observar:

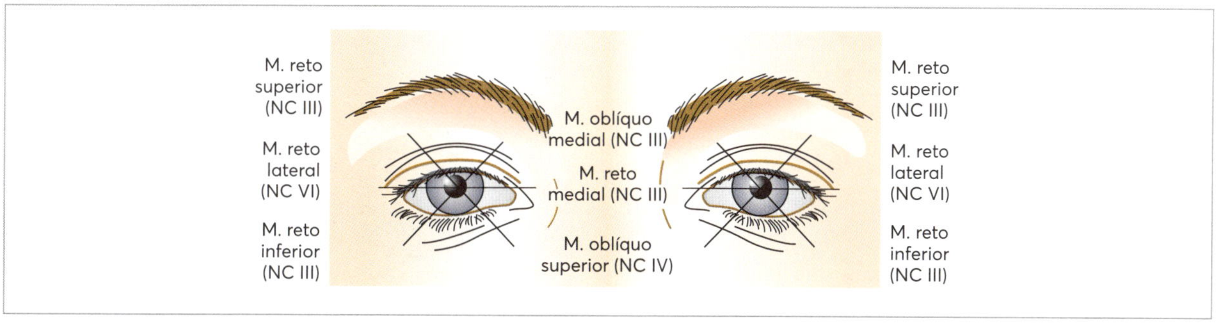

FIGURA 5
Posições do olhar conjugado e os músculos responsáveis por esses movimentos. Na imagem estão assinalados os nervos cranianos que promovem esses movimentos.
Fonte: adaptada de Bickley et al., 2015.

- Exoftalmia: aumento da fenda palpebral, por protrusão do globo ocular – dando aspecto de olhar esbugalhado, com exposição da conjuntiva acima da íris. Caso seja unilateral, deve-se pensar em tumores oculares e retro oculares, hematomas na órbita, trombose de seio cavernoso, e deve-se questionar se houve trauma ou se o paciente tem dor ou alteração visual. Nos casos bilaterais, a causa pode ser doença de Graves-Basedow (hipertireoidismo de origem autoimune, em que anticorpos lesam a gordura e musculatura retro/periorbitária), certas alterações metabólicas (doença de Hand-Schuller-Christian, diagnóstico raro e grave), hipertensão maligna. Em boa parte dos casos é de difícil compreensão fisiopatológica.
- Enoftalmia: retração do globo ocular, dando a impressão de "olhos fundos". Achado bilateral na desidratação grave e caquexia. Se unilateral, pensar na síndrome de Claude-Bernard-Horner.
- Ptose: "queda" de uma ou de ambas as pálpebras superiores, habitualmente decorrente de problemas na inervação da pálpebra. Caso seja bilateral, deve-se pensar em *miastenia gravis*, que piora ao longo do dia. Nas alterações unilaterais, ocorre por lesão do nervo facial ou oculomotor – sendo unilateral nesses casos. Pode ser encontrada também na síndrome de Horner: comprometimento do gânglio estrelado cervical, lesando a inervação simpática, que pode ser congênita ou degenerativa.
- Presença de prega cantal (ou seja, uma prega de pele no canto interno do olho, que confere parte do formato dos olhos da população de origem oriental e também pode ser vista em pacientes portadores da síndrome de Down).
- Coloração: a pálpebra é local frequente de alterações por vitiligo. Busque também por áreas de hiperemia, equimoses e hematomas ("olhos roxos"): estes podem ser secundários a trauma ocular/orbitário ou corresponder a lesões mais altas – couro cabeludo, fronte, supercílios, porções internas do nariz, base do crânio – que sangrem e drenem para essa região. Caso sejam espontâneos ou desproporcionais ao trauma, pensar em alterações da coagulação sanguínea.
- Sinais flogísticos: hiperemia causando vermelhidão, aumento do volume local (edema), calor local, dor: mais frequentes na blefarite (inflamação/infecção das pálpebras) e no hordéolo (inflamação dos folículos dos cílios e pequenas glândulas palpebrais – o conhecido terçol).
- Edema das pálpebras ou ao redor delas: esse edema pode ser por acúmulo de líquido corporal (insuficiência renal, síndrome nefrótica); inflamatório (blefarite – inflamação da pálpebra ou em casos de celulite periorbitária – ver Figura 6); alérgico (extravasamento de líquido por alteração da permeabilidade microvascular, pode ocorrer por contato local ou ingestão de substâncias alergênicas); mixedema (deposição de amiloide – substância proteica amorfa, como ocorre no hipotireoidismo). Exceto o edema inflamatório, todos os demais devem ter acometimento bilateral. No caso de edema unilateral (especialmente com características inflamatórias), lembrar do diagnóstico diferencial de doença de Chagas aguda – sinal de Romaña, que dura poucos dias e tem resolução espontânea.
- Bolsas de acúmulo de gordura (frequentes em idosos): um dos diferenciais de edema palpebral, tem instalação lenta, ao longo de anos; não varia com posição nem flutua ao longo do dia, não há sinais flogísticos associados nem é compressível.
- Xantelasmas (depósitos amarelados, de ácidos graxos, logo abaixo da epiderme): podem ou não estar associadas a alterações do metabolismo lipídico, especialmente dos triglicérides.
- Adequação do fechamento palpebral: pode haver problemas nos casos de neuropatias e nas paralisias faciais. Pode ainda haver entrópio ou ectrópio: inversão/eversão da pálpebra inferior. Pode haver irritação conjuntival ou da córnea no entrópio e lacrimejamento no ectrópio.

Esclera e conjuntivas

Puxe suavemente a pálpebra inferior, expondo a conjuntiva palpebral, preferencialmente pedindo ao paciente para olhar para cima.

Verifique:

- Coloração: a esclera se mostra pálida nas anemias, amarelada nos casos de icterícia, azulada nos casos de osteogênese *imperfecta* (condição rara em que os ossos são extremamente frágeis).

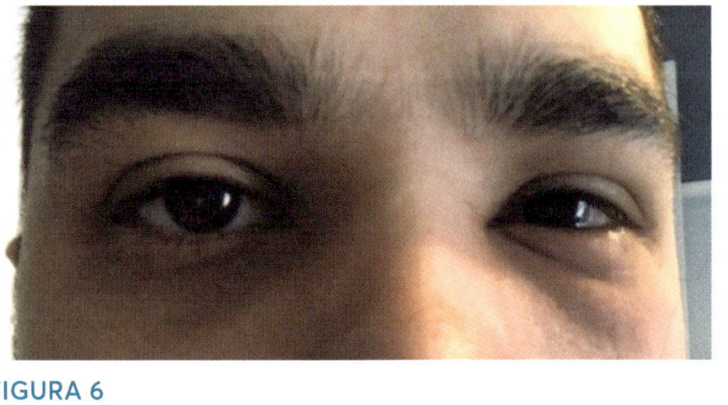

FIGURA 6
Blefarite ("terçol"): notar o edema e o eritema (área avermelhada) na pálpebra inferior do olho esquerdo, causando assimetria perceptível entre os olhos.
Imagem gentilmente cedida pelo Professor Danilo Peron.

- Padrão vascular: aumentado nas inflamações oculares. Em algumas condições sistêmicas podemos encontrar petéquias nas conjuntivas – como ocorre após fazer esforço intenso (trabalho de parto, p. ex.) ou na endocardite bacteriana.
- Edema: pode haver edema nas inflamações e conjuntivites, no pós-operatório de cirurgias oftalmológicas, no caso de corpo estranho ou em pacientes com retenção de fluidos importante (p. ex., pacientes graves na UTI que recebem hidratação contínua).
- Nódulos (geralmente de origem alérgica, eventualmente granulomas por corpo estranho).
- Pterígio: crescimento de tecido epitelial vascularizado, cobrindo parte da conjuntiva (habitualmente se inicia no canto medial do olho) e que pode progredir, cobrindo parte da córnea.
- Presença de lágrimas: pode haver redução na produção de lágrimas (xeroftalmia), ou aumento, como nos casos de conjuntivite viral. Pode haver lacrimejamento importante nos casos em que as pálpebras não se ocluam completamente (ectrópio) ou se a drenagem pelo ducto nasolacrimal estiver obstruída.
- Presença de secreção: pode haver secreção purulenta nas conjuntivites bacterianas.

Se for necessário, use o polegar e o indicador para abrir ao máximo a fissura palpebral e expor ao máximo a conjuntiva. Pode ser necessário realizar a eversão da pálpebra superior para avaliar a mucosa, o que se faz com o auxílio de uma haste de plástico com algodão (ou qualquer outro instrumento pequeno e delicado, porém firme), apoiando-a sobre o tarso da pálpebra superior e puxando delicadamente pelos cílios, até inverter a pálpebra, com cuidado para não pressionar o globo ocular propriamente dito. Essa manobra permite examinar – e eventualmente retirar – pequenos corpos estranhos que estejam alojados na porção interna da pálpebra.

Íris e pupilas

Avaliadas simultaneamente, em comparação entre os dois lados. Avalie tamanho, formato, simetria e reatividade à luz. Atente para a presença de anéis em torno da córnea: pode ser um halo senil (de coloração branco-acinzentada na borda da íris, em indivíduos idosos), mas pode ser um depósito de cobre (coloração castanho-esverdeada ou mesmo azulada – os anéis de Kayser-Fleischer, nos pacientes com doença de Wilson, geralmente acompanhando alterações neuropsiquiátricas ou cirrose hepática) ou de cálcio (anel branco opaco, acompanha as hipercalcemias graves).

Avalie o aspecto e formato das pupilas. Pupilas esbranquiçadas geralmente são encontradas nos pacientes com catarata. O formato das pupilas pode estar alterado no pós-operatório de correção de catarata ou após traumas oculares, alterando o formato redondo natural – as chamadas discorias.

Idealmente, meça as pupilas – com o auxílio de um pupilômetro, que pode ser encontrado em forma de régua, estampado em dorso de canetas e outros instrumentos, conforme mostra a Figura 7 –, por comparação, ao colocar os instrumentos logo abaixo do olho do paciente. Pupilas com diâmetro acima de 5 mm podem ser consideradas dilatadas (midríase); abaixo de 3 mm, contraídas (miose), mas essa informação depende de vários dados, como a luminosidade ambiente e o contexto clínico. O diâmetro pupilar pode ser alterado em diversas condições neurológicas e em intoxicações exógenas diversas, sendo informação extremamente importante no atendimento de emergências, especialmente se houver rebaixamento de consciência associado ou traumatismo craniano.

A diferença de diâmetro entre as pupilas se denomina anisocoria. Entretanto, cerca de 35% da população mundial tem as pupilas desiguais, sem necessariamente possuir qualquer condição patológica. É importante testar a reatividade pupilar. Se esta for normal em ambos os lados, devemos considerar como alteração constitucional, benigna. Registre esse achado em prontuário, mesmo sendo constitucional. Essa informação pode ser importante caso o paciente precise de atendimento de urgência, para que não seja considerada uma alteração recente.

Teste a contratilidade pupilar aplicando luz indiretamente ao olho do paciente, com o ambiente escurecido – pelo menos parcialmente. Não direcione a luz para o interior do olho, mas sim obliquamente em direção à pupila, para não causar desconforto vi-

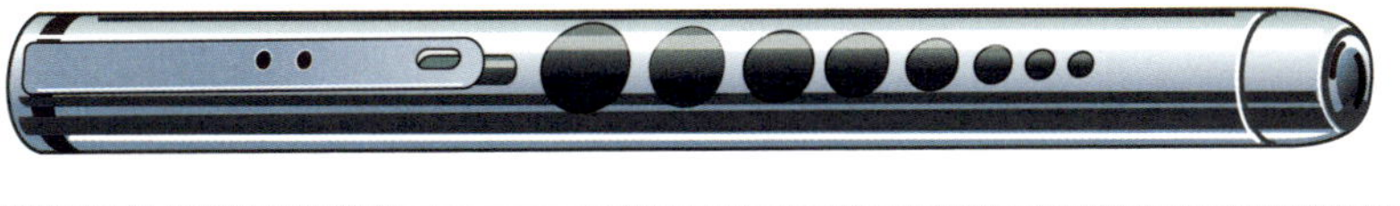

FIGURA 7

Lanterna de bolso com pupilômetro. Graduação em milímetros. Compara-se o diâmetro das pupilas aos desenhos do cabo, colocado ao lado dos olhos.

sual ao paciente. A mobilidade das pupilas também pode ser denominada mobilidade ocular intrínseca. Deve-se testar a resposta do próprio olho à luz (reflexo direto) e do olho oposto (reflexo consensual). O exame detalhado e as alterações da mobilidade pupilar estarão mais bem descritos no capítulo de exame neurológico.

Córnea e cristalino

Podem ser avaliados com o uso de lanterna oblíqua, em busca de opacificações, mas preferencialmente devem ser avaliados pelo oftalmologista, com instrumentos específicos.

Mobilidade ocular extrínseca

Teste a movimentação dos olhos com algumas manobras. Peça ao paciente para acompanhar o movimento dos dedos do examinador nas várias direções (para cima, para baixo, esquerda, direita e oblíquas), enquanto mantém sua cabeça imóvel, além de testar a capacidade de convergência do olhar (o examinador pede ao paciente que olhe e acompanhe seu dedo, inicialmente posicionado na linha média, a uma distância razoável de seu rosto – aos poucos vai aproximando seu dedo da face do paciente, em direção ao nariz, e acompanhando a capacidade do paciente de aproximar os olhos enquanto mantém o foco no dedo do examinador). Permite estimar a coordenação e a função principalmente dos nervos oculomotor, abducente e troclear. As técnicas e alterações da mobilidade ocular extrínseca serão mais bem abordadas no capítulo de exame neurológico.

Queixas oculares

- Fotofobia: desconforto nos olhos à exposição à luz. Em algum grau, é normal que todas as pessoas sintam um pouco de desconforto ao saírem de um local escuro para um muito iluminado. Mas habitualmente isso não causa dor e tem rápida resolução. Algumas das condições que cursam com fotofobia mais persistente são conjuntivites, úlceras de córnea, erros de refração, irritação meníngea. Pessoas de olhos muito claros costumam se queixar mais de fotofobia, sem necessariamente ser uma alteração patológica.
- Sensação de corpo estranho no olho: cheque a história do paciente e examine com atenção – pode ser realmente um corpo estranho ali alojado. Mas essa também é uma sensação descrita frequentemente por pacientes com conjuntivites (sensação de ter "areia nos olhos"), junto a prurido, lacrimejamento, edema, hiperemia conjuntival.
- Borramento visual (visão borrada ou embaçada): queixa inespecífica – pode corresponder a erro de refração, dificuldade de acomodação da íris ou do cristalino, opacificação da córnea, uveítes, retinopatias. Para avaliar essa queixa, é fundamental saber há quanto tempo tem essa queixa, se o paciente precisa usar óculos (lentes corretivas). Saber se foi alguma vez a oftalmologista ou optometrista, e se sabe possuir miopia (dificuldade para focalizar imagens distantes), hipermetropia (dificuldade para focalizar imagens de perto), presbiopia (dificuldade para acomodar a visão de perto, causada pela idade), ou astigmatismo (irregularidades na superfície da córnea, causando distorção e borramento das imagens). Vem piorando progressivamente? O borramento é parcial ou de todo o campo visual? Parte da imagem está escurecida ou faltando? Alteração central ou periférica? Por exemplo, em casos de degeneração macular, a visão central é prejudicada, mas a periférica é preservada. No glaucoma, a visão vai se afunilando, com perda dos campos visuais periféricos. Na catarata, o borramento inicialmente é periférico. No descolamento de retina, o paciente descreve escurecimento de parte do campo visual em um dos olhos, lembrando "uma cortina abaixada". Caso haja lesão em uma córnea, o paciente notará uma área de borramento visual fixa, apenas naquele olho. Geralmente, nesses casos, pode ser notada área de opacificação da córnea.
- Escotomas são porções faltantes do campo visual – pontos "faltando" nas imagens, que podem ou não se deslocar com a mudança de posição dos olhos. Podem ser pontuais, perdas de metade de um campo visual (hemianopsia), de quadrantes (quadrantanopsia). Podem ainda ser uni ou bilaterais. Essas alterações podem corresponder a lesões na retina, no nervo óptico ou em diversos pontos das vias visuais e serão mais bem abordados no capítulo pertinente ao exame neurológico. Pontos que se movimentam com o piscar ou à movimentação ocular podem corresponder a corpos flutuantes no humor vítreo ou pequenas partículas sobre a córnea e são geralmente alterações benignas.
- Fosfenas são sensações de luzes piscantes em um ou em ambos os olhos. Podem sugerir aumento da pressão intraocular ou intracraniana, como acontece ao tossir, levantar pesos, fazer manobras de Valsalva, ou em picos hipertensivos. Essa queixa deve desencadear um exame clínico com especial atenção aos sistemas neurológico e cardiovascular e, eventualmente, avaliação por oftalmologista para medida da pressão intraocular.

- Dor ocular: a dor no globo ocular propriamente dito é infrequente. A maioria dos pacientes se queixando de dor "nos olhos", quando adequadamente interrogada, relata que a dor é "perto" ou "atrás" dos olhos (periorbitária ou periocular). O desconforto ocular mais frequente é em forma de ardor ou prurido. Quando há dor no globo ocular de fato, podemos estar diante de tumores, infecções ou de glaucoma agudo – condição em que há obstrução da drenagem do fluido produzido no interior do olho, com aumento súbito da pressão intraocular, e que pode causar sofrimento da retina e causar perda da visão naquele olho.
- Diplopia: visão dupla, causada por dificuldade em coordenar a visão binocular que faz a sobreposição entre os campos visuais de cada olho. Em pequena quantidade pode ser normal, especialmente com a visão muito relaxada ou assim que acordamos – mas deve ter curta duração. Caso seja persistente, pode refletir um problema mais grave. Pode ser horizontal ou vertical, e pode apontar para intoxicações por substâncias neurotóxicas (p. ex., o álcool), ou lesões de tronco cerebral ou cerebelo, ou fraqueza/paralisia de um ou mais músculos extraoculares, como lesões nos nervos oculomotor, troclear ou abducente (NC III, IV e VI). Pode ainda ser localizada em um só olho – e corresponde então a problema na refração da luz através da córnea ou cristalino.
- "Olho vermelho": queixa frequente, que na maioria dos casos é secundária a conjuntivites. O aspecto avermelhado quase sempre ocorre em razão da dilatação dos vasos locais. É importante avaliar o padrão dessa hiperemia:
  - Conjuntivites: congestão conjuntival difusa, mais importante na periferia do olho, acompanha prurido e desconforto – geralmente sem dor. Quando viral, mais frequentemente, é bilateral e acompanha lacrimejamento excessivo. Nos casos de conjuntivite bacteriana, a hiperemia costuma ser mais intensa e há secreção purulenta – eventualmente nesses casos pode haver complicações como formação de membranas, ulceração da córnea.
  - Hemorragia subconjuntival: mancha vermelha, bem delimitada, na conjuntiva (por sangramento logo abaixo de sua camada superficial). Leva semanas para reabsorver, dependendo do tamanho. Não afeta a visão nem causa dor.
  - Glaucoma agudo: hiperemia difusa, mais importante na região central do olho, próxima à íris. Dor intensa, profunda, vaga, com redução da visão, pupila fixa dilatada, sem secreção. É uma emergência oftalmológica e precisa ser referenciada com urgência.
  - Trauma, lesão ou infecção da córnea: hiperemia em torno da íris. Dor moderada a intensa, com redução da acuidade visual. Pode haver secreção desde aquosa até purulenta. Pupilas inalteradas.
  - Irite: hiperemia ao redor da íris, completa ou parcial. Dor moderada, fotofobia com redução da acuidade visual, pupilas contraídas (miose). Pode ser secundária a infecções virais (como herpes) ou tuberculose.

Avaliando a acuidade visual

É possível que a queixa que traz o paciente à consulta seja alteração na nitidez da visão – ou acuidade visual. Entretanto, muitas vezes, o paciente não se queixa ativamente dessa redução funcional – especialmente se ocorrer com instalação gradual. Durante a anamnese, inclua questões como "como está sua visão? Percebeu alguma mudança recente?". Se obtiver resposta positiva, investigue os detalhes.

Questione se as alterações são uni ou bilaterais, parciais ou completas, se o déficit foi de instalação gradual ou súbita, se tem algum diagnóstico prévio (com especial ênfase para DM, hipertensão arterial, infecções crônicas – especialmente pelo HIV), se há dor ocular associada. Se houve perda do reconhecimento facial dos familiares, se afeta a capacidade de leitura ou execução das atividades habituais. A perda visual reduz a funcionalidade, aumenta a dependência e é importante fator de risco para quedas e outros acidentes, e frequentemente é negligenciada pelos pacientes e familiares.

Parte das alterações pode fazer parte do processo natural de envelhecimento – principalmente por causas degenerativas como a catarata. Mas algumas perdas são secundárias a condições como glaucoma, degeneração macular ou condições sistêmicas, como diabetes e hipertensão arterial, que podem causar lesões graves e irreversíveis à retina. Cerca de 25% dos casos de comprometimento visual são preveníveis e 50% tratáveis. Mas todos esses casos têm um período em que podem reverter, antes que seja tarde e a perda visual seja definitiva. Por essa razão, é importante rastrear ativamente esse tipo de alteração.

Perda visual unilateral, súbita e indolor sugere descolamento de retina, hemorragia vítrea, oclusão da veia ou artéria retiniana, degeneração macular. Questione se houve trauma precedendo ou se o paciente é diabético – ambas as condições favorecem a hipótese de descolamento da retina ou hemorragia vítrea.

- Perda visual unilateral com dor: aponta principalmente para lesões da córnea e da câmara anterior do olho, como úlceras de córnea, perfuração ocular, uveíte, hifema, glaucoma agudo, neurite óptica. Sempre indica avaliação oftalmológica urgente.
- Perda visual bilateral súbita: condição rara. Quando indolor, pode estar associada a AVC occipital (do córtex visual), alterações de refração por uso de certos medicamentos (p. ex., anticolinérgicos) ou intoxicação por metanol. Se houver dor ocular associada, pensar em exposição dos olhos a produtos químicos ou a radiação.

Avalie a acuidade visual para perto e para longe e o campo visual do paciente. Observe se há turvação do cristalino. Complemente o exame com oftalmoscopia, buscando, alterações do exame do fundo de olho, como variação da pigmentação da retina (como na retinose pigmentar), hemorragias e exsudatos retinianos, alterações do disco óptico.

Teste de Snellen

Colocam-se cartazes padronizados com letras (ou opção com símbolos semelhantes a uma letra E com a abertura voltada para várias direções), distribuídas em linhas, com tamanhos padronizados e progressivamente menores, a distância padronizada (Figura 8). Habitualmente, usam-se 6 m (ou 20 pés – que será usada como medida do grau de comprometimento visual). Uma opção é o uso de cartões com função similar, porém pequenos, que o paciente segure em sua mão. Esses testes desempenham papel de triagem de déficits moderados a graves, que devem ser referenciados ao especialista para avaliação.

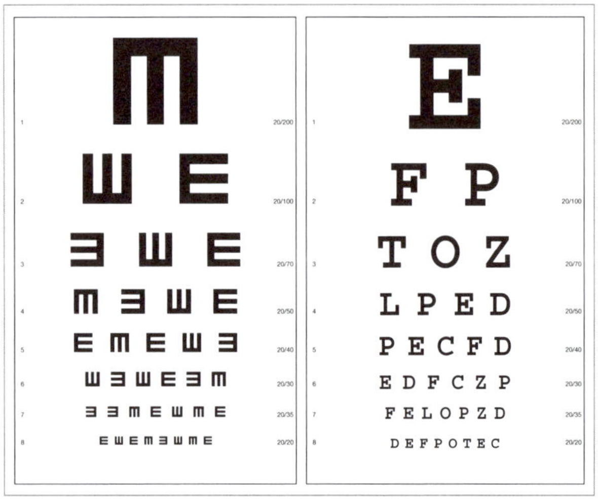

FIGURA 8
Cartazes para o teste de Snellen. O cartaz da esquerda é indicado para crianças ou pacientes não alfabetizados, e o paciente deve informar para qual lado a abertura do "E" está voltada.

O paciente deve ler as letras, até a última linha que consiga discernir. Examina-se cada olho separadamente e se considera correta uma linha em que o paciente consiga ler mais de metade das letras corretamente. Ao lado de cada linha há uma escala – que compara o resultado do desempenho do paciente ao de um indivíduo de visão normal. Por exemplo, um paciente que obtenha o resultado 20/200 enxerga a 20 pés aquilo que um indivíduo de boa visão vê a 200 pés (ou 60 m) de distância. Resultados piores que 20/50 devem ser encaminhados – quanto maior o valor do denominador dessa fração, pior a visão do paciente. Legalmente se considera um paciente com visão de 20/200 no melhor olho como cego.

No caso do uso de cartão, o ideal é que este seja mantido a 35 cm dos olhos, e se usa a mesma técnica. Como triagem grosseira, pode-se usar qualquer material impresso e pedir ao paciente que leia – observe eventuais dificuldades, mudança de postura, aproximação aos olhos, erros. Caso o paciente não consiga ler nem letras grandes (ou identificar as aberturas dos Es, caso não saiba ler), realiza-se o teste de contagem de dedos: levantam-se alguns dedos e solicita-se ao paciente que informe quantos são. Caso isso também não seja possível, deve-se verificar se ele consegue discernir o ambiente escuro de luz projetada sobre o olho.

Oftalmoscopia

A oftalmoscopia é o exame do fundo de olho, realizado com uso do oftalmoscópio. Está indicada nas consultas de rotina dos pacientes diabéticos e hipertensos, e é importante como avaliação complementar nos pacientes com diagnósticos de HIV, sífilis, colagenoses e nas avaliações de pacientes com queixa de perda visual. No contexto de emergência, faz parte do exame neurológico.

O aparelho consiste em um conjunto de lentes de aumento que permite ajustar o foco (em dioptrias – medida da capacidade de convergência/divergência das lentes), uma pequena lâmpada, que projeta luz para o interior do olho do paciente, e um cabo por onde é seguro e direcionado. Preferencialmente, o exame deve ser feito em ambiente escurecido, para que haja a maior dilatação possível das pupilas. Eventualmente, pode ser utilizado um colírio midriático (ou seja, que induz à dilatação das pupilas), para facilitar o exame e permitir a avaliação de porções mais periféricas da retina (Figura 9).

O examinador se posiciona na mesma altura do paciente e examina com um olho apenas – o mesmo olho que está sendo examinado, pois vai precisar se aproxi-

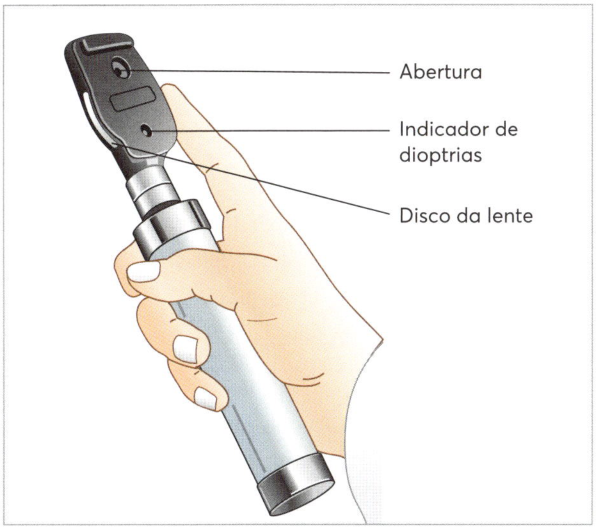

FIGURA 9
Oftalmoscópio e manejo do seletor de dioptrias.
Fonte: adaptada de Bickley et al., 2015.

mar bastante do rosto do paciente (a cerca de 30 cm de seu rosto), e eventualmente precisará se aproximar mais para focar a imagem. Segure o aparelho com a mão do mesmo lado examinado, para não se chocar contra o nariz (seu e do paciente). Peça ao paciente para tentar fixar o olhar em um ponto fixo na parede atrás de onde você se encontra, acima do seu ombro. Projete então a luz obliquamente, em direção à retina, e se aproxime do paciente (Figura 10).

A retina normal será refletida em tons de laranja, com os vasos sanguíneos bem destacados. Caso necessário, ajuste as dioptrias do oftalmoscópio até conseguir uma imagem nítida. É possível diferenciar as veias das artérias, pela tonalidade mais clara do sangue arterial. Além disso, as artérias são mais estreitas que as veias e refletem a luz mais intensamente – achado que se intensifica no caso de hipertensão arterial. As veias e artérias seguem trajetos similares, com alguns pontos de sobreposição das artérias sobre as veias. Localizados os vasos, direciona-se a luz para o ponto de onde emergem (siga na direção em que se tornam mais calibrosos), e logo será possível encontrar o disco óptico – no ponto de emergência dos vasos, de formato oval a arredondado, um pouco mais claro que o restante da retina (amarelo a rosa). Observe se os contornos do disco são bem definidos, sua cor e a simetria entre os dois olhos. Se for possível, avaliar a escavação fisiológica central, um pouco menor que o próprio disco óptico.

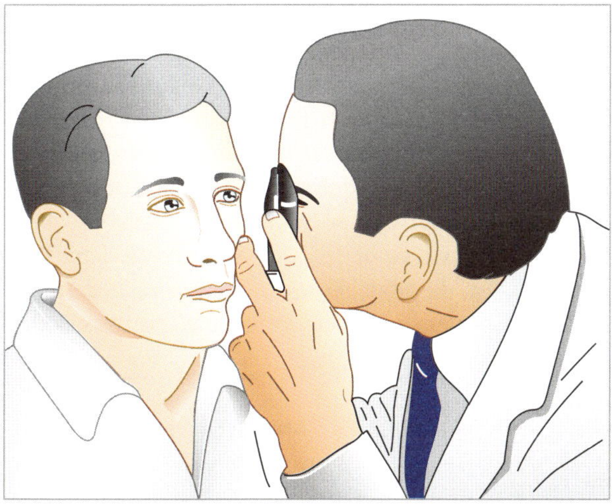

FIGURA 10
Realização de oftalmoscopia. Notar que o examinador usa seu olho esquerdo para avaliar o olho esquerdo do paciente.
Fonte: adaptada de MirnaTherapeutics, 2008. Available in: https://www.mirnatherapeutics.com/utilidad-de-la-oftalmoscopia-para-el-diagnostico-de-glaucoma/.

Avalie os vasos nas várias direções, os cruzamentos arteriovenosos (AV), o tamanho e a distribuição dos vasos. Observe a retina ao redor dos vasos, em busca de alterações.

Avalie também a fóvea e a mácula. Para avaliar a fóvea, peça ao paciente que olhe diretamente para a luz. Pode haver uma pequena área de reflexo da luz no centro da fóvea. A mácula é a região mais sensível da retina, com grande concentração de terminações nervosas e se localiza na face lateral, de cor amarelo-pálida (Figura 11).

Achados possíveis

- Papiledema (ou edema de papila): edema do disco óptico, com perda dos limites de seu contorno e abaulamento da escavação fisiológica em direção ao interior do olho. Geralmente indica aumento da pressão intracraniana e pode estar associado a

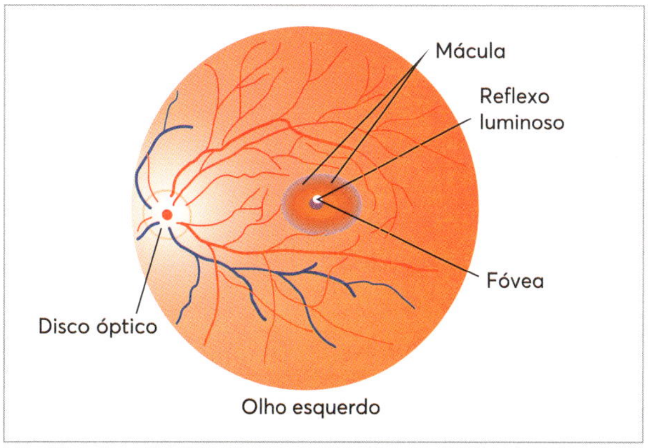

FIGURA 11
Esquema de fundo de olho normal.
Fonte: adaptada de Bickley et al., 2015.

condições graves. Deve ser buscado nos pacientes com queixa de cefaleia, eclampsia e com história de traumatismo craniano.

- Cruzamentos AV patológicos (sinal de Gunn): um dos achados precoces na retinopatia hipertensiva, corresponde à compressão das veias pelas artérias espessadas. Inicialmente, notamos apenas a constrição das veias, mas, em fases mais avançadas, as veias parecem interrompidas e ingurgitadas pela compressão arterial. O reflexo da luz sobre as artérias também se torna mais visível – as chamadas arteríolas em fios de cobre.
- Manchas na retina: se forem avermelhadas, podem ser hemorragias retinianas superficiais, de formato estriado, eventualmente coalescentes. Podem ser encontradas na hipertensão arterial grave, no papiledema e na trombose da veia central da retina. Outro padrão de lesões avermelhadas são as lesões da retinopatia diabética – lesões arredondadas, irregulares, próximas aos vasos.
- Exsudatos duros e exsudatos algodonosos: manchas arredondadas, lembrando chumaços de algodão ou chamas de vela nas alterações causadas pelo DM mal controlado. São na realidade áreas de isquemia e depósito de lípides, na retinopatia diabética.
- Microaneurismas: pequenos vasos, visíveis como pequeninas lesões vermelhas, redondas a irregulares. Formam-se a partir de proliferação de pequenos vasos, característica da retinopatia diabética chamada proliferativa.
- Moscas volantes: pequenos conglomerados de restos celulares, formando corpos flutuantes no interior do humor vítreo.
- Catarata: opacificação do cristalino, dificulta ou impede o exame do fundo de olho.

Avaliação do campo visual

O campo visual é a área que pode ser vista com cada olho, incluindo a visão central e a periférica. São áreas algo irregulares, de forma razoavelmente ovalada. A sobreposição dos campos visuais de ambos os olhos permite a visão binocular, com perspectiva espacial em três dimensões (Figura 12).

A avaliação do campo visual do paciente (campimetria) pode ser feita com o uso de aparelho especializado (campímetro) ou por comparação entre o campo visual do paciente e o do examinador. Essa informação pode ser importante, pois algumas condições oculares causam perda de campo: caso do glaucoma. Mas lesões extraoculares podem comprometer de modo importante a campimetria, como compressões do quiasma óptico ou lesões dos tratos visuais.

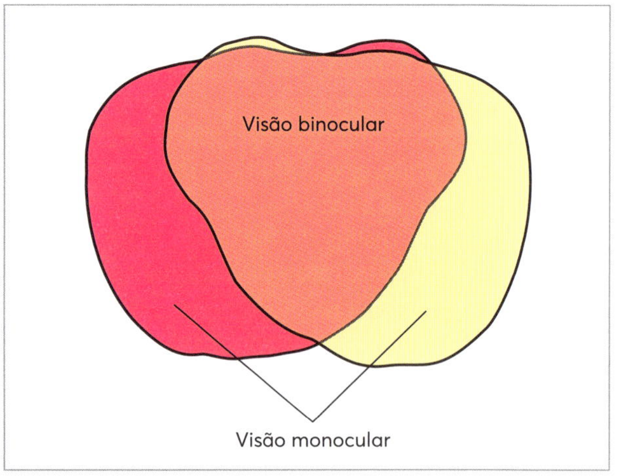

FIGURA 12
Representação dos campos visuais e de sua região de sobreposição, onde ocorre a visão binocular, em profundidade.
Fonte: adaptada de Bickley et al., 2015.

Teste por confrontação

Posicione-se no mesmo nível do paciente (sentando-se em uma cadeira em frente a ele, p. ex.). Cada olho será examinado separadamente. Peça ao paciente que cubra um olho com uma de suas mãos – o examinador então cobre o olho imediatamente à frente ao que o paciente cobrir (se ele cobre o olho direito, cubra seu olho esquerdo). Peça ao paciente que olhe fixamente para o seu olho ou nariz, sem mover os olhos ou a cabeça ao longo do exame. Imagine um plano vertical, paralelo a vocês dois, na distância média entre ambos. Estenda um dedo e estique seu braço até sair do seu campo visual. Lentamente, vá aproximando o dedo da posição central e peça ao paciente que lhe avise assim que começar a enxergá-lo. Compare com a extensão do seu próprio campo visual e repita a manobra modificando a direção, quantas vezes forem necessárias para tentar delimitar o campo visual do paciente. Registre seus achados desenhando uma representação do campo visual do paciente. Caso haja alterações ou dúvidas, referencie para avaliação oftalmológica, podendo ser realizada, entre outros testes, a campimetria automatizada.

NARIZ E SEIOS PARANASAIS

O nariz é dividido em duas cavidades pelo septo nasal. As cavidades que ligam ao meio externo são as narinas, e estas se abrem externamente nos vestíbulos, que em sua porção lateral são revestidos por pele com pelos – as vibrissas. Na porção medial, sobre o septo, o revestimento é de mucosa, que é hipervascularizada. A estrutura que vemos externamente é apenas a extremidade anterior da cavidade nasal, que se estende até a nasofaringe. Internamente, em cada lado, temos 3 conchas ósseas revestidas por mucosa, também hipervascularizada, e que formam as turbinas nasais, responsáveis por filtrar, aquecer e umidificar o ar antes de este atingir as vias aéreas baixas.

Os dois terços distais do nariz propriamente dito são sustentados por estruturas cartilaginosas e a porção superior, por osso. O septo também é parcialmente formado por cartilagem, em boa parte de sua porção exterior. Com frequência o septo se encontra desviado para um dos lados – e isso pode ocorrer de modo constitucional ou após um trauma local. O desvio do septo pode não ter qualquer consequência clínica para o paciente, mas, dependendo do grau de desvio, pode causar obstrução da drenagem dos seios paranasais, que desembocam nos meatos entre as conchas nasais, ocasionando retenção de secreções, que pode evoluir para sinusites de repetição. Em casos mais graves, pode haver perda do fluxo aéreo por aquela narina.

Os seios paranasais são cavidades aeradas no interior de ossos que formam a face e parte da estrutura do crânio e recebem os nomes dos ossos em que se encontram. São eles: seios frontais direito e esquerdo, seios maxilares direito e esquerdo, as células etmoidais direitas e esquerdas e o seio esfenoidal. São também revestidos por mucosa e produzem muco, que auxilia na limpeza e umidificação do ar respirado. A maioria dos seios drena para o meato médio, com seus orifícios de difícil visualização. O ducto nasolacrimal drena para o meato inferior.

Os seios frontais e maxilares são facilmente acessíveis para exame (Figura 13).

Queixas relacionadas ao nariz

- Rinorreia: corrimento nasal ou coriza. Explore o aspecto, duração, sintomas associados como espirros, febre, prurido nasal, ocular ou na faringe, dor de garganta. Na rinite alérgica, é frequente o achado de rinorreia hialina (transparente) ou serosa (lembrando o soro – fluido, transparente), com prurido e espirros em série, especialmente quando exposto a alérgenos. Já nas infecções de vias aéreas superiores, a coriza geralmente se inicia hialina e pode se tornar mais turva e espessa à medida que aumenta a concentração de leucócitos em sua composição. Aspecto francamente purulento, textura pegajosa, coloração esverdeada ou piossanguinolenta (mista de sangue e pus) apontam para a possibilidade de infecção bacteriana, especialmente se associada a febre alta. Pacientes com rinorreia hialina persistente, sem evidências de quadro alérgico, devem ser inquiridos quanto a traumatismo craniano prévio – pode ocorrer fístula nasoliquórica, com extravasamento de líquor pela cavidade nasal.
- Epistaxe: sangramento nasal. O sangramento pode ser proveniente de diversas estruturas: mucosa da cavidade, seios paranasais, nasofaringe. Questione trauma, hábito de manipular o nariz (como a mucosa é hipervascularizada, a principal causa é traumatismo local com os dedos do próprio paciente). Pode ocorrer espontaneamente, especialmente em situações com vasodilatação importante – após exposição ao sol ou exercícios intensos, ou ainda se houver lesões na mucosa (inflamatórias ou tu-

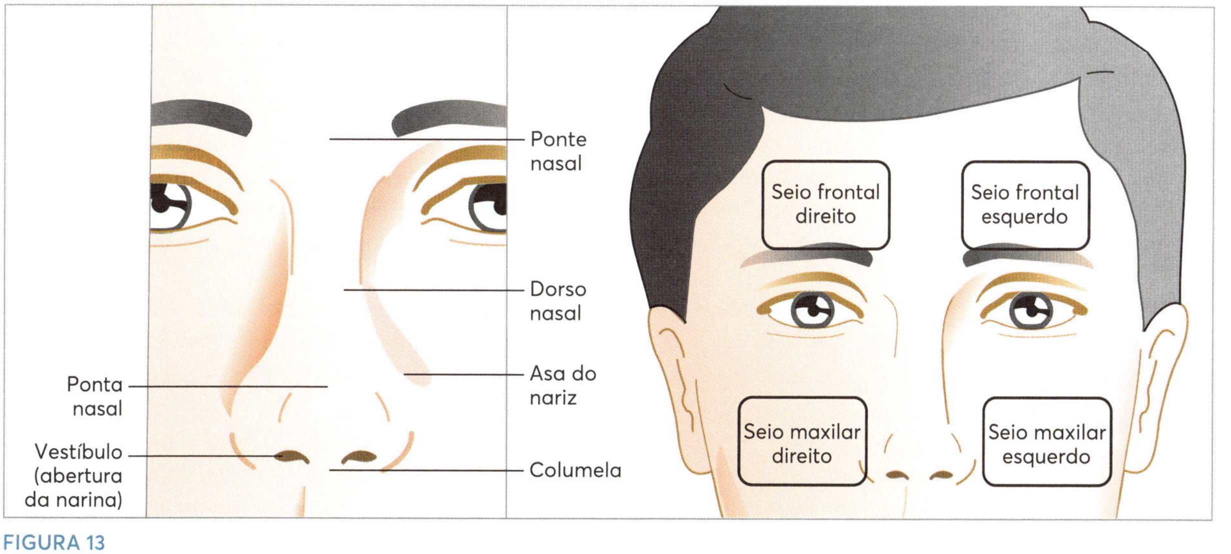

FIGURA 13
Segmentos do nariz e localização dos seios paranasais faciais.

morais), ressecamento da mucosa (umidade do ar muito baixa, usuários de oxigênio em cateter nasal), ou com anormalidades nos vasos da mucosa. Pesquisar se a queixa é uni ou bilateral: quando bilateral, sugere condições sistêmicas, como hiperfluxo por hipertensão arterial mal controlada ou coagulopatias, além de lesões na nasofaringe – porém os sangramentos oriundos de regiões mais posteriores dificilmente são exteriorizados como epistaxe. O mais frequente é causarem hemoptise (tosse com eliminação de sangue) ou hematêmese (vômito com sangue, posto que estimulam a região posterior da orofaringe e disparam reflexo nauseoso). Se a queixa for recorrente, pode ser necessário prosseguir a investigação com uma avaliação endoscópica por otorrinolaringologista (nasofibroscopia), avaliando as estruturas posteriores e de difícil acesso.

- Congestão ou obstrução nasal: há pouco espaço entre as conchas nasais para a passagem do ar, dada a pouca distância entre as estruturas – o que é proposital, permitindo a filtração do ar, impedindo a passagem de corpos estranhos às vias aéreas inferiores. Entretanto, quando essas áreas de mucosa hipervascularizada sofrem congestão – por processos inflamatórios, infecciosos ou alérgicos –, passa a haver dificuldade para o trajeto do ar entre elas, causando a sensação de nariz "entupido". Questione recorrência, rinorreia, exposição a alérgenos ou outras pessoas com quadro similar, presença de sintomas infecciosos (febre, cefaleia, dor no corpo). É importante saber se há sazonalidade – quadros alérgicos costumam piorar na primavera, quando há maior concentração de pólen no ar, ou no inverno, quando as pessoas mantêm os ambientes mais fechados. Quando persistente e unilateral, devemos pensar em problemas localizados naquela cavidade nasal: desvio do septo, pólipos, presença de corpo estranho (especialmente em crianças), granulomas ou mesmo tumores. Em crianças, a obstrução bilateral pode ser causada por hipertrofia da adenoide, estrutura do sistema imune localizada na nasofaringe, atrás das estruturas nasais. Obstrução nasal frequentemente causa respiração bucal, que por consequência causa roncos e boca seca, além de facilitar infecções respiratórias.
- Gotejamento pós-nasal: sensação de secreção no fundo do nariz ou irritando a garganta, causando desconforto na nasofaringe. Pode cursar com tosse e dificuldade para expectorar essa secreção. Frequente nas infecções de vias aéreas superiores, especialmente nas sinusites dos seios etmoidais e esfenoidal. Deve ser questionado em casos de tosse crônica, para diferencial entre sinusites crônicas e outras condições.
- Dor na topografia dos seios faciais: não é necessariamente sinônimo de sinusite. Para se considerar sinusite, deve haver tosse, expectoração ou gotejamento pós-nasal. A presença de febre ou antecedente de infecção de vias aéreas precedendo ou acompanhando os sintomas reforça a hipótese. A sinusite ocorre, na maioria das vezes, por complicação de infecção viral inicial – aumenta a produção de muco por todo o epitélio respiratório do trato superior, e ocorre edema da mucosa. Como os orifícios de drenagem dos seios paranasais são estreitos, esse edema pode obstruir a drenagem do muco, ocasionando sua retenção e facilitando a colonização local por vírus, bactérias ou fungos. Ocorrendo simultaneamente ao quadro de gripe/resfriado, o mais provável é ter origem viral – uma rinossinusite viral – e deve ter resolução espontânea, não precisando de tratamento específico além do sintomático, hidratação e limpeza nasal. Nos quadros bacterianos, especialmente os prolongados, é necessário associar antibioticoterapia. As infecções fúngicas são raras, mais encontradas em pacientes imunossuprimidos, como diabéticos mal compensados, e eventualmente podem precisar de tratamento cirúrgico além dos antibióticos sistêmicos. Fatores de risco para desenvolver sinusites são alterações anatômicas que prejudiquem a drenagem dos seios, como os desvios de septo, pólipos, corpos estranhos (como o uso de sondas nasogástricas ou nasoenterais); tabagismo (reduz o número e a motilidade dos cílios que removem as partículas inspiradas, facilitando o acúmulo de secreção e o acesso de bactérias); imunossuprimidos e aqueles que passaram recentemente por infecção viral do trato respiratório superior.

O diagnóstico de sinusite é clínico, não dependendo de exames complementares – a exceção a essa regra são os quadros de sinusite do seio esfenoidal, que pode cursar com quadros menos claros, por ser menor e ocasionar menor drenagem de secreção. Habitualmente ocorre tosse produtiva, com expectoração amarela a esverdeada e ocasionalmente com sangue (pode haver coriza de mesmo aspecto, geralmente unilateral). A tosse geralmente piora ao deitar ou apoiar a cabeça em um dos lados no travesseiro, o que facilita a drenagem do seio paranasal repleto de secreção, deflagrando a tosse. Cefaleia em peso que caracteristicamente piora ao abaixar a cabeça e que pode ou não ser projetada na face – nos acometimentos dos seios maxilares ou frontais, que podem estar dolorosos ao exame de palpação e percussão local. Em casos raros, ocorre edema e hiperemia da pele sobre essas estruturas ou de uma das órbitas, indicando a investigação com exames de imagem, em busca de complicações. Complicações raras e temidas são trombose do seio cavernoso, formação de abscessos e celulite orbitária e periorbitária (especialmente nas sinusites de seio esfenoidal, que têm importante comunicação com a drenagem venosa da órbita).

Sempre questione traumas ou cirurgias prévias, tratamentos realizados no passado, uso de medicamentos de aplicação intranasal como descongestionantes ou corticosteroides e de drogas inalatórias, como cocaína ou *crack*. Substâncias que causam vasoconstrição local – caso dos descongestionantes em gotas ou *spray* – ocasionam desobstrução nasal, mas podem causar isquemia das estruturas – como efeito imediato, ocorre desobstrução nasal, mas com efeito rebote subsequente. Em casos de abuso ou no uso da cocaína (que é um potente vasoconstritor), pode haver necrose e perfuração do septo.

Pólipos nasais e hipertrofia de cornetos podem se originar em decorrência de quadros alérgicos ou inflamatórios crônicos, por traumas ou corpos estranhos. Podem ser causa de obstrução nasal fixa ou recorrente, sinusites de repetição e eventualmente de epistaxe.

Técnicas de exame

- Nariz: inspeção simples em busca de assimetrias (retrações, cicatrizes, desvio de septo – algumas vezes são visíveis já à inspeção externa, mas podem estar presentes apenas nas porções posteriores e não alterar o aspecto externo; uma discreta assimetria é normal), ulcerações, tumores de pele ou partes moles, nódulos ou edema. Alterações do formato, como nariz em sela (encontrado nos casos de sífilis congênita). Podemos ainda encontrar desabamento da estrutura nasal com casos de lesões destrutivas (alguns tumores agressivos, blastomicose, leishmaniose cutaneomucosa, hanseníase). Uma alteração comum em idosos é o rinofima: aumento do volume nasal, com hipervascularização, espessamento da pele e hiperemia. Observe o nariz durante inspiração profunda, notando se ocorre colapso das narinas, formando uma válvula – sugere fraqueza das paredes nasais e pode ser uma causa de respiração desconfortável.
- Exame das narinas: inicialmente pedir ao paciente para estender o pescoço e prender a respiração por alguns segundos. Levante delicadamente a ponta do nariz e ilumine os vestíbulos com a ajuda de uma pequena lanterna ou com a luz do otoscópio. Busque por edema, úlceras, crostas, pólipos, perfurações. Examine uma narina por vez e compare-as. A complementação do exame (rinoscopia) pode ser feita com o próprio otoscópio, agora com um espéculo largo, ou com uso de um espéculo nasal, que deve ser apoiado e aberto na posição vertical, de modo a não tocar o septo, mais sensível e que pode causar dor intensa ao ser comprimido. Busque avaliar a coloração da mucosa (pode ficar pálida nos processos alérgicos e hiperemiada nos inflamatórios), alterações nos vasos, presença e aspecto de secreção ou de úlceras. Com prática, é possível visualizar as extremidades anteriores das conchas nasais média e inferior após a passagem do nariz.
- Seios paranasais faciais: comprima a parte óssea das sobrancelhas, de baixo para cima (cuidado com os olhos), para palpar os seios frontais. O mesmo em relação aos seios maxilares – faça a compressão de baixo para cima, na região malar. Essa compressão não causa dor em condições normais, e pacientes com cefaleias primárias na região facial não costumam piorar com essa manobra. Pode ser feita a percussão das projeções dos seios sobre a fronte e a face, com delicadeza, e com a mesma técnica utilizada para a percussão torácica ou abdominal. Lembre-se de pedir ao paciente para fechar os olhos, a fim de reduzir o incômodo. Assim como a palpação, a percussão dos seios faciais não deveria causar dor, a menos que haja alterações locais. A hipersensibilidade local, aliada aos achados de febre, tosse e expectoração, sugere quadro de sinusite. Outra complementação possível do exame é a realização de transiluminação dos seios: posicione uma fonte de luz forte e estreita na superfície inferior de cada sobrancelha, em ambiente completamente escurecido, no canto próximo ao nariz. Em condições normais, o seio frontal do mesmo lado, repleto de ar, torna-se iluminado, com um brilho leve e avermelhado. Usa-se a mesma técnica para os seios maxilares, mas aplicando a luz para baixo, logo abaixo da parte interna de cada olho, buscando a luz no palato duro, através da boca entreaberta. A transiluminação é pouco sensível e pouco específica. Quando não resulta em iluminação, pode corresponder a espessamento da mucosa, secreção acumulada ou mesmo ausência de desenvolvimento do seio.
- Sinal da vela: parte do exame da cavidade oral (oroscopia), consiste na observação de secreção purulenta pela parede posterior da orofaringe, lembrando cera de vela derretida, que pode ser encontrado nos casos de sinusites.

- Nasofaringe: pode ser avaliada com o uso de espelhos especiais, colocados através da boca, permitindo a avaliação da adenoide, porções posteriores dos pilares faríngeos e parede posterior da nasofaringe. Habitualmente é avaliada apenas pelos especialistas.

ORELHAS

As orelhas se encontram lateralmente. São compostas por cartilagem e pele. A cartilagem tem formato arredondado, formando uma concha dupla (hélice e anti-hélice) de modo a amplificar o som e proteger o meato auditivo, que faz a comunicação entre o pavilhão auricular e a orelha média e interna. A orelha externa é formada pelo conjunto pavilhão acústico + canal auditivo externo. Há uma pequena proeminência de cartilagem na porção anterior, que protege a entrada do meato – o *tragus*. A porção solta e de textura macia abaixo do meato é o lóbulo (Figura 14).

O canal auditivo externo se prolonga para o interior do crânio para dentro e para a frente e mede cerca de 2,5 cm. Inicialmente é formado por cartilagem e revestido por pele, com pelos e glândulas produtoras de cerume, cuja função é remover partículas acumuladas no interior do canal, mantendo a lubrificação local. Após essa porção inicial, passa a ser formado por osso revestido por pele, sem pelos. Essa região óssea é muito sensível e deve-se ter especial cuidado para examiná-la.

Logo atrás e abaixo do meato está o processo mastoide, projeção do osso temporal, que forma uma proeminência palpável logo atrás da orelha.

Na extremidade do canal auditivo externo, se localiza a membrana timpânica, atrás da qual se localiza a orelha média. Esta é uma câmara preenchida por ar, onde se encontram os 3 ossículos da audição: martelo, bigorna e estribo, que transmitem as vibrações captadas pelo tímpano para a orelha interna. Na orelha média encontramos uma das extremidades da tuba auditiva, que a conecta à nasofaringe – motivo pelo qual frequentemente infecções respiratórias altas podem ser complicadas com o desenvolvimento de otites. A orelha média e a externa, portanto, fazem parte do sistema respiratório. As otites podem ser de etiologia viral ou bacteriana e geralmente causam importante desconforto ao paciente. Pode haver acúmulo de secreção na câmara timpânica, que prejudica a audição. Em alguns casos, há perfuração do tímpano em razão de infecção. Outras complicações das otites são mastoidites (infecção das células aeradas no processo mastoide) e meningites, por contiguidade.

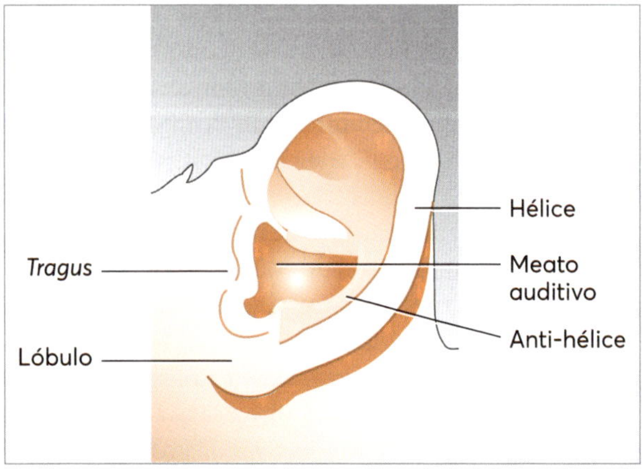

FIGURA 14
Estruturas do pavilhão auditivo externo.

A orelha interna é formada pelo labirinto, dividido em 3 partes: o vestíbulo, a cóclea e os canais semicirculares. O estribo encontra a janela oval, tracionando ou empurrando de acordo com as vibrações captadas pelo tímpano e fazendo vibrar a perilinfa nos canais semicirculares e a endolinfa da cóclea, produzindo impulsos nervosos que são transmitidos pelo nervo vestibulococlear (NC VIII) para o sistema nervoso central (SNC). Para que a audição seja perfeita, deve acontecer a transmissão das ondas sonoras do meio externo até as terminações do NC VIII (fase condutiva) e a transmissão deste ponto até o SNC, através do nervo e vias auditivas, até o córtex (fase neurossensorial).

A fase condutiva, por sua vez, pode ocorrer por duas vias: aérea e óssea. Assim como o ar vibra com o som, os sólidos (inclusive o osso) também vibram e conduzem as ondas sonoras, embora com menor intensidade. A vibração dos ossos da caixa craniana também pode movimentar as estruturas da orelha média, permitindo ouvir mesmo sem a presença da membrana timpânica. Alterações das orelhas externa e média afetam a fase condutiva e podem ter múltiplas origens: corpos estranhos no conduto externo, rolhas de impactação de cerume, acúmulo de secreção na orelha média, perfuração e espessamento timpânicos, tumorações no conduto. Já alterações das estruturas da orelha interna podem lesar a fase neurossensorial: certos medicamentos ototóxicos (como diversos antibióticos – especialmente da classe aminoglicosídeos, diuréticos e outros), infecções como meningites, rubéola, citomegalovírus, exposição a ruídos excessivos, neuroma do acústico, doença de Menière (ligada a alterações do metabolismo glicolipídico), causas congênitas, presbiacusia, condições hereditárias.

Os canais semicirculares são três em cada orelha: anterior (ou superior), posterior e lateral. Possuem estruturas especializadas para detectar e informar ao SNC a posição em que a cabeça se encontra e se está em movimento ou estática. Fazem parte do sistema de controle do equilíbrio corporal, fornecendo informações que serão integradas a dados visuais e aferências sensitivas dos membros, permitindo o controle e ajustes da postura conforme necessário.

A orelha interna não é acessível ao exame físico, mas suas funções sim – tanto a audição como o equilíbrio.

Ainda durante a anamnese, atente para o volume da voz com que o paciente fala – pacientes com perda neurossensorial falam alto, aqueles com perda condutiva tendem a falar baixo. Atente também para a reação do paciente enquanto falam com ele, buscando sinais de perda auditiva: use intensidades vocais diferentes e procure falar com ele durante partes do exame em que se posicione atrás dele, permitindo avaliar se é capaz de ouvir sem participação de leitura facial. Questione ativamente se está escutando normalmente ou notou alterações. Se houver perda auditiva, esta é uni ou bilateral? Teve início brusco ou instalação gradual? Há quanto tempo notou? Está estável ou progredindo? Possui sintomas associados – dor, saída de secreção pelo ouvido, tonturas?

Nas perdas neurossensoriais, o paciente relata pouca compreensão da fala, com piora em ambientes mais ruidosos. Nas perdas condutivas, o ambiente tem pouca influência.

Aproximadamente 1 em cada 3 pessoas com mais de 65 anos terá algum grau de déficit auditivo, o que causa isolamento social, dependência de terceiros, depressão e aceleração de quadros demenciais. Especialmente nos quadros de instalação gradual, o déficit pode não ser percebido pelo paciente, sendo interessante rastrear os pacientes a partir dos 50 anos. Em especial risco estão os pacientes com antecedente de déficit auditivo familiar, aqueles que sofrem ou sofreram exposição a ruídos intensos em ambientes de trabalho ou estiveram expostos a sons como explosões ou campos de batalha e aqueles com diagnósticos de sífilis e rubéola ou que resolveram quadros de meningites bacterianas. Pacientes que precisem utilizar antibióticos aminoglicosídeos ou altas doses de diuréticos devem ser monitorizados durante o uso. Outras substâncias ototóxicas são anti-inflamatórios não hormonais e quinina (usada para tratamento de malária).

Queixas relacionadas

- Otalgia: sinônimo de dor nos ouvidos. Pode se originar de lesões nas orelhas externa, média ou interna. Pesquise se há secreção associada e seu aspecto, se tem ou teve febre, quadro respiratório associado ou precedendo a queixa, se nota dor à mastigação, dor de garganta. A dor das otites agudas – média e externa – costuma ter forte intensidade e ser bastante incapacitante. Nas dores leves a moderadas, cogitar outros diagnósticos, como disfunção da ATM, lesões da naso ou orofaringe ou mesmo do pescoço.
- Plenitude auricular, "orelha cheia" ou "orelha entupida", sensação de água no interior da orelha: o acúmulo de secreção de qualquer tipo – água, secreção serosa, pus, sangue – causa desconforto. Quando na orelha externa, tende a ser exteriorizado (ver otorreia). Mas, quando esse excesso de líquido ocorre na câmara timpânica, pode causar esse tipo de queixa, junto à redução da acuidade auditiva – o tímpano não vibra livremente com a câmara repleta de líquido.
- Otorreia: saída de secreção pela orelha. Mais frequentemente se origina na orelha externa. Pesquise o aspecto (seroso, purulento, sanguinolento) e a quantidade, se há dor associada ou alteração auditiva (a secreção pode ter origem na orelha média e ocorrer perfuração da membrana timpânica para sua drenagem), se houve trauma local. Em caso de secreções hialinas, inquirir traumatismo craniano – pode haver fístula liquórica ou perda de perilinfa nos casos de fratura dos delicados ossos que formam a orelha interna. Cerume é a secreção protetora, com coloração que varia do amarelo ao marrom ou preto e pode ter textura fluida a dura e produção variável entre diversos indivíduos.
- *Tinnitus* e outros sons anormais: *tinnitus* (ou tinido) é a percepção de som que não está associado a estímulo externo. Pode ser musical, uma campainha, um rangido, um chiado, ser grave ou grosseiro como um rádio fora da estação e na maioria das causas se origina na orelha interna. Pode ser uni ou bilateral e acompanhar ou não perda auditiva. Pode estar associado ao uso de medicamentos ototóxicos, idade e degeneração auditiva, ou a alterações metabólicas, como no caso da doença de Menière. Pode acontecer por variações bruscas da pressão no interior da orelha média, como em mergulhos ou viagens. Frequentemente não conseguimos explicar a causa e muitas vezes não terá tratamento, permanecendo crônico. Sons como estalidos, especialmente associados à mastigação, podem estar relacionados a disfunções da articulação temporomandibular. Se o paciente descrever som pulsátil ou em jato, pesquisar aterosclerose (lembre-se da proximidade importante das carótidas internas com a orelha média), fístulas ou malformações arteriovenosas no interior do crânio.
- Alterações do equilíbrio: vertigem é a percepção de que o paciente ou o ambiente está rodando, fre-

quentemente associada a náuseas e vômitos. Sugere alterações do labirinto, orelha interna, do NC VIII ou do sistema nervoso central. Lembre-se de que o controle do equilíbrio conecta orelhas, olhos, cerebelo, tronco cerebral e propriocepção. A tontura rotatória geralmente indica alterações do labirinto, cerebelo ou tronco cerebral, e o exame neurológico é fundamental. Tente caracterizar se a tontura é realmente rotatória ("a sala gira?"), se há piora ao colocar a cabeça em determinada posição, se há sintomas auditivos associados – todas essas informações, quando positivas, sugerem lesão do labirinto. Se houver sensação de desmaio (pré-síncope) associada, fraqueza localizada de algum membro ou parte do corpo, ataxia, diplopia, disartria, alterações da marcha, provavelmente há lesão central ou de outros sistemas, como baixo débito cardíaco. Revise a medicação em uso e antecedentes patológicos do paciente, inclusive antecedentes de traumatismo craniano nos últimos meses. Outras causas são crises de pânico, depressão e ansiedade em geral, somatizações, etilismo, uso de drogas ilícitas, hiperventilação por qualquer causa. Diferencie o quadro da cinetose: sensação de enjoo, frequentemente com vômitos, causada por viagens em ambientes relativamente fechados e com variações frequentes de posição: automóveis em estradas irregulares ou sem aberturas para o meio externo, viagens de barco ou de avião. Esses quadros são causados por desbalanço das informações passadas pelos labirintos e pelas outras aferências (principalmente visuais) ao SNC. Geralmente é recorrente nessas mesmas situações. Causa importante desconforto, mas é benigna. O exame clínico – principalmente o neurológico – deve ser normal. A discussão de vertigem e o exame das funções de marcha e equilíbrio serão abordados em outro capítulo.

Técnicas de exame

Inspeção

Buscar assimetrias, sinais flogísticos, edema, pigmentação, alterações do formato; atresia (ausência por falta de formação do pavilhão auricular ou do canal auditivo; pode ser parcial ou completa) ou remoção cirúrgica ou por trauma – é fundamental questionar o paciente a respeito. Atente também para lesões de pele, cicatrizes, queloides, tumores, edema, infecções, úlceras. Ausência de partes do lobo ou da hélix pode estar ligada a trauma, infecções, brincos tracionados, uso de dilatadores. Pericondrite: infecção da pele e dos tecidos ao redor da cartilagem, geralmente dolorosa e podendo estar relacionada a trauma. Um diferencial é um hematoma auricular, ou orelha em "couve-flor", de aspecto irregular, encontrado após trauma local, especialmente em praticantes de esportes de luta.

Se houver queixa de otalgia ou otorreia, desloque o pavilhão auricular para cima e para baixo, comprima o trago e a mastoide – o tracionamento provoca dor na otite externa e não na média ou na dor referida, originada na ATM. Dor na mastoide pode ser encontrada na otite média, e deve levantar a HD de mastoidite. Avalie também a mastoide, verificando se há edema ou hiperemia local. A mastoidite é uma das complicações dos quadros de otite média, e pode agravar o estado do paciente.

Otoscopia

Segure e tracione delicadamente a orelha do paciente para trás e para cima, para retificar o canal auditivo externo. Sempre inicie pela orelha menos sintomática. Use o maior espéculo disponível, que não cause desconforto. Introduza-o, ligado e visualizando externamente, até logo depois da camada de pelos protetores. Faça o "ancoramento" do otoscópio: apoie a mão que segura o aparelho na lateral do rosto do paciente, de modo que, caso ele faça movimentos bruscos, o otoscópio não se mova e atinja as paredes do canal auditivo – o que pode causar dor intensa, mesmo na ausência de qualquer lesão local. Visualize através da lente de aumento o canal auditivo externo e as estruturas visíveis da orelha média, buscando os referenciais anatômicos. Note se há hiperemia, drenagem de secreção ou sangramentos, deformidades, corpos estranhos, dispositivos de drenagem timpânica. Pode ser interessante pedir ao paciente para fazer manobras como Valsalva para avaliar a mobilidade do tímpano (MT), ou aplicar pressão local (se for um otoscópio pneumático). Normalmente, vemos o reflexo luminoso na membrana timpânica – se estiver ausente, pode haver espessamento dessa estrutura. Através do tímpano, podemos visualizar parte do cabo e do processo curto do martelo. Em alguns pacientes também é possível visualizar a bigorna. Cuide para não tocar a membrana com o espéculo do otoscópio, o que também causa intenso desconforto. Em crianças pequenas e em pacientes confusos, realizar a otoscopia pode ser um desafio.

Pode haver cerume acumulado no trajeto, eventualmente obstruindo completamente a visualização da MT. Se estiverem disponíveis, use pequenas curetas para sua remoção.

Nas otites, pode haver hiperemia do canal auditivo externo (otite externa) ou da membrana timpânica, assim como espessamento e abaulamento desta e acúmulo de secreção serosa a purulenta após a membrana. Casos de despressurização brusca ou traumas podem formar hemotímpano – preenchimento da cavidade timpânica por sangue. Pode ainda haver tumores locais, como alterações ósseas ou epiteliais no canal auditivo ou colesteatomas.

Acuidade auditiva

Como rastreamento ou se houver queixa de déficit, faça o teste da voz sussurrada: posicione-se atrás e a cerca de 60 cm de distância do paciente, de modo que este não possa ler seus lábios. Tampe uma orelha com uma mão e delicadamente friccione o trago em movimento circular, evitando a transferência do som para esse lado. Expire e depois sussurre uma combinação de três letras e três números, em voz bem baixa. Peça ao paciente que repita o que foi dito. Espera-se que o paciente seja capaz de repetir a sequência corretamente. Se errar, repita o teste com outra combinação de números e letras. Se acertar pelo menos 3, considera-se normal. Se errar 4 ou mais, o exame deve ser complementado com uma audiometria.

Testes com diapasão

Ajudam a diferenciar se a perda auditiva é devida a perdas condutivas ou neurossensoriais. Possuem baixas sensibilidade e especificidade, mas são simples e permitem o adequado encaminhamento do paciente. Realize o exame em local silencioso. Use um diapasão (preferencialmente de 256 ou 512 Hz). Os testes são realizados comparando a intensidade do som entre os ouvidos – se a perda for bilateral ou mista, não terão papel relevante. Primeiro, faça vibrar o diapasão com um golpe firme contra sua mão ou coxa, e aproxime-o dos ouvidos do paciente, para que ouça o som simples. Peça que compare em qual lado ouve melhor.

Teste de Rinne:

- Primeiro testar a condução aérea – ative o diapasão e posicione próximo ao ouvido do paciente. Depois, ainda com o diapasão vibrando, apoie-o sobre a mastoide do paciente e compare a intensidade do som – habitualmente é mais audível a condução aérea do que a óssea, a menos que haja perda condutiva, com dificuldade de transmissão do som pelo ar, sem que se altere a condução óssea. Teste um ouvido de cada vez, desde o início.

Teste de Weber

Faça vibrar o diapasão e o posicione na linha média da cabeça – na fronte ou no ponto mais alto do crânio. Normalmente, o paciente deve ouvir o som não muito intenso, em ambas as orelhas, sem um lado preferencial. Caso haja obstrução da condução aérea em uma das orelhas, o som parecerá se dirigir especial e intensamente em direção a essa orelha, graças à condução óssea. Em pacientes sem queixa, pode gerar resultado falso-positivo (Figura 15).

BOCA, FARINGE E LARINGE

A cavidade oral é delimitada anteriormente e ocluída pelos lábios (superior e inferior), que são uma estrutura muscular revestida por epitélio delicado e translúcido, hipervascularizada – daí a coloração avermelhada e a possibilidade de fazer diagnósticos de palidez e cianose através deles.

Na maxila, superiormente, e na mandíbula, inferiormente, encontram-se os alvéolos, onde se alojam

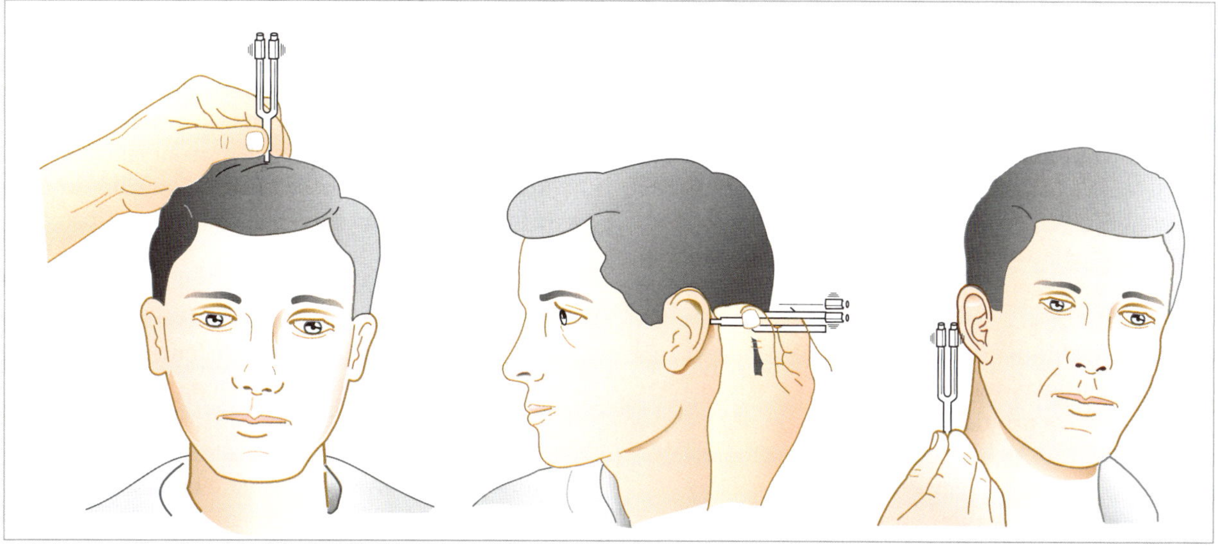

FIGURA 15
Manobras de Rinne e de Weber, para diferenciar a perda auditiva condutiva da perda neurossensorial.
Fonte: Turner, 1990.

os dentes. As gengivas e o palato duro são formadas por epitélio queratinizado, mais resistente às agressões mecânicas durante a mastigação, e se encontram logo acima do periósteo. As mucosas que recobrem a face interna das bochechas (chamada mucosa jugal) e a localizada entre os lábios e as gengivas (mucosa vestibular), a face interna dos lábios, o assoalho da boca e o palato mole têm epitélio não queratinizado – sendo mais intensamente avermelhados que as gengivas. Esse dado é relevante para compreendermos certas alterações encontradas nessas estruturas, especialmente em sua coloração – como as placas esbranquiçadas encontradas em áreas de atrito ou cicatrização recorrente, que refletem áreas de espessamento do epitélio, perdendo a transparência característica. A superfície superior é formada pelo palato duro, junto ao palato mole e à úvula (campainha). O palato mole é parcialmente formado por tecido muscular, participando ativamente do processo de deglutição e proteção da via aérea ao fazê-lo. É recoberto por mucosa e tem vasos superficiais que formam uma rede à inspeção.

As gengivas devem ser firmemente aderidas aos dentes e à maxila/mandíbula. Em pessoas de pele negra pode ter coloração mais escura, de tom marrom. Nos demais indivíduos, é de cor rosa pálido a levemente avermelhada. Unindo as gengivas aos lábios existe o frênulo, prega mucosa na linha média.

A língua é formada por um feixe muscular, com fibras em várias direções e recoberta por papilas gustativas, em sua camada superior – o que causa um aspecto rugoso a acarpetado. Algumas papilas são arredondadas e de cor rosa, outras filiformes e esbranquiçadas. Na face inferior não há papilas. A mucosa aqui é delgada e há um importante plexo venoso, constituindo uma área ideal para funcionar como superfície de absorção para medicamentos ou substâncias diretamente à corrente sanguínea. A língua também possui um frênulo, que a conecta ao assoalho da boca. Ao lado do frênulo lingual emergem os ductos das glândulas submandibulares (ductos de Wharton). As glândulas salivares submentonianas drenam para o assoalho da boca, em pequenos ductos múltiplos, dificilmente visualizados. As parótidas se abrem na mucosa jugal, ao lado do segundo dente molar da arcada superior, em cada lado. Seu ducto segue um trajeto horizontal por baixo da mucosa, que eventualmente é visível e palpável.

Acima e por trás da língua estão os pilares anterior e posterior (ou arcos palatoglosso e palatofaríngeo, respectivamente), na transição para a orofaringe. Entre os dois arcos encontra-se a tonsila palatina – vulgarmente conhecida como amídala, que faz parte do sistema imune. As tonsilas são frequentemente visíveis em pacientes jovens e diminuem muito – ou desaparecem – após os 18-20 anos, voltando a se tornar visíveis caso haja ativação imune, especialmente em infecções das vias aéreas superiores, quando sofrem hipertrofia e edema por congestão. A faringe é visível posteriormente, no recesso atrás do palato mole e língua.

Logo abaixo da orofaringe há um pequeno espaço de transição – a laringofaringe, de onde emerge o esôfago posteriormente e a laringe, anteriormente. Na laringe encontram-se as pregas vocais, além de um conjunto de cartilagens que dão estrutura e participam da oclusão local no momento da deglutição.

Queixas relacionadas e técnicas de exame

O exame seguirá os passos habituais de inspeção, complementada pela oroscopia. Lesões que sejam encontradas à inspeção deverão ser palpadas, para delimitar sua extensão, se são móveis, dolorosas e se há saída de secreção. Algumas lesões devem ser parcialmente removidas para permitir diagnósticos diferenciais. Lembre-se de utilizar luvas para a palpação ou exame de estruturas internas à cavidade oral ou nos lábios. Da mesma forma, utilize espátulas de madeira ou plástico para realizar o exame das mucosas e da faringe, descartando-os após.

Se o paciente usar prótese dentária, peça que retire para permitir a visualização da mucosa. A própria prótese pode causar traumatismo se não estiver bem ajustada, e processo repetido de lesão-reparação pode dar origem a problemas mais graves ou postergar o diagnóstico de uma neoplasia, por exemplo.

Lábios

Avalie:

- Deformidades: podem ser congênitas (exemplo do lábio leporino, que pode acompanhar fendas palatinas), por traumas, queimaduras, cicatrizes. Atente para assimetrias, como no caso da paralisia facial, em que a rima labial se desvia para o lado não afetado.
- Coloração: podemos inferir anemia a partir de palidez dos lábios e mucosa oral, assim como a cianose – coloração arroxeada que acontece quando há queda da concentração de oxigênio ligado à hemoglobina. Pacientes com exposição solar excessiva podem desenvolver queilite actínica: lábios espessados e pálidos (pelo espessamento do epitélio, que perde a transparência e fica opaco), com retração e perda da elasticidade. Na síndrome de Peutz-Jeghers, há múltiplas máculas (lesões planas) hipercrômicas (pintas) nos lábios, mucosa oral e área

perioral. Pode acompanhar formação de múltiplos pólipos intestinais e aumentar o risco de neoplasias. Outra alteração possível são telangiectasias: pequenos vasos dilatados, formando manchas. Pode ser um indicativo de problemas como a síndrome de Osler-Weber-Rendu, uma alteração cromossômica dominante que altera o endotélio, causando fragilidade vascular. Assim como há telangiectasias nos lábios, pode haver também nas pontas dos dedos e em órgãos internos: pulmões, SNC, trato digestório. Frequentemente cursa com anemia por sangramentos dos vasos em intestinos. Sangramentos pulmonares ou cerebrais podem causar graves problemas ou mesmo a morte.

- Umidade dos lábios e da mucosa: participa da avaliação da hidratação sistêmica.
- Edema: pode ocorrer edema dos lábios em casos de trauma local ou lesões localizadas, como infecções e inflamações do próprio lábio ou estruturas adjacentes – como o tecido labial é bastante frouxo, o edema se instala rapidamente e pode haver importante aumento de tamanho. Em situações que provocam alteração da permeabilidade dos capilares, pode ocorrer extravasamento de líquido para o interstício, situação conhecida como angioedema (ou edema de origem nos vasos). É o caso das reações alérgicas (anafiláticas), por exemplo. Pode fazer lesões extensas ou localizadas. O angioedema dos lábios apenas não é de especial risco, mas todo paciente com esse tipo de alteração alérgica deve permanecer sob observação em pronto-socorro: caso haja extensão do edema para outros pontos das vias aéreas, como a língua ou glote, pode haver obstrução respiratória e morte, em poucos minutos. Quando tem origem alérgica, o angioedema geralmente acompanha outras manifestações: lesões de pele, prurido, edema conjuntival. Existem ainda outras causas de angioedema, como o hereditário (ligado a deficiência de proteínas do sistema complemento) e o causado por excesso de bradicinina, substância que é um subproduto do angiotensinogênio, e pode aumentar nos pacientes em uso de medicamentos anti-hipertensivos inibidores da enzima conversora de angiotensina (IECA).
- Nódulos: diversas são as causas de formação de nódulos labiais, a maioria ligada a trauma repetitivo, como mordedura, formando granulomas. A maior preocupação é a possibilidade de uma neoplasia. Merece especial atenção no caso de pacientes tabagistas, com destaque para os usuários de cachimbos, que costumam apoiá-lo com os lábios por longos períodos. Esses pacientes têm maior risco de desenvolver neoplasias malignas (carcinomas), assim como aqueles com queilite actínica associada. Devem ser biopsiados.
- Ulcerações: podem ocorrer por trauma ou neoplasias, mas um diferencial importante é a sífilis primária: Forma-se lesão similar à encontrada nas lesões genitais: nódulo ulcerado, indolor, endurado, sem secreção. Surge entre 1-6 semanas após a infecção e se resolve entre 2-6 semanas, sem deixar sequelas.
- Rachaduras: podem ocorrer pequenas rachaduras por variações importantes de umidade e temperatura, exposição solar excessiva, ou ocorrer em associação com condições autoimunes, como a gastrite atrófica. Geralmente são lesões pequenas, dolorosas e autolimitadas, resolvendo-se em no máximo uma semana. Outra lesão com aspecto de rachaduras é a queilite angular: a pele nos cantos da boca fica macerada, com amolecimento do epitélio e formação de fissuras. Pode decorrer de deficiência de vitaminas, por problemas na oclusão labial (por problemas neurológicos, p. ex.), por oclusão com excesso de força (como ocorre nos pacientes edentados). Pode ou não haver infecção fúngica local por *Candida albicans* – o chamado "sapinho". Nestes casos, há hiperemia marginal às lesões, dor mais intensa e eventualmente formação de placas esbranquiçadas sobre as fissuras.
- Vesículas: nos casos de herpes simples, há formação de placas com vesículas aglomeradas, sobre base eritematosa. Essas lesões são dolorosas e recidivam sempre na mesma localização, quando ocorre queda da imunidade: por uso de medicamentos imunossupressores, por infecções virais ou bacterianas em outros locais, por diabetes descompensado ou mesmo por estresse. As vesículas têm conteúdo líquido seroso, transparente a amarelado. Depois que se rompem, formam crostas amarelo-acastanhadas. A cicatrização e resolução do quadro ocorre entre 1 e 2 semanas após o início.
- Movimentos involuntários: fasciculações (pequenos tremores localizados) no canto dos lábios, por exemplo, podem ser um indicador de hipocalcemia (sinal de Trousseau).

Mandíbula e articulação temporomandibular

Disfunções da ATM podem causar queixas como cefaleia temporal (com características similares à cefaleia tensional, porém bem localizada e recorrente), que pode ter piora com a mastigação. Pode ainda haver dor na própria articulação ou otalgia referida – daí a importância de avaliar a ATM nos pacientes com queixa de otalgia, especialmente se não for aguda. As alterações podem ser ocasionadas por côndilos malformados, traumas anteriores da articulação, hemartrose (por trauma ou cirurgia prévia), tensão muscular excessiva (como na ansiedade ou estresse), desvios da oclusão e mastigação.

Questione as características da dor: se acompanha alterações auditivas, tontura, instabilidade, sensação de plenitude auricular – nestes casos, provavelmente a dor é de fato causada por problemas nas orelhas. Estalidos à abertura oral, dor à palpação do côndilo, trismo (travar com a boca fechada ou entreaberta) são queixas mais sugestivas de alteração da ATM.

Questione se houve algum trauma, tratamento ortodôntico prévio – vícios de oclusão oral (mordida cruzada, p. ex.) –, prognatismo, micrognatismo, próteses dentárias mal adaptadas, extrações dentárias múltiplas. São situações em que cronicamente o paciente tenta (inconscientemente) mobilizar a mandíbula para ajuste durante mordida e mastigação. Causa microtraumas e inflamação crônica do côndilo.

Para examinar, faça a palpação do côndilo em repouso e em movimento (mantenha alguma compressão com os dedos em torno dos côndilos e peça ao paciente que abra e feche a boca algumas vezes). Atente para dor à palpação estática ou dinâmica e para possíveis estalos ou crepitação articular. Essa palpação não deveria causar dor em condições normais. Observe enquanto o paciente abre e fecha a mandíbula, para notar se há desvios no sentido lateral ou anterior durante a movimentação. Outro teste possível é pedir ao paciente para morder uma espátula com força – peça que ele relate se deflagra dor articular ou nos dentes. Para diferenciar de afecção dentária, percuta com a espátula alguns dentes isolados.

A confirmação do diagnóstico de disfunção da ATM é feita por radiografias panorâmicas ou tomografia, junto à avaliação de cirurgião bucomaxilofacial. Pode ser interessante usar placas de silicone para manter a musculatura em posição neutra ao dormir, interrompendo o círculo vicioso da tensão muscular.

Em relação à mandíbula, pode haver trauma local, fraturas, formação de cistos, abscessos odontogênicos, tumores ósseos primários ou mesmo metastáticos. Outra causa de dor, bem mais rara, é a osteonecrose da mandíbula – complicação possível em pacientes que fizeram tratamentos com radioterapia por tumores de cabeça e pescoço ou que vêm em uso prolongado de bisfosfonatos (os medicamentos usados para tratamento da osteoporose). Em caso de dor mandibular, deve-se examinar os dentes e gengivas, palpar o local apontado como doloroso – e complementar a palpação internamente à cavidade oral, calçando luvas. Na maioria dos casos, essa investigação é feita por odontologistas.

Outra queixa possível (não necessariamente associada a dor na ATM, mas com origem similar em tensão muscular, ansiedade e estresse) é o bruxismo, ou ranger os dentes, especialmente à noite, durante o sono. Também pode ser melhorado ou completamente corrigido com o uso de placas corretivas.

Cavidade oral

Peça ao paciente para abrir a boca e observe suas arcadas dentárias. Avalie o estado de conservação dos dentes. Busque pela presença de cáries, dentes quebrados ou com má higienização, manchas. Observe ainda o número de dentes e aqueles que estão ausentes. Caso haja próteses, observe a higiene e o cuidado desta também. Dentes malcuidados são portas de entrada para importantes condições sistêmicas, como a endocardite, além de infecções orais, perda dentária, dificuldades de mastigação. Dentes dolorosos podem ser avaliados com palpação ou percussão com o uso de espátula (avaliando se a dor pode ser originada em outro local, como uma sinusite do seio maxilar ou lesões da mandíbula ou ATM), ou ainda testar se há amolecimento (pinçando o dente entre os dedos e movimentando com delicadeza). Encaminhe ao odontólogo caso suspeite de lesão dentária de fato ou de problemas com próteses. Avalie se há erosão dentária: desgaste do esmalte e exposição da dentina, de cor amarelo-acastanhada. Esta ocorre pela exposição dos dentes a certas substâncias químicas corrosivas e é encontrada, por exemplo, em pacientes com bulimia, pelo contato frequente com o ácido gástrico ao induzir vômito frequentemente. Os dentes e a atividade mastigatória têm efeito estimulante sobre o osso e os alvéolos – quando há extração dentária em adultos, a tendência é ocorrer à reabsorção do alvéolo e, posteriormente, do osso mandibular. Isso torna mais difícil o ancoramento de uma prótese total ou parcial e é um dos motivos para estimular o cuidado adequado com os dentes ou a colocação de implantes quando precisarem ser removidos. Uma pessoa que removeu todos os dentes é denominada edentada.

Gengivas e mucosa oral

A doença gengival – ou periodontal – é extremamente prevalente e pode ocorrer em razão de escovação dentária insuficiente ou com força excessiva, por placa bacteriana, alterações da imunidade, outras causas locais. A gengiva deve estar aderida ao tecido do alvéolo dentário e cobrir a raiz e o colo de cada dente. Na gengivite, observamos áreas de hiperemia, edema, sangramento ou até produção de pus, e retração gengival – exposição de porções que deveriam estar cobertas, como o colo ou a raiz. Os dentes parecem alongados – mas na realidade a gengiva é que se torna mais curta, perdendo parte de seu papel protetor, colocando esses dentes em risco de infecções, amolecimento e queda. A gengivite é uma das causas possíveis para a queixa de mau hálito.

Gengivorragia é o sangramento proveniente da gengiva e pode ocorrer de modo espontâneo ou logo após pequenos traumas como a escovação. Quando ocorre em pontos isolados – ainda que não seja um único local, com sinais de gengivite –, provavelmente estão apenas associados a essas lesões. Havendo gengivorragia em múltiplos pontos, especialmente sem sinais de lesão local, deve ser pesquisada a coagulação – é uma das manifestações possíveis nos casos de plaquetopenia ou intoxicação por anticoagulantes.

Algumas condições, como o uso de certos medicamentos (fenitoína, p. ex.), gravidez, puberdade e leucemias, podem causar hiperplasia gengival – massas de gengiva com crescimento excessivo e além dos limites normais, que podem cobrir dentes. Pode haver inflamação associada.

Algumas substâncias podem se depositar nas gengivas, mudando sua coloração – caso de intoxicação por metais pesados.

Avalie a mucosa jugal, vestibular e sublingual, além do palato e do assoalho da boca, abaixo da língua. Use uma pequena lanterna (ou um fotóforo, ou outra fonte de iluminação que possa ser direcionada) e uma espátula para ajudar a abrir melhor a boca e expor porções da mucosa. Use a espátula nas diversas direções, para poder visualizar as porções mais laterais e posteriores. Com o auxílio de luvas, everta os lábios para avaliar a mucosa vestibular. Busque lesões como nódulos, úlceras, placas esbranquiçadas. É comum encontrar uma linha esbranquiçada ao longo da mucosa jugal, no local onde os dentes superiores e inferiores se encontram, mas isso não tem significado clínico.

Aftas são pequenas ulcerações, habitualmente medindo até cerca de 5 mm de diâmetro, de formato oval a arredondado, dolorosas. Possuem fundo branco a amarelado sobre base hiperemiada e pouco edema. As lesões podem ser isoladas ou múltiplas, e acometem a mucosa labial, jugal ou vestibular ou a língua. Resolvem-se espontaneamente em 7-10 dias e frequentemente recorrem. Caso haja número muito grande de lesões, sejam muito grandes, persistentes, acompanhadas de nódulos, sangrantes ou acompanhadas de sintomas sistêmicos, devem ser investigadas e biopsiadas. Lesões de qualquer natureza que não se resolvam em até 2 semanas devem ser consideradas suspeitas de malignidade.

Vesículas nas mucosas podem ser encontradas na doença mão-pé-boca – quadro viral que cursa com lesões nessas estruturas, dolorosas, acompanhadas de febre e mais comum na infância. Outro diferencial para lesões vesiculares é o pênfigo vulgar, doença autoimune que pode também formar lesões bolhosas na pele. Vesículas ou bolhas em mucosa oral em um paciente com quadro alérgico pode corresponder à forma mais grave das reações alérgicas, a síndrome de Stevens-Johnson.

Formação de placas elevadas, discretamente elevadas, de formato ovalado, recobertas por membrana acinzentada nas áreas de mucosa, em lábios, língua, palato, faringe – em qualquer estrutura oral, enfim –, pode acontecer nos quadros de sífilis secundária. As lesões são extremamente contagiosas e devem ser manuseadas sempre com luvas.

Observe o palato mole e o palato duro. Uma condição benigna denominada Toro (ou *torus*) palatino é uma proliferação óssea na linha média, abaulada, sem sinais flogísticos. Não necessita de correção, a menos que interfira na dentição. Pode haver lesões aftosas, ulcerações por trauma na mastigação de alimentos muito duros ou lesões tumorais. Fenda palatina é uma malformação congênita em que o palato não se forma completamente e ocorre comunicação entre a naso e a orofaringe, ou mesmo entre a cavidade nasal e oral. Muitas vezes, acompanha o lábio leporino.

Úvula

Avalie seu formato em gota e a mobilidade ao se elevar o palato mole (para falar "AAAA", por exemplo – o que avalia a ação do nervo vago – NC X) e se ocorrem desvios. Caso não haja elevação de um dos lados, observa-se desvio da úvula para o lado normal, capaz de se contrair.

Úvula bífida pode ocorrer nos casos de fenda palatina – às vezes as fendas são pequenas e recobertas por mucosa, não visíveis ao exame simples.

Glândulas salivares

A saliva limpa e lubrifica a cavidade oral, ajuda no processo de deglutição e participa da digestão com a amilase salivar, além de umidificar o bolo alimentar. Queixa de xerostomia ou boca seca (saliva insuficiente) pode ocorrer em lesões das glândulas salivares, em condições autoimunes que causam destruição ou seu mau funcionamento, ou em decorrência de medicamentos que reduzem a produção de saliva, como os anticolinérgicos. À medida que se envelhece também diminui a produção salivar. Com saliva insuficiente, aumenta o risco de cáries, mucosite e gengivite. As glândulas devem ser palpadas – as parótidas externamente, sobre os ramos das mandíbulas; as glândulas submandibulares e submentonianas, preferencialmente por palpação bimanual – uma mão examina o assoalho da boca, internamente, enquanto a outra mão pesquisa lesões externamente. Essa manobra deve ser realizada para qualquer lesão encontrada no assoalho da boca, não apenas na investigação das glândulas salivares (Figura 16).

Excesso de produção salivar pode ocorrer em alguns quadros inflamatórios ou na fase de nascimento dos dentes, porém mais comumente estão ligados a medicamentos. Outra possibilidade é a produção estar normal, mas haver disfunção na oclusão labial ou na mecânica da deglutição, causando perda de saliva externamente.

Sialoadenites são os quadros inflamatórios das glândulas salivares por bactérias ou vírus, pela obstrução da drenagem pelos ductos. Acomete com mais frequência a parótida. Sialolitíase é a formação de pequenos cálculos no interior da glândula, que pode obstruir a drenagem pelos ductos, ou ser expelida, causando dor e inflamação no trajeto. O mais frequente é acometer as submandibulares, e pode necessitar de tratamento cirúrgico. Uma característica das obstruções parciais da drenagem salivar é formar uma tumoração local durante a mastigação, que desaparece após a refeição.

Língua

Inicialmente, peça ao paciente para protruir a língua e movimentá-la para os lados e para cima. Avalie seu aspecto e se ocorre desvio desta para algum dos lados. Desvios sugerem disfunção do nervo hipoglosso (NC XII). A seguir, segure a ponta da língua com uma gaze e puxe delicadamente para a frente e para os lados – permitindo mais posteriormente e lateralmente, além do ponto que permite a colaboração do paciente (Figura 17).

As superfícies laterais e inferior da língua e o assoalho da boca são os locais mais frequentes de neoplasias de boca. Busque ulcerações, lesões esbranquiçadas ou avermelhadas, nódulos ou ulcerações. Principalmente em homens, acima de 50 anos, tabagistas ou que masquem fumo. Todo nódulo ou úlcera persistente deve ser considerado suspeito, principalmente se for endurecido, recorrer no mesmo local, demorar demais para cicatrizar. Palpe todas as lesões encontradas.

Anquiloglossia é a condição causada por frênulo lingual curto, que interfere na mobilidade lingual e

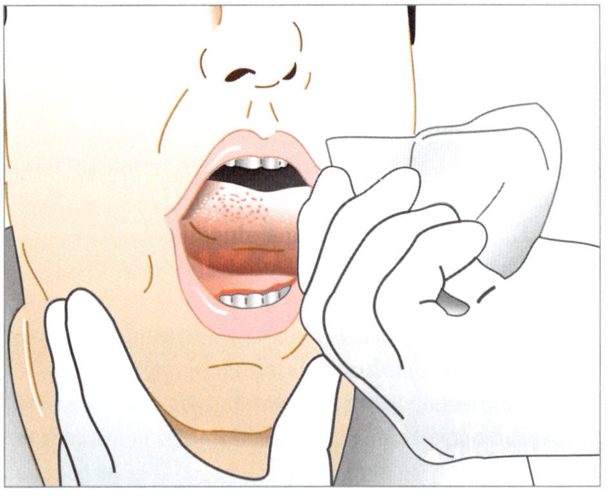

FIGURA 17
Exame da face lateral da língua.
Fonte: adaptada de Bickley et al., 2015.

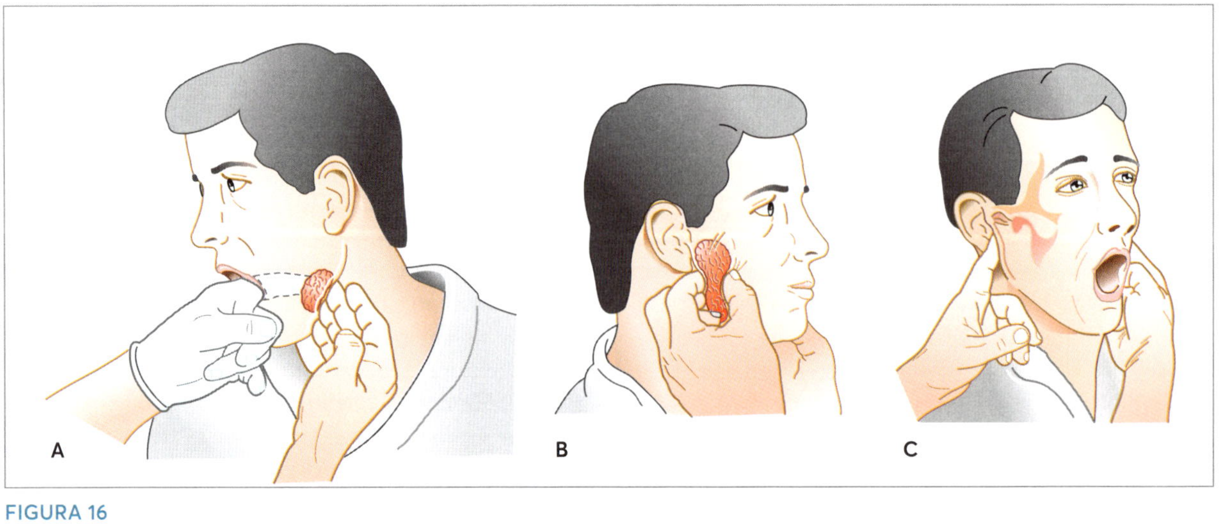

FIGURA 16
A: Palpação bimanual de glândula submandibular. B: Palpação da parótida – externa apenas. C: Avaliação das articulações temporomandibulares.
Fonte: Turner, 1990.

atrapalha a fonação – popularmente conhecida como língua presa.

Avalie o aspecto da língua, nas superfícies superior, laterais e inferior. Busque nódulos, fissuras, úlceras, alterações de coloração, presença de saburra e seu aspecto. Saburra é a camada formada pelas papilas filiformes, que pode ter aspecto de placas ou depósitos, acarpetando a superfície superior da língua, e que pode mudar de aspecto em algumas condições ou tratamentos médicos. Verifique o padrão de distribuição das papilas. Muitas alterações foram associadas a falta de vitaminas (principalmente do complexo B) ou outros nutrientes.

- Dor lingual: dor local ou excesso de sensibilidade podem ser sinais de quadros inflamatórios. Podem estar ligados a trauma, infecção local, formação de aftas ou deficiências vitamínicas.
- Fissuras na língua: uma condição comum é a língua fissurada ou escrotal: toda a superfície lingual forma pregas curvas, profundas, indolores, lembrando o aspecto das pregas da bolsa escrotal. Não tem significado patológico. É uma variação da normalidade encontrada em algumas pessoas e é mais comum entre indivíduos com síndrome de Down. Pode haver acúmulo de resíduos alimentares, causando mau hálito. Outra causa de fissuras é a glossite – quadro inflamatório geralmente benigno, que pode estar ligado a carências nutricionais ou não ter explicação clara. Outra causa possível é o trauma, como mastigação acidental da língua, causando cortes.
- Edema: pode ocorrer nos quadros inflamatórios ou alérgicos. Um diferencial é a formação de abscessos, especialmente entre pacientes com perfurações linguais como piercings, ou com história de trauma local.
- Língua geográfica: também denominada glossite inflamatória benigna. O dorso da língua tem áreas de descoloração, formando áreas avermelhadas, com poucas papilas, entremeadas com áreas de aspecto normal. Lembra o desenho de um mapa, e as lesões mudam de local com o tempo. Pode piorar com o estresse e estar associada a deficiências nutricionais, ou ser simplesmente hereditárias, sem significado clínico.
- Língua careca: língua lisa, completamente ou quase completamente sem papilas, de aspecto avermelhado brilhante e dolorosa. Também denominada glossite atrófica. Pode ser encontrada em pacientes em tratamentos quimioterápicos ou em deficiência vitamínica.
- Língua pilosa: hipertrofia de papilas filiformes e com depósito de queratina, dando aspecto de fibras longas no dorso da língua. Pode ser branca ou escurecida – neste caso, pode estar associada a infecção fúngica.
- Leucoplasia ou leucoplaquia: áreas formando placas de mucosa esbranquiçada (queratose) nas superfícies laterais ou inferior da língua, indolor, persistente. Diagnóstico diferencial com carcinoma espinocelular da língua em fase inicial, do qual precisa ser diferenciado através de biópsia – especialmente em pacientes com mais de 40 anos. Outros diferenciais são candidíase e líquen plano.
- Leucoplaquia pilosa: áreas esbranquiçadas e elevadas, nas laterais da língua. Lembra a leucoplaquia simples, mas com aspecto piloso ou aveludado – lembrando placas de candidíase. As lesões não são removidas com raspagem. Seu achado é associado a infecções pelo HIV.
- Sarcoma de Kaposi: tumores vasculares, associados a imunossupressão grave – especialmente à síndrome da imunodeficiência adquirida (Sida) sem tratamento (ou avançada). São lesões elevadas, vermelhas a arroxeadas, de superfície algo irregular e que podem sangrar muito ao sofrerem trauma. Podem acometer qualquer estrutura da cavidade oral – e de outros órgãos ou da pele. Associado a contato prévio com o herpes vírus HHV-8.
- Monilíase oral: infecção pelo fungo *Candida albicans*. Pode acometer qualquer estrutura oral, bem como a faringe e o esôfago. Forma placas brancas espessas, de tamanho variável, muito dolorosas. São pouco aderidas à mucosa – podem ser raspadas com o uso da espátula, deixando uma área de hiperemia, eventualmente sangrante. Seu achado deve apontar para imunossupressão: infecção pelo HIV, neoplasias ou tratamento com quimioterápicos, uso de corticosteroide tópico ou sistêmico ou de imunossupressores. Pode ser incapacitante e impedir o paciente de ingerir até mesmo água, quando localizada na orofaringe e esôfago.

Faringe

Ao pedir ao paciente para abrir a boca e dizer "AAAAA", já pode ser possível visualizar a faringe – desde que a abertura oral do paciente seja adequada. Caso não seja, será necessário abaixar a língua – agora relaxada, permitindo visualizar a orofaringe. Utilize uma espátula, apoiando a superfície sobre a área arqueada central da língua. Um cuidado a tomar é não apoiar a espátula usada como abaixador de língua muito profundamente, pois isso pode deflagrar o reflexo nauseoso. Caso o paciente tenha reflexo muito facilmente obtido ou a visualização ainda esteja difícil, utilize duas espátulas, seguras com a mesma mão, formando um V, de modo a abaixar a língua tocando em porções não tão centrais dela, o que permite examinar sem causar o desagradável reflexo nauseoso. Lembre-se de providenciar iluminação adequada.

A queixa mais frequente em relação à faringe é a dor de garganta. As tonsilas palatinas são frequentemente acionadas em diversos quadros infecciosos sistêmicos – sobretudo aqueles que são adquiridos por via aérea ou contato oral, como a mononucleose ("doença do beijo") ou diversas infecções das vias aéreas superiores, por serem parte do sistema linfoide. Diante dessa queixa, questione duração, recorrência, sintomas associados, como coriza, tosse, hemoptise, rouquidão, odinofagia (dor ao deglutir) ou disfagia (disfunção para deglutir, sensação de parada do alimento ou engasgos). Questione (e busque) presença de linfonodos cervicais. Questione ainda exposição a agentes químicos, poeira excessiva ou gases tóxicos, bem como alergias conhecidas. Outros dados importantes são uso excessivo da voz – como cantores e professores –, ou o hábito de falar frequentemente em locais com ruído excessivo e inquirir a carga tabágica do paciente, uso de drogas, transfusões prévias, internações anteriores – especialmente se houve necessidade de intubação orotraqueal e ventilação mecânica, que pode causar lesões na laringe, pregas vocais ou traqueia.

Toda dor de garganta com duração acima de 3 semanas é considerada prolongada e deve ser investigada. O mesmo vale para rouquidão, disfagia ou odinofagia prolongadas. Esses quadros podem ser associados a inflamações e infecções locais ou sistêmicas, ou ainda a neoplasias. A investigação é feita com laringoscopia indireta ou com nasofibroscopia, ou mesmo com laringoscopia direta, sob anestesia geral.

Tonsilas

Em adultos com mais de 20 anos, não costumam mais ser visualizadas, a menos que estejam hipertrofiadas por quadro inflamatório. As tonsilas normais (fisiológicas até essa idade) são estruturas afiladas, de superfície levemente irregular, de cor rósea. Possui pequenas "perfurações" – as criptas, áreas de invaginação profundas do epitélio. Eventualmente, pode formar-se um acúmulo esbranquiçado, proteico e de restos celulares descamados, nessas criptas – o *caseum*, que pode se soltar e ser expelido com a tosse. *Caseum* é uma das possíveis causas de mau hálito. Nas tonsilites, há aumento do volume, perda do formato, tornando-se edemaciadas, arredondadas. O grau de hiperemia é variável – pode estar ausente até causar lesões intensamente avermelhadas. Forma-se secreção de aspecto e quantidade variável com o quadro: nas infecções virais, apenas pontos amarelo-esbranquiçados, geralmente com hiperemia leve a moderada. Nas infecções bacterianas, formam-se placas de pus mais fluido ou mais espesso. Geralmente, acompanham febre e linfadenopatia.

A hipertrofia unilateral de tonsila não é frequente e deve ser monitorada – caso não se resolva em até 2 semanas, deve-se levantar a hipótese de neoplasia, principalmente linfoma. Na hipertrofia bilateral, pode ser feita uma graduação – subjetiva – do percentual da orofaringe que as tonsilas ocupam. A graduação é dada entre 0-4: Zero = tonsilas não visíveis. Um = até 25% do espaço transverso da orofaringe. Dois = entre 25-49%. Três = entre 50-74%. Quatro = acima de 75%.

Pode haver também inflamação dos pilares faríngeos e úvula, além das tonsilas – caracterizando faringite. Também pode ocorrer por infecções virais ou bacterianas.

A difteria é uma infecção causada por infecção por *Corynebacterium diphteriae.* Atualmente, é um quadro muito raro, graças à eficácia da vacinação. Causa faringite exuberante, com muita hiperemia e formação de membranas de exsudato, de cor acinzentada, na faringe, úvula e língua. Em casos graves e em crianças, pode causar obstrução aérea e morte.

Disfonia (rouquidão)

Alteração das características da voz, como mudança de timbre, voz mais grossa, áspera ou grave que o usual. Pode ser causada por alterações da laringe, como edema inflamatório ou alérgico, uso excessivo da voz, trauma (intubação orotraqueal, tosse vigorosa, corpo estranho), calos, nódulos e fissuras nas pregas vocais, refluxo gastroesofágico, ou por lesões extrafaríngeas que causem compressão de nervos laríngeos – tumores de tireoide ou outras lesões cervicais. Pesquise exposições ocupacionais, além dos hábitos. Agudamente, as causas mais prováveis são infecção e uso excessivo da voz. Se a duração for maior que 2 semanas, deve ser feita a investigação. Pensar em neoplasias especialmente em pacientes com história de etilismo ou tabagismo, tosse crônica, hemoptise, perda de peso, adenomegalia unilateral no pescoço. Outra causa possível são alterações neurológicas, como doença de Parkinson, esclerose lateral amiotrófica ou *miastenia gravis.* Busque disfagia ou outros sinais e sintomas motores associados. A laringoscopia ajuda a compreender o padrão de alteração motora presente.

PESCOÇO

A porção posterior do pescoço é formada praticamente apenas por estruturas musculares, ósseas, ligamentares e pela medula e seus ramos – e seu exame será mais próximo da propedêutica osteoarticular do que do restante da propedêutica de cabeça e pescoço.

Entretanto, algumas cadeias linfonodais se encontram nessa topografia – na maioria drenando estruturas da parte posterior da cabeça e do couro cabeludo.

Já nas porções anterior e lateral, temos estruturas dos sistemas respiratório, digestório, endócrino, cardiovascular, além de nervos e linfonodos.

Queixas referentes a esse segmento precisam de uma boa anamnese. Existe relação da dor com mudança de posição? Com a deglutição? Com tosse? Há sintomas sistêmicos, como febre e dor articular, ou sugestivos de alterações do metabolismo da tireoide? É necessário integrar o raciocínio clínico com as relações anatômicas – por exemplo, para fazer a ligação entre o aumento de volume tireoidiano e a rouquidão.

O exame se inicia com a inspeção, seguida pela palpação – mesmo sem queixas, realizamos a palpação das estruturas normais e pesquisa de linfonodos nas diversas cadeias cervicais (Figura 18). Se notar alguma alteração à inspeção, complemente com palpação local – busque e descreva seu tamanho, consistência, mobilidade, presença ou não de sinais flogísticos, dor local ou se possui alguma outra peculiaridade, como ser pulsátil ou redutível. Além desses passos padrão, de inspeção e palpação estáticas, fazemos a inspeção e palpação dinâmicas – para diferenciar algumas das estruturas entre si e avaliar sua mobilidade, oferecemos ao paciente um copo com água e pedimos que tome um gole (ou que engula um pouco de saliva), verificando a movimentação ou não da estrutura pesquisada durante a deglutição. Algumas estruturas terão técnicas específicas de exame, descritas ao longo do texto.

Na inspeção cervical, atente para a posição da cabeça, se há desvios ou rotação, assimetrias, cicatrizes de cirurgias prévias ou traumas. Note se há tumorações visíveis ou áreas com sinais flogísticos ou drenando algum tipo de secreção. Atente para a veia jugular externa, especialmente se estiver dilatada, e para a posição da traqueia a estruturas da laringe. O exame é mais fácil nos pacientes com pescoço longo e fino – nos indivíduos de pescoço mais curto e volumoso, é frequente identificar estruturas apenas com a palpação e com alguma dificuldade. A medida do diâmetro cervical é uma estimativa de riscos: tem correlação com o risco cardiovascular e com o diagnóstico de apneia do sono.

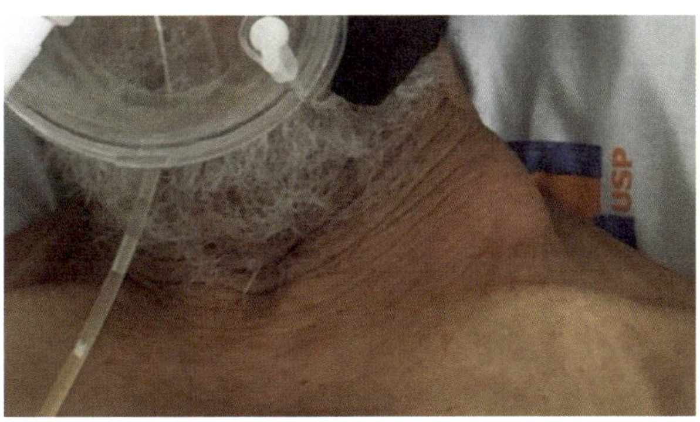

FIGURA 18
Paciente com linfonodo cervical muito aumentado à esquerda, formando massa visível.
Imagem gentilmente cedida pela Dra. Célia Maria Kira.

Na linha média, são palpáveis ou visíveis (em ordem, no sentido craniocaudal): osso hioide (estrutura rígida, móvel, logo abaixo da mandíbula, na junção do assoalho da boca com o pescoço); a cartilagem tireóidea (em forma de escudo, com chanfradura na borda superior – forma o pomo de adão, mais bem visualizado em homens); a cartilagem cricoide (formato anelar, normalmente identificada apenas à palpação); os anéis traqueais (geralmente há dois anéis no espaço entre a cricoide e a glândula tireoide) e a glândula tireoide, na base do pescoço. Visualize a traqueia e a cartilagem tireoide e busque desvios em relação ao trajeto habitual. Podemos comparar o espaço entre a traqueia e os músculos esternocleidomastoides em cada lado, que deve ser simétrico. Pode haver desvios da traqueia com massas cervicais ou intratorácicas ou com pneumotórax importante. A traqueia e demais estruturas da laringe se elevam durante o movimento de deglutição – inspeção e palpação dinâmicas.

A laringe não é visível diretamente, e a maioria das suas alterações não gera sinais ao exame físico, o que dificulta muito o diagnóstico dessas condições. Pesquisar sempre que houver queixas como rouquidão persistente, dificuldade de deglutição, tosse crônica. Busque adenomegalias cervicais que possam ser secundárias a alterações profundas. Pode ser necessário complementar com laringoscopia direta ou indireta, visualizando as pregas vocais, sua motilidade e lesões da epiglote e laringe.

Usamos uma série de referências anatômicas para o exame cervical, como a cartilagem tireoide. Para fins de registro e de raciocínio clínico, dividimos o pescoço em segmentos – o que pode ser feito de algumas formas diversas. Aqui apresentaremos uma mais utilizada nas avaliações clínicas (trígonos) e outra nas cirúrgicas (níveis).

O músculo esternocleidomastóideo (ECM) é a referência anatômica mais usada na segmentação cervical. Esse músculo possui duas origens – um ventre se origina do manúbrio, outro da porção medial da clavícula, e formam um único corpo muscular pouco acima, lateralmente à laringe. O ECM segue superior e posteriormente, em direção a sua inserção na mastoide e protege em seu trajeto a bainha carotídea (que contém a carótida comum, a veia jugular interna e o nervo vago). O corpo do ECM divide a porção anterolateral do pescoço em dois espaços triangulares: os trígonos anterior e posterior.

- Limites do trígono anterior: superior = mandíbula; anterior = linha média do pescoço; posterior = borda anterior do ECM. Nesse trígono se encontram as glândulas salivares (sublinguais e submentonianas), as estruturas vasculares, as cartilagens da laringe, a tireoide e os linfonodos que drenam essas estruturas, além das tonsilas e da parte posterior e inferior da faringe.
- Limites do trígono posterior: inferior = clavícula; posterior = músculo trapézio e anterior = borda posterior do ECM. Esse trígono contém mais estruturas musculares e linfonodos. Os linfonodos dessa região são responsáveis pela drenagem da pele – principalmente couro cabeludo e região posterior da cabeça, e aumentam em infecções como a mononucleose ou das vias aéreas superiores.

Os cirurgiões – especialmente aqueles especializados no segmento – usam uma divisão diferente, por níveis, para se referir em especial aos linfonodos cervicais, com ênfase nas cadeias jugulares. Estes representam fases sequenciais da drenagem linfática local – e, dependendo da localização de uma lesão e de seu sítio primário, significam doença mais avançada, influenciando na decisão terapêutica.

Divisão cervical por níveis (Figura 19):

- I: submentonianos e submandibular, até os músculos digástricos.
- II: cadeia jugular superior, da base do crânio até o osso hioide.

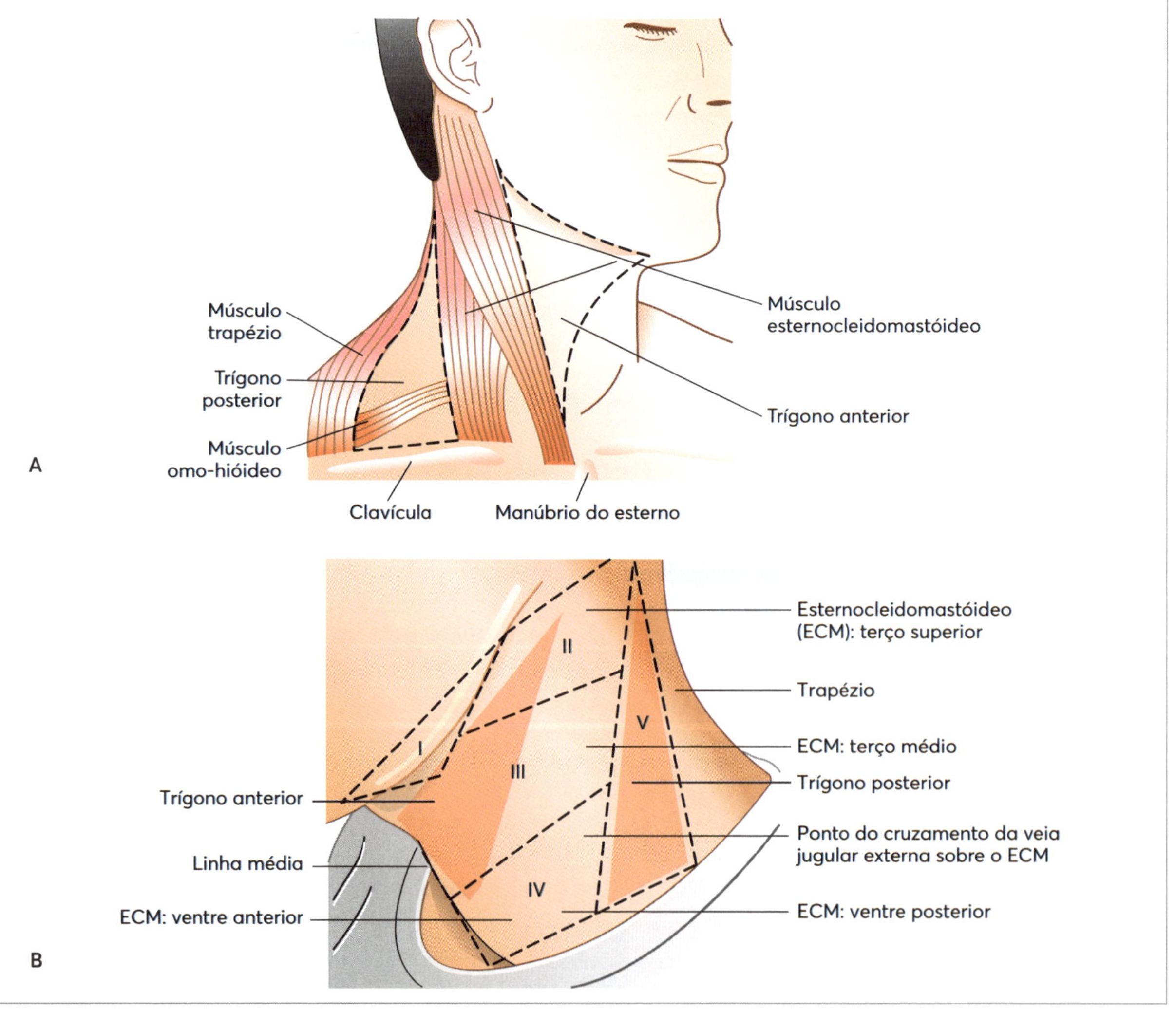

FIGURA 19
Divisão do pescoço em trígonos anterior e posterior, e nos níveis I a V.
Fonte: A: adaptada de Bickley et al., 2015; B: arquivo da autora.

- III: cadeia jugular média, do hioide até a borda inferior da cartilagem cricoide.
- IV: cadeia jugular inferior, da borda inferior da cricoide até a clavícula.
- V: trígono posterior – ECM anteriormente e trapézio posteriormente.

Também é importante avaliar os grandes vasos. Lembrando que a carótida comum e a veia jugular interna situam-se profundamente ao ECM. Sinta o pulso carotídeo na base do pescoço – afastando delicadamente o ventre medial do ECM – e o corpo carotídeo, próximo ao osso hioide. Redução do pulso, assimetria ou frêmito sugerem aterosclerose, compressões extrínsecas ou dissecção arterial.

A veia jugular externa cruza o ECM superficialmente, aproximadamente na junção de seu terço inferior com o médio. Sua avaliação permite estimar se há congestão ou estase venosa: com o paciente deitado em decúbito dorsal e elevação da cabeceira em 30 graus, imagine um plano paralelo ao chão, a partir do ângulo de Louis (união do manúbrio com o esterno) até o ECM. Se a jugular for visível preenchida acima desse ponto, é provável haver aumento da pressão venosa central, considerando-se então a veia túrgida (usamos o termo estase jugular), e frequentemente com a pulsação venosa exuberante. Nas obstruções da veia cava superior, vemos as jugulares externas ingurgitadas, além da presença de circulação colateral superficial ao longo do pescoço e porção superior do tórax, além de pletora (congestão facial) e hiperemia conjuntival. As alterações dos vasos serão mais bem descritas no capítulo de exame cardiovascular.

Lembre-se de fazer um roteiro padronizado para passar por todas as porções a serem examinadas, em especial em relação à procura de linfonodos cervicais.

Queixas relacionadas e técnicas de exame

Dor cervical

A dor pode se originar de qualquer estrutura presente no pescoço, e cabe ao examinador direcionar a anamnese. São preocupantes:

- Dor torácica que se irradia para a região anterior do pescoço, especialmente se relacionada a esforço, precisa ser considerada suspeita de angina.
- Dor súbita seguida de déficit neurológico: possibilidade de dissecção arterial (carótida ou basilar).

Posicione-se atrás do paciente, enquanto ele está sentado, e avalie a porção posterior do pescoço. Peça ao paciente para despir o suficiente para visualizar não só o pescoço, mas também os ombros, e faça a inspeção, desde a base do crânio até o início do dorso. Deve haver simetria entre os lados. Normalmente, a coluna cervical tem uma curvatura fisiológica levemente lordótica, dando o aspecto de um "C" invertido à visão lateral. Observe a forma e relevo dos músculos paraespinhais (que circundam os processos espinhosos), na linha média. Pesquise alterações do formato e de posicionamento, rotações e curvaturas anormais. Curvaturas ou desvios mais frequentemente são secundários a espasmos musculares, como no torcicolo. Perda da curvatura natural pode ocorrer em casos de dor local (posição antálgica), alterações ósseas e ligamentares ou na espondilite anquilosante – inflamação autoimune que provoca a fusão das vértebras, destruindo os discos intervertebrais.

Faça a palpação dos processos espinhosos (C2 a C7) e da musculatura paravertebral. Busque músculos espásticos, deformidades ósseas, desconforto à manipulação, desalinhamentos de vértebras (formando degraus à palpação) ou desvios. A sétima vértebra (C7) é naturalmente mais proeminente, na transição para o tórax. Outras vértebras deslocadas em qualquer direção podem sugerir lesões de ligamentos ou mesmo fraturas. Deslocando seus dedos lateralmente, busque as articulações das facetas posteriores, que não são dolorosas em condições normais. Dor à palpação pode sugerir osteoartrose ou mesmo fraturas.

Teste a mobilidade, tanto ativa como passivamente. A mobilidade ativa permite avaliar a força muscular dos diversos grupos de músculos da região, enquanto a mobilidade passiva dá informações sobre possíveis grupos apresentando flacidez e sobre rigidez nucal. Rigidez da musculatura cervical pode ocorrer nos espasmos musculares, na irritação meníngea, nas espondiloartrites e osteoartrite avançada, em fraturas e luxações das vértebras, na fusão de vértebras que ocorre em razão de tuberculose óssea ou outras inflamações locais. O achado de flacidez dessa musculatura pode ser encontrado em certas alterações neurológicas, como na poliomielite, na *miastenia gravis* ou no coma.

Verifique o grau de liberdade de movimentação:

1. Teste a flexão frontal: peça ao paciente para encostar seu queixo no esterno. Normal: 45 graus ou mais.
2. Avalie a extensão cervical: peça que levante o queixo ao máximo. Normal: cerca de 55 graus.
3. Rotação lateral: peça para o paciente encostar seu queixo no ombro. Normal: 70 graus para cada lado.
4. Teste a inclinação lateral: peça ao paciente para encostar a orelha no ombro. Normal: pelo menos 40 graus para cada lado.

É possível anda testar a força muscular, pedindo para o paciente fazer esses mesmos movimentos contra resistência: o examinador apoia sua mão na testa do paciente para testar a flexão anterior (refletindo a força dos ECM bilateralmente); ou na região occipital para testar a extensão (testa os paraespinhais). Apoiando as mãos nas regiões temporais, podemos testar a rotação (avaliando cada ECM em separado) e a inclinação (testa músculos escalenos). O ideal é complementar essa avaliação com o exame neurológico, testando força e sensibilidade nos dermátomos e miótomos correspondentes a cada raiz, assim como os reflexos.

A causa mais frequente de dor e rigidez cervical é distensão/espasmo muscular ou tensional, em especial do músculo levantador da escápula, localizado na porção posterior e lateral do pescoço. Neste caso, há limitação principalmente da rotação. Questione se o paciente fez atividade física intensa ou diferente do habitual, se houve trauma ou se ouviu algum estalido durante a movimentação. A dor e o espasmo podem ocorrer por lesões esportivas, mau posicionamento para dormir, postura incorreta ou estresse.

Entretanto, rigidez cervical é um sintoma que também pode ser encontrado em quadros de meningite. Questione a presença de febre e cefaleia, náusea, fotofobia, sonolência ou alterações de consciência e examine em busca de rigidez à movimentação vertical – esta sim, considerada rigidez de nuca. Outra alteração sugestiva, mas não patognomônica de meningite, é a movimentação em bloco – o paciente move todo o tronco ao tentar direcionar o olhar ou a cabeça para um dos lados, por limitação da rotação.

Outras alterações possíveis no segmento posterior:

- Costela cervical: costela(s) extranumerária(s), articulada com a sétima vértebra cervical. Pode ser unilateral. Pode alcançar o manúbrio ou se ligar ao corpo do esterno ou à primeira costela. Habitualmente, não causa sintomas e é um achado radiológico. Quando há sintomas, são decorrentes da compressão vascular, por pinçamento dos vasos dos membros superiores – o paciente relata desconforto ao usar excessivamente ou ao elevar os braços, comprimindo a artéria subclávia e prejudicando a perfusão.
- Meningocele: malformação dos corpos vertebrais, com herniação da dura-máter, aracnoide e raízes dos nervos espinhais. Pode acompanhar paralisias. Associada aos casos de espinha bífida – raramente acomete coluna cervical, sendo mais característica do terço inferior da coluna.

Surgimento de nódulo ou massa cervical ou aumento de volume localizado

Pode se originar de qualquer estrutura que sofra aumento de tamanho, e podem ser de diversas naturezas: infecciosas, inflamatórias, congênitas, traumáticas, benignas, malignas. Podem ser manifestações assintomáticas de neoplasias – como carcinomas espinocelulares, linfomas, neoplasias de tireoide ou de glândulas salivares.

É importante questionar:

- A duração do quadro.
- Se vem progredindo ou mantendo-se estável.
- Se o volume flutua ou recorre.
- Se houve infecção recente.
- Se há doenças crônicas, especialmente com imunossupressão.
- Pesquisar antecedente de neoplasia em qualquer localização e qual tratamento foi realizado.
- Se há antecedentes familiares de neoplasias.
- Se existe rouquidão associada.
- Se houve exposição excessiva a radiação (ocupacional ou tratando alguma neoplasia com radioterapia, p. ex.).

Se a lesão for dolorosa, provavelmente há infecção aguda. Lesões que estão presentes há meses ou anos, sem variar o tamanho, devem ser benignas ou mesmo congênitas. Entre os pacientes com mais de 40 anos, aumenta muito a chance de a causa do nódulo ser lesão maligna, enquanto antes dos 20 anos a maior probabilidade é de malformações congênitas – como reminiscentes embrionários, ou lesões inflamatórias. Das massas neoplásicas, a maioria é secundária: lesões metastáticas, por disseminação linfática, de tumores em outros sítios: 85% se originam de vias aéreas ou digestivas (regionais, do próprio segmento cabeça/pescoço), 10% intratorácicos ou abdominais e 5% permanecem indeterminados. Com menos frequência, surgem metástases de outros sítios, como mamas ou testículos. Entre 12 e 15% das neoplasias de cabeça e pescoço se apresentam já metastáticas, como massas cervicais.

Outra causa possível para surgimento de massas cervicais às custas de linfonodos aumentados é a linfadenite: inflamação primária do linfonodo, por vírus, bactérias ou fungos com tropismo específico por esses tecidos – ou capazes de driblar o sistema imune. Sendo lesão inflamatória, geralmente acompanha sensibilidade local, enduração relativa (a textura é mais firme que um linfonodo normal, fibroelástico, porém não é pétrea) e pode haver hiperemia e pontos de flutuação – especialmente nos casos de infecção bacteriana ou fúngica, tendendo a formar abscessos. Entre os agentes bacterianos mais frequentes estão os estafilococos e estreptococos, junto à *Bartonella* – neste caso, configurando quadro de doença da arranhadura do gato. Na mononucleose ou nas infecções que copiam sua apresentação clínica (consideradas em conjunto como síndromes *monolike*, na maioria virais), geralmente ocorre aumento de múltiplas cadeias ganglionares cervicais (podendo também acometer outras cadeias, todas com linfonodos aumentados, sensíveis, móveis e sem hiperemia), junto a sinais e sintomas sistêmicos: fadiga, febre, lesões de pele, hepatoesplenomegalia. Merece especial atenção a condição denominada escrófulo: infecção dos linfonodos por tuberculose – também conhecida como tuberculose ganglionar. Esses linfonodos são bastante aumentados, têm poucos sinais flogísticos, podem ser aderidos aos planos profundos e com frequência fistulizam, fazendo drenagem espontânea do material purulento/caseoso para a pele. Sempre que estiver presente, deve-se suspeitar de imunossupressão – especialmente infecção pelo HIV.

Entre as lesões metastáticas para linfonodos, merece atenção o carcinoma espinocelular (CEC), que pode ter origem em cavidade oral, orofaringe (tonsilas e base da língua), hipofaringe, nasofaringe, laringe ou esôfago. Com frequência a lesão primária é oculta, principalmente por serem lesões de progressão relativamente lenta e indolores. Essas lesões sempre foram muito associadas ao tabagismo, mas a epidemiologia – assim como a apresentação clínica – vem mudando nas últimas décadas. Com a diminuição do número de tabagistas, tem aumentado o número de casos ligados à infecção pelo papilomavírus humano subtipo 16 (HPV-16), especialmente nos países desenvolvidos. Principalmente ocorre entre pacientes masculinos, mais jovens que a população habitualmente acometida por CEC por tabagismo, com exposição a múltiplos parceiros sexuais, com pouca ou nenhuma exposição ao fumo e álcool (mas maior exposição à maconha), maior nível socioeducacional e com dentes mais cuidados. O HPV é há tempos associado a neoplasias de colo uterino, e espera-se que essa tendência de aumento dos CEC de cabeça e pescoço associada ao HPV também diminua (ou eventualmente desapareça) com as campanhas de vacinação contra esse agente. Um agravante é que as lesões de CEC metastático ligado ao HPV podem ter característica cística – diferentemente das demais neoplasias, ocasionando confusão diagnóstica com condições benignas, o que atrasa o diagnóstico e o tratamento adequado.

Com menos frequência em adultos, mas razoavelmente frequentes na infância, ocorrem massas cervicais por alterações congênitas. Os mais frequentes destes são cistos de fendas branquiais, lesões da face lateral do pescoço, próximos às bordas anteriores do ECM, formadas por falhas na obliteração dos ductos faringobranquiais durante a vida intrauterina. Como seriam revestidos por mucosa do trato respiratório, podem aumentar de volume durante ou após infecções das vias aéreas superiores, revertendo após a resolução – essa flutuação de tamanho e a recorrência são suas principais características. Têm textura cística. Eventualmente podem infectar, passando a ter características flogísticas. Podem eliminar material mucoso ou purulento cronicamente.

Outro exemplo é o cisto tireoglosso: a tireoide se forma, na vida embrionária, sobre a base da língua (onde se encontra o forame cego) e migra em direção a sua posição final, na base do pescoço, entre a quarta e a sétima semanas de vida intrauterina. Eventualmente, a migração é interrompida ou alguns reminiscentes de tecido tireoidiano permanecem no trajeto. Podem se tornar massas localizadas na linha média do pescoço, císticas, arredondadas, indolores, e que se movimentam verticalmente ao pedir ao paciente para protruir a língua. Podem se localizar desde o osso hioide (interrompendo o osso) até pouco acima da topografia normal da tireoide. Geralmente, surgem ainda na infância ou em adultos jovens e eventualmente podem infectar. Pode conter tecido glandular ativo – e, caso a migração não tenha ocorrido completamente, pode ser o único tecido tireoidiano do paciente. Nesses casos, não deve ser removido cirurgicamente.

Higroma cístico é outro tipo de tumoração de origem embrionária – é uma malformação da drenagem linfática, mais comum na base do pescoço. Massa bastante móvel e cística, passível de transiluminação, com conteúdo seroso claro a hemorrágico, não redutível com manobras. Apesar de ser uma alteração benigna, pode ter crescimento contínuo e comprimir estruturas adjacentes. Pode infectar, mudando suas características.

- Lipomas: massas de tecido gorduroso, no subcutâneo. Textura macia, móveis, indolores, de crescimento lento e benigno. Podem atingir tamanhos significativos, mas quase sempre sua repercussão é estética apenas.
- Cistos dermoides: mais frequentes na região submentoniana e ao longo de linhas de fusão embrionária, mas não se movimentam ao testar a protrusão lingual. Aumentos de volume não progressivos, indolores, mais frequentes em crianças e adultos jovens.
- Laringocele: massa de tecido de revestimento da laringe, de textura tensa, que pode aumentar (ou surgir) quando o paciente espirra ou assoa o nariz. É redutível.
- Divertículo de Zenker: pseudodivertículo formado a partir do esôfago, na parede lateral do pescoço.

Pode acumular resíduos alimentares e ser causa de tosse crônica, pneumonias de repetição ou mau hálito. Quando forma tumoração visível, esta se encontra no trígono posterior e deve ser redutível com manobras.

A localização da lesão é fundamental no raciocínio dos diagnósticos diferenciais: lesões da linha média são quase sempre benignas (cisto tireoglosso, cistos dermoides). Lesões na região supraclavicular e na base do pescoço podem ser metástases de tumores intratorácicos, de mama ou abdominais e são sempre suspeitas, devendo disparar investigação ampla. Massas laterais podem ser cistos de fendas branquiais, geralmente indolores e próximos à borda do esternocleidomastóideo (ECM), em seu terço anterossuperior. No trígono anterior, encontramos alterações de linfonodos, cistos branquiais, aneurisma da carótida ou tumores do corpo carotídeo (estes são pulsáteis e têm frêmito). Já no trígono posterior, massas podem ser linfonodos, divertículos de Zenker (pseudodivertículo faringoesofágico), cistos branquiais, lesões das parótidas. Em qualquer localização, podem-se encontrar lipomas e cistos sebáceos.

A presença de disfonia pode indicar paralisia de prega vocal, por invasão ou compressão do nervo laríngeo recorrente. Como este tem um trajeto intimamente associado à tireoide, é mandatório buscar possíveis alterações nessa glândula e em suas adjacências. Massas de origem infecciosa ou inflamatória tendem a ser autolimitados com resolução dentro de algumas semanas, eventualmente necessitando de antibioticoterapia, com resolução completa. Toda lesão que dure acima de 4 semanas indica investigação – realização de punção aspirativa com agulha fina (não se realizam biópsias excisionais, pois, quando as lesões são neoplásicas, há risco de disseminação no trajeto do acesso cirúrgico). Caso haja sinais de alerta, a investigação deve ser disparada antes do prazo de 4 semanas (Tabela 4).

TABELA 4 Sinais de alerta nos nódulos cervicais

▪ Idade acima de 40 anos
▪ Duração acima de 2 semanas
▪ Rouquidão associada persistente
▪ Disfagia associada
▪ Trismo ou otalgia associada
▪ Perda de peso
▪ Nódulo aderido
▪ Nódulo indolor
▪ Crescimento progressivo
▪ Lesão suspeita de mucosa associada

Tireoide

A tireoide é a maior glândula endócrina do corpo – e ainda assim é uma estrutura pequena. Tem o formato de uma borboleta: dois lobos unidos por um istmo estreito central. Cada lobo mede 4-5 cm de altura, 2 cm de largura e 2 cm de profundidade e pesa cerca de 15 g. O istmo mede cerca de 5 cm de comprimento por 1 cm de largura. Localiza-se na base do pescoço, pouco acima da fúrcula e abaixo da cartilagem cricoide. Curva-se para trás e envolve anterior e lateralmente a traqueia, sendo que o istmo se localiza na altura do segundo ao quarto anéis cartilaginosos. Chega a tocar o esôfago posteriormente. Estende-se superiormente, até tocar a cartilagem tireoide com as extremidades dos lobos. A superfície é irregular, de textura rugosa a discretamente granular, que deve ser simétrica ao se comparar os lobos, deve ser indolor e tem textura fibroelástica.

Produz hormônios que regulam a taxa de metabolismo basal, e seu efeito interfere na grande maioria dos sistemas. Para produzir hormônio, depende da estimulação hipofisária, através do hormônio tireoestimulante (TSH) e da disponibilidade de iodo, matéria-prima indispensável. O controle da produção hormonal é por mecanismos de *feedback* negativo, ou seja, quando a produção de hormônio tireoidiano está adequada, cessa a estimulação hipofisária para que continue a produção e vice-versa. O TSH, além de estimular a produção hormonal, estimula a reprodução celular no tecido tireoidiano, causando hipertrofia da glândula. O aumento das dimensões da tireoide é denominado bócio (Figura 20). O principal modelo para essa situação é a carência de iodo: por falta de produção de levotiroxina, ocorre hipertrofia glandular secundária ao aumento da produção de TSH. Porém, mesmo com esse crescimento local, a produção de levotiroxina persiste baixa – por falta de matéria-prima. O quadro clínico que se desenvolve é o hipotireoidismo. A tireoide pode crescer em algumas dimensões, seja externamente no pescoço, seja inferiormente, em direção à cavidade torácica – formando o bócio subesternal ou mergulhante.

Em algumas doenças, há destruição do tecido tireoideano – por inflamação crônica, por exemplo, como na tireoidite de Hashimoto. Ocorre então redução da produção de hormônio, mas mesmo com a estimulação pelo TSH a glândula não consegue mais se recuperar, e ocorre também o quadro de hipotireoidismo, quase sempre sem aumento glandular.

Já a doença de Graves decorre da formação de autoanticorpos, que reagem contra o receptor para TSH nas células tireoidianas. Ao se ligar ao receptor, envia mensagem errônea à glândula: estimula não só a pro-

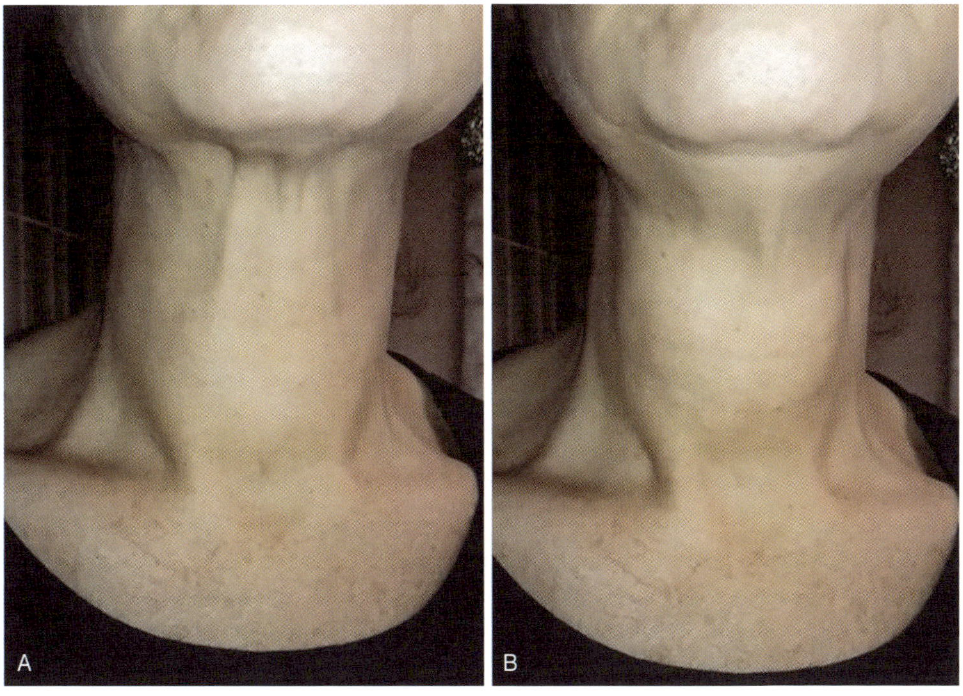

FIGURA 20
Bócio volumoso: pode-se notar o aumento do volume da glândula tireoide. O aumento já era visível à inspeção estática (A), sendo ainda mais perceptível à deglutição – quando ocorre a elevação da glândula (B).
Imagem gentilmente cedida pela Professora Luz Marina Gonçalves de Araújo.

dução de mais levotiroxina do que é realmente necessário, mas também estimula a hipertrofia. Neste caso, teremos uma tireoide hipertrófica com clínica de hipertireoidismo, diferentemente do bócio por carência de iodo. Outra causa de hipertireoidismo, responsável por cerca de 10% dos casos, é a doença de Plummer: um nódulo com características de adenoma se torna autônomo, ou seja, capaz de produzir levotiroxina sem depender de estimulação central. Mesmo suprimindo o TSH hipofisário, geralmente esse nódulo continua produzindo hormônio em excesso – nesse caso, encontramos clínica de hipertireoidismo com glândula de dimensões normais, em que o nódulo culpado pode ou não ser palpável ao exame clínico.

A tireoide é ainda um tecido que sofre inflamações e reparação tecidual com muita frequência, especialmente entre os pacientes com doença de Hashimoto. Esse processo pode gerar nódulos difusos. É ainda um tecido sob constante estímulo para divisão celular, com facilidade para desenvolver adenomas – que podem ou não ser capazes de produzir hormônio. Com alguma frequência existe transformação para lesões malignas – entretanto, na maior parte dos casos, são tumores de progressão lenta e pouco agressivos. Na maioria, as neoplasias de tireoide são assintomáticas nas fases iniciais. Como o nervo laríngeo recorrente se situa intimamente relacionado aos lobos tireoideanos, uma das alterações possíveis – seja em um bócio muito volumoso, seja em uma neoplasia invasiva – é a compressão/invasão do nervo, causando disfonia prolongada. Outras apresentações possíveis são nódulos ou massas de crescimento progressivo, disfagia, adenomegalias cervical e eventualmente dor. De 80% a 90% das neoplasias de tireoide são carcinomas papilares e foliculares, bem diferenciados e de crescimento lento. Até 20% dessas lesões são bilaterais. Os carcinomas foliculares geralmente permanecem restritos à tireoide e os papilíferos podem acometer linfonodos, necessitando de tratamento sistêmico. Já o carcinoma medular da tireoide, que se origina das células C, produtoras de calcitonina e que respondem por 5-10% dos casos de neoplasia de tireoide, são lesões agressivas, com múltiplas alterações metabólicas associadas e com metástases a distância. Responde mal ao tratamento. Entre 1-2% das neoplasias tireoideanas são carcinomas anaplásicos, um dos tumores mais agressivos existentes, geralmente de crescimento rápido e letalidade altíssima.

Como os sintomas das alterações tireoidianas são difusos e aparentemente inespecíficos, devem ser pesquisados ativamente na anamnese. Pesquise variações do tamanho da tiroide (ou aumento do bócio, se presente) e questione o paciente sobre as diversas repercussões das alterações hormonais (Tabela 5). Caso

TABELA 5 Hipertireoidismo *versus* hipotireoidismo

Variável	Hipertireoidismo	Hipotireoidismo
Neurológico/ psiquiátrico	Agitação, insônia, labilidade emocional, nervosismo	Lentificação psíquica, sonolência excessiva, tendência a apatia ou depressão, hiporreflexia
Osteomuscular	Movimentação acelerada, tremores de extremidades	Lentificação, fraqueza muscular, dores musculares
Cardiovascular	Taquicardia, podendo causar arritmias. Hipertensão – principalmente sistólica	Bradicardia. Hipertensão diastólica
Gastrointestinal	Diarreia	Constipação intestinal
Regulação térmica	Tendência a hipertermia – pode ter febre baixa; tolera mal ambientes quentes	Tendência a hipotermia leve. Tolera mal ambientes frios
Pele	Quente, sudoreica	Fria, seca. Cabelos finos e com queda fácil
Peso	Perda de peso	Aumento de peso
Alterações da tireoide	Doença de Graves: aumento difuso Nódulo autônomo (doença de Plummer): nódulo (pode ou não ser palpável), sem aumento do restante da glândula Tireoidite aguda: dor, edema local, aumento discreto	Deficiência de iodo: aumento difuso, pode haver nódulos Tireoidite de Hashimoto: tamanho normal a reduzido
Outros achados	Osteoporose precoce. Na doença de Graves: oftalmopatia (exoftalmo, alterações da conjuntiva) e mixedema pré-tibial, sopro sobre a tireoide	Alterações hidroeletrolíticas, anemia, rabdomiólise, alterações do perfil lipídico, mixedema (face, membros, macroglossia e outros órgãos), infertilidade
Casos extremos	Tempestade tireotóxica: arritmias graves, picos hipertensivos, hipertermia grave, psicose	Coma mixedematoso, hipotermia, bradiarritmias

estejam presentes (tanto de hipo como de hipertireoidismo), é mandatório examinar possíveis alterações da glândula. Da mesma forma, se ao exame clínico for encontrada alguma alteração tireoideana, complemente a anamnese, caso não o tenha feito.

Técnicas de exame

Em condições normais, a tireoide não deve ser visível nem palpável. Em pacientes magros e com pescoço delgado, é possível encontrá-la sem que haja alterações – mas normalmente a glândula só é palpável quando dobra de tamanho em diante. É frequente a confusão entre o aumento da tireoide e o aumento do diâmetro cervical por outras causas – constitucional ou por obesidade, por exemplo. Sempre devemos comparar com os dados da palpação – e nestes casos não será possível delimitar a tireoide.

Faça a inspeção da região inferior do pescoço do paciente. A iluminação ideal seria uma fonte de luz da região do mento, tangencial, direcionada para baixo, ajudando a projetar possível sombra da tireoide, delimitando seu polo inferior – que se localiza logo acima da incisura supraesternal, com a cabeça do paciente discretamente levantada. Compare os lados, em busca de assimetrias ou nódulos visíveis. Ofereça um copo de água ao paciente, para completar com a inspeção dinâmica – durante a deglutição, a tireoide (além das estruturas da laringe) deve se elevar na linha média, retornando ao local em seguida – caso não ocorra, há duas possibilidades: a estrutura palpada não é a tireoide, ou esta se encontra aderida aos planos profundos – o que dificilmente ocorre bilateralmente.

Avalie a consistência da glândula (pode estar endurecida na tireoidite de Hashimoto ou nas neoplasias; amolecida a fibroelástica na doença de Graves). Avalie se o aumento é homogêneo ou se há nódulos. Registre o tamanho, formato e se há dor à palpação. Nos casos de doença de Graves ou de Plummer, pode ser feita ausculta local – ambas as condições podem cursar com hipervascularização e gerar sopros – que podem ser contínuos (sistólicos e diastólicos) na doença de Graves. Dor sugere infecção ou inflamação agudas. Eventualmente sangramento recente também pode causar dor, pela distensão da cápsula.

É necessário treino e prática para identificar a maioria das alterações com a palpação da tireoide. Use os dados que já obteve na inspeção para estimar as dimensões e localização da área a examinar. Identifique os marcos anatômicos e sua relação com a tireoide. Há duas técnicas possíveis:

1. Acesso posterior: com o paciente sentado em cadeira e com o pescoço discretamente estendido, o examinador se posiciona atrás, em pé. Posicione suas mãos, de modo que seus dedos indicadores e médios se situem na base do pescoço. Primeiro, localize a cartilagem tireoide, na linha média. Desloque seus dedos em direção caudal e localize a cartilagem cricoide – logo abaixo dela estará a traqueia.

Tente delimitar o istmo da tireoide. Apoie as mãos na base do pescoço e, com uma das mãos, empurre delicadamente a traqueia em direção ao outro lado (a mão esquerda desloca a traqueia e estruturas adjacentes para a direita e vice-versa). Com a outra mão, usando as polpas digitais, palpe a região lateral do esternocleidomastoide, na topografia esperada para a tireoide, e vá buscando se identifica alguma estrutura. Depois avance medialmente ao ECM e, por fim, contra a traqueia – lembre-se de que, na maioria das vezes, não encontrar a tireoide ao exame é o esperado. Se conseguir identificar a glândula, explore seu contorno, dimensões, se é possível encontrar nódulos. Repita a manobra para o outro lado. Teste a mobilidade com a deglutição (Figura 21).

2. Abordagem anterior: examinador e examinado permanecem no mesmo nível: ambos sentados ou ambos em pé (ou o paciente sentado em maca alta e examinador em pé), frente a frente. Identifique as estruturas cartilaginosas. Podemos solicitar que o paciente fleta levemente o pescoço para o lado examinado, pois isso causa relaxamento do ECM e facilita a palpação. Apoie as mãos nas regiões supraclaviculares e use os polegares para fazer manobra similar à usada na abordagem posterior: o polegar de uma das mãos empurra suavemente a traqueia contralateralmente. Com o polegar da mão oposta, tente identificar o lobo tireoideano, aplicando leve compressão e movimentando o polegar verticalmente e, depois, lateralmente. Complemente também com a deglutição, na fase dinâmica (Figura 22).

Sinal de Pemberton

Em casos de bócio mergulhante, pedir ao paciente para elevar os braços até que encostem nas laterais da

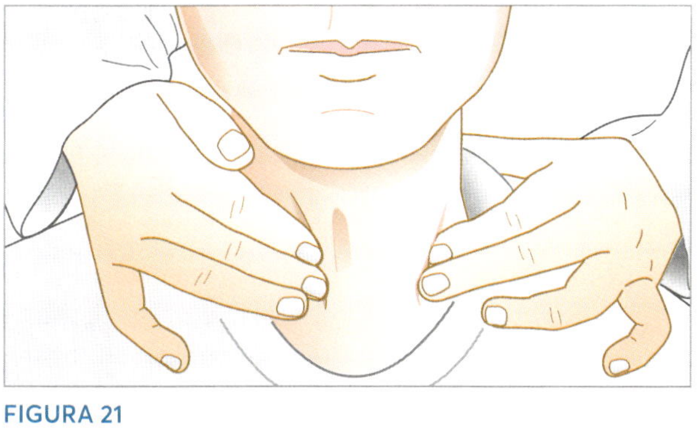

FIGURA 21
Palpação da tireoide por acesso posterior. A mão direita empurra a traqueia (e, portanto, a tireoide) para a esquerda do paciente. Palpação a partir da área mais lateral com a mão esquerda.

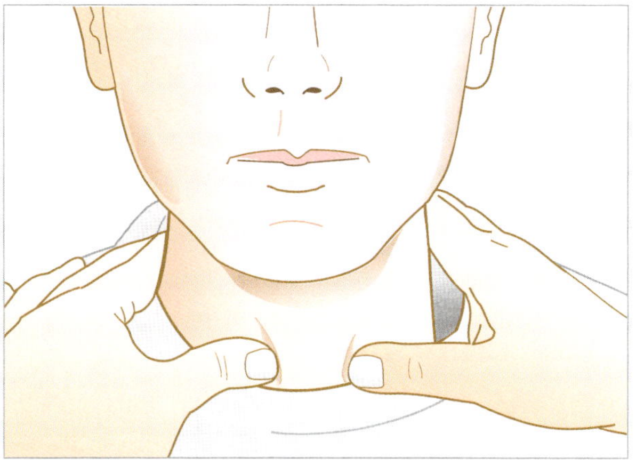

FIGURA 22
Palpação da tireoide por acesso anterior. O polegar da mão esquerda do examinador empurra as estruturas para a esquerda do paciente. A palpação da glândula é feita com a mão oposta, também com o polegar.

cabeça e manter a posição por algum tempo. Se depois de alguns segundos, ocorrer ingurgitação facial com dilatação das veias cervicais, o sinal é considerado positivo e é detectada a obstrução no desfiladeiro torácico, causando compressão da drenagem venosa. A face pode se tornar cianótica após 1-2 minutos.

Linfonodos cervicais

A região cervical é muito rica em linfonodos superficiais ou pouco profundos e de fácil acesso ao exame. Linfonodos (também denominados "gânglios", ou, em linguagem popular, "ínguas") são pequenas estruturas existentes em todo o corpo, que habitualmente são pequenos (medem menos de 5 mm), têm superfície regular e lisa, formato arredondado ou ovalado e são achatados (lembrando uma lentilha). Sua textura é fibroelástica. Em condições normais, são móveis à mobilização e não deveriam ser encontrados ao exame clínico – justamente por serem pequenos, macios e móveis.

Há mais de 75 linfonodos em cada lado do pescoço (incluindo os posteriores e do crânio). As cadeias são denominadas de acordo com sua localização. É útil conhecer as vias de drenagem das diversas estruturas – para saber onde procurar linfonodos quando encontrar alterações das estruturas (um nódulo tireoideano, uma alteração inflamatória na mucosa, p. ex.) e para saber onde buscar lesões primárias ao localizar uma possível metástase linfonodal. Algumas cadeias linfáticas participam da drenagem de estruturas superficiais (como o couro cabeludo, mucosas, olhos) e outras, de estruturas profundas (faringe, laringe, esôfago, órgãos torácicos ou abdominais). Quando há doença sistêmica, todas podem estar comprometidas. Sempre que houver alteração de múltiplos linfonodos, ou pertencentes a cadeias diferentes, devemos suspeitar de doença sistêmica e não local. Sempre que se encontre linfonodo(s) alterado(s), devemos buscar uma explicação: revise a anamnese e amplie a pesquisa por uma lesão primária de qualquer natureza e por outros linfonodo possivelmente alterados (Figura 23).

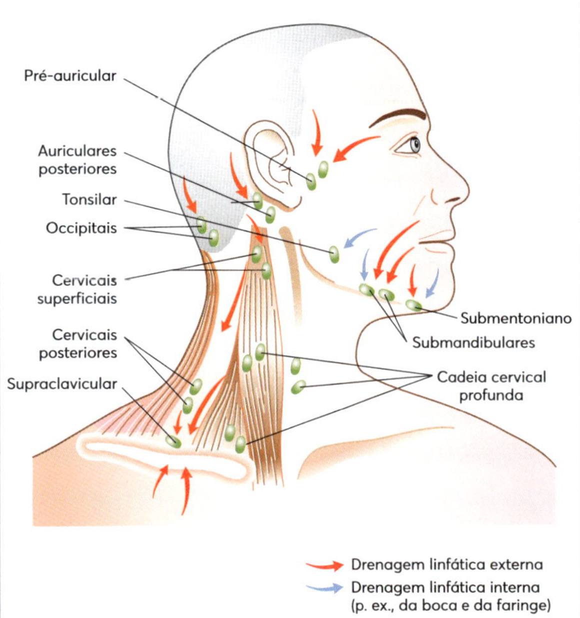

FIGURA 23
Cadeias linfáticas e suas regiões de drenagem.
Fonte: adaptada de Bickley et al., 2015.

Quando há aumento dos linfonodos por qualquer motivo – hiperativação imune, infecções sistêmicas (virais) ou locais (bacterianas, virais ou fúngicas), infecção do próprio linfonodo (vide linfadenites, no trecho sobre massas cervicais), ou desenvolvimento de metástase pela disseminação linfática de alguma neoplasia invasiva ou acometimento por neoplasia hematológica –, há que se buscar pelos sintomas dessas hipóteses na anamnese e complementar o exame físico com avaliação dos demais sistemas.

Como regra, qualquer estrutura que sofra alterações lentas e graduais tem tempo para se adaptar a essa lesão. Desse modo, condições crônicas – como boa parte das neoplasias – serão indolores. Quando há distensão da cápsula que envolve os linfonodos, única porção inervada da estrutura, seja por inflamação aguda, por sangramento ou acúmulo de secreções de rápida formação, haverá dor – linfonodos dolorosos mais provavelmente serão de origem inflamatória do que neoplásicos. Ao examinar os linfonodos cervicais, busque avaliar seu tamanho e número, sua consistência, se há sinais flogísticos, se são móveis ou aderidos aos planos adjacentes, se são bem delimitados ou se coalescem (característica sugestiva de malignidade), conforme mostra a Tabela 6.

> Linfomas e leucemias: neoplasias do sistema hematológico. Os linfomas são lesões primárias dos linfonodos, enquanto as leucemias são alterações primariamente da medula óssea – entretanto, em fases avançadas ou em doença agressiva, podem acometer linfonodos. Isso pode ocorrer em qualquer cadeia linfática do corpo.

TABELA 6 Comparação das características dos linfonodos cervicais aumentados em diferentes exemplos de condições

Condição/achado	Infecção local	Infecção sistêmica	Linfadenite*	Neoplasia metastática	Neoplasia hematológica
Exemplo	Foliculite na face (barba)	Mononucleose	Linfadenite estafilocócica	Melanoma em couro cabeludo	Linfoma não Hodgkin
Número de linfonodos alterados	Poucos – talvez um único, sempre no trajeto da drenagem linfática relativo à estrutura	Muitos, em diversas cadeias, não restritos ao segmento infectado	Habitualmente único (depende do agente)	Disseminação linfática de células cancerosas	Variável – quanto mais linfonodos acometidos, mais avançada a doença
Tamanho	Aumento moderado	Aumento moderado	Aumento importante	Aumento variável	Aumento moderado a importante
Dor	Sim	Pode estar presente	Sim	Não	Não
Sinais flogísticos (calor, rubor)	Sim, discretos a moderados	Dificilmente presentes	Sim, exuberantes	Não – a menos que infecte	Não

(continua)

TABELA 6 Comparação das características dos linfonodos cervicais aumentados em diferentes exemplos de condições *(continuação)*

Condição/ achado	Infecção local	Infecção sistêmica	Linfadenite*	Neoplasia metastática	Neoplasia hematológica
Mobilidade	Preservada	Preservada	Geralmente móveis	Aderido aos planos adjacentes	Aderido aos planos adjacentes
Consistência	Fibroelástica	Fibroelástica	Aumentada, pode haver pontos de flutuação	Endurecida a pétrea	Endurecida a pétrea
Progressão/ evolução	Resolução em alguns dias, especialmente com o tratamento da lesão inicial	Resolução completa em dias a semanas	Fistulização com posterior resolução	Continua aumentando de tamanho, pode comprimir estruturas próximas	Continua aumentando de tamanho, podem coalescer, pode comprimir estruturas próximas, acomete novos linfonodos e em novas cadeias
Perfil de paciente	Todos, principalmente jovens	Jovens	Todos, especial atenção a imunossuprimidos	Idade > 40 anos, especialmente com fatores de risco, como exposição	Idade > 40 anos, variável

Obs.: Lembrar que a linfadenite por tuberculose terá apresentação diversa: indolor, com fistulização de material caseoso ou pus, sintomas sistêmicos de tuberculose: fraqueza, perda de peso, anemia.

Algumas pessoas possuem linfonodos isolados na região cervical ou submandibular, cronicamente palpáveis. Isso pode acontecer porque, às vezes, linfonodos que participaram ou estiveram diretamente acometidos por processos infecciosos não conseguem retornar a seu tamanho original – embora retomem suas demais características de normalidade: textura fibroelástica, mobilidade, ausência de dor. Esses linfonodos sequelares devem ser isolados, medir menos de 1 cm de diâmetro e não sofrer aumento progressivo para que sejam considerados sequelares.

Técnicas de exame

Dependendo da localização da cadeia linfática, a técnica pode variar um pouco. O exame de varredura é feito com ambas as mãos, avaliando simultaneamente as cadeias ganglionares de cada lado. Ao se localizar alterações, deve-se atentar e individualizar cada uma delas. Todas as cadeias devem ser avaliadas – não necessariamente numa ordem predeterminada. O ideal é desenvolver sua própria padronização de roteiro e avaliar em um circuito: de cima para baixo na face anterior e de baixo para cima na posterior, por exemplo.

Na maioria das topografias de cadeias linfonodais, os passos da técnica padrão de palpação são apoiar suas polpas digitais ao local a examinar, aplicar leve pressão – afunde um pouco os dedos, para sentir as estruturas em subcutâneo ou pouco abaixo, contra as estruturas abaixo. Movimente os dedos, formando pequenos círculos, deslizando a pele sobre os tecidos subjacentes, para tentar identificar abaulamentos ou outras alterações e seus limites e avalie em diversos pontos em cada cadeia. Algumas cadeias necessitam de passos especiais (Tabela 7). O paciente deve estar em posição confortável, preferencialmente sentado, com o pescoço levemente fletido para a frente. Na palpação das cadeias jugulares, pode ser interessante fazer mínima rotação na direção a ser examinada, para relaxar o ECM e facilitar o exame. As bordas do ECM devem ser palpadas em toda a sua extensão, da mastoide à clavícula/esterno.

Caso fique em dúvida se a estrutura palpável é mesmo um linfonodo ou pode ser uma artéria, músculo ou eminência óssea, teste a mobilidade: linfonodos deveriam permitir sua mobilização tanto no sentido vertical como horizontal, o que não é possível para as demais estruturas: quando são móveis, cartilagens, músculos e vasos o são em apenas uma direção (Figuras 24 e 25).

TABELA 7 Cadeias linfáticas da cabeça e pescoço

Cadeia	Localização	Área drenada (tipo de drenagem)	Técnica	Observações
Pré-auricular	Entre o *tragus* e a ATM	Face, olhos (superficial)	Padrão	Geralmente avaliado junto à palpação da parótida
Retroauricular (ou pós-auricular)	Atrás do pavilhão auricular, sobre a mastoide	Couro cabeludo, orelha externa (superficial)	Padrão	Diferenciar da mastoide
Occipital	Região nucal (occipital e topo do pescoço)	Couro cabeludo da região posterior (superficial)	Padrão	Pedir ao paciente para fletir um pouco o pescoço
Submentoniana	Logo posterior ao mento, na linha média	Lábios e região perioral, mucosa oral, dentes, mandíbula, glândulas salivares (misto)	Padrão, combinada à palpação contra o mento e mandíbula. Se necessário, fazer palpação bimanual (vide exame das glândulas salivares)	Diferenciar das glândulas salivares: os linfonodos são arredondados a ovoides, lisos e menores que as glândulas – que têm superfície lobulada e granular
Submandibular	Medialmente à mandíbula e sob o assoalho da boca, entre o ângulo da mandíbula e o mento	Mucosa oral, assoalho da boca, porções anteriores da faringe (mista)		
Tonsilar	Ângulo da mandíbula, lateralmente ao osso hioide	Região profunda da faringe, tonsilas (profunda)	Padrão	Diferencie do corpo carotídeo e do processo estiloide (este é profundo, pequeno, endurecido e doloroso)
Cervicais posteriores	Trígono posterior e ao longo da borda anterior do trapézio	Musculatura posterior, pele da região posterior, mastoide (superficial)	Padrão	–
Jugulares superficiais	Superficiais, medialmente ao ECM	Pele cervical, musculatura cervical (superficial)	Padrão	–
Jugulares profundos	Profundamente ao ECM	Estruturas profundas da laringe, hipofaringe, esôfago, tireoide (profunda	Faça um gancho com sua mão, colocando o polegar em uma borda do ECM e os demais dedos na outra borda, "pegando" o músculo com uma prega de pele. Deslize os dedos, pressionando levemente contra o polegar, tentando localizar os linfonodos	Os linfonodos são pouco acessíveis. Peça ao paciente para fletir o pescoço para o lado a examinar e avalie um lado por vez
Supraclaviculares	Fossas supraclaviculares e base do pescoço	Base do pescoço, órgãos intratorácicos e abdominais (profunda)	Aprofundar os dedos atrás das clavículas e adjacente às origens do ECM, especialmente durante a inspiração	A palpação pode ser realizada por trás do paciente, apoiando as mãos nas fossas supraclaviculares. Explore também os ângulos entre a clavícula e os ventres do ECM

ATM: articulação temporomandibular; ECM: esternocleidomastóideo.

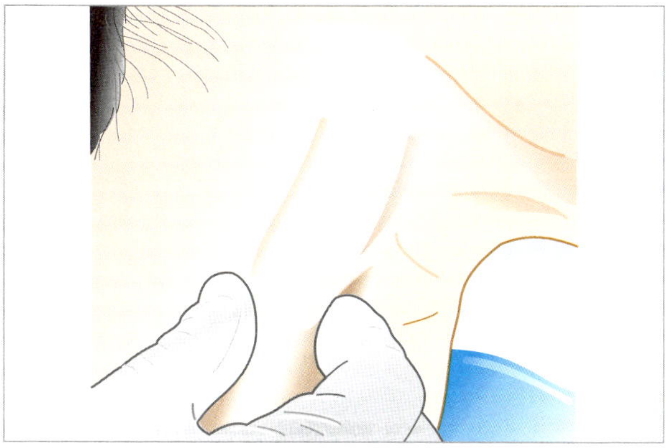

FIGURA 24
Palpação da cadeia jugular profunda, abaixo do esternocleidomastóideo.
Fonte: adaptada de Bickley et al., 2015.

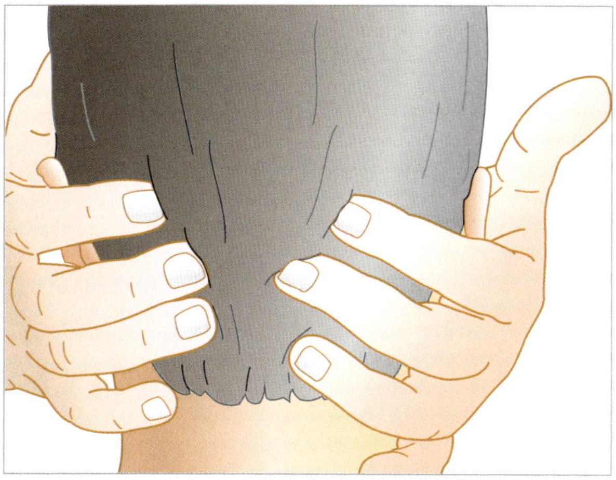

FIGURA 25
Palpação da cadeia occipital.

BIBLIOGRAFIA

1. Aupérin A. Epidemiology of head and neck cancers: an update. Curr Opin Oncol. 2020;32(3):178-86.
2. Bevilacqua F, Bensoussan E, Jansen JM, Castro FS. Manual do exame clínico. 3.ed. Rio de Janeiro: Cultura Médica; 1976. p.59-78: Capítulos 4 – Exame da cabeça e 5 – Exame do pescoço.
3. Bickley LS, Szilagyi PG. Cabeça e pescoço. In: Bickley LS (ed.). Bates, propedêutica médica. 11.ed. Rio de Janeiro: Guanabara-Koogan; 2015. p.269-380.
4. Habif TP. Infecções bacterianas. In: Dermatologia clínica. 5.ed. Mosby, Elsevier; 2012. p.347.
5. JOVE Science Education Database – Physical Examinations III. Neck Exam, Cambridge, MA, 2019. Available: https://www.jove.com/science-education/10180/neck-exam. [Acesso fev 2021.]
6. Keskinruzgar A, Demirkol M, Ege B, Aras MH, Ay S. Rare involvement of herpes zoster in the mandibular branch of the trigeminal nerve: a case report and review of the literature. Quintessence Int. 2015;46(2):163-70.
7. Martinho FL, Tangerina RP, Moura SM, Gregório LC, Tufik S, Bittencourt LR. Systematic head and neck physical examination as a predictor of obstructive sleep apnea in class III obese patients. Braz J Med Biol Res. 2008;41(12):1093-7.
8. Mercado JC. Complete head and neck exam. Pittsburgh: American Academy of Otolaryngology – Head and Neck Surgery Foundation, 2014. Available: https://entpa.org/Resources/Documents/2%20-%20The%20ENT%20Exam%20-%20Mercado.pdf. [Acesso fev 2021.]
9. Nesbitt AD, Goadsby PJ. Cluster headache. BMJ. 2012;344:e2407.
10. Nouh A, Speiser J, Billier J. Acquired neurocutaneous disorders. In: Islam M, Roach E (eds). Neurocutaneous syndromes. V. 132. Elsevier; 2015. p.29-73. (Handbook of clinical neurology.) Available in: https://www.sciencedirect.com/topics/medicine-and-dentistry/malar-rash. [Acesso fev 2021.]
11. Pynnonen MA, Gillespie MB, Roman B, Rosenfeld RM, Tunkel DE, Bontempo L, et al. Clinical practice guideline: evaluation of the neck mass in adults. Otolaryngol Head Neck Surg. 2017;157(2_suppl):S1-S30.
12. Ramoa CP, Ejssenberg T, Sahigur SE. Increasing popularity of waterpipe tobacco smoking and electronic cigarette use: implications for oral health care. J Periodontal Res. 2017;52(5):813-23.
13. Ramos CS, Almeida MWR, Souza Aguiar LF, Cury MC. Paralisia de Bell subsequente a ritidoplastia. Rev Bras Cir Plást (Impr.) 2011;26(2):370-73.
14. Rey R, Clark N, Sandow P. Comprehensive head and neck exam – pocket dentistry. In: The dental reference manual. p.3-20. Available: https://link.springer.com/chapter/10.1007/978-3-319-39730-6_1. [Acesso fev 2021.]
15. Swartz MH. Cabeça e pescoço. In: Tratado de semiologia médica: história e exame clínico. Rio de Janeiro: Saunders Elsevier; 2014.
16. Turner JS. An overview of the head and neck. In: Walker HK, Hall WD, Hurst JW (eds.). Clinical methods: the history, physical, and laboratory examinations. 3rd ed. Boston: Butterworths; 1990.
17. Urkin J, Ochaion R, Peleg A. Hubble bubble equals trouble: the hazards of water pipe smoking. Scientific World Journal. 2006;6:1990-7.

9

O exame da pele e anexos

Luciana Maragno

CONTEÚDO COMPLEMENTAR

O procedimento clínico descrito neste capítulo é demonstrado na plataforma digital complementar desta obra.

Utilize o QR code abaixo para acessar a plataforma (senha: semiologia):

INTRODUÇÃO

A pele é o órgão mais extenso do corpo humano, correspondendo a 15% do peso corpóreo, e desempenha múltiplas funções, entre elas: proteção mecânica, termorregulação, percepção sensorial, função imunológica e metabólica. Os processos patológicos que acometem a pele podem ser exclusivamente cutâneos, inicialmente cutâneos com evolução para quadros sistêmicos ou ainda manifestações de alterações sistêmicas. Dessa forma, todos os médicos devem estar familiarizados com o exame da pele e anexos, pois este faz parte do exame médico geral.

O diagnóstico dermatológico, na maioria das vezes, resulta de um exame físico detalhado, de uma anamnese bem realizada, associados a bom conhecimento de morfologia e de terminologia dermatológica. Geralmente os exames laboratoriais, quando corretamente indicados, apenas confirmam a hipótese diagnóstica clínica.

As condições básicas para um bom exame dermatológico são: iluminação adequada (de preferência natural), desnudamento do paciente, conhecimento das lesões dermatológicas elementares e procedimentos semiotécnicos necessários.

O exame dermatológico deve envolver toda a pele, inclusive anexos e mucosas, e não somente a lesão objeto da queixa do paciente. Essa proposição se deve à possibilidade de existirem outras lesões, relacionadas ou não à queixa principal do doente, extremamente importantes para sua saúde.

Devem ser observados: lesões elementares, formato e distribuição das lesões, temperatura, sensibilidade e sintomas associados. A primeira grande observação é tentar classificar a dermatose em inflamatória (infecciosa ou não), neoplásica (benigna ou maligna) ou outras (p. ex., genodermatoses, doenças de depósito).

EXAME CLÍNICO E ANAMNESE

A grande diferença entre a semiologia dermatológica e a clínica é que naquela o exame clínico precede a anamnese. A objetividade do exame dermatológico permite um raciocínio diagnóstico isento de variáveis inespecíficas, além de orientar adequadamente a anamnese posterior. Muitas vezes a morfologia, a topografia e a distribuição das lesões permitem que o diagnóstico seja feito antes mesmo da história da doença atual.

O exame da pele e anexos pode ser assim descrito:

- Identificação.
- Queixa e duração.
- Exame dermatológico.
- História da moléstia atual.
- Antecedentes pessoais, familiares e hábitos.
- Interrogatório sobre os diversos aparelhos.
- Medicações em uso ou procedimentos cirúrgicos realizados.
- Exame clínico geral e específico, se necessário.

Identificação

Compreende a identificação do paciente, idade, sexo, etnia, procedências prévias e atual e profissão. A identificação pode auxiliar o diagnóstico em termos de herança genética, doenças prevalentes em cada faixa etária, predomínio das dermatoses por sexo e também nas diferentes etnias, epidemiologia, sobretudo nas doenças infecciosas, assim como fatores causais relacionados às condições laborais.

Exame objetivo

> O exame dermatológico inclui a inspeção, a palpação, a digitopressão ou vitropressão e a compressão. Devem ser avaliados pele, mucosas, unhas, pelos e cabelos. Na dermatologia pediátrica, a avaliação dos dentes pode ser necessária, sobretudo nos casos de ictiose, displasias ectodérmicas e outras genodermatoses. A palpação de cadeias ganglionares pode ser necessária, especialmente em casos de neoplasias malignas da pele, assim como dermatoses infecciosas e inflamatórias. Por fim, a palpação dos nervos periféricos é de suma importância nos casos de suspeita de hanseníase, doença ainda bastante prevalente em nosso meio.

A inspeção deverá ser feita em ambiente devidamente iluminado, com luz solar ou fluorescente, que deve incidir por trás do examinador. Inicialmente à distância de 1-2 metros, para avaliar a presença de todas as lesões, assim como sua distribuição topográfica, e em seguida a curta distância, 20-30 centímetros, para que então sejam observadas minuciosamente as características das lesões. Se necessário, utilizar lupa ou dermatoscópio para melhor visualização.

A configuração e a distribuição das lesões dermatológicas são duas informações muito importantes do exame. A configuração linear pode estar relacionada a linhas de desenvolvimento embrionário (linhas de Blaschko), assim como processos vasculares, incluindo disseminação linfática. Por outro lado, lesões com formato não usual, ou até mesmo bizarro, podem alertar para etiologia externa, tais como dermatites factícias e fitofotodermatoses. O padrão de distribuição das lesões também pode ajudar no diagnóstico. O caráter simétrico, a topografia típica e a evolução da distribuição são peculiaridades de muitas dermatoses que direcionam o raciocínio clínico. Para exemplificar esse conceito, podem-se citar as doenças fotossensibilizantes, que, por terem a radiação ultravioleta como fator desencadeante, predominam nas áreas expostas ao sol, como lúpus eritematoso sistêmico, urticária solar, erupção polimorfa à luz etc. As farmacodermias graves, entre elas a síndrome de Stevens-Johnson e a necrólise epidérmica tóxica, apresentam fotossensibilidade, mas também se caracterizam pela evolução craniocaudal; sendo assim, iniciam-se nas áreas fotoexpostas e em seguida acometem o tronco e os membros inferiores.

É necessário considerar o fototipo (classificação de Fitzpatrick, classes I-VI: quanto maior o fototipo, maior resistência à radiação ultravioleta e, portanto, maior pigmentação da pele) ou a etnia do paciente no exame dermatológico. Primeiro pelas diferenças na prevalência e também na gravidade de determinadas dermatoses entre as raças; segundo, pelas alterações em algumas propriedades fisiológicas entre os fototipos, por exemplo, diferenças no estrato córneo, nos anexos da pele, no metabolismo da vitamina D; por fim, pela influência da quantidade de melanina nas lesões elementares, sobretudo relacionada às alterações de cor e eritema.

A palpação permite verificar a temperatura e a consistência das lesões, através do pinçamento digital, possibilitando a caracterização das lesões em relação a espessura, consistência e infiltração. As lesões podem ser classificadas em amolecidas ou endurecidas, e estas, em lenhosas ou pétreas. Ainda com relação à palpação, é possível avaliar se a lesão é infiltrada, atrófica ou, até mesmo, esclerótica, quando há impossibilidade de preguear a pele.

A digitopressão ou vitropressão é uma manobra clínica na qual se pressiona a lesão com os dedos ou com uma lâmina de vidro com o objetivo de comprimir os vasos sanguíneos, expulsando o sangue do local. Por meio dessa manobra pode-se caracterizar a diferença entre vasodilatação e extravasamento de hemácias (eritema *versus* púrpura), diminuição de melanina ou redução do compartimento vascular (mancha hipocrômica *versus* nevo anêmico) e até mesmo caracterizar algumas lesões granulomatosas que, por meio dessa manobra, adquirem uma coloração bastante característica de geleia de maçã.

Por fim, a compressão. A pressão contra a pele pode ajudar a caracterizar edema ou até mesmo provocá-lo, no caso de dermografismo (eritema e edema persistentes ao longo da região linearmente pressionada), assim como a presença de infiltrações cutâneas, por exemplo, nas doenças de depósito.

Em relação ao exame clínico do couro cabeludo, sobretudo nos quadros de alopecia (perda ou ausência de pelos em áreas pilosas), deve-se primeiro avaliar toda a pele da região à procura de lesões cutâneas e verificar a presença de áreas de alopecia total. Também devem ser examinadas características como cor, textura e fragilidade dos fios e o destacamento destes à tração leve (prova de tração suave ou manobra de Sabouraud). Sobrancelhas, cílios e pelos do corpo deverão ser incluídos no exame objetivo.

Finalmente, o exame das unhas, das mãos e dos pés, deve analisar formato, tipo de implantação, espessura, superfície, consistência, brilho e coloração. Deve-se observar também as regiões periungueais, à procura de lesões inflamatórias e/ou infecciosas concomitantes, até mesmo como investigação de doenças sistêmicas, por exemplo, por meio de alterações nos capilares periungueais (ver adiante, neste capítulo, sobre capilaroscopia).

Por meio da padronização do exame dermatológico é possível identificar as características morfológicas das lesões cutâneas e, através de conceitos prévios, determinar as lesões elementares presentes e, consequentemente, as hipóteses diagnósticas adequadas.

LESÕES ELEMENTARES

As manifestações da pele em resposta aos vários tipos de fatores agressores – endógenos, exógenos, físicos, químicos e biológicos – são limitadas. Dessa forma, a ação desses agentes agressores leva a alterações anatomopatológicas básicas, isoladas ou combinadas, que determinam alterações microscópicas, que macroscopicamente se traduzem por alterações visíveis denominadas lesões elementares (Tabela 1).

TABELA 1 Classificação das lesões elementares

As lesões elementares podem ser classificadas em seis grupos bem definidos:
1. Alteração de cor
2. Elevações edematosas
3. Formações sólidas
4. Coleções líquidas
5. Alterações de espessura
6. Perdas e reparações teciduais

Por meio do conjunto de lesões elementares presentes em determinado quadro cutâneo, é possível, no exame dermatológico, elaborar a(s) hipótese(s) diagnóstica(s).

História da moléstia atual

Nessa parte do atendimento dermatológico é possível colher dados sobre o início e a evolução da dermatose, os fatores de piora e melhora do quadro cutâneo, a sintomatologia associada, a influência de fatores endógenos (p. ex., alterações hormonais, gestação, comorbidades, condições psicológicas do paciente) e exógenos (contato com substâncias diferentes, alimentação, medicações).

Atenção especial deve ser dada ao uso de medicações tópicas e/ou sistêmicas para tratamento da dermatose em questão, tendo em vista que algumas medicações, por exemplo, os corticosteroides, podem prejudicar o exame dermatológico e, assim, levar a hipóteses diagnósticas incorretas.

Antecedentes pessoais, familiares e hábitos

Sobre os antecedentes pessoais, a história de doenças pregressas cutâneas pode ajudar a elaborar as hipóteses diagnósticas, por exemplo, em casos de atopia, neoplasias malignas e cirurgias prévias. Em relação à população pediátrica, a anamnese do período pré-natal, histórias pregressas paterna, materna e familiar, consanguinidade, possíveis exposições a medicamentos, drogas e infecções são informações complementares importantes da anamnese.

Nos antecedentes familiares, a hereditariedade e a epidemiologia, nos casos de dermatoses infecciosas, aparecem por meio de uma boa história clínica. Quanto aos hábitos, são importantes o tabagismo e o etilismo. Além de manifestações cutâneas específicas, esses hábitos podem agravar o curso de algumas dermatoses, assim como diminuir a eficácia e até mesmo contraindicar determinadas medicações sistêmicas.

Interrogatório geral e especial

Deve ser realizado conforme padrões da clínica médica, devendo ser obtidas informações quanto a sintomas gerais e relacionados aos diferentes sistemas e aparelhos. É relevante salientar que diversas doenças sistêmicas apresentam manifestações cutâneas, muitas vezes não relacionadas entre si pelo paciente. Deve-se anotar todos os medicamentos utilizados rotineira ou esporadicamente. Esses dados são muito importantes pela possibilidade de reações adversas cutâneas, pelo fato de algumas medicações poderem agravar dermatoses, bem como pelas interações medicamentosas, sobretudo na população geriátrica, em virtude da polifarmácia em idosos.

Ainda na anamnese, é importante investigar as condições psicológicas do paciente, pois fatores emocionais podem ser precipitantes, agravantes ou perpetuadores de dermatoses. Assim como existem quadros cutâneos causados por distúrbios psicológicos, entre eles tricotilomania, onicofagia, líquen simples crônico. Por outro lado, muitas doenças dermatológicas exercem grande impacto na qualidade de vida do paciente, com grande associação a distúrbios de humor e ansiedade.

Exame clínico geral e específico

Na maioria das vezes pode ser sumário. Entretanto, quando feita hipótese diagnóstica de uma doença cutânea com repercussão sistêmica ou até mesmo de uma doença sistêmica com manifestação cutânea, devem-se conferir sinais vitais, avaliar linfonodos, abdome e, se necessário, nervos periféricos.

TÉCNICAS SEMIÓTICAS

- Curetagem metódica: método propedêutico extremamente importante na suspeita de psoríase, que consiste em raspar a lesão descamativa com uma cureta ou uma lâmina de bisturi para avaliar a descamação e a pele sem descamação. Na lesão de psoríase, podem-se observar o sinal da vela, escamas branco-prateadas, finas, não aderentes, e o sinal do orvalho sangrante, presença de pontos hemorrágicos após raspagem da lesão cutânea.
- Pesquisa de sensibilidade: indispensável para os casos de suspeita de hanseníase. A pesquisa de sensibilidade térmica pode ser feita com algodão seco e úmido com éter ou com dois tubos de água, um quente e outro em temperatura ambiente. Para a pesquisa de sensibilidade dolorosa, utiliza-se a ponta de uma agulha; a tátil pode ser avaliada por meio do toque suave da pele com algodão. Todos os testes devem contemplar áreas sã e suspeita, comparativamente.
- Exame com lâmpada de Wood: dispositivo manual que emite radiação ultravioleta A. Por esse método, é possível avaliar lesões hipocrômicas, por exemplo, vitiligo, e algumas infecções bacterianas (eritrasma) e fúngicas (pitiríase versicolor e tinhas do couro cabeludo), cujos agentes emitem fluorescência característica quando expostos a essa radiação.
- Dermatoscopia (ou microscopia de epiluminescência): método auxiliar clínico, não invasivo, atualmente parte integrante do exame cutâneo. Com o auxílio de aparelhagem ótica, o dermatoscópio, incide-se um feixe luminoso na superfície cutânea que permite melhor visualização das estruturas profundas da pele, permitindo estabelecer uma correlação entre os achados dermatoscópicos e as alterações anatomopatológicas da lesão avaliada. Está indicada em lesões cutâneas, ungueais, assim como alterações capilares. Padrões dermatoscópicos específicos ajudam a confirmar uma suspeita de diagnóstico.
- Capilaroscopia de prega ungueal: trata-se da avaliação dos capilares da prega ungueal posterior por meio da microscopia óptica, via lupas estereotáticas ou com o próprio dermatoscópio. Baseada na análise de padrões e características dos capilares periungueais, constitui um método propedêutico muito utilizado, sobretudo nos casos de colagenoses.

BIBLIOGRAFIA

1. Belda Jr W, Di Chiacchio N, Criado PR. Tratado de dermatologia. São Paulo-Rio de Janeiro-Belo Horizonte: Atheneu; 2010. v.1, cap. 4, p.93-441: Semiologia dermatológica e lesões elementares.
2. Bolognia BJ, Jorizzo JL, Rapini RP, et al. Dermatology. 4th ed. España: Mosby Elsevier; 2018. v.1, cap. 0, p.1-43: Basic principles of dermatology.
3. Burns T, Breathnach S, Cox N, Griffiths C. Rook's textbook of dermatology. 8th United Kingdom: Wiley-Blackwell; 2010. v.1, cap. 5, p.5.1-5.26: Diagnosis of skin disease.
4. Cestari, S. Dermatologia pediátrica, diagnóstico e tratamento. São Paulo: Editora dos Editores; 2018. Seção 2: Propedêutica dermatológica na infância. Capítulo 5, p.27-28: Avaliação do paciente dermatológico.
5. Paller, AS, Mancini AJ. Hurwitz. Clinical pediatric dermatology. 5th ed. Canada: Elsevier; 2016. Cap. 1, p.1-10: An overview of dermatologic diagnosis and procedures.
6. Sampaio SAP, Rivitti EA. Dermatologia. 3ª ed. São Paulo: Artes Médicas; 2007. Cap 5, p.105-7: A observação dermatológica: exame objetivo e anamnese; Cap 7, p.118-20: A observação dermatológica: técnicas semióticas.

10

O exame do tórax e do sistema respiratório

Lisete Ribeiro Teixeira
Philippe de Figueiredo Braga Colares

CONTEÚDO COMPLEMENTAR

O procedimento clínico descrito neste capítulo é demonstrado na plataforma digital complementar desta obra.

Utilize o QR code abaixo para acessar a plataforma (senha: semiologia):

INTRODUÇÃO

O exame do tórax compreende não só a avaliação dos pulmões e do coração, mas também das mamas e das estruturas componentes da caixa torácica – pele, tecido celular subcutâneo, linfonodos, panículo adiposo, musculatura, sistema vascular superficial, ossos e cartilagens.

Por sua vez, o exame clínico especializado do sistema respiratório deve ser realizado de maneira prática e sistemática, seguindo-se inspeção, palpação, percussão e ausculta, de forma comparativa de um lado do tórax com o outro (referência para os achados), examinando toda a sua extensão, anterior e posteriormente, a fim de reduzir os erros e facilitar o raciocínio clínico.

Entretanto, vale ressaltar que o exame do paciente pneumopata não se restringe ao tórax: o examinador deve levar em consideração achados extrapulmonares, que, com certeza, auxiliam no diagnóstico, como alterações articulares, pele e extremidades.

REVISÃO DE ANATOMIA E FISIOLOGIA

De modo a facilitar e sistematizar o exame clínico do sistema respiratório, o tórax pode ser dividido em regiões, com linhas imaginárias a partir de pontos de referência anatômicos.

Pontos anatômicos (Figura 1)

Os principais pontos de referência anatômicos são as costelas e os espaços intercostais, o ângulo esternal, a 7ª vértebra cervical, as clavículas, a articulação xifoesternal, a incisura supraesternal e o ângulo infraesternal.

- Ângulo esternal (ângulo de Louis): formado pela junção do manúbrio com o corpo esternal. Serve como referência para a localização do segundo es-

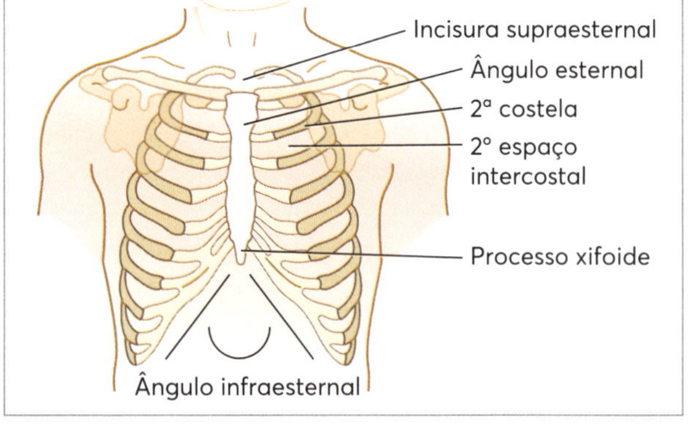

FIGURA 1
Pontos anatômicos.

paço interscostal e, consequentemente, a localização das costelas adjacentes.

- Ângulo infraesternal (ângulo de Charpy): formado pelo cruzamento das últimas costelas inferiores, tendo como vértice a base do apêndice xifoide. Utilizado como referência para a classificação do biotipo do paciente.
- Extremidade inferior da escápula: ponto de referência posterior, em geral, no nível da 7ª costela ou do espaço intercostal.

Linhas torácicas (Figura 2)

- Linha medioesternal: localiza-se na porção mediana do esterno. Separa o hemitórax direito do esquerdo.
- Linha hemiclavicular (mamilar): traçada a partir do ponto mediano da clavícula.
- Linhas claviculares superiores: correspondem às bordas superiores das clavículas e ligam-se pela fúrcula esternal.
- Linhas claviculares inferiores: correspondem às bordas inferiores das clavículas.
- Linha vertebral: linha que passa pelas apófises espinhosas das vértebras dorsais.
- Linha paravertebral: tangente à borda lateral das vértebras.
- Linha escapular: linha vertical que passa pelo ângulo inferior da escápula.
- Linha escapular superior: tangencia a borda superior das escápulas.
- Linha escapular inferior: tangencia o ponto mais inferior da escápula. Delimita as regiões infraescapular e supraescapular.
- Linha axilar anterior: originada na prega anterior da axila. Separa as regiões anterior e lateral do tórax.
- Linha axilar média: linha vertical equidistante das linhas axilares anterior e posterior.
- Linha axilar posterior: originada na prega posterior da axila. Separa as regiões lateral e posterior do tórax.

Regiões torácicas (Figura 3)

- Região supraclavicular: área delimitada pela borda superior da clavícula, pelo prolongamento cervical da linha esternal e pela borda superior do trapézio.
- Região clavicular: área de projeção superficial da clavícula.
- Região infraclavicular: área delimitada pela borda inferior da clavícula, pela borda anterior do deltoide, por uma linha horizontal traçada a partir da 3ª articulação condroesternal e pela borda do esterno.
- Região mamária: área delimitada pelo limite inferior da região infraclavicular, linha axilar anterior, linha esternal e por uma linha horizontal traçada a partir da 6ª articulação condroesternal.
- Região inframamária: área circunscrita pela linha horizontal que passa pela 6ª articulação condroesternal, pela reborda costal e pela linha axilar anterior.
- Região supraescapular: apresenta forma triangular, delimitada pela borda superior do trapézio, pela borda superior da escápula e pela linha vertebral.
- Região supraespinhosa: corresponde à fossa supraespinhosa.
- Região infraespinhosa: corresponde à fossa infraespinhosa.
- Região interescapulovertebral: área compreendida entre a borda interna da escápula e a linha vertebral.

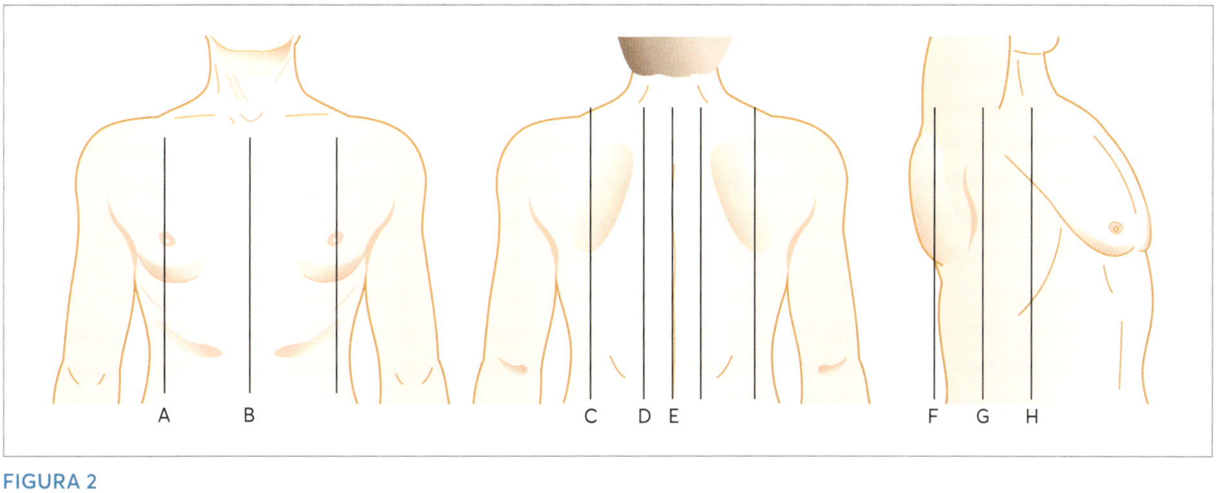

FIGURA 2
Linhas torácicas. A: linha hemiclavicular; B: linha medioesternal; C: linha escapular; D: linha paravertebral; E: linha vertebral; F: linha axilar posterior; G: linha axilar média; H: linha axilar anterior.

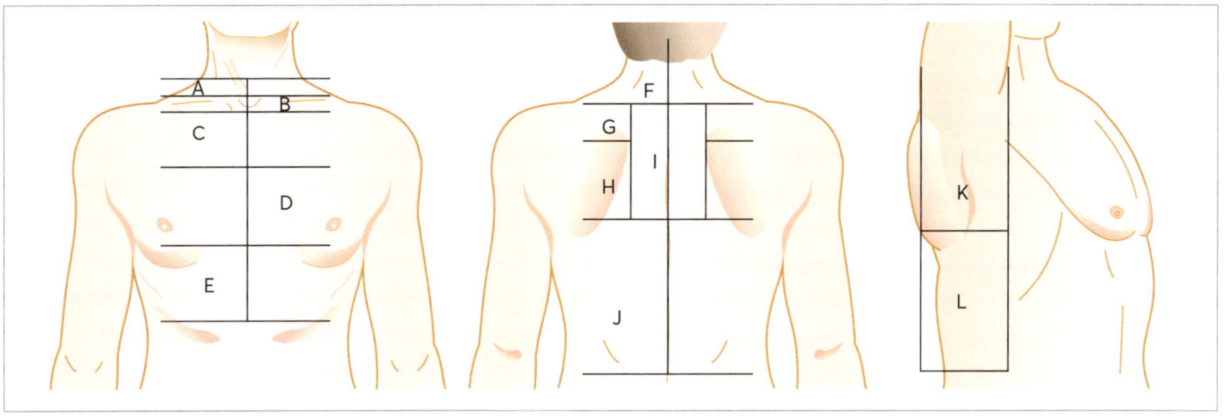

FIGURA 3
Regiões torácicas. A: região supraclavicular; B: região clavicular; C: região infraclavicular; D: região mamária; E: região inframamária; F: região supraescapular; G: região supraespinhosa: H: região infraespinhosa: I: região interescapulovertebral; J: região infraescapular; K: região axilar; L: região infra-axilar.

- Região infraescapular: delimitada por uma linha traçada pela ponta inferior da escápula até a linha vertebral, com a qual faz limite interno, pela linha axilar lateralmente e pelo limite inferior do tórax.
- Região axilar: limitada pelo côncavo axilar, pelas linhas axilares anterior e posterior e pelo prolongamento da linha horizontal que passa pela 6ª articulação condroesternal.
- Região infra-axilar: área delimitada pelo limite inferior da região axilar até a reborda costal, tendo como limites laterais as linhas axilares anterior e posterior.

EXAME CLÍNICO DOS PULMÕES

Sempre que possível, o paciente deve estar sentado e despido até a cintura. O examinador, de pé, movimenta-se ao redor do paciente.

Inspeção

- Forma do tórax e biotipo.
- Expansibilidade.
- Alterações da parede.
- Ritmo dos movimentos.
- Frequência respiratória.

Inspeção estática

Implica observar a forma do tórax, sem a solicitação de manobras por parte do paciente, além de descrever cicatrizes, manchas, retrações e abaulamentos, atrofias musculares, entre outras alterações.

A forma do tórax apresenta variações fisiológicas em relação à idade, ao sexo e ao biotipo (Tabelas 1 e 2). No adulto, em geral, o diâmetro laterolateral é maior que o diâmetro anteroposterior. As anormalidades ósseas podem ser decorrentes de alterações do esterno, das vértebras ou das costelas.

TABELA 1 Definições de biotipo físico baseadas na conformação torácica

Normolíneo	Ângulo de Charpy = 90°
Longilíneo	Ângulo de Charpy ≤ 90°
Brevilíneo	Ângulo de Charpy ≥ 90°

TABELA 2 Definições de formas do tórax

Tórax chato	Diâmetro anteroposterior reduzido. As escápulas sobressaem claramente no relevo torácico. Mais comum nos longilíneos
Tórax em tonel (em barril)	Aumento do diâmetro anteroposterior que, praticamente, iguala-se ao transversal. A causa mais comum é o enfisema
Tórax infundibuliforme (*pectus excavatum*)	Presença de depressão acentuada ao nível do terço inferior do esterno. O raquitismo constitui a causa mais frequente. O reconhecimento é importante para a interpretação correta de alterações da silhueta cardíaca e, em grau acentuado, pode produzir distúrbios ventilatórios restritivos
Tórax cariniforme (*pectus carinatum*)	Acentuação da concavidade esternal, com uma saliência em forma de peito de pombo ou de quilha de navio. O raquitismo é a principal causa. Não compromete a função pulmonar
Tórax em sino ou piriforme	Alargamento da porção inferior do tórax. Surge nas grandes hepatoesplenomegalias e ascite volumosa
Tórax cifótico	Encurvamento posterior da coluna torácica, por defeito da postura ou por lesão de vértebras torácicas

(continua)

TABELA 2 Definições de formas do tórax *(continuação)*

Tórax escoliótico	Desvio lateral do segmento torácico da coluna vertebral. A causa mais comum é anomalia congênita
Tórax cifoescoliótico	Combinação de deformidade cifótica e escoliótica. Se acentuada, pode produzir restrição da expansão torácica
Tórax instável (traumático)	Movimentos torácicos paradoxais, em decorrência de múltiplas fraturas em costelas sequenciais

Inspeção dinâmica

Avaliam-se o tipo respiratório, o ritmo e a frequência da respiração, a amplitude dos movimentos respiratórios, a presença ou não de tiragem e a expansibilidade dos pulmões.

- Padrão respiratório: baseado no volume de ar que se movimenta por unidade de tempo (volume corrente e frequência respiratória). Em condições normais, observam-se a respiração costal superior ou a toracoabdominal. Avaliam-se a frequência, o ritmo, a profundidade e o esforço respiratório.
- Padrões patológicos característicos: alterações tanto na frequência respiratória como na amplitude do movimento (Tabela 3).
- Frequência respiratória: número de incursões completas intervalo em 1 minuto (Tabelas 4 e 5).

TABELA 3 Definição de padrões respiratórios patológicos

Platipneia	Dispneia ao assumir a posição ereta, que se alivia em decúbito
Ortopneia	Dispneia ao assumir o decúbito dorsal, com alívio em ortostatismo
Trepopneia	O paciente se sente mais confortável para respirar em decúbito lateral
Respiração de Cheyne-Stokes	Respiração periódica. De modo cíclico, apresenta hiperpneia, com amplitude respirató\ria crescente e decrescente, seguida de período de apneia. Pode aparecer na insuficiência cardíaca grave, nos acidentes vasculares cerebrais, nos traumatismos cranioencefálicos e nas intoxicações por opioides ou barbitúricos
Respiração de Kussmaul	Inspirações rápidas e amplas, interrompidas por curtos períodos de apneia, seguidas por expirações profundas e ruidosas e, posteriormente, pequenas pausas de apneia. Padrão característico da acidose metabólica
Respiração de Biot	Respiração atáxica, irregular, com nítidas variações de amplitude dos movimentos respiratórios, intercalada com períodos de apneia. Comum em processos neurológicos, com lesão no centro respiratório

TABELA 4 Valores normais da frequência respiratória

Idade	Frequência respiratória
Recém-nascidos	40 a 45 irpm
Lactentes	25 a 35 irpm
Pré-escolares	20 a 35 irpm
Escolares	18 a 35 irpm
Adultos	16 a 20 irpm

irpm: incursões respiratórias por minuto.

TABELA 5 Termos para caracterização da frequência respiratória

Apneia	Parada dos movimentos respiratórios
Eupneia	Frequência respiratória normal e sem dificuldade
Taquipneia	Aumento da frequência respiratória
Bradipneia	Diminuição da frequência respiratória

Palpação

- Expansibilidade.
- Frêmito toracovocal.
- Sensibilidade.
- Alterações da parede.
- Linfonodos.

Expansibilidade torácica

Indica o volume de ar mobilizado pela respiração daquele segmento pulmonar. Solicitam-se inspirações e expirações profundas, que provocam um deslocamento das mãos. Este deve ser idêntico em ambos os hemitórax. São considerados anormais os movimentos diminuídos da expansibilidade, uni ou bilateralmente (Figura 4).

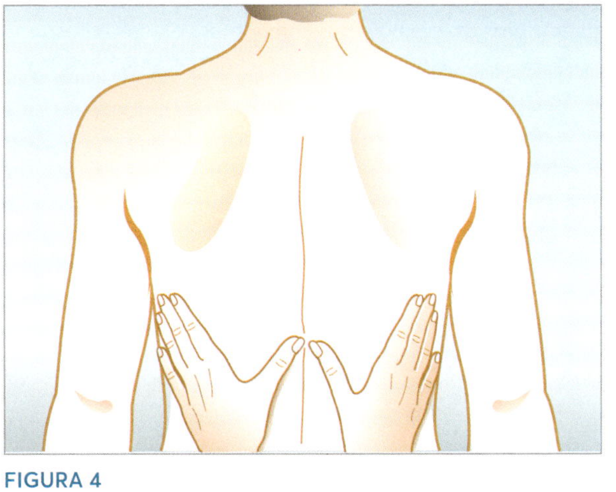

FIGURA 4
Técnica da palpação. Mãos estendidas com as extremidades dos polegares na apófise espinhosa das vértebras dorsais e os dedos dirigindo-se para a média axilar.

Frêmito toracovocal

Sensação vibratória percebida pela palma da mão do examinador quando o paciente emite um som (pede-se que repita "trinta e três"). Os sons transmitidos para a parede torácica, através da árvore brônquica aberta, têm maior transmissibilidade em meio sólido (consolidação/preenchimento alveolar), enquanto na presença de um terceiro meio, extrapulmonar (doenças pleurais), ou na ausência de passagem de ar (oclusão/obstrução brônquica), ocorre redução da transmissibilidade do som, com frêmito toracovocal (FTV) reduzido ou abolido (Figura 5).

Percussão

Ao percutir corpos com densidades diferentes, eles produzem sons diferentes (Tabela 6). A técnica de percussão adequada é a digitodigital, com a mão dominante, obedecendo a um roteiro preestabelecido, com percussão de toda a face anterior, lateral e posterior do tórax, sempre comparando regiões simétricas, contralaterais (Figura 6).

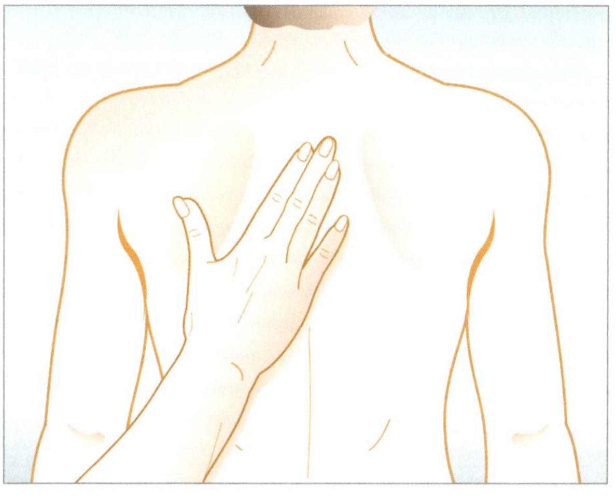

FIGURA 5
Pesquisa do frêmito toracovocal. Coloca-se suavemente a mão espalmada sobre o tórax, enquanto o paciente pronuncia em voz alta palavras como "trinta e três". A pesquisa deve ser feita sempre com a mesma mão para evitar variações de percepção.

TABELA 6 Sons definidos pela percussão torácica

Som claro pulmonar	Percussão dos campos pulmonares normais
Hipersonoridade pulmonar	Nota de percussão mais clara e mais intensa, refletindo maior volume de ar nos alvéolos (p. ex., enfisema pulmonar)
Som timpânico	Presença de ar aprisionado no parênquima pulmonar (cavidade intrapulmonar) ou no espaço pleural (pneumotórax)
Som submaciço	Parênquima pulmonar com densidade aumentada e diminuição da quantidade de ar (preenchimento dos espaços alveolares por células ou líquido)
Som maciço	Presença de líquido interposto entre parênquima pulmonar e parede torácica (derrame pleural)

A percussão do tórax não é uniforme, variando em áreas de projeção do coração, do fígado, do baço e do fundo gástrico. Determina-se o limite inferior à direita pela percussão do parênquima hepático (macicez hepática) e, à esquerda, pela percussão da bolsa gasosa do estômago (zona de Traube – timpânico) e do baço (macicez esplênica).

Outros achados

- Sinal de Signorelli: presença de macicez à percussão da coluna dorsal, em decorrência da presença de derrame pleural.
- Ressonância skódica: presença de hipersonoridade nas áreas situadas ao redor de uma consolidação ou acima de um derrame pleural.

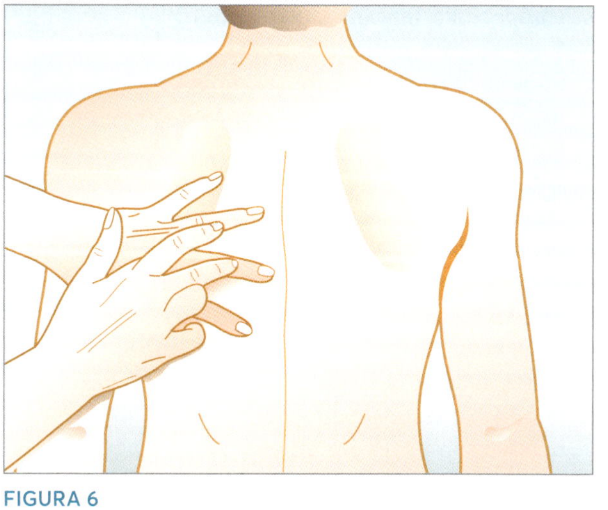

FIGURA 6
Técnica da percussão. Somente a face palmar de um dedo estendido entra em contato com o tórax do paciente (todo o resto da mão se mantém distante). Um dedo da outra mão percute o dedo escolhido.

Ausculta

- Sons respiratórios.
- Ruídos adventícios.
- Broncofonia e pectoriloquia afônica.

A ausculta pulmonar é a técnica do exame mais importante para avaliar o fluxo aéreo pela árvore traqueobrônquica. Compreende ouvir os sons gerados pela respiração, pesquisar os ruídos adventícios e, na suspeita de anormalidades, auscultar os sons da voz falada ou sussurrada pelo paciente.

O paciente deve respirar pausadamente em incursões de média amplitude, com a boca entreaberta, sem produzir nenhum som, enquanto o examinador coloca a campânula do estetoscópio com a membrana sobre a superfície do tórax, desnuda. Sistematicamente, realiza-se a ausculta de pontos simétricos das linhas convencionais, sempre comparando os lados, do ápice para as bases pulmonares (Tabela 7).

TABELA 7 Sons pleuropulmonares

Sons normais	Som bronquial Som broncovesicular Som vesicular
Sons anormais	Descontínuos: estertores finos e grossos Contínuos: roncos, sibilos e estridor De origem pleural: atrito pleural
Sons vocais	Broncofonia Egofonia Pectoriloquia afônica e fônica

Sons respiratórios normais

- Som bronquial (ou som traqueal): alto e agudo, com componente inspiratório constituído de um ruído soproso, mais ou menos rude, seguido de um curto período de pausa e com componente expiratório um pouco mais forte e mais prolongado. Audível na região anterolateral do pescoço e na fúrcula esternal, área de projeção da traqueia e brônquios principais. Nas áreas que correspondem à consolidação pulmonar, atelectasia ou nas regiões próximas de cavernas superficiais ouve-se respiração brônquica no lugar de som vesicular (sopro tubário).
- Som vesicular (ou murmúrio vesicular): suave e grave, audível através da parede torácica, em campos inferiores e médios dos pulmões. O componente inspiratório é mais intenso, mais duradouro e de tom mais alto em relação ao componente expiratório, sem a presença de pausa entre eles. O som vesicular pode estar abolido ou diminuído nas condições que impedem a transmissibilidade sonora, em afecções pleurais ou pulmonares.
- Som broncovesicular: intermediário ao som vesicular e ao som bronquial, que compreendem fases inspiratória e expiratória de igual intensidade, magnitude e duração, por vezes separados por pequena pausa. Auscultado nas regiões esternal superior, interescapulovertebral direita e ao nível da 3ª e da 4ª vértebras dorsais.

Sons adventícios

Sons produzidos em condições patológicas, em decorrência de alterações estruturais e das propriedades mecânicas pulmonares. Devem ser descritos quanto à frequência, localização, momento de ocorrência no ciclo respiratório, persistência de seu padrão entre um ciclo respiratório e outro e mudanças após tosse ou modificação na posição do paciente.

Sons nítidos, descontínuos e explosivos

- Estertores finos (crepitações): suaves, de frequência aguda, muito breves, geralmente no final da inspiração, sem alterações com a tosse. São gerados pela abertura sequencial de vias respiratórias anteriormente fechadas em razão da pressão exercida pela presença de líquido ou exsudato no parênquima pulmonar ou por alteração no tecido de suporte das paredes brônquicas.
- Estertores grossos: mais intensos, de frequência mais grave, breves, de duração maior que os finos. Sofrem nítida alteração com a tosse, audíveis no início da inspiração e durante toda a expiração. Têm origem na abertura e fechamento de vias aéreas com secreção espessa, bem como pelo afrouxamento da estrutura de suporte das paredes brônquicas.
- Atrito pleural: ruído grave, de baixa frequência, irregular e descontínuo, audível na inspiração e na expiração, em decorrência do deslizamento dos folhetos pleurais inflamados (pleurite seca). A presença de derrame pleural determina seu desaparecimento.

Sons contínuos e musicais

- Roncos: sons graves, de baixa frequência e qualidade de um ressonar. Gerados pela vibração das paredes brônquicas e do conteúdo de ar quando há estreitamento da luz das vias aéreas, seja por espasmo ou edema da parede ou presença de secreção. Ocorrem tanto na inspiração como na expiração e são fugazes, mutáveis, surgindo e desaparecendo em curto período ou após manobras de tosse.
- Sibilos: sons agudos, de alta frequência, com qualidade sussurrante. Resultantes da reabertura de vias aéreas distais, previamente ocluídas, quando são atingidas por fluxo aéreo em alta velocidade.

Ocorrem na inspiração e na expiração e podem ser difusos ou localizados.

- Estridor ou cornagem: sibilo total ou predominantemente inspiratório, mais audível nas regiões centrais e superiores do tórax e pescoço, indicando obstrução de via aérea central (laringe ou traqueia).
- Grasnido (*squeake*): som inspiratório, agudo, tipo "piado de gaivota", na presença de bronquiolite, com reabertura súbita de vias aéreas distais.
- Ausculta da voz: ausculta-se a voz falada e a voz sussurrada (enquanto o paciente repete "trinta e três"), com a percepção da ressonância vocal através da parede torácica. Em condições normais, a ressonância vocal constitui-se de sons incompreensíveis, mas, quando o parênquima pulmonar está consolidado, a transmissão é facilitada e as palavras ficam nítidas.
- Pectoriloquia afônica e fônica: ausculta da voz falada (fônica) ou sussurrada (afônica) com nitidez, transmitida através do parênquima pulmonar consolidado.
- Broncofonia: aumento da ressonância vocal em decorrência de facilitação da transmissão das ondas sonoras, na presença de condensação pulmonar.
- Egofonia: tipo especial de broncofonia, quando esta adquire qualidade nasalada e metálica. Auscultada na área de transição do limite superior dos derrames pleurais.

SÍNDROMES PLEUROPULMONARES

Compreendem as síndromes brônquicas, pulmonares e pleurais. Muitas vezes, nem todos os sinais descritos na Tabela 8 estão presentes em cada uma das síndromes.

TABELA 8 Síndromes pleuropulmonares.

Síndrome	Achados
Broncoespasmo/crise de asma	▪ Inspeção: movimento paradoxal do tórax, uso de musculatura inspiratória acessória, expiração ativa e prolongada, tiragem ▪ Palpação: expansibilidade e FTV diminuídos ou preservados ▪ Percussão: hipersonoridade ou som claro pulmonar ▪ Ausculta: murmúrio vesicular reduzido, com sibilos e roncos ou "silêncio respiratório"
DPOC/enfisema	▪ Inspeção: tórax globoso, movimento paradoxal do tórax inferior, musculatura inspiratória acessória, expiração ativa e prolongada, expansibilidade reduzida ▪ Palpação: expansibilidade e FTV diminuídos ▪ Percussão: hipersonoridade ▪ Ausculta: murmúrio vesicular reduzido, ressonância vocal diminuída
Consolidação/ condensação	▪ Inspeção: tórax simétrico, expansibilidade reduzida ▪ Palpação: expansibilidade reduzida, FTV aumentado ▪ Percussão: submacicez ou macicez ▪ Ausculta: som bronquial deslocado, estertores finos, pectoriloquia e broncofonia ou egofonia
Atelectasia obstrutiva	▪ Inspeção: retração do hemitórax comprometido, tiragem ▪ Palpação: expansibilidade reduzida e FTV reduzido/abolido ▪ Percussão: submacicez ou macicez ▪ Ausculta: sons respiratórios abolidos
Fibroatelectasia	▪ Inspeção: retração do hemitórax comprometido, desvio da traqueia e *ictus* para o lado comprometido ▪ Palpação: expansibilidade reduzida no hemitórax comprometido, frêmito toracovocal aumentado ▪ Percussão: macicez ▪ Ausculta: som bronquial, crepitações grossas protomesoinspiratórias e expiratórias fixas e variáveis
Congestão/edema pulmonar	▪ Inspeção: tórax simétrico, expansibilidade normal ▪ Palpação: expansibilidade e FTV normais ▪ Percussão: som claro pulmonar ou submacicez nas bases ▪ Ausculta: som vesicular, estertores finos teleinspiratórias e, ocasionalmente, sibilos. Ressonância vocal normal
Derrame pleural	▪ Inspeção: hemitórax abaulado, expansibilidade diminuída ▪ Palpação: expansibilidade reduzida, FTV abolido. Presença do sinal de Signorelli ▪ Percussão: macicez. Ressonância skódica acima do derrame ▪ Ausculta: murmúrio vesicular abolido. Na zona de transição pode ocorrer broncofonia, egofonia e pectoriloquia
Pneumotórax	▪ Inspeção: hemitórax normal ou abaulado ▪ Palpação: expansibilidade diminuída e FTV abolido ▪ Percussão: timpanismo ▪ Ausculta: murmúrio vesicular e ressonância vocal abolidos
Espessamento pleural (pleurite)	▪ Inspeção: expansibilidade reduzida, retração do hemitórax comprometido ▪ Palpação: expansibilidade e FTV reduzidos ▪ Percussão: submacicez ou macicez ▪ Ausculta: sons respiratórios abolidos, ressonância vocal diminuída, atrito pleural

DPOC: doença pulmonar obstrutiva crônica; FTV: frêmito toracovocal.

BIBLIOGRAFIA

1. Auada MP, Vitória GL, Barros JA. A confusa nomenclatura da ausculta pulmonar brasileira. J Pneumol. 1998;24:129-32.
2. Aviles-Solis JC, Vanbelle S, Halvorsen PA, Francis N, Cals JWL, Andreeva EA, et al. International perception of lung sounds: a comparison of classification across some European borders. BMJ Open Respir Res. 2017;4(1):e000250.
3. Franco Jr A. Exame do tórax e pulmões. In: Benseñor IM, Atta JA, Martins MA. Semiologia clínica. São Paulo: Sarvier; 2002.
4. Melbye H, Solis JCA, Jácome C, Pasterkamp H. Inspiratory crackles—early and late— revisited: identifying COPD by crackle characteristics. BMJ Open Resp Res 2021;8:e000852
5. Pasterkam H, Brand PLP, Everard M, Marcos LG, Melbye H, Priftis KN. Towards the standardisation of lung sound nomenclature. Eur Respir J. 2016;47:724-32.
6. Porto CC. Exame clínico: Porto&Porto. 7.ed. Rio de Janeiro: Guanabara-Koogan; 2014.
7. Sarkar M, Madabhavi I, Niranjan N, Dogra M. Auscultation of the respiratory system. Ann Thorac Med. 2015;10(3):158-68.
8. Staszko KF, Lincho C, Engelke VC, Fiori NS, Silva KC, Nunes EI, et al. Terminologia da ausculta pulmonar utilizada em publicações médicas brasileiras, no período de janeiro de 1980 a dezembro de 2003. J Bras Pneumol. 2006;32:400-4.
9. Swartz MH. Tratado de semiologia médica: história e exame clínico. 7.ed. Rio de Janeiro: Elsevier; 2015. p.22-54.

11

O exame cardíaco

Francisco Akira Malta Cardozo
Bruno Caramelli

> **CONTEÚDO COMPLEMENTAR**
>
> O procedimento clínico descrito neste capítulo é demonstrado na plataforma digital complementar desta obra.
>
> Utilize o QR code abaixo para acessar a plataforma (senha: semiologia):

INTRODUÇÃO

> "Durante plantão no pronto-socorro, um interno apresenta o caso de uma paciente idosa com queixa de dor precordial, sem etiologia definida. Eletrocardiograma e dosagens seriadas de troponina (um marcador de lesão miocárdica) não revelaram alterações relevantes que pudessem contribuir com as hipóteses iniciais de síndrome coronariana ou tromboembolismo pulmonar. Quando indagado pelo aluno sobre qual o melhor exame complementar para prosseguir na investigação, o médico assistente se dirige à paciente e inicia o exame clínico expondo o tórax dela. Prontamente, saltam aos olhos lesões vesiculares em faixa compatíveis com um quadro de herpes-zóster. O aluno rapidamente se defende dizendo que havia realizado um exame clínico direcionado, rápido, com ausculta cardíaca e pulmonar, sobre o avental..."*

Diante dos avanços tecnológicos na medicina, com maior disponibilidade de exames diagnósticos complementares, o exame clínico cardiológico aparentemente vem sendo colocado em segundo plano na prática diária. No entanto, para diversas situações corriqueiras tais como avaliação de valvopatias, diagnóstico de pericardite e investigação de síncope, uma semiologia acurada é essencial, uma vez que mesmo métodos de imagem disponíveis somente em centros terciários podem ter acurácia limitada e grande variabilidade inter e intraobservador.

Outro fato importante a ser considerado é o de que um exame clínico detalhado é uma ferramenta essencial para aquisição de vínculo com o paciente, melhora da percepção de cuidado e acolhimento em situações de grande demanda emocional.

ANATOMIA E FISIOLOGIA

Para melhor compreensão dos achados do exame clínico cardiológico é imprescindível o conhecimento da anatomia cardíaca e torácica, bem como da fisiopatologia do ciclo cardíaco.

O coração encontra-se no interior na caixa torácica, protegido pelo gradil costal e pela musculatura peitoral. A estrutura cardíaca mais anterior no tórax é o ventrículo direito, cuja borda inferior está localizada na junção do esterno com o apêndice xifoide. Já o ventrículo esquerdo está situado atrás e à esquerda do ventrículo direito, formando a borda lateral do coração. O ápice do ventrículo esquerdo normalmente se encontra no quinto espaço intercostal na altura da linha hemiclavicular (ver "Inspeção" e "Palpação" mais adiante neste capítulo).

Já a chamada "base do coração" está localizada aproximadamente na altura do 2º espaço intercostal direito e esquerdo próximo ao externo (Figura 1). Nessa topografia, também se observam os grandes vasos (artérias pulmonares, aorta e veia cava superior e inferior desembocando no átrio direito).

Para promover o bombeamento sanguíneo efetivo, o coração produz gradientes de pressão variáveis, por

* Hirschtick RE. The quick physical exam. JAMA. 2016;316(13):1363-4.

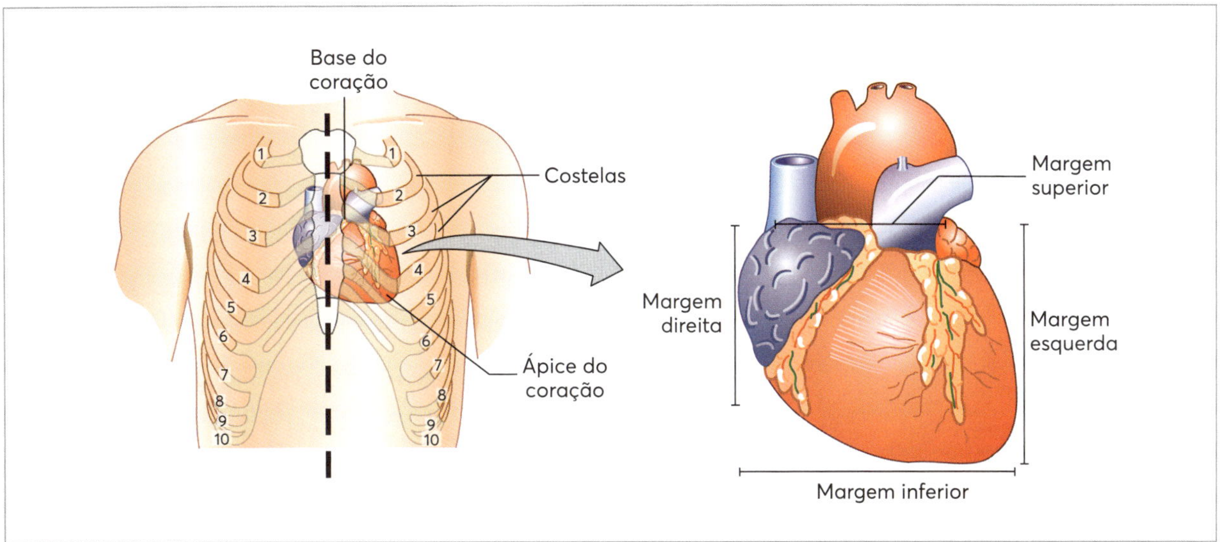

FIGURA 1
Posição e orientação do coração: sua localização no interior da cavidade torácica e suas margens.
Fonte: Martini et al., 2009.

meio da contração e do relaxamento ventricular, também designados como sístole e diástole.

Durante a diástole, os ventrículos estão relaxados e têm baixas pressões em seu interior. As valvas atrioventriculares (mitral e tricúspide) encontram-se simultaneamente abertas, possibilitando o enchimento dos ventrículos com o sangue proveniente dos átrios, inicialmente com uma fase de enchimento rápido. Na fase final da diástole, ocorre a contração atrial, ejetando a porção final do sangue dos átrios em direção aos ventrículos.

Após o término da diástole, um impulso elétrico normalmente conduzido pelo sistema His-Purkinje despolariza a superfície ventricular, gerando uma resposta contrátil. Com isso, a pressão ventricular se eleva de maneira importante, forçando o fechamento das valvas atrioventriculares e promovendo a posterior abertura das valvas semilunares (aórtica e pulmonar) com ejeção do volume sanguíneo do ventrículo para a circulação pulmonar e sistêmica (Figura 2).

ETAPAS DO EXAME CLÍNICO

Inspeção

A inspeção do tórax e a análise do pulso venoso podem fornecer ampla gama de informações sobre alterações fisiopatológicas na função ou anatomia cardíacas. Em geral, tais achados apresentam baixa sensibilidade, porém possuem boa especificidade para o diagnóstico de cardiopatias (Tabela 1).

Já na observação inicial, deve-se avaliar a conformação torácica. A presença de *pectus escavatum* ou *pectus carinatum*, bem como outras conformações torácicas, podem sugerir síndromes associadas com cardiopatias, como a síndrome de Marfan.

Especialmente em crianças ou pacientes magros, pode-se observar a impulsão do ápice cardíaco no chamado *ictus cordis*, normalmente presente entre o 4º e o 5º espaços intercostais. Dilatações ou alterações funcionais nas estruturas mediastinais podem alterar tais achados semiológicos (ver "Palpação torácica" mais adiante neste capítulo.)

Avaliação do pulso venoso

A continuidade anatômica entre o átrio direito, a veia cava superior e a veia jugular interna direita possibilita que as pressões de enchimento do átrio sejam transmitidas com boa fidedignidade para a veia jugular interna direita, uma vez que esta possui trajeto retificado e menor presença de válvulas venosas.

A avaliação deve ser feita com o paciente deitado, relaxado, com a cabeceira da maca elevada com angulação de 45°, pescoço virado para o lado esquerdo e iluminação adequada.

O pulso jugular normal é expresso por três ondas ascendentes "a", "c" e "v", e duas ondas descendentes, "x" e "y" (Tabela 2 e Figura 3).

Alterações no pulso venoso podem sugerir doenças estruturais ou arritmias cardíacas (Tabela 3).

- Estase jugular: a pressão venosa central (PVC) normalmente varia entre 1 e 8 cmH_2O. Situações que elevem as pressões em AD podem acarretar aumento da PVC, o que se traduz no engurgita-

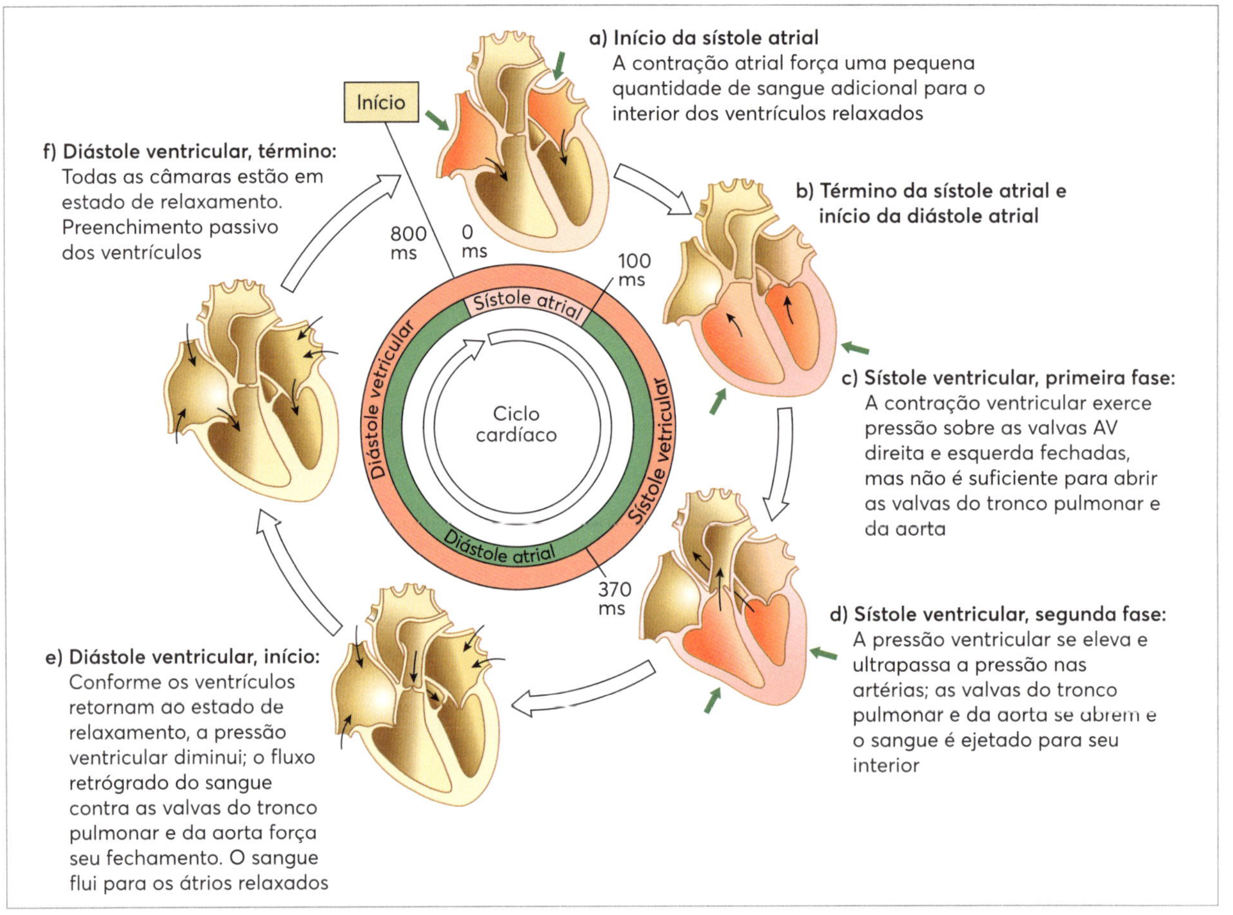

FIGURA 2
Representação do ciclo cardíaco. As setas pretas indicam o movimento do sangue ou das valvas, e as setas brancas, a contração do miocárdio.
Fonte: Martini et al., 2009.

TABELA 1 Alterações mais frequentes na inspeção e doenças correspondentes

Alteração semiológica	Doença
Ictus hiperdinâmico	Insuficiência mitral e/ou aórtica importantes
Ictus muscular (fase inicial e final mais lenta)	Hipertrofia e dilatação ventricular
Pulsação de fúrcula	Aortopatias/insuficiência aórtica importante
Pulsação epigástrica/subxifoide	Dilatação de ventrículo direito
Pulsação no 2° espaço intercostal direito	Dilatação de aorta (aneurisma/dissecção)
Impulsão visível no 2° e/ou 3° espaço intercostal esquerdo	Dilatação de artéria pulmonar (p. ex., hipertensão pulmonar)

TABELA 2 Fases do ciclo cardíaco

Onda A	Sístole atrial, com consequente transmissão retrógrada do aumento da pressão no átrio direito (AD)
Onda C	Pulso jugular. Aumento da pressão jugular consequente à protrusão retrógrada da valva tricúspide pelo aumento da pressão ventricular no início da sístole ventricular
Descenso X	Diástole atrial. Consequente à queda da pressão pelo relaxamento do AD e movimentação valvar tricúspide para baixo que ocorre no relaxamento isovolumétrico ventricular
Onda V	Enchimento atrial. É o aumento pressórico decorrente do enchimento atrial direito na diástole atrial, com a valva tricúspide fechada
Descenso Y	Abertura da valva tricúspide, com consequente drenagem do sangue para o ventrículo direito e queda da pressão no AD durante a fase de enchimento rápido

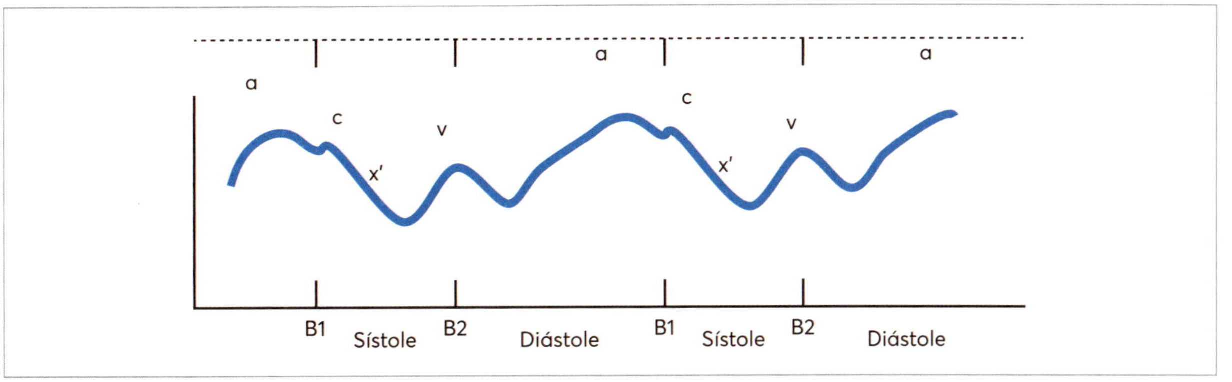

FIGURA 3
Pulso venoso jugular normal.
Fonte: Accorsi e Tarasoutchi, 2016.

TABELA 3 Principais alterações no pulso venoso jugular e doenças correspondentes

Alteração semiológica	Doença
Onda A "gigante": contração atrial com pressão aumentada em ventrículo direito	Hipertrofia de ventrículo direito, estenose tricúspide, hipertensão pulmonar, estenose pulmonar
Onda A em "canhão": contração atrial com valva tricúspide fechada	Bloqueio atrioventricular, taquicardia de reentrada nodal
Ausência de onda A	Fibrilação atrial
Redução de descenso X	Fibrilação atrial
Onda V "gigante": aumento do volume de enchimento atrial	Comunicação interatrial, insuficiência tricúspide
Aumento de descenso Y: restrição ao relaxamento ventricular	Pericardite constritiva, miocardiopatias restritivas
Redução de descenso Y: restrição ao enchimento ventricular	Estenose de valva tricúspide, tamponamento cardíaco, hipertrofia de ventrículo direito

mento jugular. A PVC pode ser estimada por meio do método de Lewis: traçar uma linha paralela ao solo na altura máxima da engurgitação venosa e medir a distância da linha até o ângulo de Louis. A esse valor devem ser adicionados 4,5 cm (distância até o átrio direito), obtendo-se a estimativa da PVC (Figura 4).

- Refluxo hepatojugular: a avaliação de refluxo hepatojugular pode ser útil na detecção de PVC elevada. A manobra consiste na compressão do hipocôndrio direito ou epigástrio, estimulando o aumento do retorno venoso. Elevação prolongada da estase jugular ou aumento > 3 cm na PVC em relação ao basal sugere pressões elevadas.
- Sinal de Kussmaul: durante a inspiração (com consequente redução da pressão intratorácica), normalmente ocorre redução do pulso venoso e estase jugular. Em situações patológicas, em que ocorre restrição ao enchimento ventricular direito, pode ocorrer aumento da pressão venosa e do pulso venoso durante a inspiração. A esse comportamento paradoxal do pulso dá-se o nome de sinal de Kussmaul.

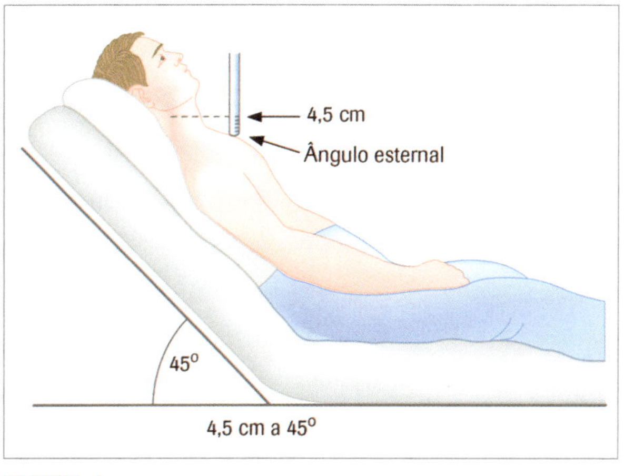

FIGURA 4
Avaliação da pressão venosa central (PVC) pelo método de Lewis.
Fonte: Accorsi e Tarasoutchi, 2016.

- Doenças associadas: tamponamento cardíaco, infarto de ventrículo direito, pericardite constritiva, miocardiopatias restritivas, estenose de valva tricúspide.

Palpação

Palpação torácica

A palpação torácica normalmente é feita com a região hipotenar e tenar da mão na região paraesternal esquerda e seguindo em direção à região axilar anterior na altura aproximada do 5º espaço intercostal. Importante atentar para a presença de frêmitos (sugerindo turbilhonamentos sanguíneos graves), presença de impulsão cardíaca (sugerindo aumento de câmaras) e atentar para a palpação do *ictus cordis*.

O *ictus cordis* normalmente é palpado com as polpas digitais entre o 4º e 5º espaço intercostal na linha hemiclavicular. Seu tamanho habitual é de cerca de 2 cm (2 polpas digitais), e é possível aumentar a sensibilidade da sua palpação com o paciente em decúbito lateral esquerdo a 45 graus. Aumento do tamanho do *ictus* ou desvio do seu posicionamento para baixo ou lateralmente podem sugerir aumento de câmaras cardíacas.

Avaliação do pulso arterial

O pulso arterial reflete as variações da pressão intravascular. No entanto, sua magnitude depende de outras variáveis, como o diâmetro e a elasticidade da artéria e da pressão exercida pelos dedos do examinador.

Devem ser avaliados os seguintes aspectos durante a palpação do pulso arterial com a polpa digital dos 2º e 3º quirodáctilos (evitar utilizar o polegar para a palpação).

- Frequência cardíaca: avaliar a frequência por meio da contagem durante o período de 1 minuto (evitar abreviar o período de contagem e multiplicar o valor observado).
- Ritmo: avaliar a regularidade do pulso (regular ou irregular), observando arritmias como fibrilação atrial ou extrassístoles.
- Simetria: avaliar a simetria dos pulsos, palpando simultaneamente pulsos bilaterais e pulsos de membros inferiores e superiores.
- Formato/amplitude: avaliar o formato do pulso arterial, podendo diagnosticar doenças como estenose aórtica (pulso *parvus et tardus* – amplitude reduzida e duração prolongada) e insuficiência aórtica (pulso de Corrigan/célere/*bisferiens*/martelo d'água – amplitude aumentada e duração reduzida), conforme exemplifica a Figura 5.

Ausculta cardíaca

Avaliação das bulhas

Utilizando o estetoscópio para realizar a ausculta cardíaca, é possível ouvir dois sons básicos que marcam os intervalos do ciclo cardíaco.

A primeira bulha (B1), gerada principalmente pelo fechamento das válvulas atrioventriculares (mitral e tricúspide), marca a sístole ventricular e pode ser auscultada com maior facilidade no ápice cardíaco e na porção inferior da borda esternal esquerda. A ausculta executada simultaneamente à palpação do pulso arterial pode facilitar sua identificação (Tabela 4).

Já a segunda bulha (B2) decorre do fechamento das válvulas aórtica e pulmonares, marcando o início da diástole ventricular.

Durante a inspiração, com a redução da pressão intratorácica e o consequente aumento do retorno venoso ocorre um atraso fisiológico no fechamento das pulmonares. Dessa forma, é possível auscultar dois sons distintos próximos (*tum-trá*), denominado desdobramento fisiológico de B2.

Desdobramentos fixos (que ocorrem tanto na inspiração quanto na expiração) podem sugerir doenças cardíacas (Tabela 5).

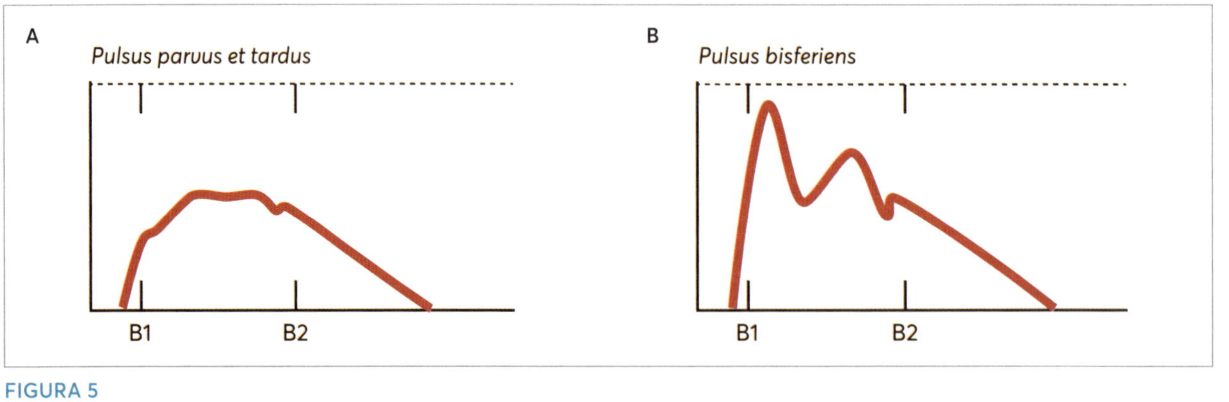

FIGURA 5
Exemplos de onda de pulso arterial na estenose (A) e insuficiência aórtica (B).
Fonte: Accorsi e Tarasoutchi, 2016.

TABELA 4 Alterações semiológicas da primeira bulha cardíaca

Alteração semiológica	Doença
B1 hiperfonética	Tórax fino, estenose mitral, estenose tricúspide, intervalo PR curto no eletrocardiograma, taquicardia, hipertensão arterial
B1 hipofonética	Interposição de estruturas entre o coração e a superfície cutânea (doença pulmonar obstrutiva crônica, edema de parede torácica, obesidade, derrame pericárdico), insuficiência cardíaca, bradicardia, insuficiência mitral ou tricúspide, intervalo PR longo
Desdobramento de B1	Bloqueios de ramo, extrassístoles, marca-passo, comunicação interatrial, mixoma atrial, anomalia de Ebstein, estenose de tricúspide

TABELA 5 Alterações semiológicas da segunda bulha cardíaca

Alteração semiológica	Doença
B2 hiperfonética	Hipertensão arterial, hipertensão pulmonar, aneurisma de aorta, coarctação de aorta
B2 hipofonética	Estenose aórtica e pulmonar, insuficiência cardíaca, insuficiência aórtica
Desdobramento de B2	Bloqueio de ramo direito, hipertensão pulmonar, disfunção de VD, inspiração profunda (fisiológico)

A terceira bulha (B3) é um som de baixa frequência (mais bem auscultado pela campânula do estetoscópio) associado à fase de enchimento ventricular rápido, podendo ser auscultado logo após a B2. Pode estar presente de maneira fisiológica em pacientes jovens, porém sua ocorrência após os 40 anos normalmente está relacionada a situações de menor complacência ventricular: cardiomiopatia dilatada, insuficiência cardíaca diastólica, cardiomiopatia isquêmica, insuficiência mitral e/ou aórtica crônica, estados hiperdinâmicos.

A quarta bulha (B4) apresenta relação temporal com a contração atrial (onda "a" do pulso venoso), e sua presença está relacionada à redução da distensibilidade do ventrículo esquerdo: cardiopatia hipertensiva, estenose aórtica, cardiomiopatia hipertrófica ou fase aguda de infarto agudo do miocárdio.

Outros ruídos cardíacos

- Clique protossistólico: sons de alta frequência e curta duração que ocorrem logo após a B1, referentes a aberturas de valvas semilunares estenóticas.
- Clique mesossistólico: sons de alta frequência e curta duração que ocorrem na porção média/final da sístole, relacionados ao estiramento dos folhetos valvares na insuficiência mitral.
- Estalido de abertura atrioventricular: a estenose mitral é a doença mais comumente associada a um ruído de alta frequência que ocorre após a B2. Além de auxiliar no diagnóstico, a presença de um estalido mais precoce (logo após a B2) sugere maior gravidade da estenose.

Avaliação dos sopros cardíacos

Os sopros cardíacos surgem por meio do turbilhonamento do fluxo sanguíneo, que normalmente é laminar, gerando vibrações que podem ser auscultadas por meio do estetoscópio. A detecção de sopros durante o exame clínico do paciente pode ser de extrema valia para a detecção de valvopatias, estados de hiperfluxo ou outras alterações estruturais cardíacas.

Durante a ausculta de um sopro cardíaco, é preciso que sejam estabelecidas as seguintes características:

- Fase do ciclo cardíaco: sistólicos, diastólicos, sisto-diastólicos ou contínuos.
- Localização e irradiação: local onde o sopro é mais audível (frequentemente nos principais focos de ausculta) e seu padrão de irradiação (axila, dorso, epigástrico, fúrcula, carótidas).
- Duração (fase em que as vibrações ocorrem predominantemente): proto (início), meso (meio), tele (final) ou holo (todo a fase do ciclo) sistólicos ou diastólicos.
- Intensidade (amplitude das vibrações): pode ser graduado em 6 níveis:
  - Grau 1+/6+: difícil de ser auscultado, detectável com manobras específicas.
  - Grau 2+/6+: sopro leve, porém detectável.
  - Grau 3/6+: sopro moderado e frequentemente com irradiação.
  - Grau 4/6+: sopro alto e com presença de frêmito palpável.
  - Grau 5/6+: sopro muito alto que pode ser auscultado mesmo com apenas parte do estetoscópio em contato com a pele.
  - Grau 6/6+: sopro muito alto que pode ser auscultado com estetoscópio próximo à pele, sem necessidade de contato.
- Frequência (tonalidade): agudos ou graves.
- Timbre: conjunto variado de características que podem ser utilizadas para descrever os sopros: rude, áspero, suave, musical, aspirativo ou ruflar.
- Manobras dinâmicas que alteram os sopros (Tabela 6).

TABELA 6 Manobras dinâmicas para avaliação dos sopros

Manobra	Observação
Manobra de Rivero-Carvallo	Aumento da intensidade do sopro na inspiração profunda sugere sopro de origem tricúspide ou pulmonar
Hand grip/prensão palmar	Aumento da intensidade do sopro com a elevação da pós-carga sugere insuficiência mitral ou aórtica
Exercício físico	Aumento da intensidade dos sopros de estenose aórtica ou mitral
Decúbito lateral esquerdo (manobra de Pachón)	Acentua a ausculta do ruflar da estenose mitral

Avaliação do atrito pericárdico

O atrito pericárdio é representado por sons rudes ou ásperos relacionados ao contato das camadas visceral e parietal do pericárdio acometido por processo inflamatório. A ausculta pode ocorrer tanto na sístole como na diástole, e sua intensidade pode ser acentuada com a inspiração profunda ou a inclinação do tórax para a frente (Figura 6 e Tabela 7).

Aferição da pressão arterial

A medida não invasiva da pressão arterial é parte importante da avaliação clínica do paciente e deve ser realizada a cada 2 anos em adultos com PA ≤ 120/80 mmHg, e anualmente para aqueles com PA > 120/80 mmHg e < 140/90 mmHg. No entanto, apesar da im-

1. Caracterização do ritmo cardíaco:
   - Regular
   - Irregular (arritmia respiratória, extrassistolia, arritmia arrítmica)
2. Frequência cardíaca
3. Bulhas (1ª e 2ª)
   - Intensidade
   - Desdobramentos
4. Ruídos adicionais:
   - 3ª e 4ª bulhas
   - Cliques, estalidos
   - Ruídos de próteses
5. Sopros cardíacos:
   - Fases do ciclo cardíaco
   - Tipo
   - Localização
   - Duração
   - Intensidade
   - Tonalidade
   - Timbre
   - Irradiação
6. Atritos

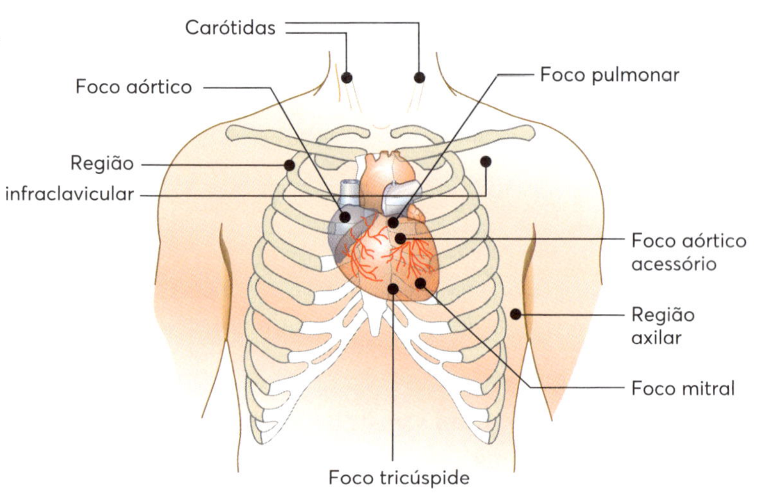

FIGURA 6
Sistematização para a ausculta cardíaca.
Fonte: Zipes et al., 2019.

TABELA 7 Comparativo entre os principais sopros sistólicos e diastólicos

Característica	Estenose aórtica	Insuficiência mitral
Fase do ciclo	Sístole	Sístole
Duração	Protomesossistólico ou mesossistólico	Holossistólico
Intensidade	Variável (geralmente III/6)	Variável (geralmente III/6)
Frequência	Aguda	Grave
Característica	Ejetivo, rude, áspero	Regurgitativo, suave
Configuração	Em diamante ou crescendo-decrescendo	Em platô
Localização	Mais intenso no foco aórtico	Mais intenso no foco mitral
Irradiação	Para o pescoço e a região infraclavicular	Para a axila e o dorso
Relação com a respiração	Não	Não

(continua)

TABELA 7 Comparativo entre os principais sopros sistólicos e diastólicos (*continuação*)

Característica	Estenose mitral	Insuficiência aórtica
Fase do ciclo	Diástole	Diástole
Duração	Mesotelediastólico ou telediastólico	Protomesodiastólico
Intensidade	Variável (geralmente II/4)	Variável (geralmente II/4)
Frequência	Aguda	Grave
Característica	Em ruflar	Aspirativo
Configuração	Em crescendo	Em decrescendo
Localização	Mais intenso no foco mitral	Mais intenso no foco aórtico acessório
Irradiação	Para a axila	Para o ápice
Relação com a respiração	Não	Não

Fonte: Zipes et al., 2019.

portância da correta aferição, em um estudo recente somente 1/159 estudantes de medicina foi capaz de aferir corretamente a pressão arterial.

Preparo do paciente

- Orientar o paciente sobre o que será feito.
- Manter o paciente sentado em local calmo e agradável em repouso por cerca de 5 minutos.
- Certificar-se de que o paciente está com as pernas descruzadas, pés apoiados, bexiga vazia, sem fumar há pelo menos 30 minutos, sem realizar atividade física há 60 minutos e sem ingerir café ou bebida alcoólica.
- Posicionar o paciente com os braços na altura do coração, em repouso, com a palma para cima e sem roupas que garroteiem o membro.

Etapas para aferição da pressão arterial, conforme a 7ª Diretriz Brasileira de Hipertensão Arterial:

1. Determinar a circunferência do braço no ponto médio entre acrômio e olecrano.
2. Selecionar o manguito de tamanho adequado ao braço.
3. Colocar o manguito, sem deixar folgas, 2-3 cm acima da fossa cubital.
4. Centralizar o meio da parte compressiva do manguito sobre a artéria braquial.
5. Estimar o nível da PAS pela palpação do pulso radial.
6. Palpar a artéria braquial na fossa cubital e colocar a campânula ou o diafragma do estetoscópio sem compressão excessiva.
7. Inflar rapidamente até ultrapassar 20-30 mmHg o nível estimado da PAS obtido pela palpação.
8. Proceder à deflação lentamente (velocidade de 2 mmHg por segundo).
9. Determinar a PAS pela ausculta do primeiro som (fase I de Korotkoff) e, depois, aumentar ligeiramente a velocidade de deflação.
10. Determinar a PAD no desaparecimento dos sons (fase V de Korotkoff).
11. Auscultar cerca de 20-30 mmHg abaixo do último som para confirmar seu desaparecimento e depois proceder à deflação rápida e completa.
12. Se os batimentos persistirem até o nível zero, determinar a PAD no abafamento dos sons (fase IV de Korotkoff) e anotar valores da PAS/PAD/zero.
13. Realizar pelo menos duas medições, com intervalo em torno de 1 minuto. Medições adicionais deverão ser realizadas se as duas primeiras forem muito diferentes. Caso julgue adequado, considere a média das medidas.
14. Medir a pressão em ambos os braços na primeira consulta e usar o valor do braço no qual foi obtida a maior pressão como referência.
15. Informar o valor de PA obtido para o paciente.
16. Anotar os valores exatos sem "arredondamentos" e o braço em que a PA foi medida.
17. Em pacientes com suspeita de hipotensão postural, deve-se repetir a aferição com o paciente após 3 minutos em pé. Diagnostica-se a hipotensão postural quando ocorre queda superior a 20 mmHg na PAS ou 10 mmHg na PAD.

BIBLIOGRAFIA

1. Accorsi TA, Tarasoutchi FD. Semiologia cardiovascular. In: Martins MA, Carrilho FA, Venâncio AF, Castilho. EA, Giovanni GC (orgs.). Clínica médica. 2.ed. Vol.2. Barueri: Manole; 2016.
2. Bickley LSB, Szilagyi PG. Propedêutica médica. [Tradução Maria de Fátima Azevedo.] 11.ed. Rio de Janeiro: Guanabara-Koogan; 2015.

3. Cury DP. Sistema circulatório. Disponível em: https://edisciplinas.usp.br/pluginfile.php/3427734/ mod_resource/content/1/ Sistema%20Circulat%C3%B3rio%20Odonto%2018-05-17.pdf. Acesso em: fev 2020.)
4. Hirschtick RE. The quick physical exam. JAMA. 2016;316(13):1363-4.
5. Malachias MVB, Souza WKSB, Plavnik FL, Rodrigues CIS, Brandão AA, Neves MFT, et al. 7ª Diretriz Brasileira de Hipertensão Arterial. Arq Bras Cardiol. 2016;107(3Supl.3):1-83.
6. Martini FH, Timmons M J, Tallitsch RB. Anatomia humana. 6.ed. Porto Alegre: Artmed; 2009.
7. Miranda CH, Schmidt André, Pazin Filho A, Maciel B. Cardiologia de consultório: exame físico do sistema cardiovascular. In: Nobre F (org.). Exame físico do sistema cardiovascular. 2.ed. Barueri: Manole; 2015. v.1. p.10-20.
8. Rakotz MK, Townsend RR, Yang J, et al. Medical students and measuring blood pressure: results from the American Medical Association Blood Pressure Check Challenge. J Clin Hypertens. 2017;19:614-9.
9. Simel DL, Rennie D. (eds). The rational clinical examination: evidence-based clinical diagnosis. New York: McGraw-Hill; 2009.
10. Zipes DP, Libby P, Bonow RO, Mann DL, Tomaselli GF. Braunwald's heart disease: a textbook of cardiovascular medicine. Vol. 11. Philadelphia: Elsevier; 2019.

12

Exame do sistema vascular periférico

Leonardo Mateus de Lima

CONTEÚDO COMPLEMENTAR

O procedimento clínico descrito neste capítulo é demonstrado na plataforma digital complementar desta obra.

Utilize o QR code abaixo para acessar a plataforma (senha: semiologia):

ANATOMIA E FISIOLOGIA

O sistema vascular é compreendido pelas artérias, veias e sistema linfático:

- As artérias são vasos com espessa parede que trabalham sob altos regimes pressóricos. Seguindo o fluxo sanguíneo, as artérias saem do coração, como o tronco pulmonar e a artéria aorta. A partir da aorta, ramificações vão surgindo, formando artérias de calibres menores, até atingir os tecidos pelas arteríolas e capilares. Dos capilares sanguíneos formam-se as vênulas, que se confluem em vasos cada vez mais calibrosos, as veias. Estas, por sua vez, encontram-se na veia cava inferior e superior, levando o sangue até o átrio direito do coração.
- As veias apresentam parede mais delgada, permitindo grande capacidade de distensão e consequente acomodação de volume sanguíneo, cerca de 2/3 da volemia. Apresentam válvulas em seu interior, permitindo o retorno venoso unidirecional.
- De maneira geral, os vasos sanguíneos mais calibrosos costumam estar presentes nas profundidades dos membros e tronco. Entretanto, em determinadas regiões do corpo, eles se aproximam da superfície corpórea, estando acessíveis para avaliação durante o exame clínico, conforme os exemplos que serão abordados neste capítulo.

ANAMNESE

Para todo paciente com prováveis queixas vasculares, perguntar sobre os principais fatores de risco para as doenças mais comuns:

- Alterações da coagulação, uso de anticoncepcional, cirurgia recente, trauma, imobilismo, neoplasias e história familiar, para as tromboses venosas.
- Hipertensão arterial, diabetes, dislipidemias e tabagismo para obstruções arteriais.

Quando presente, caracterizar a dor do paciente e questionar alterações de sensibilidade, parestesias, edemas e alterações da coloração, temperatura e pilificação da pele.

> As principais queixas dos pacientes com doenças vasculares são dor e edema. A história de dor recente associada a edema unilateral de membro está presente nas tromboses venosas (ver Capítulo "Sangramento e trombose"), mas é preciso fazer o diagnóstico diferencial com as celulites e erisipelas. Já a dor no membro desencadeada pela atividade física, que melhora ao repouso, define o termo "claudicação intermitente", geralmente presente na obstrução (aterosclerose) arterial crônica. Sinais e sintomas neurológicos podem ser decorrentes de obstrução das artérias carótidas.

O edema crônico de um membro pode ser secundário à lesão linfática prévia, como ocorre no linfedema primário ou adquirido (p. ex., infecções de pele de repetição, filariose, radioterapia, cirurgia, trauma) ou secundário à insuficiência venosa. Já o edema bilateral e ascendente pode ter causa cardíaca, renal ou hepática, sem relação direta com o sistema vascular periférico (ver Capítulo "Edema").

> Quando se usa o termo obstrução, frequentemente se quer dizer trombose ou formação de êmbolos nos vasos sanguíneos. Entretanto, em algumas situações, a obstrução pode ser extrínseca, como nas massas tumorais que comprimem os vasos de fora para dentro (p. ex., síndrome da veia cava superior).

INSPEÇÃO DO SISTEMA VASCULAR

De maneira geral, quando se descrevem os achados na inspeção do sistema vascular, trata-se de alterações relacionadas à doença.

Na região cefálica, o espessamento e a tortuosidade da artéria temporal estão presentes na arterite temporal, uma causa de cefaleia.

Já na região cervical, pode-se visualizar o ingurgitamento das veias jugulares:

- Quando unilateral e sem pulso, deve-se pensar em obstrução da veia braquiocefálica ipsilateral.
- Quando bilateral e sem pulso, associado a edema e cianose da face e pescoço, sugere-se obstrução da veia cava superior (síndrome da veia cava superior).

Entretanto, o achado mais comum da inspeção cervical é a estase jugular bilateral, com pulso, geralmente obtido com a cabeceira elevada a 45°, sendo esse um típico sinal de insuficiência cardíaca, mas também presente na pericardite constritiva e derrame pericárdico.

Em algumas doenças, é possível ver a pulsação das artérias carótidas, como na insuficiência aórtica ("dança das artérias"), no hipertireoidismo e na persistência do canal arterial.

Os membros inferiores são frequentemente acometidos pelas doenças vasculares mais comuns, como a insuficiência venosa, caracterizada por vasos aumentados em calibre (varizes), edema, alterações de pigmentação da pele (dermatite por estase: petéquias inicialmente, evoluindo para coloração acastanhada e fibrose da pele) e úlceras, nos casos mais avançados. Para melhor avaliação das veias em membros inferiores, o paciente deve ficar em pé, a fim de que as veias fiquem mais túrgidas e as varizes, mais evidentes.

Já a insuficiência arterial é caracterizada por palidez cutânea (ou pele em tom vermelho escuro quando o membro fica pendente), extremidade fria, pele fina, brilhosa e atrófica, com perda de pelos, podendo apresentar úlceras e gangrena.

Edemas assimétricos em membros estão presentes nas obstruções venosas (tromboses venosas profundas, p. ex.) e alterações do sistema linfático (linfedema).

PALPAÇÃO ARTERIAL

Os pulsos arteriais são, em geral, facilmente palpáveis, pois as artérias estão sob alto regime pressórico e são pulsáteis.

Usando a polpa dos dedos indicador, médio e anular (ou apenas indicador e médio), palpam-se os pulsos e observam-se os seguintes parâmetros: ritmo, frequência, amplitude e simetria.

- Ritmo: pode ser regular (normal) ou irregular; quando irregularmente irregular (ausência total de padrão), sugere-se fibrilação atrial.
- Frequência: normal, bradicardia (< 60 bpm) ou taquicardia (> 100 bpm).
- Amplitude: classificada de 0 a 3+; sempre comparar com o lado contralateral.
  - 0 = pulso ausente.
  - 1+ = pulso reduzido.
  - 2+ = pulso normal.
  - 3+ = pulso aumentado.
- Simetria: os pulsos devem ser avaliados na sua simetria, palpando simultaneamente, com exceção da palpação das artérias carotídeas.

Localização

Todos os pulsos descritos a seguir devem estar presentes bilateralmente.

- Temporal superficial: colocar os dedos indicador e médio entre o *tragus* da orelha e a articulação temporomandibular. Também palpável acima da arcada supraorbitária (ramo frontal).
- Carotídeo: pode-se usar o polegar ou os dedos indicador e médio. Afasta-se o músculo esternocleidomastóideo pela sua borda anterior, no nível da laringe ou terço inferior do pescoço. Deve-se tomar cuidado com a estimulação do bulbo carotídeo, que pode desencadear bradicardia e síncope. Em idosos, cuidado com a presença de placas de ateroma, sendo mais prudente auscultar se há sopros antes da palpação. Não se deve palpar as artérias carótidas bilateralmente ao mesmo tempo.

- Braquial: no terço médio do braço, em sua face anterior, entre as cabeças dos músculos bíceps e tríceps braquial.
- Radial: na porção distal do antebraço, face anterior, lateralmente ao tendão do músculo flexor radial do carpo.
- Ulnar: também na superfície flexora do punho, entre os tendões flexor superficial dos dedos e flexor ulnar do carpo.
- Femoral: localizado abaixo do ligamento inguinal, no ponto médio entre a espinha ilíaca anterossuperior e a sínfise púbica.
- Poplíteo: com o paciente em decúbito dorsal e com a perna fletida a 90º, abraçar a perna do paciente com as duas mãos, com os polegares apoiados sobre o platô tibial. Procurar o pulso poplíteo com os dedos indicadores, médios e anulares de ambas as mãos na fossa poplítea.
- Tibial posterior: localizado no ponto médio entre o maléolo medial e o tendão aquileu. Com a outra mão, estabilizar o calcanhar para facilitar o exame.
- Pedioso: no terço proximal do pé, lateralmente ao tendão flexor do primeiro dedo.

Alguns pulsos são descritos em doenças específicas por apresentarem certos padrões:

- Pulso fraco e pequeno: causado pela reduzida pressão de pulso, encontrado na insuficiência cardíaca, estenose aórtica, hipovolemia e choque hemodinâmico.
- Pulso forte: onda de pulso aumentada, associada a um rápido pico sistólico, ocorrendo, por exemplo, nos estados hiperdinâmicos como na febre, anemia, hipertireoidismo, insuficiência aórtica e fístulas arteriais. Também denominado pulso célere ou martelo d'água.
- Pulso bisferiens: nota-se um aumento da amplitude do pulso, com duas ondas sistólicas. Encontrado principalmente na insuficiência aórtica.
- Pulso alternante: a amplitude do pulso se alterna a cada batimento, como na insuficiência cardíaca grave.
- Pulso bigeminado: nesse caso também há alternância entre pulsos normais e fracos, mas a causa é uma extrassístole ventricular. O pulso fraco geralmente é menos frequente. Um eletrocardiograma pode demonstrar as extrassístoles.
- Pulso paradoxal: ocorre diminuição da amplitude das ondas durante a inspiração forçada. Pode ser encontrado na pericardite constritiva, no derrame pericárdico volumoso e no enfisema pulmonar.
- Pulso anacrótico: pode ocorrer na estenose aórtica grave. Pulso de pequena amplitude, fraco, com duplo pico sistólico. Raramente percebido no exame clínico.
- Pulsos assimétricos: podem decorrer de lesões ateroscleróticas, obstrução por embolia ou trombose, ou lesões vasculíticas.

VEIAS

As veias costumam seguir os leitos arteriais na profundidade, mas alguns ramos relativamente calibrosos podem percorrer regiões próximas à superfície dos membros. Entretanto, por trabalharem sob regime de baixa pressão e serem facilmente colabáveis, são mais difíceis de serem avaliadas na normalidade. Como será visto à frente, em algumas doenças as veias ficam mais proeminentes. Facilita o exame dos membros inferiores quando o paciente fica em pé e as veias, mais túrgidas.

Quando palpar uma veia, movimente os dedos sobre a superfície da veia, seguindo seu trajeto. Note se há dilatação da veia, endurecimento e dor à palpação. Veias dilatadas, mas que colabam ao toque, são vistas nas varizes. Quando há endurecimento com dor a palpação, deve-se pensar em tromboflebite. A palpação dolorosa da panturrilha (manobra de Olow) pode sugerir trombose venosa profunda.

Ao palpar edemas, graduar de 1+ a 4+, verificar simetria entre os membros, consistência e alterações associadas. O linfedema crônico costuma ser caracterizado como duro, pouco compressível, enquanto os edemas de etiologia cardíaca, hepática e renal costumam ser moles, formando um cacifo após pressão digital (sinal de Godet).

AUSCULTA

Parte fundamental na avaliação de possíveis obstruções, devem-se auscultar as artérias em busca de sopros. Os locais mais importantes para essa avaliação são a região cervical, em busca de sopro carotídeo, e a raiz da coxa, avaliando a artéria femoral. Sopros abdominais devem chamar a atenção para obstrução de artéria renal. Para realizar a ausculta de sopros, coloque a campânula do estetoscópio no mesmo ponto já descrito na palpação do pulso que deseja avaliar.

PERCUSSÃO

Manobra utilizada no sistema vascular principalmente para avaliar o segmento venoso. O exame é realizado com a palpação bimanual da veia em análise, como uma safena, por exemplo. Uma mão fica mais proximal e a outra mais distal. A percussão com a mão proximal não deve gerar uma onda até a mão distal quando as válvulas estão competentes. A percepção de ondas contra o fluxo normal é encontrada na insuficiência venosa com válvulas incompetentes.

TABELA 1 Reconhecimento de síndromes clínicas pelos achados de exame

	Anamnese	Inspeção	Palpação	Manobra propedêutica
Insuficiência venosa	▪ Pode ter dor, após longos períodos em ortostatismo ▪ Pode ter prurido no trajeto das veias varicosas crônicas	▪ Pele pode ter pigmentação escura (dermatite ocre), espessamento com a progressão clínica das varizes ▪ Úlceras varicosas em geral se localizam em face medial do maléolo ▪ Em posição ortostática, podem ser vistas as veias varicosas	▪ Pode haver edema, vespertino e discreto no início ▪ Pulsos presentes	▪ Extremidades cianóticas com o membro pendente
Insuficiência arterial	▪ Claudicação intermitente ▪ Dor melhora com repouso (exceto na progressão clínica que pode ter dor em repouso) ▪ Úlceras são dolorosas e com frequência em área de trauma	▪ Pele pálida, pior ao elevar o membro ▪ Pele fina e atrófica	▪ Pulsos diminuídos ou ausentes	▪ Elevação do membro acometido, piora da palidez, com rubor reacional após abaixar o membro
Trombose venosa profunda	▪ Pode ser assintomática ▪ Dispneia súbita quando embolia associada	▪ Edema assimétrico	▪ Palpação dolorosa da panturrilha ▪ Empastamento da panturrilha ▪ Dor à dorsiflexão do pé	▪ Palpação dolorosa da panturrilha ▪ Empastamento da panturrilha ▪ Dor à dorsiflexão do pé
Tromboflebite	▪ Dor ▪ Pode ter febre, edema ▪ Pode ter história de manipulação (p. ex., acesso venoso)	▪ Eritema no trajeto do cordão venoso	▪ Endurecimento com dor à palpação no trajeto venoso	

BIBLIOGRAFIA

1. Bickley LS. Bates' guide to physical examination and history taking. 12.ed. Philadelphia: Lippincott Williams & Wilkins; 2016.
2. Benseñor IM, Atta JA, Martins MA. Semiologia clínica. São Paulo: Sarvier; 2002.
3. Gogalniceanu P, Lancaster RT, Patel V. I. Clinical assessment of peripheral arterial disease of the lower limbs. N Engl J Med. 2018;378(18);e24.
4. Wolosker N, Fioranelli A, Zerati E. Cirurgia vascular e endovascular: abordagem prática. Rio de Janeiro: Atheneu; 2017.

13

O exame dos gânglios e o sistema linfático

Leandro Teixeira de Castro

CONTEÚDO COMPLEMENTAR

O procedimento clínico descrito neste capítulo é demonstrado na plataforma digital complementar desta obra.

Utilize o QR code abaixo para acessar a plataforma (senha: semiologia):

INTRODUÇÃO: O SISTEMA LINFÁTICO

O sistema linfático tem como principal função a reabsorção de líquido dos tecidos corporais (linfa) e a posterior distribuição desse líquido de volta ao sistema venoso, via ducto torácico e ducto linfático direito. Entre a formação dos capilares linfáticos no interstício e sua desembocadura nos ductos linfáticos principais, a linfa é filtrada por uma série de estruturas nodulares encapsuladas denominadas linfonodos.

Os linfonodos apresentam formato esférico ou ovalado, com tamanho variado de acordo com sua localização, mas geralmente com menos de 1 cm de diâmetro. Dentre suas funções principais, destaca-se seu papel no sistema imunológico: é nos linfonodos que ocorre grande parte do processo de fagocitose de restos celulares e microrganismos, além da produção de anticorpos direcionados contra esses patógenos. Diante de uma estimulação antigênica, o tecido linfoide sofre um processo de hiperplasia e pode aumentar o tamanho do linfonodo em diversas vezes seu diâmetro inicial.

AS CADEIAS LINFONODAIS

Grande parte das cadeias linfonodais do corpo humano (Figuras 1 e 2) está presente na região cervical. Os linfonodos presentes nessas cadeias consistem em:

- Submentonianos: abaixo do mento, no trígono submentoniano.
- Submandibulares: logo abaixo da mandíbula, junto às glândulas submandibulares.
- Tonsilares: região posterior à articulação temporomandibular.
- Pré-auriculares: localizados anteriormente ao *tragus* da orelha.
- Pós-auriculares: localizados posteriormente à orelha, sobre o processo mastoide.
- Cervicais superficiais: localizados superiormente ao músculo esternoclidomastóideo.
- Cervicais profundos: superiores, localizados abaixo do ângulo mandibular, e inferiores, localizados posteriormente ao músculo esternoclidomastóideo.
- Occipitais: abaixo da proeminência occipital.
- Supraclaviculares: acima das fossas supraclaviculares.

Drenando as estruturas dos membros superiores, a partir de sua região mais distal, encontram-se as cadeias epitroclear (adjacentes à troclea) e axilar (profundamente à axila).

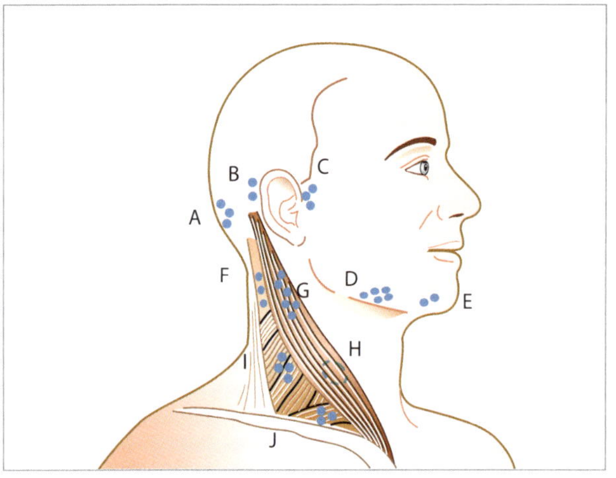

FIGURA 1
Distribuição das cadeias linfonodais na região da cabeça e do pescoço. Principais grupos de linfonodos da cabeça e do pescoço: A: occipitais; B: mastoides ou pós-auriculares; C: pré-auriculares; D: submandibulares; E: submentonianos; F: cervicais profundos superiores e cervicais posteriores; G: cervicais superficiais – linfonodos cervicais profundos inferiores; H: grupo jugulo-omo-hióideo; I: grupo do escaleno; J: grupo supraclavicular.
Fonte: adaptada de Netter, 2003.

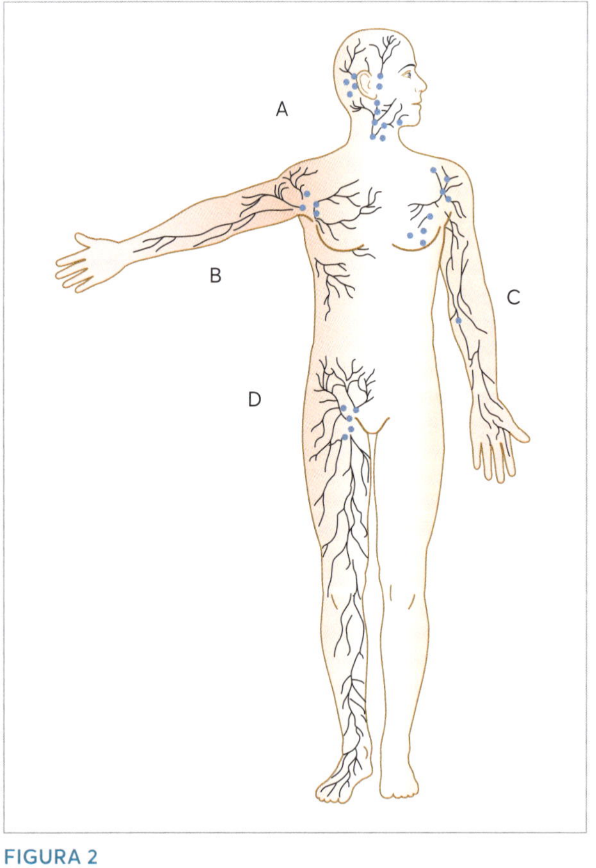

FIGURA 2
Distribuição das principais cadeias linfonodais do corpo. Principais grupos linfonodais: A: linfonodos da cabeça e do pescoço; B: linfonodos axilares; C: linfonodos supraepitrocleares; D: linfonodos inguinais.
Fonte: adaptada de Porto, 2001.

Em relação aos membros inferiores, também a partir das extremidades, existem as cadeias poplíteas (localizadas na fossa poplítea) e as inguinais (divididas superficial e profundamente na região inguinal). A palpação das cadeias linfonodais é realizada de forma diferente de acordo com a região analisada, conforme demonstrado a seguir.

AVALIAÇÃO DOS LINFONODOS

As cadeias linfonodais devem ser palpadas com a face anterior da falange distal dos dedos, realizando movimentos circulares sobre a cadeia analisada para diferenciar a sensação tátil dos linfonodos daquela sentida ao palpar a pele, tecido celular subcutâneo e musculatura regional. Utilizam-se o segundo, o terceiro e o quarto dedos para palpar cada região, podendo o quinto dedo ser utilizado em cadeias maiores. Para a avaliação das cadeias linfonodais de cabeça e pescoço, a palpação é realizada com ambas as mãos, palpando simultaneamente as regiões análogas direita e esquerda para melhor comparação entre os achados. Já durante o exame das cadeias axilar, epitroclear, inguinal e poplítea, cada região é avaliada separadamente.

Deve-se sempre descrever no exame clínico quais cadeias foram avaliadas e em quais delas há linfonodos palpáveis. Na presença de linfonodos palpáveis, devem constar na descrição do exame:

- Tamanho estimado.
- Consistência (p. ex., fibroelástica, borrachosa, endurecida).
- Mobilidade em relação aos planos profundos.
- Presença de dor ou desconforto à palpação.
- Presença de outros sinais flogísticos além da dor (edema, eritema ou calor local).
- Coalescência.

Posicionamento do paciente para a palpação das cadeias linfonodais

- Cabeça e pescoço: sentado, com o pescoço levemente fletido, inicialmente com ambas as mãos palpando cadeias contralaterais simultaneamente.
- Axilares: sentado, com o membro superior do lado examinado apoiado pelo examinador, que deve examinar a cadeia axilar esquerda com a mão direita, enquanto apoia o membro superior esquerdo do paciente com a mão esquerda. No exame da cadeia axilar direita, o processo inverso deve ocorrer.
- Inguinais: cada cadeia deve ser analisada separadamente, com o paciente deitado com a coxa estendida e ligeiramente abduzida.

- Poplíteos: decúbito dorsal com a perna semifletida, devendo o examinador utilizar ambas as mãos em garra para palpar a fossa poplítea.

Linfonodos normalmente palpáveis

Linfonodos normais têm diâmetro menor que 1 cm e tendem a ser maiores na adolescência do que na idade adulta. Os linfonodos mais comumente palpáveis em indivíduos saudáveis são os das cadeias inguinais. Esses linfonodos drenam regiões frequentemente sujeitas a traumas repetidos (membros inferiores) e infecções (membros inferiores, abdome e aparelho geniturinário – incluindo as infecções sexualmente transmissíveis), podendo manter-se aumentados ao longo de toda a vida. Outras cadeias linfonodais frequentemente palpáveis incluem a tonsilar e a cervical posterior. Menos frequentemente, outras regiões podem apresentar linfonodos palpáveis na ausência de doença. Linfonodos palpáveis em região epitroclear e supraclavicular são altamente sugestivos de processo patológico.

BIBLIOGRAFIA

1. Bickley LS. Bates: propedêutica médica. 12.ed. Rio de Janeiro: Guanabara-Koogan; 2018.
2. Ferrer RL. Evaluation of peripheral lymphadenopathy in adults. Post TW, ed. UpToDate. Waltham, MA: UpToDate Inc.
3. Kumar V, Abbas AK, Aster JC. Robbins patologia básica. 9.ed. Rio de Janeiro: Elsevier; 2013.
4. La Falce TS, Saraiva MD, Paganini CBl, Pinheiro KMK, Ferreira AB, Minanni CA. Propedêutica médica: da criança ao idoso. São Paulo: Atheneu; 2009.
5. Netter FH. Atlas de anatomia humana. 3.ed. Porto Alegre: Artmed; 2003.
6. Porto CC. Semiologia médica. 4.ed. Rio de Janeiro: Guanabara-Koogan; 2001.

14

Exame físico de abdome e sistema digestório

Carla Romagnolli Quintino
Célia Maria Kira

CONTEÚDO COMPLEMENTAR

O procedimento clínico descrito neste capítulo é demonstrado na plataforma digital complementar desta obra.

Utilize o QR code abaixo para acessar a plataforma (senha: semiologia):

REVISÃO DE ANATOMIA E FISIOLOGIA

A cavidade abdominal é limitada cranialmente pelo diafragma, inferiormente pelos músculos que compõem o assoalho pélvico, anteriormente pela musculatura reto abdominal, lateralmente pelos músculos oblíquos e transversos e, posteriormente, pelos músculos quadrado lombar, iliopsoas e psoas menor.

O reconhecimento dos pontos de referência anatômicos, a divisão do abdome em regiões e a projeção dos órgãos dessa cavidade na parede abdominal são essenciais para o estudo da propedêutica abdominal.

Há duas formas clássicas de divisão do abdome: uma que o divide em quadrantes e outra que o divide em nove áreas/subdivisões (Figura 1). É importante que se tenha em mente a imagem de cada estrutura anatômica projetada na parede abdominal.

A divisão em quatro quadrantes (superiores direito e esquerdo, inferiores direito e esquerdo) utiliza duas linhas imaginárias, que cruzam a cicatriz umbilical longitudinalmente e transversalmente.

A outra divisão utiliza como referência as linhas hemiclaviculares de cada lado e linhas horizontais abaixo da 10ª costela e ao nível das espinhas ilíacas anterossuperiores, configurando nove subdivisões: abdome superior (hipocôndrio direito, epigástrio e hipocôndrio esquerdo), abdome médio (flanco direito, mesogástrio e flanco esquerdo) e abdome inferior (fossa ilíaca direita, hipogástrio e fossa ilíaca esquerda). *Essa divisão permite correlacionar a anormalidade encontrada com o possível órgão acometido.* Por exemplo: região epigástrica (estômago), hipocôndrio direito (fígado ou vesícula biliar), hipocôndrio esquerdo (baço), flanco direito (cólon ascendente), região umbilical ou mesogástrio (cólon transverso), fossa ilíaca direita (ceco e apêndice), fossa ilíaca esquerda (sigmoide) e no hipogástrio (bexiga ou útero) (Figura 1).

PASSOS DO EXAME CLÍNICO

O primeiro passo é o posicionamento adequado do paciente, evitando posturas inconvenientes ou prejudiciais ao exame. O paciente deve estar em decúbito dorsal horizontal, com a cabeceira a zero grau ou descer o decúbito dorsal até o ponto em que a dispneia do paciente permitir, com os membros superiores estendidos ao longo do corpo e os membros inferiores relaxados. Deve ser realizada a exposição total do abdome até o púbis (deixando a genitália coberta), após o consentimento do paciente. Sempre que possível, solicitar que o paciente esvazie a bexiga antes do exame. O examinador deve se posicionar à direita do paciente,

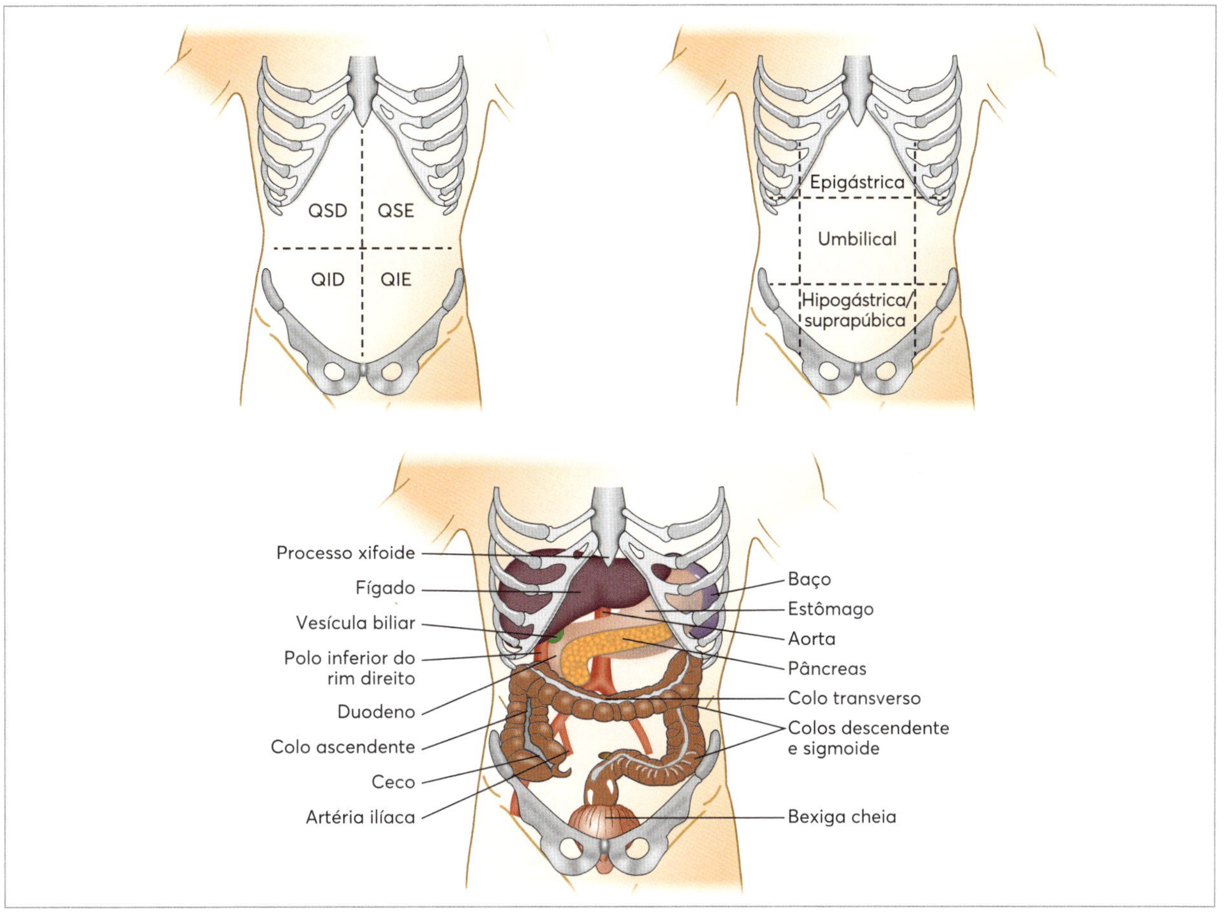

FIGURA 1
Divisões do abdome em áreas.
Fonte: Bickley, 2015

deve ter as mãos aquecidas, assim como o estetoscópio, conforme a Figura 2.

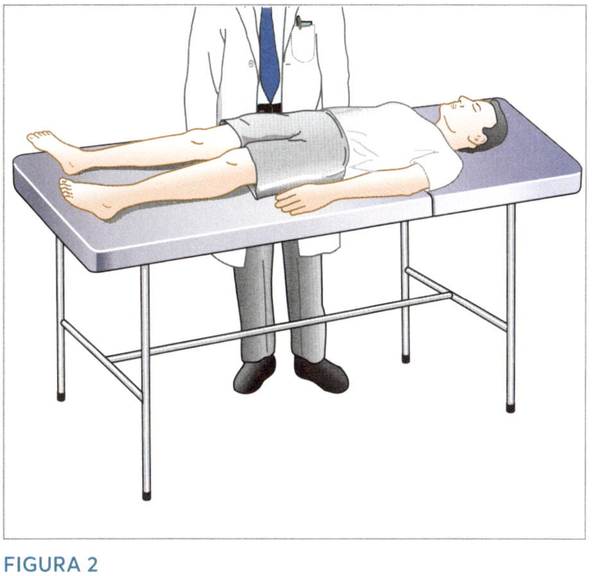

FIGURA 2
Posicionamento adequado do paciente para o exame abdominal.
Fonte: Curso básico de semiotécnica médica.

Etapas do exame físico abdominal

A inspeção, a ausculta, a percussão e a palpação são as etapas do exame físico do abdome. Recomenda-se auscultar o abdome antes da percussão e da palpação para evitar alterações nos ruídos abdominais. O roteiro, a sequência e os itens do exame físico do abdome são listados na Tabela 1.

Inspeção

Formatos e tipos de abdome

O abdome pode apresentar variações de forma, segundo idade, sexo, estado de nutrição, estado da tonicidade dos músculos da parede abdominal, além da condição fisiológica da gravidez. A Tabela 2 e a Figura 3 mostram como o formato do abdome pode ser classificado.

TABELA 1 Roteiro do exame físico abdominal

a) Inspeção estática e dinâmica Inspeção estática – observar: ▪ Tipo/forma, volume: normal, globoso, escavado ou retraído, em batráquio, em avental, pendular, ovoide (gravídico) ▪ Simetria ▪ Pele: pilificação, lesões de pele, hidratação, coloração, cicatrizes, estrias, equimoses, ostomias, fístulas ▪ Presença de circulação colateral e tipo (portal, cava inferior, cava superior, mista) ▪ Distensão abdominal, abaulamentos (hérnias, diástase da musculatura reto abdominal, visceromegalias, massas) e retrações ▪ Cicatriz umbilical: normal, plana, tendência à retificação, protrusa Inspeção dinâmica – observar: ▪ Movimentos respiratórios ▪ Movimentos peristálticos visíveis ▪ Pulsações
b) Ausculta ▪ Dos ruídos hidroaéreos: normais/presentes, diminuídos ou ausentes, aumentados ▪ Sopros vasculares (artéria aorta, artérias renais, ilíacas e femorais) ▪ Atrito: fígado e baço
c) Percussão ▪ Timpanismo/hipertimpanismo abdominal ▪ Delimitação da macicez hepática ▪ Delimitação do espaço de Traube ▪ Percussão esplênica ▪ Pesquisa de ascite (macicez móvel, semicírculo de Skoda e sinal do piparote)
d) Palpação Superficial: ▪ Áreas de sensibilidade/dor ▪ Defesa da parede abdominal (contratura da musculatura abdominal, voluntária ou involuntária) ▪ Continuidade da parede (hérnias, diástase dos músculos reto abdominais Profunda: ▪ Do fígado: tamanho (hepatimetria), consistência, superfície e borda e sensibilidade ▪ Do baço: em decúbito dorsal ou em posição de Schuster ▪ Massas abdominais ▪ Exame da vesícula biliar ▪ Palpação da artéria aorta ▪ Rim: palpação da loja renal, sinal de Giordano

Outras alterações a serem observadas

Deve-se também buscar por alterações na pele: pilificação (estará alterada nos pacientes com insuficiência hepática), erupções de pele, hidratação, coloração, cicatrizes, estrias (as brancas ou nacaradas são antigas e as róseas mais recentes), presença de equimoses (p. ex., decorrente do uso de heparina subcutânea), presença de ostomias (gastrostomia, ileostomia, enterostomia, colostomia) e fístulas. A cicatriz umbilical pode apresentar-se como normal, plana, com tendência à retificação (quadros de distensão abdominal e ascite moderada) e até protrusa, quando há ascite volumosa.

TABELA 2 Tipos de abdome

Plano: formato normal do abdome	Em batráquio: o diâmetro transverso é maior que o anteroposterior; parece "barriga de sapo" ao ser visto por cima. Ocorre nos pacientes que têm ascite em regressão
Globoso: abdome aumentado de maneira uniforme com predomínio na região anterior. Na gravidez utiliza-se o termo "ovoide" ou "gravídico"	Em avental: a parede abdominal cai sobre as pernas do paciente. É comum em pessoas com obesidade acentuada
Escavado ou retraído: aspecto visto nas pessoas muito emagrecidas	Pendular: variante do avental, quando apenas a porção inferior do abdome protrui em decorrência da fraqueza da musculatura da parede. É comum no puerpério

Circulação colateral

A presença de circulação colateral é importante para diagnosticar obstrução nos sistemas venosos, pois muitos pacientes têm doenças causadoras de hipertensão portal (a esquistossomose é muito prevalente no Brasil) e quadros de insuficiência hepática.

A circulação colateral é a circulação venosa, que apresenta um caudal anormalmente aumentado, havendo ou não a inversão do sentido normal da corrente sanguínea e ela pode ser classificada baseada na determinação do sentido da corrente sanguínea (etapa de palpação). Isso permitirá saber qual sistema está obstruído, usando a técnica dos dois dedos comprimindo a veia para ver a direção do fluxo. Os tipos de circulação colateral existentes são (Figura 4):

- Tipo porta: a obstrução do fluxo venoso proveniente do tubo digestivo, das veias tributárias e da veia porta (veia esplênica e mesentérica superior) leva à formação de vasos colaterais e à recanalização da veia umbilical. É o tipo mais frequente observado na prática clínica e forma a chamada "cabeça de medusa". Ocorre na hipertensão portal, na cirrose hepática, em tumor comprimindo a veia porta e na síndrome de Budd-Chiari.
- Tipo cava inferior: por obstrução a nível da veia cava inferior. Os vasos colaterais vão em direção ascendente pelo aumento do fluxo venoso nestas e são mais nitidamente observadas no andar inferior do abdome e em suas regiões laterais. A principal causa de obstrução da veia cava inferior é a trom-

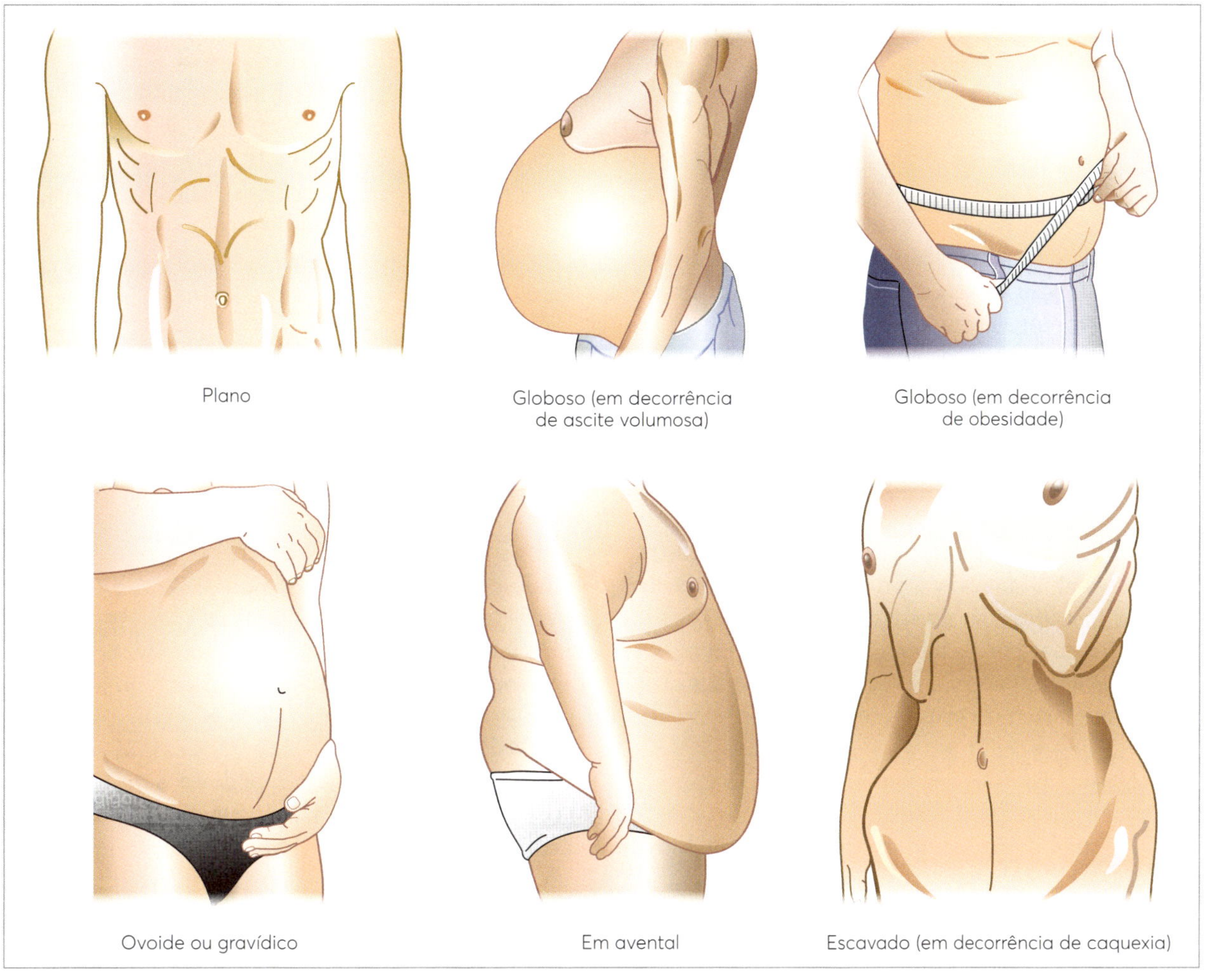

FIGURA 3
Tipos de abdome.
Fonte: adaptada de Porto e Porto, 2012; Silva, 2014.

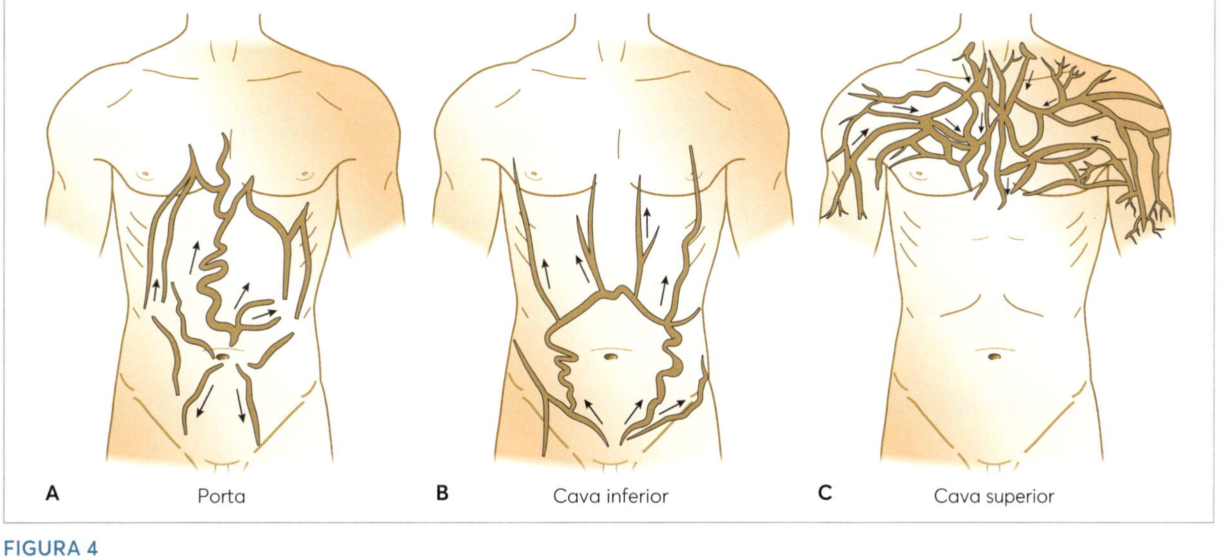

FIGURA 4
Tipos de circulação colateral.
Fonte: adaptada de Porto e Porto, 2014.

bose, além de aderências e de tumor comprimindo a veia cava inferior.

- Tipo cava superior: por obstrução ou compressão da veia cava superior levando a aumento do fluxo em vasos colaterais com direção descendente. É visualizado na parte superior do tórax e pescoço e pode ser visto na parte superior do abdome na procura de conexão com a veia cava inferior. Ocorre em obstrução da veia cava superior, aneurisma de aorta e tumores de mediastino e pulmão.
- Tipo misto: costuma ser uma associação entre os dois primeiros descritos (portal e cava inferior) e caracteriza-se por ampla rede venosa colateral, com sentido de circulação para cima.

Outros achados no abdome são a distensão abdominal (em razão de retenção gasosa, fecalomas, obstrução intestinal, tumores) e a presença de abaulamentos (hérnias umbilical/incisional, diástase da musculatura reto abdominal por flacidez ou ascite volumosa, visceromegalias ou massas). As retrações são mais raras, habitualmente em decorrência de cicatrizes.

Ausculta

A ausculta do abdome fornece informações a respeito da movimentação de gases e líquidos no trato intestinal (motilidade intestinal), bem como permite a identificação de possíveis sopros vasculares.

> Deve-se realizar a ausculta do abdome antes da percussão e da palpação, pois estas podem estimular o peristaltismo e encobrir uma hipoatividade dos ruídos hidroaéreos (RHA). Em condições normais, ocorrem mais ou menos a cada 5-10 segundos ruídos de timbre agudo, de localização variável e de aparecimento imprevisível, decorrentes da movimentação dos líquidos e dos gases contidos no trato gastrintestinal. Deve-se auscultar no mínimo de 15-20 segundos por quadrante.

Ruídos hidroaéreos e suas variações

Há outros três tipos de ruídos hidroaéreos de interesse semiológico:

1. Patinhação: assemelha-se ao que se obtém quando são dadas palmadas em uma superfície com água. É observada no caso de aumento do conteúdo líquido do estômago, quando o órgão se esvazia mal, como na obstrução de antro ou piloro.
2. Borborigmo: é o "ronco da barriga", que indivíduos normais frequentemente apresentam, quando estão com fome, pela grande quantidade de gases em relação ao conteúdo líquido do órgão. É uma variante do ruído hidroaéreo propriamente dito.
3. Ruído metálico: ocorre em casos de obstrução incompleta do intestino, na tentativa dos movimentos peristálticos de vencer a obstrução. Esse ruído hiperativo pode ser audível como "um pingar de torneira".

Nos casos de diarreia e de oclusão intestinal, os RHA tornam-se mais intensos em função do aumento do peristaltismo. O contrário ocorre no íleo paralítico, caracterizado pelo desaparecimento do peristaltismo intestinal.

Sopros abdominais

Os sopros abdominais devem ser pesquisados seguindo-se a trajetória da artéria aorta (Figura 5), das duas artérias renais na altura do umbigo e 1 cm abaixo da cicatriz umbilical, onde estão as artérias ilíacas comuns. Esses sopros, quando presentes, predominam na sístole.

Atritos

Embora mais raramente, pode-se detectar a presença de atrito na região abdominal, em decorrência da inflamação de superfície peritoneal de órgão (tumor hepático, pós-biopsia hepática, infarto esplênico).

Percussão

Todo o abdome deve ser percutido (Figura 6) com dois grupos de golpes por ponto a ser examinado. Essa manobra permite inferir se há massas, líquido ascítico

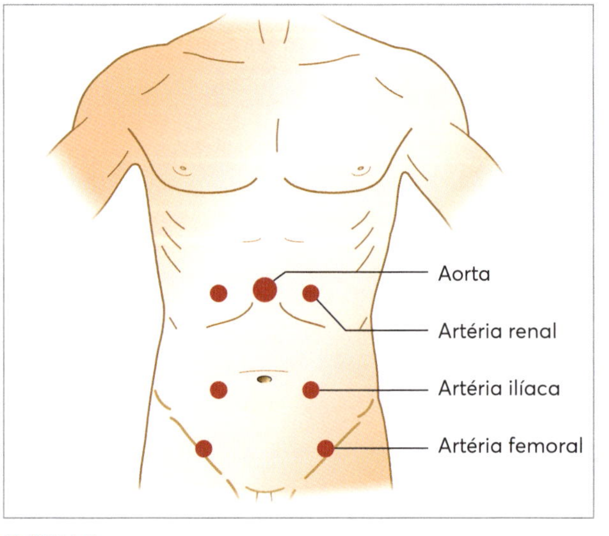

FIGURA 5
Pontos de referência para avaliar sopros vasculares.
Fonte: Bickley, 2015.

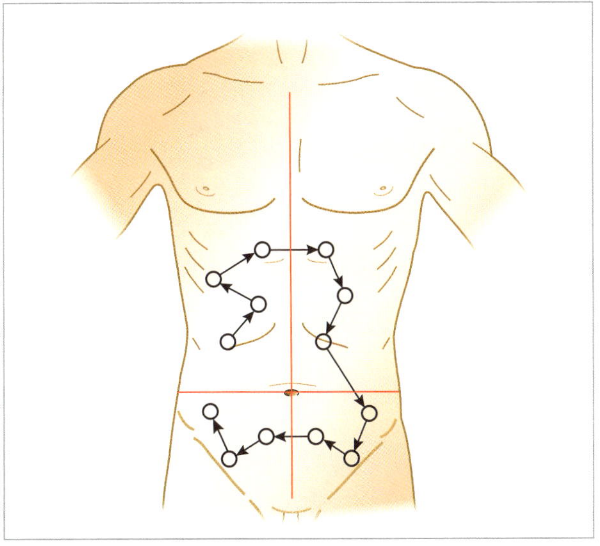

FIGURA 6
Pontos de referência para a percussão abdominal.

(o som será mais maciço) ou se há mais ar do que o esperado (som hipertimpânico). A percussão auxilia na definição dos limites do fígado e do baço, ao se verificar a extensão da região na qual há predomínio do som maciço.

Percussão hepática

A hepatimetria deve ser realizada percutindo-se a partir do 5º espaço intercostal direito em direção ao rebordo costal direito, até que haja mudança do som (de maciço para timpânico). É importante também ser feita a partir do apêndice xifoide, pois pode ocorrer o aumento predominante do lobo hepático esquerdo, como na forma hepatoesplênica da esquistossomose. A hepatimetria normal varia entre 6 e 12 cm na linha hemiclavicular e entre 4 e 8 cm na linha esternal média (Figura 7).

Em situações de congestão hepática acentuada (p. ex., insuficiência cardíaca direita descompensada), o fígado pode se estender até a fossa ilíaca direita.

Percussão esplênica e do espaço de Traube

O baço normalmente não é percutível em virtude de sua localização. Sua percussão se faz descendo o gradeado costal esquerdo, na linha axilar anterior (Figura 8).

O espaço de Traube é uma zona de percussão de formato semilunar, limitada à direita pelo lobo esquerdo do fígado, acima pelo diafragma e à esquerda pela linha axilar anterior esquerda (Figura 9). De modo geral, esse espaço tem largura de 12 cm e altura de 9 cm, projetando-se sobre da 6ª à 9ª-10ª costelas. A expressão "Traube livre", muito usado no cotidiano dos hospitais acadêmicos, significa que a percussão do espaço apresenta o timbre timpânico e que o espaço de Traube encontra-se "livre" de ocupação, o que é o normal, **mas**

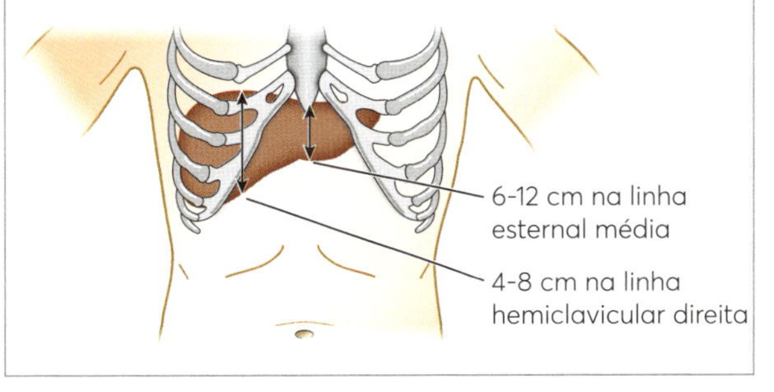

FIGURA 7
Hepatimetria normal.
Fonte: Bickley, 2015.

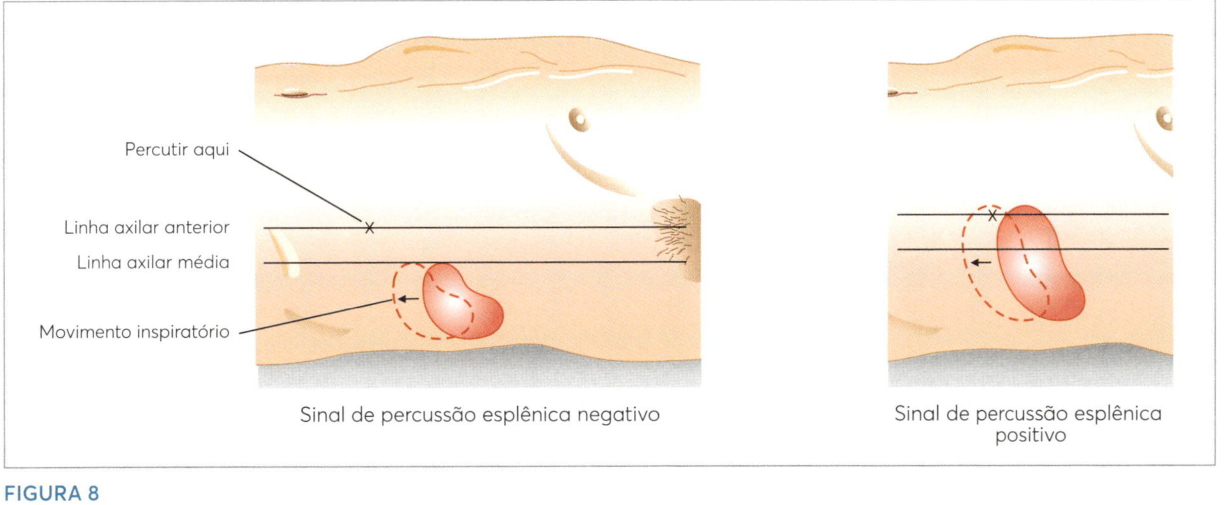

FIGURA 8
Percussão esplênica.
Fonte: Bickley, 2015.

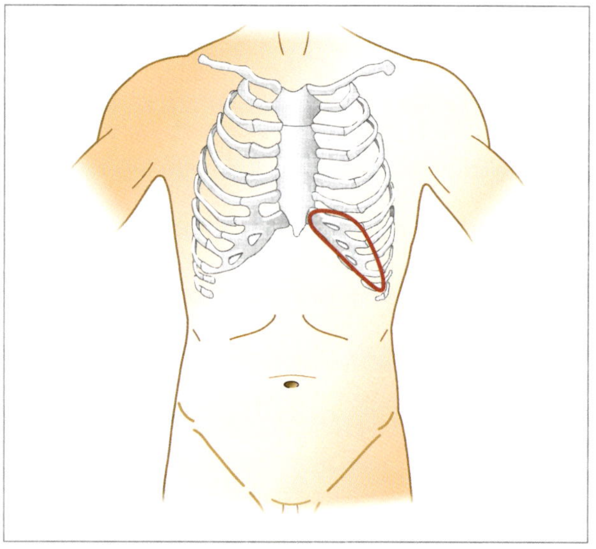

FIGURA 9
Espaço de Traube.

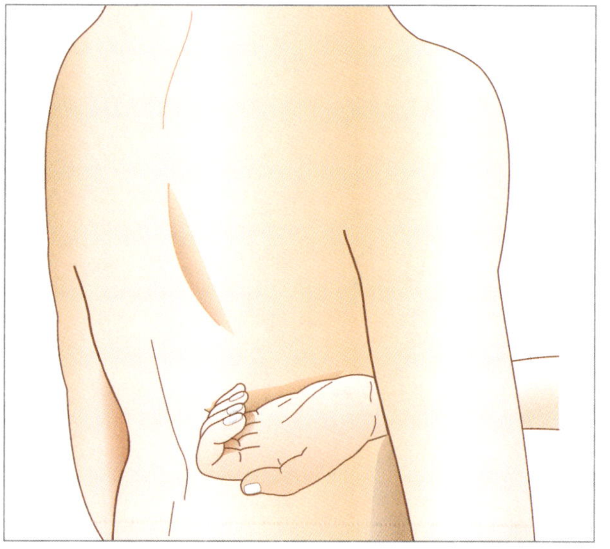

FIGURA 10
Manobra da punho-percussão lombar (técnica para a pesquisa do sinal de Giordano).
Fonte: Silva, 2014.

não pode ser confundido com a área normal de percussão do baço. Alguns autores aventam que o espaço de Traube tem pouco significado clínico, no entanto alguns fatores podem alterar o timbre da percussão do espaço de Traube, tornando-o maciço (ou Traube "ocupado") como nas esplenomegalias, comuns em doenças como leucemias, doença de Chagas e esquistossomose, nas cardiomegalias por aumento de volume do lobo hepático esquerdo e nos derrames pleurais.

O baço cresce da esquerda para a direita e de cima para baixo, podendo, em certos casos, chegar à região da fossa ilíaca esquerda. Nas esplenomegalias, o baço pode começar ocupando o espaço de Traube, dando-lhe um som submaciço. Dependendo do tamanho, esse som de submacicez pode chegar a toda a sua extensão, sendo isso importante para determinar seu tamanho.

Sinal de Giordano ou punho-percussão da região lombar

A percussão na região lombar deve ser preferencialmente realizada com a borda cubital da mão ou com o punho (punho-percussão), de maneira gentil, próximo ao ângulo costovertebral de cada lado, na área de projeção renal (Figura 10). A dor intensa nessa manobra é conhecida como sinal de Giordano e sugere processos inflamatórios retroperitoneais, especialmente pielonefrite aguda.

> O sinal de Giordano é muito sensível, porém pouco específico, podendo ser positivo em situações como contratura muscular ou litíase renal (cólica nefrética).

Ascite e pesquisa de ascite

Em pacientes com macicez nos flancos e timpanismo na região umbilical, deve-se suspeitar de acúmulo de líquido na cavidade abdominal (ascite), que, pelo decúbito dorsal, faz o líquido escorrer para os flancos e as alças flutuarem, causando timpanismo na região periumbilical.

Existem três manobras de ampla utilização para a pesquisa de ascite: pesquisa de macicez móvel, pesquisa do semicírculo de Skoda e sinal do piparote (ou manobra da onda líquida) (Figura 11).

- Manobra da macicez móvel: é realizada percutindo-se todo o abdome com o paciente em decúbito dorsal, a partir do ponto mais alto do abdome, o que permite a determinação de macicez nos flancos e som timpânico na parte média do abdome (alças intestinais acumuladas no centro). Em seguida, deve-se colocar o paciente em decúbito lateral direito e percutir todo o abdome; na presença de ascite, encontra-se timpanismo no flanco esquerdo e macicez parte média. A macicez móvel é explicada pela livre movimentação do líquido (caráter gravitacional) existente na cavidade abdominal em consequência da mudança de posição.
- Pesquisa do semicírculo de Skoda: é realizada com o paciente em decúbito dorsal. Inicia-se percutindo do ponto mais alto do abdome (e não necessariamente a cicatriz umbilical) em direção aos flancos e à sínfise púbica. A região central do abdome será timpânica (alças intestinais aglomeradas) e se tornará maciça em flancos e andar inferior do abdome

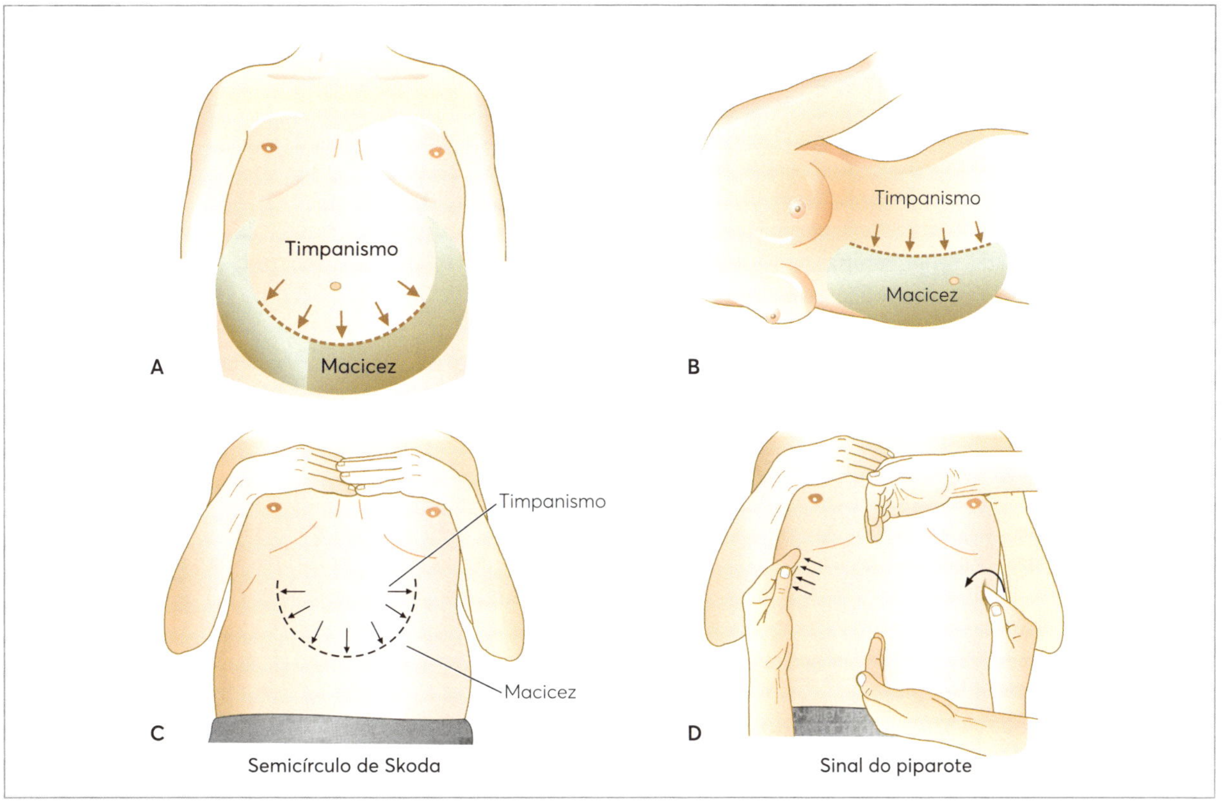

FIGURA 11
Sinais propedêuticos na pesquisa de ascite. Pesquisa de macicez móvel: primeiro percute-se o abdome com o paciente em decúbito dorsal horizontal (A) e depois em decúbito lateral direito (B).
Fonte: adaptada de Silva, 2014; Bickley, 2015.

pelo fato de o líquido ascítico coletar-se nas partes mais baixas. Isso delimita uma linha semicircular na transição entre o timpanismo e a macicez ou submacicez das áreas de declives e com concavidade voltada para a região epigástrica. Esse sinal pode fazer o diagnóstico diferencial entre ascite e cisto gigante de ovário, uma vez que, na doença ginecológica, a concavidade da linha semicircular estará voltada para o púbis.

- Sinal do piparote: é pesquisado com o paciente em decúbito dorsal. Ele próprio ou um auxiliar coloca a borda cubital da mão sobre a linha mediana do abdome, exercendo uma ligeira pressão de modo a impedir a transmissão tátil pela parede abdominal provocado pelo piparote (peteleco feito com o dedo médio do examinador). O examinador deve colocar-se do lado direito do paciente e repousar a mão esquerda no flanco do outro lado, na linha entre a ascite e as alças intestinais e então golpear rapidamente com o indicador ou o dedo médio a face lateral do hemiabdome direito. Se houver líquido em quantidade suficiente, a mão esquerda captará os abalos produzido pelas ondas de choque desencadeadas pelos piparotes. Esse sinal é próprio das grandes ascites (geralmente é positivo a partir de 3 L de líquido acumulado), sendo assim o mais específico.

> As causas mais frequentes de ascite são: hepáticas (cirrose e fibrose esquistossomótica), cardiocirculatórias (insuficiência cardíaca e trombose venosa), renais (síndrome nefrótica), infecciosas (tuberculose) e neoplásicas (tumores do fígado, do ovário, do estômago, do peritônio, entre outros).

Palpação

A palpação tem como objetivos determinar se há alguma resistência na parede abdominal, presença de visceromegalia ou massa abdominal, bem como explorar a sensibilidade dolorosa do abdome. Ela geralmente é dividida em superficial e profunda.

- A palpação superficial permite ao examinador acesso a uma profundidade de até 2 cm na parede abdominal. Ela deve ser realizada empurrando suavemente, com uma mão apenas, a parede abdominal, que normalmente é flácida, em movimentos circulares ou digitiformes em todos os quadrantes. Pode haver rigidez por defesa da parede, causada pela contratura muscular involuntária, mediada por um reflexo visceromotor, no peritôneo inflamado (peritonite). A defesa da parede abdominal pode ser localizada ou generalizada ("abdome em tábua"). É importante diferenciar essa condição patológica da contratura voluntária em pacientes com a parede abdominal musculosa.

- A palpação profunda permite a exploração de estruturas intra-abdominais situadas a uma profundidade de até 10 cm e deve ser obrigatoriamente realizada com as duas mãos sobrepostas e com maior pressão sobre a parede do abdome. Serve para verificar a presença de massas e avaliar as vísceras.

Palpação do fígado

Existem algumas técnicas para a realização da palpação hepática:

- Manobra ou técnica de Mathieu, técnica do gancho ou técnica das mãos em garra: com os dedos das mãos do examinador dispostos em garra (dedos flexionados) e alinhados com o rebordo costal direito, solicita-se ao paciente que inspire profundamente e depois expire. Durante a expiração, o examinador deve pressionar os dedos flexionados das duas mãos para baixo e manter os dedos nessa posição. Solicita-se que o paciente inspire novamente, e, nesse momento, a borda hepática inferior poderá ser sentida contra os dedos (Figura 12). É útil, em especial, nos pacientes obesos.
- Manobra bimanual ou técnica de Lemos-Torres: palpação feita com a mão esquerda do examinador por baixo do paciente e a mão direita no quadrante superior direito. Pede-se ao paciente para inspirar e exerce-se uma compressão para cima com a mão esquerda, enquanto a mão direita tenta sentir a borda hepática com a ponta dos dedos, pois o fígado desce com a respiração. Alguns examinadores preferem usar as pontas dos dedos mais verticalmente, outros, mais obliquamente (Figura 13).

O fígado não costuma ultrapassar 2 cm do rebordo costal direito. Quando os ultrapassa, pode ser porque está aumentado (hepatomegalia) ou rebaixado (ptose hepática), em decorrência de uma hiperinsuflação pulmonar (enfisema pulmonar) ou de um abscesso subpulmonar. A distinção entre essas duas situações pode ser determinada pela hepatimetria realizada na percussão.

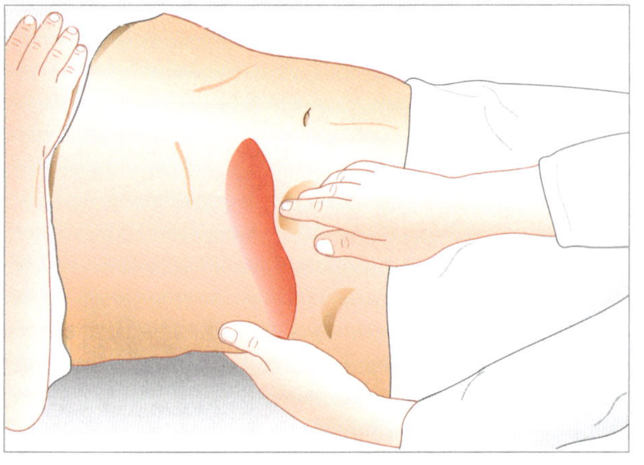

FIGURA 13
Palpação bimanual do fígado – técnica de Lemos-Torres.
Fonte: Bickley, 2015.

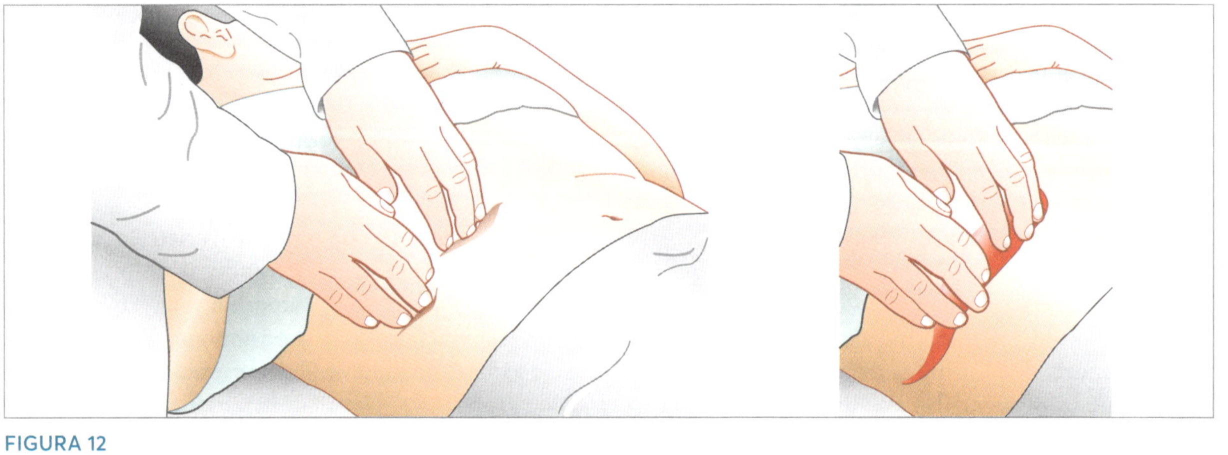

FIGURA 12
Palpação do fígado usando técnica das "mãos em garra" – técnica de Mathieu.
Fonte: Bickley, 2015.

Outras informações clínicas importantes são a textura do fígado, de sua superfície, que costuma ser lisa, mas pode ser granulosa (cirrose) ou nodular (neoplasias), e de sua borda, habitualmente fina, mas pode ser arredondada em fígados congestos.

Palpação do baço

O baço torna-se palpável apenas nas esplenomegalias. A palpação da borda inferior do baço pode ser realizada de duas maneiras:

- Palpação bimanual na inspiração com o paciente em decúbito dorsal horizontal: a mão esquerda do examinador é colocada na altura do gradeado costal esquerdo, pressionando-o para cima enquanto a mão direita, com os dedos estendidos, é posicionada sobre a parede abdominal, apontando para o rebordo costal esquerdo. Em seguida, o examinador pressiona sua mão direita ao final da expiração e solicita ao paciente que inspire profundamente, procurando sentir a borda inferior do baço ao final da inspiração (Figura 14).
- Posição de Schuster: consiste no decúbito lateral direito, estando o paciente com a perna direita estendida e a coxa esquerda fletida sobre o abdome em um ângulo de 90°; ademais, o ombro esquerdo é elevado, colocando-se o braço correspondente sobre a cabeça. O examinador posiciona-se diante do paciente, pousando com alguma pressão sua mão esquerda sobre a área de projeção do baço, como se quisesse deslocá-lo para baixo. Enquanto isso, a mão direita executa a palpação, coordenando-a com os movimentos respiratórios do paciente, de tal modo que, durante a inspiração, o examinador avança sua mão rumo ao rebordo costal esquerdo (Figura 15).

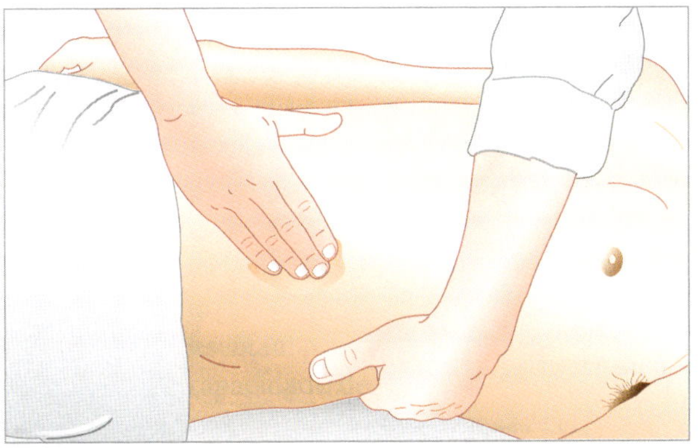

FIGURA 14
Palpação esplênica.
Fonte: Rocco, 2010.

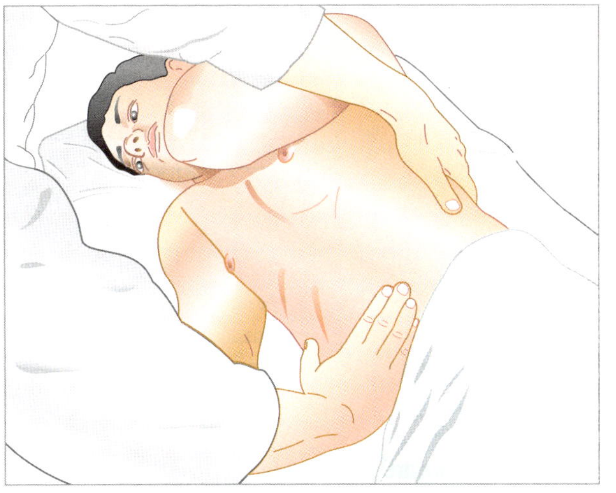

FIGURA 15
Palpação do baço na posição de Schuster.
Fonte: Rocco, 2010.

Deve-se distinguir a esplenomegalia de outras massas palpáveis da região, notadamente tumores renais, rim policístico e tumor do ângulo esplênico do cólon.

Palpação da vesícula biliar

A vesícula biliar normalmente não é palpada em condições normais, e quando palpada, indica sempre uma condição patológica: vesícula hidrópica, empiema, colecistite aguda. Deve-se utilizar a manobra de Mathieu para a palpação. O sinal de Murphy é considerado positivo se o paciente interrompe abruptamente a inspiração motivado pela dor, o que sugere colecistite aguda.

Palpação de massas abdominais

Na presença de massas anômalas devem ser observadas: localização, tamanho, formato, consistência, grau de mobilidade, sensibilidade (dor à palpação) e pulsação (massa pulsátil pode ser de origem vascular ou massa sobre estrutura vascular).

Se houver presença de massa no hipogástrio, pode ser e muitas vezes é a bexiga repleta de urina, vulgo "bexigoma" e a percussão nesse loca irá se mostrar maciça.

A análise da localização das massas abdominais deve partir do conhecimento da topografia dos órgãos contidos no abdome, como se pode observar na Tabela 3.

Palpação das lojas renais

Auxilia a diagnosticar processos infecciosos associados aos rins, como abscessos perinefréticos ou abscessos renais (palpação da loja renal fica dolorosa), e a diferenciar de massa palpável em hipocôndrio direito, pois, se a loja renal estiver ocupada, deve ser tumor ocupando

TABELA 3 Localização das massas abdominais e possíveis causas associadas

Localização da massa	Causas
Epigástrio	▪ Tumores do fígado, do estômago, do duodeno, do pâncreas, do cólon transverso, massas retroperitoneais ▪ Adenomegalias da cadeia retoperitoneal ▪ Cistos e pseudocistos pancreáticos
Flanco direito	▪ Tumores hepáticos, da vesícula biliar ou do ângulo hepático do cólon ▪ Cistos hepáticos
Mesogástrio	▪ Tumores do estômago, do cólon transverso, do intestino delgado e do peritônio
Flanco esquerdo	▪ Tumores do estômago, do ângulo esplênico do cólon e do rim esquerdo
Fossa ilíaca direita	▪ Tumores do cólon ascendente, do ceco, do rim direito e dos órgãos pélvicos ▪ Plastrão apendicular
Hipogástrio	▪ Distensão da bexiga ("bexigoma") ▪ Tumores do útero, dos anexos e do sigmoide
Fossa ilíaca esquerda	▪ Fecalom ▪ Tumores do cólon descendente, do sigmoide, do rim esquerdo e dos órgãos pélvicos

Fonte: Porto e Porto, 2012.

espaço, e, se for hepatomegalia, a loja renal permanece livre e essa massa será móvel com a respiração.

A palpação da loja renal se faz com o paciente em decúbito dorsal horizontal (Figura 16). O examinador coloca a mão esquerda atrás e pouco abaixo do gradeado costal direito do paciente e a mão direita, no abdome e abaixo do rebordo costal direito. Comprime-se a mão direita para baixo e paralelamente ao músculo reto abdominal. Com a mão esquerda, faz-se movimento circular para cima a fim de sentir a loja renal livre.

A Tabela 4 contém o resumo do capítulo e regras "de ouro" de bom senso na prática médica.

> Descrição dos achados do exame abdominal normal em prontuário:
>
> Abdome plano. Ruídos hidroaéreos presentes. Flácido e indolor à palpação. Ausência de massas ou hepatoesplenomegalia. Hepatimetria de 8 cm na linha hemiclavicular direita e de 4 cm na linha esternal, borda hepática lisa e palpável 1 cm abaixo do rebordo costal direito. Sinal de Giordano negativo.

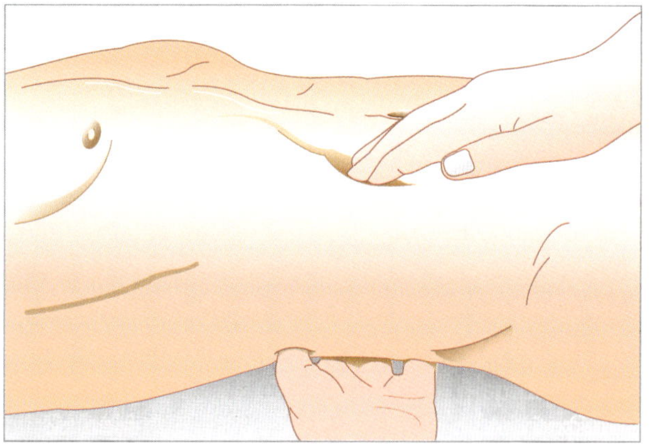

FIGURA 16
Palpação das lojas renais.
Fonte: Bickley, 2015.

TABELA 4 Resumo do capítulo e regras "de ouro"

▪ Deixar o paciente em posição confortável e com as partes íntimas cobertas ▪ Descer o decúbito dorsal até onde a dispneia permitir ▪ O examinador deve ficar no lado direito do paciente ▪ As mãos e o estetoscópio devem estar aquecido
▪ Não pular etapas do exame clínico: inspeção, ausculta, percussão e palpação ▪ Se o paciente estiver muito desconfortável, pelo menos proceder à inspeção (mesmo com paciente semissentado), auscultar e ver áreas dolorosas ▪ Lembrar de pesquisar sopros abdominais e tentar palpar a artéria aorta
▪ Se abdome globoso ou história de aumento do volume abdominal: pesquisar os sinais de ascite
▪ No abdome doloroso: deixar a parte dolorosa para ser examinada por último

Fonte: Kira, 2019.

BIBLIOGRAFIA

1. Benseñor IM, Atta JA, Martins MA. Semiologia clínica. São Paulo: Sarvier; 2002.
2. Bickley LS. Barbara Bates: propedêutica médica. 12.ed. Rio de Janeiro: Guanabara-Koogan; 2015.
3. Departamento de Enfermagem de Ribeirão Preto - USP, Disciplina de Semiologia e Semiotécnica, 2013. Disponível em: https://disciplinas.stoa.usp.br/pluginfile.php/55794/mod_resource/content/1/Roteiro%20Estudo%20Abdome.pdf. (acesso abr. 2021).
4. Mosby's guide to physical examination. 3.ed. 1995.
5. Porto CC, Porto AL. Exame clínico. 7.ed. Rio de Janeiro: Guanabara-Koogan; 2012.
6. Porto CC, Porto AL. Semiologia médica. Rio de Janeiro: Guanabara-Koogan; 2014.
7. Princípios de semiotécnica e de interpretação do exame clínico do abdome. Faculdade de Medicina de Ribeirão Preto – USP, 2004. Disponível em: https://www.revistas.usp.br/rmrp/article/view/508 (acesso abr. 2021).
8. Rocco JR. Semiologia médica. São Paulo: Elsevier; 2010.
9. Scattolini M. Propedêutica abdominal. São Paulo: Unifesp.
10. Silva RMF. Tratado de semiologia médica. Rio de Janeiro: Guanabara-Koogan; 2014.

15

O exame do sistema locomotor

Fábio Yuiti Hirata
Rafael Trevisan Ortiz

CONTEÚDO COMPLEMENTAR

O procedimento clínico descrito neste capítulo é demonstrado na plataforma digital complementar desta obra.

Utilize o QR code abaixo para acessar a plataforma (senha: semiologia):

INTRODUÇÃO

O sistema locomotor é um dos principais sistemas do corpo humano. É o responsável pela movimentação e sustentação de todo o organismo, capacitando-o a realizar as atividades do cotidiano. Pode ser dividido em três: eixo, membros superiores e membros inferiores. Neste capítulo serão abordados, de maneira clara e objetiva, os principais aspectos da semiologia clínica desse sistema.

EIXO

O eixo do sistema locomotor compreende a coluna vertebral e todo o seu envoltório de estruturas de partes moles, vasos e nervos. O eixo é o principal responsável pela sustentação do corpo. Pode ser dividido em três: coluna cervical, coluna torácica e coluna lombar.

Coluna cervical

A coluna cervical é composta por 7 vértebras cervicais (C1 a C7), e dela saem as raízes cervicais responsáveis pela movimentação e sensibilidade dos membros superiores. O exame clínico deve ser realizado com o paciente em ortostase ou sentado com o pescoço despido.

Inspeção estática

Serão avaliados assimetria na região do pescoço, a presença de cicatrizes, tumorações, alterações de coloração e de tegumento.

Inspeção dinâmica

Será avaliado a amplitude de movimento, que pode ser dividida em flexoextensão (130º), rotação (80º) e inclinação lateral (45º para cada lado).

Palpação

A palpação pode ser dividida em partes moles e óssea. Durante a palpação das partes moles é importante palpar a musculatura anterior e posterior, tireoide, paratireoide e pulso carotídeo. Ao realizar a palpação óssea é importante palpar o occipício e os processos espinhosos à procura de dor e/ou crepitações.

Exame neurológico

É importante nessa fase examinar motricidade, sensibilidade e reflexos das raízes cervicais. A Tabela 1 apresenta um resumo que ilustra os níveis neurológicos e seus respectivos grupos musculares, sensibilidade e reflexos.

TABELA 1 Os níveis neurológicos cervicais e seus respectivos grupos musculares, sensibilidade e reflexos

Nível	Motricidade	Sensibilidade	Reflexos
C5	Flexão do cotovelo	Face lateral do braço	Bíceps
C6	Extensão do punho	1° quirodáctilo	Braquiorradial
C7	Extensão do cotovelo	3° quirodáctilo	Tríceps
C8	Flexor profundo do 3° quirodáctilo	5° quirodáctilo	–
T1	Adutor do 5° quirodáctilo	Face medial do cotovelo	–

Coluna torácica

A coluna torácica é composta por 12 vértebras (T1 a T12). Assim como na coluna cervical, é importante sistematizar o exame clínico em inspeção, palpação e exame neurológico. O exame pode ser realizado com o paciente em ortostase ou sentado. Lembrando sempre que a região a ser examinada deve estar exposta.

Inspeção estática

Nessa fase serão avaliados assimetria na região do dorso, tórax e gradeado costal, presença de cicatrizes, tumorações, alterações de coloração e de tegumento. Deformidades como escoliose e cifose serão identificadas nessa parte do exame clínico.

Inspeção dinâmica

Será avaliada a amplitude de movimento da coluna torácica. No caso de presença de alguma deformidade, avaliar se tal deformidade é rígida ou flexível. Os movimentos da coluna torácica envolvem a flexão (45°), a extensão (45°) e a inclinação lateral (45° para cada lado).

Palpação

É importante nessa fase a palpação das partes moles e óssea da região do dorso, tórax e gradeado costal. Na palpação de partes moles, a musculatura do trapézio, grande dorsal e romboides é mais superficial e mais fácil de ser palpada. Na palpação óssea, é importante palpar as apófises vertebrais, gradeado costal e escápula, avaliando a presença de dor ou deformidade.

Exame neurológico

Não é realizada a motricidade, mas é importante avaliar a sensibilidade (de acordo com os dermátomos). Sempre comparar um lado com o outro, avaliando a simetria. Os dermátomos mais importantes nessa região são: T4 (altura dos mamilos), T7 (apófise xifoide), T10 (cicatriz umbilical) e T12 (virilha).

Coluna lombar/lombossacral

A coluna lombar ou região lombossacral é composta por 5 vértebras lombares, 5 vértebras sacrais e o cóccix (composto por 4 vértebras). É dessa região que sai o plexo lombossacral, responsável pela movimentação, sensibilidade e reflexos dos membros inferiores. O paciente deve estar com todo o tronco despido e o exame deve ser feito com ele em pé.

Inspeção

Será avaliada a presença de assimetria, cicatrizes, tumorações, alterações de coloração e de tegumento. Serão observadas também as deformidades como cifose ou lordose. Na inspeção dinâmica, será testada a movimentação da região lombar: flexão, extensão, inclinação lateral e rotação.

Palpação

A palpação pode ser dividida em partes moles e óssea. Na palpação das partes moles, é importante palpar a musculatura paravertebral lombar, abdominal e os glúteos. Na palpação óssea, palpar a crista ilíaca, as espinhas ilíacas anterossuperiores e posterossuperiores, as apófises vertebrais e o sacro.

Exame neurológico

O exame neurológico deve ser realizado à procura de algum déficit. A movimentação, a sensibilidade e os reflexos dos membros inferiores são avaliados nessa fase do exame. A Tabela 2 apresenta o resumo das raízes do plexo lombossacral, os músculos-chave, sensibilidade e reflexos.

MEMBROS SUPERIORES

Nesta parte do capítulo, serão abordados os aspectos principais do exame clínico do membro superior, que pode ser divido em seis segmentos: ombro, braço,

TABELA 2 Principais raízes do plexo lombossacral e seus respectivos grupos musculares, pontos-chave para testar a sensibilidade e reflexos

Nível	Motricidade	Sensibilidade	Reflexos
L2	Flexão do quadril	Região medial da coxa	–
L3	Extensão do joelho	Região medial do joelho	Adutor
L4	Dorsiflexão do tornozelo	Maléolo medial	Patelar
L5	Extensão do hálux	Dorso do pé e 1ª comissura do pé	–
S1	Flexão plantar do tornozelo	Face lateral do pé	Aquileu

cotovelo, antebraço, punho e mão. O exame deve ser feito com o membro todo despido e o paciente sentado ou em ortostase.

Inspeção estática

É importante avaliar o membro como um todo: presença de assimetria, tumorações, deformidades, desvios de eixo, alterações de coloração na pele e presença de manchas. Deve-se comparar um lado com o outro para avaliar se há alguma diferença.

Inspeção dinâmica

Será avaliada a amplitude de movimento de todas as articulações e segmentos do membro superior tanto de forma passiva (examinador movimentando o membro do paciente) como de forma ativa (paciente movimentando o próprio membro). A Tabela 3 apresenta o resumo das articulações e os respectivos movimentos que devem ser avaliados.

TABELA 3 Principais articulações do membro superior e respectivos movimentos que devem ser avaliados

Articulação/ segmento	Movimentos
Ombro	Flexão, extensão, elevação, rotação interna, rotação externa, circundação
Cotovelo	Flexão, extensão
Antebraço	Pronação, supinação
Punho	Flexão, extensão, desvio radial, desvio ulnar
Mão	Flexão e extensão dos dedos, abdução e adução dos dedos, oponência do polegar

Palpação

Pode ser sistematizada em palpação de partes moles, óssea (incluindo articulações) e estruturas neurovasculares. Na Tabela 4 tem-se uma esquematização, por segmento, da palpação de partes moles, óssea e estruturas neurovasculares.

TABELA 4 Palpação das estruturas principais do membro superior

Articulação/ segmento	Partes moles	Óssea	Neurovascular
Ombro	Regiões supraespinal, infraespinal e deltóidea	Articulação esternoclavicular, clavícula, articulação acromioclavicular	–
Braço	Bíceps, tríceps	Úmero	–
Cotovelo	Origem da musculatura extensora e flexora do punho, complexo ligamentar lateral e medial, tendão do bíceps e tríceps	Epicôndilo lateral, epicôndilo medial, olécrano, cabeça do rádio	Pulso braquial, nervo ulnar
Antebraço	Musculatura flexora e extensora do punho	Rádio e ulna	–
Punho	Extensores longo e curto do polegar, extensor ulnar do carpo, palmar longo, flexor radial do carpo	Estiloide radial e ulnar, articulação radioulnar distal, tabaqueira anatômica, ossos do carpo	Pulso radial e ulnar
Mão	Região tenar e hipotenar, flexores e extensores dos dedos	Metacarpos, falanges, articulações metacarpofalangeanas e interfalangeanas	Tempo de enchimento capilar

Exame neurológico

É importante avaliar e graduar a força muscular de cada grupo e avaliar também a sensibilidade do membro. A força muscular é graduada de 0-5. A sensibilidade, de 0-2. A Tabela 5 apresenta um resumo da graduação de força e sensibilidade. No caso de ser identificado algum déficit, é necessário investigar se a causa é central, periférica ou se se trata de déficit isolado de algum nervo.

TABELA 5 Graduação da força muscular e alteração de sensibilidade

	Força muscular	Sensibilidade
0	Sem contração muscular	Ausência de sensibilidade
1	Contração muscular sem movimento	Alterado
2	Movimenta, porém não vence a gravidade	Normal
3	Vence a gravidade, mas não vence a resistência	-
4	Vence alguma resistência	-
5	Normal	-

MEMBROS INFERIORES

Serão abordados agora os aspectos principais do exame clínico do membro inferior, que pode ser divido em 6 segmentos: quadril, coxa, joelho, perna, tornozelo e pé. O exame deve ser feito com o membro todo despido e o paciente sentado e em ortostase.

Inspeção estática

É importante, nessa fase do exame, avaliar os dois membros como um todo. É preciso observar a postura do paciente, a presença de assimetria, a inclinação da bacia, a discrepância do comprimento dos membros, os desvios de eixo (varo, valgo, antecurvo, retrocurvo), o alinhamento do membro, as deformidades, as cicatrizes, as tumorações e as alterações de pele (coloração, temperatura, textura).

Inspeção dinâmica

A inspeção dinâmica deve ser iniciada com a marcha do paciente. Durante a avaliação da marcha, é possível diferenciar padrões distintos desde o normal até os patológicos, nos quais se pode observar alterações de determinados grupos musculares a depender da doença. Em seguida, deve-se avaliar a amplitude de movimento de cada articulação do membro inferior de forma passiva e ativa. Na Tabela 6 tem-se um resumo das articulações e seus respectivos movimentos que devem ser avaliados.

TABELA 6 Principais articulações do membro inferior e seus respectivos movimentos que devem ser avaliados

Articulação/ segmento	Movimentos
Quadril	Flexão, extensão, adução, abdução, rotação interna e externa
Joelho	Flexão, extensão
Tornozelo	Flexão, extensão, inversão e eversão
Pé	Flexão, extensão dos dedos

Palpação

A palpação do membro inferior pode ser sistematizada em palpação de partes moles, óssea (incluindo articulações) e estruturas neurovasculares. A Tabela 7

TABELA 7 Palpação das estruturas principais do membro inferior

Articulação/segmento	Partes moles	Óssea	Neurovascular
Quadril	Parte proximal do quadríceps, parte proximal dos adutores, glúteos	Espinha ilíaca anterossuperior e posterossuperior, trocanter maior, articulação sacroilíaca posterior, tuberosidade isquiática, crista ilíaca	Artéria femoral
Coxa	Quadríceps, isquiotibiais, trato iliotibial, adutores	Fêmur	-
Joelho	Tendões patelar, quadricipital, da pata de ganso, gastrocnêmio	Epicôndilo medial e lateral, tíbia proximal, tuberosidade anterior da tíbia, patela, cabeça da fíbula	Artéria poplítea
Perna	Tríceps sural, extensores do hálux e dedos, tibial anterior	Tíbia e fíbula	-
Tornozelo	Sindemose, complexo ligamentar lateral e medial, tibial posterior, fibulares	Maléolo lateral e medial	Artéria tibial posterior
Pé	Extensores dos dedos e hálux, tibial anterior, fáscia plantar, coxim calcâneo, flexores dos dedos e hálux	Calcâneo, ossos do tarso, metatarsos, falanges	Artéria pediosa

esquematiza, por segmento, a palpação de partes moles, óssea e estruturas neurovasculares.

Exame neurológico

É importante avaliar e graduar a força muscular de cada grupo e avaliar também a sensibilidade do membro (ver Tabela 5). No caso de algum déficit, é necessário investigar se a causa é central, periférica ou se o déficit é isolado de algum nervo.

BIBLIOGRAFIA

1. Filho TEPB, Lech O. Exame físico em ortopedia. 2.ed. São Paulo: Sarvier; 2002.
2. Leite NM, Faloppa F. Propedêutica ortopédica e traumatológica. Porto Alegre: Artmed; 2013.
3. Thompson JC. Netter's concise orthopaedic anatomy. 2. ed. Philadelphia: Saunders Elsevier; 2010.

16

Exame osteoarticular

Maria Helena Sampaio Favarato
Vilma Takayasu
Natalino Hajime Yoshinari

CONTEÚDO COMPLEMENTAR

O procedimento clínico descrito neste capítulo é demonstrado na plataforma digital complementar desta obra.

Utilize o QR code abaixo para acessar a plataforma (senha: semiologia):

INTRODUÇÃO

As principais queixas relacionadas ao sistema locomotor correspondem a dor nos diversos segmentos. Assim, anamnese e exame clínico devem aprofundar a investigação das queixas relacionadas e constituem a parte mais importante da avaliação de um paciente com tal tipo de queixa. Os exames complementares devem ser solicitados de maneira criteriosa, pois se trata de área em que alguns exames laboratoriais e de imagem podem confundir muito mais do que ajudar a investigação diagnóstica. Desse modo, as hipóteses diagnósticas devem estar consolidadas e os valores preditivos de cada exame a ser solicitado devem ter sido ponderados antes da solicitação da chamada propedêutica armada.

É fundamental que o profissional tente elucidar todas as características da dor e que o paciente possa mostrar a localização, irradiação e repetir os movimentos que reproduzem a dor. Procuram-se os locais de dor, sensibilidade local, alteração de temperatura, edema, limitação de movimentos, crepitações, instabilidade e deformidades.

Quanto à anamnese, algumas questões que não podem faltar são:

- Idade.
- Gênero.
- Atividades ocupacionais e esportivas (recreativas e competitivas).
- Lado dominante.
- Duração da queixa.
- Ritmo da queixa – contínua ou intermitente.
- Velocidade de evolução.
- Irradiação.
- Fatores de melhora e piora.
- Rigidez matinal.
- Incapacidade e limitações às atividades.
- Quantas e quais articulações estão envolvidas.
- Padrão inflamatório ou mecânico.
- Presença de sintomas sistêmicos, outras queixas, sintomas cutâneos ou oculares.
- Antecedentes pessoais e familiares.

O exame clínico deve ser completo e, em seguida, deve-se proceder ao exame osteoarticular específico.

Os objetivos do exame clínico do sistema osteoarticular são identificar padrões de normalidade. Na presença de anormalidades, identificar quais estruturas estão envolvidas e entender quais são as anormalidades; caracterizar o padrão de distribuição do acometimento.

O exame articular deve observar uma sequência padronizada:

1. Inspeção estática e dinâmica: a inspeção ocorre durante todo o período em que o médico está junto com o paciente, desde a chegada deste ao consultório. Devem ser observadas a marcha, a postura, a habilidade para os movimentos habituais, como despir-se e vestir-se, sentar-se e levantar-se. Observam-se também a presença de lesões cutâneas, assimetrias de postura e musculatura, deformidades, áreas de eritema ou aumento volumétrico das articulações. Áreas de eritema devem igualmente ser observadas em proximidade às áreas dolorosas, sugestivas de processo inflamatório

   Na inspeção dinâmica observa-se a amplitude de movimentos de cada articulação sob interesse, em movimentação ativa e passiva. Para a detecção de lesões periarticulares, a maior parte das manobras envolve resistência e contrarresistência do examinador, devendo ser feita sempre de maneira comparativa entre os dois lados.

   A amplitude de movimentos ativos e passivos deve ser verificada em todas as articulações, comparando-se com o lado contralateral, pois há grande variabilidade entre as pessoas. Durante a realização dos movimentos, deve-se avaliar a presença de dor e crepitação articular. A crepitação é uma sensação vibratória produzida pelo atrito de superfícies irregulares, percebida pela palpação e às vezes até mesmo pela audição, significando que a superfície articular, antes lisa e deslizante, tornou-se áspera pelo desgaste. Em alguns pacientes, pode ser observada a presença de estalos, decorrentes do deslizamento de tendões e ligamentos sobre superfícies ósseas, não tendo significado patológico.

   A limitação dos movimentos pode ser provocada por derrame, dor, contratura ou deformidade. A dor é causada pela distensão da cápsula articular (por esse motivo, muitas vezes a artrocentese causa alívio somente pela retirada do líquido sinovial e diminuição dessa pressão), e, na tentativa de reduzir a pressão intra-articular, o paciente pode adotar flexão parcial que corresponde à posição de maior volume e menor pressão.

   O exame da musculatura permite avaliação da força, com mobilização e observação da dor, presença de espasmos ou atrofias.
2. Palpação: inicia-se com a palpação de partes moles, seguindo a palpação de estruturas ósseas. A elevação da temperatura da pele que reveste estruturas profundas inflamadas pode ser sentida com o dorso da mão. Um desafio é diferenciar o acometimento verdadeiramente articular das lesões periarticulares. No primeiro caso, o aumento do volume, decorrente de derrame ou proliferação sinovial, habitualmente é localizado e apresenta limites bem definidos. No segundo caso, o aumento do volume estende-se além das margens articulares, envolvendo as partes moles.
3. Manobras especiais: direcionadas para queixas e doenças específicas, serão abordadas de maneira individualizada.
4. Exame neurológico: descrito em outra parte do livro. Deve ser realizado para complementar o exame de coluna e apendicular.
5. Exame de áreas associadas à irradiação da dor.

ANAMNESE

A regra é tentar entender o paciente de maneira integral, pois todas as atividades que exerce, hábitos e posturas, podem ter relação com a queixa apresentada. Assim, como sempre quando se exerce a boa prática clínica, é preciso conhecer a pessoa além das queixas e das doenças. Outro ponto relevante é o de que muitas das doenças relacionadas são crônicas ou recorrentes, com tratamento que envolve motivação do paciente e seus familiares; dessa forma, o vínculo de confiança e parceria entre o profissional e aquele que o procura tem que ser sólido, e as expectativas trazidas devem ser debatidas de maneira realista e construtiva.

Os sintomas que se apresentam relacionados ao sistema musculoesquelético são dor, rigidez e limitação funcional. As funções afetadas podem se relacionar ao trabalho, atividades recreativas, mobilidade (caminhar, subir e descer escadas, usar o transporte público), como também a funções básicas de autocuidado, como vestir-se, pentear-se e tomar banho.

A localização, se sempre em território articular, ou muscular, um único membro ou quadros mais difusos, deve ser bem esclarecida, pois tem importância na elaboração de hipóteses diagnósticas. Por exemplo: na artrite reumatoide temos o acometimento de pequenas articulações de mãos de maneira simétrica, tipicamente. Na osteoartrite, o uso acelera o processo fisiopatogênico; então, a mão dominante tende a ser mais acometida, bem como os joelhos podem ser mais afetados em pacientes obesos, por excesso de carga. Dor difusa em território extra-articular pode estar relacionada ao diagnóstico de fibromialgia. Nesse sentido, são consideradas grandes articulações os ombros, cotovelos, coxofemorais, joelhos e tornozelos e pequenas articulações, mãos e pés, por exemplo.

Os sintomas sistêmicos são importantes, uma vez que as doenças reumatológicas imunomediadas frequentemente apresentam alterações constitucionais e multissistêmicas. Além disso, outras doenças, como infecções e neoplasias, também podem ser acompanhadas de sintomas álgicos que acometem o sistema locomotor. Perguntar ativamente sobre queixas mucocutâneas, bem como realizar um exame cuidadoso da pele, é essencial, pois podem alertar o profissional para portas de entrada de infecções ou para outras doenças sistêmicas. Psoríase, incluindo manifestações de psoríase ungueal, deve ser perguntada, pois a artrite psoriásica pode ser causa de artrite periférica tanto de pequenas quanto de grandes articulações, bem como de queixas relacionadas aos diferentes seguimentos do esqueleto axial.

ANAMNESE DIRECIONADA PARA AS QUEIXAS MAIS RELEVANTES NA PRÁTICA CLÍNICA

Dor

- Local.
- Irradiação.
- Distribuição: localizada ou generalizada. Observar se território articular, periarticular, muscular ou dermatomérico.
- Descrição das características: componentes somático e neuropático, principalmente.
- Padrão de início e evolução: insidioso, episódico, progressivo. Certas queixas são típicas de algumas doenças, por exemplo, na gota, a dor tem início abrupto e de forte intensidade, geralmente localizada no primeiro pododáctilo, com evolução rápida e sinais flogísticos. Na osteoartrite, o início é insidioso e o paciente em geral não sabe precisar o início das dores.
- Intensidade.
- Fatores de melhora ou piora, ou desencadeantes identificados: vale a pena fazer um recordatório do início da dor, se houve trauma, movimento inadvertido, esforço, sintomas infecciosos.
- Padrão inflamatório ou mecânico predominante: no padrão mecânico, a piora se dá com o uso; geralmente a fase pior é o final do dia, melhorando ao repouso. No padrão inflamatório, a dor piora com repouso, havendo rigidez matinal pronunciada, que melhora com movimentação. Geralmente, o período da manhã é o pior.
- Limitação das atividades.

Rigidez

Tentar elucidar com o paciente o que ele caracteriza como rigidez e a duração dela. Rigidez prolongada, definida pela duração superior a 30-60 minutos, é mais característica de doenças inflamatórias, por exemplo, artrite reumatoide ou polimialgia reumática.

Bloqueios de certas articulações também podem ser o motivo pelo qual o paciente procura atendimento, geralmente descritos como uma incapacidade aguda de executar certos movimentos ou até mesmo de "sair da cama".

Edema e deformidades

- Esclarecer se houve algum desencadeante como trauma.
- Tempo de evolução.
- Presença de dor local ou não.
- Sinais inflamatórios locais percebidos pelo paciente.

Fraqueza ou instabilidade

Neuropatias ou miopatias inflamatórias podem cursar com fraqueza. Tentar diferenciar os termos "fraqueza", que se relaciona com a perda de força muscular, e "fadiga", que pode estar presente em doenças metabólicas, inflamatórias, infecciosas e neoplásicas; bem como da sensação de instabilidade, que pode acontecer com lesões mecânicas articulares e periarticulares.

Perda de função

Esclarecer quais limitações aparecem no cotidiano do paciente e qual o seu impacto.

Fadiga e mal-estar

Fadiga pode estar relacionada à inflamação sistêmica, bem como ser causada por doenças como fibromialgia, e também pode ser a resultante de processos dolorosos que prejudicam a qualidade do sono. É um sintoma que pode ser incapacitante e que gera bastante sofrimento, mas que muitas vezes é subestimado por pacientes e profissionais de saúde.

Deve-se sempre tentar elucidar o padrão temporal das queixas, associação com outros sintomas e situações identificadas, conhecer toda a história pessoal e familiar.

Na prática reumatológica, os diagnósticos em geral se enquadram nas seguintes categorias:

- Doenças inflamatórias e imunomediadas: lúpus eritematoso sistêmico, artrite reumatoide, espondiloartrites.
- Doenças articulares ou periarticulares de etiologia mecânica: síndrome do impacto, lombalgia mecânica comum, fasciíte plantar.
- Doenças ósseas: tumores, doença de Paget, fraturas.
- Doenças sistêmicas que causam sintomas musculoesqueléticos: hipotireoidismo, diabete, infecções, neoplasias, distúrbios metabólicos.
- Distúrbios funcionais: fibromialgia.
- Doenças de causa desconhecida.

EXAME OSTEOARTICULAR DIRECIONADO PARA AS QUEIXAS MAIS RELEVANTES NA PRÁTICA CLÍNICA

Mãos e punhos

Para as queixas relacionadas a mãos e punhos, a diferenciação de osteoartrite e artrite reumatoide é importante. Na artrite reumatoide, a dor é de padrão predominantemente inflamatório, há rigidez matinal tipicamente superior a uma hora e o acometimento é simétrico de punhos, metacarpofalangeanas e interfalangeanas proximais. Atrofia da musculatura interóssea, nódulos e deformidades também podem ocorrer. São deformidades típicas, por exemplo, o dedo em pescoço de cisne, que corresponde à contratura em flexão da metacarpofalangeana, hiperextensão da interfalangeana proximal e flexão da interfalangeana distal; e o dedo em botoeira, que corresponde à flexão da interfalangeana proximal com hiperextensão da distal e desvio ulnar, com subluxação dos tendões extensores. Na osteoartrite, o caráter mecânico se torna mais relevante, a rigidez matinal é menor que 30 minutos e pode haver acometimento de interfalangeanas distais (nódulos de Heberden) e proximais (nódulos de Bouchard). A distribuição com acometimento de interfalangeanas distais levanta as possibilidades de osteoartrite e artrite psoriásica.

Exame das mãos

Observar a configuração anatômica dos dedos e procurar por edema, deformidades e presença de atrofia da musculatura tenar, hipotenar e da musculatura interóssea. A observação das unhas também é importante, pois pode apresentar indícios de outros diagnósticos subjacentes. Na inspeção, é importante observar aumento de volume, bem como a presença de nódulos. Outros achados relevantes são esclerodactilia, tofos gotosos, teleangectasias, úlceras digitais, *pitting* ou unha em dedal.

A presença de deformidades também deve ser avaliada, conforme visto. Na osteoartrite nodal ocorre a presença dos nódulos de Heberden e Bouchard, que representam hiperproliferação óssea nas articulações interfalangeanas distais e proximais, respectivamente. Esses nódulos se desenvolvem lenta e gradualmente, causando pouco ou nenhum desconforto, porém podem tornar-se agudamente inflamados, provocando dor e desconforto persistentes. Os achados radiológicos correspondentes incluem osteófitos, esclerose e estreitamento do espaço articular. A presença de dor à palpação na base do polegar é sugestiva de rizoartrose ou osteoartrite carpometacarpiana do polegar.

Interfalangeanas proximais, distais e metacarpofalangeanas são articulações do tipo dobradiça. Deve-se determinar sua amplitude articular, observando os movimentos de flexão e extensão, se os dedos se movem de forma harmônica e uniforme. A seguir, avaliar a mobilidade do polegar em relação à flexão – o polegar atinge a base do quinto quirodáctilo –, à extensão – o polegar e o segundo quirodáctilo formam um ângulo de 50 graus – e à oponência – o paciente é capaz de tocar a extremidade distal de todos os dedos com o polegar.

Palpar as articulações tanto do lado medial quanto do lateral, assim como no sentido anteroposterior, e procurar a presença de pontos dolorosos, espessamento ou derrame sinovial. Quando ocorre o derrame sinovial, surge um aumento articular simétrico apresentando aspecto de dedo em fuso, ao passo que, no derrame de origem extrassinovial, o aumento é assimétrico e difuso.

Para sensibilizar o exame das metacarpofalangeanas, pode-se realizar o teste de *squeeze*, apertando gentilmente o conjunto da segunda à quinta metacarpofalangeana. Pode ser realizado nos pés também, correspondendo ao exame das articulações metatarsofalangeanas. A presença de dor ou desconforto sugere sinovite.

Uma queixa que não é incomum na prática clínica corresponde aos dedos em gatilho. É mais frequente em pacientes com artrite reumatoide, gota, diabete. Trata-se de tenossinovite que leva a fibrose com constrição da primeira polia anular sobre as metacarpofalangeanas, restringindo o movimento do dedo, que se flete sobre a palma, mas se estende com dificuldade, muitas vezes precisando de auxílio e com um "clique". Pode-se palpar pequenos nódulos locais.

Punhos

Deve-se avaliar dor, edema, calor e amplitude de movimento. Na palpação, buscar depressão entre as superfícies radial e ulnar, delimitando de maneira bem definida a superfície.

Dor na face radial do punho pode ser devida a tenossinovite estenosante de De Quervain, que resulta da inflamação da bainha sinovial do túnel por onde passam o extensor curto do polegar e o abdutor longo do polegar. A dor tem caráter insidioso, podendo ser aguda na região dorsal do polegar e no processo estiloide do rádio. Pode ocorrer irradiação em direção proximal. Com a cronicidade, o paciente pode referir dificuldade para segurar objetos e executar movimentos que exijam a posição "em garra" do polegar. Para sua investigação, utiliza-se o teste de Finkelstein, no qual o paciente cerra o punho de modo que o polegar fique por baixo, "escondido" pelos outros dedos. Estabiliza-se o antebraço e se desvia passivamente o punho em direção ulnar. O teste será positivo quando ocorrer dor aguda na área de projeção do túnel (Figura 1).

Síndrome ombro-mão ou distrofia reflexa simpática é uma entidade neurovascular, secundária a estímulo persistente do sistema nervoso autônomo ou neurovegetativo, que causa dor em ombro e mão, edema, limitação de movimentos e fenômenos vasomotores de extremidades.

A síndrome do túnel do carpo é outro distúrbio comum do membro superior e pode estar associada a gestação, síndromes edemigênicas, trauma, osteoartrite, artrite inflamatória, doenças metabólicas como diabete e hipotireoidismo, doenças de depósito como amiloidose, entre outros. O túnel do carpo conduz em seu interior o nervo mediano e os tendões flexores dos dedos desde o antebraço até a mão. A compressão do nervo poderá restringir tanto as funções motoras quanto as sensitivas. O paciente relata parestesias no polegar, segundo e terceiros dedos e metade radial do quarto dedo. Atrofia da musculatura tenar está presente nos quadros mais avançados, nos quais há também redução da capacidade de oposição e abdução do polegar. As manobras que sugerem o diagnóstico são o sinal de Tinel – percussão sobre a projeção do ligamento, reproduzindo a dor e a parestesia – e o sinal de Phalen – manutenção por um minuto da flexão dos punhos com os dorsos encostados, promovendo reprodução dos sintomas. Os cotovelos devem estar fletidos e elevados. Pode-se realizar também a manobra de Phalen invertida, que é essencialmente a mesma, porém realizada com os punhos em extensão máxima.

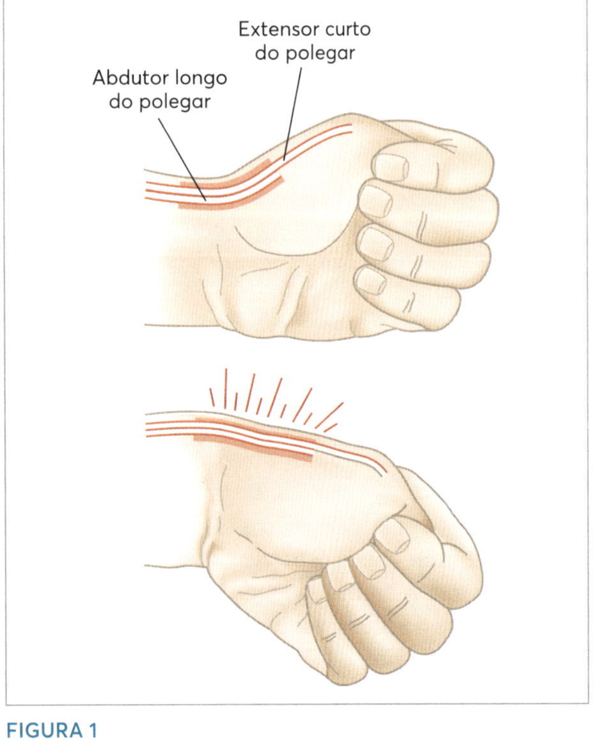

FIGURA 1
Teste de Finkelstein.
Fonte: adaptada de Barros-Filho e Lich, 2001.

A contratura de Dupuytren pode ser diagnosticada com base no espessamento da aponeurose palmar, que se torna nodulosa. Tais nódulos podem causar deformidades em flexão dos dedos. Geralmente é indolor e tem componente hereditário e frequentemente é bilateral. É mais frequente em homens, acima de 40 anos e em associação com tabagismo, abuso de álcool, doenças vasculares, epilepsia e diabete.

Cotovelo

O cotovelo é constituído de três articulações, sendo a úmero-ulnar a mais importante, pois é responsável pelo movimento de dobradiça. As articulações umerorradial e umeroulnar são responsáveis pela rotação do antebraço.

A inspeção do cotovelo é muito importante, dado que se trata de articulação superficial, e alterações de volume caracterizando acometimento periarticular ou ósseo podem ser visualizadas com facilidade. Na inspeção podem também ser observados nódulos, tofos e deformidades. Na inspeção dinâmica, observa-se a amplitude de movimento da articulação e crepitação.

A bursa olecraneana localiza-se na face extensora do cotovelo, em posição bastante superficial, com pouco coxim de apoio. Assim, torna-se vulnerável a traumatismos e infecções. Na bursite olecraneana o aumento do volume se dá fora da articulação, sendo quadro doloroso que pode complicar com infecção secundária. Pode associar-se a trauma (p. ex., traumatismos recorrentes associados ao trabalho, como com mecânicos de automóveis), movimentos inadvertidos (devendo-se considerar atividades laborais e de lazer, como práticas esportivas) ou doenças como artrite reumatoide e depósito de cristais, como na gota. É frequente não se identificar a causa. No exame clínico, o tamanho, a presença de calor, de eritema e o próprio turgor da bolsa devem ser observados. Deve-se considerar a possibilidade de aspiração do conteúdo da bursa caso se suspeite de infecção local, depósito de cristais ou etiologias inflamatórias, além de possibilitar melhora dos sintomas por descompressão local.

A amplitude de movimento deve ser observada na flexão, extensão e rotação.

Na palpação, procuram-se os epicôndilos lateral e medial e o olecrano.

As epicondilites lateral ("cotovelo ou tendinite do tenista") e medial ("cotovelo de golfista") podem se apresentar como dor no local de inserção muscular – inserção dos extensores comuns no epicôndilo lateral ou do pronador redondo e dos flexores do antebraço no epicôndilo lateral. A tendinite medial é muito menos comum que a lateral. Os testes para ambas as situações são:

- Teste de Cozen para epicondilite lateral: dor no epicôndilo lateral, origem da musculatura extensora quando, com o cotovelo a 90 graus de flexão e o antebraço em pronação, o paciente realiza extensão ativa do punho contra resistência (Figura 2).
- Teste da epicondilite medial: com o cotovelo flexionado, o antebraço em supinação e o punho em extensão, o cotovelo é estendido vagarosamente, ocasionando dor na região do epicôndilo medial. Outra possibilidade é a flexão do punho contra resistência (Figura 3).

Ombro

Na anamnese, vale a pena caracterizar bem a dor, especificando história de trauma, infecções, doenças prévias, doenças cervicais, história ocupacional e esportiva. Causas periarticulares como síndrome do impacto e tendinites dos músculos do manguito rotador são importantes fatores de dor no local. Atentar a doenças de outras origens associadas a sintomas que podem ser irradiados para os ombros, como doença arterial coronária, outras doenças torácicas, como tumor de Pancoast, e doenças do andar superior do abdome, as quais, por irritarem o diafragma, estrutura que compartilha inervação (C4, C5) com os ombros, podem provocar dor referida nos ombros. Outro grupo de queixas comuns para os ombros é o daquelas relacionadas à instabilidade.

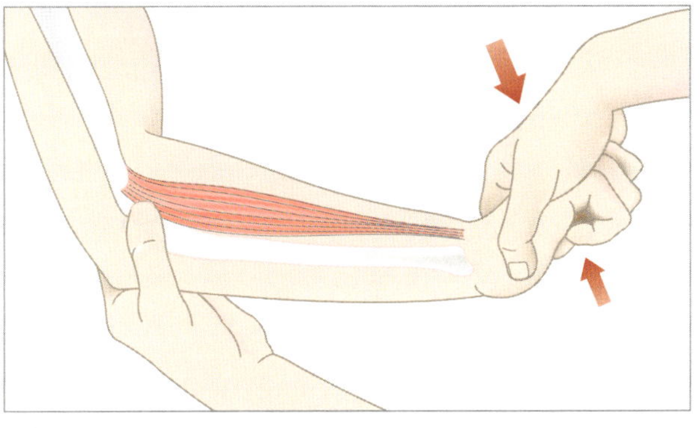

FIGURA 2
Teste de Cozen para a avaliação da epicondilite lateral.
Fonte: adaptada de Barros-Filho e Lich, 2001.

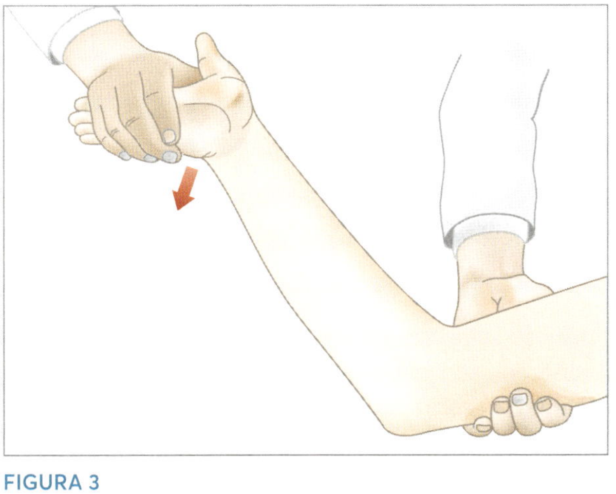

FIGURA 3
Avaliação da epicondilite medial.
Fonte: adaptada de Barros-Filho e Lich, 2001.

A inspeção do ombro deve se dar a partir dos aspectos anterior, posterior e lateral. A inspeção estática deve buscar aumentos volumétricos, deformidades, assimetrias musculares, eritemas e escoriações. A posição do pescoço também deve ser notada. Quando há ruptura do tendão da cabeça longa do bíceps, nota-se abaulamento anterior na porção proximal do braço. Atrofias musculares podem ocorrer em neuropatias cervicais ou braquiais, mas também em condições crônicas da síndrome do manguito rotador. A inspeção dinâmica deve se dar em movimentos direcionados e funcionais, como tirar ou vestir a roupa.

As amplitudes de movimento passiva e ativa de ambos os lados devem ser avaliadas nos planos de abdução, flexão e rotação externa, tanto com o braço ao lado do corpo quanto a 90 graus de abdução.

Deve-se sempre observar a amplitude de movimentos e atentar ao arco doloroso, ou seja, presença de dor à elevação do braço, registrando o ponto em que a dor aparece. Os ritmos escapuloumeral e escapulotorácicos devem ser observados, comparando um lado com o outro. A escápula alada pode ser observada, pedindo-se ao paciente que empurre a parede para se perceber paralisia do nervo torácico longo.

Deve-se palpar separadamente as articulações esternoclavicular, acromioclavicular e glenoumeral. Tentar identificar pontos dolorosos, presença de crepitações e aumento volumétrico.

Grande parte das queixas periarticulares relaciona-se à síndrome do impacto e à tendinite do manguito rotador. O impacto se inicia quando a margem anterior do acrômio impacta no tendão do supraespinhal, produzindo resposta inflamatória e subsequente tendinite. O processo se expande para a bursa subacromial e para os tendões do manguito rotador, evoluindo com degeneração dos tendões, alterações ósseas localizadas com alterações estruturais na cavidade articular e eventual rotura tendínea. As situações não são sempre concordantes, mas frequentemente ocorrem em conjunto, bem como o acometimento do bíceps.

São três manobras principais relacionadas com a avaliação da síndrome do impacto, devendo todas ser pesquisadas, a fim de se elevar a sensibilidade do exame clínico.

- Teste do impacto de Neer: também conhecido como arco doloroso de Neer. Trata-se da elevação passiva rápida do membro superior no plano da escápula, fazendo o tubérculo maior do úmero se projetar contra a face anteroinferior do acrômio (Figura 4).
- Teste do impacto de Hawkins-Kennedy: posiciona-se o membro superior a 90 graus de elevação, em rotação neutra, com o cotovelo flexionado a 90 graus. Em seguida, o membro superior é passivamente rotacionado rapidamente em direção anterior pelo examinador (Figura 5).
- Teste do impacto de Yokum: com cada uma das mãos sobre o ombro oposto, o paciente flexiona o braço, elevando ativamente o cotovelo (Figura 6).

Na tuberosidade maior do úmero se inserem os quatro músculos do manguito rotador, supraespinhal, infraespinhal, subescapular e redondo menor, cuja função é estabilizar a cabeça do úmero na cavidade glenoide. A síndrome do manguito rotador é um espectro de situações envolvendo especialmente os tendões desses músculos, com interposição com bursites e síndrome do impacto, conforme relatado anteriormente. As causas são comuns, como movimentos repetitivos – associadas a causas laborais e esportivas –, bem como alterações degenerativas.

A seguir são apresentadas as manobras específicas sugeridas para avaliação:

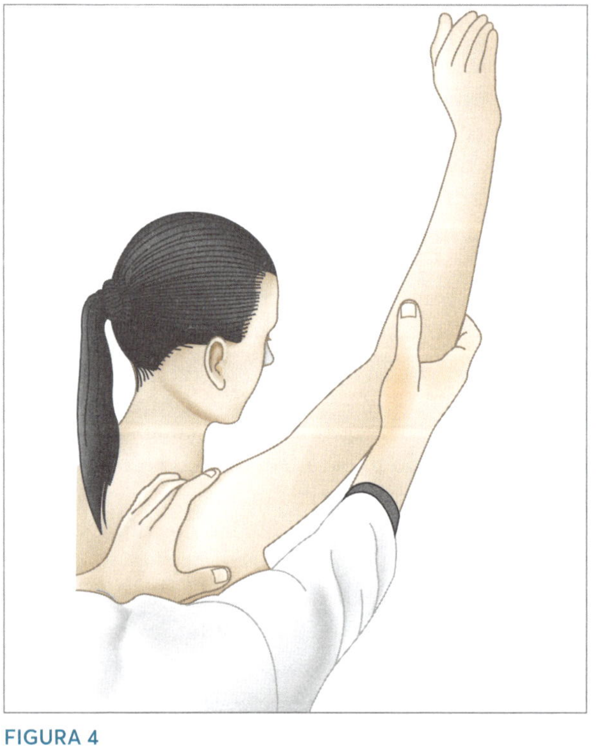

FIGURA 4
Teste do impacto de Neer.
Fonte: adaptada de Barros-Filho e Lich, 2001.

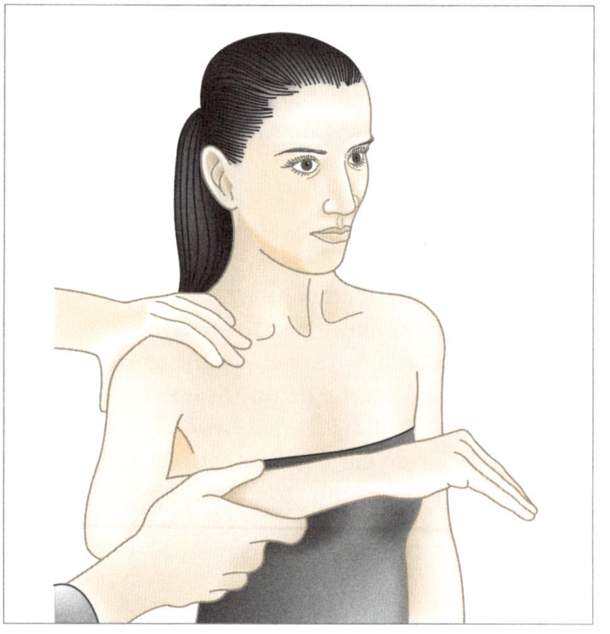

FIGURA 5
Teste do impacto de Hawkins-Kennedy.
Fonte: adaptada de Barros Filho e Lich, 2001.

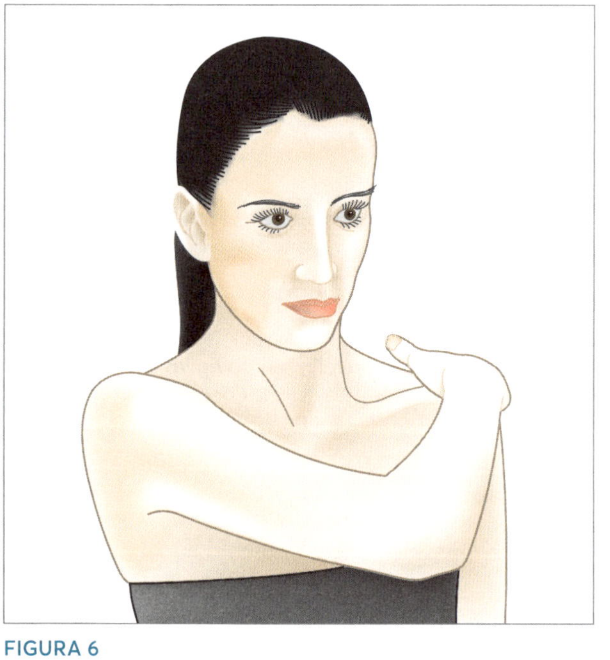

FIGURA 6
Teste do impacto de Yokum.
Fonte: adaptada de Barros-Filho e Lich, 2001.

- Supraespinhoso: testa-se com base na elevação ativa do membro superior em rotação medial contra resistência (polegares apontados para baixo – Figura 7).
- Infraespinhoso: com o cotovelo em 90 graus de flexão e o membro ao lado do tórax, o paciente realiza ativamente rotação lateral contra resistência (Figura 8). Outro teste é o chamado teste do infraespinhoso de Patte, no qual o membro superior em abdução de 90 graus com o cotovelo fletido 90 graus é lateralmente rotacionado contra resistência (Figura 9).

O infraespinhoso pode ainda ser testado em conjunto com o redondo menor por meio do teste da rotação lateral não mantida ("teste da cancela"), no qual, partindo do mesmo posicionamento do teste do infraespinhoso, o membro é rodado passivamente pelo examinador. A posição deve ser ativamente mantida pelo paciente, em atuação conjunta do infraespinhal com o redondo menor.

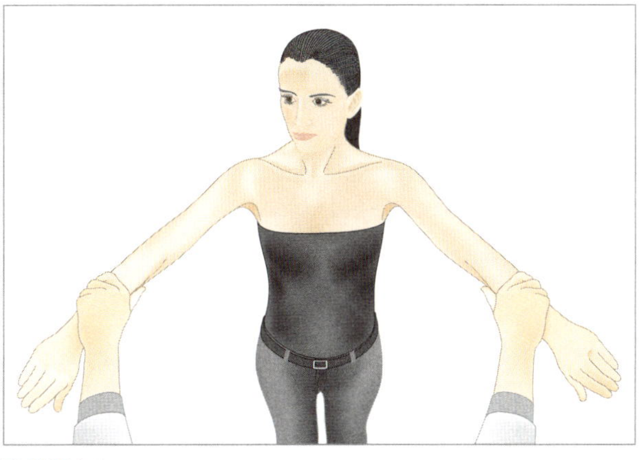

FIGURA 7
Teste de Jobe.
Fonte: adaptada de Barros-Filho e Lich, 2001.

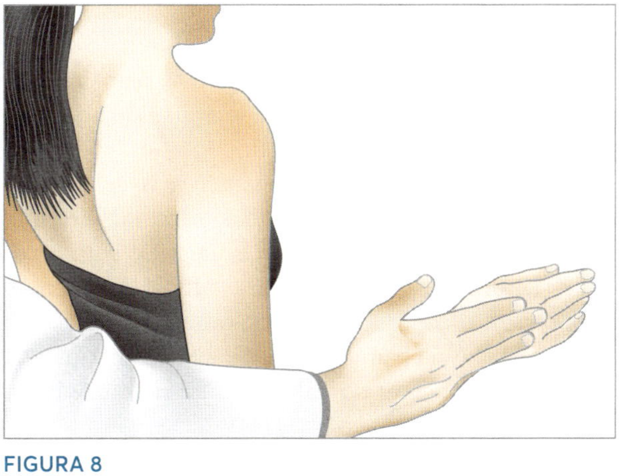

FIGURA 8
Teste do infraespinal.
Fonte: adaptada de Barros-Filho e Lich, 2001.

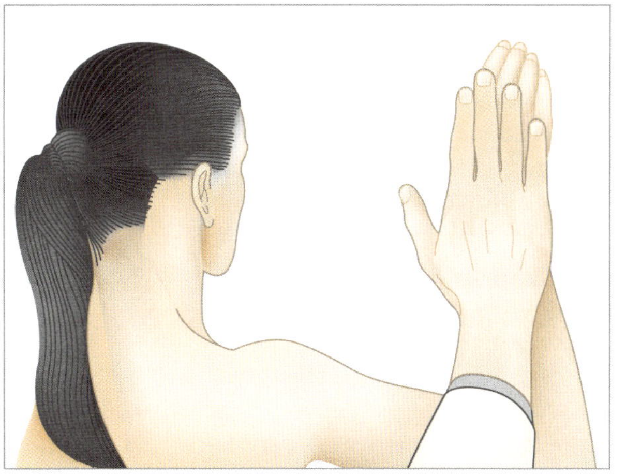

FIGURA 9
Teste de Patte.
Fonte: adaptada de Barros-Filho e Lich, 2001.

A falha de um destes acarreta a perda de manutenção da posição, indo os braços em direção ao tórax, como uma cancela que se fecha.

- Redondo menor: avaliado com o "teste da cancela" em conjunto com o infraespinhoso. Não há teste que o avalie isoladamente.
- Subescapular (não palpável): testado por uma rotação interna resistida, geralmente por meio de manobra combinada com extensão ao trazer o braço para trás das costas – geralmente se consegue alcançar a altura de L5 (Figura 10).

A cabeça longa do bíceps contribui para a estabilidade anterior do ombro, e sua avaliação deve ser conjunta com os músculos do manguito rotador, pois a função e os sintomas são semelhantes. Ela pode ser avaliada por manobras de resistência da flexão do ombro com cotovelos estendidos e palmas para cima (tes-

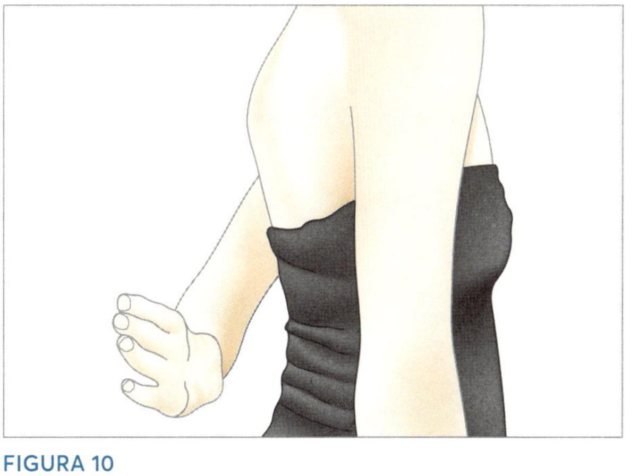

FIGURA 10
Teste do subescapular de Gerber (*lift off test*).
Fonte: adaptada de Barros-Filho e Lich, 2001.

te de Speed – Figura 11) e resistência à supinação com o cotovelo fletido a 90 graus (teste de Yergason).

A instabilidade pode ser avaliada pela apreensão à realização de movimentos e pela própria observação da movimentação, que deve ser promovida em direções anterior, posterior e lateral.

Pé e tornozelo

As principais queixas relacionam-se a distúrbios de origem biomecânica, relacionados com alterações posturais, tipo de pisada, gestos esportivos e ergonomia e excesso de peso; e também associadas a doenças articulares e sistêmicas como gota, artrite reumatoide e alterações metabólicas como diabete.

A inspeção deve dar-se com o paciente deitado e em pé.

Na inspeção estática, podem ser vistas deformidades, lesões cutâneas, edema, tofos, úlceras. Ressalta-se a importância de observar o arco longitudinal do pé, caracterizando o pé plano – achatamento do arco longitudinal interno com deformidade em valgo do calcanhar – e o pé cavo, que se caracteriza pela curvatura excessiva do arco longitudinal interno.

Calosidades correspondem a áreas do pé que suportam peso excessivo, devendo ser observadas e registradas. O hálux valgo se caracteriza pelo desvio lateral do primeiro artelho. Há uma série de anormalidades estruturais associadas, e pode haver bursite dolorosa quando há atrito e aumento da pressão na face medial do primeiro metatarso, o que é comumente chamado de joanete. Mulheres são mais afetadas que homens, e acredita-se que haja predisposição genética associada a outros fatores, como uso de calçados curtos, estreitos e de saltos altos. Outros fatores são a distribuição "aberta" dos dedos, constitucional, e a presença de doenças como artrite reumatoide e osteoartrite. Esse mesmo local, a primeira articulação metatarsofalangeana, também é o sítio mais frequente de acometimento da gota, chamando-se a crise de podagra. Nesse caso, ocorre grande dor e inflamação local, em episódios agudos, que tendem a se repetir.

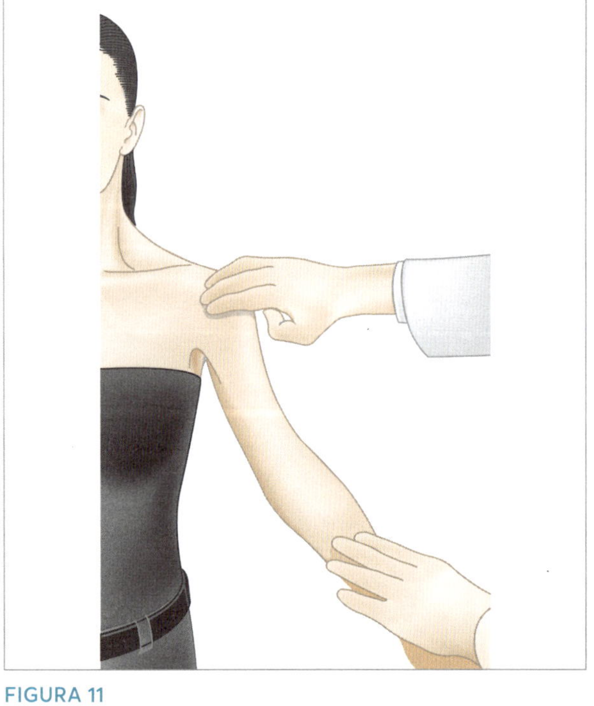

FIGURA 11
Teste de *speed* (ou *palm-up* ou teste da cabeça longa do bíceps).
Fonte: adaptada de Barros-Filho e Lich, 2001.

A palpação do pé e do tornozelo é muito importante e desafiadora, pois são regiões complexas do ponto de vista anatômico, uma vez que o arcabouço ósseo se relaciona com o musculotendíneo. É preciso palpar cuidadosamente todas as estruturas e procurar instabilidades. A melhor posição para a palpação do tornozelo é em leve flexão plantar. Os polegares palpam seu aspecto anterior, enquanto os demais dedos a apoiam. A cápsula e a membrana sinovial são mais bem palpadas sobre a linha articular imediatamente distal à extremidade da tíbia, medial ao tendão do tibial anterior. Quando há edema, os limites deste são muitas vezes difíceis de serem percebidos devido à grande quantidade de tendões no local.

Em seguida, observar ativa e passivamente os movimentos básicos do pé e do tornozelo, que são: dorsiflexão, flexão plantar, eversão, inversão, abdução e adução. A amplitude de movimentos é mais bem avaliada com o joelho fletido.

Na síndrome do túnel do tarso, a percussão do nervo tibial posterior (sinal de Tinel), que se localiza imediatamente atrás da artéria tibial posterior, provoca parestesia em seu território.

A fasciíte plantar é a causa mais comum de dor no tornozelo e planta, desenvolvendo-se de maneira progressiva, com piora quando se apoia no lado acometido. A dor é pior após período de repouso, sendo tipicamente pior no período da manhã, após o paciente se levantar da cama, melhorando ao caminhar. Resulta de microtraumas repetidos – relacionados com atividades laborais e esportivas, por exemplo, bem como com certos calçados –, causando estiramento e rotura de fibras da fáscia plantar em sua inserção proximal na tuberosidade medial do calcâneo. Há reprodução da dor à palpação da região plantar.

Neuroma de Morton é dor localizada entre o terceiro e o quarto dedos do pé, em decorrência de engrossamento e compressão do nervo interdigital.

Joelho

Na estrutura anatômica do joelho, encontramos duas articulações – patelofemoral e tibiofemoral – estabilizadas pela cápsula anterior e pelos ligamentos cruzados anterior e posterior, colaterais medial e lateral e pelo ligamento da patela. Os meniscos estão localizados entre o fêmur e a tíbia, entre as regiões que chamamos de côndilos femorais e planalto tibial.

Na anamnese a idade do paciente tem grande valor, uma vez que grupos específicos de causas são relacionados a grupos etários característicos. Deve-se tentar relacionar o início das queixas com atividade laboral ou esportiva, bem como localizar a dor nas regiões anterior, posterior, lateral ou medial do joelho.

A inspeção deve se dar com e sem carga, iniciando-se com a observação da marcha e das ações do paciente durante a própria consulta. Com carga, observa-se o alinhamento e seus desvios, como joelho varo ("para fora") ou valgo ("para dentro", formando a impressão aparente de letra X). O trofismo muscular pode ser observado, bem como aumento de volume e outros sinais flogísticos. Com o paciente deitado, ou seja, sem carga, observa-se a integridade da pele, presença de equimoses, atrofias musculares. O próximo passo é a busca por derrames. No exame clínico dos derrames articulares, quando estes são volumosos, pode-se notar o sinal da tecla empurrando a patela para o interior do sulco troclear e soltando-a, com a perna do paciente estendida. Quando há derrame, o sinal é positivo, ou seja, a patela retorna a sua posição original.

Os mecanismos extensores do joelho devem ser em seguida palpados: patela, tendão do quadríceps, tendão patelar. A palpação permite acessar estruturas periarticulares que podem ser fontes de dor, como bursites pré-patelares ou infrapatelares, bem como na inserção da musculatura na face medial do tubérculo tibial (bursite anserina ou pata de ganso).

Entre os tendões da inserção comum dos músculos sartório, grácil e semitendíneo e a face superomedial da tíbia encontra-se a bursa anserina, que pode se espessar e apresentar dor a sua palpação quando inflamada.

Osgood-Schlatter é a apofisite de tração da tuberosidade tibial. Ocorre mais frequentemente em meninos entre 10-14 anos, resultando de estresse repetitivo sobre estrutura óssea imatura na apófise do tubérculo da tíbia. O quadro clínico típico é dor no joelho sobre a tuberosidade anterior da tíbia que piora com atividades que envolvam saltos. Na inspeção há edema doloroso na proeminência tibial.

Para a movimentação ativa e passiva, observar flexão, extensão, rotação interna e externa, atentando para crepitações e diminuição da amplitude de movimento. Hiperextensão pode ser observada até 10 graus, sendo chamada de joelho recurvado.

Uma queixa comum relacionada ao joelho é a instabilidade, que pode se associar com perda de integridade dos ligamentos que estabilizam a articulação. A posição e a função dos ligamentos estabilizadores do joelho os tornam acessíveis a testes provocativos. Como há grande variabilidade entre os indivíduos em termos de elasticidade do tecido conectivo, os testes devem sempre ser comparados com o lado contralateral.

A integridade do ligamento cruzado anterior pode ser testada por meio de três manobras:

- Teste de Lachman: alto valor preditivo positivo para rotura do ligamento cruzado anterior. Realizado com o paciente deitado, com o joelho a 20 graus. O examinador estabiliza a coxa com uma das mãos e agarra a tíbia proximal logo abaixo da linha articular com a outra. Aplica-se força no sentido de realizar translação anterior (Figura 12).
- O teste da gaveta anterior é semelhante ao de Lachman, porém executado com o joelho em 90 graus. O examinador segura a tíbia proximal com as duas mãos e aplica força para estresse translacional anterior (Figura 13).
- O teste *pivot-shift* pode ser realizado com o paciente em decúbito dorsal ou lateral. Estando em decúbito dorsal e com o joelho estendido, o examinador faz a rotação interna da perna com uma das mãos e aplica um estresse em valgo através do joelho com a outra mão. Então o examinador aplica carga axial para o joelho e gradualmente o flete. No teste positivo, gera-se um estalo palpável no joelho a aproximadamente 30 graus de flexão. Pacientes mais apreensivos com as manobras podem ser submetidos a elas em decúbito lateral. Nessa posição, o joelho é estendido e a tíbia colocada em posição internamente rotacio-

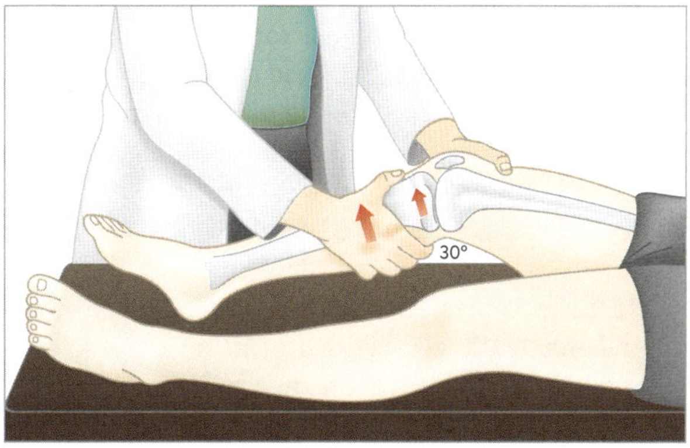

FIGURA 12
Teste de Lachman.
Fonte: adaptada de Barros-Filho e Lich, 2001.

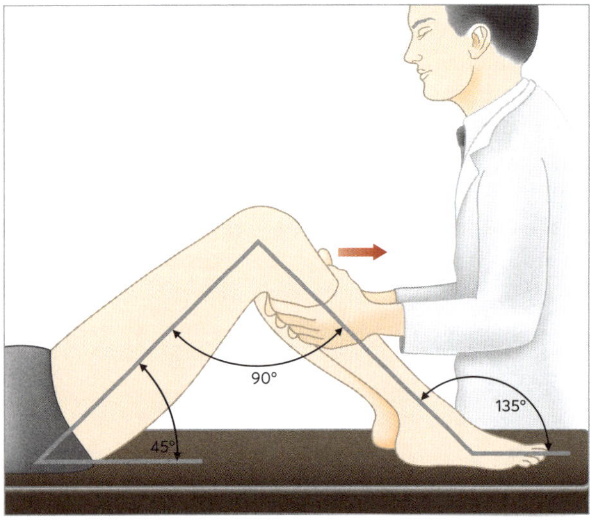

FIGURA 13
Teste de gaveta anterior.
Fonte: adaptada de Barros-Filho e Lich, 2001.

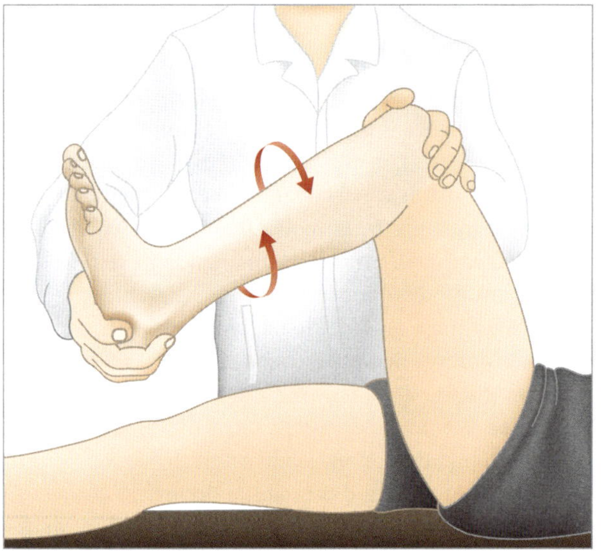

FIGURA 14
Teste de McMurray.
Fonte: adaptada de Barros-Filho e Lich, 2001.

nada. O examinador então aplica estresse em valgo no joelho enquanto o flete, novamente produzindo estalo a 30 graus quando positivo.

Lesões meniscais apresentam-se como dor que pode ser crônica ou intermitente associada a bloqueio ou instabilidade da articulação. A dor pode ser percebida à palpação direta da linha articular quando as rupturas são anteriores. Quando são posteriores, indica-se o teste de McMurray. É realizado com o joelho a 90 graus de flexão, seguindo-se extensão da perna enquanto o membro inferior sofre torção lateral ou medial. Dor ou estalido na rotação lateral pode indicar laceração do menisco medial, e vice-versa. Em seguida são resumidos os testes de avaliação da integridade meniscal:

- Teste de Smillie: palpação dolorosa da interlinha articular correspondente à lesão.
- Marcha de pato: caminhada em posição agachada, evidenciando lesões no corno posterior do menisco medial.
- Teste de McMurray: com o paciente em decúbito dorsal, quadril a 90 graus e joelhos em flexão máxima, o examinador segura o calcanhar do paciente e realiza rotação medial e lateral (Figura 14). A posição do calcanhar aponta a lesão meniscal.
- Teste de Appley: com o paciente em decúbito ventral, realiza-se compressão axial do pé e rotação medial e lateral da perna até o paciente sentir dor (Figura 15). A contraprova é feita com a distração da superfície articular tibiofemoral – a distração provoca menor desconforto, diferenciando a lesão meniscal de uma articular.

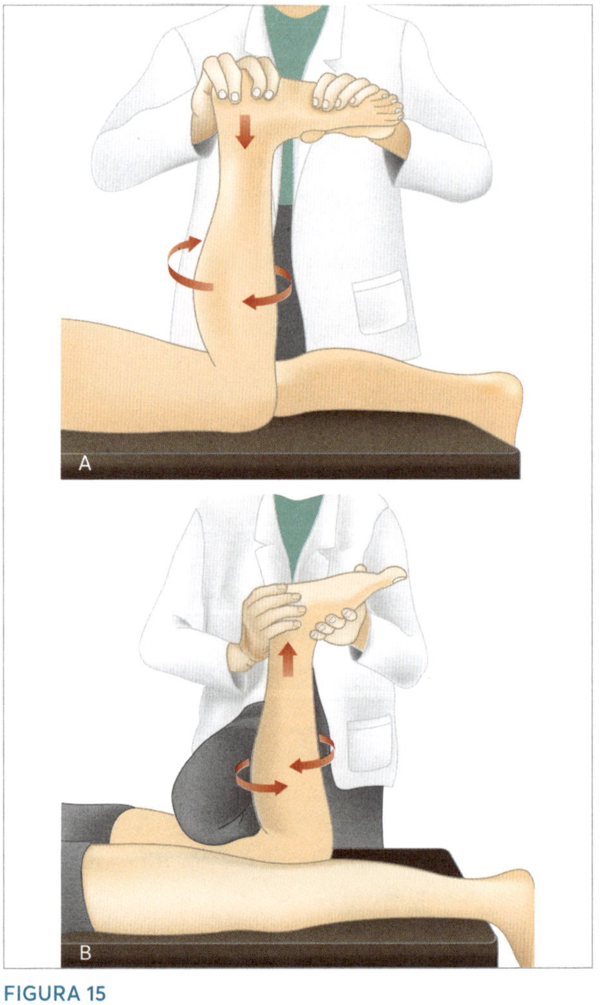

FIGURA 15
Teste de Appley. A: Em compressão; B: em tração.
Fonte: adaptada de Barros-Filho e Lich, 2001.

- Teste de Steinmann: realizado com o paciente sentado com os membros inferiores pendentes e joelhos a 90 graus. Rotação medial e lateral da tíbia, segurando-se o pé (Figura 16).

Quadril e pelve

A dor no quadril pode ter causa em diferentes regiões, como coluna lombossacra, cintura pélvica e regiões proximais dos membros inferiores, inclusive bursite trocantérica, que é causa comum de dor nessa região. Outros fatores não osteoarticulares podem ser causa de dor, como isquemia, abscesso de iliopsoas e nefrolitíase, bem como afecções ginecológicas.

A cintura pélvica é composta de três articulações: a coxofemoral, a sacroilíaca e a sínfise púbica.

Na inspeção observa-se o equilíbrio, o alinhamento das cristas ilíacas e a marcha. Vale a pena também medir o comprimento dos membros inferiores e avaliar se há discrepância.

A palpação pode começar com o paciente em pé, e devem ser palpados a crista ilíaca, o trocanter maior do fêmur, a tuberosidade isquiática, a sínfise púbica e as espinhas ilíacas anterossuperior e posterior. Deve-se examinar também a região inguinal, em busca de adenopatias, hérnias, bem como se deve realizar a palpação dos pulsos femorais e distais. Procurar por sopros locais.

A avaliação da mobilidade passiva e ativa deve abranger flexão, extensão, abdução, adução e rotações externa e interna (com quadril fletido ou estendido).

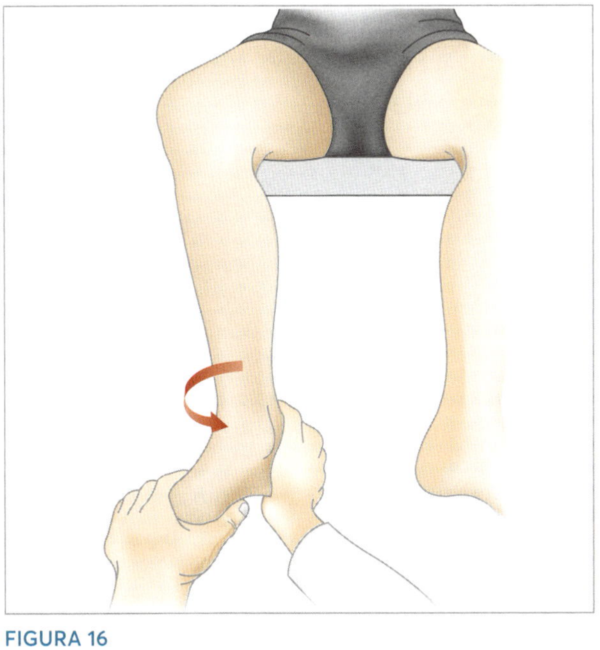

FIGURA 16
Teste de Steinmann.
Fonte: adaptada de Barros-Filho e Lich, 2001.

Uma causa de dor na região do quadril, que pode irradiar para a face lateral da coxa, é a bursite trocantérica. Tipicamente, a dor piora durante a noite e pode atrapalhar o sono, especialmente quando o paciente se deita em cima da estrutura. No exame clínico há dor à palpação da bursa, o que pode ser feito ao redor do trocanter maior do fêmur.

Sacroileítes são características nas espondiloartrites, doenças para as quais é importante ter alto grau de suspeição, pois podem gerar sequelas. Podem ser demonstradas por palpação direta, ou pelas manobras de Gaenslen e Patrick. O teste de Patrick também é chamado de Faber (*flexion-abduction-external rotation*). Com o paciente deitado, o quad ril e o joelho são fletidos 90 graus e o tornozelo é colocado sobre o joelho do lado oposto. A coxa é em seguida abduzida e rodada externamente em direção à mesa de exame. Para avaliação da sacroilíaca, uma mão do examinador é colocada sobre a crista ilíaca do lado de interesse e a outra sobre o joelho contralateral, com pressão desta em direção à mesa de exame. Dor localizada na região posterior da face contralateral ao movimento do joelho sugere acometimento de sacroilíacas, enquanto dor ipsilateral à movimentação sugere doença coxofemoral.

Na síndrome do piriforme há compressão do nervo isquiático sob o músculo piriforme em contratura, com queixas álgicas e parestésicas que pioram à abdução e rotação medial do membro. Muitas vezes, o paciente relata piora após permanecer sentado por longos períodos, subir escadas, caminhar ou correr.

Disfunção do trato iliotibial é um espessamento do músculo tensor da fáscia lata, que vai do ílio até a face lateral da coxa na fíbula. É complicação comum e decorre do encurtamento da banda fibrosa, causando dor na região distal da coxa à deambulação.

Meralgia parestésica é dor e parestesia na face anterolateral da coxa, decorrente da compressão das raízes do nervo femorocutâneo lateral, formado pelas raízes L2-L4, quando da sua passagem junto à espinha ilíaca anterossuperior, causado por exemplo por uso de cintos apertados.

BIBLIOGRAFIA

1. Barros-Filho T, Lich O. Exame físico em ortopedia. 2.ed. São Paulo: Sarvier; 2001.
2. Favarato MH, Feitoza E. Roteiro básico de exame reumatológico. In: Martins MA (ed.). Manual do residente de clínica médica. 2.ed. Barueri: Manole; 2017.
3. Hochberg MC, Silman AJ, Smolen JS, Weinblatt ME. Rheumatology. Elsevier; 2007.
4. Takayasu V, Yoshinari NH. Exame de ossos e articulações. In: Benseñor IM, Atta JA, Martins MA (eds.). Semiologia clínica. São Paulo: Sarvier; 2002.

17

Exame das vias urinárias e sistema reprodutor masculino

João Victor Teixeira Henriques
Julyana Kanate Mazzoni Moromizato
José de Bessa Júnior
Cristiano Mendes Gomes

CONTEÚDO COMPLEMENTAR

O procedimento clínico descrito neste capítulo é demonstrado na plataforma digital complementar desta obra.

Utilize o QR code abaixo para acessar a plataforma (senha: semiologia):

EXAME CLÍNICO DAS VIAS URINÁRIAS

O exame clínico completo é um componente imprescindível da avaliação do paciente com suspeita de doença urológica. Realizá-lo de forma padronizada é fundamental para ajudar na investigação propedêutica e selecionar os exames complementares mais adequados para cada caso.

Avaliação geral

A inspeção é o primeiro elemento do exame clínico urológico. Inicialmente, observa-se a marcha do paciente. O uso de bengala, andador ou cadeira de rodas pode ser ocasionado por algum déficit neurológico, que, também, pode ser causa de distúrbios da função urinária ou sexual. Além disso, a marcha pode estar alterada em pessoas com intensa dor (como na cólica nefrética), edema genital ou grande hidrocele.

Na pele e no tecido subcutâneo, devemos notar evidências de icterícia ou palidez e os sinais do estado nutricional do paciente (Capítulo 10 – "Aconselhamento para comportamentos saudáveis"). A caquexia pode ser sinal de neoplasia maligna ou outras doenças consumptivas, enquanto a obesidade pode ocultar anormalidades endocrinológicas. Deve-se verificar, também, a distribuição da gordura (gordura centrípeta), a presença da "corcova de búfalo" (acúmulo de gordura na região entre a coluna cervical e o dorso) e a presença de estrias abdominais – que podem ser um sinal de hiperadrenocortisolismo. A ginecomastia, em homens, pode indicar doença endocrinológica, alcoolismo ou uso de medicamentos para a neoplasia de próstata. Edema genital e dos membros inferiores pode estar relacionado a insuficiência cardíaca, doenças renais ou obstrução dos linfáticos retroperitoneais (linfedema).

Rins

Os rins são órgãos retroperitoneais e estão protegidos pelas costelas e por considerável musculatura dorsal. O rim direito localiza-se um pouco mais baixo que o esquerdo em razão da posição do fígado. Por sua localização, os rins são difíceis de palpar. Em mulheres magras e crianças, pode ser possível palpar o polo inferior renal durante inspirações profundas. No entanto, na maioria das vezes não é possível palpar o rim. Em neonatos, os rins podem ser sentidos mais facilmente durante a palpação do flanco. O exame é realizado em posição supina. Com uma mão no dorso do paciente, levanta-se o flanco, e com a outra mão posicionada no ângulo costovertebral, durante inspiração profunda, palpa-se o rim ao avançar a mão no abdome do paciente (Figura 1).

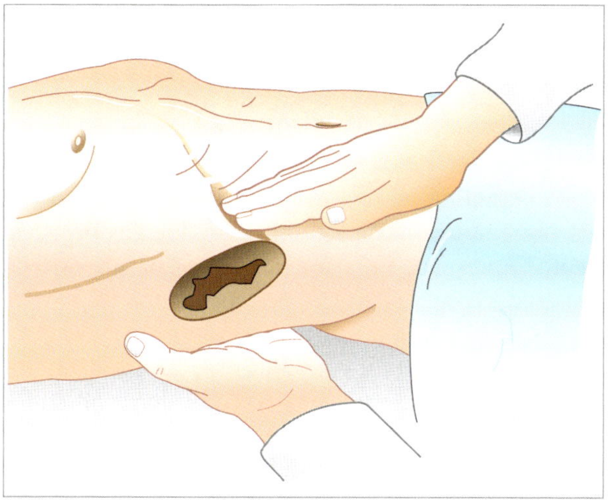

FIGURA 1
Técnica para palpação renal.

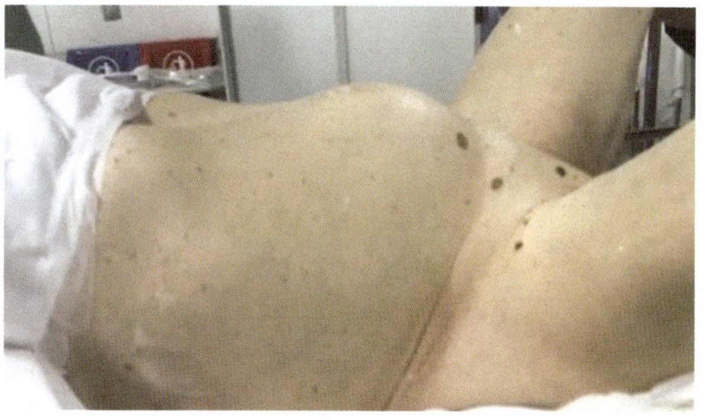

FIGURA 2
Vista lateral de paciente com distensão vesical, observando-se distensão na região hipogástrica.

Outras manobras propedêuticas podem ser úteis ao examinar os rins: ausculta e percussão. A ausculta pode ser utilizada para avaliar a presença de sopro sistólico da artéria renal, quando há suspeita de estenose desta. A punho-percussão do dorso pode ser útil ao pesquisar inflamação renal em processos como a pielonefrite aguda e a cólica nefrética. Essa manobra é também chamada de manobra de Giordano, sendo considerada positiva quando o paciente apresenta dor à percussão do dorso na altura do ângulo costovertebral ipsilateral. A transiluminação dos rins foi utilizada, no passado, em crianças com menos de 1 ano de idade com o objetivo de avaliar a natureza (cística *vs.* sólida) de massas renais. Com o uso disseminado da ultrassonografia, essa manobra caiu em desuso. A palpação das costelas e espaços intercostais pode ser útil na avaliação de processos inflamatórios locais.

Bexiga

A bexiga localiza-se no hipogástrio e normalmente não é palpável. Quando distendida, pode ser palpada ou mesmo visível, notadamente em pacientes magros. O paciente apresentando retenção urinária aguda em geral procura rapidamente um serviço de emergência em decorrência dos sintomas de dor e desconforto abdominais. Pacientes com alterações da sensibilidade vesical ou alterações cognitivas são as principais exceções. Na presença de distensão vesical, percebe-se volume tenso na região hipogástrica (Figura 2). A percussão é útil, devendo iniciar na sínfise púbica e progredir em direção cefálica. A bexiga apresenta, normalmente, o som timpânico. No entanto, diante de um quadro de bexiga distendida, percebe-se o som maciço.

Em pacientes com massa pélvica, a palpação bimanual pode ser útil. Uma mão é usada para palpar a parede anterior do hipogástrio enquanto se realiza toque retal ou vaginal com a outra mão. Essa manobra permite melhor avaliação da extensão local de um tumor de bexiga ou anexial. Avalia-se a presença de massas pélvicas e a mobilidade dos órgãos pélvicos, informações que nem sempre podem ser extraídas a partir de exames radiológicos.

Pênis

A inspeção avalia a presença de lesões na glande, prepúcio, meato uretral e pele. Vesículas superficiais na pele do pênis podem ser compatíveis com herpes genital. Úlceras podem ser secundárias a infecções sexualmente transmissíveis ou neoplasia. Lesões aveludadas, irregulares e avermelhadas podem corresponder a neoplasia ou infecção por papiloma vírus humano (HPV). No paciente que não realizou a circuncisão, o prepúcio deve ser retraído para exposição da glande e avaliação de lesões ou balanopostite (inflamação do prepúcio e glande). A maioria dos casos de câncer de pênis ocorre no prepúcio ou glande em homens não circuncisados.

O meato uretral deve ser inspecionado observando-se sua abertura entre o dedo indicador e o polegar. A presença de secreção no meato uretral é sugestiva de uretrite. Deve-se avaliar se o meato tem boa abertura e se há lesões na fossa navicular. A posição do meato uretral pode estar anômala, como nos casos de hipospadia (meato localizado proximamente no aspecto ventral do pênis) ou, mais raramente, no aspecto dorsal (epispadia).

A palpação do pênis avalia sua consistência e a presença de anormalidades, como a existência de placas fibróticas ou rígidas, compatíveis com doença de Peyronie. Sensibilidade aumentada ao longo do aspecto ventral peniano é sugestiva de uretrite. A expressão digital da uretra pode ajudar a identificar secreção uretral quando há suspeita de uretrite (Figura 3).

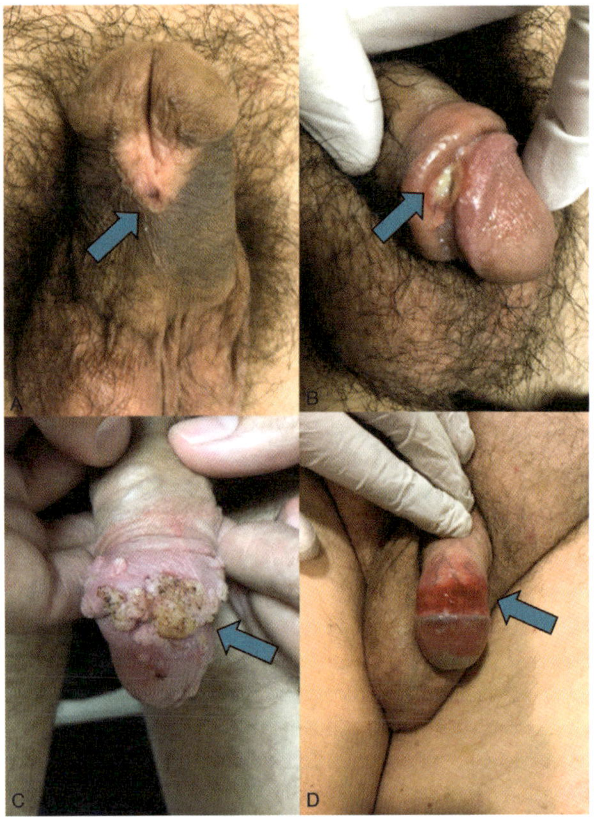

FIGURA 3
A: Meato uretral em posição ventral no pênis, caracterizando hipospádia distal (seta); B: úlcera genital no sulco balanoprepucial (seta); C: lesões verrucosas sugestivas de infecção por HPV (seta); D: balanite (seta).

Escroto

O escroto é uma bolsa que contém os testículos, os epidídimos e as estruturas do cordão espermático (composto por artérias, veias, vasos linfáticos, nervos e ducto deferente.

A inspeção do escroto e das raízes das coxas permite identificar anormalidades dermatológicas, sendo locais frequentes de micose (*Tinea cruris*) e de outros problemas dermatológicos como foliculite, cistos sebáceos e lesões de HPV.

Os testículos são estruturas ovais, firmes, de consistência macia e superfície lisa; em adultos medem aproximadamente 6 cm de comprimento por 4 cm de largura. O testículo direito é geralmente anterior ao esquerdo (cordão espermático maior e mais longo, estando em posição mais baixa) mas a posição pode variar em virtude da contração ou relaxamento do músculo cremaster.

Os testículos devem ser palpados delicadamente entre as pontas dos dedos de ambas as mãos do examinador. Testículos de tamanho reduzido podem estar associados ao hipogonadismo ou a condições genéticas como a síndrome de Klinefelter. Áreas firmes ou endurecidas dentro do testículo devem ser consideradas suspeitas para neoplasia. Dor aguda escrotal (espontaneamente ou à palpação) pode corresponder a torção testicular e deve ser rapidamente avaliada.

O epidídimo é uma pequena estrutura que coleta e armazena os espermatozoides produzidos pelo testículo. Apresenta uma porção no polo superior do testículo e continua através da cauda como uma crista posterior a cada um dos testículos. A condição mais frequente que afeta o epidídimo são as orquiepididimites. Nessas circunstâncias, os testículos acometidos apresentam-se aumentados, endurecidos e dolorosos na palpação. Massas no epidídimo (espermatocele, cistos, epididimite) são geralmente benignas.

O escroto agudo é o quadro clínico caracterizado por dor aguda e intensa localizada na bolsa escrotal, geralmente unilateral, que pode irradiar para região inguinal e abdome inferior, geralmente acompanhada por edema e eritema escrotal. Os principais diagnósticos diferenciais são a torção testicular, a orquiepididimite, o infarto testicular e o trauma. A torção testicular aguda é considerada uma emergência médica e necessita de diagnóstico e tratamento rápidos, uma vez que o atraso no tratamento pode levar à perda do testículo afetado (Figura 4). Geralmente, ocorre dor testicular intensa e súbita, podendo ser seguida de edema e hiperemia do escroto. O testículo acometido fica aumentado, endurecido, extremamente doloroso, elevado (sinal de Brunzel) e horizontalizado (sinal de Angell). Muito precocemente, pode ser visível uma umbilicação da porção inferior da pele escrotal (sinal de Ger). O sinal de Prehn (alívio da dor com a elevação mecânica do

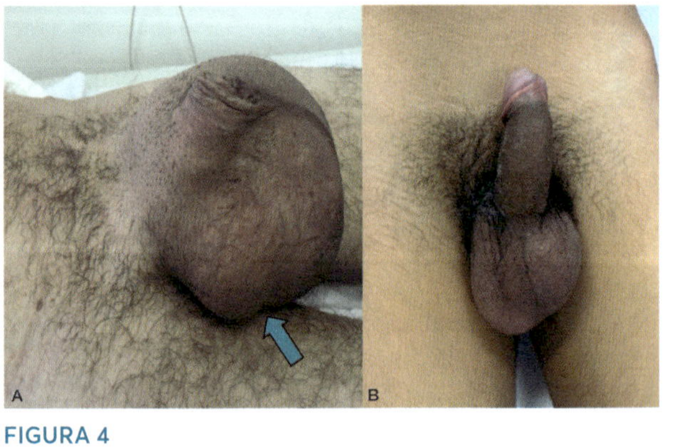

FIGURA 4
A: Volumosa hidrocele do lado esquerdo em homem de 42 anos, ocupando a maior parte do escroto, deslocando o testículo direito lateralmente (seta) e obliterando a base do pênis; B: paciente com dor aguda escrotal à esquerda, notando-se testículo esquerdo edemaciado, doloroso à palpação e em posição elevada (ultrassonografia Doppler confirmou torção do cordão espermático).

órgão, presente apenas nos casos de orquiepididimite) pode ajudar no diagnóstico diferencial entre torção testicular e orquiepididimite. A detecção de pequena massa palpável no polo superior do testículo ou o "sinal da mancha azul" (*blue dot*) é sinal característico da torção do apêndice testicular. Nos casos de torção testicular, o reflexo cremastérico está, geralmente, abolido. Por outro lado, está presente nos casos de torção do apêndice testicular e nos casos de orquiepididimite.

O exame abdominal é fundamental na avaliação do paciente, em especial naqueles com queixas urinárias e de dor. Na avaliação de hérnias inguinais, o exame clínico deve ser feito inicialmente com o paciente em posição ortostática (em pé). Durante o exame, deve-se observar a presença de abaulamento na região inguinal em repouso e durante o esforço (manobra de Valsalva), levando a aumento da pressão abdominal e abaulamento ou aumento de volume dessa região. Este tema será discutido com mais detalhes no Capítulo 15 – "O exame do sistema vascular periférico".

O cordão espermático deve ser avaliado com o paciente em posição ortostática, em repouso. Pode ser observada varicocele (veias testiculares dilatadas e tortuosas), que se torna mais evidente durante a manobra de Valsalva.

Hidrocele é o acúmulo de líquido no interior da túnica vaginal. A dor é, geralmente, secundária ao aumento do testículo e pode ocorrer durante a deambulação. O diagnóstico é realizado pelo exame clínico, podendo ser confirmado por transiluminação (fonte de luz direcionada ao testículo suspeito). A ultrassonografia por vezes é necessária para diagnóstico diferencial (hérnia inguinoescrotal). O tratamento é cirúrgico (evacuação do líquido com ressecção da túnica vaginal).

A transiluminação do escroto pode ser útil na avaliação de massas escrotais. É colocado feixe de luz através da massa, observando-se a transiluminação quando o conteúdo é cístico (hidrocele, espermatocele). O uso da ultrassonografia escrotal é um método simples e mais preciso nessa avaliação.

Exame da próstata e toque retal

O exame digital retal (toque retal) faz parte do exame urológico em homens com mais de 40 anos e em qualquer idade se houver a suspeita de problemas prostáticos ou orificiais.

Entre os diferentes tipos de câncer, o da próstata é a segunda causa mais comum de morte em homens após os 55 anos e a mais comum após os 70. O toque retal pode detectar um câncer de próstata em estágio inicial, aumentando as chances de cura.

O toque retal deve ser realizado ao final do exame clínico. Podem ser utilizadas diferentes posições, sendo as mais comuns a posição supina com as coxas e joelhos fletidos, a posição ortostática, curvando-se o tórax sobre a maca de exame e mantendo os joelhos ligeiramente flexionados ou em decúbito lateral, com as coxas fletidas e os joelhos de encontro ao tórax.

O exame retal inicia-se pela inspeção do ânus, permitindo identificar prolapso retal e lesões orificiais como hemorroidas, plicomas, HPV ou tumor anal. O examinador deve realizar o toque retal com luva usando lubrificação (tipicamente vaselina ou algum gel) no dedo indicador (Figura 5). A avaliação da sensibilidade perineal e perianal e do tônus esfincteriano anal é útil quando há suspeita de doença neurológica.

O dedo indicador é introduzido no reto e toda a sua circunferência é avaliada para a presença de lesões na mucosa. A próstata localiza-se no aspecto anterior da circunferência retal, com sua porção mais distal (ápice) tipicamente distando entre 3 e 4 cm da borda anal. A base prostática é sua porção mais proximal e pode ser de difícil palpação em indivíduos obesos ou que tenham dificuldade de se posicionar para o exame. A consistência normal da próstata é fibroelástica e o tamanho é compatível com uma castanha portuguesa. O toque retal permite avaliar o tamanho da próstata, a presença de nódulos e/ou áreas endurecidas, dor ou área de flutuação (suspeita de abscesso prostático). A presença de dor à palpação e/ou aumento da temperatura prostática podem ser compatíveis com prostatite aguda.

Exame clínico ginecológico

O exame clínico ginecológico pélvico faz parte do exame clínico básico urológico, notadamente em mulheres com queixas de infecção do trato urinário, incontinência urinária e dor pélvica. Será discutido com mais detalhes no Capítulo 21 – "Semiologia ginecológica e mamária".

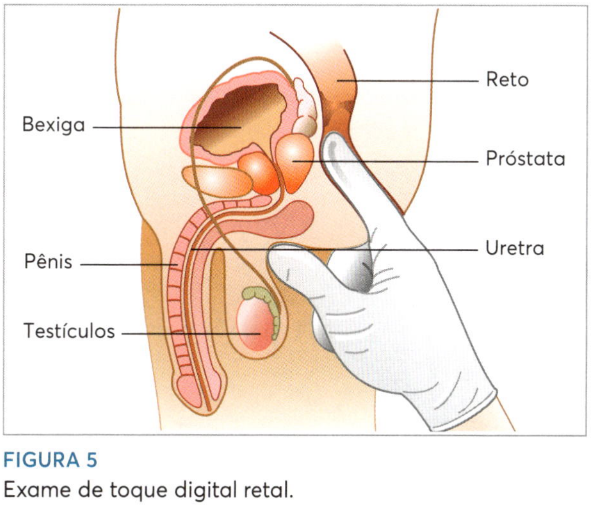

FIGURA 5
Exame de toque digital retal.

Exame clínico neurológico dirigido

O exame clínico neurológico dirigido ao trato urinário é fundamental em pacientes com história de lesões neurológicas centrais ou periféricas e que apresentem queixas relacionadas ao aparelho urinário. Seu objetivo é determinar a integridade das vias neurais pelvicoperineais. Será discutido com mais detalhes no Capítulo 22 – "O exame do sistema nervoso".

PRINCIPAIS PONTOS

- Os rins geralmente não são palpáveis em adultos.
- A percussão do ângulo costovertebral dolorosa sugere inflamação renal (sinal de Giordano positivo).
- A bexiga com pequeno enchimento não pode ser palpada.
- Percussão é melhor do que palpação para o diagnóstico de bexiga distendida.
- A retração do prepúcio é indispensável para avaliar lesões penianas (neoplásicas, inflamatórias ou infecciosas).
- Áreas testiculares endurecidas devem ser consideradas suspeitas para neoplasia.
- Torção testicular é uma emergência médica e necessita de diagnóstico e tratamento imediatos.

CASOS CLÍNICOS

Caso 1

Homem de 64 anos é admitido no pronto-socorro com dor intensa no hipogástrio, relatando não conseguir urinar há 10 horas. Ao exame clínico, apresenta fácies de dor, agitação, sudorese, postura curvada com flexão do tronco. Durante a palpação, percebe-se flacidez do abdome superior e massa palpável no hipogástrio, na topografia da bexiga. O toque retal demonstrou próstata de volume aumentado, fibroelástica, indolor.

Comentário

A hipótese diagnóstica foi de retenção urinária aguda. Foi realizada a passagem de cateter vesical, com pronta saída de 800 mL de urina. Os sintomas desapareceram após a drenagem vesical.

Caso 2

Homem de 18 anos procura serviço de emergência com queixa de ardência durante a micção, há 4 dias. Notou, também, o aparecimento recorrente de mancha amarelada na cueca, nos últimos dias. Revelou que teve relação sexual desprotegida 5 dias antes do aparecimento dos sintomas. Nega ter tido febre ou qualquer outro sintoma sistêmico. Nega comorbidades e cirurgias prévias. Ao exame clínico apresenta abdome flácido, indolor à palpação profunda, descompressão brusca negativa e ausência de massas palpáveis; bolsa escrotal com testículos e epidídimos normais e indolores ao toque. O pênis estava normal. Notou-se a saída de secreção amarelada pela uretra (Figura 6).

Comentário

A principal hipótese diagnóstica é de uretrite infecciosa, em razão dos achados clínicos e dos dados da história recente do paciente. Foi realizada a terapia antibiótica adequada com resolução do quadro.

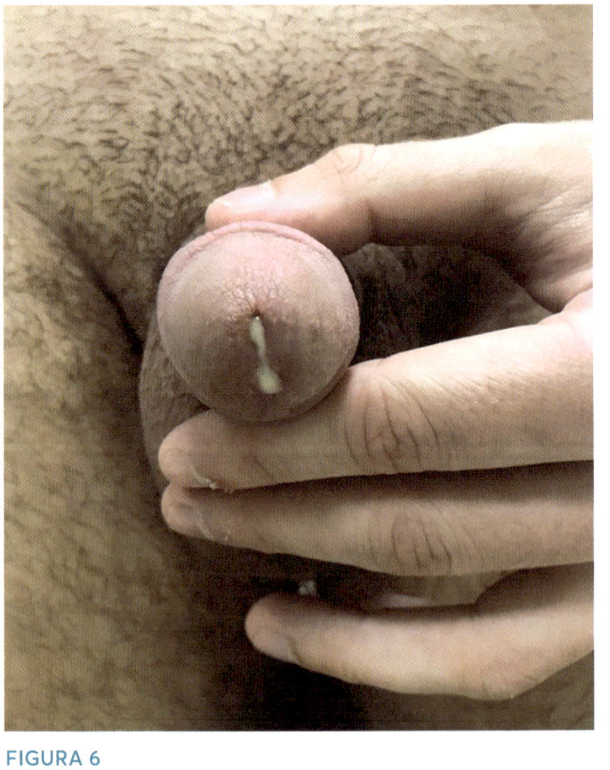

FIGURA 6
Secreção amarelada saindo através do meato uretral, caracterizando uretrite infecciosa.

BIBLIOGRAFIA

1. Jameson JL, Kasper DL, Fauci AS. Harrison's principle of internal medicine. 20th ed. United States of America: McGraw-Hill; 2018.
2. Manjunath AS, Hofer MD. Urologic emergencies. Medical Clinics of North America. 2018;102(2):373-85.
3. Osborn DJ, Milam DF, Jr JAS. Men's health topics. In: Griggs RC, Wing EJ, Fitz G (eds.). Cecil essentials of medicine. 9th ed. Philadelphia: Elsevier Saunders; 2016.
4. Partin AW, Peters CA, Kavoussi LR, Dmochowski RR, Wein AJ (eds.). Campbell-Walsh-Wein urology. 12.ed. Philadelphia: Elsevier Saunders; 2020.
5. Silva FAQ, Simões FA. Semiologia urológica. In: Nardozza Júnior A, Filho MZ, Reis RB (eds.). Urologia fundamental. São Paulo: Planmark; 2010.
6. Srougi M, Dall'Oglio M, Cury J. Urgências urológicas. São Paulo: Atheneu; 2005.
7. Srougi M, Simonetti R, Cury J. Urgências em urologia. São Paulo: Sarvier; 2000.

Semiologia ginecológica e mamária

Eduardo Vieira da Motta
Edmund Chada Baracat

CONTEÚDO COMPLEMENTAR

O procedimento clínico descrito neste capítulo é demonstrado na plataforma digital complementar desta obra.

Utilize o QR code abaixo para acessar a plataforma (senha: semiologia):

EXAME CLÍNICO

O exame clínico permite a investigação de sinais associados, ou não, às hipóteses diagnósticas suscitadas pela anamnese, além da identificação e constatação da condição geral de paciente, considerando os diversos aparelhos e sistemas. A avaliação dos sistemas reprodutor e urinário, além das mamas, é realizada em pacientes do sexo feminino ou transgênero. Informações obtidas pela anamnese, interrogatório dos diversos aparelhos e antecedentes auxiliam e orientam a sistematização de sua realização. É fundamental que o exame clínico seja rigoroso e completo independentemente da queixa ou da hipótese formulada.

A paciente deve ser orientada para a necessidade do exame clínico, que deverá ser explicado em suas etapas, mediante consentimento prévio à sua realização.

É importante salientar que os processos apresentados são aplicáveis a toda a população, incluindo homens e mulheres transgêneros e não binários. Ginecologistas e médicos de atenção primária devem estar preparados para prover cuidado inclusivo e acessível a pacientes com identidades e demandas diversas.

EXAME DAS MAMAS

As mamas são examinadas, inicialmente, com a paciente em pé ou sentada. Os braços podem permanecer laterais ao tronco com o apoio das mãos sobre os ilíacos, ou alternativamente, os braços podem ser elevados e as mãos apoiadas na região da nuca. Dessa forma ocorre a exposição da porção anterior do tórax, o que permite sua *inspeção*, incluindo as mamas. Em pacientes com mamas grandes e/ou pêndulas, a inclinação anterior do tórax auxilia a melhor visualização.

A inspeção deve indicar:

- Simetria dos corpos mamários:
  - Forma – contorno dos corpos mamários.
  - Abaulamentos ou retrações ou cicatrizes.
  - Presença de próteses, implantes.
- Pele:
  - Vascularização.
  - Ulceração.
  - Vegetação.
  - Coloração.
  - Edema (p. ex., "casca de laranja" por obstrução linfática).
- Mamilos:
  - Posição.

  - Forma.
  - Protrusão/inversão.
  - Derrame (p. ex., lácteo, sangue, água de rocha).
- Regiões axilares:
  - Abaulamentos.
  - Retrações.
  - Vegetações.
  - Vascularização.

Após a inspeção, segue-se a *palpação*. Realizada inicialmente com a paciente em posição supina (deitada), com os braços elevados e as mãos apoiadas sob a nuca. A palpação da mama é realizada com a porção palmar dos dedos, em movimentos de compressão leve do parênquima mamário contra a parede torácica, deslocando o tecido de forma a permitir que eventuais nódulos sejam destacados do tecido adjacente. Os movimentos podem ser circunferenciais ou radiais, envolvendo toda a mama, incluindo sua extensão axilar. Eventuais achados devem ser caracterizados quanto à localização, tamanho, consistência (p. ex., sólida, fibroelástica, cística), limites (p. ex., precisos, regulares, irregulares) e mobilidade. O exame é finalizado com leve compressão e expressão da região subareolar e observação de saída de alguma secreção mamilar; caso presente, deve-se caracterizar se uniorificial ou multiorificial, a cor e a área que desencadeou sua saída (ponto de gatilho).

Na presença de implante mamário, este pode ser caracterizado quanto à mobilidade, áreas de aderência, dobras ou herniações. Atenção para a possibilidade de líquido ao redor da prótese, que pode ser sugerida pela distensão da pele e consistência cística da palpação. Esse achado é relevante diante da possível associação com linfoma anaplásico de células grandes.

Segue-se a palpação das axilas e região supraclavicular, que também podem ser avaliadas com a paciente sentada ou em pé. O examinador, de frente para a paciente, orienta o apoio do braço dela sobre seu próprio ombro de maneira a permitir que sua mão tenha acesso à região axilar para a palpação da cadeia axilar; segue-se a palpação da região supraclavicular, especialmente nos casos de câncer.

EXAME ABDOMINAL

O exame do abdome inclui inspeção, percussão, palpação e ausculta.

O abdome pode ser dividido em áreas para facilitar a descrição de achados: abdome superior (hipocôndrio direito, epigástrio e hipocôndrio esquerdo), abdome médio (flanco direito, mesogástrio e flanco esquerdo) e abdome inferior (fossa ilíaca esquerda, hipogástrio ou suprapúbico, fossa ilíaca direita, regiões crurais direita e esquerda). A paciente deve ser posicionada deitada em decúbito dorsal e o médico à sua direita.

A inspeção observa a presença de estrias, circulação colateral venosa, cicatrizes, abaulamento e retrações. O formato pode ser escavado, plano, globoso ou pendular.

As referências anatômicas para hérnias da parede abdominal anterior devem ser avaliadas – umbilical, supraumbilical, inguinal, femoral, pararretal (Spiegel). Considerar os pontos anatômicos das hérnias da parede posterior: hérnia lombar superior (Grynfelt-Lesshaft) e hérnia lombar inferior (Petit).

Tumorações das lojas renais (p. ex., câncer renal, hidronefrose) podem determinar abaulamento na região costovertebral. Por se tratar de estruturas retroperitoneais, dificilmente são palpáveis por via abdominal, à exceção de grandes tumores. Nos processos infecciosos, a extensão do processo inflamatório para a região lombar pode ocasionar edema da pele nesse local.

Abaulamentos suprapúbicos podem estar associados aos órgãos genitais, como leiomiomas uterinos e cistos ovarianos, além de gravidez. Também podem ser observados em retenção urinária. Abaulamentos globais sugerem ascite.

A *ausculta* avalia os sons intestinais (ruídos hidroaéreos) e eventuais fluxos sanguíneos anormais (sopros) nos trajetos dos grandes vasos abdominais. Os ruídos hidroaéreos são caracterizados como sons de fluxos de água e ar na forma de gorgolejos e estalidos representando o processo digestivo ou fluxos sanguíneos em estenose de vasos arteriais (p. ex., renais, aorta).

A *percussão* avalia a dissipação e o eco de sons decorrentes de percussões realizadas sobre os dedos apoiados diretamente sobre determinadas áreas do abdome. A característica desses sons permite concluir por áreas com ar, líquido ou órgãos sólidos, além de identificar áreas com dor.

A percussão da região lombar, na topografia das lojas renais, é manobra importante para avaliar processos inflamatórios que acometam os rins, especificamente pielonefrite. Essa manobra é conhecida como Giordano e será positiva – desencadeará dor – nos casos de infecção.

A palpação superficial identifica áreas de maior sensibilidade ou dor, além daquelas com alterações no relevo anatômico, diferenças de temperatura ou resistência da musculatura. A palpação profunda também identifica áreas de alteração do relevo anatômico profundo, áreas de sensibilidade e dor e aumento de volume de estruturas.

Os rins são de difícil palpação. Eventualmente, o polo inferior do rim direito pode ser palpado em mulheres magras, por ser localizado mais inferiormente. Para tentar palpar o rim, uma das mãos deve elevar a região lombar, sob o rim, no ângulo costovertebral, enquanto a outra mão promove a palpação profunda na porção subcostal abdominal, durante a inspiração. Massas palpáveis na projeção das lojas renais podem ser compatíveis com hidronefrose, rins policísticos, neoplasias; mas diagnósticos diferenciais como tumores de retroperitônio, cistos pancreáticos e esplenomegalias devem ser considerados.

Tumorações palpáveis no andar infraumbilical e/ou região suprapúbica podem ser decorrentes dos órgãos genitais. Massas císticas, regulares, podem ser decorrentes de cistos ovarianos ou retenção urinária, enquanto massas sólidas, fibroelásticas, podem ser leiomiomas uterinos. Atenção para a possibilidade de gravidez.

A presença de ascite determina a distensão do abdome, que assume forma globosa, com palpação sem distinção de visceromegalias mas com identificação de líquido, melhor caracterizado pela percussão com a identificação dos círculos de Skoda.

As regiões inguinais devem ser palpadas para caracterização de linfonodos quanto a número, consistência, mobilidade e dor.

EXAME PÉLVICO

O exame pélvico ginecológico é habitualmente realizado com a bexiga vazia, exceção feita às avaliações de incontinência urinária, quando será necessário avaliar a perda de urina.

Após a realização do exame geral, com a pessoa em decúbito dorsal, a mesa de exame ginecológico possui perneiras que permitem que se apoiem os calcanhares ou a região poplítea de forma a manter as pernas em abdução e permitir o exame da região perineal e genital. O dorso pode permanecer levemente elevado, em cerca de 30 graus. Nessa posição, o exame é realizado com profissional sentado de frente para o períneo sob iluminação. Luvas de procedimento devem ser utilizadas.

Inspeção dos órgãos genitais externos

A inspeção da genitália externa inclui o monte pubiano, grandes lábios, pequenos lábios, períneo e região perianal. Identifica-se padrão de pilificação, simetria das estruturas, presença de lesões como ulcerações, descolorações, tumorações. A região anal também deve ser observada e analisada nesse tempo clínico, indicando prolapsos, ingurgitamentos venosos, fissuras, plicomas e orifícios fistulosos.

A inspeção pode ser realizada sob sistemas ópticos de amplificação de imagem (vulvoscopia) e com a aplicação de substâncias químicas que podem salientar algumas doenças (ver a seguir).

Os grandes lábios devem ser afastados lateralmente para visualização de seus limites com os pequenos lábios; segue-se o afastamento dos pequenos lábios com observação do introito vaginal, do meato uretral e aberturas das glândulas de Skene. Calçado de luva adequada, o dedo indicador é introduzido na vagina e permite a palpação da extensão da uretra para avaliação de dor e identificar eventual secreção. Caso haja secreção uretral, esta pode ser coletada com *swab* para exame a fresco, cultura ou outros métodos de identificação microbiológica, como *polymerase chain reaction* (PCR). Em seguida, palpam-se as regiões próximas à fúrcula, onde se localizam as glândulas de Bartholin, finalizando com a palpação do corpo perineal.

Avaliação de prolapsos genitais

Nas pacientes com queixa de perda urinária e/ou prolapso genital é importante caracterizar a presença de procidências vaginais e quantificar o prolapso. A descrição dos achados clínicos nesses casos utiliza o plano himenal como referência para caracterizar a extensão das alterações anatômicas. Também são descritas a medida do hiato genital – distância entre o meato uretral e o ponto posterior da fúrcula –, a medida do corpo perineal – distância entre a fúrcula e a abertura do ânus – e o comprimento total da vagina. Essas descrições são importantes para um melhor diagnóstico e avaliação *a posteriori* de tratamentos cirúrgicos.

O examinador solicita à paciente que realize manobra de esforço e quantifica, em centímetros, a distância que pontos predeterminados (parede vaginal anterior, posterior, colo uterino, fórnice vaginal) ultrapassam o hímen. Quando esses pontos de referência mencionados não ultrapassam o hímen, sua distância é descrita em valor negativo; quando ultrapassam o hímen, o valor é positivo; quando estão no plano do hímen, seu valor é zero. Essa avaliação descritiva é realizada com a paciente em posição de exame ginecológico e também em pé.

São estabelecidos os seguintes pontos de referência:

- Parede vaginal anterior: pontos Aa e Ba.
- Parede vaginal posterior: pontos Ap e Bp.
- Colo uterino: ponto C.
- Fórnice vaginal posterior: ponto D.

Após essas mensurações, é possível sintetizar as medidas e estadiar os prolapsos conforme mostra a Tabela 1.

Avaliação da perda urinária

A perda urinária pode ser observada diretamente durante o exame, solicitando à paciente que realize manobra de esforço.

TABELA 1 Estadiamento dos prolapsos

Estádio 0	Ausência de prolapso. Os pontos Aa, Ap, Ba e Bp estão em -3 cm
Estádio I	O ponto de maior prolapso está localizado até 1 cm para dentro do hímen
Estádio II	O ponto de maior prolapso está localizado entre –1 cm e +1 cm do hímen
Estádio III	O ponto de maior prolapso está a mais de 1 cm para fora do hímen, porém sem ocorrer eversão total
Estádio IV	Eversão total do órgão prolapsado. O ponto de maior prolapso fica, no mínimo, no comprimento vaginal menos 2 cm

Também é possível utilizar absorvente externo genital e solicitar que a paciente deambule, com a bexiga cheia, para depois identificar urina no absorvente, por exemplo, através da diferença de peso (*pad test*).

A colocação de sonda vesical e a instilação de corante vital, como azul de metileno, identifica a presença de fístula vesicovaginal pelo extravasamento do corante pela vagina.

Na suspeita de fístula ureterovaginal, a paciente poderá ser mantida com sonda vesical enquanto utiliza tampão vaginal para coletar urina que extravase diretamente do ureter para a vagina.

Para avaliar retenção urinária, como em bexiga neurogênica, a paciente é solicitada a esvaziar a bexiga e depois sondada para quantificação da urina residual.

A inserção de uma haste com ponta de algodão, adequadamente lubrificada, pela uretra até seu apoio no colo vesical permite a visualização direta do grau de mobilidade uretral durante a manobra de esforço. O movimento amplo de arco, que pode ser observado, traduzirá a hipermobilidade uretral característica de algumas situações de incontinência urinária (teste do cotonete).

Exame especular

Existem diferentes modelos de espéculo vaginal, instrumento constituído por duas lâminas articuladas e de limites rombos em material metálico ou plástico que, inserido na vagina, permite a visualização do seu interior. Um dos modelos mais utilizados é o espéculo de Collins.

As diferentes larguras e comprimentos das lâminas permitem o exame em condições diversas, incluindo meninas jovens e com hímen integro, desde que perfurado, até mulheres com roturas perineais e idosas com atrofia genital.

A introdução deve ser feita com as lâminas fechadas em plano oblíquo ou transverso ao introito vaginal para evitar trauma sobre a uretra, respeitando o eixo anatômico vaginal, inicialmente paralelo ao plano da mesa de exame. Progride-se por cerca de dois terços e promove-se leve rotação em direção ao sacro no terço cranial. O uso de lubrificantes facilita essa manobra, especialmente em pacientes jovens, na pós-menopausa ou na presença de condições inflamatórias. Durante a inserção, a outra mão do examinador poderá auxiliar no afastamento dos pequenos lábios e realizar contrapressão local para facilitar o procedimento.

Ao realizar a inserção, deve-se observar que o vetor de força seja direcionado para a parede vaginal posterior, que apresenta maior distensibilidade comparativamente à parede vaginal anterior. Ao final da inserção, as lâminas deverão estar transversas ao eixo vaginal para que possam ser abertas de maneira suave e gradual e permitir a visualização do colo uterino e do conteúdo vaginal. Para melhor identificação do colo uterino, poderá ser necessária uma leve tração do espéculo parcialmente aberto que permita observar se o colo se encontra anteriorizado ou posteriorizado, a fim de que o eixo de inserção seja corrigido de forma que o colo "penetre" entre as lâminas do instrumento.

O espéculo deverá ser aberto o necessário para a visualização do colo e parte dos fórnices vaginais. Manobras suaves de tração e lateralização das lâminas serão complementares para a inspeção completa das paredes vaginais.

Com o colo uterino adequadamente posicionado entre as lâminas do espéculo, deverá ser possível visualizar o orifício externo do colo uterino. Após a coleta de citologia oncótica (ver a seguir), gaze ou solução salina fisiológica podem auxiliar na retirada de conteúdo vaginal para facilitar a inspeção. Nesse tempo, a inspeção poderá ser feita sob sistemas ópticos para amplificação da imagem (colposcopia) ou utilizando soluções químicas para salientar modificações dos tecidos (descritas a seguir).

A retirada do espéculo deve ser feita de maneira suave e gradual enquanto são fechadas as lâminas, o que permite a visualização das paredes vaginais à medida que vão se colapsando na extremidade distal do instrumento.

Coleta de colpocitologia e conteúdo vaginal

Com a visualização do canal vaginal e do colo uterino e seu orifício externo, segue-se a possível coleta de material biológico para exames microbiológicos, com pesquisas bacterianas e/ou de HPV, por meio de *swabs* ou por escovado para colpocitologia.

A coleta de material para colpocitologia com espátula implica raspado da ectocérvice, do orifício externo e dos fórnices vaginais. O material assim coletado deve ser espalhado em lâmina de vidro e posteriormente fixado em solução ou com uso de *spray* fixante. Essa coleta também pode ser realizada com escova, o que permite melhor representatividade do canal endocervical.

O material também pode ser acondicionado em meio apropriado para posterior análise colpocitológica em meio líquido (p. ex., Surepath®). Técnicas de PCR permitem análise microbiológica nesses materiais. Para adequada interpretação da colpocitologia, deverá haver material tanto da ectocérvice como da endocérvice. A adequacidade da citologia deve representar a zona de transformação com células endocervicais e metaplásicas escamosas.

A pesquisa de HPV cervicovaginal tem se mostrado como alternativa à colpocitologia para o rastreamento do câncer de colo uterino. É possível, inclusive, que seja realizada por meio de autocoleta com *swab*/tampão vaginal adequados.

O aumento da incidência de câncer anal associado ao HPV tem suscitado a preconização do rastreamento de HPV de canal anal em pacientes com prática de sexo anal. A presença de HPV indicaria a necessidade de prosseguir na investigação com anuscopia.

Teste do ácido acético

Colo uterino

A aplicação de solução de ácido acético a 2 ou 3% no colo uterino evidencia a zona de transformação (junção escamocolunar – JEC) por provocar a precipitação reversível de proteínas nucleares e de citoqueratinas, tornando o tecido esbranquiçado onde há maior concentração, como nas neoplasias intraepiteliais ou processos inflamatórios, salientando orifícios glandulares e papilas. Áreas destacadas pelo ácido acético direcionam a realização de biópsias pela elevada associação com neoplasias intraepiteliais (NIC).

Vulva

A aplicação vulvar de solução de ácido acético a 5%, por cerca de 5 minutos, produz o mesmo efeito acima descrito para o colo uterino, salientando margens e extensões de lesões, especialmente naquelas não pigmentadas ou eritematosas.

Teste de Schiller (solução de Lugol – iodo a 1%)

Colo uterino

A aplicação de solução de Lugol determina coloração acastanhada escura da mucosa normal (epitélio escamoso), que apresenta elevada concentração de glicogênio. Por outro lado, não há impregnação pelo iodo e o tecido se mantém claro quando a concentração do glicogênio é baixa, como em mucosa atrófica, epitélio imaturo, epitélio displásico, epitélio glandular, áreas ulceradas. O teste é considerado positivo quando não há impregnação pelo iodo de determinada área. Apesar de ser pouco específico, permite salientar áreas anormais, que possam ser locais de doenças.

Vulva

A utilização na vulva está restrita ao introito vaginal, área de mucosa sem queratinização.

Teste de Collins

Utilizado principalmente como complementação à inspeção vulvar, mas também pode ser aplicado ao colo uterino.

Aplica-se solução de azul de toluidina a 1% sobre a área a ser examinada por 3-5 minutos, lavando-a a seguir com solução de ácido acético a 1%. Esse corante vital fixa-se em núcleo celular de maneira a evidenciar o maior conteúdo de cromatina e a atividade mitótica. Quanto maior a impregnação pelo azul, maior a possibilidade de lesões proliferativas que devem ser investigadas por biópsia.

Colposcopia – vulvoscopia

É possível realizar a inspeção da vulva, vagina e colo uterino (além do ânus) através de sistema óptico associado a lentes de aumento e filtros especiais de luz. Esses aparelhos permitem a inspeção mais detalhada das estruturas, com aumento de até 50 vezes. Dessa forma, aumenta a sensibilidade do exame e a realização de biópsias é mais bem direcionada.

A colposcopia é o emprego desses sistemas para a avaliação do canal vaginal e colo uterino. A vulvoscopia, para o exame da vulva.

Durante o exame de vulvoscopia, pode-se também inspecionar o ânus e a região perineal.

Biópsia

Alterações de vulva, vagina e colo uterino podem ser biopsiadas com o auxílio de pinças próprias (p. ex., Gaylor Medina, *punch* vulvar) ou por excisão com lâmina de bisturi. As biópsias de vulva devem ser realizadas sob anestesia local, assim como aquelas de terço distal de vagina e introito. Biópsias de colo uterino podem ser realizadas sem anestesia, porém costumam provocar sensação de cólica, que poderá ser intensa em algumas pacientes.

A coleta de material endometrial pode ser realizada pela inserção de sonda plástica de baixo calibre no interior da cavidade endometrial e aspiração por pressão negativa. A biópsia de endométrio também pode ser feita com o auxílio de cureta de Novak.

Exame pélvico bimanual

O exame é realizado com o uso de luvas de procedimento e mediante consentimento da paciente. Deve ser realizado com a bexiga vazia.

Os dedos indicador e médio da mão dominante do examinador são introduzidos pelo introito vaginal enquanto a outra mão do examinador mantém leve pressão sobre o hipogástrio. Da mesma forma que a inserção do espéculo, a introdução dos dedos deve respeitar o eixo anatômico vaginal, com leve direcionamento para a parede posterior para provocar menor desconforto. O direcionamento anterior pode ocasionar dor e sensação de micção; e o direcionamento posterior acentuado poderá desencadear desejo de evacuação. O exame também pode ser realizado apenas com o dedo indicador. A introdução se faz até a cúpula vaginal, no fórnice posterior abaixo do colo uterino.

Nessa posição, os órgãos genitais permanecerão entre os dedos vaginais e a mão apoiada sobre o hipogástrio, que estará exercendo leve pressão pela porção palmar dos dedos e não pela ponta dos dedos (o que ocasionaria maior desconforto). Com base nessa situação, os dedos vaginais deverão elevar suavemente o fórnice vaginal enquanto a mão sobre o hipogástrio deverá se mover desde a região superior até o púbis. Esse movimento fará com que os órgãos genitais sejam percebidos entre os dedos e a mão e fiquem "fixos" nessa posição. Assim será possível que os dedos vaginais deslizem pela superfície do colo e dos fórnices vaginais, identificando seu relevo, normal ou alterado (inclusive se o canal cervical se encontra ou não fechado – importante em situações de gestação). Os dedos do canal vaginal elevam o útero anteriormente, o que permite que a mão abdominal identifique sua posição (antevertida, mediovertida, retrovertida), eixo (antefletido, mediofletido, retrofletido), volume, consistência, mobilidade, dor e relevo, assim como as mesmas características relacionadas às regiões anexiais (tubas e ovários). Quando o útero se encontra em posição retrovertida, não há estruturas entre a mão abdominal e os dedos vaginais, e o fórnice vaginal posterior é ocupado pelo fundo uterino.

Com os dedos na vagina também é possível avaliar a força da musculatura do assoalho pélvico solicitando à paciente que exerça contração dessa musculatura.

Em mulheres transgênero, o exame deve ser realizado de maneira semelhante ao oferecido para mulheres cisgênero, reforçando a identidade feminina da paciente. Nesses casos a avaliação de próstata deve ser considerada.

Em homens transgênero, a depender da retirada ou não de útero e de canal vaginal, o rastreamento para HPV e câncer de colo uterino segue a mesma orientação de mulheres cisgênero. No entanto, a realização do exame pélvico poderá ser limitada pela vontade do paciente. Nessa condição, havendo consentimento, o exame poderá ser realizado com o paciente em decúbito lateral, à semelhança do exame prostático em homens cisgênero.

Exame retal – toque retal

Eventualmente, o toque vaginal poderá ser realizado em associação com o toque retal para avaliar o espaço entre o reto e a vagina – septo retovaginal –, que poderá estar envolvido em doenças como a endometriose ou neoplasias malignas.

O toque retal é útil para a palpação dos paramétrios – laterais ao colo uterino – nos casos de investigação de disseminação de câncer cervical para fins de estadiamento. Também é possível a palpação dos ligamentos uterossacros quanto à simetricidade, regularidade e presença de nodulação (p. ex., endometriose, câncer).

Muita atenção para não haver contaminação vaginal durante esse exame.

BIBLIOGRAFIA

1. Khan MJ, et al. ASCCP colposcopy standards: role of colposcopy, benefits, potential harms and terminology for colposcopic practice. J Low Genit Tract Dis. 2017;21(4):223-9.
2. Lobo RA, Gershenson DM, Lentz GM, Valea FA. Comprehensive gynecology. 7. ed. Elsevier; 2017.
3. Long WN. An overview of the female genitalia and breasts. In: Walker HK, Hall WD, Hurst JW (eds). Clinical methods: the history, physical and laboratory examinations. 3. ed. Boston Butterworths; 1990.
4. Nisly NL, Imborek KL, Miller ML, Kaliszewski SD, Williams RM, Krasowski MD. Unique Primary Care Needs of Transgender and Gender Non-Binary People. Clin Obstet Gynecol. 2018;61(4):674-86.
5. PDQ Screening and Prevention Editorial Board. Cervical Cancer Screening (PDQ®): Health Professional Version. 2019 Oct 4. In: PDQ Cancer Information Summaries [Internet]. Bethesda (MD): National Cancer Institute (US); 2002. Available: https://www.ncbi.nlm.nih.gov/books/NBK65734/.

19

O exame do sistema nervoso

Lúcio Huebra Pimentel Filho
Eduardo Genaro Mutarelli

CONTEÚDO COMPLEMENTAR

O procedimento clínico descrito neste capítulo é demonstrado na plataforma digital complementar desta obra.

Utilize o QR code abaixo para acessar a plataforma (senha: semiologia):

REVISÃO DE ANATOMIA E FISIOLOGIA

O sistema nervoso constitui uma rede complexa de neurônios e suas conexões com todos os órgãos do corpo humano. Para fins didáticos, pode ser dividido anatomicamente em sistema nervoso central (SNC) e sistema nervoso periférico. O SNC é composto pelas estruturas protegidas pelo esqueleto axial, sendo o encéfalo toda a parte situada dentro do crânio e a medula a que se encontra dentro do canal vertebral. O encéfalo, por sua vez, é composto pelo cérebro, cerebelo e tronco cerebral. O sistema nervoso periférico se encontra fora do esqueleto axial e é formado pelos nervos que unem o SNC aos órgãos efetores. Os nervos em conexão com o encéfalo são os nervos cranianos; aqueles em conexão com a medula são os nervos periféricos.

ETAPAS DO EXAME CLÍNICO DO SISTEMA NERVOSO

Anamnese

A anamnese é, sem dúvida, a parte mais importante da avaliação clínica, sobretudo em neurologia. É o momento em que se inicia o relacionamento com o paciente e em que se notam detalhes sobre sua personalidade, nível cultural e intelectual, estado de humor e reações emocionais com sua queixa. A anamnese em neurologia deve ser bem detalhada e pormenorizada, e na maioria das situações devem ser ouvidos acompanhantes, que podem trazer informações preciosas sobre natureza dos eventos, detalhes de fenomenologia ou mesmo sobre a funcionalidade do paciente.

A interpretação do paciente sobre seus sintomas deve ser considerada, porém sempre é necessária uma descrição detalhada dos sintomas para melhor caracterização. O termo "tontura", por exemplo, pode significar vertigem rotatória, dificuldade de marcha e equilíbrio, pré-síncope ou mal-estar inespecífico.

Em neurologia, alguns diagnósticos só podem ser feitos durante a anamnese, como nos distúrbios do sono, crises epilépticas e síncopes, cefaleias primárias, entre outros.

Além da identificação usual do paciente, é importante sempre questionar a mão de preferência durante a entrevista clínica. Pacientes têm usualmente maior força e destreza na mão dominante. Além disso, essa identificação facilita o raciocínio topográfico quando há acometimento de linguagem. O hemisfério dominante da linguagem em quase 100% dos destros é o esquerdo; já em sinistros, 30% podem ter o hemisfério cerebral dominante à direita.

A cronologia e o tempo de evolução dos sintomas são muito importantes. Sintomas de instalação abrupta sugerem etiologia vascular, seja isquêmica ou hemorrágica. Evolução em horas pode ser vista em processos inflamatórios como doenças desmielinizantes, progressão em dias nos abscessos e encefalites. Sintomas com evolução mais lenta, por exemplo, em semanas, podem sugerir progressão de crescimento tumoral ou de um hematoma subdural. Ainda em relação à temporalidade, é importante caracterizar a evolução como monofásica, progressiva ou recorrente (Tabela 1).

Inspeção e marcha

Em muitas ocasiões é possível o diagnóstico de um acometimento neurológico pela inspeção, assim que o paciente se apresenta. São de imediato reconhecimento a paralisia facial periférica unilateral da paralisia de Bell, ptose palpebral uni ou bilateral em miastenia *gravis*, hipomimia facial presente na doença de Parkinson, além da fácies do paciente com distrofia miotônica tipo 1 de aspecto alongado com semiptose, atrofia de músculos mastigatórios e calvície precoce.

Alguns padrões de marcha também permitem o início precoce do raciocínio clínico. Importante avaliar inicialmente a marcha espontânea de forma global. Posteriormente, podem ser solicitadas algumas manobras para potencializar certas dificuldades, como marcha em maior velocidade, giros em 180 graus, andar na ponta dos pés ou sobre os calcanhares, andar sobre uma linha reta, andar com os pés alinhados posicionando o calcanhar em contato com a ponta do outro pé, andar realizando uma tarefa cognitiva como cálculos ou anunciando as letras do alfabeto de forma salteada. De forma complementar, pode-se solicitar que o paciente se levante e se sente na cadeira com e sem apoio dos braços e que suba e desça degraus de uma escada, se disponível.

TABELA 1 Tipos de evolução e exemplos de doenças neurológicas

Tipo de evolução	Doença periférica	Doença central
Monofásica 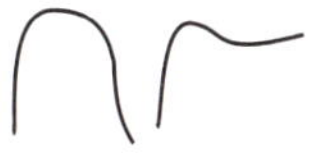	Paralisia facial, polirradiculoneurite, intoxicação	AVC, traumatismos, anoxia, encefalites virais, AIT
Progressiva 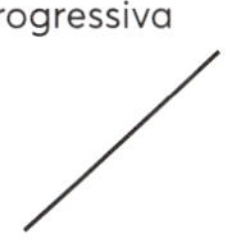	Esclerose lateral amiotrófica, hipovitaminoses, degenerativas (Charcot-Marie-Tooth)	Tumor, degenerativas (Parkinson, Alzheimer), carenciais
Recorrente 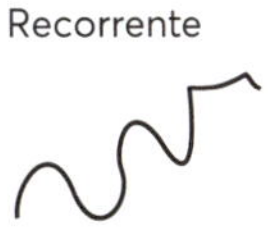	Polirradiculoneurite, vasculite, porfiria, miastenia *gravis*, paralisias periódicas	Esclerose múltipla, epilepsia, síncope, enxaqueca

AIT: acidente isquêmico transitório; AVC: acidente vascular cerebral.

- Marcha ceifante ou espástica: o membro inferior traça um semicírculo; associa postura de flexão/adução do membro superior se também acometido. Causas: lesões do primeiro neurônio motor (p. ex., AVC isquêmico, tumores cerebrais, abscessos, lesões desmielinizantes).
- Marcha talonante ou calcaneante: o paciente levanta os membros inferiores de forma excessiva e posteriormente leva os calcanhares com força contra o solo, em razão da perda da sensibilidade proprioceptiva. Piora com os olhos fechados. Causas: lesão cordonal posterior da medula (*tabes dorsalis*, degeneração combinada subaguda da medula por hipovitaminose B12), neuropatias periféricas.
- Marcha ebriosa: base alargada, postura ereta difícil, com oscilação do corpo e desequilíbrio, tendência a queda para qualquer lado. Causas: lesões cerebelares e das vias cerebelares (p. ex., tumores, desmielinização, ataxias hereditárias).
- Marcha escarvante: o paciente eleva excessivamente o membro inferior, com flexão importante da coxa sobre a bacia, projetando para cima o pé caído (fraqueza de dorsiflexão do pé). Causas: neuropatias periféricas, sequelas de poliomielite, lesão da cauda equina.
- Marcha parkinsoniana: marcha em bloco, em pequenos passos, ausência de movimentos de membros superiores associados. Causas: parkinsonismos.

Exame do sistema motor

O exame motor é composto de várias partes, as quais devem ser interpretadas em conjunto para a caracterização e o diagnóstico do tipo de déficit motor. Os principais pontos que devem ser investigados ao exame da motricidade são: motricidade voluntária (força muscular, velocidade de movimentos e coordenação de movimentos), motricidade passiva (tônus e trofismo muscular) e motricidade involuntária (reflexos superficiais e profundos e movimentos espontâneos involuntários anormais).

O exame da força deve ser feito de forma a testar os movimentos de todos os segmentos, e as manobras realizadas visam graduar a força de cada um, sendo classicamente registrada em variações de 0 a 5, conforme a Tabela 2.

As manobras deficitárias, além de mais sensíveis à detecção de paresias leves, permitem constatar se o déficit de força é global, distal (característico de lesões piramidais ou de nervos periféricos) ou proximal (su-

TABELA 2 Graduação da força muscular

Grau	Características	Força muscular em relação ao normal (%)
0	Não existe contração muscular	0
1	Existe contração perceptível, porém sem movimento	0-10
2	Movimentação quando a gravidade é eliminada	11-25
3	Movimentação contra a gravidade	26-50
4	A movimentação vence algum grau de resistência	51-75
5	Movimentação contra resistência máxima, sem sinais de fadiga (normal)	76-100

gestivo de miopatias). As manobras utilizadas para detecção de déficits de membros superiores consistem na manobra de Mingazzini, em que o paciente estende os braços com as palmas das mãos para cima por 2 minutos e é avaliado se há pronação ou queda do membro afetado; além de uma variação denominada Raimiste, que é feita com o paciente em decúbito dorsal com os antebraços fletidos em 90 graus (Figura 1). As manobras para membros inferiores são a também denominada manobra de Mingazzini, em que o paciente, em decúbito dorsal, mantém flexão da coxa sobre o tronco e a perna paralela à maca por 2 minutos. Outra manobra utilizada é a de Barré, com o paciente em decúbito ventral, devendo manter as pernas fletidas em 90 graus perpendiculares ao solo por 2 minutos (Figura 2).

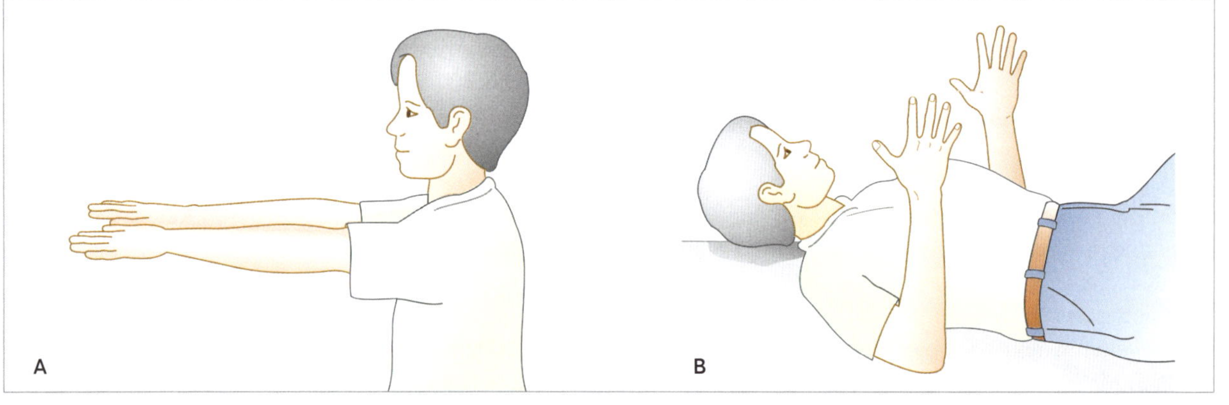

FIGURA 1
Manobras deficitárias de membros superiores. A: manobra de membros estendidos ou de Mingazinni; B: manobra de Raimiste.

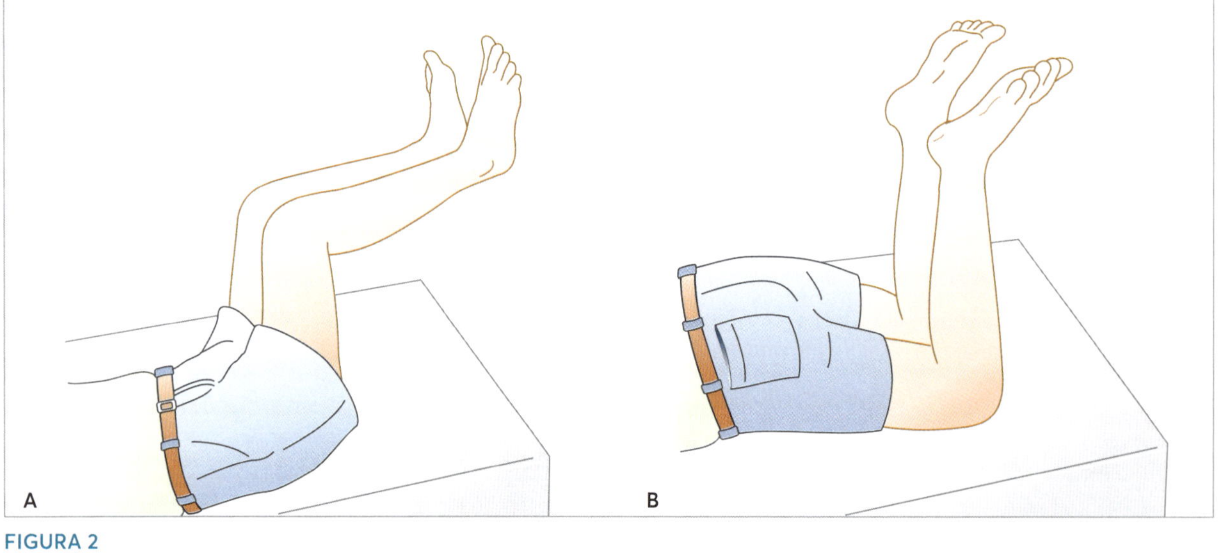

FIGURA 2
Manobras deficitárias de membros inferiores. A: manobra de membros estendidos ou de Mingazinni; B: manobra de Barré.

O exame de reflexos é dividido em reflexos profundos (miotáticos) e superficiais. Os principais reflexos profundos dos membros superiores são reflexo bicipital, tricipital, estilorradial e flexor dos dedos; de membros inferiores, o patelar, adutores de coxa e aquileu. Os reflexos profundos são obtidos percutindo o tendão ou fáscia do músculo correspondente, sendo graduada a resposta conforme a Tabela 3.

TABELA 3 Graduação dos reflexos

Qualitativa	Quantitativa	Descrição
Ausente	0	Não é possível obter o reflexo
Diminuído	+	Conseguido com dificuldade ou o movimento da articulação é de pequena intensidade
Normal	++	Obtido com facilidade e intensidade normais
Vivo	+++	Obtido com facilidade aumentada, sendo amplo e brusco
Exaltado	++++	Obtido em área maior do que a que se consegue habitualmente (aumento da área reflexógena), sendo policinético, amplo e brusco

Dentre os reflexos superficiais, o de maior interesse clínico é o reflexo cutâneoplantar, cuja pesquisa é feita com o estímulo da região medial da planta do pé no sentido posteroanterior, observando-se uma flexão do hálux e artelhos. Em lesões piramidais, há comumente uma alteração patológica desse reflexo, havendo resposta em extensão do hálux e abertura em leque dos artelhos, caracterizando o chamado sinal de Babinski.

Ao término do exame do sistema motor, diante de um quadro de fraqueza muscular, torna-se importante a diferenciação entre duas síndromes: síndrome do neurônio motor superior e motor inferior. Na síndrome do neurônio motor superior, observam-se tônus aumentado, reflexos hiperativos, pouca atrofia ou apenas tardia. Já na síndrome do neurônio motor inferior, há ocorrência de redução do tônus, reflexos hipoativos ou abolidos, atrofia leve a grave e presença de fasciculação.

No acometimento motor da face, também podem ser observados dois tipos de lesões, uma do neurônio motor superior e outra do neurônio motor inferior. A paralisia facial periférica (acometimento do núcleo ou do nervo facial) leva à fraqueza de toda a metade (tanto da parte superior como da inferior) da face do lado acometido. Já na lesão central a musculatura da mímica da metade superior da face é poupada, havendo fraqueza apenas da metade inferior contralateral da face.

Exame da sensibilidade

A sensibilidade é classificada em especial (visão, audição, gustação, olfação e labiríntica) e geral, que inclui a extereocepção ou somestesia, que é responsável pela sensibilidade cutânea (tato, pressão, temperatura e dor), propriocepção (posição do corpo no espaço) e introcepção (inconsciente e relacionada à sensibilidade visceral, essencial para homeostase). A sensibilidade somestésica, por sua vez, pode ser dividida em sensibilidade superficial (dor, temperatura, pressão e tato protopático ou grosseiro) e profunda (pressão, vibração e tato fino ou epicrítico).

Assim como no déficit de motricidade, lesões em diferentes níveis do sistema nervoso também causam quadros peculiares de déficit sensitivo. Na clínica neurológica é importante diferenciar se estamos diante de uma lesão periférica ou central. No primeiro tipo, o quadro de déficit sensitivo respeita o território da raiz ou nervo periférico lesado e existe, geralmente, uma pananestesia (alteração em maior ou menor grau de todos os tipos de sensibilidade). Já nas lesões centrais isso geralmente não ocorre, pois as vias ascendentes sensitivas dos diferentes tipos de sensibilidades têm topografias diferentes em seu trajeto desde a medula até o encéfalo. As lesões centrais apresentam alterações usualmente mais extensas.

As várias formas de sensibilidade têm trajetos distintos, trazendo vantagens na interpretação dos achados ao exame neurológico. Para tanto, é necessário avaliar várias modalidades de sensibilidade superficial e profunda em diferentes áreas do corpo.

A pesquisa da sensibilidade superficial é feita por meio do tato e dor, e em situações específicas também a temperatura. Para a sensibilidade tátil pode ser usado algodão seco, gaze ou pincel; já a sensibilidade dolorosa é feita preferencialmente com monofilamento, podendo-se também utilizar alfinete ou agulha. O exame da sensibilidade superficial deve ser feito de forma comparativa entre as mesmas áreas de hemicorpos diferentes.

A sensibilidade profunda pode ser pesquisada por meio do exame de palestesia (sensibilidade vibratória), com o uso de um diapasão em eminências ósseas, da artrestesia (reconhecimento da posição da articulação) e do equilíbrio estático com os olhos fechados. Indivíduos com prejuízo de sensibilidade profunda, ao fechar os olhos, perdem o equilíbrio e têm tendência à queda, fenômeno conhecido como sinal de Romberg.

Exame da coordenação e do equilíbrio

O cerebelo é o principal órgão responsável pela coordenação, recebendo informações inclusive de outras estruturas que também se prestam ao controle da coordenação, como aparelho visual, auditivo, vestibular, várias formas de sensibilidade e determinadas áreas corticais. Assim, a incoordenação motora ou ataxia pode ter origem cerebelar e não cerebelar, podendo esta ser sensitiva, cortical (frontal) ou vestibular.

O equilíbrio é avaliado de duas formas: com o paciente parado (equilíbrio estático) e durante a marcha (equilíbrio dinâmico). No exame do equilíbrio estático, solicita-se que o paciente permaneça de pé, descalço, e que coloque os pés juntos e paralelos. Adicionalmente, pode-se solicitar que estenda os membros superiores, deixando-os paralelos ao chão, e posteriormente feche os olhos. Havendo lesão vestibular, observa-se desvio de ambos os membros superiores para o lado lesado; caso haja lesão cerebelar, a tendência ao desvio é apenas do membro ipsilateral para o lado da lesão.

O equilíbrio dinâmico é avaliado durante a marcha, atentando-se para postura, manutenção do equilíbrio e tipo de marcha. Os cerebelopatas costumam apresentar marcha irregular (ebriosa), e os vestibulopatas apresentam tendência ao desvio ou queda para o lado lesado. A manobra de Fukuda (marcha sem sair do lugar) pode evidenciar esse desvio para o lado lesado nas vestibulopatias – também chamado de marcha em estrela.

Além da marcha, a coordenação pode ser avaliada por outras manobras, como a manobra *index*-nariz, para os membros superiores, e a calcanhar-joelho, para os membros inferiores. Na primeira, o paciente deve levar o dedo indicador até a ponta do próprio nariz, primeiramente com os olhos abertos e depois fechados; já na prova calcanhar-joelho, o paciente, em decúbito dorsal, deve levar o calcanhar de um pé até o joelho do membro oposto, escorregando pela tíbia até o pé. Com essas manobras é possível evidenciar possíveis tremores, decomposição dos movimentos e dismetria característica dos cerebelopatas ou erros de direção, além de piora da execução nos pacientes com lesão sensitiva e nos vestibulopatas.

A diadococinesia, outra função cerebelar, pode ser examinada solicitando movimentos sucessivos e alternados de supinação e pronação do punho.

Complementando o exame vestibular, é importante a pesquisa do reflexo oculovestibular ou manobra de Halmagyi, que consiste em rodar velozmente a cabeça do paciente em 20-30, graus pedindo que mantenha o olhar em um ponto fixo. Quando há déficit vestibular, o olho acompanha o movimento da cabeça para em seguida voltar a olhar para o ponto fixo.

Exame da função visual

As alterações neurológicas com prejuízo da função visual estão relacionadas às vias ópticas e à motricidade ocular.

O exame das vias ópticas compreende o fundo de olho, o exame da acuidade visual e a campimetria. Clinicamente, a acuidade visual é pesquisada com o auxílio da tabela de Snellen, dotada de números e letras de diferentes tamanhos e colocada a distâncias variadas do paciente, testando-se um olho de cada vez.

Para a avaliação do campo visual, o exame mais usado é a campimetria por confrontação. Nesse exame, o paciente deve olhar para os olhos do examinador, que, por sua vez, faz o mesmo, e assim os campos visuais de ambos se superpõem. O examinador deve colocar um alvo a aproximadamente 60 cm do paciente e explorar todo o campo visual deste, tanto nasal como temporal, perguntando sempre se em algum momento ele deixa de vê-lo – tendo o examinador como referência seu próprio campo visual.

A fundoscopia permite avaliação das papilas ópticas, dos vasos e da retina. O edema de papila é uma das principais alterações, e pode ser reconhecido por borramento do contorno da papila, sugerindo hipertensão intracraniana.

A motricidade ocular é uma função complexa e depende da coordenação de várias estruturas, tanto nervosas como musculares (Tabela 4). O sintoma mais comum de alteração da motricidade ocular é a diplopia binocular, relatada pelo paciente como visão borrada ou dupla quando foca o alvo com ambos os olhos abertos. Associado a essa queixa, pode ser visível estrabismo, podendo ser convergente ou divergente.

TABELA 4 Motricidade ocular

Músculo	Função	Nervo
Reto medial	Adução	III (oculomotor)
Reto superior	Elevação e inciclodução	III (oculomotor)
Reto inferior	Abaixamento e exciclodução	III (oculomotor)
Oblíquo inferior	Elevação e exciclodução	III (oculomotor)
Oblíquo superior	Abaixamento e inciclodução	IV (troclear)
Reto lateral	Abdução	VI (abducente)

O exame da motricidade ocular é feito solicitando ao paciente que inicialmente olhe para o infinito, observando se há algum desvio do olho na posição neutra. Em seguida, o examinador deve solicitar que o paciente mova os olhos seguindo o movimento de uma caneta ou a ponta do dedo, testando assim as sete direções do olhar, como na figura de um H.

A avaliação da pupila também é parte importante do exame neurológico. A motricidade pupilar deve ser avaliada em ambiente claro e escuro, também ao focar um alvo distante e outro próximo. Nas lesões simpáticas, a assimetria pupilar (anisocoria) aumenta em ambiente escuro e, em contrapartida, nas lesões parassimpáticas piora em ambientes claros. O reflexo fotomotor, reação pupilar à luz, tem como via aferente o nervo óptico (II nervo) e como via eferente o nervo oculomotor (III nervo). Quando um estímulo luminoso incide sobre a retina de um olho, há contração pupilar de ambos os olhos. Assim, além do reflexo fotomotor direto, quando se observa a reação pupilar do olho iluminado, deve-se atentar para a presença do reflexo consensual, constrição pupilar do olho ao estímulo luminoso contralateral. A anisocoria pode ter causas locais como glaucoma agudo, traumatismo, inflamação e infecção ocular. Tendo sido afastadas essas causas oftalmológicas, deve-se investigar causas neurológicas de acordo com o cenário de piora da anisocoria, ou seja, se a diferença pupilar aumenta no claro ou no escuro. Maior anisocoria no escuro pode indicar apenas alteração fisiológica ou lesão simpática (síndrome de Horner); já se fica mais evidente no claro, pode se tratar de lesão parassimpática (III nervo craniano), efeito farmacológico, pupila tônica de Adie (lesão do gânglio ciliar) ou pupila de Argyll-Robertson (lesão sifilítica).

Exame da função auditiva

A interpretação e a compreensão da linguagem falada passam, obrigatoriamente, pela integridade do sistema auditivo. Muitas vezes, indivíduos com baixa acuidade auditiva (hipoacusia ou anacusia) são considerados confusos ou pouco participativos pelas pessoas a sua volta.

Pela complexidade da anatomia da via auditiva, cuja conexão final é o giro temporal transverso contralateral, é raro o surgimento de hipoacusia unilateral por lesões corticais, e seu aparecimento sugere a presença de lesão periférica. A hipoacusia periférica pode ser de dois tipos: hipoacusia de condução ou hipoacusia neurossensorial. Na primeira há obstrução na condução do som até a cóclea, seja por perfuração do tímpano, rolha de cera na orelha ou otosclerose. Na hipoacusia neurossensorial, o som não é transmitido pelo nervo acústico da cóclea até o córtex auditivo, podendo ser causada por traumatismo do nervo, neurinoma do acústico ou meningiomas no ângulo pontocerebelar.

Para diferenciar uma hipoacusia de condução de uma neurossensorial, usa-se um diapasão de 1.024 ou 512 Hz. Por meio da prova de Rinne, constatamos que na lesão neurossensorial, quando se coloca o diapasão contra a mastoide, a percepção do som não melhora. Porém, quando a hipoacusia é decorrente de problemas de condução, há melhor percepção auditiva quando o diapasão está em contato com a mastoide, por condução óssea do estímulo. Na prova de Weber, outra manobra para avaliação de hipoacusias, colocamos o diapasão na linha média craniana: quando o indivíduo tem uma hipoacusia de condução, a orelha lesada escuta melhor o estímulo do que a orelha sã. O inverso ocorre quando há uma hipoacusia neurossensorial.

Exame das funções cognitivas

A atenção é a função básica para o bom funcionamento intelectual. A manutenção da atenção é uma função psíquica complexa que depende de várias áreas corticais e subcorticais. O prejuízo da atenção, comum em *delirium*, pode comprometer o exame dos demais domínios cognitivos.

O uso da linguagem verbal como forma de comunicação é complexo, envolvendo mecanismos de recepção, processamento, compreensão e emissão de fonemas e palavras. Várias áreas corticais e subcorticais participam desse processo, com destaque para o córtex cerebral, principalmente a região perisilviana. Na maioria dos indivíduos, existe um hemisfério dominante para a linguagem, sendo em quase todas as pessoas destras e 70% dos canhotos o esquerdo. Atualmente, admite-se que existam duas áreas corticais principais relacionadas com a linguagem verbal: uma anterior, chamada área de Broca, que se localiza no giro frontal inferior e está relacionada à expressão da linguagem; e outra posterior, no giro temporal superior, conhecida como área de Wernicke e relacionada à percepção e à compreensão da linguagem verbal. O comprometimento da linguagem verbal é denominado afasia. Existem alguns tipos de afasia, sendo os mais comuns: a afasia motora ou de expressão, quando a lesão é na área anterior da linguagem de Broca, em que o indivíduo é capaz de compreender tanto a linguagem falada como a escrita, mas tem dificuldade em se expressar; a afasia sensitiva ou de compreensão, quando há lesão da área de Wernicke e o paciente tem prejudicada a compreensão da linguagem tanto falada como escrita, havendo associado algum déficit de expressão; a afasia de condução é aquela que ocorre quando existe lesão do fascículo arqueado, que liga a área de Wernicke e a de Broca, havendo importante dificuldade de repetição de fonemas ou palavras, ao mesmo tempo que a compreensão e a fala espontânea são menos afetadas.

As agnosias são definidas como distúrbios de reconhecimento, sendo dependentes das áreas associativas secundárias corticais. Podem-se separar três tipos de agnosias: visual, auditiva e somestésica.

Agnosia visual é a incapacidade de reconhecer pela visão, em decorrência de lesão de área secundária cortical visual. A prosopagnosia é a mais comum, consistindo na incapacidade de reconhecer rostos familiares, quando há lesão occipitotemporal bilateral ou lesão occipitotemporal e parietal direitas.

Agnosia auditiva é incapacidade de reconhecer pelos sons, causada por lesões do córtex auditivo secundário do lado direito. A agnosia tátil é a incapacidade de reconhecer objetos pelo tato, relacionada a lesões parietais tanto à direita como à esquerda.

As áreas motoras e sensitivas secundárias são responsáveis pela elaboração e pelo planejamento do ato motor. Lesões dessas estruturas, especialmente no hemisfério cerebral esquerdo, podem provocar apraxias, que consistem na incapacidade de executar determinada função previamente aprendida, como o uso de algum objeto do dia a dia.

Avaliação da memória, orientação temporal e espacial, construção visuoespacial, cálculo e outras funções cognitivas também são importantes dentro da avaliação de declínios cognitivos e quadros demenciais Tabela 5.

TABELA 5 Roteiro do exame neurológico

Exame psíquico	Estado de consciência, memória, atenção, afetividade, humor, miniexame do estado mental, escala de coma de Glasgow
Linguagem	Compreensão, expressão e repetição
Praxia	Face e membros
Equilíbrio	Estático e dinâmico. Romberg
Motricidade	Força muscular, manobras deficitárias, coordenação dos movimentos, tônus, trofismos. Reflexos osteotendíneos. Movimentos anormais
Sensibilidade	Superficial (tátil, dolorosa e térmica) e profunda (cineticopostural, palestésica)
Sinais meningorradiculares	Rigidez de nuca, Lasègue, Kernig, Brudzinski
Nervos cranianos	I – Olfatório: teste de olfação II – Óptico: acuidade e campo visual. Fundoscopia III – Oculomotor: oblíquo inferior e retos medial, superior e inferior. Pupilas. Levantador da pálpebra IV – Troclear: oblíquo superior VI – Abducente: reto lateral V – Trigêmeo: músculos da mastigação, sensibilidade da face, reflexo corneopalpebral VII – Facial: mímica da face, gustação 2/3 anteriores da língua VIII – Vestibulococlear: acuidade auditiva, reflexo oculovestibular IX – Glossofaríngeo: elevação do palato X – Vago: elevação do palato, sensibilidade do véu palatino XI – Acessório: trapézio e esternoclidomastóideo XII – Hipoglosso: motricidade da língua
Marcha	Equilíbrio, marcha espontânea, sobre as pontas dos pés e calcanhares

BIBLIOGRAFIA

1. Baehr M, Frotscher M. Diagnóstico topográfico em neurologia. 6.ed. DiLivros; 2020.
2. Bahr M, Frotscher M. Duus' topical diagnosis in neurology. 5.ed. Stuttgart: Thieme; 2012.
3. Brazis P, Biller J. Localization in clinical neurology. 7.ed. Philadelphia: Lippincott Williams and Wilkins; 2016.
4. Campbell WW, Barohn RJ. De Jong's the neurologic examination. 8.ed. Wolters Kluver; 2019.
5. Machado ABM. Neuroanatomia funcional. 3.ed. São Paulo: Atheneu; 2014.
6. Mutarelli EG. Propedêutica neurológica. 2.ed. São Paulo: Sarvier; 2014.
7. Sanvito WL. Propedêutica neurológica básica. 2.ed. São Paulo: Atheneu; 2010.

20

A avaliação da saúde mental

Renerio Fraguas Junior
André Malbergier
Guilherme Spadini dos Santos
Lívia Beraldo de Lima Bassères
Milena Gross de Andrade

CONTEÚDO COMPLEMENTAR

O procedimento clínico descrito neste capítulo é demonstrado na plataforma digital complementar desta obra.

Utilize o QR code abaixo para acessar a plataforma (senha: semiologia):

INTRODUÇÃO

Segundo a Organização Mundial da Saúde (OMS), saúde mental é a condição de bem-estar em que o indivíduo tem consciência de seu potencial, pode lidar com o estresse normal da vida, consegue trabalhar de maneira produtiva e é capaz de fazer sua contribuição para a sociedade.

Avalie a saúde mental do paciente pela investigação da presença de transtorno mental e também pela análise de aspectos emocionais que possam contribuir para a ocorrência e ou a manutenção da condição médica não psiquiátrica, aspectos que prejudiquem a adesão ao tratamento e aspectos que prejudiquem a relação com você.

A avaliação completa da saúde mental dificilmente pode ser realizada em uma primeira consulta. Cabe a você definir os aspectos prioritários que precisam ser avaliados em cada consulta.

Este capítulo aborda alguns aspectos de modo mais profundo. A avaliação profunda de um aspecto só deve ser realizada caso exista indicação clínica para isso.

PRINCÍPIOS GERAIS DA AVALIAÇÃO DA SAÚDE MENTAL

Acolhimento

Viabilize que o paciente se sinta acolhido. Foque no paciente quando ele falar, faça contato com o olhar. A escuta qualificada é a base para a construção do vínculo. Cuide para ter ambiente e tempo adequados, ser empático e lidar com os próprios sentimentos (ansiedade, irritabilidade, repulsa) gerados por características do paciente. Sentir-se acolhido é fundamental para que o paciente fale de seus sentimentos e comportamentos, condição necessária para obter uma anamnese efetiva e detectar com acurácia a presença de transtornos mentais e outras dificuldades do paciente que prejudiquem seu tratamento.

Ambiente

Assegure-se de que o local é apropriado e tem privacidade para realizar a avaliação. Mesmo em condições e ambientes desfavoráveis, como em unidades de emergência e terapia intensiva, procure a melhor condição para avaliar a saúde mental. O paciente pode restringir algumas informações se perceber que a conversa pode estar sendo ouvida por alguém próximo, outro paciente, um familiar ou mesmo o pessoal da equipe técnica.

Tempo

A investigação dos aspectos relativos a sentimentos, afetos e comportamentos deve ser realizada dentro do contexto da avaliação médica, durante a anamnese e interrogatórios sobre os diversos aparelhos. A resposta do paciente tende a ser mais confiável ao longo da avaliação, quando ele percebe que você está entendendo seu problema e terá tempo para ouvi-lo. A avaliação da saúde mental ao final da consulta pode gerar no paciente o sentimento de que ele não terá tempo para ser ouvido, fazendo-o negar seus problemas. Você é responsável por gerenciar o tempo da consulta e a maneira de utilizá-lo. Se o tempo da consulta for insuficiente para completar a avaliação, avalie o essencial e combine com o paciente quando vai conversar com ele sobre os demais aspectos que julgue necessário.

Empatia

Para avaliar a saúde mental de modo confiável e válido, é essencial que você desenvolva a empatia, "que se coloque no lugar do paciente".

> Empatia inclui a capacidade de:
> - Entender as experiências subjetivas e sentimentos do paciente, ser capaz de ver o mundo pela perspectiva dele (aspecto cognitivo).
> - Compartilhar com o paciente experiências e sentimentos (aspecto afetivo).

ANAMNESE

História da moléstia atual

Ao longo da história da moléstia atual (HMA), ativamente busque indícios de sintomas de um transtorno mental e de aspectos psíquicos e comportamentais que estejam comprometendo a saúde ou o tratamento. Na presença de um indício de transtorno mental, deve-se, ao longo da anamnese, confirmar ou descartar a hipótese diagnóstica. Se presente, deve-se fazer uma caracterização de seu quadro clínico e da resposta a tratamentos prévios durante a HMA se o transtorno mental estiver associado a outra condição médica. Caso contrário, faça isso no interrogatório sobre os diversos aparelhos (ISDA). Na ausência de indícios de transtornos mentais, ao final da HMA realize uma pequena triagem tendo em vista os transtornos mentais comuns na população, conforme apresentado na Figura 1.

Antecedentes pessoais

Perguntar ao paciente sobre antecedentes de uso de medicamentos para acalmar, relaxar, depressão, dormir; sobre ter tido algum período de depressão, problema psiquiátrico.

Interrogatório sobre os diversos aparelhos

Mesmo na ausência de indícios de transtorno mental durante a HMA e ausência de antecedentes, recomenda-se que ao longo do interrogatório sobre os diversos aparelhos (ISDA) se avalie a saúde mental realizando uma sucinta triagem para a existência de transtornos mentais. A Figura 2 descreve as perguntas centrais para a triagem dos transtornos mentais comuns – depressão, ansiedade, transtornos somáticos, uso de álcool e drogas.

TRANSTORNOS MENTAIS COMUNS

Transtorno ansioso

Cerca de 18% dos pacientes da atenção primária sofrem de transtorno de ansiedade. Em geral, esses pacientes se queixam de sintomas físicos da ansiedade, o que pode dificultar o diagnóstico. Pacientes com transtorno de ansiedade, além do comprometimento da qualidade de vida, procuram duas vezes mais assistência por um mesmo diagnóstico não psiquiátrico do que aqueles sem transtorno de ansiedade. Além disso, esses pacientes procuram mais frequentemente você do que o psiquiatra. Por exemplo, gastroenterologistas veem o dobro de pacientes com transtorno de ansiedade generalizada do que os psiquiatras.

A Figura 2 apresenta duas questões para rastreio (GAD-2) derivadas da versão de 7 itens da escala para ansiedade generalizada (GAD-7). Uma vez detectado, é essencial que você realize a devida abordagem terapêutica e/ou encaminhamento (para mais informações, ver o Capítulo "Ansiedade e depressão").

Transtorno depressivo

A depressão é caracterizada por humor depressivo, perda de interesse em atividades anteriormente prazerosas (anedonia), sentimento de culpa, baixa autoestima, insônia, dificuldade de concentração e redução de energia/disposição. De acordo com a OMS, a incidência da depressão teve um aumento de 18% entre 2005 e

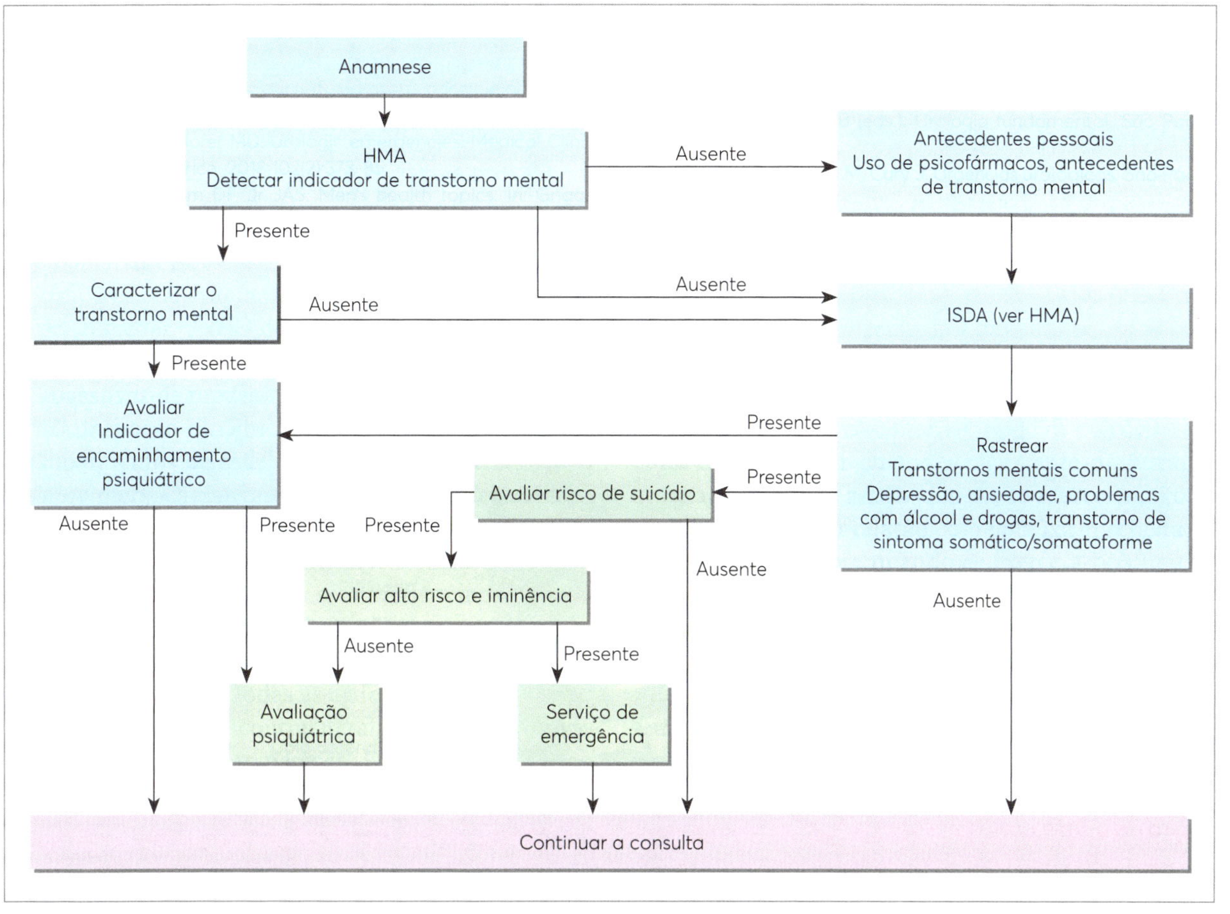

FIGURA 1
Avaliação da saúde mental na anamnese.
HMA: história da moléstia atual; ISDA: interrogatório sobre os diversos aparelhos.

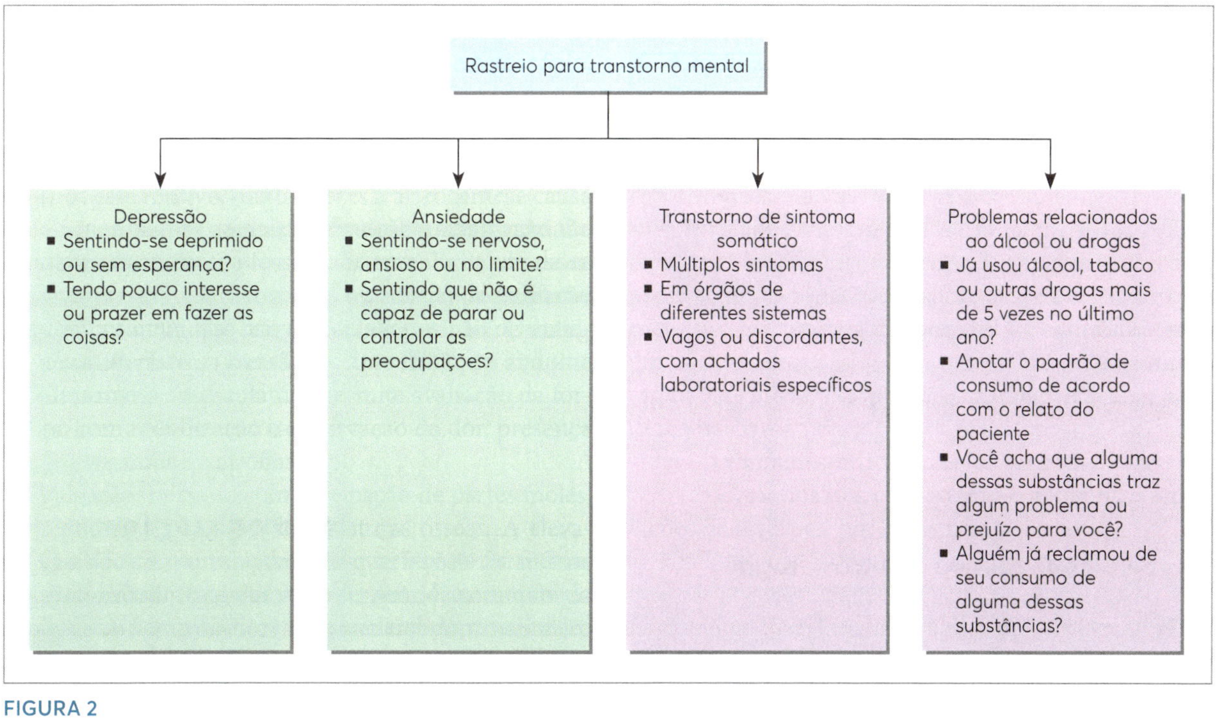

FIGURA 2
Rastreio para transtorno mental.

2015, afetando atualmente 11,5 milhões de brasileiros. A presença de transtorno depressivo é o principal fator de risco para o suicídio.

Por sua alta prevalência e gravidade, você deve sempre investigar a presença de depressão durante a avaliação da saúde mental. Uma forma rápida de fazer a triagem para a depressão é o uso das duas questões apresentadas na Figura 2, do Questionário de Saúde do Paciente 2 (*Patient Health Questionnaire 2*, PHQ-2). Se o paciente tiver apresentado humor depressivo ou diminuição do interesse ou prazer na maioria dos dias nas duas últimas semanas, você deve continuar a investigação da presença de um episódio depressivo maior (para mais informações, ver o Capítulo "Ansiedade e depressão").

Na presença de um episódio depressivo maior, antes de iniciar o tratamento com antidepressivo, você deve investigar antecedente pessoal de mania ou hipomania. Pelo risco de uma virada maníaca com o tratamento antidepressivo, esse paciente deve ser encaminhado para avaliação psiquiátrica. Mesmo pacientes com antecedentes familiares de transtorno bipolar apresentam maior risco de virada maníaca com o tratamento antidepressivo.

Transtorno de sintoma somático/transtorno somatoforme

O transtorno somatoforme passou a ser denominado transtorno de sintoma somático pela quinta edição do Manual de Diagnóstico e Estatística Americano (DSM-5). Considere que os transtornos de ansiedade e de depressão podem causar fadiga, dores, palpitações, tonturas e náuseas. Por outro lado, a presença desses sintomas não exclui a ocorrência do transtorno de sintoma somático (para mais informações, ver Capítulo "Semiologia do paciente com sintomas de difícil caracterização").

A presença de múltiplos sintomas, ocorrendo em órgãos de diferentes sistemas, é sugestiva do transtorno de sintoma somático. Em geral, os sintomas são vagos ou discordantes dos resultados dos exames. O curso tende a ser crônico, com histórico de extensa investigação diagnóstica.

É esperado que, diante de pacientes com esse transtorno, você frequentemente se sinta sobrecarregado, frustrado e irritado em face da complexidade dos sintomas e do tempo necessário para avaliá-los.

Uso de álcool, tabaco e outras drogas

Perguntar sobre o uso de álcool, tabaco e outras drogas é obrigatório em qualquer anamnese por pelo menos dois motivos. O primeiro é a alta frequência desses comportamentos. Pelo menos 10% da população é dependente de álcool. Além disso, segundo o último levantamento nacional, 10% dos brasileiros fumam. A dependência de drogas ilícitas é menos comum, com frequência em torno de 1-3%. É sempre importante ressaltar que para cada dependente existem de 3 a 4 usuários que, apesar de ainda não terem desenvolvido um transtorno por uso de substâncias (terminologia usada para abuso e dependência na última edição do DSM-5), podem requerer uma abordagem médica.

O segundo motivo é a alta morbidade associada ao consumo de substâncias psicoativas. O álcool e o cigarro estão hoje entre os cinco primeiros causadores de morbidade e anos de vida perdidos por incapacidade. O uso de drogas ilícitas também gera vários prejuízos físicos e psíquicos que requerem atendimento médico.

As perguntas sobre padrões de consumo de substâncias devem ser preferencialmente abertas, refletindo uma postura exploratória, interessada e compreensiva da sua parte.

> Exemplos de perguntas abertas:
> - "Qual sua opinião sobre seu consumo de...?".
> - "O(A) Sr(a). vê algum prejuízo em relação ao seu consumo de...?".
> - "O(A) Sr(a). gostaria de falar sobre esse consumo?".

Um acrônimo muito usado para abordar o tabagismo é o dos "5 As", que pode ser utilizado também para outras drogas. Os 5 As são: *Abordar* ou perguntar sobre consumo de substâncias, *Avaliar* com o paciente esse comportamento, *Aconselhar* ou convidá-lo a cuidar desse consumo, *Ajudá-lo* a cessar ou mudar seu padrão de consumo e *Acompanhá-lo* no processo. Muitos médicos consideram-se incapazes ou sem treinamento suficiente para realizar essa abordagem. Todavia, o vínculo do paciente com você é um poderoso instrumento para mudança de comportamentos, incluindo o consumo de substâncias.

Algumas escalas e questionários podem ajudar você a abordar o problema e auxiliar na tomada de decisões. Destacam-se o CAGE e o AUDIT para o consumo de álcool, o Fagestrom para o consumo de cigarros e o ASSIST para dependência de drogas ilícitas.

AVALIAÇÃO DO RISCO DE SUICÍDIO

Associações, órgãos de saúde e comissões internacionais recomendam a avaliação do risco de suicídio em todos os centros de atenção à saúde e não apenas os especializados em saúde mental. Próximo a 50% dos indivíduos que cometeram suicídio passaram por um profissional de saúde nas 4 semanas anteriores ao suicídio. Depressão é o principal diagnóstico associado ao suicídio. O item 9 do Prime-MD (Avaliação de Transtornos Mentais na Atenção Primária; *Primary Care Evaluation of Mental Disorders*) traz a questão "Nas últimas 2 semanas, você tem pensado que seria melhor morrer ou se ferir de alguma maneira? Se sim, fale-me a respeito" (Tabela 1), que avalia o risco de suicídio. É uma questão que avalia tanto o aspecto passivo do desejo de morrer como o ativo de se ferir. Dependendo de como a questão é formulada, sua sensibilidade pode reduzir. Para ter boa sensibilidade, é importante que a pergunta seja feita dentro de um contexto na consulta e não como item de uma lista. A avaliação do risco de suicídio não deve ser realizada no início nem no final da consulta.

Dois aspectos merecem consideração: para jovens, o questionamento sobre "ferir-se" pode ser muito inespecífico; por isso se recomenda ênfase no aspecto objetivo do suicídio; para pacientes com doenças terminais, o desejo de morrer é comum e não necessariamente indica risco aumentado de suicídio. Na presença de risco de suicídio, você deve estabelecer se esse risco é elevado e iminente (Tabela 1). Na presença de risco elevado e iminente, o paciente deve ser encaminhado para um serviço de emergência.

TABELA 1 Rastreamento de risco de suicídio

Triagem	Indicadores de risco elevado
▪ Nas últimas 2 semanas, você tem pensado que seria melhor morrer ou se ferir de alguma maneira? Se a resposta for "Sim": ▪ Fale-me a respeito	▪ Planejamento ▪ Método efetivo e acessível estabelecido ▪ Tomou providências para o ato ▪ Depressão grave ▪ Tentativa prévia ▪ Abuso de álcool ▪ Desesperança, não vê saída ▪ Desespero, grande sofrimento ▪ Desejo de se matar no dia da consulta

Fonte: adaptado de Botega, 2017.

FAMÍLIA E SUPORTE SOCIAL

Familiares e acompanhantes são fundamentais para alguns pacientes, como crianças, idosos e pessoas com prejuízo cognitivo. Mesmo para alguns pacientes adultos preservados cognitivamente, ouvir familiares e acompanhantes pode ser decisivo para obter maior acurácia nas informações, além de auxílio em mudanças de hábito e aderência ao tratamento. Cabe lembrar que transtornos mentais, em particular a depressão, podem comprometer a cognição de modo não evidente, e também a aderência ao tratamento. Assim, a participação de familiares e acompanhantes pode ser decisiva para a boa anamnese.

Permita, entretanto, que o paciente expresse livremente suas queixas, o que requer ouvi-lo a sós, garantindo a legitimidade e confiabilidade das queixas e informações.

Pergunte sobre as interações familiares e sociais. Como é a vida em família? Há algum problema de relacionamento importante? Descreva como o paciente se sente em relação às pessoas que vivem com ele, com quem ele pode contar, qual a importância dos amigos em sua vida nesse momento. Como a doença vai impactar isso? Existem pessoas que podem ajudar no tratamento? Ou pessoas que serão muito afetadas por ele?

ENTENDIMENTO DO PACIENTE SOBRE SUA DOENÇA

Qual é o entendimento que o paciente tem a respeito de seus sintomas ou diagnósticos? Procure responder a essa pergunta nas palavras do paciente. Descreva como ele entende o que está acontecendo, como ele acha que será o tratamento, o que será exigido dele, o que vai mudar em sua vida, e se tem esperanças ou preocupações. Quanto menos clareza o paciente tem sobre seu estado, menor a aderência ao tratamento e maior a ocorrência de sintomas mentais. É elevada a frequência com que pedidos de interconsulta psiquiátrica em hospitais são resolvidos apenas tendo essa conversa com o paciente.

IMPACTO DA CONDIÇÃO MENTAL SOBRE A OUTRA CONDIÇÃO MÉDICA

Investigue a relação entre transtorno mental e a condição médica geral, já que o transtorno mental pode comprometer significativamente o prognóstico da outra condição médica (não psiquiátrica). Por exemplo, a depressão reduz a capacidade de enfrentamento da outra condição médica, reduz a aderência ao tratamento medicamentoso e dificulta mudanças de hábitos, como realizar atividade física, seguir orientação alimentar. Outro exemplo é o transtorno de sintoma somático, que leva o paciente a pressionar o médico a realizar exames desnecessários, muitas vezes invasivos, podendo gerar uma condição médica iatrogênica.

IMPACTO DA OUTRA CONDIÇÃO MÉDICA SOBRE A CONDIÇÃO MENTAL

Avalie se a outra condição médica (não o transtorno mental) ou seu tratamento está agravando ou gerando o transtorno mental, por exemplo, transtorno depressivo decorrente de medicamentos ou ainda a presença de sintomas ansiosos e depressivos decorrentes do impacto psicológico da outra condição médica (reação de ajustamento).

ADESÃO AO TRATAMENTO

Outro importante aspecto que você deve avaliar é a maneira como o paciente compreende e lida com a doença, o que tem impacto direto na aderência ao tratamento. Deve-se observar qual o impacto da doença no paciente e em suas atividades, nas relações familiares e no trabalho, com possível surgimento de sintomas ansiosos e depressivos. Identificar a dificuldade do paciente em compreender e lidar com sua doença viabiliza que você possa ajudá-lo a superar a dificuldade.

INVESTIGAÇÃO DA SAÚDE MENTAL EM CONDIÇÕES ESPECÍFICAS

Idoso

Apesar da grande incidência de transtornos psiquiátricos, a população idosa muitas vezes é subdiagnosticada e, consequentemente, pouco tratada. Os transtornos mentais mais comuns nessa faixa etária, além dos transtornos ansiosos e de humor, são o declínio cognitivo, a demência e o *delirium*. Desse modo, a avaliação da saúde mental do paciente idoso deve incluir sempre a análise do nível de consciência, da atenção e da cognição (esta última pode ser avaliada por instrumentos de rastreio discutidos ao final deste capítulo).

O processo de envelhecimento provoca alterações farmacocinéticas e farmacodinâmicas no organismo, resultando em aumento na disponibilidade sanguínea das medicações. Assim, devemos iniciar o tratamento farmacológico com doses menores que as usuais. Outra característica típica dessa faixa etária é o uso concomitante de diversas medicações, que podem ocasionar maior risco para interações medicamentosas, efeitos colaterais e *delirium*. Com tudo isso em mente, a avaliação da saúde mental do idoso deve contar com a presença de um acompanhante/informante, uma avaliação da cognição, da memória, dos sintomas depressivos e ansiosos e também uma investigação acerca das medicações utilizadas no dia a dia.

Doenças neurológicas

O limite entre a psiquiatria e a neurologia é tênue. Na avaliação de saúde mental, você deve suspeitar de uma doença neurológica quando estiver diante de um distúrbio comportamental com apresentação atípica, com início fora da faixa etária habitual, com sinais de comprometimento focal ou em casos em que o paciente não responda ao tratamento adequado. Diversas doenças neurológicas (como doenças cerebrovasculares, neuroinfecções, traumas, demências e doenças degenerativas) podem apresentar alterações comportamentais. A Tabela 2 apresenta alguns exemplos.

TABELA 2 Doenças neurológicas com alterações comportamentais

Doença neurológica	Manifestação	Observação
Doença cerebrovascular	Prevalência de depressão 25% Principais sintomas: tristeza, perda do interesse, fadiga e lentificação Comum a presença de ansiedade em comorbidade com depressão (50%)	A depressão é mais comum em lesões à esquerda por provável acometimento do *locus coeruleus* e gânglios da base
Doença de Parkinson	Prevalência de depressão 10-20% Principais sintomas: irritação, pessimismo, ansiedade e ideação suicida Psicose: delírios não estruturados, alucinações visuais, alteração do ciclo sono-vigília	Psicose: maior risco em pacientes que usam drogas dopaminérgicas
Esclerose múltipla (EM)	Prevalência de depressão 15% Principais sintomas: fadiga e ideação suicida	Na EM, a depressão pode ser secundária à desconexão córtico-subcortical
Trauma cranioencefálico	Déficit de atenção e memória, desinibição comportamental, impulsividade	Sintomas focais são raros

Periparto

O período denominado periparto vai da concepção até o primeiro ano de vida do bebê. É caracterizado por muitas mudanças na vida da mulher e também por grande variação dos níveis hormonais, o que aumenta o risco de transtornos de humor.

Os transtornos psiquiátricos que ocorrem no periparto exigem atenção especial do médico, que precisa considerar o risco da doença mental materna não tratada *versus* o risco do tratamento medicamentoso para o feto (durante a gestação) ou para o bebê (na amamentação). Os transtornos psiquiátricos nessa fase da vida causam prejuízo no vínculo mãe-bebê, o que pode ter grande impacto no desenvolvimento infantil. Dessa maneira, a avaliação da saúde mental da gestante e da puérpera deve levar em consideração as alterações emocionais e hormonais pertinentes a essa fase.

Doenças cardíacas

Pacientes com depressão têm risco em torno de 40% maior de desenvolver doença coronariana. Naqueles com doença coronária já estabelecida, a depressão aumenta a morbidade e a mortalidade. Estima-se que 18% dos pacientes com coronariopatia tenham depressão. Associações e sociedades de cardiologia recomendam que o cardiologista ativamente identifique a depressão e estabeleça seu tratamento/encaminhamento adequado. Você deve ficar atento em relação à associação temporal de início de um medicamento e surgimento de sintomas ou manifestações psiquiátricas. A Tabela 3 apresenta exemplos de diuréticos, anti-hipertensivos, antiarrítmicos e estatinas que podem ocasionar sintomas psiquiátricos.

TABELA 3 Principais medicações utilizadas em cardiologia que podem apresentar manifestações psiquiátricas

Medicamento	Manifestação	Observação
Acetazolamida	Depressão, *delirium*, confusão, estupor	Especialmente em idosos com doença renal e hipoalbuminemia ou que fazem uso concomitante de salicilatos
Betabloqueadores	Depressão, psicose, *delirium*, ansiedade, pesadelos, alucinações	–
Bloqueadores dos canais de cálcio	Depressão	Flunarizina e cinarizina podem reduzir a liberação de dopamina no núcleo caudado
Captopril	Mania, ansiedade, alucinações	Há alguns relatos de associação com depressão, principalmente em idosos
Metildopa	Depressão, amnésia, pesadelos, psicose	Depressão leve ou moderada em até 10% dos pacientes. Recomenda-se evitar prescrição para pessoas com antecedente de depressão
Clonidina	Depressão, *delirium*, psicose	Podem melhorar com o uso contínuo
Diuréticos	Depressão, ideação suicida	Os tiazídicos não apresentaram tal associação com o uso prolongado
Digoxina	*Delirium*, depressão, diminuição da libido, psicose, mania, alucinações visuais	Dose-dependentes e idosos constituem o grupo de maior risco
Disopiramida	Alucinações, paranoia, depressão, pânico	Nas primeiras 24-48 horas após o início do uso
Estatinas/ lovastatina	Depressão, ansiedade, tendências suicidas, psicose	Dados conflitantes na literatura Recentemente, esteve associada à redução de risco de depressão
Propafenona	Agitação, *delirium*, desorientação, mania, paranoia	–
Quinidina	Confusão, agitação, psicose	Dose-dependente
Reserpina	Depressão	Até 20% dos pacientes podem apresentar depressão

Doenças endocrinológicas

Em relação aos distúrbios endocrinológicos, sabe-se que alguns deles, principalmente os transtornos da tireoide, podem apresentar manifestações psiquiátricas, em especial aquelas que mimetizam transtornos de humor (depressão ou mania/hipomania). Outros distúrbios que merecem atenção serão abordados na Tabela 4.

TABELA 4 Principais transtornos endocrinológicos que apresentam manifestações psiquiátrica

Distúrbios endocrinológicos	Manifestações	Observação
Hipotireoidismo	Sintomas depressivos marcados por lentificação da fala, diminuição do apetite, apatia, ganho de peso e diminuição do rendimento cognitivo	Quando o hipotireoidismo é grave, ocorrem em geral sintomas ansiosos e agitação, podendo surgir alucinações

(continua)

TABELA 4 Principais transtornos endocrinológicos que apresentam manifestações psiquiátrica (*continuação*)

Distúrbios endocrinológicos	Manifestações	Observação
Hipertireoidismo	Também pode ocorrer um quadro depressivo, porém neste caso marcado por agitação, insônia e fadiga	Alguns transtornos psicóticos, com sintomatologia confusional e delirante, podem se manifestar em casos de crises agudas ou fases avançadas do hipertireoidismo
Doença de Wilson	Psicose ou sintomas depressivos, isolamento	As manifestações psiquiátricas tendem a estar associadas a sintomas neurológicos como tremor ou coreia, distúrbios da marcha, distonias, reflexos anormais, etc.
Doença de Niemann-Pick	Demência ou alteração de personalidade	–
Fenilcetonúria	Retardo mental, hiperatividade ou transtorno do espectro autista	–
Homocistinúria	Retardo mental ou transtorno do espectro autista	–

EXAME PSÍQUICO

O exame psíquico é o instrumento básico da avaliação do estado mental do paciente. É uma anamnese estruturada e sistemática que constitui a parte mais especializada da avaliação clínica realizada por um psiquiatra – como um exame neurológico para o neurologista ou a avaliação oftalmológica para um oftalmologista.

O exame psíquico costuma ser bastante detalhado e complexo, e acontecer ao longo de toda a entrevista psiquiátrica. No entanto, conhecer sua estrutura básica é útil para todos os médicos, pois ela oferece um roteiro para a investigação de sintomas psíquicos, permitindo a adequada avaliação do estado mental do paciente e a triagem de condições mais graves que requeiram o encaminhamento especializado.

O exame psíquico é tradicionalmente apresentado como a avaliação sucessiva de diferentes funções psíquicas. Primeiro, descrevemos funções como o nível de consciência, orientação e memória, que, quando alterados, mais comumente indicam disfunções neurológicas, ou comprometem a avaliação das funções subsequentes. Depois, seguimos para as funções que revelam o estado mental do paciente de forma mais elaborada, como humor, pensamento e juízo. A primeira coisa que fazemos no exame psíquico, como na anamnese clínica, é observar o paciente e descrever como ele se apresenta.

Apresentação e comportamento

Observe e descreva o que chama a atenção no paciente ao primeiro contato. Como ele se veste, como aparenta estar seu autocuidado, se ele parece expansivo ou retraído. Relate alterações na psicomotricidade – movimentos repetitivos, alterações da marcha, tiques e maneirismos. Pacientes depressivos podem se apresentar lentificados, descuidados, evitando contato visual, enquanto pacientes em mania podem estar acelerados, falando alto e gesticulando muito, usando roupas chamativas e maquiagem exagerada.

Nível de consciência

A consciência é a primeira função psíquica que examinamos, uma vez que suas alterações são evidentes à observação do paciente, e devem sempre ser investigadas para causas orgânicas. A avaliação do estado mental de um paciente rebaixado pode ser impossível. Flutuações no nível de consciência ao longo do dia são comuns no *delirium*. Alterações não orgânicas da consciência são mais comuns em alguns quadros psicóticos (com estupor ou catatonia) e em quadros dissociativos.

Orientação

O paciente pode apresentar desorientação quanto ao tempo (data e horário), espaço (não reconhecer onde está) ou pessoa (confundir sua identidade ou biografia). A desorientação temporal pode indicar uma alteração leve, ou flutuação, no nível de consciência, mas é muito inespecífica, e pode acontecer em pacientes hospitalizados apenas pela excepcionalidade da situação em que se encontram. Já a desorientação espacial ou quanto à pessoa podem indicar confusão mental causada por um transtorno mental mais grave, como quadros psicóticos, quando afastadas causas orgânicas.

Atenção

Divide-se a atenção em dois tipos, a voluntária e a espontânea. A atenção voluntária refere-se à capacidade de manter o foco da consciência em determinado estímulo, por exemplo, as explicações e perguntas que você fizer, ou um cálculo mental. Já a atenção espontânea é a reação de alerta que leva o foco da consciência a um estímulo que se mostrou relevante, mesmo que involuntariamente, como o som de uma porta que bateu, ou o latido de um cão. A distinção é importante porque esses dois tipos de atenção variam de forma independente. Na mania, por exemplo, o paciente pode ter muita dificuldade em manter a atenção voluntária, sendo incapaz de ouvir o entrevistador até o fim de uma pergunta. Ao mesmo tempo, pode apresentar uma atenção espontânea muito aumentada, reparando em cada pequeno gesto dele. Um paciente psicótico pode ter a atenção espontânea aumentada em decorrência de sua persecutoriedade, enquanto um paciente deprimido pode tê-la diminuída por estar emocionalmente alheio ao que acontece ao seu redor.

Memória

A memória é uma função bastante complexa e pode ser estudada em muitos detalhes. Suas alterações podem ocorrer na fixação de conteúdos ou na evocação deles. Podem afetar mais as memórias recentes ou as remotas. Podem ocorrer de forma retrógrada, anterógrada ou lacunar, levando a confabulações (histórias criadas para preencher falhas de memória). Alterações expressivas na memória devem sempre levantar a suspeita de causas orgânicas, como as demências. Afastadas outras causas, as falhas são comuns em quadros ansiosos e depressivos, já que a fixação de conteúdos na memória é muito afetada pelo engajamento afetivo das experiências. Pacientes depressivos frequentemente relatam alterações cognitivas como perda de memória, dificuldade de planejamento e a sensação de que atividades simples lhes parecem insuportavelmente complexas. Chamamos esse quadro de pseudodemência depressiva.

Sensopercepção

A principal alteração a ser descrita no exame dessa função psíquica é a alucinação. Trata-se da experiência subjetiva, pelo paciente, de uma percepção que não é causada por um objeto real. As alucinações podem ser visuais, auditivas, olfativas, gustativas, táteis ou proprioceptivas. Quando um paciente tem uma alucinação, ele acredita que o objeto percebido é real, uma vez que sua experiência subjetiva é a de uma percepção indistinguível de qualquer outra. E todos nós, naturalmente, assumimos que tudo o que percebemos é real. Dizemos que o paciente tem pouca crítica quanto à alucinação (ver adiante o item "Juízo e crítica"), pois não a reconhece como um sintoma. Quando um paciente relata fenômenos alucinatórios com alguma crítica, chamamos de alucinose – e isso costuma indicar uma causa orgânica.

Note que esta é a primeira função psíquica apresentada que depende exclusivamente do relato subjetivo do paciente para ser examinada. O restante do exame terá essa característica, que exige do examinador disposição para tentar compreender os sintomas, dentro do possível, da forma como o paciente os experimenta.

Humor e afeto

Humor refere-se ao tônus afetivo, determina a tonalidade afetiva particular a cada momento, modifica a natureza e o sentido das experiências vivenciadas. Pode estar normal (eutímico); tendendo ou polarizado para a hipertimia (expansivo, eufórico); tendendo ou polarizado para a hipotimia (depressivo); irritável (por alguns denominado disfórico); e lábil (altera-se rapidamente). Já os afetos são as reações que o paciente apresenta a cada momento. Um paciente depressivo pode rir de um comentário que você faça, e isso não significa que seu humor não esteja depressivo. Os afetos são tantos quantas são as palavras que usamos para descrever emoções: alegre, triste, perplexo, assustado etc. Descreva se eles estão adequados ao contexto, congruentes com o humor, ou se parecem dissociados, inapropriados. Se são pouco reativos, embotados, apagados – típico na esquizofrenia; ou aumentados, lábeis, instáveis – típico no transtorno afetivo bipolar.

Discurso

O discurso é o meio para podermos descrever as alterações do pensamento. O exame do discurso se divide em forma e conteúdo. Na forma, descreva a velocidade, o volume e o fluxo, ou seja, a conexão de ideias (prolixo, tangencial ou arborizado, p. ex.). Quanto ao conteúdo, observe se o discurso é empobrecido, se há persistência ou restrição de ideias, se é congruente com o humor ou se revela ideias delirantes (ver adiante o item "Juízo e crítica"). Pacientes depressivos tendem a ter um discurso empobrecido, com latência de resposta, e com conteúdo de desvalorização e desesperança. Pacientes psicóticos podem apresentar alterações grosseiras no discurso, como bloqueios (interrupções súbitas), fuga de ideias e delírios. Pacientes em mania podem apresentar pressão de discurso, caracterizada por um discurso alto, rápido e difícil de ser interrompido.

Juízo e crítica

Juízo refere-se à capacidade cognitiva de avaliar a realidade e fazer julgamentos e inferências a partir dela. A alteração do juízo mais importante a ser descrita no exame é o delírio. Trata-se de ideia errônea, irredutível (não sujeita à argumentação lógica) e não compartilhada pelo meio sociocultural do paciente.

Crítica refere-se à aplicação do juízo na avaliação do próprio estado mental. Alterações de crítica impedem que o paciente perceba uma ideia delirante como impossível, um afeto como inapropriado, ou seu comportamento como patológico. A crítica está claramente alterada nos quadros psicóticos, mas também no dependente químico que não consegue admitir que tem um problema, ou no depressivo que acredita que sua vida não tem nenhum valor.

Além do exame das funções psíquicas, há mais alguns itens que devem ser incorporados à avaliação da saúde mental em toda a propedêutica médica.

Relação médico-paciente

Considere como transcorreu a consulta e descreva as reações do paciente. Foi possível estabelecer um bom vínculo? Ao longo da entrevista, é possível observar se o paciente ficou irritado, assustado, confuso, se entrou em confronto com você, ou ficou exageradamente agradecido. Alguns pacientes ficam muito fragilizados quando doentes, assumindo um papel em que ele espera ser conduzido passivamente por você o tempo todo. Outros reagem à ansiedade e incerteza com raiva, distanciamento afetivo ou necessidade de controle. Alguns ficam muito curiosos, querem saber cada detalhe de seu diagnóstico e tratamento. Outros ficam alheios, isolam sentimentos e podem até ficar bem ansiosos ou irritáveis quando você tenta engajá-los no tratamento. É importante estar atento a essas reações para adaptar as condutas a cada paciente e para que seja possível conversar sobre elas com calma e segurança, sempre tentando melhorar a vinculação e a aderência ao tratamento.

Sentimentos do médico gerados pela relação com o paciente

Da mesma forma que devemos atentar às reações emocionais do paciente, é fundamental perceber as reações afetivas que o paciente gera em você. É esperado do bom profissional que seja atencioso, acolhedor, e que atue sempre para o benefício do paciente. Isso leva à crença de que você só deveria ter sentimentos positivos em relação ao paciente. No entanto, existe uma diferença importante entre notar suas emoções e agir em função delas. Um médico pode sentir raiva de um paciente. O que não pode é agir de forma impaciente ou agressiva, contra os melhores interesses de seu paciente. Na verdade, estar consciente das emoções que o paciente lhe provoca permite lidar com elas, reduzindo as chances de que elas o induzam a erro.

Sentimentos negativos emergem de sua interação com o paciente. A responsabilidade de notá-los, lidar para que eles não prejudiquem a relação, é sua. É importante ressaltar que não é uma questão de culpa, mas sim de responsabilidade. Os sentimentos negativos mais comuns são cansaço (sono/enfado), raiva e impotência. Esta última é uma sensação particularmente aflitiva para profissionais de saúde, e pode levar a muitas reações inadequadas, inclusive raiva e cansaço. Com o tempo, você desenvolverá a capacidade de reconhecer padrões nas relações que mantém com seus pacientes que lhe despertam essas emoções. Isso ajuda a lidar com elas, além de trazer informações relevantes para a avaliação do paciente.

Por exemplo, é de esperar que você possa sentir raiva de pacientes que sabotam o próprio tratamento. Diante de um paciente que está dando desculpas para justificar sua má aderência ao tratamento, a raiva pode se intensificar. Conhecendo esse padrão, você pode explorar a possibilidade de que o paciente esteja prejudicando o próprio tratamento sem se dar conta disso. Iniciar uma conversa franca sobre isso permite que o paciente perceba suas atitudes e estabeleça uma relação entre elas e, por exemplo, um estado de ansiedade. Isso pode parecer uma técnica avançada, porém ela começa com o simples, mas corajoso, passo de prestar atenção aos seus sentimentos durante cada consulta.

INSTRUMENTOS PARA AVALIAÇÃO DA SAÚDE MENTAL

Vários instrumentos foram desenvolvidos para rastrear e realizar o diagnóstico de um transtorno mental em atenção primária ou em outras áreas da saúde que não a psiquiatria. Ao utilizar um instrumento, você deve sempre fazer que o resultado obtido com o instrumento auxilie sua avaliação do paciente e nunca a substitua.

Instrumentos para avaliar transtornos mentais

Os principais instrumentos que você pode utilizar são focados na detecção dos transtornos mentais comuns, em particular a depressão. O PRIME-MD (Avaliação de Transtornos Mentais para a Atenção Primária) é uma entrevista desenvolvida para uso em atenção primária com duração média de aplicação de aproximadamente 8 minutos. Para alguns pacientes, o PRIME-MD acaba demorando mais do que 15 minutos, o que restringe seu uso na prática diária.

O PRIME-MD PHQ (Questionário de Saúde do Paciente) é um questionário de três páginas que pode ser totalmente autoadministrado pelo paciente. Sua sensibilidade e especificidade são comparáveis à versão administrada pelo médico. Desse modo, o PRIME-MD PHQ se configura mais eficiente do que o PRIME-MD. Mesmo com esse perfil, o PRIME-MD PHQ não é usado de modo generalizado na prática clínica.

Instrumentos para avaliar depressão

Os instrumentos para detectar depressão são comparáveis em sensibilidade (84%) e especificidade (72%). Apesar de serem desenvolvidos para utilização em tempo relativamente breve, médicos de atenção primária consideram esses instrumentos muito extensos e demorados para uso rotineiro; por esse motivo eles não são utilizados na prática clínica.

O PHQ 9, um instrumento de autoavaliação, permite que você tenha um indicativo da presença ou não de um episódio depressivo maior de acordo com Manual de diagnóstico e estatística americano, em sua quinta edição (DSM-5).

Instrumentos para avaliar ansiedade

A versão de 7 itens da escala para ansiedade generalizada (GAD-7) possui itens pontuados entre 0 e 3, e a variação total é de 0 a 21. É uma escala de autoavaliação, que pode ser preenchida pelo paciente enquanto aguarda a consulta. O ponto de corte de 10 tem sido considerado adequado para o rastreio de ansiedade generalizada.

Instrumentos para avaliação cognitiva

Os instrumentos para detecção de declínio cognitivo mais utilizados pelos médicos são o miniexame do estado mental (MEEM) e o teste do desenho do relógio (TDR). O MEEM apresenta cerca de 75% de sensibilidade e 70% de especificidade e pode ser aplicado em 10 minutos. O TDR não conta com uma padronização de escore, mas sua simplicidade, aliada à gama de funções cognitivas avaliadas, faz dele um instrumento útil para a prática clínica.

EXAMES SUBSIDIÁRIOS PARA AVALIAR O ESTADO MENTAL

A necessidade de exames subsidiários para avaliação do estado mental deverá ser feita pelo especialista, exceto no caso de diagnóstico diferencial com doenças neurológicas, que em muitas situações pode ser elucidada com um exame de imagem do sistema nervoso central.

INDICADORES DE ENCAMINHAMENTO PARA AVALIAÇÃO PSIQUIÁTRICA

Diante de um paciente com transtorno mental, você deve pesquisar fatores que indiquem o encaminhamento para o psiquiatra. O principal aspecto que requer o encaminhamento é a presença de risco de suicídio. Outras condições que requerem avaliação psiquiátrica são transtornos psicóticos, transtorno bipolar, transtornos mentais refratários, má adesão aos tratamentos propostos e grande comprometimento funcional.

BIBLIOGRAFIA

1. Almeida MMR, Kuwae AS, Quirino CMJ, Gondin LV, Silva DOF. Depressão e hipotireoidismo. Rev Med Saude (Brasília). 2013;2(3):164-8.
2. American Psychiatric Association. Diagnostic and Statistical Manual of Mental Disorders. Arlington: American Psychiatric Publishing; 2013.
3. Araújo APQC. Doenças metabólicas com manifestações psiquiátricas. Rev Psiq Clin. 2004;31(6):285-89.
4. Arroll B, Goodyear-Smith F, Crengle S, Gunn J, Kerse N, Fishman T, et al. Validation of PHQ-2 and PHQ-9 to screen for major depression in the primary care population. Ann Fam Med. 2010;8(4):348-53.
5. Botega NJ. Prática psiquiátrica no hospital geral. Porto Alegre: Artmed; 2017.
6. Cantwell R. Mental disorder in pregnancy and the early postpartum. Anaesthesia. 2021;76 Suppl 4:76-83.
7. Chuop M, Michel Z, Shah R, Chen JI, Black W. From Screening to Interventions: Teaching Clinical Suicide Prevention Skills to Medical Students. Acad Psychiatry. 2020.
8. Cojocariu SA, Maştaleru A, Sascău RA, Stătescu C, Mitu F, Leon-Constantin MM. Neuropsychiatric Consequences of Lipophilic Beta-Blockers. Medicina (Kaunas). 2021;57(2):155.
9. Dalgalarrondo P. Psicopatologia e semiologia dos transtornos mentais. Porto Alegre: Artmed; 2019.
10. Del Sant R, Marchetti R. Anamnese psiquiátrica no adulto. In: Miguel E, Gentil V, Gattaz W (eds.). Clínica psiquiátrica. Barueri: Manole; 2011.
11. Del Sant R, Marchetti RL, Tavares H, Wang Y-P, Teng CT, Cordás TA. Avaliação psicopatológica ao longo da vida. In: Forlenza O, Miguel EC (coords.). Compêndio de clínica psiquiátrica. Barueri: Manole; 2012.
12. Henriques SG, Fraguas R, Iosifescu DV, Menezes PR, Lucia MC, Gattaz WF, et al. Recognition of depressive symptoms by physicians. Clinics (São Paulo). 2009;64(7):629-35.
13. Horowitz LM, Bridge JA, Pao M, Boudreaux ED. Screening youth for suicide risk in medical settings: time to ask questions. Am J Prev Med. 2014;47(3Suppl2):S170-175.
14. Humes E, Cardoso F, Fernandes F, Hortêncio L, Miguel E (eds.). Clínica psiquiátrica: guia prático. Barueri: Manole; 2019.
15. Kohlmann JRO, Gus M, Ribeiro AB, Vianna D, Coelho EB, Barbosa E, et al. Tratamento medicamentoso. J Bras Nefrol. 2010;32(1):29-43.
16. Kroenke K, Spitzer RL, Williams JB. The PHQ-9: validity of a brief depression severity measure. J Gen Intern Med. 2001;16(9):606-13.

17. Malbergier A (ed.). Abordagem clínica da dependência de drogas, álcool e nicotina: manual para profissionais de saúde mental. Barueri: Manole; 2018.
18. Miller ER, Ramsey IJ, Tran LT, Tsourtos G, Baratiny G, Manocha R, et al. How Australian general practitioners engage in discussions about alcohol with their patients: a cross-sectional study. BMJ Open. 2016;6(12):e013921.
19. O'Rourke MC, Jamil RT, Siddiqui W. Suicide Screening and Prevention. [Atualizado em 14 de março de 2021]. In: StatPearls [Internet]. Treasure Island (FL): StatPearls Publishing; 2021.
20. Park LT, Zarate Jr. CA. Depression in the primary care setting. N Engl J Med. 2019;380(6):559-68.
21. Plummer F, Manea L, Trepel D, McMillan D. Screening for anxiety disorders with the GAD-7 and GAD-2: a systematic review and diagnostic metaanalysis. Gen Hosp Psychiatry. 2016;39:24-31.
22. Rehm J, Allamani A, Della Vedova R, Elekes Z, Jakubczyk A, et al. General practitioners recognizing alcohol dependence: a large cross-sectional study in 6 European countries. Ann Fam Med. 2015;13(1):28-32.
23. Silva AC, Colósimo AP, Salvestro D. Doença de Wilson (degeneração hepatolenticular): revisão bibliográfica e relato de caso. Rev Med Minas Gerais. 2010;20 (N. Esp):404-11.
24. Spitzer RL, Kroenke K, Williams JB, Lowe B. A brief measure for assessing generalized anxiety disorder: the GAD-7. Arch Intern Med. 2006;166(10):1092-7.

21

Padronização do exame clínico

Carla Romagnolli Quintino
José Antonio Atta

CONTEÚDO COMPLEMENTAR

O procedimento clínico descrito neste capítulo é demonstrado na plataforma digital complementar desta obra.

Utilize o QR code abaixo para acessar a plataforma (senha: semiologia):

> O acesso ao corpo do paciente constitui um privilégio do papel do médico (ou profissional da saúde) consagrado pelo tempo. A preocupação com a privacidade e o recato do paciente deve estar enraizada no comportamento profissional: o objetivo é visualizar uma região do corpo por vez! É importante se lembrar de fechar portas próximas no hospital ou na sala de exame. Ainda, é imprescindível a lavagem cuidadosa das mãos antes e após a realização do exame.

INTRODUÇÃO

Antes de iniciar o exame clínico, é importante preparar o ambiente para que o paciente e o examinador se sintam confortáveis. Posições desconfortáveis para o examinador prejudicam a qualidade do exame. Devem-se ajustar a altura e a cabeceira da cama conforme seja conveniente para examinar determinada parte do corpo, lembrando de retornar à posição original ao final do exame.

Boa iluminação e ambiente tranquilo são aspectos importantes, pois facilitam o ver e o ouvir, embora em algumas situações possam ser difíceis de conseguir. A iluminação tangencial é a ideal para examinar estruturas como a glândula tireoide, o pulso venoso jugular e o *ictus cordis*. Quando a luz é perpendicular à superfície ou difusa, verifica-se a redução das sombras e deixa-se de perceber ondulações sutis percorrendo a superfície.

Quando se começa a avaliar pacientes, é inevitável sentir-se inseguro, porém esse sentimento diminuirá à medida que a experiência for sendo adquirida. Assim, quanto mais pacientes se examinar, mais segurança se adquirirá. Esquecer de examinar alguma parte do corpo ou realizar o exame fora da sequência é normal no início, mas não há motivo para desespero. É fundamental tentar transmitir ao paciente calma, organização e competência (mesmo que a sensação ainda não seja essa).

SEQUÊNCIA PARA A REALIZAÇÃO DO EXAME CLÍNICO

O primeiro passo é sistematizar a sequência da realização do exame clínico, pois isso possibilita aumentar a eficiência clínica e maximizar o conforto do paciente, evitando mudanças de posição desnecessárias. Com a prática, a sequência ficará internalizada, com as características próprias de cada etapa.

De modo geral, a sequência é "da cabeça aos pés" (Figura 1). Isso facilita a automatização da sequência e diminui as mudanças de posição do examinado. Ini-

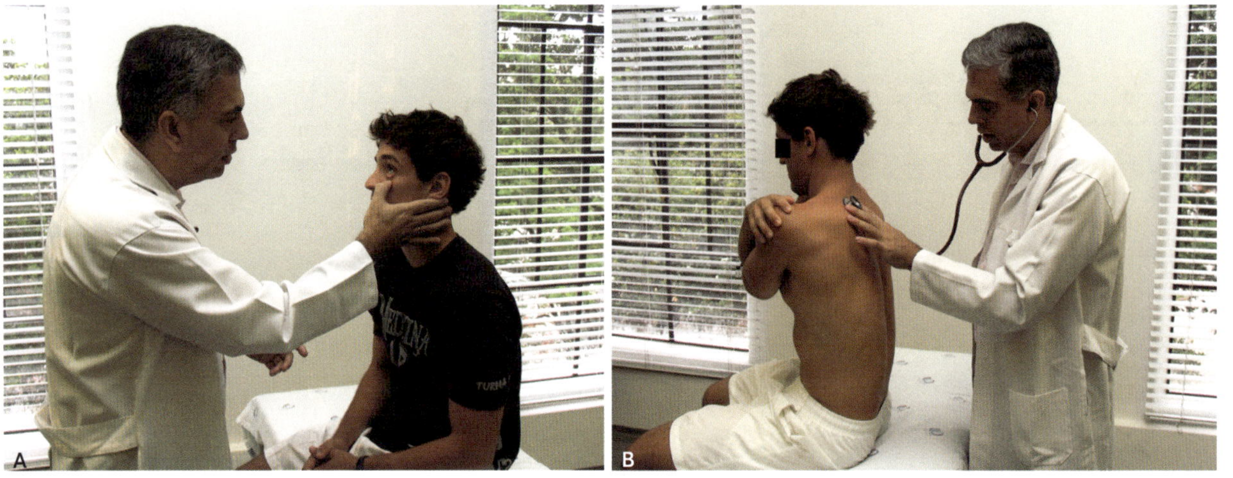

FIGURA 1
A: Inicialmente, o examinado deve estar sentado na maca e o examinador à frente dele, para exame da cabeça e do pescoço e observação do tórax anterior. B: Em seguida, o observador se posiciona atrás do examinado para realização do exame do tórax posterior.

cialmente o paciente deve estar sentado, de frente para o examinador e à sua altura. Nessa posição, percorrem-se as etapas do exame geral quantitativo e qualitativo (provavelmente a medida de pressão já foi realizada, aproveitando o paciente sentado próximo à mesa, com apoio do braço). Depois, faz-se o exame da cabeça e do pescoço, e do tórax anterior e posterior.

Após essas etapas, pede-se que o paciente se deite em decúbito dorsal, podendo-se manter a cabeceira da cama elevada para visualizar as veias jugulares e possível turgência. Em pacientes com restrições à movimentação da coluna (p. ex., artrose cervical), a cabeceira elevada também será mais confortável. O examinador deve estar do lado direito do examinado.

Nessa posição, é feita a semiologia cardíaca, podendo-se solicitar ao paciente que se incline para o lado esquerdo a fim de melhor ouvir o foco mitral, por exemplo.

Após realizar a semiologia cardíaca, realiza-se o exame do abdome, com as manobras pertinentes, e, na sequência, o exame das pernas e braços (Figura 2).

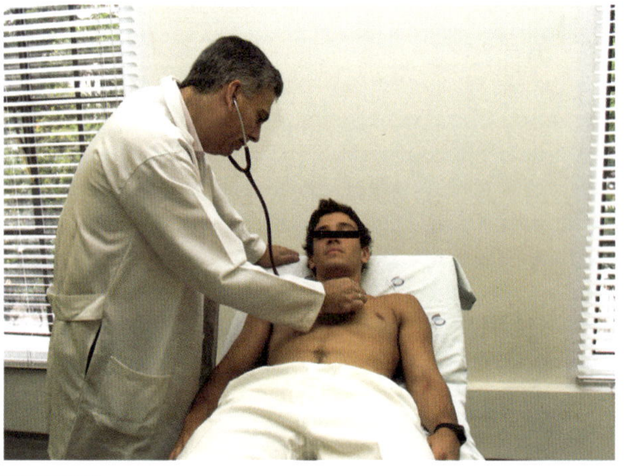

FIGURA 2
Com o paciente deitado em decúbito dorsal e o examinador à direita, faz-se o restante do exame do tórax, incluindo coração, e exame abdominal. Nessa posição, também se examinam as pernas e braços.

Em algumas situações, o paciente pode estar restrito ao leito. Nesse caso, é comum a necessidade de mudança da sequência do exame. Pode-se examinar a cabeça, o pescoço e a face anterior do tórax com o paciente deitado, virando-o depois para um dos lados a fim de inspecionar o dorso e examinar os pulmões. Deve-se, então, retornar o paciente ao decúbito dorsal horizontal para terminar o restante do exame clínico (Figura 3).

Em outros momentos, pode-se examinar um paciente com dificuldades de locomoção, restrito à cadeira de rodas, por exemplo. Em situações como essa, o exame abdominal ficará prejudicado; caso seja imprescindível, procurar adaptar ao máximo a posição do examinado (Figura 4).

Classicamente, o exame respeita uma sequência: inspeção, palpação, percussão e ausculta. No exame do abdome, faz-se a ausculta antes da palpação e da percussão (ver o Capítulo "O exame do abdome e sistema digestório").

Em alguns pacientes, etapas mais específicas do exame clínico devem ser realizadas, por exemplo, o exame neurológico ou ainda o osteoarticular. Nesses casos, essas etapas do exame costumam ser feitas fora do sequenciamento sugerido e obedecem a uma lógica e sequenciamento próprios (Tabela 1).

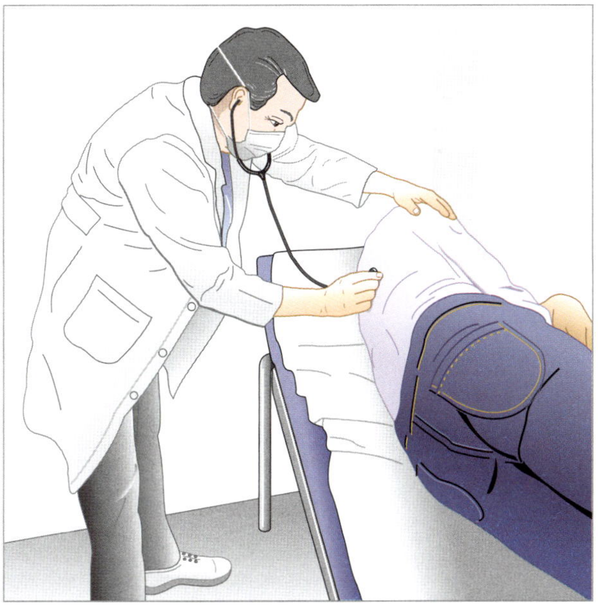

FIGURA 3
Em paciente com dificuldade de movimentação, ele deve ser virado de lado para ausculta do tórax posterior, com o examinador apoiando o examinado nessa posição.

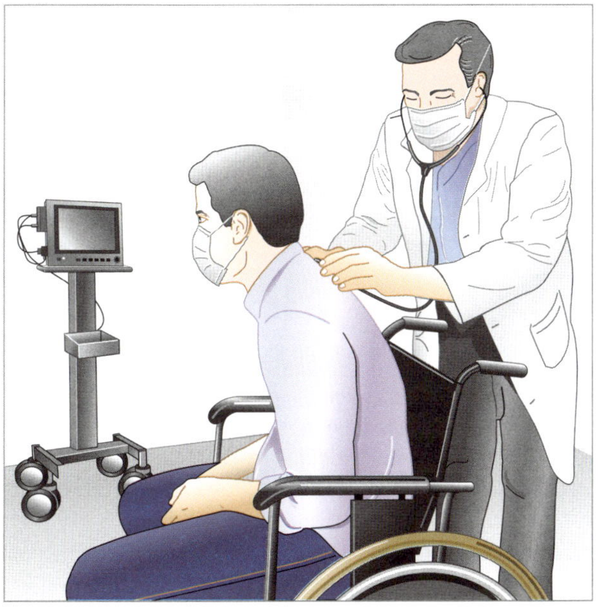

FIGURA 4
O paciente em cadeira de rodas mantém as costas afastadas do encosto para o exame do tórax posterior.

O EXAME CLÍNICO MÍNIMO

À medida que a habilidade para realizar o exame clínico se consolida, algumas perguntas surgem, como:

- O que examinar no paciente sem queixa?
- O que examinar no paciente que procura atendimento por queixa específica em determinada parte do corpo?
- Quão meticuloso devemos ser?
- O exame deve ser abrangente ou focalizado?

No caso de pacientes vistos pela primeira vez no consultório ou hospital, geralmente a opção adotada é conduzir uma avaliação *abrangente*, que inclui um exame clínico mais meticuloso. Ainda assim, em muitas situações é indicada uma avaliação orientada por problemas ou *focalizada,* principalmente no caso de pacientes que já sejam conhecidos ou que tenham preocupações específicas e mais prementes, como dor de garganta ou dor na perna (Tabela 2).

Devem-se levar em conta a magnitude e a gravidade dos problemas do paciente, o contexto clínico (atendimento hospitalar *versus* ambulatorial, atendimento na atenção básica *versus* na subespecialidade) e o tempo disponível.

No exame clínico focalizado, devem-se selecionar os métodos pertinentes para realizar uma avaliação minuciosa do problema em questão. Exemplo: entre todos os pacientes com dor de garganta, quando se deve pensar numa simples infecção de vias aéreas superiores e quando se deve pensar numa mononucleose infecciosa, que poderia cursar com hepatoesplenomegalia e para a qual, portanto, deveria ser realizado o exame do abdome?

Os sintomas, a idade e os antecedentes pessoais do paciente, assim como os conhecimentos do médico sobre os padrões das doenças, ajudam a determinar a abrangência do exame clínico (Tabela 2).

Ao mesmo tempo, esse momento da consulta médica é muito importante para o fortalecimento da relação médico-paciente, para aumentar a confiança do paciente em relação a seu médico e para aumentar a confiança do próprio médico em suas hipóteses já estabelecidas na anamnese.

Nos pacientes com queixas, a realização de exame meticuloso do órgão ou sistema envolvido (p. ex., exame neurológico em paciente com queixa de cefaleia, exame minucioso de coração e pulmões em pacientes com dispneia) é mandatória. Ao mesmo tempo, no paciente com queixa de cefaleia, por exemplo, todas as etapas do exame pulmonar (inspeção, palpação, percussão e ausculta, tanto estáticos como dinâmicos) são essenciais? O exame da cavidade oral em pacientes com queixa de palpitações é fundamental?

Não há na literatura científica dados que embasem a realização (ou não) de etapas do exame clínico em diversas situações, e é importante aqui diferenciar o paciente que vai ao médico por queixas do paciente assintomático em consulta de *check-up.*

TABELA 1 Resumo da sequência sugerida para realização do exame clínico

Posição	Sequência
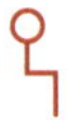	▪ Inspeção geral ▪ Sinais vitais ▪ Pele: dorso superior, anterior e posterior ▪ Cabeça e pescoço, inclusive tireoide e linfonodos ▪ Opcional: sistema nervoso (funções mentais, pares cranianos, força, massa e tônus motor do membro superior; função cerebelar) ▪ Tórax e pulmões ▪ Mamas ▪ Sistema musculoesquelético, conforme indicado: membros superiores
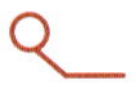	▪ Cardiovascular, inclusive pressão venosa jugular, ascensão e sopros carotídeos, *ictus cordis*, B_1, B_2, sopros; bulhas extras
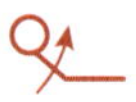	▪ Cardiovascular, pesquisa de B_3 e sopro de estenose mitral
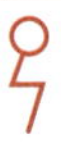	▪ Cardiovascular e pesquisa de sopro da insuficiência aórtica
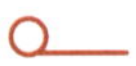	▪ Opcional: tórax e pulmões – região anterior ▪ Mamas e axilas ▪ Abdome ▪ Vascular periférico ▪ Opcional: pele – dorso inferior e membros ▪ Sistema nervoso: força motora, volume e tônus dos membros inferiores; sensibilidade; reflexos e sinal de Babinski
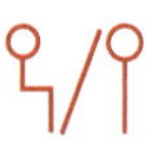	▪ Musculoesquelético, conforme indicado ▪ Opcional: pele, anterior e posterior ▪ Opcional: sistema nervoso, inclusive marcha ▪ Opcional: musculoesquelético abrangente
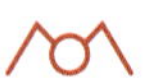	▪ Mulheres: exame pélvico e retal
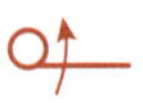	▪ Homens: próstata e exame retal

Legenda de símbolos para posição do paciente:
Sentado; Decúbito dorsal, com cabeceira do leito elevada a 30°; Idem, parcialmente virado para a esquerda; Sentado, inclinado para a frente; Decúbito dorsal; De pé; Em decúbito dorsal, com os quadris fletidos, abduzidos e em rotação externa, além de joelhos fletidos (posição de litotomia); Deitado sobre o lado esquerdo (decúbito lateral esquerdo).
Dois símbolos separados por um traço indicam uma das posições ou ambas.

Fonte: adaptada de Bickley, 2018.

TABELA 2 Diferenças entre o exame clínico abrangente e o focalizado

Exame clínico abrangente	Exame clínico focalizado
▪ É adequado para pacientes novos no consultório ou no hospital ▪ Fortalece a relação entre o paciente e o profissional de saúde ▪ Ajuda a identificar ou descartar causas físicas relacionadas às queixas do paciente ▪ Compõe uma linha de base para medidas de promoção de saúde e para avaliações futuras ▪ Desenvolve proficiência em habilidades essenciais ao exame clínico	▪ É adequado para pacientes já conhecidos, principalmente durante consulta de rotina ou de urgência ▪ Aborda queixas ou sintomas localizados ▪ Aplica métodos de exame relevantes às queixas ou problemas apresentados

Como sugestão, o mínimo que deve ser feito em uma consulta é o exame geral, a ausculta dos pulmões e do coração, a palpação do abdome e percussão de fígado e baço e a pesquisa de edema em pernas.

A consulta de *check-up*

Com frequência, ouvem-se relatos de pessoas que descobriram certas doenças após um exame realizado sem relação direta com o problema, por exemplo, a descoberta de um tumor abdominal assintomático em um paciente que foi ao médico por outro problema não relacionado. Vários livros trazem a recomendação do exame completo para todos os pacientes.

Numerosos estudos avaliaram a utilidade do exame clínico abrangente com fins de rastreamento e prevenção de doenças em contraposição à avaliação dos sintomas. As técnicas atualmente recomendadas (nível de evidência A ou B) para adultos a partir dos 18 anos são: medida da pressão arterial, medida do peso, da altura e cálculo do índice de massa corporal (IMC). A realização sistemática de outras etapas do exame clínico em pessoas assintomáticas parece não trazer dados significativos, principalmente em nível populacional.

BIBLIOGRAFIA

1. Simel DL, Rennie D. The rational clinical examination: evidence-based clinical diagnosis. JAMA Evidence. 2009.
2. Bickley LS. Bates: propedêutica médica. 12.ed. Guanabara Koogan; 2018.
3. Canadian Task Force on Preventive Health Care. Disponível em: https://www.canadiantaskforce.ca.
4. US Preventive Services Task Force. USPSTF A and B Recommendations. US Preventive Services Task Force. August 2019. Disponível em: https://www.uspreventiveservicestaskforce.org/Page/Name/uspstf-a-and-b-recommendations.
5. Laine C. The annual physical examination: needless ritual or necessary routine? Ann Intern Med. 2002;136(9):701-3.

Seção III

Sinais e sintomas

22

Adenomegalias

Milton Hideaki Arai

ESTRUTURA

Adenomegalias ou linfonodomegalias são termos utilizados para designar o aumento do tamanho dos linfonodos ou gânglios linfáticos.

Os linfonodos são estruturas encapsuladas, compostas predominantemente por linfócitos T e B, além de macrófagos, células dendríticas e plasmócitos. A maioria desses linfócitos T (80%) é $CD4^+$ (auxiliadoras). Os linfonodos apresentam vasos linfáticos aferentes, que drenam a linfa de tecidos regionais, e vasos linfáticos eferentes, que drenam para canais maiores, como o ducto torácico. Cada gânglio também recebe o suprimento sanguíneo, sendo constituído por sua artéria e veia.

FUNÇÃO

Os linfonodos são estruturas de defesa do organismo com importante função imune. É neles que ocorrem a maior parte da interação entre as células do sistema imunológico e os antígenos. Os antígenos são fagocitados pelos macrófagos/células dendríticas, e nos proteossomos são transformados em fragmentos menores, que migram para a superfície de membrana; em interação com as moléculas HLA classe I ou II, são apresentados aos linfócitos T e B existentes em suas proximidades.

LOCALIZAÇÃO

Apesar dos inúmeros gânglios existentes no organismo humano, os considerados gânglios superficiais, que podem crescer e tornar-se habitualmente palpáveis, são: os cervicais, submandibulares, submentonianos, suboccipitais, pré-auriculares, retroauriculares, supraclaviculares, axilares, epitrocleares e inguinais.

Os gânglios profundos, quando crescem, são habitualmente detectados em exames de imagem. Estão localizados no tórax (regiões hilares e mediastinais), abdome, retroperitônio e pelve.

O conhecimento dos grupos de linfonodos e de suas respectivas regiões de drenagem é mais que imprescindível (Tabela 1).

TABELA 1 Localização dos linfonodos e regiões de drenagem

Cervicais	Estruturas da cabeça e pescoço
Submandibulares e submentonianos	Boca e glândulas salivares
Suboccipitais	Cabeça (couro cabeludo) e estruturas do pescoço
Pré e retroauriculares	Regiões oculares e auriculares, couro cabeludo
Epitrocleares	Braços e mãos
Axilares	Extremidades superiores, parede torácica, mama, estruturas intratorácicas
Supraclaviculares	Cabeça, estruturas do pescoço, órgãos intratorácicos e intra-abdominais
Inguinais	Extremidades inferiores e genitália
Tórax, abdome e pelve	Regiões hilares, mediastinal, abdominal, retroperitoneal e pélvica

Em condições normais, pequenos linfonodos podem ser palpados nas regiões inguinais, em geral medindo 0,5-2 cm em seu maior diâmetro. Os gânglios submandibulares e cervical anterior também podem ser encontrados de forma persistente em razão de infecções orofaríngeas passadas. Usualmente, crianças e adolescentes têm mais gânglios palpáveis que os adultos.

> Deve-se ressaltar que nem sempre o que se palpa são gânglios. Abscessos (principalmente periodontais), cistos de tireoide, cistos branquiais, glândulas salivares, cistos de ducto tireoglosso e lipomas podem estar presentes no pescoço; hérnias inguinais e aneurismas vasculares nas virilhas podem ser confundidos com gânglios.

FISIOPATOLOGIA

- Aumento no número de linfócitos e macrófagos durante resposta a antígenos (p. ex., hiperplasia reacional a infecções, drogas, condições autoimunes e sarcoidose).
- Infiltração por outras células inflamatórias (p. ex., linfadenite bacteriana).
- Proliferação maligna *in situ* dos linfócitos (p. ex., linfoma).
- Infiltração por células malignas metastáticas (p. ex., tumores sólidos e leucemias).
- Infiltração por substâncias (p. ex., amiloidose) e macrófagos contendo substâncias lipídicas (p. ex., doença de Gaucher e Niemann-Pick).

CAUSAS

As principais causas associadas a linfonodomegalias encontram-se descritas na Tabela 2.

TABELA 2 Principais causas associadas a linfonodomegalias

Reacionais
Infecciosas
▪ Bacterianas: estreptococos, estafilococos, *Brucella* (brucelose), *Listeria* (listeriose), *Pasteurella* (peste bubônica), *Haemophilus ducreyi* (cancroide), *Chlamidia trachomatis* (linfogranuloma venéreo), sífilis, leptospirose, *Bartonella* (doença da arranhadura do gato) ▪ Virais: CMV, EBV, HIV, hepatites, rubéola, sarampo, herpes, varicela-zóster, adenovírus ▪ Micobactérias: tuberculose, lepra ▪ Fungos: histoplasmose, paracoccidiodomicose ▪ Protozoários: toxoplasmose, calazar, filariose, Chagas agudo
Não infecciosas/inflamatórias
▪ Colagenoses: LES, artrite reumatoide, síndrome de Sjögren, dermatomiosite, doença de Still, artrite idiopática juvenil ▪ Hipertireoidismo ▪ Reação a drogas: fenitoína, hidralazina, alopurinol (mais frequentes) ▪ Sarcoidose
Doenças neoplásicas
▪ Metástases de carcinoma

(continua)

TABELA 2 Principais causas associadas a linfonodomegalias (*continuação*)

Doenças neoplásicas
▪ Hematológicas: linfoma, leucemia linfoide crônica, leucemia linfoide aguda ▪ Histiocitoses
Doenças infiltrativas não neoplásicas
▪ Amiloidose ▪ Doenças de depósito (Gaucher e Niemann-Pick)
Doenças de causas desconhecidas que podem cursar com adenomegalia proeminente (doenças raras)
▪ Linfadenopatia dermatopática ▪ Doença de Kikuchi ▪ Doença de Kawasaki ▪ Doença de Castleman ▪ Doença de Rosai-Dorfman

CMV: citomegalovírus; EBV: vírus Epstein-Barr; HIV: vírus da imunodeficiência humana; LES: lúpus eritematoso sistêmico.

PROPEDÊUTICA DO AUMENTO LINFONODAL

Como sempre, boa anamnese e bom exame clínico compõem o pilar do raciocínio clínico diagnóstico. Dados da história do paciente, como idade, sinais e sintomas associados, duração dos sintomas, exposição e/ou antecedentes relevantes, são fundamentais nesse processo (Tabela 3). O exame clínico deverá abranger as características gerais do paciente, por exemplo, a presença ou não de esplenomegalia e a caracterização do linfonodo (Tabela 4).

TABELA 3 Dados de anamnese/exame clínico *versus* raciocínio diagnóstico

Idade > 40 anos	Risco maior de neoplasias
Velocidade de crescimento dos linfonodos	Doença aguda (dias a semanas): infecciosa, inflamatória Doença crônica (semanas a meses): neoplásica, granulomatosa, inflamatória
Sinais e sintomas associados	Febre prolongada, perda de peso, fadiga, sudorese: linfoma (sintomas B), tuberculose, doenças autoimunes *Rash* cutâneo: medicamentos, dengue, doença de Still, mononucleose (pós-uso de amoxacilina) Eritema nodoso: sarcoidose, medicamentos, histoplasmose, lepra Esplenomegalia: neoplasias hematológicas, calazar, mononucleose, doenças de depósito
Antecedentes pessoais	Hábitos e vícios: tabagismo e etilismo (risco para neoplasia), usuário de drogas injetáveis (endocardite)

(continua)

TABELA 3 Dados de anamnese/exame clínico *versus* raciocínio diagnóstico (*continuação*)

Antecedentes pessoais	Comorbidades: HIV, doenças reumatológicas, doenças hematológicas, doenças de depósito, neoplasia Epidemiologia: HIV, tuberculose, sífilis, toxoplasmose (exposição a gatos ou ingestão de carne mal cozida), leptospirose (exposição a locais com ratos) etc.
Antecedentes familiares	História de neoplasia de mama, cólon, próstata, tireoide, melanoma etc.
Exposição ocupacional	Agricultura: paracoccidioidomicose Pecuária: brucelose Operários de demolição: histoplasmose, silicose Espeleologia (cavernas): histoplasmose Agentes prisionais: tuberculose Profissionais do sexo: infecções sexualmente transmissíveis
Uso de medicamentos	Fenitoína, alopurinol, atenolol, captopril, carbamazepina, cefalosporina, hidralazina, penicilina, pirimetamina, quinidina, sulfonamida, isoniazida, fenilbutazona

HIV: vírus da imunodeficiência humana.

TABELA 4 Características do linfonodo

	Benigno	Maligno	
		Carcinoma	Linfoma
Localização	Qualquer	Qualquer, especialmente supraclavicular	Qualquer
Tamanho	$< 1\ cm^2$	$> 2{,}25\ cm^2$	Variado
Consistência	Fibroelástica	Endurecida/pétrea	Firme/elástica/até coalescidos
Fixação	Móvel, não aderido a planos profundos	Fixo, aderido a planos profundos	Não costuma estar aderido a planos profundos
Dor/sinais flogísticos	Pode ser doloroso, pode fistulizar	Geralmente indolor	Indolor

Na inspeção, deve-se observar também a presença de hiperemia, flutuação e fistulização. A palpação do linfonodo deve ser realizada com o paciente em posição relaxada, usando a polpa digital dos dedos indicador e médio, movimentando a pele sobre os tecidos adjacentes e não os dedos sobre a pele, com aumento progressivo da pressão. Deve-se definir a dimensão em dois eixos, de um lado para outro e de cima até embaixo.

Na palpação dos gânglios da cabeça e pescoço, o paciente deverá fletir ligeiramente o pescoço. Podem-se palpar as cadeias cervicais, bilateralmente, ao mesmo tempo. O mesmo pode ser feito com os gânglios supraclaviculares. A palpação das regiões axilares é feita com o médico em pé de frente para o doente sentado na maca. O paciente pode apoiar o membro superior direito no ombro do médico e este, com a mão esquerda, palpar a região axilar direita do paciente (a mão direita palpará a axila esquerda). O médico pode também, ativamente, sustentar o braço direito do paciente com seu membro superior direito e palpar a região com a mão esquerda e vice-versa. A palpação do gânglio inguinal deve ser realizada com o paciente deitado.

Causas mais frequentes de linfonodomegalias conforme a região acometida (Tabela 5).

TABELA 5 Causas mais frequentes de linfonodomegalias conforme a região acometida

Cervicais	Toxoplasmose, infecções de faringe e cavidade oral, adenoviroses, linfomas, tuberculose (escrófula), paracoccidiodomicose, HIV, arboviroses (dengue, zika, Chikungunya)
Suboccipital	Infecções do couro cabeludo, rubéola, picadas de insetos, LLC ou metástases
Pré-auricular Retroauricular	Infecções de pálpebras e conjuntivas, ceratites Rubéola, toxoplasmose, otite externa, infecção do couro cabeludo
Epitrocleares	Infecções de mãos, linfomas, tularemia (ausente no Brasil), sífilis secundária, hanseníase, sarcoidose, viroses em crianças
Axilares	Carcinoma de mama, linfomas; infecções, mordidas e traumas de braços e mãos; brucelose, esporotricose, doença da arranhadura do gato
Supraclavicular (à esquerda = Virchow)	Linfomas, carcinomas intratorácicos, gastrointestinais e retroperitoneais
Inguinais	IST (cancroide, sífilis primária, linfogranuloma venéreo, herpes), linfomas, infecções de pernas e pés; carcinoma de pelve, ginecológico e ânus
Mediastinal	Linfomas, sarcoidose, tuberculose, histoplasmose, tumor de células germinativas e carcinomas de pulmão e mama
Hilo pulmonar	Carcinoma de pulmão, sarcoidose, tuberculose, paracoccidioidomicose, histoplasmose
Intra-abdominal/retroperitoneal	Linfomas, carcinomas metastáticos, tuberculose, paracoccidiodomicose

(continua)

TABELA 5 Causas mais frequentes de linfonodomegalias conforme a região acometida (*continuação*)

Generalizada (mais de 2 cadeias separadas)	Neoplasias hematológicas (linfomas, LLC, leucemias agudas – LLA), metástases de tumores sólidos, infecções (citomegalovírus, mononucleose, sífilis secundária, toxoplasmose, HIV, tuberculose), LES, doença de Still, hipertireoidismo, reação a drogas (fenitoína)

HIV: vírus da imunodeficiência humana; IST: infecção sexualmente transmissível; LES: lúpus eritematoso sistêmico; LLC: leucemia linfoide crônica; LLA: leucemia linfoide aguda.

INVESTIGAÇÃO DIAGNÓSTICA

Grande parte das causas de adenomegalias pode prontamente ser identificada por história e exame clínico adequados. Normalmente, a maioria dos pacientes com menos de 40 anos tem causa benigna facilmente identificável e costuma ter evolução autolimitada. Portanto, nem sempre são necessários exames. Estes devem ser solicitados de forma individualizada, com base nas hipóteses diagnósticas.

A biópsia de linfonodo é o método diagnóstico de escolha para adenomegalia localizada ou generalizada de causa inexplicada. O maior dos linfonodos deve ser escolhido e retirado inteiro para análise (biópsia excisional). Se nenhum linfonodo predominar, a ordem decrescente de preferência para o procedimento deve ser supraclavicular, cervical (baixo), axilar e inguinal. Na adenomegalia cervical localizada em que haja suspeita de tumor de cabeça e pescoço, a avaliação citológica por punção aspirativa por agulha fina (PAAF) deve preceder a biópsia excisional. Nesse caso, a biópsia irá alterar a drenagem local, podendo piorar o prognóstico da doença.

CASOS CLÍNICOS

Caso 1

Mulher, 16 anos, apresenta-se com dor de garganta, febre, mal-estar, mialgia, tosse seca, artralgia há 5 dias. No exame clínico, encontra-se com gânglios móveis, fibroelásticos, dolorosos, sem sinais flogísticos, medindo até 1,5 cm, em diversas cadeias superficiais. Apresenta faringe hiperemiada e baço palpável a 3 cm do rebordo costal esquerdo. Relata ter ido ao pronto-socorro no início do quadro e recebido prescrição de amoxacilina, evoluindo com *rash* cutâneo.

Comentário

Trata-se de provável síndrome mono-*like*, caracterizada por febre, anorexia, mialgias, adenomegalia generalizada, esplenomegalia, na qual, além do vírus da mononucleose (vírus Epstein-Barr), diferentes etiologias são possíveis: virais (p. ex., citomegalovírus, rubéola, herpes simplex, HIV agudo, hepatite A), bacterianas (sífilis secundária), protozoose (toxoplasmose). A presença de *rash* pode ser secundária à reação alérgica ou sugerir o diagnóstico específico de mononucleose, que pode cursar com *rash* após uso de ampicilina ou amoxacilina. O diagnóstico específico será realizado por meio de sorologias.

Caso 2

Mulher, 50 anos, procura atendimento médico pelo aparecimento de nódulos em pescoço, com aumento progressivo há 3 meses. Relata ter perdido 7 kg no período. Apresentou ainda febre vespertina e sudorese noturna. No exame clínico, apresenta gânglios na região cervical anterior com até 4 cm, coalescidos, indolores, de consistência elástica e não aderidos aos planos profundos. Não apresenta acometimento de outras cadeias linfonodais, nem outras alterações no exame clínico.

Comentário

Trata-se de paciente com adenomegalia localizada, com manifestações sistêmicas de febre e perda de peso, sugerindo as possibilidades diagnósticas de linfoma e tuberculose. As características dos gânglios (coalescidos, elásticos na consistência, não aderidos aos planos profundos) sugerem a possibilidade de linfoma. A confirmação diagnóstica será feita por biópsia.

Caso 3

Homem, 62 anos, tabagista há 40 anos (1 maço por dia), relata aparecimento de nódulo cervical anterior há 2 meses. No exame clínico, palpa-se nódulo sólido, indolor, de consistência pétrea, aderido a planos profundos, com cerca de 4 cm de diâmetro.

Comentário

Trata-se de paciente tabagista, apresentando adenomegalia localizada com características sugestivas de malignidade. Pela probabilidade de ter um tumor de cabeça e pescoço, a avaliação citológica por punção aspirativa por agulha fina (PAAF) deve preceder a biópsia excisional. Nesse caso, a biópsia poderia alterar a drenagem local e alterar o prognóstico da doença.

BIBLIOGRAFIA

1. Amarante APC. Adenomegalia. In: Bensenor IM, Atta JA, Martins MA (eds.). Semiologia clínica. São Paulo: Sarvier; 2002. p.317-21.
2. Cavalcanti EFA. Linfonodomegalia. MedicinaNet. Última revisão: 30 maio 2010.
3. Falcão RP. O paciente com linfadenomegalia. In: Zago MA, Falcão RP, Pasquini R (eds.). Tratado de hematologia. São Paulo: Atheneu; 2013. p.75-80.
4. Neto FMFD, Kiso KM. Comprometimento dos linfonodos em adultos. Arq Med Hosp Fac Cienc Med Santa Casa São Paulo. 2013;58:79-87.

23

Alterações da consciência

Marcelo Arlindo Vasconcelos Miranda Rodrigues

CONCEITO

A consciência pode ser definida como um estado de percepção de si e de reatividade ao meio externo. O nível de consciência consiste em um aspecto quantitativo do estado de consciência e está relacionado ao grau de vigília da pessoa. Já o conteúdo da consciência engloba aspectos qualitativos da consciência e é composto pelo somatório das funções corticais motoras, sensitivas, emotivas e cognitivas, refletindo as coerências e as qualidades do pensamento e do comportamento de uma pessoa.

Para facilitar a abordagem propedêutica das alterações da consciência, podemos organizá-las em alterações que afetam o nível de consciência e alterações que afetam seu conteúdo. Perda de consciência súbita com perda de tônus postural e recuperação completa caracteriza síncope, assunto que é abordado em outro capítulo. Outro tema, abordado separadamente, relacionado à alteração da consciência é a síndrome convulsiva.

O nível de consciência é determinado pela atividade do sistema reticular ativador ascendente (SRAA), que se estende do mesencéfalo ao diencéfalo (tálamo e hipotálamo), sendo responsável pela ativação cortical. Já o conteúdo da consciência está relacionado à atividade do córtex cerebral. Dessa maneira, alterações do SRAA provocam alterações do nível de consciência, e alterações do córtex cerebral acarretam distúrbios do conteúdo da consciência. Em algumas situações, alterações extensas do córtex cerebral também cursam com alterações no nível de consciência.

As alterações do nível de consciência estão relacionadas principalmente às alterações quantitativas da consciência. O nível de consciência pode ser estratificado em cinco estados, a saber:

1. Estado de alerta.
2. Letargia.
3. Obnubilação.
4. Torpor.
5. Coma.

No estado de alerta a pessoa encontra-se normal e com o despertar intacto. Na letargia o indivíduo apresenta-se sonolento, mas abre e fecha os olhos aos estímulos com voz alta. Na obnubilação o indivíduo apresenta-se sonolento, abrindo os olhos e respondendo de forma confusa ou lentificada somente aos estímulos físicos como sacudir, por exemplo. No estado de torpor a pessoa apresenta diminuição mais intensa do nível de consciência, necessitando de estímulos externos mais vigorosos para despertar, tais como estímulos dolorosos; frequentemente a pessoa não apresenta resposta verbal ou apresenta resposta verbal lentificada. No estado comatoso há extrema redução do nível de consciência, com intensa alteração na percepção de si mesmo e do meio externo. Nesse estado, a pessoa permanece arresponsiva mesmo aos estímulos externos mais vigorosos. O coma é o grau máximo de rebaixamento do nível de consciência.

As alterações do conteúdo da consciência apresentam-se como alterações qualitativas da consciência e se caracterizam por quadros de confusão mental, em razão dos quais o indivíduo pode evidenciar discurso incoerente, comprometimento de uma ou mais funções cognitivas e alterações do comportamento. Diversas funções cognitivas podem ser afetadas nesses distúrbios, tais como atenção, linguagem, memória, percepção, praxia e funções cognitivas executivas, como raciocínio, planejamento e monitoramento.

CARACTERIZAÇÃO

Para melhor caracterização das alterações da consciência, podemos dividi-las entre alterações no nível de consciência e alterações do conteúdo da consciência. Tanto para avaliação do nível de consciência como do conteúdo, é preciso realizar uma anamnese e exame clínico direcionados com algumas peculiaridades. Se, durante a avaliação clínica inicial de uma pessoa que não se encontra em parada cardiorrespiratória, identifica-se que ela não está acordada, que está pouco ou não responsiva aos estímulos externos, é necessária uma avaliação imediata do nível de consciência e, quando possível, das alterações de conteúdo da consciência.

A anamnese na avaliação das alterações da consciência necessita, na grande maioria das vezes, do auxílio de outras fontes de informações, além do próprio indivíduo que está sendo avaliado. Isso ocorre porque em muitas situações, como quando há rebaixamento do nível de consciência ou alguma alteração que desorganize ou altere o conteúdo da consciência, não é possível obter informações diretamente com o paciente.

Outro fato importante em relação à fonte das informações, principalmente quando se trata do próprio indivíduo que apresenta as alterações, é tentar determinar se a crítica e a coerência do discurso estão preservadas. Por fim, durante a documentação da avaliação em prontuário, é de suma importância identificar todas as fontes de informações e a relação dessas pessoas com o indivíduo que está sendo avaliado.

Independentemente do tipo de alteração da consciência, algumas informações são sempre relevantes. Assim, deve-se questionar quando as alterações tiveram início, o contexto em que ocorreram ou estão ocorrendo, se alterações variam ou apresentam modificações em seu padrão com o decorrer do tempo. Deve-se tentar caracterizar a intensidade dessas alterações, avaliar o risco à integridade de terceiros ou da própria pessoa, identificar se há quadro de agitação psicomotora, uso de medicamentos, álcool e/ou outras drogas, história prévia de episódios semelhantes e antecedentes de doenças psiquiátricas.

É necessário fazer uma avaliação do estado mental determinando se a atenção do paciente, sua capacidade de focar ou se concentrar, está preservada. Deve-se determinar também se existe alguma alteração da memória recente, referente a minutos, horas ou dias, ou da memória remota, referente a anos passados. Identificar ainda se a pessoa está orientada no tempo e no espaço e se tem percepção dos objetos e acontecimentos a seu redor.

A avaliação de outros aspectos, como o afeto, o humor e a linguagem, também é importante. As funções cognitivas superiores podem ser avaliadas por meio do conjunto de conhecimentos gerais, capacidade de pensamento abstrato, cálculos e construções de objetos.

O exame clínico é de grande relevância porque ajuda na identificação da etiologia das alterações da consciência, assim como avalia a gravidade e até mesmo o prognóstico em algumas situações. Na avaliação clínica inicial do paciente com alteração da consciência, deve-se identificar se a pessoa está acordada e alerta. Se ela não responder, deve-se aumentar os estímulos de forma gradual, chamando-a pelo nome em voz alta e sacudindo-a como se estivesse despertando alguém adormecido. Os estímulos serão cada vez mais vigorosos se não houver resposta.

Durante o exame clínico geral, é preciso caracterizar o estado geral da pessoa, a postura que assume, se existem sinais de desidratação, desconforto respiratório, cianose, icterícia e descoramento que possam dar indícios de alguma causa metabólica. Alterações nos parâmetros vitais, como pressão arterial, frequência cardíaca e frequência respiratória, podem indicar acometimento sistêmico e maior gravidade de alteração na consciência.

O exame clínico dos diversos aparelhos (pulmonar, cardíaco, abdominal, pele e vasos) pode suscitar indícios de doenças causadoras de alterações da consciência – como ocorre, por exemplo, nos casos de *delirium*. Isso significa que o exame clínico de todos os aparelhos poderá levantar informações úteis ao diagnóstico etiológico, assim como a gravidade da alteração da consciência.

O exame clínico neurológico, nesse contexto, assume importância ainda maior, porque as alterações neurológicas específicas podem auxiliar no diagnóstico do sítio da lesão, determinar sua gravidade, prognóstico e direcionar as condutas terapêuticas iniciais. O exame neurológico, em sua forma mais completa e detalhada, é abordado em outro capítulo deste livro, mas destacaremos algumas alterações desse exame clínico que serão identificadas na avaliação das alterações da consciência.

Sinais localizatórios, como hemiparesia, hemiplegia, hemianopsia, heminegligência ou afasia, habitualmente indicam acometimento cortical específico. Alterações no padrão de resposta motora, respiratória e de motricidade ocular podem indicar acometimento do SRAA por meio da compressão, por exemplo, do diencéfalo. Paralisias dos nervos cranianos podem indicar acometimento direto do tronco cerebral, cursando com diminuição do nível de consciência.

Alterações nas pupilas, como miose ou midríase, e no reflexo fotomotor podem dar indícios da etiologia da doença causadora da alteração no nível da consciência. Durante a avaliação das pupilas é importante caracterizar seu tamanho, simetria e reflexo fotomotor. Além disso, na anamnese deve-se identificar, para evitar uma conclusão clínica errônea, se houve uso prévio de colírios ou se já existiam alterações pupilares constitucionais.

A caracterização das alterações dos níveis de consciência também pode ser realizada com base em escalas, especialmente na suspeita de coma. O uso das escalas oferece a vantagem de permitir comparações de melhora ou piora clínica de forma evolutiva, determinar a gravidade e, em algumas situações, realizar uma avaliação prognóstica também. Diversas escalas podem ser utilizadas na avaliação do nível de consciência, como a escala de coma de Jouvet, a escala de coma de Moscou e a escala de Bozza-Marrubini. A escala de coma de Glasgow tem sido a mais utilizada (Tabela 1). Apesar de alguns fatores, como o fato de o treinamento de quem aplica a escala, o tipo de estímulo doloroso utilizado na avaliação e o nível de consciência influenciarem na confiabilidade da escala de coma de Glasgow, e apesar de esta ter sido descrita no contexto do trauma, trata-se de uma ferramenta amplamente utilizada em situações clínicas. Seu emprego de forma adequada é muito útil na avaliação do nível de consciência.

Para pessoas sedadas, as escalas de Ramsay e de Richmond Agitation-Sedation Scale (RASS) são mais adequadas para avaliar o nível de consciência.

PRINCIPAIS CAUSAS

As alterações da consciência podem se manifestar como alterações do nível da consciência, do conteúdo da consciência ou de ambos. Para fins de organização didática, as causas principais responsáveis pelas alterações da consciência serão apresentadas de forma separada em alterações do nível da consciência e do conteúdo. No entanto, em diversas situações essas alterações são concomitantes.

TABELA 1 Escala de coma de Glasgow

Parâmetro	Resposta	Pontuação
Abertura ocular	Espontânea	4
	Ao estímulo verbal	3
	Aos estímulos dolorosos	2
	Ausente	1
Melhor resposta verbal	Orientado	5
	Confuso	4
	Palavras desconexas	3
	Sons ininteligíveis	2
	Ausente	1
Melhor resposta motora	Obedece a ordens verbais	6
	Localiza o estímulo	5
	Retirada inespecífica	4
	Decorticação	3
	Descerebração	2
	Ausente	1

As causas de alterações do nível da consciência podem ser divididas em causas estruturais do sistema nervoso central (SNC) e causas metabólicas (não estruturais do SNC).

As causas estruturais do SNC podem envolver lesão direta do tronco encefálico, compressão do tronco encefálico, lesão de um hemisfério cerebral – causando distorção de sua arquitetura – e lesão difusa bilateral dos hemisférios cerebrais. Essas alterações podem ser mais comumente secundárias a traumas, tumores de origem neoplásica ou infecciosa e vasculares (sangramentos ou isquêmicas).

As causas não estruturais do SNC, ou metabólicas, envolvem condições como diminuição do funcionamento do córtex cerebral ou diminuição do SRAA. Existem diversas causas metabólicas, como: hipoxemia; hipercapnia; hiperglicemia; hipoglicemia; encefalopatia hepática; síndrome de Reye; azotemia/uremia; distúrbios do sódio e do cálcio, do balaço hídrico e da osmolaridade; e outras encefalopatias metabólicas, como: cetoacidose diabética, acidose por insuficiência renal, outras formas de acidose; mixedema.

Ilusão, alucinação e *delirium* são quadros que podem causar alterações do conteúdo da consciência. A ilusão é caracterizada por uma distorção da percepção da realidade quando ocorre uma interpretação errônea da realidade.

A alucinação é caracterizada como a percepção real de algo, ou de um objeto, que na realidade não existe, ou seja, existe a percepção real de algo sem estímulo externo real que justifique essa percepção. As alucinações habitualmente podem ser visuais, auditivas, táteis e olfativas.

Delirium é um distúrbio caracterizado por quadro de confusão mental com diminuição da atenção, de etiologia orgânica, muitas vezes acompanhado de ideias delirantes e alucinações. O *delirium* pode ser hipoativo, hiperativo ou misto a depender da presença de agitação psicomotora – se acompanhado de agitação psicomotora, caracteriza-se como hiperativo. Na avaliação clínica de uma pessoa com *delirium*, pode ser constatada a dificuldade da pessoa para manter a atenção, a incoerência no raciocínio e alterações do comportamento.

O reconhecimento precoce do *delirium* e sua etiologia são essenciais, porque essas causas exigem tratamentos específicos e constituem quadros potencialmente graves.

Idosos e pessoas com quadros demenciais estão mais propensas a quadros de *delirium*, além de uma pior evolução clínica em muitas situações.

Entre as causas mais comuns de *delirium*, estão as infecciosas, como infecções do trato urinário e pneumonias, além de outras infecções, como do SNC (meningites e meningoencefalite). Também se podem encontrar como causas de *delirium* doenças pulmonares descompensadas; insuficiência cardíaca descompensada; alterações da glicemia; pode ser secundário ao uso de medicamentos como opioides, benzodiazepínicos, corticosteroides; secundário ao uso de drogas ilícitas; em pós-operatórios; doenças do SNC, como AVC, hematomas epi e subdurais.

O diagnóstico de demência, pelo quadro de confusão mental e alteração da memória que pode estar presente na anamnese, torna-se um diagnóstico diferencial em muitas situações suspeitas de alterações da consciência. Essa doença é discutida em outro capítulo.

CASO CLÍNICO

Mulher, 62 anos de idade, HAS e DM em uso de hidroclorotiazida, metformina, e gliclazida, é levada a um pronto atendimento porque apresenta quadro de confusão mental. A filha relata que sua mãe começou com quadro de astenia, mal-estar, inapetência, urina mais escura e com cheiro pútrido há 2 dias. Relata não saber se houve febre. Há 1 dia a mãe está confundindo as coisas, achando que está na igreja ou no mercado, perguntando por pessoas que não fazem mais parte do convívio pessoal, sem conseguir prestar atenção às coisas. Há algumas horas ficou mais sonolenta. Durante a anamnese direta, quando questionada em voz alta, a paciente abre os olhos, responde que está no mercado, pergunta por suas compras e fala palavras desconexas, mudando o conteúdo do assunto repentinamente.

No exame clínico, a paciente encontra-se em regular estado geral, desidratada +2/+4, acianótica, anictérica, afebril, eupneica; PA: 110 x 70 mmHg; FC: 88 bpm; FR: 16 rpm. Está desorientada no tempo e no espaço, sonolenta com abertura ocular ao chamado em voz alta, localizando estímulos dolorosos leves com movimento de retirada, sem sinais meníngeos; exames clínicos pulmonar e cardíaco sem alterações, vasos e de membros sem alterações; abdome flácido, RHA+, levemente doloroso à palpação de hipogástrio, sem sinais de peritonite.

Em relação ao caso clínico apresentado, discuta:

1. A paciente é uma fonte de informação confiável? Por quê?
2. Quais são as alterações da consciência que estão ocorrendo com ela?
3. Como estratificar o nível de consciência (alerta, letárgica, obnubilada, torporosa, coma) e qual é o Glasgow da paciente no momento da avaliação clínica inicial?
4. Quais são as principais hipóteses diagnósticas em relação à alteração do nível de consciência apresentada pela paciente?
5. Qual seria o primeiro exame complementar a ser realizado na avaliação inicial? Pensando no diagnóstico etiológico, discuta os próximos passos diagnósticos e terapêuticos.

Discussão

A paciente apresenta evidente alteração da consciência com rebaixamento do nível de consciência, podendo ser estratificada como letárgica (abertura ocular com chamado em voz alta e resposta verbal), e alteração do conteúdo da consciência caracterizada pela confusão mental, como pode ser identificado na desorientação temporal, na alteração de raciocínio e no discurso desconexo. Portanto, a paciente não é uma fonte de informação confiável.

Na escala de coma de Glasgow, apresenta abertura ocular ao chamado (= 3 pontos), resposta verbal com palavras desconexas (= 3 pontos), resposta motora com localização e retirada de estímulo (= 5 pontos), totalizando 11 pontos. Apresenta-se com um quadro clínico típico de *delirium* por conta de quadro de confusão mental aguda, com diminuição da atenção e evidências de alterações orgânicas como etiologia. Como se mostra letárgica, sem evidências de hiperatividade, poderíamos classificar seu quadro como *delirium* hipoativo. As prováveis causas orgânicas a serem aventadas são: infecção do trato urinário por conta da alteração urinária, dor em hipogástrio e prevalência mesmo na ausência de febre; desidratação com distúrbios hidroeletrolíticos como hipernatremia por conta de inapetência, desidratação +2/+4 e alteração urinária (concentração de urina).

As alterações glicêmicas sempre devem ser afastadas imediatamente, sendo, portanto, o primeiro exame complementar a ser solicitado (tanto hipo como hiperglicemia), pelo fato de a paciente ser diabética em uso de hipoglicemiantes orais e por estar inapetente, com baixa ingesta alimentar.

Para complementação da investigação diagnóstica, solicitar exames para análise de infecção de urina (séricos e de urina) e avaliação de distúrbios hidroeletrolíticos e da função renal.

O tratamento envolve o controle da glicemia, hidratação, antibioticoterapia, controle de eletrólitos e disfunção renal, conforme as alterações encontradas.

Principais pontos

Alterações da consciência	Quadro clínico	Descrição	Mecanismo de lesão	Local da lesão	Etiologias
Alterações do nível de consciência	Alerta	Sem alterações do nível de consciência	Alterações estruturais do SNC	Lesão direta do tronco encefálico; compressão do tronco encefálico; lesão com distorção da arquitetura de hemisfério cerebral; lesão difusa bilateral dos hemisférios cerebrais	Traumas, tumores por neoplasias, tumores de causa infecciosa (abscessos, neurotoxoplasmose), vasculares (aneurismas, sangramentos, acidentes vasculares isquêmicos
	Letargia	Abre os olhos ao chamado em voz alta, responde às perguntas			
	Obnubilação	Abre os olhos com estímulo delicado; resposta verbal com lentidão	Alterações metabólicas	Diminuição do funcionamento do córtex cerebral; diminuição do SRAA	Hipoxemia; hipercapnia; hiperglicemia; hipoglicemia; encefalopatia hepática; síndrome de Reye; azotemia/uremia; distúrbios do sódio e cálcio, do balanço hídrico e da osmolaridade; e outras encefalopatias metabólicas como: cetoacidose diabética, acidose por insuficiência renal, outras formas de acidose; mixedema
	Torpor	Abre os olhos ao estímulo doloroso; resposta verbal muito lentificada ou inexistente			
	Coma	Não abre os olhos mesmo aos estímulos dolorosos; sem resposta verbal			
Alterações do conteúdo	Confusão mental	Comprometimento de uma ou mais funções cognitivas (linguagem, memória, atenção, praxia, raciocínio, planejamento) e alterações do comportamento	Alterações estruturais do SNC	Lesão do córtex cerebral	Traumas, tumores por neoplasias, tumores de causa infecciosa (abscessos, neurotoxoplasmose), vasculares (aneurismas, sangramentos, acidentes vasculares isquêmicos)
			Alterações metabólicas (*delirium*)	Comprometimento transitório da atividade cerebral secundário a distúrbios orgânicos sistêmicos	Infecções (urinária, pneumonia, meningites, meningoencefalites); pneumopatias e cardiopatias descompensadas; hipo e hiperglicemias; medicamentos (opioides, benzodiazepínicos, corticoides); drogas; acidentes vasculares cerebrais

SNC: sistema nervoso central; SRAA: sistema reticular ativador ascendente.

BIBLIOGRAFIA

1. Andrade AF de, Carvalho RC, Amorim RLO de, Paiva, WS, Figueiredo EG, Teixeira MJ. Coma e outros estados de consciência. Rev Med (São Paulo). 2007;86(3):123-31.
2. Bordini AL, Luiz TF, Fernandes M, Arruda WO, Teive HA. Coma scales: a historical review. Arq Neuropsiquiatr. 2010;68(6):930-7.
3. Curran D. A clinical study of delirium: (section of psychiatry). Proc R Soc Med. 1934;27(12):1713-9.
4. Dylan F, Byrne G, Mudge AM. Delirium risk in non-surgical patients: systematic review of predictive tools. Arch Gerontol Geriatr. 2019;83:292-302.
5. Evensen S, Saltvedt I, Lydersen S, Wyller TB, Taraldsen K, Sletvold O. Delirium motor subtypes and prognosis in hospitalized geriatric patients: a prospective observational study. J Psychosom Res. 2019;122:24-8.
6. Henry WD, Mann AM. Diagnosis and treatment of delirium. Can Med Assoc J. 1965;93(22):1156-66.
7. Jennett B, Teasdale G, Braakman R, Minderhoud J, Knill-Jones R. Predicting outcome in individual patients after severe head injury. Lancet. 1976;1(7968):1031-4.
8. Prayce R, Quaresma F, Neto IG. Delirium: the 7th vital sign? Acta Med Port. 2018;31(1):51-8.
9. Rasheed AM, Amirah MF, Abdallah M, Issa M, Alharthy A. Ramsay sedation scale and Richmond Agitation sedation scale: a cross-sectional study. Dimens Crit Care Nurs. 2019;38(2):90-5.
10. Reith FC, Synnot A, van den Brande R, Gruen RL, Maas AI. Factors influencing the reliability of the Glasgow coma scale: a systematic review. Neurosurgery. 2017;80(6):829-39.

24

Alterações do apetite

Joanne Alves Moreira
Fabíola Vieira Duarte Baptista

CONCEITO

Apetite é definido pela vontade fisiológica de ingerir alimentos. O desejo de comer pode ter muitas causas, desde o déficit calórico transitório, a apresentação e o aroma de uma comida saborosa até os contextos relacionados ao período do dia e eventos sociais. O termo "apetite" não implica nenhuma causa subjacente específica.

O controle do apetite e, consequentemente, a ingestão de nutrientes e o gasto energético são regulados por um sistema neurointestinal-humoral. Há dois grandes grupos de neuropeptídeos envolvidos nos processos, os orexígenos e os anorexígenos.

A via orexígena fisiológica se inicia após a liberação de fatores neuronais, metabólicos e endócrinos a partir de estímulos ambientais que agem direta e indiretamente no hipotálamo estimulando o apetite, enquanto a via anorexígena atua inibindo o eixo. Tais neurotransmissores interagem com sinais periféricos, sendo os mais importantes a grelina e a leptina, que atuam na regulação alimentar e no gasto energético.

A grelina é um hormônio orexígeno produzido no estômago que aumenta progressivamente durante o jejum, atingindo seu pico no período pré-prandial e caindo imediatamente após a ingestão do alimento. A leptina é produzida pelo tecido adiposo e liberada na corrente sanguínea após o estímulo do alimento. Atua no hipotálamo inibindo o apetite. As concentrações de grelina e leptina são inversamente proporcionais no organismo.

AVALIAÇÃO INICIAL DO PACIENTE COM ALTERAÇÃO DO APETITE

Na anamnese do paciente com alteração de apetite os seguintes tópicos devem ser contemplados: duração do sintoma; presença de sintomas sistêmicos (p. ex., febre); alterações de peso; sintomas cardiorrespiratórios (p. ex., tosse, dispneia, palpitações); sintomas gastrointestinais (p. ex., náuseas, vômito e alterações do hábito intestinal); alterações neurológicas e psiquiátricas; histórias de viagens; uso de medicações, álcool, drogas ilícitas; tabagismo; comportamentos de risco para infecção sexualmente transmissível (IST); doenças e cirurgias prévias e história familiar.

Exame clínico: redução do apetite

Por se tratar de queixa pouco específica, o exame físico inicial deve ser completo. Inicialmente, faz-se a aferição dos sinais vitais (pressão arterial, frequência cardíaca e respiratória, temperatura axilar etc.) e ectoscopia minuciosa, atentando para turgor e elasticidade (sinais clínicos de desidratação ou edema), aranhas vasculares (hepatopatia) e manchas na pele. A inspeção da cavidade oral é essencial para a detecção de alterações anatômicas, lesões em mucosa sugestivas de neoplasia e em dentição, incluindo presença e adequação de prótese dentária.

É importante procurar sinais indiretos de perda de peso, tais como atrofia muscular, excesso de pele, estrias e alterações de fâneros. Deve-se realizar palpação de tireoide e cadeias linfonodais. Buscar ativamente anormalidades no exame clínico de mama ou próstata, bem como exame abdominal com pesquisa de visceromegalias e massas. Se houver suspeita de alterações neurológicas, realizar exame neurológico completo. Os demais aparelhos devem ser examinados de acordo com a suspeita clínica.

Exame clínico: aumento do apetite

Diante de um paciente com aumento do apetite, é importante acompanhar o peso ponderal e o índice de massa corporal (IMC). Sinais vitais são essenciais, uma vez que a obesidade está relacionada ao desenvolvimento de doenças crônicas e sistêmicas (p. ex., hipertensão arterial sistêmica, diabete melito tipo 2). Na ectoscopia, buscar manchas na pele que sugiram acantose *nigricans*, bem como alterações de fâneros como queda de cabelos e rarefação de pelos. Face em lua cheia e estrias corporais podem estar presentes no paciente em uso de glucocorticoides.

CAUSAS

Alterações do apetite podem ser secundárias a doenças sistêmicas, doenças psiquiátricas, uso de medicações, fatores sociais, fatores ambientais ou sem causa identificável. Sendo assim, serão abordados separadamente.

Anorexia

A perda de peso involuntária é queixa frequente dos atendimentos em clínica médica, chegando a 13% dos pacientes ambulatoriais e a 65% dos pacientes institucionalizados. Ela pode ou não estar relacionada a redução do apetite, ou anorexia. As principais causas estão resumidas na Tabela 1.

Algumas perguntas podem ser úteis na avaliação do paciente com redução do apetite ou perda de peso. São elas:

- O processo em investigação causa sintomas?
- A redução de apetite é secundária a outro sintoma, como náuseas?
- O paciente está preocupado com o quadro?
- A família está preocupada com os hábitos alimentares?
- Houve perda de peso? Em caso afirmativo, quanto?
- A diminuição do apetite é um novo sintoma? Em caso afirmativo, ela se iniciou após a perda de um familiar?

Aumento do apetite

O aumento do apetite pode ser uma resposta fisiológica do organismo ao aumento do metabolismo não acompanhado de ingestão calórica adequada, por exemplo, após exercício extenuante. Em outras situações, essa alteração pode se dar por condição patológica, e dentre elas é necessário destacar as endócrino-metabólicas, psiquiátricas e psicossociais. Em outras ocasiões, podem ser secundárias ao uso de medicações. Essas condições estão destacadas na Tabela 3.

TABELA 1 Causas de anorexia e suas respectivas etiologias

Causas	Etiologias
Cardiopatias	▪ Insuficiência cardíaca
Nefropatias	▪ Doença renal crônica
Doenças hepáticas	▪ Cirrose ▪ Hepatites virais ▪ Desordens biliares ▪ Hepatite gordurosa da gravidez
Doenças endócrino-metabólicas	▪ Diabete melito ▪ Hipotireoidismo ▪ Insuficiência adrenal ▪ Feocromocitoma
Doenças infecciosas	▪ HIV ▪ Tuberculose ▪ Parasitoses intestinais ▪ Endocardite bacteriana subaguda
Doenças pulmonares	▪ Doença pulmonar obstrutiva crônica
Doenças neurológicas	▪ Desordens neuromusculares ▪ Acidente vascular cerebral ▪ Demência ▪ Parkinsonismo
Doenças psiquiátricas	▪ Depressão ▪ Anorexia nervosa ▪ Bulimia ▪ Etilismo ▪ Tabagismo ▪ Luto ▪ Transtorno de ansiedade
Fatores relacionados à idade	▪ Desordens da boca e dos dentes ▪ Alterações do paladar e olfato ▪ Mudanças psicológicas
Neoplasias	▪ Caquexia do paciente oncológico ▪ Alterações do paladar e olfato ▪ Agentes antineoplásicos
Fatores socioambientais	▪ Falta de alimento ▪ Desordens da boca e dos dentes
Medicações	▪ Ver Tabela 2

TABELA 2 Anorexígenos

Antimicrobianos (p. ex., anfotericina B, didanosina, metronidazol)
Agentes antineoplásicos (p. ex., bleomicina, capecitabina, carboplatina, citarabina etc.)
Antimaláricos (hidroxicloroquina)
Broncodilatadores (salbutamol, teofilina)
Drogas: cocaína e anfetaminas
Diversos: ▪ Amiodarona, hidralazina ▪ Fluoxetina, topiramato ▪ Galantamina, rivastigmina ▪ Naltrexona, oxicodona ▪ Hidroxiureia ▪ Sibutramina ▪ Redução abrupta do uso de *Cannabis* e glucocorticoides

TABELA 3 Causas patológicas de aumento do apetite

Doenças genéticas	▪ Síndrome de Prader-Willi
Doenças endócrino- -metabólicas	▪ Diabete melito ▪ Hipertireoidismo
Doenças psiquiátricas	▪ Transtorno de ansiedade ▪ Transtorno de compulsão alimentar periódica
Condições socioambientais	▪ Privação de sono ▪ Estresse ▪ Alterações do ciclo circadiano
Medicações	▪ Antipsicóticos (olanzapina, clozapina) ▪ Antidepressivos (mirtazapina, fluoxetina, sertralina, paroxetina, citalopram) ▪ Estabilizadores de humor (carbonato de lítio) ▪ Suplementos (zinco) ▪ Glucocorticoides ▪ Drogas (*Cannabis*) ▪ Outros: acetato de megestrol

CASOS CLÍNICOS

Caso 1

Homem, 24 anos de idade, queixa-se de perda ponderal de 7 kg em 2 meses. Relata anorexia nesse período e, mais recentemente, astenia. Apresentava apetite preservado quando, após o nascimento de sua filha, há 2 meses, ocorreu redução abrupta do apetite, bem como da quantidade de alimentos ingeridos por dia. Relata que passa a maior parte do dia em jejum, porque "não tem vontade de comer". A única refeição do dia é composta por pequena quantidade de arroz, feijão e carne. Nega febre, disfagia, outros sinais e sintomas. Nega comorbidades e uso de medicações. Relata etilismo social. Nega tabagismo. Ex-usuário de maconha, cessou quando sua filha nasceu, perto do início dos sintomas. Nega uso contínuo de medicações.

Nega viagens recentes e doenças na família.

No exame clínico:

- Paciente em bom estado geral, corado, hidratado, anictérico, acianótico, lúcido e orientado no tempo e no espaço.
- PA: 110 x 70 mmHg; FC: 67 bpm; FR: 16 irpm.
- Dentes em bom estado de conservação.
- Sem alterações nos aparelhos cardiorrespiratório, abdominal e de membros.

Qual a principal hipótese diagnóstica para o paciente?

Discussão

Na abordagem do paciente com redução do apetite, é necessário seguir os passos da anamnese estruturada, visando detectar alterações para guiar o raciocínio clínico. O exame objetiva reforçar as principais hipóteses. No caso desse paciente, buscou-se excluir sintomas sistêmicos, retirando das possibilidades diagnósticas doenças neoplásicas e infecciosas. A ausência de alterações no exame clínico, associada à ausência de sintomas específicos, refuta a possibilidade de doenças cardiopulmonares, endócrino-metabólicas, hepáticas e neurológicas. Avaliando o contexto socioambiental, percebe-se que o paciente tem acesso a alimentos e não apresenta limitações para a mastigação, pois tem arcada dentária adequada. Excluindo essas situações, permanece como principal hipótese a interrupção abrupta do uso de *Cannabis*, já que o paciente nega uso de outra medicação.

Caso 2

Mulher, 64 anos de idade, queixa-se de perda de peso e aumento da fome. A paciente relata que nas últimas semanas tem comido mais que o habitual, mantendo-se com sensação frequente de fome e, mesmo assim, apresentou perda ponderal de 2 kg. Não notou alteração na qualidade dos alimentos, apenas na quantidade ingerida, bem como aumento do número de refeições por dia. Associada a essa queixa, relatou polidipsia, aumento do volume urinário e da frequência miccional. No dia da consulta a paciente relatou desconforto abdominal, náuseas e vômito que não melhoraram com medicações sintomáticas.

História pregressa: hipertensão arterial e diabete melito tipo 2. Em uso irregular de enalapril 40 mg por dia e metformina 850 mg antes do café da manhã, do almoço e do jantar, insulina NPH 10UI ao deitar (irregular).

Exame físico:

- Paciente em estado geral regular, corada, desidratada 2+/4+, anictérica, acianótica, hálito cetônico.
- PA: 130 x 90 mmHg; FC: 90 bpm; FR: 21 irpm.

- Aparelho cardiorrespiratório e neurológico sem alterações.
- Desconforto difuso à palpação abdominal, não foram palpadas massas ou visceromegalias, sem sinais de irritação peritoneal.

Qual a principal hipótese diagnóstica para a paciente?

Discussão

Trata-se de uma paciente diabética insulinodependente em uso irregular da medicação com quadro sugestivo de diabete melito em descompensação aguda. O quadro de poliúria, polidipsia, polifagia associada a perda de peso e sintomas gastrointestinais indica cetoacidose diabética ou estado hiperosmolar hiperglicêmico.

BIBLIOGRAFIA

1. Andermann ML, Lowell BB. Toward a wiring diagram understanding of appetite control. Neuron. 2017;95(4):757-78.
2. Barazzoni R, Zanetti M, Stebel M, Biolo G, Cattin L, Guarnieri G. Hyperleptinemia prevents increased plasma ghrelin concentration during short-term moderate caloric restriction in rats. Gastroenterology. 2003;124(5):1188-92.
3. Dwijen D, Tirthankar R. Progress in Medicine. 2017;27:181-6.
4. Heymsfield SB, Avena NM, Baier L, Brantley P, Bray GA, Burnett LC, et al. Hyperphagia: current concepts and future directions proceedings of the 2nd international conference on hyperphagia. Obesity (Silver Spring). 2014;22 Suppl 1(0 1):S1-S17.
5. Kalra SP. Appetite and body weight regulation: is it all in the brain? Neuron. 1997;19:227-30.
6. Konturek SJ, Konturek JW, Pawlit T, Brzozowki T. Brain-gut axis and its role in the control of food intake. J Physiol Pharmacol. 2004;55(1 Pt 2):137-54.
7. Macedo AV, Rocha MOC. Avaliação e tratamento da perda de peso involuntária e significativa. Rev Med Minas Gerais. 2010;20(1):115-23.
8. Sainsbury A, Cooney GJ, Herzog H. Hypothalamic regulation of energy homeostasis. Best Pract Res Clin Endocrinol Metab. 2002;16(4):623-37.
9. Yeung AY, Tadi P. Physiology, obesity neurohormonal appetite and satiety control. 2020. In: StatPearls [Internet]. Treasure Island (FL): StatPearls Publishing; 2021 Jan. PMID: 32310366.

25

Alterações do sono

Geraldo Lorenzi Filho
Rosa Hasan
Pedro Rodrigues Genta

INTRODUÇÃO

As pessoas passam de um terço a um quarto de suas vidas dormindo. As doenças diagnosticadas durante a vigília não desaparecem durante o sono. Na realidade, muitas doenças pioram a qualidade do sono, o que, por sua vez, interfere na qualidade de vida, podendo inclusive piorar a doença de base.

Alguns exemplos de como a má qualidade do sono pode participar de um ciclo vicioso e contribuir para a piora da doença de base incluem os pacientes com dor crônica, fibromialgia e depressão. Muitas doenças, por exemplo, a apneia obstrutiva do sono (AOS), manifestam-se durante o sono e são pouco reconhecidas na prática clínica. No entanto, a AOS é extremamente prevalente na população geral, pode causar sonolência excessiva diurna e afetar a qualidade de vida, além de ser um reconhecido fator de risco de doença cardiovascular e metabólica.

Durante muito tempo, o sono recebeu pouca atenção, justamente porque é um comportamento que não está à vista do clínico e muitas vezes o próprio paciente tem baixa percepção do problema. Pacientes com insônia frequentemente se lembram de pedir a medicação controlada no fim da consulta, ficando toda a anamnese do sono simplesmente esquecida.

Todo esse cenário se modificou radicalmente nos últimos 30 anos, com o desenvolvimento da medicina do sono. Este capítulo tem como objetivo resumir os principais pontos necessários para que a anamnese do sono seja realizada de forma simples, clara e prática. Todo clínico deve incorporar os conceitos fundamentais da medicina do sono por meio de anamnese objetiva.

ANAMNESE DO SONO

A avaliação do sono deve ser realizada de forma sistemática, com perguntas simples e diretas, que podem ser feitas rapidamente. Uma anamnese curta e objetiva deve ser feita em qualquer paciente, independentemente de suas doenças ou queixas. Portanto, a anamnese do sono deve ser incorporada a qualquer consulta clínica.

> É importante destacar que o paciente, frequentemente, tem baixa percepção de seus problemas de sono. Por exemplo, o ronco alto e constante, que levanta a suspeita de AOS, é frequentemente ignorado, negado ou minimizado pelo paciente. Some-se a observação de que muitos têm baixa percepção da sonolência excessiva diurna, que poderia ajudar na suspeita clínica de AOS.

Chama também a atenção que o hábito de não dormir em horários irregulares, de permanecer com frequência acordado à noite, quer seja no computador, diante da televisão ou no celular, muitas vezes também não é relatado pelo paciente. Portanto, a anamnese do sono tem essa particularidade. A verificação dos sinais e sintomas associados ao sono com um acompanhante pode ser muito útil. Destaque-se que a anamnese do sono deve ser sistemática e proativa, caso contrário o médico corre o risco de simplesmente não detectar várias doenças ou de negligenciar aspectos capazes de interferir diretamente na qualidade de vida e na saúde do paciente.

A anamnese do sono se baseia em três domínios: quantidade, qualidade e repercussões diurnas (Tabela 1).

Quantidade do sono

A quantidade do sono pode ser rapidamente avaliada com base em duas perguntas:

1. Em geral, a que horas você dorme?
2. A que horas acorda?

Estas duas perguntas são simples, rápidas e muito importantes, porque vive-se em uma sociedade com restrição de sono.

TABELA 1 Anamnese básica sobre o sono

Sono	Comentários
Eixo 1 – Quantidade do sono	
Em geral, a que horas você vai dormir e a que horas acorda?	Somos uma sociedade privada de sono. Essa é uma pergunta simples que pode ajudar
Quando tem oportunidade de dormir, por exemplo, nos finais de semana, você dorme muito mais?	Uma grande característica de privados do sono, em especial jovens, é o padrão de dormir um número muito maior de horas durante o final de semana (> 2 horas)
Eixo 2 – Qualidade do sono	
Você classificaria seu sono como bom, regular ou ruim?	Esta é uma pergunta simples que pode ajudar a direcionar a anamnese
Você toma ou já tomou medicações para o sono?	Esta pergunta deve ser feita ativamente, pois os pacientes com frequência simplesmente omitem essa informação
Você tem dificuldade para iniciar ou manter o sono?	Perguntas detectam os principais tipos de insônia, para iniciar ou insônia de manutenção
Você ronca? Seu ronco é alto, incomoda os outros?	Estas perguntas estão voltadas para detectar apneia obstrutiva do sono. Por ser uma doença comum e subdiagnosticada está desenvolvida no tópico "Insônia", mais adiante
Eixo 3 – Repercussões diurnas	
Você tem sonolência durante o dia?	Esta não é uma pergunta simples, e pode ser quantificada com base na escala de sonolência de Epworth

As novas tecnologias são os grandes ladrões de sono e afetam em particular os jovens. No entanto, muitos trabalhadores de meia-idade não respeitam o sono, e aposentados também podem apresentar padrões alterados de ciclo sono-vigília. Nesse contexto, é importante reconhecer os pacientes que têm horários de sono bastante irregular. É comum encontrar indivíduos que com frequência variável avançam noite adentro diante do computador, celular ou televisão. Muitos não relatam o fato e tendem a minimizar o comportamento, por acreditarem que não é um problema ou por não se sentirem à vontade para admitir um hábito que não é bem-visto socialmente.

Qualidade do sono

O segundo domínio se refere à qualidade do sono e também pode ser abordado com duas perguntas simples e diretas:

1. Você considera o seu sono de boa qualidade?
2. Seu sono é reparador, isto é, você acorda descansado?

> É fundamental que o clínico pergunte de forma clara e proativa se o paciente toma ou já tomou medicações para dormir. Vale destacar que, mesmo quando o médico pergunta sobre as medicações, muitos pacientes se esquecem de relatar as que toma para dormir.

Ainda no eixo da qualidade do sono, deve-se perguntar sobre o ronco. Este é um dos sinais cardinais da AOS, uma doença bastante comum, mas que infelizmente permanece subdiagnosticada no Brasil e em todo o mundo. Perguntas simples incluem:

- Você ronca?
- O ronco incomoda os outros?
- Alguém já observou paradas respiratórias suas durante o sono?

O ronco é frequentemente negligenciado pelo paciente. Outras perguntas relevantes: se o paciente é agitado e se chuta as pernas quando dorme, o que pode indicar movimentação periódica de pernas. Uma pergunta simples sobre sonho agitado e pesadelos pode levantar um alerta para outras parassonias.

Sintomas diurnos

O terceiro domínio refere-se aos sintomas diurnos. Deve-se perguntar se o paciente tem sonolência durante o dia. A sonolência diurna é também frequentemente subestimada, e idealmente deve ser avaliada com base na escala de sonolência de Epworth, com base na qual o paciente gradua sua probabilidade de cochilar em nenhuma (0), pequena (1), média (2) ou grande (3) em oito situações comuns do cotidiano. Pontuações acima de 10 são consideradas sonolência excessiva diurna.

A queixa de sonolência é muito relevante e pode indicar vários problemas, incluindo restrição de sono (frequente entre os jovens), problemas clínicos (p. ex., hipotiroidismo), uso de medicações sedativas, AOS e insônia. Destaque-se que a insônia tipicamente está associada a cansaço, mas não a sonolência diurna. No entanto, não é incomum encontrar pacientes com despertar precoce ou sono de má qualidade que se queixam de sonolência diurna.

Caso as perguntas iniciais sobre os três eixos não indiquem nenhum problema e se estiver evidente que o problema do paciente é de outra natureza, o questionário pode se encerrar nesse ponto. No entanto, os problemas do sono são frequentemente pouco valorizados pelo paciente, por isso que um aprofundamento sobre os três eixos é o ideal.

A insônia e a AOS são doenças extremamente comuns e relevantes, e sua anamnese será abordada em maior profundidade a seguir.

INSÔNIA

A insônia, que acomete a maior parte da população em algum momento da vida, pode ser classificada como aguda ou crônica (> 3 meses). A primeira questão que deve ser abordada com clareza refere-se à maior dificuldade do paciente: inicial, manutenção ou despertar precoce (Tabela 2). Tipicamente, a dificuldade para iniciar o sono está associada à ansiedade, enquanto a insônia de manutenção e o despertar precoce estão associados à depressão.

Apesar de a terapêutica estar além do escopo deste capítulo, é sempre importante ressaltar que a insônia pode ser abordada por meio de medidas simples, como o cultivo de hábitos saudáveis e a higiene do sono.

Falar sobre a higiene do sono oferece ao paciente uma oportunidade para refletir sobre os hábitos inadequados que estão presentes em seu cotidiano. A higiene do sono pode ser resumida em:

- Manter horários regulares.
- Praticar atividade física regularmente.
- Evitar bebidas cafeinadas não somente à tarde, mas durante todo o dia.
- Criar a rotina de evitar tecnologias (celular, computador, televisão) ao menos 1 hora antes de dormir.
- Evitar alimentação copiosa ou atividade excitante antes de dormir.
- Não usar a cama para atividades como trabalho, alimentação e uso de celular.

É importante a orientação de não ir para a cama sem sono e de não ficar na cama muitas horas para "descansar o corpo". É aconselhável também evitar cochilos durante o dia.

Usualmente, a insônia é uma comorbidade associada a transtornos de humor e ansiedade, devendo o clínico estar atento a esse eixo de doenças psíquicas.

A AOS é muito comum na população geral e ainda mais comum em pacientes com insônia. Pode contribuir, em particular a moderada, para despertares ao longo da noite, com dificuldade para a manutenção do

TABELA 2 Anamnese de pacientes com insônia

Dificuldade para dormir	A insônia pode ser dividida em inicial, manutenção e despertar precoce. A presença de um problema não exclui outro
Em média, quanto tempo demora para iniciar o sono?	Dificuldade para iniciar o sono (> 30 minutos). Tipicamente associada à ansiedade
Em média, tem dificuldade para manter o sono?	Muitas pessoas pegam no sono facilmente, mas têm dificuldade para mantê-lo, ou se queixam de sono superficial. Tipicamente associado à depressão ou à apneia obstrutiva do sono
Acorda muito antes do horário programado?	Despertar muito cedo, causando algum tipo de prejuízo durante o dia
Regularidade do sono	
Tem horários irregulares para dormir?	Muitas pessoas avançam noite adentro, impulsionados pela televisão, computador, mídias sociais. Trocar o dia pela noite quando a oportunidade surge, comum entre os jovens nos finais de semana, é um fator de risco para insônia e depressão
Trabalha em turnos ou horários irregulares?	O trabalho em turnos é um fator de risco para insônia
O seu sono é agitado? Você ronca?	O sono agitado pode ser um indicador de insônia, apneia do sono, movimentação periódica de pernas e parassonias. A pergunta sobre o ronco foi inserida aqui porque é comum pacientes com insônia apresentarem apneia do sono, contribuindo para o quadro
Toma medicações para dormir?	Essa é uma pergunta simples, mas que muitas vezes é negligenciada pelo paciente e pelo médico. Importante saber a classe da medicação e a regularidade

sono. Portanto, imprescindível manter ao menos uma pergunta relativa ao ronco, mesmo em pacientes cuja queixa principal seja insônia.

APNEIA OBSTRUTIVA DO SONO

A AOS é caracterizada pela obstrução recorrente, parcial ou total, da via aérea superior durante o sono, levando a eventos respiratórios de ao menos 10 segundos no adulto de redução do fluxo aéreo (hipopneia) ou de parada completa do fluxo aéreo (apneia), respectivamente. Os episódios de obstrução ocorrem por colapso da faringe e são tipicamente terminados por um microdespertar, causando sono fragmentado e hipóxia intermitente.

A AOS é extremamente comum na população adulta geral. Estudo epidemiológico realizado na cidade de São Paulo estimou que cerca de 1/3 dos adultos têm algum grau de AOS. Apesar dos números alarmantes, a prevalência pode ser ainda maior em pacientes com doença cardiovascular e metabólica já estabelecida.

A alta prevalência de AOS pode ser explicada pelo fato de a passagem de ar no nível da faringe ser particularmente estreita no ser humano. Durante o sono, quando existe o relaxamento fisiológico da musculatura esquelética, a faringe se torna suscetível ao colapso.

A AOS pode causar vários sintomas e é um reconhecido fator de risco cardiovascular, principalmente por causa da hipóxia intermitente. No entanto, a maior parte dos pacientes no Brasil e no mundo todo não é reconhecida. Deve ser, portanto, ativamente pesquisada pelo clínico.

Diversos questionários foram desenvolvidos para auxiliar na identificação de pacientes com AOS, e a Tabela 3 apresenta um resumo dos principais sinais, sintomas e doenças associados à AOS.

O ronco está presente em virtualmente todos os pacientes portadores de AOS. O ronco alto e frequente, que perturba o companheiro, é um sinal de alerta que se relaciona a maior probabilidade de AOS. Ronco irregular, e em particular a observação de pausas respiratórias presenciadas durante o sono, são os sintomas mais específicos. A AOS pode causar inúmeras consequências noturnas, incluindo sono fragmentado e não reparador, sono agitado e insônia. Durante o dia, sonolência excessiva diurna, cansaço e piora da qualidade de vida podem ser visíveis ao olhar atento.

A presença de sonolência excessiva pode facilmente passar desapercebida em uma consulta clínica. Nesse contexto, a escala de sonolência de Epworth é muito utilizada por ser simples e de fácil aplicação (Tabela 4). O paciente é perguntado sobre a chance de cochilar (0 a 3, sendo 3 alta) em várias situações passivas e ativas do cotidiano. Um escore acima de 10 indica sonolência excessiva.

TABELA 4 Escala de sonolência de Epworth

Situação	Probabilidade de cochilar			
	0	1	2	3
Sentado e lendo				
Assistindo à televisão				
Sentado em um lugar público (p. ex., sala de espera, cinema, igreja)				
Como passageiro de trem, carro ou ônibus, andando 1 hora sem parar				
Deitando-se à tarde para descansar, quando as circunstâncias permitem				
Sentado e conversando com alguém				
Sentado calmamente após o almoço (sem álcool)				
Em um carro enquanto para por alguns minutos em um trânsito intenso				
Total de pontos				

0 = nenhuma probabilidade de cochilar; 1 = pequena probabilidade de cochilar; 2 = moderada probabilidade de cochilar; 3 = alta probabilidade de cochilar.
Pontuação global ≥ 10 indica sonolência excessiva patológica (1 a 6: sono normal; 7 a 8: média sonolência; 9 a 24: sonolência anormal, possivelmente patológica).

A sonolência diurna, no entanto, pode ocorrer em diversas outras doenças e situações. Indivíduos privados de sono com hipotireoidismo, depressão, portadores

TABELA 3 Sintomas noturnos, diurnos e sinais ou doenças associadas a apneia obstrutiva do sono

Sintomas noturnos	Sintomas diurnos	Sinais e doenças associadas
▪ Ronco alto e frequente	▪ Sono não reparador	▪ Obesidade
▪ Ronco irregular	▪ Sonolência excessiva diurna	▪ Retrognatia
▪ Paradas respiratórias observadas	▪ Cansaço	▪ Hipertensão arterial sistêmica
▪ Noctúria	▪ Dificuldade de concentração	▪ Doença cardiovascular
▪ Dificuldade para manter o sono	▪ Perda de qualidade de vida	▪ Diabete melito
▪ Despertar precoce	▪ Sintomas depressivos	▪ Hipotireoidismo

de movimentação periódica de pernas ou narcolepsia podem, por exemplo, apresentar hipersonolência. Essas condições clínicas, por outro lado, não excluem a presença de AOS.

Durante o exame clínico, é necessário lembrar que a obesidade central é um grande fator de risco para AOS pela deposição de gordura na via aérea superior, que contribui diretamente para o fechamento da faringe, e também para a gordura abdominal. A gordura abdominal leva à redução dos volumes pulmonares e diminui a ação estabilizadora do lúmen da faringe pela tração caudal exercida pela traqueia.

Fatores que levam à restrição óssea (retrognatia e alterações que são frequentemente leves e pouco perceptíveis), avanço da idade e presença de doença cardiovascular ou metabólica são igualmente importantes para a AOS.

Apesar de todos os sinais e sintomas associados, a baixa detecção de AOS é certamente explicada pelo fato de muitos pacientes serem magros, não terem a percepção de ronco e de sonolência diurna. Uma das grandes limitações que contribuem para o baixo reconhecimento de AOS é a dificuldade de acesso ao exame de polissonografia, considerado exame padrão-ouro. Nesse contexto, formas simplificadas de diagnóstico por meio de monitores portáteis e o Holter de oximetria foram validados e podem facilitar o reconhecimento da AOS.

CASO CLÍNICO

Caso 1

Homem, 55 anos de idade, motorista de ônibus, apresenta quadro de hipertensão arterial sistêmica de difícil controle, diabete tipo 2 e dislipidemia. O paciente está controlado com medicações anti-hipertensivas (3 classes), hipoglicemiante oral, estatina. Faz uso irregular de inibidor de bomba por conta de quadro compatível com refluxo gastroesofágico. Em uma visita ambulatorial rotineira, a esposa o acompanha. Ela se queixa com o médico de que o paciente ronca muito alto há vários anos, com piora importante no último ano. Também diz que o ronco pode ser ouvido de outro cômodo e a incomoda para dormir. O ronco é irregular, com paradas respiratórias eventuais. Piorou com o ganho de peso no último ano (aproximadamente 8 kg).

O paciente nega problemas para iniciar ou manter o sono. Acorda em média 3 vezes por noite para urinar, mas volta a dormir com facilidade. Vai dormir por volta das 23 horas e acorda às 5. Relata que acorda cansado, mas que após o banho sente-se melhor. Nega sonolência ao longo do dia. No entanto, sua esposa relata que, quando o marido está de folga, dorme mais de 2 horas após o almoço e tem pouca disposição para qualquer atividade. À noite, dorme rapidamente diante da televisão, quando começa imediatamente a roncar. O paciente concorda que, às vezes, tem dificuldade para se manter acordado, principalmente após o almoço.

Exame clínico

Bom estado geral, 98 kg, 1,70 m de altura (IMC 33,9 kg/m²). Garganta: dificuldade para visualizar o *cavum* (Mallampati = 4), diâmetro do pescoço 48 cm (normal < 38 na mulher e < 42 no homem), PA 160 x 100 mmHg, saturação de oxigênio ($SatO_2$) acordado 96%. Não há outras alterações do exame clínico. Em função das novas informações, foi avaliada a escala de sonolência de Epworth (= 12, compatível com sonolência excessiva diurna). Solicitada a polissonografia noturna por suspeita de apneia do sono.

Laudo do exame de polissonografia

O tempo total de registro foi de 463 minutos, e o tempo total de sono foi de 428,5 minutos, com uma eficiência de sono de 97,6%. A distribuição do sono foi a seguinte: estágio S1: 13,8%; S2: 71,6%; S3: 1,5%. A latência para o início do sono foi de 24 minutos, e a latência para o sono REM, de 72,5 minutos, contada a partir do início do sono. O sono foi fragmentado por 655 despertares parciais e 8 despertares completos (com duração > 15 segundos). Durante o sono, ocorreram 566 apneias e hipopneias, perfazendo um índice de 79,3 apneias e hipopneias por hora de sono; a duração média dos eventos foi de 22,2 segundos, sendo o mais longo de 86,5 segundos. Os eventos respiratórios eram em sua maioria de natureza obstrutiva, relacionados, principalmente, à posição supina. A $SatO_2$ acordado foi de 93%, a média dormindo foi de 90%, e a mínima dormindo foi de 74%.

Comentários

Resumindo, a polissonografia demonstrou AOS grave, mostrando oscilações cíclicas no nível de oxigênio durante a noite. Durante o sono, ocorreram 566 apneias e hipopneias, perfazendo um índice de 79,3 apneias e hipopneias por hora de sono. A $SatO_2$ acordado foi de 93%, a média dormindo foi de 90% e a mínima dormindo foi de 74%. Foi iniciado tratamento com CPAP e máscara nasal com pressão empírica de 10 cmH_2O. A pressão foi elevada para 12 cmH_2O, guiada pela persistência de ronco baixo eventual relatado pela esposa. O paciente teve melhora importante da sonolência. Ao longo de 6 meses houve melhora do controle da pressão arterial.

Caso 2

Homem, 56 anos de idade, apresenta-se em consulta queixando-se de ronco alto. Sua companheira relata que o ronco é alto e ocorre principalmente quando em decúbito dorsal. Relata ainda que observou pausas respiratórias durante a noite. O paciente nega sonolência diurna. Foi aplicada a escala de sonolência de Epworth, e o resultado foi = 2. Tem antecedente de infarto agudo do miocárdio e dislipidemia. Ao exame clínico, PA 130 x 90 mmHg, circunferência cervical 37 cm, 1,78 m de altura, 75 kg, IMC 24,5 kg/m^2. O restante do exame está sem alterações.

Laudo do exame polissonográfico

O tempo total de registro foi de 436 minutos e o tempo total de sono foi de 374,5 minutos, com eficiência de sono de 88,3%. A distribuição do sono foi a seguinte: estágio S1: 10,9%; S2: 53%; S3: 11,8% e REM: 23,6%. A latência para o início do sono foi de 12 minutos, e a latência para o sono REM, de 44 minutos, contada a partir do início do sono. O sono foi fragmentado por 313 despertares parciais e 14 despertares completos (com duração > 15 segundos). Durante o sono ocorreram 199 apneias e hipopneias, perfazendo um índice de 31,9 apneias e hipopneias por hora de sono; a duração média dos eventos foi de 28,9 segundos, sendo o mais longo de 78 segundos. Os eventos respiratórios eram em sua maioria de natureza obstrutiva, relacionado principalmente à posição supina. A $SatO_2$ acordado foi de 94%, a média dormindo foi de 93% e a mínima dormindo foi de 83%. Observa-se que as dessaturações e os eventos respiratórios estão agrupados em momentos específicos, que coincidem com os momentos em que o paciente está em posição supina.

Comentários

Foi indicado tratamento posicional, reforçando a necessidade de evitar a posição supina, que foi obtida por meio da conscientização do problema e da utilização de um pijama com duas bolas de tênis costuradas na região dorsal. O tratamento não foi eficaz, pois a esposa relatava que o paciente continuou passando longos períodos no meio da noite roncando em posição supina. Foi encaminhado para a odontologia para uso de placa de avanço mandibular durante o sono.

Caso 3

Mulher, 61 anos de idade, casada e professora aposentada, natural e procedente de Cuiabá, queixa-se de dificuldade para iniciar o sono há 6 anos. A paciente relata que sempre dormiu bem, até que começou a apresentar algumas noites em que ficava agitada, não encontrava posição para dormir e não conseguia dormir, passando boa parte da noite acordada, andando pela casa e no dia seguinte sentindo-se esgotada. Esses episódios de insônia foram se tornando frequentes e a paciente passou a ficar muito preocupada com o sono e as consequências da insônia. Sintomas de anedonia e melancolia, sentindo-se só e incompreendida. Procurou psiquiatra, foi diagnosticada como transtorno depressivo e medicada com sertralina 100 mg pela manhã e com trazodona 50 mg à noite para auxiliar a indução do sono. Não houve melhora da insônia, e em algumas noites relata sensação de "desespero" nas pernas, não conseguindo mantê-las paradas quando tenta dormir, precisando se alongar e massagear as pernas; só sentia alívio quando andava. Em visita a uma amiga de infância em São Paulo, foi levada para consulta em especialista de sono.

A paciente deitava-se por volta de meia-noite com sono, mas sentia dificuldade para adormecer pela sensação de precisar mover as pernas e muitas vezes se levantar para aliviar o "desespero" que sentia na região das panturrilhas, em geral só adormecendo esgotada por volta da 4-5 horas da manhã. Levantava-se às 7. Nega cochilos diurnos.

Nega problemas prévios de saúde. O exame clínico geral e neurológico foi normal.

Comentários

Feita hipótese diagnóstica de síndrome das pernas inquietas, e a paciente foi medicada com pramipexol 0,25 mg às 21 horas. Solicitados exames laboratoriais para avaliar metabolismo do ferro, função renal e tireoidiana. No retorno com exames, após 5 dias, a paciente relatou desaparecimento completo dos sintomas relatados, passando a adormecer em cerca de 20 minutos e apresentando cerca de 6-7 horas de sono por noite. Sente-se bem-disposta e bem-humorada. Os exames laboratoriais estão dentro da normalidade. Portanto, a paciente apresentava síndrome das pernas inquietas e respondeu prontamente com remissão dos sintomas ao agonista dopaminérgico.

BIBLIOGRAFIA

1. Benjafield AV, Ayas NT, Eastwood PR, Heinzer R, Ip MSM, Morrell MJ, et al. Estimation of the global prevalence and burden of obstructive sleep apnoea: a literature-based analysis. The Lancet Respiratory Medicine. 2019;7(8):687-98.
2. Bertolazi AN, Fagondes SC, Hoff LS, Pedro VD, Menna Barreto SS, Johns MW. Portuguese-language version of the Epworth sleepiness scale: validation for use in Brazil. J Bras Pneumol. 2009;35(9):877-83.
3. Drager LF, Togeiro SM, Polotsky VY, Lorenzi-Filho G. Obstructive sleep apnea: a cardiometabolic risk in obesity and the metabolic syndrome. J Am Coll Cardiol. 2013;62(7):569-76.
4. Gottlieb DJ, Punjabi NM. Diagnosis and management of obstructive sleep apnea: a review. JAMA. 2020;323(14):1389-400.
5. Hanson JA, Huecker MR. Sleep deprivation. StatPearls. Treasure Island (FL): StatPearls LLC.; 2020.
6. Hayley AC, Williams LJ, Kennedy GA, Berk M, Brennan SL, Pasco JA. Prevalence of excessive daytime sleepiness in a sample of the Australian adult population. Sleep Med. 2014;15(3):348-54.
7. Hrehová L, Mezian K. Nonpharmacologic treatment of insomnia in primary care settings. International Journal of Clinical Practice. 2021:e14084.
8. Marti-Soler H, Hirotsu C, Marques-Vidal P, Vollenweider P, Waeber G, Preisig M, et al. The NoSAS score for screening of sleep-disordered breathing: a derivation and validation study. The Lancet Respiratory Medicine. 2016;4(9):742-8.
9. Netzer N, Stoohs R, Netzer C, Clark K, Strohl K. Using the Berlin questionnaire to identify patients at risk for the sleep apnea syndrome. Annals of Internal Medicine. 1999;131(7):485-91.
10. Pinheiro GDL, Cruz AF, Domingues DM, Genta PR, Drager LF, Strollo PJ, et al. Validation of an overnight wireless high-resolution oximeter plus cloud-based algorithm for the diagnosis of obstructive sleep apnea. Clinics (Sao Paulo). 2020;75:e2414.
11. Tufik S, Santos-Silva R, Taddei J, Bittencourt L. Obstructive sleep apnea syndrome in the Sao Paulo Epidemiologic Sleep Study. Sleep Med. 2010;11(5):441-6.

26

Anemia

Bruno Alvim Carvalho Araújo
Caio Barretto Anunciação
Guilherme Veronez da Costa
Leonardo Pereira Santana

INTRODUÇÃO

Definição

A anemia é definida pela redução da massa total dos glóbulos vermelhos em um indivíduo. Do ponto de vista laboratorial, o diagnóstico é feito pela diminuição de um ou mais dos seguintes parâmetros: (1) hemoglobina (Hb); (2) hematócrito (Ht) ou (3) contagem de hemácias (Hm). Todas as variáveis utilizadas possuem fatores que interferem em sua acurácia, sendo a hemoglobina a medida mais utilizada.

Segundo a Organização Mundial da Saúde (OMS), a anemia no adulto é a redução da concentração da hemoglobina em níveis inferiores a 13 g/dL em homens e 12 g/dL em mulheres. Deve-se levar em consideração que existem variações fisiológicas, a depender do sexo, idade e raça.

Eritropoiese

O processo de formação das hemácias chama-se eritropoiese e ocorre na medula óssea.

As células precursoras das hemácias são as células-tronco pluripotentes, que têm capacidade de originar duas linhagens celulares: linfoide (linfócitos B e T) e mieloide (granulócitos, macrofágos, hemácias e plaquetas).

A eritropoiese é iniciada pela produção de eritropoetina nos rins. Esse hormônio é produzido pelas células intersticiais peritubulares renais, em resposta a estímulos como a hipóxia tecidual; age nas células pluripotentes medulares, estimulando a diferenciação em eritroblastos. O eritroblasto, então, perde seu núcleo e é lançado na circulação na forma de reticulócitos ("hemácias jovens").

O amadurecimento dos reticulócitos ocorre em 24 horas, e, após a perda de RNA citoplasmático, eles são chamados de hemácias. A hemácia carreia hemoglobina, que é responsável pelo transporte de oxigênio para os tecidos e pelo retorno do dióxido de carbono para os pulmões.

É importante entender a estrutura da hemoglobina, pois alterações nela podem gerar quadros de anemia. Cada molécula de hemoglobina é formada por quatro cadeias de polipeptídeos: 2 cadeias alfa, 2 cadeias beta e seus respectivos grupos heme. O grupo heme é formado pelo ferro juntamente com a protoporfirina.

O ferro é obtido por meio da dieta e "reciclado" de hemácias senis. A vida média de uma hemácia é de cerca de 120 dias. Após esse período, ela é destruída por macrofágos do sistema reticuloendotelial do baço (hemocaterese). Os componentes da degradação são reaproveitados: a globina é metabolizada, dando origem a aminoácidos; o ferro pode ser utilizado para a produção de novas células ou armazenado na forma de ferritina; e a protoporfirina pode ser metabolizada em bilirrubina indireta.

A degradação patológica das hemácias antes do tempo de vida útil é chamada de hemólise.

A hemostasia do sistema requer função renal normal, medula óssea normofuncionante e adequado suprimento de nutrientes (ferro, vitamina B12 e ácido fólico). Um defeito em qualquer um desses processos poderá resultar em anemia. A Figura 1 mostra o ciclo de vida das hemácias.

CLASSIFICAÇÃO

A classificação das anemias pode ser feita de forma morfológica ou seguindo a fisiopatologia. A morfologia leva em consideração valores hematimétricos que incluem: volume corpuscular médio (VCM), concentração de hemoglobina média (HCM), CHCM e *red cell distribution width* (RDW). Já a classificação fisiopatológica baseia-se na contagem de reticulócitos (Tabelas 1 e 2).

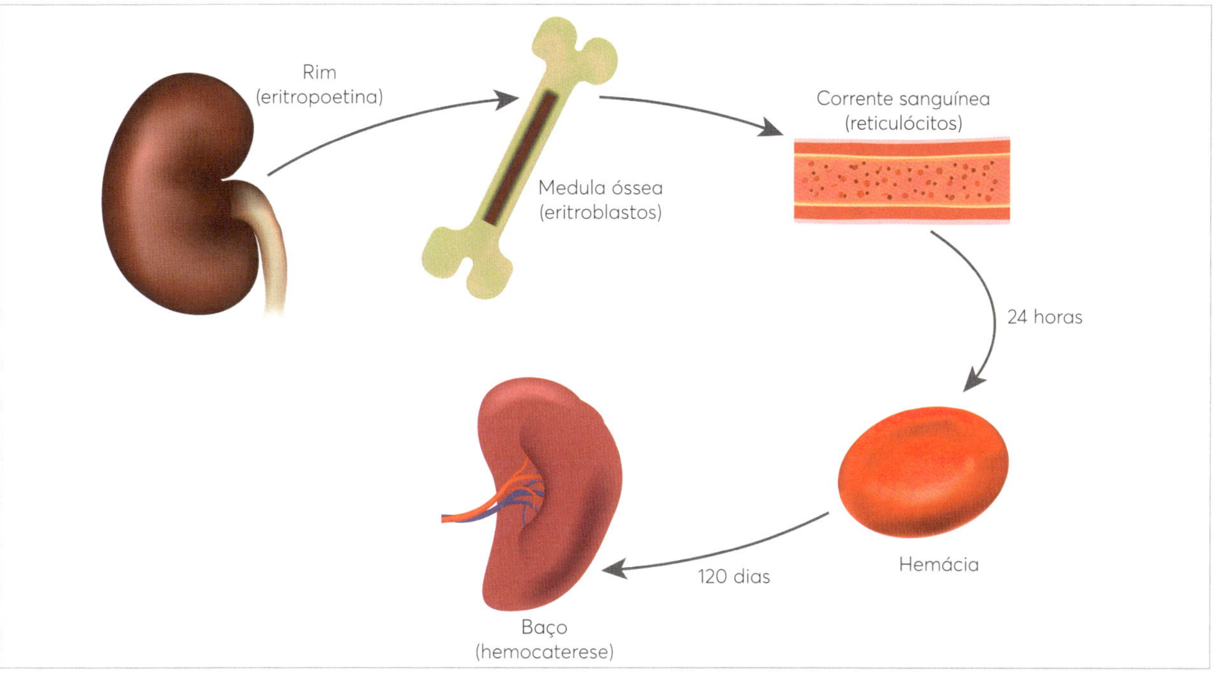

FIGURA 1
Ciclo de vida da hemácia.

TABELA 1 Classificação morfológica das anemias

Morfologia	Tipos de anemia
Microcítica	▪ Anemia ferropriva ▪ Anemia de doença crônica ▪ Talassemia ▪ Anemia sideroblástica
Normocítica	▪ Anemia ferropriva ▪ Anemia carencial mista ▪ Anemia de doença crônica ▪ Insuficiência renal ▪ Sangramento agudo ▪ Anemia hemolítica ▪ Anemia aplásica ▪ Anemia das doenças endócrinas
Macrocítica	▪ Anemia megaloblástica ▪ Anemia hemolítica ▪ Alcoolismo ▪ Anemia sideroblástica ▪ Anemia aplásica

TABELA 2 Classificação fisiopatológica (pelo grau de hematopoiese) e exemplos de causas das anemias

Hiperproliferativas	
Redução do tempo de meia-vida das hemácias	Anemias hemolíticas autoimunes
	Hemoglobinopatias com hemólise crônica
	Malária

(continua)

TABELA 2 Classificação fisiopatológica (pelo grau de hematopoiese) e exemplos de causas das anemias (*continuação*)

Hiperproliferativas	
Sequestro esplênico por esplenomegalia	Hipertensão portal
	Leucemia mieloide crônica
	Leishmaniose visceral
Hipoproliferativas	
Deficiência de "matéria-prima"	Ferropriva
	Deficiência de vitamina B12/ácido fólico
	Desnutrição proteico-calórica
Alteração no funcionamento medular ou no estímulo medular	Mielofibrose
	Mielofitse (neoplásica, tuberculose)
	Doença renal crônica
	Doença inflamatória crônica

Classificação morfológica

Anemia microcítica (VCM < 80 fL)

Anemia por deficiência de ferro (ferropriva)

A anemia por deficiência de ferro é a mais comum no mundo. Acomete principalmente pessoas com baixo nível socioeconômico; é predominante em mulheres na terceira e quarta décadas de vida.

Esse tipo de anemia está diretamente relacionado à baixa ingestão de ferro, gestação, lactação, hemorragias, baixa absorção (parasitoses, doença celíaca, gastrectomizados, gastrite atrófica), perdas ginecológicas e sequestro pulmonar de ferro (hemossiderose).

Laboratorialmente, são mais comumente vistas microcitose (VCM baixo), hipocromia (HCM baixo) e anisocitose (RDW aumentado). Os demais achados laboratoriais encontram-se na Tabela 3.

Anemia de doença crônica

É a segunda causa mais comum de anemia e a principal causa de anemia em pacientes hospitalizados. Tem fisiopatologia multifatorial (desregulação de mecanismos de absorção, transporte do ferro, destruição precoce, inibição ou deficiência de algum substrato) e está presente em diversas condições clínicas, como doenças inflamatórias (artrite reumatoide, lúpus eritematoso sistêmico, vasculites, sarcoidose, doença inflamatória intestinal etc.), infecciosas (tuberculose, osteomielite, empiema, abscesso pulmonar, endocardite bacteriana, infecção pelo HIV etc.) e neoplásicas (carcinoma, linfoma, sarcoma etc.).

É caracterizada pela elevação da ferritina sérica e pela redução da transferrina. Outros achados podem ser encontrados na Tabela 3.

TABELA 3 Achados laboratoriais na anemia ferropriva, na anemia de doença crônica e na anemia mista

Exame laboratorial	Anemia ferropriva	Anemia de doença crônica	Mista
VCM	Reduzido	Normal	Normal ou reduzido
HCM	Reduzida	Normal	Normal ou reduzida
RDW	Elevado	Normal	Normal ou elevado
Ferritina	Reduzida	Normal ou elevada	Normal ou elevada
Transferrina	Elevada	Normal ou reduzida	Normal ou reduzida
Capacidade de ligação do ferro	Elevada	Reduzida	Normal ou reduzida
Ferro sérico	Reduzido	Normal ou reduzido	Reduzido
Saturação transferrina	Reduzida	Normal ou reduzida	Normal ou reduzida
Receptor solúvel da transferrina	Elevado	Reduzido	Normal

HCM: concentração de hemoglobina média; RDW: *red cell distribution width*; VCM: volume corpuscular médio.

Talassemia

É uma das doenças genéticas mais comuns no mundo, com destaque para Extremo Oriente (alfatalassemia) e Mediterrâneo (betatalassemia).

Esse tipo de anemia é causado por uma redução da velocidade de síntese das cadeias de globina por mutação genética. As talassemias podem ser divididas em alfa ou beta. As alfatalassemias são divididas em quatro formas clínicas: portador assintomático, traço talassêmico, doença da hemoglobina H e hidropsia fetal. As betatalassemias são classificadas em menor, intermediária e maior, com apresentações clínicas diversas.

A suspeita de talassemia deve ser feita em indivíduos com história familiar.

Os achados laboratoriais mostram microcitose (VCM entre 55-75 fL) desproporcional à anemia (Tabela 4).

TABELA 4 Achados laboratoriais na talassemia

VCM	Reduzido
HCM	Reduzida
RDW	Normal
Ferritina	Normal ou elevada
Saturação da transferrina	Normal ou elevada
Capacidade de ligação do ferro	Normal
Ferro sérico	Normal ou elevado

HCM: concentração de hemoglobina média; RDW: *red cell distribution width*; VCM: volume corpuscular médio.

Anemia macrocítica (VCM > 100 fL)

Anemia megaloblástica

A anemia megaloblástica é um tipo de anemia macrocítica causado pela deficiência de vitamina B12 e/ou ácido fólico.

O ácido fólico e a vitamina B12 são nutrientes necessários na síntese de DNA de diversas células. Como as hemácias têm meia-vida curta e alto *turnover* celular, a deficiência desses nutrientes impossibilita a reposição de glóbulos vermelhos por lentificar o processo de divisão celular. A maturação assíncrona entre o núcleo e o citoplasma forma células de tamanho aumentado (megaloblásticas).

Os achados laboratoriais incluem macrocitose, redução dos níveis séricos de ácido fólico ou vitamina B12, e pode haver alterações em outras células sanguíneas (p. ex., neutrófilos hipersegmentados) (Tabela 5). Alguns pacientes podem apresentar anemia por deficiência de vitamina B12, com níveis mensurados no limite inferior da faixa de normalidade (normal baixo). Nessa situação, exames adicionais, como a dosagem da homocisteína, podem auxiliar no esclarecimento etiológico. A dosagem sérica de ácido fólico pode ser normal se houver ingestão alimentar rica em ácido fólico ou suplementação de apenas 1 dose da vitamina em data próxima à da coleta do exame, mesmo em casos de anemia por sua deficiência.

TABELA 5 Laboratório na anemia megaloblástica

VCM	Elevado
HCM	Normal
RDW	Normal ou elevado
Hipersegmentação de neutrófilos	Presente
Macroovalócitos	Presente
Poiquilocitose	Presente
Ácido fólico	Normal ou reduzido
Vitamina B12	Normal ou reduzida

HCM: concentração de hemoglobina média; RDW: *red cell distribution width*; VCM: volume corpuscular médio.

Outras anemias macrocíticas

A macrocitose pode ser vista em anemias hiperproliferativas pelo aumento de reticulócitos circulantes (p. ex., anemias hemolíticas).

É vista também em doenças medulares (síndromes mielodisplásicas, aplasia de medula óssea e aplasia pura de série vermelha), hipotireoidismo, doença pulmonar obstrutiva crônica, insuficiência hepática e icterícia obstrutiva.

Anemia normocítica (VCM entre 80-100 fL)

A principal causa de anemia normocítica é a anemia de doença crônica. Outras condições que podem levar a ela incluem: anemia carencial mista (deficiência de ferro e vitamina B12/ácido fólico), hipotireoidismo e anemia ferropriva inicial.

ANAMNESE DO PACIENTE COM SUSPEITA DE ANEMIA

A abordagem inicial do paciente deve levar em consideração que a anemia não é um diagnóstico etiológico, e sim parte de um diagnóstico clínico maior que leva à redução da massa eritrocitária total por diversos motivos.

O ambiente inicial de avaliação do paciente direciona as investigações que serão realizadas. O paciente em investigação ambulatorial terá condução diferente do paciente em pronto-socorro ou em unidade de terapia intensiva (UTI). A temporalidade dos sintomas e as principais queixas que levaram o paciente ao atendimento médico também são importantes na organização da investigação.

As suspeitas diagnósticas iniciam-se na própria identificação do paciente. A idade é um dado importante nessa avaliação: presença de anemia na infância pode estar relacionada a carências nutricionais ou variações da normalidade; nos adultos, outras causas podem ser pensadas, como sangramentos, doenças inflamatórias ou gastrointestinais disabsortivas; já em idosos com anemia, deve-se levar em consideração as doenças neoplásicas como causas importantes.

O sexo do paciente deve ser levado em consideração. É comum, na prática clínica, que pacientes femininas apresentem anemia ferropriva por sangramento aumentado durante o fluxo menstrual. A presença de doenças autoimunes e inflamatórias crônicas também é mais comum no sexo feminino.

A raça/cor do paciente também influencia nas suspeitas. No contexto brasileiro, a anemia falciforme é bastante prevalente na população negra e afrodescendente. Já as doenças inflamatórias autoimunes costumam ser mais prevalentes na população branca e caucasiana.

Outros elementos da identificação também podem direcionar a investigação. A naturalidade e a procedência trazem informações importantes do ponto de vista epidemiológico. A baixa escolaridade e o baixo nível socioeconômico podem gerar situações de vulnerabilidade, que levam a deficiências nutricionais específicas, desnutrição proteico-calórica ou maior incidência de parasitoses intestinais. Já a profissão pode estar relacionada a exposições ocupacionais.

Os sintomas de anemia em geral se mostram inespecíficos ou de difícil caracterização na maioria dos casos. A gravidade da anemia e a velocidade de instalação são variáveis essenciais na apresentação clínica. Pacientes com perdas sanguíneas agudas, por exemplo, apresentarão taquicardia, hipotensão postural, tontura e mal-estar de forma muito mais proeminente. Em contrapartida, nos pacientes com anemias crônicas, ocorrem fenômenos de adaptação e pode não haver sintomas.

Astenia e fraqueza são as principais queixas que levam à suspeita de anemia. É importante caracterizá-las quanto à duração e velocidade de instalação. Muitas vezes, o paciente utilizará termos como "falta de ar" ou "cansaço" que podem ser confundidos com "dispneia".

Sangramentos devem ser questionados ativamente. A presença de sangramentos gastrointestinais, geniturinários, em pele ou em mucosas pode justificar a anemia e levar a investigações direcionadas do quadro. No contexto de pronto-socorro e UTI, os sangramentos ganham importância ainda maior, pois podem necessitar de intervenções rápidas.

Febre é sintoma comum em pacientes com anemias secundárias a doenças infecciosas crônicas (p. ex., tuberculose, endocardite, aids etc.), doenças infecciosas agudas (p. ex., malária), doenças inflamatórias autoimunes (colagenoses, artrites inflamatórias, vasculites etc.) e doenças neoplásicas (tumores sólidos e neoplasias do sistema hematopoiético). Deve-se questionar sobre temperatura máxima, início, curva térmica ao longo do dia e periodicidade para melhor caracterização do sintoma.

O surgimento de adenomegalias ou aumento do volume abdominal também pode ocorrer. Doenças linfoproliferativas ou infecciosas crônicas (p. ex., tuberculose, endocardite, paracoccidioidomicose na forma juvenil) podem levar a linfonodomegalias generalizadas, hepatomegalia ou esplenomegalia.

A história de crises de dor em articulações ou de dor torácica leva a pensar em doença falciforme. As artralgias, dor abdominal, dor óssea e outras queixas álgicas também precisam ser exploradas nos pacientes com suspeita de anemia.

A icterícia (atual ou pregressa) pode indicar anemia relacionada a doenças hemolíticas, neoplásicas ou insuficiência hepática. Quando associada à palidez cutânea, é chamada de icterícia flavínica e é bastante comum nas anemias hemolíticas.

Outros sintomas importantes a serem questionados envolvem aqueles relacionados às doenças de base do paciente. Pacientes com doenças cardiovasculares e respiratórias podem ter descompensações por anemia, especialmente se a anemia tiver maior velocidade de instalação e for mais intensa (p. ex., piora de classe funcional de angina, edema e dispneia paroxística noturna). Deve-se questionar sobre: manifestações cutâneas, sudorese noturna, sintomas osteoarticulares, dispneia, ortopneia, dispneia paroxística noturna, dor com característica anginosa, tosse, dor abdominal, diarreia, obstipação, empachamento pós-prandial, epigastralgia e sintomas neurológicos diversos (paresias, plegias, parestesias, alterações do estado mental etc.).

O questionamento sobre hábitos do paciente pode ajudar no diagnóstico. O tabagismo pode estar relacionado a neoplasia de pulmão, bexiga e cólon, que podem cursar com anemia. O etilismo importante pode estar relacionado a anemias carenciais por deficiência de vitamina B12 e ácido fólico, pode levar a macrocitose isolada por efeito tóxico direto do álcool e acarretar hepatopatias graves ou uma forma de anemia hemolítica conhecida com síndrome de Zieve (anemia hemolítica alcoólica).

EXAME FÍSICO DO PACIENTE COM SUSPEITA DE ANEMIA

O exame físico do paciente com anemia deve ser feito de forma completa em um primeiro atendimento. Por ser condição comum a diversas doenças, os achados podem ser ricos e direcionar a investigação.

Podem-se dividir os achados em dois grupos: achados comuns às anemias e achados específicos a determinadas etiologias (Tabela 6).

TABELA 6 Achados no exame físico específicos no paciente com anemia

Achado	Doença que sugere
Queilite angular	Deficiência de ferro ou vitaminas do complexo B, imunossupressão, síndrome seca (Sjögren)
Coiloníquia	Deficiência de ferro
Glossite	Deficiência de vitaminas do complexo B e ácido fólico
Icterícia flavínica	Anemias hemolíticas
Alterações neurológicas	Deficiência de vitamina B12
Oligúria e edema facial	Insuficiência renal crônica
Dermatite herpetiforme	Doença celíaca
Candidíase oral ou genital	Imunossupressão (diabete, aids)
Sinal da bandeira em cabelos	Desnutrição grave

O exame físico do paciente deve começar com os dados vitais (frequência cardíaca, frequência respiratória, saturação e temperatura), além de dados antropométricos (peso, altura e índice de massa corporal – IMC).

A ectoscopia do paciente pode trazer dados relevantes, como palidez de pele e mucosas. Esse achado deve ser avaliado de forma crítica, pela alta prevalência de falso-positivos e falso-negativos, além de baixa concordância entre examinadores. Não existe correlação entre grau de palidez e gravidade da anemia. A palidez pode ser detectada em mucosas da boca, orofaringe, lábios, conjuntiva e leito ungueal. As mãos devem estar aquecidas, uma vez que a vasoconstrição pode prejudicar a interpretação.

A pele deve ser avaliada em todo o corpo. Deve-se procurar por petéquias, equimoses, lesões infiltrativas e outras lesões de pele (p. ex., dermatite herpetiforme, que sugere doença celíaca, eritema nodoso, que pode estar presente em doenças inflamatórias e infecciosas etc.).

Deve-se realizar a palpação de linfonodos na busca de linfonodomegalias. Importante a caracterização de localização, número de linfonodos, tamanho, consistência (pétrea × fibroelástico), coalescência, profundidade, fístulas e dor à palpação. Aumento de linfonodos pode estar presente nas doenças infecciosas e inflamatórias (p. ex., linfonodos múltiplos, menores que 1 cm, fibroelásticos e não coalescentes) ou em doenças neoplásicas (p. ex., linfonodos com consistência pétrea, profundos, coalescentes).

No sistema respiratório e cardiovascular, a presença de sopro sistólico panfocal é sinal de anemia moderada a importante. A taquipneia e a taquicardia também são comuns como mecanismos compensatórios para manutenção da oxigenação tecidual. Deve-se ficar atento a sinais de insuficiência cardíaca congestiva (presença de B3, estases jugulares, refluxo hepatojugular etc.) e de doenças pulmonares obstrutivas crônicas (sibilância, redução de murmúrios vesiculares e tórax com aumento do diâmetro anteroposterior). Essas duas doenças podem cursar com policitemia ou com anemia da doença crônica, além de hemodiluição, que pode acontecer em pacientes hipervolêmicos.

No abdome, é importante investigar a presença de esplenomegalia com percussão e palpação. A hepatomegalia também pode estar presente em doenças linfoproliferativas. A presença de sinais de ascite pode sugerir hepatopatia ou cardiopatia de base. Dor abdominal deve ser bem caracterizada, e, se suspeita de sangramento gastrointestinal, o toque retal deve ser feito.

O exame neurológico pode estar alterado, especialmente nos quadros de deficiência de vitamina B12. Alterações de sensibilidade e força muscular podem ser encontradas, e queixas cognitivas podem ser avaliadas objetivamente com escalas como o "mini-mental".

EXAMES LABORATORIAIS

O diagnóstico definitivo de anemia é laboratorial. Por definição, anemia é a redução da massa eritrocitária total. Na prática, o diagnóstico é feito pela redução da concentração de hemoglobina ou do hematócrito.

O hemograma é o exame de escolha para confirmação da anemia (Tabela 7). Com base nos valores de hemoglobina e hematócrito, é possível avaliar também a gravidade da anemia. Os valores de VCM e HCM podem ajudar a diferenciar entre anemias hipocrômicas/microcíticas, normocrômicas/normocíticas e macrocíticas. O RDW é a medida que avalia as diferenças morfológicas entre as hemácias e é comumente aumentado nas anemias ferroprivas (anisocitose). A avaliação da leucometria e da plaquetometria também é importante para diferenciar a anemia isolada das bicitopenias e pancitopenias (que incluem outros diagnósticos a serem investigados).

TABELA 7 Valores de referência dos índices hematimétricos mais comuns e suas variações de acordo com o sexo

Valores hematimétricos	Homens	Mulheres
Hematócrito (%)	40-52	36-48
Hemoglobina (g/dL)	13,5-17,5	12-16
Hemácias ($x10^6$/mcL)	4,5-6	4-5,4
VCM (fL)	80-100	80-100
HCM (pg)	27-32	27-32

HCM: concentração de hemoglobina média; VCM: volume corpuscular médio.
Fonte: adaptada de Lindembaum, 1996; Drager et al., 2002.

A cinética do ferro também é importante na avaliação da causa da anemia. Deve-se solicitar o ferro sérico, a ferritina, a dosagem de transferrina/capacidade total de ligação do ferro, saturação do ferro e reticulócitos. A dosagem de reticulócitos tem papel importante na diferenciação entre anemias hipoproliferativas (reticulócitos reduzidos ou normais) e hiperproliferativas (reticulócitos aumentados).

Os níveis de vitamina B12 e ácido fólico também devem ser solicitados na avaliação inicial. O esfregaço de sangue periférico pode auxiliar no diagnóstico de anemia hemolítica ou de hemoglobinopatias.

A depender dos achados iniciais e das suspeitas clínicas, diversos outros exames podem ser necessários para a elucidação diagnóstica: avaliação da função renal (ureia e creatinina séricas), pesquisa de autoanticorpos (p. ex., fator antinuclear, fator reumatoide) e investigação de doenças inflamatórias intestinais ou doença celíaca (Anca, Asca, anticorpo antitransglutaminase tecidual). A eletroforese de hemoglobina tem papel importante nas suspeitas de hemoglobinopatias hereditárias.

Algumas doenças também necessitarão de exames complementares além dos laboratoriais. A endoscopia digestiva alta e a colonoscopia participam da investigação de sangramentos do trato gastrointestinal. O mielograma e a biópsia de medula óssea são essenciais na investigação de doenças linfoproliferativas ou que cursem com invasão medular. Ultrassonografia ou tomografia de abdome podem ser necessárias nas investigações de hiperesplenismo. A biópsia ou aspirado de linfonodos podem auxiliar nos diagnósticos de linfoma, tuberculose e paracoccidioidomicose, por exemplo.

ABORDAGEM INICIAL

A abordagem é iniciada com a evidência clínica e laboratorial de anemia por meio do hemograma. Deve-se avaliar a hematimetria e defini-la como microcítica (VCM < 80 fL), normocítica (80 fL < VCM < 100 fL) ou macrocítica (VCM > 100 fL).

A anemia é classificada também em hipoproliferativa (reticulócitos baixos) ou hiperproliferativa (reticulócitos aumentados). A partir disso, direciona-se para diagnósticos diferenciais que foram supracitados (Figura 2).

A Figura 2 serve de guia orientador para seguir esse fluxo investigativo. É importante ressaltar que muitas vezes existem fatores causais sobrepostos na anemia (p. ex., deficiência de folato e de ferro no etilismo). Nesse caso, é necessário atentar para o fato de que o VCM é uma média do volume corpuscular da hemácia. Se houver um componente microcítico (deficiência de ferro) e um

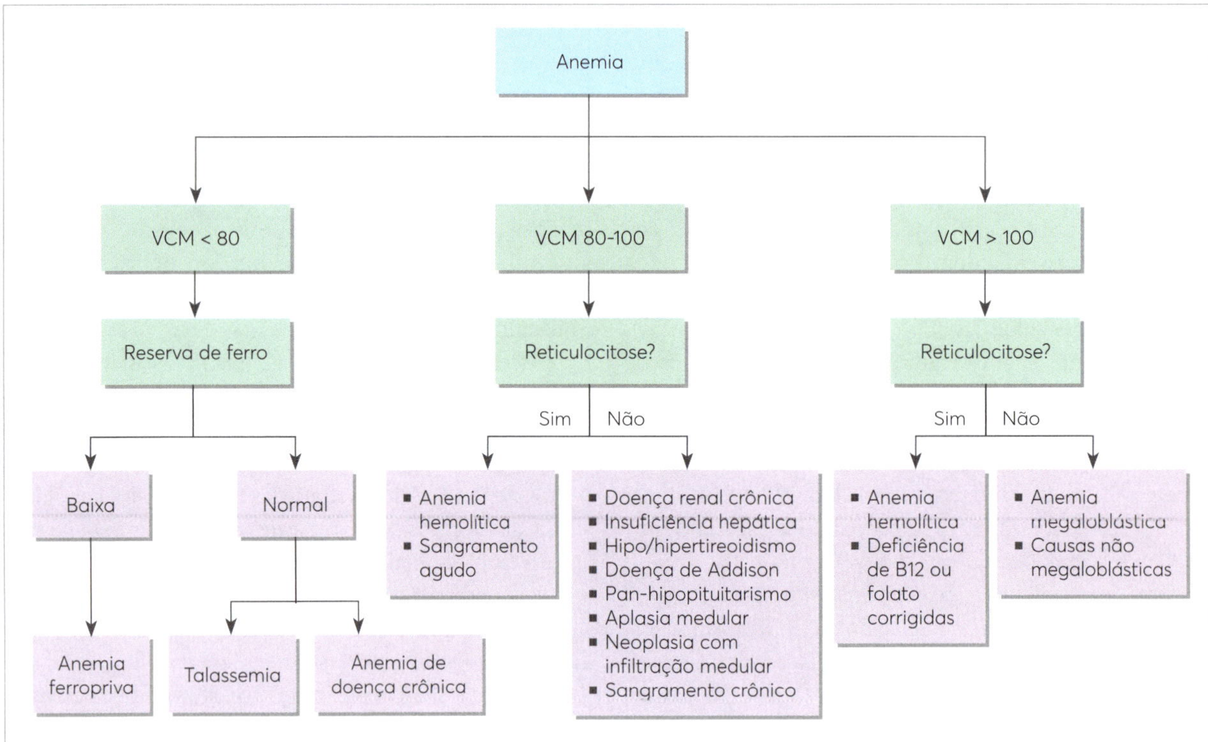

FIGURA 2
Fluxograma para investigação de anemias.

macrocítico (deficiência de folato), o VCM final medido de forma automatizada será próximo ao normal. Isso se dá porque existe heterogeneidade entre os volumes das hemácias (anisocitose). Para maior elucidação nessas situações, deve ser feito esfregaço de sangue periférico para a realização da análise morfológica das hemácias.

A junção de informações da história do paciente com exame clínico e exames complementares direcionará ao diagnóstico etiológico da anemia.

CONCLUSÃO

A anemia é um achado laboratorial altamente prevalente e de grande importância para todos os médicos, com diversos diagnósticos diferenciais. O objetivo deste capítulo foi direcionar o pensar na anemia a partir da anamnese e do exame físico, além de criar uma rotina para a solicitação de um número reduzido de exames que possa guiar a investigação etiológica das causas mais comuns de anemia. Eventualmente, causas mais raras necessitarão de investigações mais complexas com especialistas.

A avaliação semiológica segue com limitações pela baixa correlação dos achados do exame físico com a intensidade da anemia laboratorialmente. A junção dos dados da história do paciente com exames complementares é essencial para o raciocínio clínico acerca da anemia.

CASOS CLÍNICOS

Caso 1

Mulher, 32 anos de idade, queixa-se de astenia, tontura e fluxo menstrual aumentado. Ao exame clínico, encontra-se descorada, sem outras alterações. Ao hemograma: hemoglobina 8,7 g/dL e VCM 74 fL. O esfregaço de sangue periférico mostra microcitose 2+.

Discussão

O caso aborda uma anemia microcítica, de provável etiologia ferropriva. A confirmação será feita com a análise da cinética de ferro. Após a confirmação, deve-se investigar as causas para a deficiência, como déficit da ingesta, além de perdas por sangramento. Mulheres jovens comumente têm perdas por hipermenorreia, porém é importante avaliar a presença de miomas sangrantes. Caso a paciente apresente ainda dispepsia, a hipótese de sangramento por trato gastrointestinal pode ser pensada, apesar de pouco provável para a faixa etária. Outro diagnóstico diferencial, considerando apenas a microcitose, é a talassemia, especialmente em descendentes de povos mediterrâneos.

Caso 2

Homem, 53 anos de idade, etilista, levado ao pronto-socorro consciente, porém algo lentificado. Ao hemograma: hemoglobina 6,8 g/dL e VCM 85 fL. O esfregaço de sangue periférico mostra microcitose e macrocitose.

Discussão

O VCM inicialmente normal é confrontado com esfregaço de sangue periférico, com heterogeneidade entre os tamanhos das hemácias. Nesse caso, é provável que haja carência de dois fatores associados ao etilismo – deficiência de ferro e de folato. Não é possível afastar a possibilidade de que a causa da macrocitose seja deficiência de vitamina B12. Para tanto, é necessária a solicitação dos exames laboratoriais de cada um dos fatores.

Caso 3

Mulher, 49 anos de idade, submetida à cirurgia bariátrica há 20 anos, sem acompanhamento regular, queixa-se de fadiga e dispneia progressivas. Ao exame clínico, está descorada, dispneica, com turgência de jugular, ausculta pulmonar com crepitações em bases bilaterais, fígado palpável a 4 cm de rebordo costal e edema de membros inferiores. No hemograma: hemoglobina 5,9 g/dL e VCM 106 fL.

Discussão

Cirurgias bariátricas antigamente eram realizadas com técnicas que geravam condições disabsortivas significativas pela retirada da porção do estômago que produz o fator intrínseco, responsável pela absorção da vitamina B12, com necessidade da reposição desta. Os estoques de vitamina B12 no corpo duram em torno de 5 anos. Outras causas de deficiência de vitamina B12 são a gastrite atrófica – que tem diagnóstico anatomopatológico – e dietas veganas sem reposição da vitamina B12. No caso em análise, a paciente evoluiu com um quadro de insuficiência cardíaca provavelmente secundário à anemia de longa data. Hemoglobina abaixo de 7 g/dL cronicamente é um fator de risco para desenvolvimento de insuficiência cardíaca decorrente de redução da viscosidade sanguínea e do consequente aumento do débito cardíaco compensatoriamente.

Caso 4

Homem, 22 anos de idade, procurou o pronto-socorro por perceber os olhos amarelados há 3 dias. Conta que há 1 semana apresentou quadro gripal, quando fez uso de altas doses de analgésico e antitérmico para alívio dos sintomas. Ao exame clínico, está descorado e ictérico. Hemograma: hemoglobina 8,8 g/dL e VCM 94 fL. Contagem de reticulócitos aumentada. Bilirrubinas elevadas (frações direta e indireta).

Discussão

Trata-se de uma provável anemia hemolítica secundária ao abuso de drogas. A hemólise acarreta aumento da bilirrubina indireta, e sua conjugação no fígado saudável resulta em bilirrubina direta, que pode também estar elevada.

BIBLIOGRAFIA

1. Drager LF, Brito DP, Bensenor IM. Anemia. In: Benseñor IM, Atta JA, Martins MA (eds.). Semiologia clínica. São Paulo: Sarvier; 2002. p.307-316.
2. Lindenbaum. An approach to the anemias. In: Bennett JC, Plum F, Gill GN, Kokko JP, Mandell GL, Okner RK, et al. Cecil textbook of medicine. 20.ed. Philadelphia: WB Saunders; 1996. p.823.
3. Martins MA (ed.). Manual do residente de clínica médica. 2.ed. Barueri: Manole; 2017.
4. Means Jr, RT, Brodsky RA. Diagnostic approach to anemia in adults. 2021 Mai 09. In: Mentzer WC (ed.), UpToDate [Internet]. Disponível em: https://www.uptodate.com/contents/diagnostic=-approach-to-anemia-in-adults?search=anemia&source-search_result&selectedTitle=1~150&usage_type=default&display_rank=1
5. Porto CC. Semiologia médica. 3.ed. Rio de Janeiro: Guanabara Koogan; 1997.

27

Cansaço

Isabela M. Benseñor

CONCEITO

Cansaço, fadiga ou astenia são palavras que descrevem o mesmo sintoma e expressam uma sensação de debilidade física. Mas o entendimento da palavra "cansaço" pelo paciente pode ter outro significado. Além disso, frequentemente outros sintomas, como sonolência, dispneia aos esforços e fraqueza muscular, também são chamados de cansaço pelo paciente.

Todas as pessoas ficam cansadas de vez em quando, e isso é normal. A persistência do cansaço é que é a queixa e exige avaliação. É importante que o médico esclareça muito bem a queixa de cansaço com perguntas diretas (Tabela 1).

TABELA 1 Perguntas que auxiliam na caracterização do cansaço

Pergunta	Objetivo
O que você quer dizer com cansaço?	Tentar separar cansaço de sonolência, dispneia aos esforços e fraqueza muscular
A sua vida mudou por causa do cansaço?	Avaliar a repercussão a queixa na vida do paciente
Alguma coisa mudou em sua vida ultimamente?	Identificar fatores precipitantes da queixa
Quais são os medicamentos que você usa?	Identificar medicamentos que possam explicar os sintomas, por exemplo, uso de estatinas
Quantas horas por dia você dorme?	Tentar afastar insônia e outras alterações do sono, como queixa de cansaço

O cansaço é um dos sintomas mais comuns na prática clínica e pode ser consequência de doenças muito diversas. Pode apresentar-se como a principal queixa em uma consulta, geralmente na atenção primária, com frequência em torno de 25% das queixas. É importante identificar sinais de alarme que indiquem a necessidade de investigação mais abrangente.

A Tabela 2 lista sinais de alarme que indicam investigação mais abrangente da queixa.

TABELA 2 Sinais de alarme

Sinais de alarme	Causas que indicam investigação
Anedonia, tristeza	Depressão
Febre	Doenças infecciosas, linfomas
Perda de peso	Doenças infecciosas, câncer, hipertireoidismo, depressão
Dispneia	Insuficiência cardíaca, doença pulmonar obstrutiva crônica, anemia
Dor torácica	Doença isquêmica coronariana
Sangramento retal	Câncer de cólon, doença inflamatória intestinal
Linfoadenopatia	Linfomas
Diarreia	Doença inflamatória intestinal, má absorção

Se não houver sinal de alarme, cabe investigar o cansaço como a queixa principal da consulta. A Tabela 3 lista as principais causas de cansaço de acordo com sua prevalência nos tempos atuais. As causas de cansaço mudaram muito ao longo dos últimos 50 anos. O cansaço era um sintoma muito associado à presença de anemia. A queda na prevalência de anemia grave ao longo das últimas décadas levou a uma grande mudança nas causas do cansaço. Estudos recentes que avaliaram artigos sobre cansaço publicados nos últimos 50 anos mostram que a presença da anemia como causa diminuiu muito. Enquanto isso, a frequência de depressão como causa aumentou muito desde a década de 1990, quando passa a ser a principal causa de cansaço.

TABELA 3 Causas de cansaço na atenção primária em 27 estudos realizados em vários países

Causa de cansaço	Frequência (%)
Depressão	18,5
Anemia	2,8
Síndrome da fadiga crônica	2
Câncer	0,6

Fonte: adaptada de Stadje et al., 2016.

No Brasil, no Estudo Longitudinal de Saúde do Adulto (ELSA-Brasil), 33,9% dos participantes relataram cansaço na última semana. A Tabela 4 mostra os diagnósticos mais frequentes entre os participantes que relataram cansaço na última semana no estudo.

TABELA 4 Doenças e transtornos associados a cansaço no ELSA-Brasil

Transtorno mental comum*	74,4%
Ansiedade global generalizada	63,8%
Depressão	89,3%
Hipotireoidismo	41,3%
Diabetes	31,7%
Anemia	6,7%
Insuficiência cardíaca	40,2%

* Definido como presença de sintomas depressivos ou ansiosos sem fechamento de outro diagnóstico psiquiátrico.

CARACTERIZAÇÃO

Em geral, a queixa de cansaço, se isolada, é inespecífica e dura por períodos curtos de tempo, sendo resolvida em uma única consulta caso nenhum diagnóstico específico de doença seja feito. Somente 10% das queixas se associam a mais de 6 meses de sintomas. Estudos na Holanda mostram que 21% de todos os pacientes que passam pela atenção primária em 4 anos apresentam cansaço em algum momento; e 12% das queixas são diagnosticadas unicamente como cansaço, sem que outra doença esteja presente ou associada ao sintoma. A grande maioria dos pacientes com queixa de cansaço isolada é formada por mulheres e idosos.

No contexto da atenção primária, o diagnóstico de cansaço engloba grande número de diagnósticos diferenciais que incluem doenças com um espectro amplo de gravidade. Em muitos casos, a causa do cansaço pode permanecer sem um diagnóstico preciso, e frequentemente uma conduta expectante é muito mais justificada do que uma estratégia diagnóstica invasiva na ausência de outros sintomas e sinais que indiquem gravidade.

Por outro lado, estudos mostram que pacientes com um diagnóstico recente de cansaço apresentam comorbidade 61% mais elevada que a apresentada com outras queixas. As principais comorbidades são sintomas ansiosos ou depressivos, transtornos do humor e do sono, mas também podem incluir a doença isquêmica coronária e o efeito colateral de medicamentos. Além disso, estudo que avaliou o acompanhamento por 1 ano de pacientes com sintoma de cansaço mostrou que 19,4% deles foram diagnosticados com alguma alteração musculoesquelética, 18,2% com algum tipo de infecção, 16,5% com alterações psicológicas ou sociais, 8,1% com alterações digestivas, 6,7% com alterações neurológicas, 4,9% com problemas respiratórios, 4,9% com anemia ou diagnóstico de síndrome da fadiga crônica ou alergia, 2,8% com alterações endócrinas, 1,9% com doenças cardiovasculares e 0,7% com câncer, 0,5 com alterações de pele, mas ainda persistiram 15% dos pacientes sem um diagnóstico específico.

CAUSAS PRINCIPAIS

Embora os transtornos e doenças na Tabela 1 possam ser descritos como causa de cansaço, na prática clínica estudos que avaliaram a presença de cansaço em pacientes, por exemplo, com e sem anemia, mostraram frequências semelhantes de cansaço nos casos de anemia e nos indivíduos sem doença. Essa é uma das dificuldades no estudo dos sintomas e especificamente do cansaço, sobretudo no contexto da atenção primária, em que muitas vezes o sintoma é o próprio diagnóstico. Por isso, é difícil falar em termos de causalidade se é realmente a doença que causa o cansaço ou se o sintoma só se associa à doença, não sendo esta a sua causa.

Embora a queixa em geral seja breve, há pacientes com queixas crônicas de cansaço. Um diagnóstico diferencial importante nesses casos é a síndrome da fadiga crônica. Ela começa na maior parte dos casos após alguma infecção viral, e às vezes o paciente consegue expressar a data exata em que os sintomas começaram. A síndrome da fadiga crônica é uma das síndromes funcionais somáticas que se caracterizam pela presença de muitos sintomas com ausência de sinais ao exame clínico. Além do sintoma de fadiga, que é em geral debilitante, outros sintomas frequentes na síndrome da fadiga crônica são as dores musculoesqueléticas, alterações do sono, perda de concentração e cefaleias.

As síndromes funcionais somáticas frequentemente se associam a diagnósticos psiquiátricos e a outras síndromes funcionais somáticas. O diagnóstico precisa ser lembrado nos casos crônicos. Embora nem todos concordem com a existência da síndrome da fadiga crônica, questionando seu diagnóstico, o tratamento inclui a prática de exercícios e terapia cognitivo-comportamental. Entretanto, dados recentes mostram um aumento da mortalidade pelo suicídio nos pacientes com o diagnóstico, que chega a ser quase sete vezes mais frequente quando comparados aos sem diagnóstico.

A Tabela 5 descreve os critérios do Center of Disease Control (CDC) para a síndrome da fadiga crônica.

TABELA 5 Critérios do Centro para o Controle de Doenças (CDC) para síndrome da fadiga crônica (1994)

Fadiga significativa e pelo menos 4 dos sintomas a seguir: ▪ Duração de pelo menos 6 meses ▪ Tem um início bem definido ▪ Não é resultante de nenhuma doença orgânica nem de esforço excessivo ▪ Não alivia com o descanso ▪ Leva à redução muito importante das atividades de vida ocupacional educacional, social e de atividades pessoais
Quatro ou mais dos seguintes sintomas estão presentes ao mesmo tempo por período ≥ 6 meses: ▪ Falta de memória ou perda de concentração ▪ Dor de garganta ▪ Linfonodos cervicais dolorosos ▪ Dor muscular ▪ Dores articulares ▪ Cefaleias ▪ Sono não reparador ▪ Mal-estar após exercício
Critérios de exclusão: ▪ Causa médica que explique a fadiga ▪ Preenche critérios para depressão maior ou doença bipolar ▪ Presença de esquizofrenia, demência ou delírio ▪ Anorexia nervosa ou bulimia ▪ Obesidade grave

Fonte: Fukuda et al., 1994.

O diagnóstico diferencial do cansaço inclui a pesquisa de outros sintomas associados e da busca da presença de sinais ao exame clínico. Outro aspecto importante sobre algumas doenças, como o hipotireoidismo, é que o acesso a exames diagnósticos aumentou muito e o médico pensa no diagnóstico mais cedo quando o conjunto dos sintomas e dos sinais da doença não é tão típico como nas fases em que a doença se instala.

A investigação dos casos de cansaço inclui anamnese e exame clínico para detectar a presença de outros sintomas e sinais que auxiliem no diagnóstico. Se o exame clínico não mostra alterações que sugiram a causa do cansaço, a melhor estratégia é solicitar poucos exames e observar a evolução do caso. Se a suspeita é de um transtorno psiquiátrico, dirigir a anamnese para os sintomas de depressão e ansiedade. O mais importante é não fazer uma investigação muito invasiva se não há sinais de alarme.

CASOS CLÍNICOS

Caso 1

Mulher de 42 anos procura o médico com história de cansaço, desânimo, sem vontade de fazer nada nem das coisas que sempre gostou de fazer. A situação já dura 3 meses. Tem dormido muito mal, perdeu 2 kg no mesmo período, mas não está fazendo regime. O cansaço está interferindo na sua vida rotineira. Ela sente que já não consegue render no trabalho e cuidar da família e da casa como fazia antes. Sente-se culpada por esse motivo. Além disso, parou de ler as notícias porque elas sempre a deixam muito triste. Parou de ir à academia, porque não sente mais vontade e não porque a prática de atividade física aumente o cansaço. Nega o uso de qualquer medicação. A filha mais velha se casou há dois anos; o mais novo passou no vestibular e foi estudar em outra cidade. Ao exame clínico, está em bom estado geral, corada e sem outras alterações do exame clínico geral. Também não tem nenhuma alteração no restante do exame físico.

Quais os sintomas mais importantes da anamnese e que orientam o diagnóstico?

Os sintomas mais importantes e que dirigem o diagnóstico são a falta de vontade de fazer as coisas de que gostava, que caracteriza a anedonia e a tristeza. Anedonia e tristeza, acompanhadas de insônia e perda de peso sugerem nessa paciente o diagnóstico de depressão. O fato de o exame clínico ser normal confirma a hipótese diagnóstica de depressão. Outras perguntas que o médico poderia ter feito e que são importantes para confirmar o diagnóstico referem-se à dificuldade de concentração, sentimento de culpa, pensamentos de morte, todos sintomas presentes na depressão. Na presença de pensamentos de morte é importante perguntar se a pessoa tem um plano, por exemplo, se já escolheu o método. Isso indica gravidade.

A melhor conduta nesse caso é iniciar o tratamento, pedir para a paciente voltar em 2 semanas e acompanhá-la por alguns meses. A melhora do quadro com o início do tratamento fecha o diagnóstico. Não há necessidade de pedir exames.

Caso 2

Homem, 67 anos, procurou o médico com queixa de falta de ar progressiva nos últimos 6 meses. É hipertenso, mas relata pouca adesão ao tratamento. O remédio o leva a fazer muito xixi, deixando de tomá-lo em alguns dias para não atrapalhar o serviço. É obeso e conta que as pernas têm ficado inchadas no final da tarde há um ano, mas o inchaço tem aumentado muito nos últimos 2 meses. Ao exame clínico apresenta-se em bom estado geral, com estase jugular discreta a 45°, a ausculta cardíaca mostra sopro sistólico discreto em área mitral, pulmões com discretos estertores crepitantes em bases, hepatomegalia a 3 cm do rebordo costal direito. Presença de edema de membros inferiores importante com sinal de Godet. Pressão arterial de 150 x 100 mmHg.

Qual a causa do edema nesse paciente?

O edema nesse paciente é de causa cardíaca. Ele apresenta sintomas como a dispneia progressiva e vários sinais do exame clínico, como estase jugular, estertores crepitantes em bases, hepatomegalia e edema de membros inferiores, que sugerem a insuficiência cardíaca congestiva. Ele ainda apresenta dois fatores de risco importantes para a insuficiência cardíaca congestiva: hipertensão arterial e obesidade. Outras causas de edema seriam edema de origem renal e de origem hepática, mas os achados da anamnese e do exame clínico dirigem a investigação para a insuficiência cardíaca. O exame mais importante seria um ecocardiograma para avaliar a fração de ejeção. A radiografia de tórax pode mostrar área cardíaca aumentada e presença de congestão pulmonar, o que explicaria os estertores crepitantes em base. O tratamento consiste na prescrição de medicamentos que diminuam a pré e a pós-carga e a retenção de sódio e água.

Caso 3

Mulher de 55 anos procura o médico com queixa de cansaço e falta de disposição para fazer as coisas há alguns meses. Relata dormir muito e ganhou 3 kg no último ano, embora faça atividade física 4-5 vezes por semana. Está trabalhando normalmente, mas sente dificuldade para se concentrar. Ao exame clínico está em bom estado geral, levemente descorada, sem outras alterações do exame clínico geral. Também não apresenta nenhuma alteração do exame físico especial.

Quais são os diagnósticos diferenciais nesse caso?

Os diagnósticos diferenciais mais prováveis são depressão e anemia. O diagnóstico de hipotireoidismo nos anos 1970 era feito sempre em uma fase mais tardia da doença pela dificuldade de acesso aos exames. Naquela época, ainda existiam casos de raros de coma mixedematoso, que é a forma mais grave de hipotireoidismo. Hoje em dia, o diagnóstico é feito em uma fase muito mais precoce, quando o quadro clínico da doença não é tão típico. Casos como esse são encontrados muitas vezes na prática clínica. Os exames indicados são a dosagem do hormônio estimulante da tireoide (TSH), tiroxina livre (T4-livre) e hemograma. A presença de descoramento do exame clínico é difícil de avaliar, principalmente nos casos mais leves, e o hipotireoidismo pode se associar a anemia leve.

Caso 4

Mulher de 37 anos, com dois filhos de 3 e 5 anos, relata muito nervosismo e excessiva preocupação com as crianças e com a casa desde que se separou do marido, há 3 anos. Nunca consegue se desligar dos problemas, tem dificuldade para relaxar e para dormir. Está sempre muito irritada com a família e os colegas de trabalho. Procurou o médico porque há uma semana começou a ficar demasiado irritada com as crianças, coisa que nunca tinha acontecido antes. Ao exame clínico geral e especial não apresentou nenhuma alteração.

O que você acha do exame clínico normal nesse caso?

O diagnóstico é de transtorno de ansiedade, no qual se espera que o exame clínico seja normal. Os sintomas que fecham o diagnóstico de ansiedade são a presença frequente de preocupações, acompanhada de estar sempre "ligada", sem conseguir relaxar, relatando cansaço, irritação e alterações do sono. Outros sintomas são a dificuldade de concentração e a tensão muscular. Nem sempre esse aumento da tensão muscular é encontrado no exame clínico. É importante lembrar que, em grande parte dos casos, o paciente não apresenta o quadro clínico completo. O fato de alguns sintomas não estarem presentes não afasta o diagnóstico.

Caso 5

Mulher de 35 anos procura o médico porque, apesar de gostar de caminhar, tem se cansado muito ao final das caminhadas. Não relata outras queixas. Está muito animada porque foi promovida no trabalho. Ao exame clínico está em bom estado geral, levemente descorada. Por causa dos achados do exame clínico, o médico pergunta sobre a menstruação e ela diz que está normal e nada mudou nos últimos anos. Não usa anticoncepcionais.

Como investigar essa paciente?

O único achado do exame clínico é o descoramento leve, que sugere a presença de anemia. Um dado de história que ajuda é o fato de se sentir cansada após a prática de atividade física, o que sugere doença. Nem sempre é fácil reconhecer a presença de descoramento, e mais difícil ainda quantificar o grau. A investigação dessa paciente inclui um pedido de hemograma, e não estaria errado pedir também um TSH e um T4-livre. Nada da história sugere depressão ou ansiedade.

PRINCIPAIS PONTOS

- De cada 5 pacientes com queixa de cansaço no ambulatório, um sairá com diagnóstico de depressão. A frequência de outros diagnósticos, como ansiedade ou transtorno mental comum, pode ser ainda mais elevada
- Em um paciente com queixa de cansaço, sem nenhum sinal de alarme ou alterações no exame físico, a melhor conduta é a observação e o acompanhamento.
- Deve-se evitar o pedido de muitos exames ou uma investigação mais invasiva quando não há sinais de alarme. Todo exame tem uma frequência de resultados falso-positivos que podem levar a uma cascata de mais exames e ao sobrediagnóstico.

BIBLIOGRAFIA

1. Aaron LA, Herrel R, Ashton S, Belcourt M, Schmaling K, Goldberg J, et al. Comorbid clinical conditions in chronic fatigue: a co-twin control study. J Gen Pract. 2001;51:553-8.
2. Cullen W, Kearney Y, Bury G. Prevalence of fatigue in general practice. Ir J Md Sci. 2002;171(1):10-2.
3. Donner-Banzhoff N, Kunz R, Rosseer W. Studies of symptoms in primary care. Family Practice. 2001;18:33-8.
4. Fukuda K, Straus SE, Hickie I, Sharpe MC, Dobbins JG, Komaroff A. The chronic fatigue syndrome: a comprehensive approach to its definition and study. International Chronic Fatigue Syndrome Study Group. Ann Intern Med. 1994;121(12):953-9.
5. Kapur N, Webb R. Suicide risk in people with chronic fatigue syndrome. Lancet. 2016;387(10028):1596-7.
6. Kenter EGH, Okkes IM, Oskam SK, Lamberts H. Tiredness in Dutch family practice. Data on patients complaining of/or diagnosed with "tiredness". Fam Pract. 2003;20:434-40.
7. Koch H, van Bokhoven MA, ter Riet G, van Alphen-Jager JMT, van der Weijden T, Dinant G-J, Bindels PJE. Ordering tests for patients with unexplained fatigue in general practice: what does it yield? Br J Gen Practice. 2009;59(561):e93-e100.
8. Nijholder I, van der Windt D, de Vries H. Diagnoses during follow-up of patients presenting with fatigue at primary care. CMAJ. 2009;181:683-7.
9. Okkes IM, Oskam SK, Lamberts H. ICPC in the Amsterdam Transition Project. CD-Rom. Published as a companion to: ICPC-2-R. International classification of primary care. Revised 2nd ed. Oxford: Oxford University Press; 2005.
10. Stadje R, Dornieden K, Baum E, Becker A, Biroga T, Bösner S, et al. The differential diagnosis of tiredness: a systematic review. BMC Family Practice. 2016;17:147.
11. Stanley I, Salmon E, Peters S. Doctors and socials epidemics: the problem of persisted unexplained physical symptoms, including chronic fatigue. Br J Gen Pract. 2002;52:355-6.

28

Artrites e artralgias

Maria Helena Sampaio Favarato

CONCEITO E CARACTERIZAÇÃO

Queixas articulares e musculoesqueléticas são frequentes na prática clínica diária e englobam desde situações autolimitadas a doenças que provocam limitações à funcionalidade e que podem ser graves. Assim, muitas situações clínicas podem provocar artrite (inflamação em território articular) e/ou artralgia (dor em território articular), e o primeiro passo no desenvolvimento do raciocínio clínico para elaboração de diagnóstico diferencial é a definição, pela história e exame clínico, se há ou não artrite. Isso é feito, na anamnese, com a caracterização da dor em inflamatória ou mecânica (Tabela 1); e, no exame clínico, pela presença ou não de sinovite. Outra informação muito útil é a caracterização do tempo de evolução da queixa, sendo a duração de 6 semanas habitualmente considerada como ponto de corte. Cabe ainda a descrição do padrão de acometimento: mono, oligo (até quatro articulações) ou poliarticular; simetria ou assimetria; padrão aditivo ou migratório; predomínio de pequenas ou grandes articulações; concomitância de queixas axiais.

TABELA 1 Características inflamatórias e mecânicas

Inflamatórias	Mecânicas
Piora com repouso e melhora com esforço	Piora com esforço (movimento, carga) e melhora com repouso
Pior momento da dor no início do dia	Pior momento da dor no final do dia
Rigidez matinal prolongada	Rigidez matinal por menos de 30 minutos
Paciente acorda à noite pela dor	–
Presença de sintomas constitucionais	Ausência de sintomas constitucionais

Ainda na anamnese, são importantes os seguintes questionamentos:

- Identificação: a idade é importante fator epidemiológico para as doenças reumatológicas, bem como o sexo, pois as doenças autoimunes do tecido conjuntivo acometem predominantemente as mulheres.
- Ocupação profissional e prática de esportes tanto recreacional quanto competitiva, bem como por movimentos repetitivos ou gestos inadequados sob carga, além da pela possibilidade de doença ocupacional associada, como pneumoconiose (síndrome de Caplan). Vale a pena sempre indagar qual o lado dominante do indivíduo, pois causas mecânicas tendem a ocorrer mais frequentemente no lado dominante.
- Como toda dor, perguntar acerca de característica, intensidade, localização e irradiação, bem como sintomas concomitantes, fatores de melhora e de piora, uso de medicações, duração e padrão temporal.
- Há sintomas constitucionais como febre, perda de peso, mal-estar, astenia, hiporexia? A febre pode estar presente em quadros infecciosos (tanto artrite infecciosa como artrite reativa), doenças sistêmicas do tecido conjuntivo, doenças neoplásicas e paraneoplásicas, outras doenças inflamatórias, como sarcoidose, e doenças inflamatórias intestinais.
- Há lesões cutâneas ou mucosas? *Rash*, fotossensibilidade, úlceras, alopecia, psoríase, eritema nodoso, vesículas, nódulos subcutâneos, urticária, lesões purpúricas e vasculíticas, descargas genitais. Algumas lesões podem indicar processo específico, como doença de Still, lúpus eritematoso sistêmico, exantemas virais, psoríase.
- Há outros sintomas associados? Fenômeno de Raynaud, síndrome de Sjögren, linfadenomegalias, queixas oculares, fraqueza que sugira acometimento mio-

pático ou neurológico, dispneia, disfagia. A ausência de sintomas sistêmicos favorece causas osteoarticulares de dor, como osteoartrite.

- Antecedentes pessoais e uso de medicações: doenças neurológicas, endocrinológicas, neoplásicas, hematológicas (mieloma múltiplo, hemoglobinopatias).
- Funcionalidade.
- Trauma ou cirurgia articular prévios.
- Risco de infecções: viagens a zonas endêmicas, imunodepressão, uso de drogas injetáveis, presença de acessos vasculares para quimioterapia ou hemodiálise, antecedentes transfusionais, contato com tuberculose, procedimentos recentes.
- História familiar de doença reumatológica ou psoríase.

No mesmo sentido, o ponto mais importante do exame clínico é tentar encontrar sinovite. São sinais clínicos de sinovite (sinais clínicos de inflamação no território articular):

- Edema de partes moles.
- Calor local.
- Dor.
- Edema articular/derrame articular.
- Limitação da amplitude de movimento.

Para a osteoartrite, em geral não há sinais de sinovite, mas pode haver restrição à mobilidade articular, comumente acompanhada de crepitações.

Apesar de termos ressaltado os achados locais de sinovite, o exame clínico deve ser realizado de maneira completa, iniciando-se com o exame do estado geral, mucosas, pele, palpação de linfonodos e das parótidas, exame pulmonar (atenção a sinais sugestivos de derrame pleural ou estertores sugestivos de intersticiopatia) e ausculta cardíaca (descartar derrame pericárdico ou sopros).

Após a realização de exame clínico geral completo, sugere-se seguir as etapas do exame geral ortopédico:

- Inspeção estática: observar assimetrias, deformidades, lesões como abscessos, tumorações, manchas café com leite, vesículas, descolorações, cicatrizes, hematomas, bem como o trofismo muscular.
- Inspeção dinâmica: amplitude de movimento de cada articulação e acompanhamento do segmento da coluna vertebral de interesse.
- Palpação de partes moles: sempre palpar a região de interesse e suas irradiações.
- Palpação de estruturas ósseas.
- Manobras específicas.
- Exame neurológico.
- Exame de áreas associadas à irradiação da dor.

Quanto aos exames laboratoriais, exames gerais como hemograma, função renal, enzimas hepáticas, função hepática, glicemia e exames da tireoide e provas de atividade inflamatória, como velocidade de sedimentação e proteína-C-reativa, são relevantes na elucidação diagnóstica e no acompanhamento terapêutico. Deve-se tomar cuidado ao solicitar exames como fator antinúcleo (FAN), fator reumatoide e outros autoanticorpos sem uma suspeita clínica definida, pois existe uma positividade significativa desses fatores na população normal (para o fator reumatoide, 4% em jovens saudáveis, até 25% em idosos; para o FAN, cerca de 5% da população normal), além de estarem presentes em diversas doenças, como infecções crônicas, doenças inflamatórias não reumáticas e neoplasias. Um modelo proposto para investigação de quadros poliarticulares pode ser encontrado no fluxograma a seguir (Figura 1).

Para os quadros monoarticulares, as etiologias mais comuns são artrite infecciosa – séptica e gonocócica –, artrite por depósito de cristais, osteoartrite e trauma local. Pela possibilidade de quadro infeccioso com prognóstico local ruim, bem como pela possibilidade de diagnóstico etiológico simples nos casos de artrite por deposição de cristais, a regra acadêmica é a de que toda monoartrite deve ser puncionada, mandando-se o líquido sinovial para pesquisa de cristais, bacterioscópico e cultura, principalmente.

A seguir, algumas breves considerações sobre doenças que cursam com artralgia e artrite que podem ajudar na investigação propedêutica.

ARTRITE REUMATOIDE

Acomete 1-5% da população, com pico entre 50 e 75 anos, predomínio de mulheres. Curso insidioso, de semanas a meses, duração tipicamente por mais de 6 semanas, com sintomas articulares frequentemente associados a sintomas constitucionais como febre baixa, hiporexia, perda de peso e fadiga. Inicia-se geralmente em pequenas articulações, acometendo de maneira proeminente mãos (articulações metacarpofalangeanas e interfalangeanas proximais) e punhos, com aumento de volume articular, rigidez prolongada após repouso (acima de 1 hora) e incapacidade. Apesar de o quadro clínico típico ser poliartrite simétrica de pequenas e grandes articulações com predomínio de mãos, pode haver início monoarticular.

Examinam-se todas as articulações, com especial cuidado àquelas em relação às quais o paciente tem queixas. No exame clínico, é importante identificar a proliferação sinovial (*pannus* palpável) no espaço sinovial, com consistência de borracha. Pode haver ou não sinais flogísticos. A melhor técnica para esse exame é a técnica dos

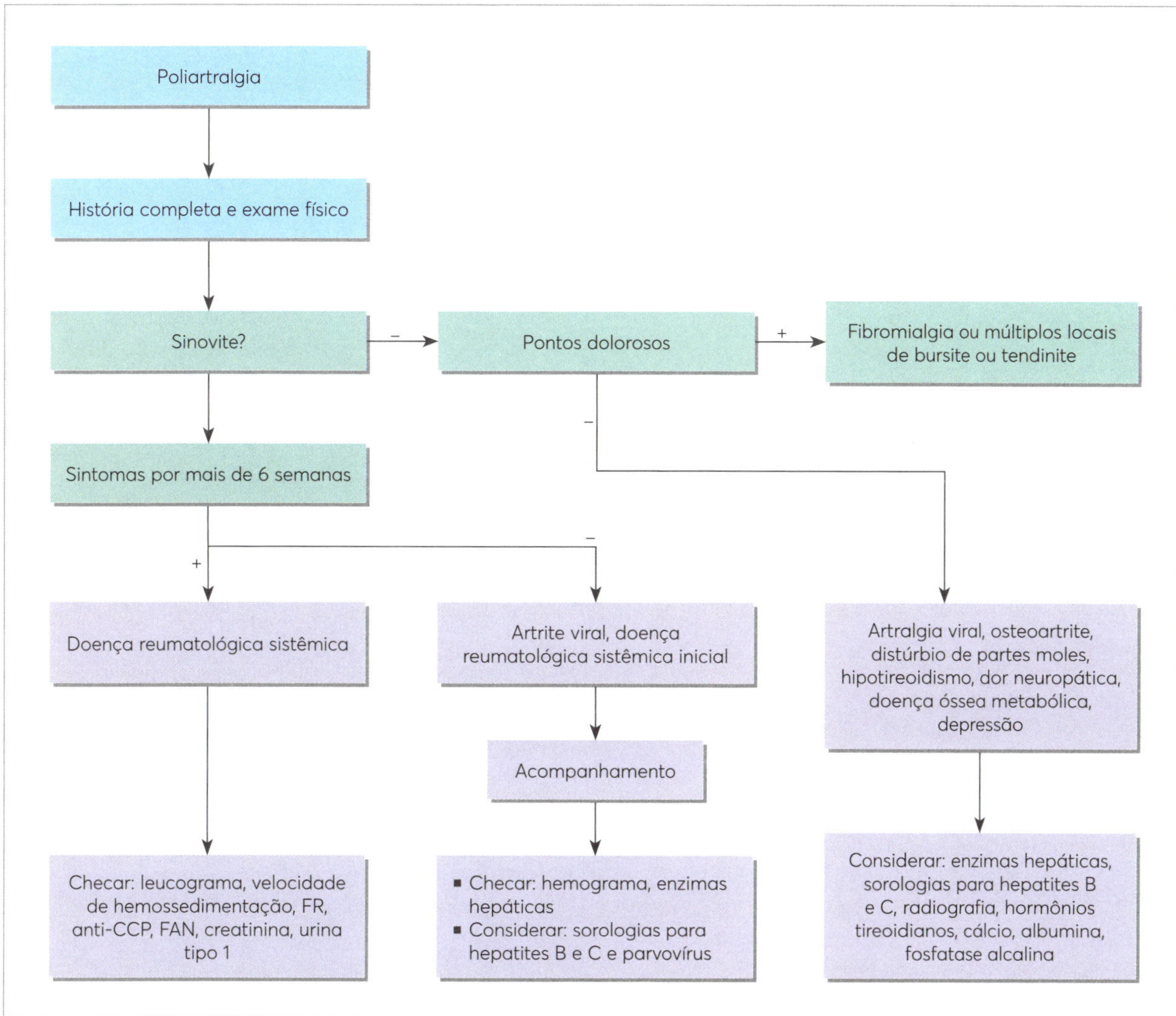

FIGURA 1
Algoritmo de investigação de poliartralgia.
Fonte: adaptada de Alle, 2017.

quatro pontos: utilizar polegares e indicadores de ambas as mãos para sentir o lado volar e palmar das articulações, bem como as laterais, conforme pode ser visto na Figura 2.

O teste do aperto (*squeeze test*) é realizado pela compressão das metacarpofalangeanas (*squeeze* de mãos) e das metatarsofalangeanas (*squeeze* de pés), sendo positivo quando o paciente relata dor nessas topografias. O objetivo desse teste é sensibilizar o exame clínico de dois territórios difíceis de serem examinados de outra forma. O teste é ilustrado na Figura 3.

Outros achados possíveis na artrite reumatoide são cistos sinoviais, que podem aparecer próximos às articulações envolvidas. De maior importância clínica há o cisto de Baker, na região poplítea, que pode causar sintomas compressivos e que tem trombose venosa profunda como diagnóstico diferencial de sua rotura, a qual causa sinais inflamatórios intensos.

Toda a avaliação clínica e condutas iniciais são voltadas ao diagnóstico precoce e ao tratamento guiado por alvos clínicos, de maneira a evitar complicações de longo prazo, como nódulos reumatoides e deformidades. Algumas deformidades típicas, que podem ser vistas em pacientes de longa evolução, são:

- Dedo em pescoço de cisne (hiperextensão da interfalangeana proximal e flexão da distal).
- Dedo em botoeira (flexão da interfalangeana proximal e hiperextensão da distal). Tanto o pescoço de cisne como a botoeira são inicialmente redutíveis, mas passam para a contratura fixa com o tempo.
- Subluxação das metacarpofalangeanas com desvio ulnar do carpo.
- Atrofia da musculatura extrínseca.
- Rupturas tendíneas.

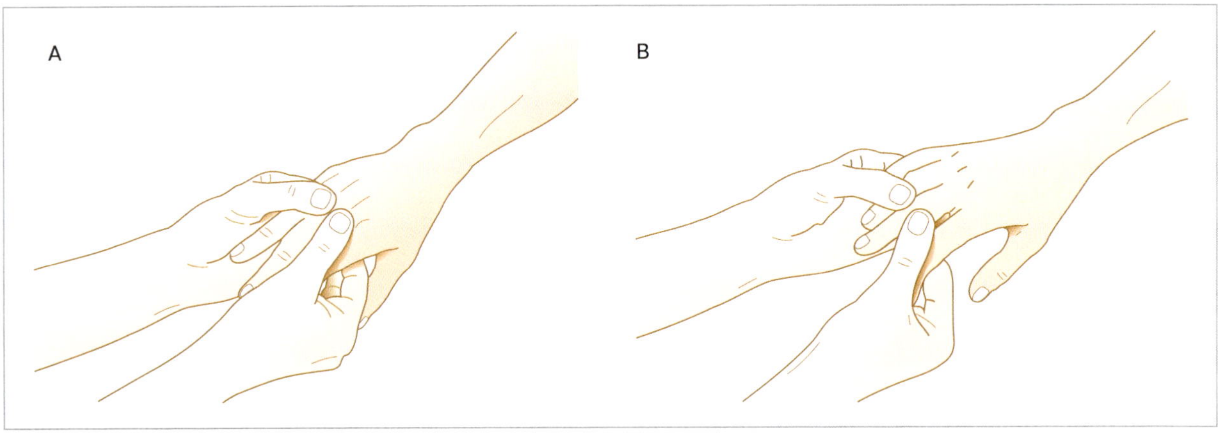

FIGURA 2
Técnica do exame das articulações das mãos.

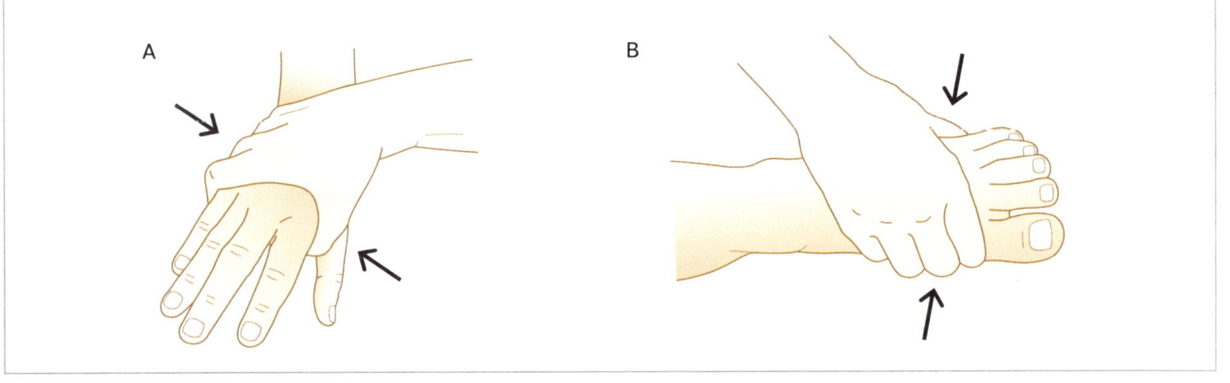

FIGURA 3
Teste do *squeeze* de mãos (A) e pés (B).

OSTEOARTRITE

Doença na qual fatores mecânicos, degenerativos e inflamatórios se unem para causar dano quantitativo e qualitativo à cartilagem articular. Seu processo patogênico é desencadeado ou agravado por fatores biológicos, como fatores genéticos, inflamatórios, metabólicos e o próprio envelhecimento, e mecânicos, como obesidade, movimentos repetitivos e/ou com carga excessiva, gestos laborais ou esportivos inadequados, desalinhamentos, displasias, neuropatias com perda de propriocepção, entre outros. Sua prevalência na população geral é de aproximadamente 3,5%, aumentando consideravelmente com a idade. São as articulações mais comumente afetadas joelhos, quadril e mãos – especificamente interfalangeanas proximais e distais, poupando metacarpofalangeanas.

Seu principal sintoma é a dor articular, e tem evolução muito lenta, de meses a anos quando o paciente procura atendimento. Pode tornar-se persistente e de maior intensidade com o passar do tempo, com a possibilidade de haver períodos de exacerbação da atividade inflamatória, bem como restrição da mobilidade e deformidades. Pode haver dor em repouso e rigidez matinal, em geral de duração inferior a 30 minutos.

No exame clínico, há dor articular, bem como crepitação à mobilização do território acometido, com ou sem restrição da amplitude de movimento local, sendo aumento do volume articular achado comum. São bastante característicos os nódulos de Heberden e Bouchard, nódulos endurecidos nas faces laterais das articulações interfalangeanas distais e proximais, respectivamente. Pode haver sinais inflamatórios, mas estes são menos proeminentes do que nas artrites inflamatórias. A Tabela 2 apresenta as características que diferenciam a osteoartrite da artrite reumatoide.

GOTA

Doença por erro inato do metabolismo mais comum (cerca de 3% da população), caracterizada por episódios recorrentes de artrite inflamatória desenca-

TABELA 2 Diferenças clínicas entre osteoartrite e artrite reumatoide

Característica	Osteoartrite	Artrite reumatoide
Articulações comumente afetadas	Quadril, joelho, coluna, mãos	Mãos e pés
Acometimento de mãos	Interfalangeanas proximais e distais, poupando metacarpofalangeanas	Metacarpofalangeanas e interfalangeanas proximais, poupando as distais
Simetria	Assimétrica, predomina nas articulações de carga, lado dominante	Manifestações simétricas
Tipo de dor	Mecânica	Inflamatória
Rigidez matinal	Menos de 30 minutos	Mais de 1 hora
Envolvimento extra-articular	Não	Sim
Provas de atividade inflamatória	Baixas	Elevadas

deada pela deposição de cristais de ácido úrico, o que acontece na vigência de níveis de ácido úrico maiores que a capacidade de solubilização deste. A hiperuricemia é decorrente, na maior parte dos casos, da hipoexcreção de ácido úrico, podendo também ser secundária à hiperprodução.

O protótipo clássico do paciente com gota é um homem, entre 30-60 anos, com perfil metabólico típico – obesidade, hipertensão, dislipidemia – e história de consumo de álcool.

A articulação mais comumente afetada é a primeira metatarsofalangeana, sendo a artrite gotosa dessa articulação denominada podagra. Em geral as crises são recorrentes, com período intercrítico assintomático, podendo evoluir, com o passar do tempo, para outras articulações, predominantemente em membros inferiores (tornozelo, joelho), até, se não tratada, a artrite crônica poliarticular e desenvolvimento de tofos gotosos – acúmulo extra-articular de cristais de urato.

A punção com análise do líquido sinovial sob a luz polarizada, mostrando cristais birrefringentes, é diagnóstico de certeza de gota.

No momento da crise, apesar de a hiperuricemia ser a causa básica da doença, o valor do ácido úrico sérico pode estar normal. Na história, pode haver relato de abuso de proteínas e álcool antecedendo o início da crise.

FIBROMIALGIA

É causa de dor crônica difusa, acompanhada de fadiga, distúrbios do sono e outros sintomas funcionais, como cefaleia, parestesias, dispepsia, síndrome do intestino irritável, cistite intersticial, entre outros. Seu mecanismo fisiopatológico envolve vias de percepção e modulação da percepção dolorosa. No exame clínico, há dor à palpação de partes moles difusamente. Para seu diagnóstico é necessário excluir outras causas de dor difusa, como endocrinopatias, doenças inflamatórias e neurológicas.

ESPONDILOARTRITES

Grupo de doenças do qual a espondilite anquilosante é o protótipo, mas composto pelas entidades espondiloartrite axial não radiográfica, artrite reativa, artrite psoriásica, enteroartropatias, uveíte anterior aguda, espondiloartrite juvenil e espondiloartrite não diferenciada. Algumas características clínicas são comuns a todo o grupo, estando presentes de maneira mais ou menos pronunciada em cada uma das entidades e de maneira individual. São elas: lombalgia de características inflamatórias, sacroileíte, artrite periférica – em geral com predomínio de membros inferiores –, entesite, acometimento extra-articular, incluindo oftalmológico, cutâneo, intestinal e geniturinário, alelo *HLA-B27* positivo, agregação familiar de casos e boa resposta a anti-inflamatórios.

ARTRITE GONOCÓCICA

Em razão da infecção gonocócica disseminada, pode haver queixas articulares e periarticulares, cerca de 2-3 semanas após a infecção geniturinária. Pode haver poliartralgia migratória de pequenas e grandes articulações, tenossinovite (causando dor periarticular; no exame clínico verifica-se dor e flogose fora do território articular; as regiões mais comuns são punhos, dedos, tornozelos e pés), dermatite (lesões indolores vesiculares ou pustulosas, transitórias, com duração de 3-4 dias) e/ou artrite purulenta, que geralmente afeta joelhos, punhos e tornozelos.

CASO CLÍNICO

Marcia, 62 anos, relata dor nos punhos há 3 meses, que a está prejudicando no trabalho – trabalha como confeiteira em uma padaria: não consegue chegar no horário, uma vez que tem dificuldade para preparar o café da manhã e se arrumar logo que acorda, como se suas mãos estivessem travadas. A sensação só melhora no final da manhã, após trabalhar por algum tempo. Há mais tempo, uns 5 anos, sente também dores nos joelhos, piores ao final do dia, que acredita serem causadas pelo excesso de peso. Ao exame: calor e edema em punhos e articulações metacarpofalangeanas de ambas as mãos, que estão acometidas de maneira muito semelhante. No joelho, há dor à mobilização e crepitações, sem sinais flogísticos. Restante do exame clínico normal.

Artralgia é a presença de dor articular, que pode comprometer a funcionalidade, enquanto artrite é a associação a sinais flogísticos ao exame clínico. Nas artrites, em geral há dor de características inflamatórias e rigidez matinal. Para essa paciente, observam-se dois tipos de dor concomitantes, ambos presentes há mais de 6 semanas: uma dor de características inflamatórias em mãos, com sinais flogísticos ao exame clínico, e uma dor predominantemente mecânica em joelhos, associada à sobrecarga, no caso o excesso de peso corporal, podendo haver outros fatores biomecânicos associados, como tipo de pisada, diferenças entre membros, insuficiências musculares. Nas mãos, possivelmente também há sobrecarga, em razão da atividade laboral da paciente, existindo a possibilidade de osteoartrite de mãos, mas a intensidade da rigidez (não parece transitória, pois dura diversas horas), a simetria dos achados e a flogose intensa ao exame clínico levam à hipótese de artrite inflamatória, que deve ser investigada. Nessa faixa etária, é imperativo descartar síndrome paraneoplásica, devendo ser realizada história clínica criteriosa e exame clínico completo, realizando-se os exames de rastreamento indicados para a idade e grupos epidemiológicos de risco da paciente. Ainda, devem ser solicitadas as sorologias de hepatites, HIV e sífilis, tanto pela possibilidade de causarem sintomas articulares como pela necessidade de conhecimento desses estados sorológicos para planejamento terapêutico. Provas de atividade inflamatória são úteis nesse caso, bem como fator reumatoide e anticorpo antipeptídeo citrulinado (antiCCP). Radiografias de mãos e punhos e joelhos também devem ser realizadas para ajudar no diagnóstico diferencial.

BIBLIOGRAFIA

1. Alle L. Artrites e artralgias. In: Martins MA (ed.). Manual do residente de clínica médica. 2.ed. Barueri: Manole; 2017.
2. Fields TR. The challenges of approaching and managing gout. Rheum Dis Clin North Am. 2019;45(1):145-57.
3. Resumo clínico artrite reumatoide. Telessaúde. Universidade Federal do Rio Grande do Sul. Disponível em: https://www.ufrgs.br/telessauders/documentos/protocolos_resumos/reumatologia_resumo_artrite_reumatoide_TSRS.pdf. (Acesso fev 2021.)
4. Smolen JS, Aletaha D, McInnes IB. Rheumatoid arthritis. Lancet. 2016;388:2023-38.

29

Ascite

Dahir Ramos de Andrade Júnior

CONCEITO

Denomina-se ascite o acúmulo de líquido livre de origem patológica na cavidade peritoneal. O termo tem origem na palavra grega *askos*, que significa saco ou conteúdo de um saco. Desse radical derivou *askites* e depois "ascite".

FISIOPATOLOGIA DA ASCITE NO CIRRÓTICO

> Embora a origem do líquido que se acumula na cavidade peritoneal possa variar (p. ex., plasma, bile, sangue, suco pancreático, líquido intestinal, linfa, urina), a grande maioria das ascites tem como causa a cirrose hepática, com o líquido formado derivando do plasma.

Há três teorias para tentar explicar a fisiopatologia da formação da ascite na cirrose: a do *underfill* (ou baixo enchimento), a do *overflow* (ou superfluxo) e a da vasodilatação periférica. O debate envolvido na formulação dessas teorias baseou-se no encontro do estímulo inicial que levaria à retenção renal de água e sódio, etapa necessária para o acúmulo de líquido no organismo. Esse fenômeno gerará a ascite em conjunção com dois fatores localizadores de edema presentes na cirrose hepática: a hipoalbuminemia e a hipertensão portal.

Nenhuma das três teorias, isoladamente, explicava de forma completa a formação da ascite. Na verdade, os mecanismos propostos para as três podem ser aplicados no mesmo paciente, mas em fases diferentes de sua doença. A teoria do *underfill* foi a mais antiga, propondo que o evento primário estava na saída de líquido dos vasos hepáticos para a cavidade peritoneal, levando à diminuição do volume intravascular e à hipovolemia, com retenção posterior de sódio e água pelos rins. A obstrução ao fluxo sanguíneo intra-hepático seria o evento inicial, ocasionado pela fibrose que compõe a cirrose hepática. Esse problema levaria à hiperfiltração na região sinusoidal hepática (que apresenta endotélio fenestrado), fato compensado inicialmente pelo aumento do fluxo linfático do fígado. Normalmente, o sinusoide hepático é altamente permeável a proteínas (90%) e o fluxo para o espaço de Disse é determinado apenas por alterações da pressão hidrostática. Nos cirróticos, entretanto, além da obstrução intrassinusoidal, ocorre capilarização dos sinusoides hepáticos com consequente redução de sua permeabilidade a proteínas. A partir desse momento, as forças oncóticas passam a atuar no fígado (já que as proteínas ficam retidas no sinusoide), sendo tanto maior a formação de líquido intersticial quanto menor for a albumina. Quando a hiperfiltração excede a capacidade de retorno linfático do fígado, ocorre o porejamento ou saída de fluido da superfície hepática para a cavidade peritoneal, gerando ascite, com consequente queda do volume intravascular efetivo.

Um dos problemas com a teoria *underfill* estava no questionamento da queda do volume efetivo nos cirróticos com ascite, fato não encontrado em todos os casos. Outra questão colocada estava na observação de que muitos cirróticos descompensados falhavam em responder à expansão de volume com natriurese. Além disso, a hemodinâmica sistêmica na teoria *underfill* deveria ser: redução do volume plasmático e do débito cardíaco com resistência periférica alta. O que se verificava em muitos cirróticos com ascite, entretanto, era o aumento do volume plasmático e do débito cardíaco, acompanhados por vasodilatação periférica.

A teoria *overflow* foi concebida após a teoria *underfill* e propunha que a retenção renal de água e sódio seria o evento primário, levando ao aumento inicial do volume intravascular. A formação da ascite ocorreria posteriormente, em decorrência de fatores localizadores já mencionados. A sinalização hepática (disparada por barorreceptores hepáticos) para a região renal, provavelmente por via nervosa, seria um dos desencadeantes principais para o início da retenção renal de água e sódio. Há estudos mostrando que o aumento da pressão venosa hepática leva imediatamente ao aumento da atividade simpática renal com retenção de sódio.

Havia, entretanto, problemas também com a teoria *overflow*: com a expansão do volume plasmático ocorreria aumento do débito cardíaco, e a pressão arterial deveria se elevar com frequência. Todavia, o que se verifica é que a hipotensão arterial é a regra no cirrótico. Outra questão colocada contra a teoria *overflow* era a observação de que a estimulação do sistema renina-angiotensina-aldosterona, o aumento da vasopressina e a ativação do sistema nervoso simpático (os chamados sistemas vasopressores) ocorriam com frequência no cirrótico e não deveriam acontecer se a expansão do volume plasmático fosse o evento primário.

A teoria da vasodilatação foi a mais recente das três e representou uma variação da teoria *underfill*, propondo que o evento primário que inicia a retenção renal de água e sódio é a vasodilatação periférica. A hipertensão portal seria o desencadeante inicial que levaria à vasodilatação venosa, sendo a circulação esplâncnica seu sítio predominante na cirrose hepática, com contribuição também das regiões cutânea e muscular. A vasodilatação causaria o *underfill* no compartimento vascular venoso, fato percebido pelos barorreceptores locais que sinalizariam para o aumento de renina-angiotensina-aldosterona, ativação do sistema simpático e elevação da vasopressina (ADH). Esses eventos em conjunto causariam retenção renal de água e sódio. Por essa teoria, o *underfill* vascular nos estágios iniciais seria corrigido por períodos transitórios de retenção renal de água e sódio. Essa retenção suprimiria o sinal estimulatório para o sistema vasoativo endógeno, atingindo-se novo equilíbrio com aumento do volume plasmático circulante e do débito cardíaco. Nessa etapa, denominada fase "cirrose compensada", os pacientes ainda não têm ascite com dieta normal em sódio.

Embora o estudo dessa fase da doença seja prejudicado, pois os indivíduos não procuram auxílio médico (pela ausência de ascite), sabe-se que alguns pacientes nesse estágio falham em mostrar escape ao teste do mineralocorticoide exógeno e têm resposta prejudicada a uma carga de sal aguda. No momento em que a hipervolemia circulante não for mais suficiente para manter a homeostase circulatória, o sistema vasoativo mencionado anteriormente deve persistir acionado para manter a pressão arterial, perpetuando a retenção de água e sódio que levará à ascite.

O surgimento da ascite clínica pela primeira vez marca uma nova fase da doença denominada "cirrose descompensada". A ativação persistente do sistema vasoativo é um dos pontos cruciais dessa etapa.

Há outra questão interessante: por que o mecanismo autorregulatório da microcirculação esplâncnica não está operando na hipertensão portal? A reação vascular esperada para a elevação aguda da pressão venosa intestinal seria a constrição vascular, e não a vasodilatação. Provavelmente haveria um mediador local atuando que impediria a regulação vascular normal. Um dos mediadores envolvidos parece ser o óxido nítrico. A inibição da enzima que sintetiza o óxido nítrico (oxido nítrico sintase) é associada com significante aumento do volume urinário e da excreção renal de sódio em ratos com cirrose e ascite, mas não em ratos normais. Outras evidências mostraram que a produção de óxido nítrico é maior em segmentos arteriais mesentéricos e aórticos de ratos cirróticos com e sem ascite, em relação aos animais normais. O aumento da produção de óxido nítrico em animais com cirrose parece ocorrer antes do início da formação da ascite. A causa desse fenômeno ainda não é conhecida.

Pela teoria da vasodilatação, o grau de vasodilatação periférica (e as consequências por ela despertadas) determinaria a fase clínica do cirrótico: compensada (sem ascite) ou descompensada (com ascite). Essa teoria, entretanto, precisa ainda ser comprovada em sua plenitude. Algumas evidências já sinalizam para sua veracidade: a compressão de uma fístula arteriovenosa periférica leva à maior excreção de sódio urinário agudamente, apesar da manutenção da perfusão renal.

O estado hemodinâmico da fístula arteriovenosa experimental é semelhante ao da cirrose em muitos pacientes: vasodilatação vascular na presença de volume sanguíneo expandido e aumento da atividade vasopressora (aumento de renina-angiotensina-aldosterona, noradrenalina, vasopressina e fator natriurético atrial).

Outra prova dessa teoria vem de um trabalho recente, no qual foi estudado um modelo de cirrose com a constrição da veia porta do rato. O estudo revelou que houve vasodilatação periférica precedendo a expansão do espaço-sódio por 24 horas (uma forma de medir o volume extracelular). Após um período transitório de retenção renal de sódio, ocorreu aumento do espaço-sódio e do débito cardíaco até novo equilíbrio, sem provocar ascite, mas com uma circulação final hiperdinâmica.

Em resumo, a teoria da vasodilatação veio harmonizar os conceitos sobre a formação de ascite no cirrótico, englobando as teorias mais antigas *overflow* e *underfill*. Nas fases iniciais da cirrose hepática, haveria vasodilatação periférica e retenção renal de água e sódio, com eventual *overflow* e escape de fluido para a cavidade peritoneal (vindo principalmente da superfície hepática). Provavelmente, depois que a ascite começa a se formar e aumenta a vasodilatação periférica, os princípios da teoria *underfill* passam a assumir papel relevante, com queda do volume efetivo circulante e estimulação permanente dos sistemas vasopressores, levando à retenção renal contínua de água e sódio.

> A saturação da capacidade de drenagem linfática hepática contribui para o acúmulo final de líquido na cavidade peritoneal. Dessa forma, diante de um paciente com ascite, pode-se esperar qual seria o mecanismo atuante de forma predominante em determinado momento. Se a história obtida for de ascite de recente começo (até 1-2 meses), provavelmente a vasodilatação estará presente e o *overflow* predominará. Um paciente com ascite de longa duração (> 4-6 meses) terá grau mais acentuado de vasodilatação periférica, com predomínio do *underfill*.

FISIOPATOLOGIA DA ASCITE EM NÃO CIRRÓTICOS

Na carcinomatose peritoneal a ascite parece ocorrer por exsudação de fluido proteináceo das células tumorais do peritônio. Nas metástases hepáticas maciças haveria estenose ou oclusão de veias portais pelos nódulos tumorais causando hipertensão portal. Nas ascites quilosas por linfomas malignos, por exemplo, ocorrem obstrução dos linfonodos e ruptura linfática na cavidade peritoneal. Nas ascites acompanhando insuficiências cardíacas congestivas de baixo e alto débitos, haveria queda do volume efetivo arterial, disparando o sistema vasopressor com retenção de água e sódio pelos rins.

O fluido que formará ascite pode vir da superfície hepática (vindo dos sinusoides congestos) ou dos linfáticos da parede abdominal, que encontram dificuldades em sua drenagem natural nas veias subclávias congestas.

Nas causas infecciosas também haveria exsudação de fluido dos implantes peritoneais dessas doenças, de forma semelhante ao que acontece com as neoplasias peritoneais.

Nas ascites pancreáticas ou biliares ocorre saída direta de fluido do ducto pancreático ou de dutos biliares para a cavidade abdominal por ruptura desses dutos. Além disso, esses dois tipos de fluido causam injúria química do peritônio. Nas demais causas de formação de ascite em não cirróticos, o mecanismo fisiopatológico não é bem conhecido.

CLÍNICA E SEMIOLOGIA

Ascite é a mais comum complicação da cirrose hepática quando comparada com as outras duas grandes complicações: encefalopatia hepática e hemorragia digestiva. É também a complicação da cirrose que mais leva à internação hospitalar. Seu surgimento carrega uma piora do prognóstico de vida dos pacientes cirróticos. Aproximadamente 15% dos pacientes com ascite morrem em 1 ano e cerca de 44% morrem em 5 anos.

Na anamnese de um paciente com ascite, deve-se questionar sobre o tempo de aparecimento, que pode ser agudo ou insidioso. Em geral, o ataque insidioso tem pior prognóstico, pois não é associado com fatores curáveis. Além disso, observou-se na discussão anterior que a ascite recente difere da crônica em relação à fisiopatologia, o que pode nos orientar para a conduta terapêutica.

Outro aspecto que merece atenção na história do paciente são os fatores de risco que possam causar uma doença hepática crônica (principalmente a cirrose hepática), doença que responde pela maioria dos casos de ascite. Dessa forma, deve-se perguntar ao paciente, entre outros assuntos, sobre:

- Consumo de álcool: destaque para o tipo de bebida ingerido (destilada *vs.* não destilada), consumo diário ou não da bebida (o consumo diário é mais implicado com as hepatopatias crônicas), a quantidade ingerida e o tempo de uso.
- Exposição anterior aos vírus das hepatites crônicas: história de hepatite no passado, de icterícia com colúria, transfusões sanguíneas anteriores, uso de plasma (ou "soro" mal caracterizado) em hospitais, uso de drogas intravenosas, comportamento sexual de risco, colocação de adornos (*piercings*, tatuagens etc.).
- Uso anterior de drogas farmacológicas com potencial hepatotóxico.
- Exposição ocupacional a substâncias hepatotóxicas.
- Histórico de familiares falecidos por insuficiência hepática sem causa conhecida (o que pode sugerir alguma doença metabólica congênita a ser investigada).

Febre e dor abdominal, concomitantes com a ascite, são importantes sinalizadores para as complicações do quadro, que será discutido com detalhes posteriormente. Em geral, a ascite não complicada associada com cirrose hepática, não produz dor abdominal, e a presença dessa queixa, mesmo sem sinais de irritação peritoneal ao exame clínico, pode indicar a existência de peritonite bacteriana espontânea (uma complicação da ascite do cirrótico), bem como apontar para outra causa para a ascite (tuberculose peritoneal, neoplasias, ascite pancreática, ascite hemorrágica etc.).

A perda de peso conjunta com o aparecimento da ascite é outro elemento da história do paciente que deve ser bem caracterizado. Se ocorreu perda de peso, mesmo com retenção de água e sódio que acompanha a ascite (que deveria elevar o peso do paciente), estamos diante de um grande catabolismo acompanhando o quadro. Esse raciocínio pode ajudar no diagnóstico da etiologia da ascite, pois entre os processos de maior catabolismo nesses casos estão cirrose avançada, tuberculose peritoneal e neoplasias.

Na descrição do exame do paciente com ascite, inicialmente é importante comentar sobre os sinais referentes ao exame abdominal e, em seguida, sobre os aspectos do exame clínico geral.

EXAME CLÍNICO ABDOMINAL

Inspeção

Com o paciente em decúbito dorsal, o abdome com ascite assume a forma de "ventre de batráquio", pois o líquido, por força de seu peso, ocupa preferencialmente os flancos. Na posição em pé, pelo mesmo motivo, o líquido ocupa o hipogástrio e as fossas ilíacas, e o abdome avança para a frente da raiz dos músculos abdominais. Nessa posição, para manter o equilíbrio, o paciente joga o tronco para trás, exagerando a curva lombar. A ruptura das fibras elásticas da pele (derme), causada pela distensão do abdome, pode provocar o aparecimento de estrias (rosadas quando são recentes e branco-nacaradas quando antigas).

Na inspeção do abdome com ascite pode ser constatada a presença de circulação colateral venosa (acentuação da rede venosa superficial), principalmente nas ascites de longa duração.

Com relação à circulação colateral venosa, há basicamente três tipos que podem ser caracterizados:

1. Circulação tipo porta: está presente quando ocorre hipertensão portal. As redes venosas podem se concentrar ao redor da cicatriz umbilical, em aspecto comparado com "cabeça de medusa". Desse ponto, as veias vão para os hipocôndrios (principalmente à direita) e para o epigástrio em direção ao tórax. A direção do fluxo venoso pode ser pesquisada com escolha de uma veia bem calibrosa e visível. Enquanto se comprime a veia em determinado ponto, faz-se compressão no sentido longitudinal por 4-5 cm e, em seguida, libera-se a pressão do primeiro dedo. É possível, dessa maneira, perceber a direção do fluxo de sangue, que no tipo porta tem as seguintes características: acima da cicatriz umbilical é de baixo para cima e abaixo da cicatriz umbilical é de cima para baixo.
2. Circulação tipo cava: surge nas obstruções da veia cava inferior ou das ilíacas primitivas, sendo o desenvolvimento venoso mais subumbilical, com a distribuição das veias indo da cicatriz umbilical para os flancos e para a parte baixa do abdome. Podem aparecer veias também na região dorsal e na região inguinal. A direção do fluxo de sangue nesses casos é de baixo para cima em qualquer posição pesquisada.
3. Mista porto-cava: é o tipo mais raro e pode ocorrer quando a obstrução das duas veias está presente, ou quando o peso de grandes ascites comprime a região da cava inferior de forma acentuada.

Outra observação simples que pode ser feita no paciente com ascite, durante a inspeção do abdome, é a verificação da posição da cicatriz umbilical em relação ao apêndice xifoide e à sínfise púbica. A cicatriz umbilical tem tendência a se aproximar da sínfise púbica nos pacientes com ascite e do apêndice xifoide nos casos de cistos ovarianos, por exemplo. Achados adicionais, também possíveis na inspeção abdominal, são a presença de hérnias (umbilical, incisional, inguinal ou femoral) provocadas pelo aumento da pressão intra-abdominal em pacientes predispostos e por edema escrotal no homem (que deve ser sempre pesquisado).

Percussão e palpação

Nessa etapa estão os principais sinais propedêuticos de pesquisa da ascite. Para que a ascite possa ser detectada na percussão do abdome, são necessários cerca de 1.500 mL de líquido coletado na cavidade peritoneal. Quantidades de líquido inferiores a essa são dificilmente detectadas ao exame de percussão. Nesses casos, o método mais empregado para o diagnóstico é a ultrassonografia de abdome, capaz de detectar até 100 mL de líquido ascítico.

Com o paciente em decúbito dorsal, como já mencionado, o líquido ascítico ocupa os flancos e a parte posterior do abdome, rechaçando as alças intestinais para a parte anterior e central.

A "macicez no flanco" é um dos sinais úteis para a pesquisa das ascites de pequeno volume e auxilia no diagnóstico diferencial dos aumentos de volume abdominal de outra natureza, como obesidade, cistos de ovário ou gravidez, nos quais a percussão do flanco não é maciça.

Há estudos mostrando que a ausência de macicez no flanco reduz o risco de haver ascite de grande volume para menos de 10%. Esse sinal é muito sensível (chegando a 94% em alguns estudos), mas pouco específico.

A Tabela 1 mostra as porcentagens de sensibilidade e especificidade obtidas por Cattau et al. referentes a vários sinais propedêuticos empregados no exame da ascite em 21 pacientes.

TABELA 1 Porcentagens de sensibilidade e especificidade de vários sinais propedêuticos empregados na pesquisa de ascite

Sinal	Sensibilidade (%)	Especificidade (%)
Abaulamento do flanco	78	44
Macicez no flanco	94	29
Macicez móvel	83	56
Sinal do piparote	50	82

O sinal da "macicez móvel" é outro recurso propedêutico útil na pesquisa da ascite, de importância equivalente à "macicez no flanco". Para a obtenção desse sinal, percute-se o flanco até encontrar uma região claramente maciça. Fixa-se esse ponto e solicita-se ao paciente que assuma o decúbito lateral do lado oposto ao que se está percutindo. Nova percussão no ponto fixado revela som timpânico em razão de deslocamento do líquido, por gravidade, para o lado contralateral. Esse sinal também detecta ascites a partir de 1.500 mL de volume e só não estará presente se por alguma causa (em geral inflamatória) ocorrer o encistamento da ascite apenas de um lado do abdome (o que dificilmente acontece no cirrótico com ascite). Esse sinal é muito útil no auxílio diagnóstico e raramente deixa de ser obtido nas ascites pequenas, médias e grandes, com sensibilidade de 83% e especificidade de 56%.

O "sinal do piparote" ou da "onda de fluido" não é útil para o diagnóstico das ascites pequenas, sendo obtido com maior nitidez apenas nas ascites médias e grandes. É, por esse motivo, o sinal menos sensível para o diagnóstico de ascite (50%), mas um dos mais específicos (82%). Para sua obtenção, coloca-se uma das mãos espalmada sobre um dos flancos, enquanto no flanco contralateral dá-se um "piparote"*. O piparote provoca uma onda no líquido ascítico, cujo choque contra a parede pode ser sentido pela mão espalmada do outro lado.

Nas ascites de menor volume, esse sinal deve ser pesquisado com a colaboração de um ajudante (que pode ser o próprio paciente), que coloca sua mão apoiada sobre a linha média do abdome. Essa manobra visa impedir a passagem cutânea da onda de percussão pela parede abdominal, permitindo apenas que a onda de fluido se propague.

Outro sinal que faz parte do arsenal semiológico para a pesquisa de ascite são os semicírculos de Skoda. Para a obtenção desse sinal, é preciso percutir o abdome a partir da região timpânica para a região maciça. Na presença de ascite, a região timpânica estará localizada na parte central do abdome (pelo acúmulo de alças intestinais nesse local). Percute-se, portanto, da cicatriz umbilical, de forma radiada, em direção aos flancos e à região hipogástrica. Em determinado ponto, a percussão torna-se maciça (na transição entre as alças intestinais e o líquido ascítico). Marca-se esse ponto imaginário e repete-se a manobra em outras direções marcando 3 pontos (2 pontos em cada flanco e 1 no hipogástrio). A união imaginária desses pontos forma um semicírculo que terá a concavidade voltada para cima na ascite. Esse sinal tem utilidade no diagnóstico diferencial com cistos gigantes de ovário, bexigoma e gravidez, quando a concavidade do semicírculo estará voltada para baixo.

Apesar do destaque dado aos sinais semiológicos para a ascite no exame abdominal, é preciso dar atenção à palpação do fígado e do baço nessa condição. Principalmente nas ascites médias e grandes, a palpação dos dois órgãos pela técnica convencional fica muito prejudicada. Deve-se tentar a palpação do fígado e do baço pela "técnica do rechaço", efetuando um "golpe" com ambas as mãos bem próximas do rebordo costal, e percebendo o choque do órgão na sua volta. Como a sensação palpatória do órgão ocorre em um momento muito rápido, torna-se difícil a boa definição de suas características com essa técnica, então, com frequência, solicita-se o auxílio da ultrassonografia de abdome como exame complementar.

> Uma sugestão para a semiologia da ascite é a pesquisa dos sinais de "macicez nos flancos" e "macicez móvel" em todos os casos. Realizar a pesquisa do "sinal do piparote" principalmente nos pacientes com ascites médias e grandes. Pesquisar os semicírculos de Skoda nos casos de dúvida diagnóstica em relação aos diagnósticos diferenciais da ascite.

EXAME CLÍNICO GERAL

Vários aspectos deverão ser procurados no exame geral do paciente com ascite. A distribuição do edema periférico é um deles. No paciente com hepatopatia crônica, o edema concentra-se nos membros inferiores e abdome, raramente chegando aos membros superiores

* Piparote é a pancada dada com a cabeça do dedo médio ou do índice apoiado sobre o polegar, que é soltado com força.

e ao rosto. No exame clínico do paciente com cirrose, podem ser encontrados sinais de insuficiência hepática como os "*spiders*" ou "aranhas vasculares", localizados na pele do tronco superior, pescoço e face. Esses sinais são telangiectasias com arteríola central de onde saem pequenos vasos irradiados até o diâmetro máximo de 0,5 cm. Quando se pressiona a região central do *spider*, os pequenos vasos em volta desaparecem, comprovando que são alimentados pela arteríola central. O "eritema palmar" é outro sinal que pode estar presente, mostrando as palmas das mãos avermelhadas, principalmente nas eminências tenar e hipotenar. O paciente masculino pode ter sinais de "feminilização" como queda dos pelos e presença de ginecomastia. No exame dos campos pulmonares do paciente com cirrose e ascite, é possível detectar a presença de derrame pleural em 6% dos pacientes. Em cerca de 70% das vezes, o derrame pleural ocorre do lado direito, em decorrência principalmente de defeitos do diafragma que permitem a passagem do líquido do abdome para o espaço pleural. O balanço das pressões (aumento da pressão abdominal e pressão negativa no tórax) favorece a passagem do líquido apenas no sentido abdome-pleura e não no sentido contrário. Os defeitos no diafragma, normalmente virtuais, ficam patentes com a pressão exercida pelo líquido ascítico no abdome.

As seguintes condições clínicas podem causar confusão com a ascite: distensão gasosa do intestino, obesidade mórbida e neoplasias ovarianas. Na distensão gasosa haverá à percussão som timpânico por todo o abdome, facilitando o diagnóstico. Um abdome de um grande obeso, pela espessura do panículo adiposo, tenderá a ter percussão maciça ou submaciça em toda a sua extensão. Já em uma grande massa ovariana, obtém-se em geral percussão maciça na área central do abdome e timpânica nos flancos, desenhando os semicírculos de Skoda com a concavidade para baixo (o contrário do que ocorre na ascite).

CLASSIFICAÇÃO DAS ASCITES

A classificação das ascites proposta pelo International Ascites Club seria:

- Grau 1: ascite leve, detectada apenas pela ultrassonografia abdominal.
- Grau 2: ascite moderada, com abaulamento simétrico dos flancos, detectável ao exame físico pela submacicez móvel.
- Grau 3: ascite acentuada, com marcante distensão abdominal, detectada ao exame físico pelo sinal do piparote.

DIAGNÓSTICO DIFERENCIAL

> Na maioria dos estudos realizados, cerca de 80-90% dos casos de ascite são atribuídos à cirrose hepática.

Embora haja poucas estatísticas em nosso meio, a cirrose hepática também foi a causa mais frequente de ascite em mil casos coletados em São Paulo entre 1965 e 1985, perfazendo 33,3% do total. Apesar desse predomínio de cirrose hepática como etiologia principal, há muitas causas possíveis para a ascite, como se observa a seguir (Quadro 1):

QUADRO 1 Principais doenças causadoras de ascite

Hipertensão portal: ▪ Cirrose hepática
Insuficiência hepática fulminante: ▪ Infecciosa ▪ Tóxica
Obstrução/retardo ao fluxo de saída do sangue hepático: ▪ Insuficiência cardíaca congestiva ▪ Pericardite constritiva ▪ Miocardiopatia restritiva ▪ Síndrome de Budd-Chiari ▪ Doença veno-oclusiva
Neoplasias: ▪ Carcinomatose peritoneal ▪ Neoplasias metastáticas (mama, pulmão, cólon, pâncreas, ovários etc.)
Infecções: ▪ Tuberculose peritoneal ▪ Síndrome de Fitz-Hugh-Curtis
Renal: ▪ Síndrome nefrótica ▪ Hemodiálise
Endócrina: ▪ Hipotireoidismo (mixedema) ▪ Síndrome de Meigs ▪ *Struma ovarii* ▪ Síndrome da hiperestimulação ovariana
Pancreática
Biliar
Urinária
Lúpus eritematoso sistêmico
Miscelânea

- Cirrose hepática: a causa mais comum de ascite, respondendo por 80-90% de todos os casos, na maioria das casuísticas.
- Insuficiência hepática fulminante: pode causar ascite principalmente em sua fase final, acompanhada por encefalopatia hepática. O surgimento da ascite indica

piora do prognóstico. É causa pouco frequente, pois apenas 0,5-4% dos casos de hepatite viral (etiologia mais frequente das hepatites fulminantes) seguem esse tipo de evolução clínica. Algumas drogas se relacionam com o desenvolvimento de insuficiência hepática fulminante, dependendo da dose ingerida, como o acetaminofeno e o tetracloreto de carbono.

- Insuficiência cardíaca (IC): nas IC de alto e baixo débito, o mecanismo gerador de ascite é o porejamento de líquido do fígado congesto a partir de sua superfície, bem como dos vasos peritoneais venosos congestos. Geralmente a ascite é precedida pelo edema de membros inferiores na história do paciente, caracterizando a evolução ascendente do edema. As miocardiopatias são causas mais comuns do que as valvulopatias e a pericardite constritiva. A prevalência varia conforme os estudos, podendo atingir entre 5-13% dos casos.
- Síndrome de Budd-Chiari: causada pela obstrução ao fluxo venoso de saída do fígado, em geral por trombose da veia supra-hepática. A síndrome inclui hepatomegalia, dor abdominal, ascite e histologia hepática compatível. Na maioria das vezes está associada à doença trombótica de base, que deve ser investigada. É causa rara de ascite, respondendo por menos de 0,1% dos casos.
- Doença veno-oclusiva: distúrbio com oclusão dos ramos venosos intra-hepáticos das veias de saída do fígado a partir da veia centrolobular, provocada pelo espessamento da camada íntima desses vasos. É importante causa de ascite em grupos específicos, como os receptores de transplante de medula. Na estatística geral, entretanto, é causa rara de ascite.
- Neoplasias*:* respondem por até 10% dos casos de ascite. Embora possa ocorrer infiltração primária do peritônio, os tumores metastáticos são responsáveis pela grande maioria dos casos desse grupo. O mesotelioma é a neoplasia primária do peritônio. Dentre os tumores que podem invadir secundariamente o peritônio, destacam-se: estômago, cólon, pâncreas, fígado, ovário (pseudomixoma peritoneal), mama, pulmão, linfomas e mais raramente ânus, bexiga e sarcomas. Em estudo recente, o encontro de neoplasias em ascites foi mais comum em mulheres do que em homens (14% *vs* 5%). Na maioria dos casos de carcinomatose peritoneal, a ascite se forma por exsudação de fluido proteináceo na cavidade, arrastando líquido dos vasos para obter o equilíbrio osmótico. Os tumores intra-abdominais podem provocar ascite também por outro mecanismo: bloqueio dos linfonodos e ruptura de linfáticos, gerando a chamada ascite quilosa. As metástases hepáticas maciças (sem envolvimento peritoneal) podem gerar ascite por produzir hipertensão intrassinusoidal e portal.
- Tuberculose peritoneal: em geral, provoca o surgimento de ascites pequenas ou médias. Na maioria das vezes, o paciente tem idade menor do que o grupo cirrótico. O abdome é doloroso à palpação e o paciente pode apresentar febre e perda de peso em sua história. São grupos de risco: pacientes com Aids, imunossuprimidos por terapia, idosos, usuários de drogas intravenosas, pacientes com abuso de álcool, com baixo nível socioeconômico e em programa de diálise peritoneal. O peritônio é considerado sítio raro de acometimento das etiologias extrapulmonares da tuberculose. Em países de baixa incidência de tuberculose, responde por 2% dos casos de ascite. Em nosso meio, Polak encontrou peritonite tuberculosa em 13% dos casos de ascite. Em estudo recente, o grau de espessamento do omento na ultrassonografia abdominal teve valor preditivo em distinguir tuberculose e neoplasias peritoneais. O omento foi sempre mais espesso nas neopasias peritoneais (24,6 ± 4,6 mm *vs* 17,9 ± 3 mm, $p < 0{,}001$).
- Síndrome de Fitz-Hugh-Curtis*:* representa peri-hepatite associada a exsudato peri-hepático fibroso, geralmente causada por agentes: *Neisseria gonorrhoeae* ou *Chlamydia trachomatis*. A etiologia deve ser suspeitada em mulheres jovens, sexualmente ativas, que desenvolvem febre e ascite neutrocítica. É causa rara de ascite.
- Renal*:* a distribuição do edema é típica, com anasarca e edema de rosto matutino. As alterações da urina facilitam o diagnóstico. A síndrome nefrótica é causa comum de ascite em crianças, mas rara em adultos (responsável por menos de 1% dos casos). A etiologia da ascite nefrogênica que ocorre em pacientes em programa de hemodiálise é desconhecida até o momento, respondendo por menos de 1% dos casos.
- Endócrina*:* a ascite pelo mixedema no hipotireoidismo é gerada pelo aumento da pressão portal, como pode ser provado pelo alto gradiente soroascite de albumina nesses casos. É causa rara de ascite. A síndrome de Meigs representa ascite e derrame pleural, causados por neoplasias ovarianas benignas. A síndrome da hiperestimulação ovariana ocorre em mulheres recebendo drogas que aumentam a fertilidade, como citrato de clomifeno, gonadotrofinas (hcG, hmG), FSH e LH. *Struma ovarii* é o teratoma de ovário que apresenta tecido tireoideano em sua composição. Todas as doenças desse grupo são causas incomuns de ascite.
- Pancreática*:* pode ocorrer após formação do pseudocisto de pâncreas no curso de uma pancreatite

aguda grave ou de pancreatite crônica agudizada. O pseudocisto não tem uma parede verdadeira e pode se romper na cavidade peritoneal em um ponto frágil. A pancreatite necro-hemorrágica também pode gerar ascite mesmo sem formação de pseudocisto. O escape de suco pancreático arrasta líquido extra para manter o equilíbrio osmótico. Responde por cerca de 1% dos casos de ascite.

- Biliar: causada por fístulas biliares espontâneas ou pós-cirúrgicas. É causa rara de ascite.
- Urinária: causa muito rara de ascite, em geral em consequência de complicação pós-operatória de cirurgia urológica ou pós-traumatismo com ruptura dos dutos urinários.
- Lúpus eritematoso sistêmico: causa incomum de ascite. Dentro do espectro clínico dessa doença, podem ocorrer as seguintes complicações gerando ascite: serosite peritoneal, perda entérica de proteínas (por vasculite atingindo os vasos da parede intestinal) e síndrome nefrótica no acometimento renal da doença.
- Miscelânea: nesse grupo são incluídas causas raras de ascite como endometriose (causadora de ascite hemorrágica), sarcoidose, doença de Crohn (peritonite granulomatosa), pós-cirúrgica por uso de talco (irritação peritoneal), derrame do conteúdo de cistos e abscessos, peritonite inespecífica crônica do paciente com aids, esquistossomose forma hepatoesplênica, paracoccidioidomicose etc.

DIAGNÓSTICO LABORATORIAL

Além da história e do exame clínico, a análise do líquido ascítico é a melhor abordagem para a definição diagnóstica no estudo da ascite.

> Existe um aforismo médico que recomenda: "Todo caso de ascite de recente começo ou de recente piora deve ser puncionado".

Esta clássica afirmação está correta. A paracentese abdominal, quando feita dentro das normas, é um procedimento seguro. Segundo alguns estudos, essas complicações atingem a taxa de 1%, apesar de 71% dos pacientes puncionados com cirrose terem alteração do tempo de protrombina. Feita a punção, é preciso atenção ao aspecto do líquido ascítico na observação a olho nu antes de encaminhá-lo para análise laboratorial, sendo possível adiantar algumas conclusões. O líquido ascítico normal do paciente com cirrose hepática é transparente ou tingido de amarelo (amarelo citrino). É possível notar se o líquido é claro, turvo ou purulento. Sabe-se que a concentração de neutrófilos na ascite contribui para definir seu aspecto: [neutrófilos] = 1.000/mm^3 determina líquido claro; 5.000/mm^3: líquido turvo; e 50.000/mm^3: líquido purulento. A concentração de hemácias, por sua vez, determina a coloração do líquido para tons de vermelho: [hemácias] = 10.000/mm^3 produz cor rósea, enquanto acima de 20.000/mm^3 ocasiona cor avermelhada, semelhante ao sangue. Deve-se, portanto, ter cuidado em definir um líquido ascítico como hemorrágico, pois basta que um pouco de sangue chegue ao líquido para que este assuma aspecto avermelhado (o que pode acontecer em um acidente de punção simples). A cor de "melado" do líquido ascítico indica provável perfuração biliar. Outro aspecto típico na observação à beira do leito é o líquido leitoso, que pode estar presente nas ascites quilosas e nas pseudoquilosas (dúvida definida pela dosagem alta de triglicérides nas ascites quilosas). Após a observação simples do líquido, deve-se enviá-lo para análise em laboratório. Vários estudos têm procurado padronizar quais exames devem ser solicitados nesse momento para a melhor relação custo-benefício. A contagem celular, o gradiente soroascite de albumina (GASA), o método de Gram e a cultura geral do líquido ascítico são testes obrigatórios e firmaram-se como os exames mais úteis para a avaliação diagnóstica da ascite. Os exames proteína total, DHL (enzima desidrogenase láctica), glicose ou amilase só devem ser feitos quando não for evidente o diagnóstico de ascite por cirrose hepática. Outros testes devem ser feitos apenas com a suspeita do diagnóstico de determinadas doenças:

- Citologia para a suspeita de neoplasias.
- Pesquisa e cultura para bacilo álcool-ácido resistente (BAAR), teste adenosina deaminase (ADA) para casos suspeitos de tuberculose.
- Triglicérides para dúvida diagnóstica entre ascite quilosa e pseudoquilosa.
- Bilirrubina quando a cor do líquido ascítico for sugestiva de escape de bile.

A contagem normal de leucócitos na ascite cirrótica não complicada é de 281 ± 25 células/mm^3, e o limite superior é de 500 células/mm^3. O número de leucócitos pode variar com a diurese atingindo 1.000 células/mm^3, com predomínio de linfócitos. Já o limite superior de polimorfonucleares (PMN) é de 250/mm^3 (deve-se fazer o cálculo: número de leucócitos x porcentagem de neutrófilos). Os PMN têm meia-vida curta (algumas horas) e são estáveis durante a diurese (ao contrário dos leucócitos totais). Pela influência da diurese na contagem celular da ascite, deve-se evitar a punção imediatamente após uma diurese do paciente. A contagem celular é útil para diagnosticar várias doenças relacionadas à ascite: na peritonite bacteriana espontânea (PBE) há aumento dos leucócitos com predomínio de PMN ≥ 250/mm³.

O gradiente soroascite de albumina (conhecido como GASA) foi provado em estudos prospectivos classificar a ascite melhor do que o conceito de exsudato/transudato baseado na proteína total. O índice GASA é calculado da seguinte forma: GASA = [albumina] soro – [albumina] ascite. Para esse cálculo, as duas amostras devem ser colhidas no mesmo dia e de preferência na mesma hora. O GASA tem correlação direta com a pressão portal, portanto, quanto maior for o GASA, tanto maior será a pressão portal. Isso se deve ao fato de que a [proteína] na ascite tem relação direta com a [proteína] sérica, mas relação inversa com a pressão portal. Dessa forma, quanto maior a pressão portal, tanto menor será a [proteína] na ascite e maior será o gradiente soro-ascite de albumina. Estudos mostraram que, se o GASA for ≥ 1,1 g/dL, haverá hipertensão portal em 95-97% dos casos, enquanto o GASA < 1,1 g/dL afasta hipertensão portal em 95-97%. Dessa maneira, é possível classificar as ascites de modo satisfatório quanto à presença ou não de hipertensão portal (Quadro 2).

QUADRO 2 Classificação das ascites baseada no gradiente soroascite de albumina

Ascite com GASA ≥ 1,1 g/dL	Ascite com GASA < 1,1 g/dL
Cirrose	Carcinomatose peritoneal
Insuficiência cardíaca congestiva	Tuberculose peritoneal
Insuficiência hepática fulminante	Pancreática
Hepatite alcoólica	Síndrome nefrótica
Metástases hepáticas maciças	Biliar
Síndrome de Budd-Chiari	Lúpus eritematoso sistêmico
Doença veno-oclusiva	Infarto intestinal
Hipotireoidismo (mixedema)	Obstrução intestinal
Fígado gorduroso da gravidez	

GASA: gradiente soroascite de albumina.

O índice GASA independe de infecção na ascite, diurese, paracentese terapêutica, infusão de albumina próxima ao procedimento ou etiologia da doença hepática, mantendo sempre a indicação da presença ou ausência de hipertensão portal. Nos casos de ascite com mais de uma causa (causa mista), o GASA mantém a indicação de hipertensão portal caso ela esteja presente. Na comparação direta com outros testes, o GASA é superior à proteína total, razão ascite/soro de proteína, razão ascite/soro de DHL e DHL isolado, na diferenciação de ascite por hepatopatia de ascite por neoplasia (não hepática). Alguns autores encontraram que o GASA < 1,1 g/dL foi o exame mais sensível para o diagnóstico de ascite maligna. Se a ascite for maligna e o GASA > 1,1 g/dL, é necessário pesquisar metástases hepáticas.

A cultura do líquido ascítico é outro exame obrigatório na análise da punção da ascite. O líquido deve ser coletado em balões de hemocultura na proporção de 10-20 mL por frasco (20-40 mL no total). Com essa manobra, a positividade vai de 42-52% para 81-93%. Na PBE a densidade bacteriana na ascite é de 1-2 organismos/mL, semelhante à densidade de uma bacteremia, e a presença de um meio de cultura no frasco (como acontece nos frascos de hemocultura) aumenta a chance de sobrevivência da bactéria até seu isolamento pela bacteriologia. Mais recentemente, a dosagem sérica do BNP (*brain natriuretic peptide*) ou do pró-BNP tem se colocado como ferramenta auxiliar para distinguir ascite por ICC da ascite do cirrótico. Na ICC há grande aumento sérico desse marcador, que não se altera nos casos de cirrose.

CASO CLÍNICO

Paciente de 55 anos de idade, sexo masculino, branco, procurou o ambulatório queixando-se de aumento do volume abdominal há dois meses. Relatava que há quatro anos fez exames gerais em um *check-up* e foi constatado que seu fígado "era pequeno" [sic]. Na ocasião, era assintomático e trabalhava normalmente. Há 60 dias, começou a apresentar aumento progressivo do volume do abdome, acompanhado de cansaço fácil e redução da diurese. Seu peso aumentou cerca de 7 kg nesse período, apesar de o apetite ter diminuído. Notou que apareceram veias mais grossas no abdome, principalmente em volta do umbigo. Nos seus antecedentes, relatava consumo excessivo de álcool por cerca de 20 anos, tendo ingerido bebidas destiladas (principalmente pinga) quase diariamente. No exame clínico geral, notava-se a presença de "*spiders*" ou "aranhas vasculares" no pescoço e tórax superior e eritema acentuado na palma das mãos. Os pelos eram raros e havia pequeno edema em membros inferiores, com sinal de Godet positivo (1+/4+). O exame abdominal revelava aumento de seu volume, com abaulamento dos flancos quando o paciente assumia o decúbito dorsal. Na inspeção, notava-se presença de formação venosa ao redor da cicatriz umbilical do tipo "cabeça de medusa". A percussão abdominal era maciça nos flancos e timpânica na região periumbilical. O sinal da macicez nos flancos e da macicez móvel estavam presentes e eram obtidos em ambos os lados. O sinal do piparote também era obtido de forma clara. Os semicírculos de Skoda tinham concavidade voltada para cima. O fígado não era palpável, nem com o auxílio da técnica do rechaço. O baço, ao contrário, era palpado a cerca de 4 cm do rebordo costal esquerdo com auxílio do rechaço. O exame dos campos pulmonares revelava macicez à percussão no terço inferior do hemitórax direito, com abolição da ausculta da voz e do murmúrio vesicular nesse local. O sinal de Signorelli era obtido de forma clara. O exame cardíaco era normal. Na abordagem diagnóstica, o paciente foi submetido à punção da ascite que revelou líquido amarelo-citrino com 300 leucócitos/mm^3, sendo 60% de PMN (300 x 0,6 = 180 PMN/mm^3), gradiente soro-ascite de albumina > 1,1 g/dL, com exames de Gram e cultura geral negativos. O paciente realizou ainda ultrassonografia de abdome que revelou fígado de dimensões reduzidas com superfície irregular, veia porta com diâmetro de 2 cm (normal 1 cm) e esplenomegalia.

Discussão

Esse paciente apresentava aumento de volume abdominal em decorrência de ascite, com recente começo (60 dias). Havia referência a exame de saúde prévio que revelara fígado "pequeno". É provável que o paciente já apresentasse cirrose hepática havia 4 anos, embora fosse assintomático, estando na fase de "cirrose compensada" (cirrose não acompanhada por ascite). O surgimento da ascite há 60 dias marca o início da fase de "cirrose descompensada" e representa piora da doença de base, com os distúrbios hemodinâmicos e o balanço de sódio positivo que a acompanham. Como esse paciente apresentou ascite há pouco tempo, deve predominar em sua fisiopatologia a teoria da vasodilatação e do *overflow*. Provavelmente, o paciente vem apresentando vasodilatação periférica (principalmente na região esplâncnica) nos últimos 6-8 meses, por influência da piora de sua hipertensão portal. A ascite não surgiu inicialmente, pois os períodos de retenção de sódio e água pelo rim e a ativação transitória do sistema vasopressor (sistema renina-angiotensina-aldosterona, sistema simpático/catecolaminas e vasopressina) foram suficientes para manter a pressão arterial. Entretanto, com a piora da hipertensão intrassinusoidal hepática e da hipertensão portal houve também acentuação da vasodilatação periférica, levando à ativação constante dos sistemas vasopressores para manter a pressão arterial. Passou a haver contínua retenção renal de água e sódio provocando *overflow* no sistema vascular. Fatores localizadores, como vazamento de plasma do sinusoide hepático para o tecido, porejamento de líquido do fígado para o abdome, além da hipertensão portal e da hipoalbuminemia, foram decisivos para provocar o acúmulo de líquido na cavidade peritoneal, fato percebido pelo paciente nos últimos 60 dias. Como este não sabia que estava doente e que seu organismo fazia balanço positivo de sódio, continuou a ingerir água e sal de forma normal, o que agravou sua retenção hídrica e piorou seu edema. Trata-se, portanto, de hipótese para a formação da ascite por piora dos distúrbios evolutivos da cirrose hepática e não por um determinado fator desencadeante.

O consumo excessivo de álcool foi a provável causa da cirrose hepática desse paciente. O uso praticamente diário de bebidas destiladas por tempo prolongado constitui a principal causa de cirrose hepática em nosso meio. Os *spiders*, a queda de pelos e o eritema palmar são sintomas frequentes da cirrose alcoólica, sendo gerados pelo excesso de estrógenos circulantes. O exame clínico é rico e permite recordar os sinais propedêuticos da ascite conforme comentado anteriormente: na inspeção, observa-se que os flancos estavam abaulados com o paciente em decúbito dorsal, pois o líquido ocupa a parte posterior e os flancos do paciente nesse decúbito. A formação venosa na forma de "cabeça de medusa", ao redor da cicatriz umbilical, aponta a presença de hipertensão portal e provável recanalização da veia umbilical. A macicez nos flancos e a macicez móvel, obtidas na percussão abdominal, são sinais muito úteis na pesquisa das ascites, conforme já mencionado. O sinal do piparote também positivo demonstra que a ascite era de volume moderado a acentuado. Os semicírculos de Skoda têm a concavidade voltada para cima, o que é típico da apresentação da ascite. O fígado de dimensões reduzidas é compatível com a cirrose hepática, e a esplenomegalia é esperada fazendo parte do quadro de hipertensão portal. A propedêutica pulmonar apontava para a existência de derrame pleural no lado direito, fato observado em 6% dos pacientes com ascite. Como mencionado anteriormente, o derrame pleural pode acompanhar a ascite pela passagem de líquido do abdome para o espaço pleural por meio de defeitos no diafragma. Na avaliação diagnóstica feita com a punção do líquido ascítico, observa-se que os exames confirmam não haver infecção na ascite, pois o número de PMN era baixo (menos de 250/mm^3) e tanto o Gram quanto a cultura geral do líquido ascítico foram negativos. O GASA era alto (> 1,1 g/dL), confirmando tratar-se do grupo de ascites com hipertensão portal, como já se esperava pela história e pelo exame clínico. A etiologia da ascite é confirmada, uma vez mais, com a realização da ultrassonografia abdominal, que revelou fígado reduzido em tamanho e aumento do diâmetro da veia porta, que, em conjunção com a esplenomegalia, são indicativos de hipertensão portal.

BIBLIOGRAFIA

1. Andrade DR. Estudo da excreção de água livre, água ligada a solutos, sódio e potássio e da filtração glomerular, em pacientes cirróticos com ascite, pela prova da sobrecarga de água. Tese [Doutorado.] São Paulo: Faculdade de Medicina da Universidade de São Paulo; 1966.
2. Cattau EL, Benjamin SB, Knuff TE, Castell DO. The accuracy of the physical exam in the diagnosis of suspect ascitis. JAMA. 1982;247:1164-6.
3. Dermawan JKT, Policarpio Nicolas ML. Malignancies in pleural, peritoneal, and pericardial effusions. Arch Pathol Lab Med. 2020;144:1086-91.
4. Gines P, Quintero E, Arroyo V, Teres J, Bruguera M, Rimola A, et al. Compensated cirrhosis: natural history and prognostic factors. Hepatology. 1987;7:12-8.
5. Goldberg BB, Goodman GA, Clearfield HR. Evaluation of ascites by ultrasound. Radiology. 1970;96:15-22.
6. Lucena MI, Andrade RJ, Tognoni G, Hidalgo R, de La Cuesta FS, Fraile JM, et al. Multicenter hospital study on prescribing patterns for prophylaxis and treatment of complications of cirrhosis. Eur J Clin Pharmacol. 2002;58:435-40.
7. Moore KP, Wong F, Gines P, Bernardi M, Ochs A, Salerno F, et al. The management of ascites in cirrhosis: report on the consensus conference of the International Ascites Club. Hepatology. 2003;38:258-66.
8. Planas R, Montoliu S, Balleste B, Rivera M, MigueL M, Masnou H, et al. Natural history of patients hospitalized for management of cirrhotic ascites. Clin Gastroenterol Hepatol. 2006;4:1385-94.
9. Polak M. Ascite: fisiopatologia, classificação e conduta diagnóstica. São Paulo: Farmasa; 1987.
10. Runyon BA, Hoefs JC, Morgan TR. Ascitic fluid analysis in malignancy-related ascites. Hepatology. 1988;8:1104-9.
11. Runyon BA, Montano AA, Akriviadis EA, Antillon MR, Irving MA, McHutchison JG. The serum-ascites albumin gradient is superior to exudates-transudate concept in the differential diagnosis of ascites. Ann Intern Med. 1992;117:215-20.
12. Runyon BA. Ascites and spontaneous bacterial peritonitis. In: Sleisenger MH, Fordtran JS (eds.). Gastrointestinal disease. 5th ed. Philadelphia: WB Saunders; 1993.
13. Runyon BA. Curren concepts: care of patients with ascites. N Engl J Med. 1994;330:337-42.
14. Runyon BA. Paracentesis of ascitic fluid: a safe procedure. Arch Intern Med. 1986;146:2259-61.
15. Salman MA, Salman AA, Hawdy A, Samie RMA, Ewid M, Abouregal TE, et al. Predictive value of omental thickness on ultrasonography for diagnosis of unexplained ascitis, an Egyptian centre study. Asian J Surg. 2020;43:13-19.
16. Schrier RW, Arroyo V, Bernardi M, Epstein M, Henriksen JH, Rodes J. Peripheral arterial vasodilation hypothesis: a proposal for the initiation of renal sodium and water retention in cirrhosis. Hepatology. 1988;8:1151-7.
17. Sheer TA, Joo E, Runyon BA. Usefulness of serum N-terminal ProBNP in distinguishing ascites due to cirrhosis from ascites due to heart failure. J Clin Gastroenterol. 2010;44:e23-6.

30

Cefaleias

Alessandra Carvalho Goulart

INTRODUÇÃO

Cefaleia é queixa clínica bastante frequente tanto no âmbito ambulatorial (1,2-10,3%), quanto nos serviços de emergência (1,3-4,5%).

> Apesar da alta prevalência, os sintomas de cefaleia nem sempre são reconhecidos e abordados adequadamente, o que acaba por gerar um ciclo vicioso que envolve a procura frequente e recorrente por serviços de saúde para alívio e diminuição da frequência das crises de dor de cabeça.

A maioria das cefaleias na prática clínica é primária, com história rica em sintomas com exame clínico e neurológico normais. As cefaleias primárias são doenças por si sós e apresentam mecanismos fisiopatológicos independentes. Exemplos são a migrânea (enxaqueca) e a cefaleia do tipo tensional. Por sua vez, as cefaleias secundárias se caracterizam como sintoma secundário decorrente de doença de base.

EPIDEMIOLOGIA/ETIOLOGIA

A etiologia da cefaleia depende do local de atendimento. Em estudo com 872 pacientes atendidos em departamento de emergência com queixa de cefaleia, 39,9% dos casos eram decorrentes de algum processo infeccioso, 19,3% eram cefaleias do tipo tensional, 9,3% eram pós-traumáticas, 4,8% relacionadas à hipertensão, 4,5% causados por migrânea, 0,9% por hemorragia subaracnóidea, 0,6% decorrente de meningite e 20,9% eram miscelânea ou não tinham diagnóstico. Cefaleias secundárias graves, apesar de infrequentes, não podem ser desconsideradas por conta da morbidade e da mortalidade geralmente envolvidas nos quadros subjacentes.

A prevalência anual de alguns tipos de cefaleia selecionadas foi estimada em 0,02% em artrite temporal (ou de células gigantes) em adultos acima de 50 anos; em 0,01% em tumor cerebral; em 0,15% em tumor metastático; em 0,7 em acidente vascular cerebral (AVC) e 0,02-0,1% em malformações arteriovenosas.

Entretanto, considerando dados de população geral, as cefaleias primárias são as mais prevalentes, sendo dentre elas as mais frequentes a do tipo tensional e a migrânea. Na revisão não sistemática de Stovner et al., na qual foram analisados dados de 107 estudos epidemiológicos entre 1975-2005 (África, Ásia, Austrália, Europa, Estados Unidos e América Latina), a prevalência média de cefaleia, considerando sintomas no último ano, nos últimos 3 meses ou sem tempo definido, foi de 46%, sendo 11% atribuída à migrânea, 42% à cefaleia tipo tensional e 3% à cefaleia crônica diária (≥ 15 dias/mês ou diária). No Brasil, reportou-se prevalência média maior de cefaleia no último ano com base em 6 estudos de base populacional, de 70,6%, sendo cefaleia tipo tensional 29,5%, migrânea 15,8% e cefaleia crônica diária 6,1%.

O número absoluto de casos de cefaleia do tipo tensional recorrente no mundo está em torno de 1,5 bilhão, sendo considerada a segunda doença neurológica mais prevalente. Apesar da prevalência maior da cefaleia do tipo tensional em relação à migrânea, esta última é muito mais incapacitante e está associada a pior qualidade de vida e à perda de produtividade. Dados do *Global Burden of Disease* (GBD) 2015 revelaram a migrânea com a sétima causa de anos vividos com incapacidade (YLD).

Em relação à prevalência por sexo, na cefaleia tipo tensional a proporção entre homem e mulher é quase equivalente (4:5), exceto pela forma crônica (15 ou mais dias de dor por mês), que ocorre em maior frequência na população feminina. A migrânea, por sua vez, ocorre em maior proporção em mulheres (2,5:1), principalmente mulheres jovens em idade reprodutiva.

Ainda dentre as cefaleias primárias, muito menos frequente é a cefaleia em salvas (*cluster*), cuja prevalência é de aproximadamente 0,1%. Porém, apesar de rara, está associada a uma apresentação clínica exuberante em relação à dor e aos sintomas associados. A idade de maior ocorrência da cefaleia em salvas é entre 20-40 anos. A proporção entre homem e mulher é de 3:1 e apresenta um componente de hereditariedade (5-20% história familiar), sendo autossômica dominante em 5% dos casos.

Por último, a cefaleia por abuso de medicamentos analgésicos afeta entre 1-2% da população em geral, mas está presente em até 50% dos pacientes atendidos em centros de cefaleia e em indivíduos com história de cefaleias crônicas tanto do tipo tensional quanto migrânea.

CLASSIFICAÇÃO

A classificação das cefaleias segue os critérios da Sociedade Internacional de Cefaleia (*International Classification of Headache Disorders* – ICHD-3). Os subtipos são classificados dentro de cada grupo principal conforme a etiologia (primárias, secundárias, neuropatias e dores faciais e outras dores de cabeça). A descrição dos principais subgrupos é apresentada na Tabela 1.

Dentre os diversos subtipos das cefaleias, destacam-se a seguir o quadro clínico e a fisiopatologia das principais na prática clínica.

TABELA 1 Principais subgrupos de cefaleias de acordo com os critérios internacionais da Sociedade Internacional de Cefaleia

Parte I: cefaleias primárias	1. Migrânea (1.1. com aura, 1.2 sem aura*) 2. Cefaleia tipo tensional* 3. Cefaleia trigeminal autonômica (em salvas*) 4. Outras cefaleias primárias
Parte I: cefaleias secundárias	5. Dor de cabeça atribuída a trauma ou lesão na cabeça e/ou pescoço 6. Dor de cabeça atribuída a distúrbio vascular craniano ou cervical 7. Dor de cabeça atribuída a distúrbio intracraniano não vascular 8. Dor de cabeça atribuída a uma substância ou sua retirada* 9. Dor de cabeça atribuída à infecção 10. Dor de cabeça atribuída ao distúrbio da homeostase 11. Dor de cabeça ou dor facial atribuída a distúrbios do crânio, pescoço, olhos, ouvidos, nariz, seios nasais, dentes, boca ou outra estrutura facial ou cervical 12. Dor de cabeça atribuída a transtorno psiquiátrico
Parte III: neuropatias e dores faciais e outras dores de cabeça	13. Lesões dolorosas dos nervos cranianos e outras dores faciais 14. Outros distúrbios da dor de cabeça

* Principais subtipos.
Fonte: International Classification of Headache Disorders, 2019.

QUADRO CLÍNICO/FISIOPATOLOGIA

Migrânea

A origem da palavra "enxaqueca" é árabe e significa "dor de um lado só da cabeça", enquanto seu sinônimo, migrânea, vem do grego antigo "ημικρανίον" (hêmikraníon), "metade do crânio".

A migrânea é caracterizada por ataques recorrentes compostos em quatro fases: pródromos, aura, crise de dor de cabeça e pós-dor de cabeça. As caraterísticas gerais da migrânea são: localização unilateral e tipo pulsátil, especialmente quando aumenta a intensidade com exercícios físicos. Os sintomas associados são náusea, vômito, fotofobia ou fonofobia durante os ataques, levando os migranosos a buscar alívio deitados em um ambiente escuro e silencioso. A migrânea associada a sintomas premonitórios, a aura, caracteriza-se como clássica; a ausência da aura, por sua vez, caracteriza a migrânea comum. A aura mais frequente é a visual (90% dos casos), podendo manifestar-se como linhas visuais, escotomas ou pontos cintilantes. A aura também pode manifestar-se como outros distúrbios sensoriais (parestesias ou alodíneas), distúrbios da fala ou distúrbios motores (quando se denota a rara forma de enxaqueca hemiplégica).

Apesar de raras, algumas complicações podem ocorrer nos quadros de migrânea, como:

- Estado migranoso, que se caracteriza por uma crise com duração maior do que 72 horas.
- Infarto migranoso: os sintomas de aura podem persistir e estar associados a um quadro vascular.
- Crise convulsiva: em raros casos, a aura pode se manifestar como uma crise convulsiva (Tabela 2).

Nas últimas décadas, ocorreram avanços importantes na compreensão da fisiopatologia e consequentemente no tratamento da migrânea. A teoria clássica foi descrita entre 1930 e 1940 e atribuía os sintomas da migrânea a uma origem vasomotora. Segundo essa teoria, uma vasoconstrição causaria os sintomas de aura e, posteriormente, a vasodilatação, levando à cefaleia. Recentemente, porém, essa sequência de eventos tem sido contestada.

TABELA 2 Critérios internacionais da migrânea

Migrânea sem aura (comum)	Migrânea com aura (clássica)	Migrânea crônica
A – Ao menos 5 crises, preenchendo critérios de B a D B – Duração de 4-72 horas (não tratada ou insatisfatoriamente tratada) C – Ao menos 2 dos seguintes critérios: 1. Localização unilateral 2. Característica pulsátil 3. Dor moderada a intensa 4. Piora com a atividade física D – Acompanhada ao menos de um dos seguintes: 1. Náusea e/ou vômito 2. Fotofobia e fonofobia E – Não explicável por outros diagnósticos da ICHD-3	A – Ao menos 2 crises preenchendo critérios B e C B – Sintomas de aura, completamente revertidos: 1. Visual 2. Sensorial 3. Fala ou linguagem 4. Motor 5. Tronco cerebral 6. Retiniano C. Ao menos 2 das 4 características a seguir: 1. Ao menos um sintoma de aura ≥ 5 minutos, desenvolvendo-se gradualmente, ou 2 ou mais sintomas de aura ocorrendo em sucessão 2. Cada sintoma com duração de 5-60 minutos 3. Ao menos um sintoma de aura é unilateral (afasia é considerada unilateral) 4. Aura acompanhada ou seguida de cefaleia em até 60 minutos do início D – Não explicável por outros diagnósticos da ICHD-3	A – Ao menos 15 dias/mês por > 3 meses (cefaleia tipo tensional ou migrânea podem somar, nesses 15 dias, pelo menos 8 dias de migrânea), com critérios de B a D B – 5 episódios com critério para migrânea sem (B-D) ou com (B-C) aura C – Ao menos 8 dias/mês por > 3 meses, ao menos com 1-3 dos critérios seguintes: 1. Critérios (B-D) para migrânea sem aura 2. Critérios (B-C) para migrânea com aura 3. Paciente acredita ser sintoma de migrânea e é aliviado por triptano ou derivado do ergo D – Não explicável por outros diagnósticos da ICHD-3

Fonte: The International Classification of Headache Disorders, 2019.

Aparentemente a vasodilatação não é condição necessária e, nos pacientes em que acontece, é um epifenômeno.

A migrânea pode ser considerada de fato um distúrbio neurovascular crônico, incapacitante, comum, caracterizado por ataques de cefaleia intensos, associada a disfunção do sistema nervoso autonômico e, em alguns pacientes, com aura envolvendo sintomas neurológicos.

Tem sido demonstrado que a dor pode ocorrer durante a fase de vasoconstrição e hipoperfusão, e fenômenos ligados à excitabilidade cerebral (depressão alastrante de Leão) parecem explicar melhor a ocorrência das crises. Esses fenômenos seriam a causa da aura da migrânea, concorrendo com a alteração da permeabilidade da barreira hematoencefálica e a ativação do sistema trigeminal aferente. A aura é caracterizada por uma onda de oligemia que passa através do córtex lentamente à velocidade de 2-6 mm por minuto. Uma fase curta de hiperemia precede essa oligemia e é provável que tenha correlação com os sintomas de luzes intermitentes e irregulares. A oligemia é uma resposta à função neuronal deprimida e ainda está claramente presente quando a cefaleia começa.

Mecanismos inflamatórios em pacientes com enxaqueca crônica diminuem os limiares de detecção da dor, aumentam a magnitude da resposta dolorosa e causam dor mais prolongada. Outros participantes na fisiopatologia da enxaqueca são a serotonina, peptídeo ligado ao gene da calcitonina, e fatores genéticos. Recentes avanços na neurociência clínica básica e aplicada têm levado ao desenvolvimento de uma nova classe de agonistas seletivos de receptores de serotonina (5-hidroxitriptamina [5-HT]) que ativam os receptores 5-HT1B e 5-HT1D (5-HT1B/1D), os triptanos, os quais são utilizados nas crises intensas de migrânea.

Como fatores predisponentes da migrânea, são relatados: estresse emocional (80%), alterações hormonais – menstruação (65%) –, dieta, por exemplo, queijo, chocolate, bebidas alcoólicas, retirada abrupta de cafeína (57%), alterações climáticas (53%) e distúrbios do sono (50%).

Cefaleia do tipo tensional

A cefaleia do tipo tensional apresenta em geral intensidade leve a moderada, de localização bilateral, sem outras características associadas. As descrições para o tipo de dor da cefaleia podem ser tais como "perturbadora", "em faixa", "pressão", "plenitude da cabeça", "sensação de cabeça grande", ou, de forma mais descritiva, "como uma tampa apertada", "semelhante à banda", ou um "peso pesado" na cabeça ou nos ombros. O diagnóstico é eminentemente clínico e geralmente não são necessários exames, exceto se houver chance de diagnóstico diferencial (Tabela 3).

Em relação à fisiopatologia, a cefaleia do tipo tensional era considerada uma síndrome funcional, psicogênica. Entretanto, nas últimas décadas, foi demonstrado um importante componente neurobiológico. Pacientes com

TABELA 3 Critérios internacionais da cefaleia do tipo tensional

A	Cefaleia tipo tensional – subtipos (com ou sem aumento do tônus muscular): 1. Infrequente episódica: pelo menos 10 crises em < 1 dia/mês (< 12 dia/ano) 2. Frequente episódica: pelo menos 10 crises em 1-14 dias/mês (12-180 dia/ano) 3. Crônica: ≥ 15 dias/mês em > 3 meses/ano Obs.: 1 dos critérios A e os critérios B a D
B	Duração de 30 minutos a 7 dias
C	Ao menos 2 de 4 critérios seguintes: 1. Dor bilateral 2. Dor em pressão ou opressão (não pulsátil) 3. Dor leve a moderada 4. Dor não piora com atividade física
D	Ambos os critérios seguintes: 1. Ausência de náusea e vômito 2. Ausência de fotofobia e fonofobia
E	Não explicável por outros diagnósticos da ICHD-3

Fonte: The International Classification of Headache Disorders, 2019.

cefaleia tensional parecem ter maior sensibilidade à dor, situação para a qual concorrem mecanismos psicológicos, genéticos e inflamatórios. Essa maior sensibilidade está, aparentemente, mais ligada a mecanismos periféricos de nocicepção nos casos episódicos e a mecanismos centrais (processamento da informação nociceptiva) nas cefaleias crônicas. O aumento do tônus muscular provavelmente representa uma consequência (mais do que uma causa) da ativação de nociceptores periféricos.

> Fatores deflagradores podem ser estresse, depressão e ansiedade, principalmente nos casos crônicos. Analgésicos simples geralmente são ineficazes e devem ser usados com cautela pelo risco de cefaleia por abuso de medicamentos (ingestão regular de analgésicos simples acima de 15 dias por mês ou triptanos ou analgésicos combinados acima de 10 dias por mês).

Cefaleia em salvas

Corresponde à cefaleia pontuada por crises de dor forte, excruciante, estritamente unilateral, podendo mudar de lado de uma crise para outra, geralmente de localização orbitária, supraorbitária ou local ao redor.

Podem ocorrer frequentemente sintomas ipsilaterais, que incluem: ptose, miose, edema palpebral, lacrimejamento, hiperemia conjuntival, congestão nasal, plenitude auricular e agitação.

Em relação à periodicidade, as crises podem durar 15-180 minutos, diariamente (variação de 1 vez a cada 2 dias a 8 vezes ao dia), por 6-12 semanas. Além disso, pode remitir por muitos meses. Nos casos de crises de salvas crônicas, pode não haver emissão > 1 mês por 1 ano.

A fisiopatologia pouco compreendida das cefaleias trigemino-autonômicas pode ter envolvimento da substância cinzenta posterior hipotalâmica. O componente parassimpático pode desenvolver sinais autonômicos cranianos exuberantes lateralizados e ipsilaterais à cefaleia. A imagem funcional sugere reflexo parassimpático trigeminal humano normal e sinais clínicos de disfunção craniana simpática secundária.

Cefaleia por abuso de analgésicos

Sinonímias: MOH, ou *medication-overuse headache*, cefaleia induzida por droga, de rebote. A ocorrência deriva da interação de um agente terapêutico utilizado excessivamente em um paciente suscetível. Ocorre naqueles com cefaleia primária preexistente (geralmente cefaleia do tipo tensional ou migrânea crônica) que, em associação com o uso excessivo de analgésicos, desenvolvem um novo tipo de dor de cabeça ou marcadamente pior cefaleia que a preexistente.

As características da dor podem mudar, tanto entre indivíduos como entre crises do mesmo indivíduo. A cefaleia geralmente inicia ao acordar, com história de ≥ 15 dias/mês de uso regular (crônico) de medicamentos para dor aguda ou sintomáticos (aspirina, anti-inflamatórios ou analgésicos comuns), ou, ainda, do uso por ≥ 10 dias/mês de outros deflagradores da cefaleia por abuso de analgésicos (ergotamina, triptanos, opioides).

Cefaleias secundárias

A Tabela 4 apresenta características gerais das principais cefaleias na prática clínica.

ABORDAGEM DIAGNÓSTICA

A abordagem clínica deve incluir a investigação dos sintomas relacionados aos tipos de cefaleia de maior importância clínica tanto pela prevalência como pelo grau de incapacitação. Entretanto, nem sempre o relato do paciente sobre a cefaleia envolve todos os critérios diagnósticos aqui apresentados, por exemplo, o tipo de dor pulsátil na migrânea. O subdiagnóstico da migrânea, uma das cefaleias primarias mais prevalentes, pode ser parcialmente atribuído a uma apresentação clínica bastante variável, sendo relatada, muitas vezes, a dor como "em pressão" ou tipo "dor de sinusite.

Em estudo observacional realizado com quase 3 mil pacientes, foi reportada 88% de história de "sinusite"

TABELA 4 Características dos diversos tipos de cefaleias secundárias

Tipo de cefaleia	Causa	Caráter da dor	Localização	História e progressão	Sintomas associados, fatores de melhora ou piora	Exame clínico	Faixa etária/ população em risco	Investigação
Sinusite	Infecção dos seios paranasais	Em peso	Facial; eventualmente mais central (acometendo seios esfenoidais ou etmoidal)	Início gradual, dor contínua e que piora ao abaixar a cabeça. Frequentemente se inicia após quadro respiratório viral. Pode durar semanas, até que seja tratada	Tosse que piora ao decúbito, congestão nasal e rinorreia purulenta (ou com sangue). Pode haver febre; pode simular dores nos dentes da arcada superior	Dor à palpação e percussão dos seios frontais e maxilares. Sinal da vela à oroscopia	Todas	Avaliação clínica apenas
Meningite e meningoencefalites	Infecção das meninges (por vírus ou bactérias)	Intensa, contínua	Holocraniana	Início súbito ou gradual, porém agudo. Piora ao longo de horas	Febre, náusea e vômito, prostração, pode haver rebaixamento de consciência e convulsões	Sinais de irritação meníngea, pode haver alteração de consciência	Todas	Avaliação do líquido cefalorraquidiano (líquor)
Disfunção da ATM	Atrito ou deslocamento dos côndilos da articulação, lesões mandibulares, alterações da dinâmica da mastigação	Intensidade variável	Localização temporal, geralmente unilateral	Início gradual, os episódios duram minutos a horas	Piora com a mastigação e com estados de tensão, associados a bruxismo	Dor à palpação do côndilo e do músculo temporal, ou movimentação da mandíbula	Rara na infância	Radiografia
Nevralgia do trigêmeo	Disparos espontâneos dos neurônios sensitivos do nervo trigêmeo	Em choque ou facada, forte intensidade. Cada episódio dura entre frações de segundo e 2 minutos. Entre as crises, o paciente é assintomático	Dermátomo inervado pelo ramo afetado do nervo trigêmeo (um ou mais ramos – mandibular, maxilar ou oftálmico)	Início súbito, recorrente, pouca melhora com medicação. Pode cronificar e ocorrer várias crises seguidas de dor	Pode ser disparada com estímulos locais menores nos territórios inervados pelo ramo afetado	Sem alterações – eventualmente há contração da musculatura da área afetada. Buscar lesões em glândulas parótidas ou lesões vasculares que possam estar comprimindo o nervo	Mais frequente em idosos	Tentar localizar lesão periférica ou central

(continua)

TABELA 4 Características dos diversos tipos de cefaleias secundárias (continuação)

Tipo de cefaleia	Causa	Caráter da dor	Localização	História e progressão	Sintomas associados, fatores de melhora ou piora	Exame clínico	Faixa etária/ população em risco	Investigação
Celulite ou zóster	Infecção da pele e subcutâneo pelo VZV	Em queimação. No zóster, pode ser em choque (dor neuropática)	Localizada em segmentos – no caso do zóster, área inervada pela raiz acometida	Início gradual, piora importante ao longo de horas a dias. No caso de zóster, a dor pode se tornar crônica	Pode haver febre e sintomas sistêmicos (mal-estar, dor articular)	Alterações da pele: sinais flogísticos, vesículas, áreas de flutuação	Celulite: todas. Zóster: idosos e imunossuprimidos	Nenhuma
Cefaleia cervicogênica	Dor de origem cervical – mau posicionamento, osteoartite, tensão muscular, hérnias discais	Em peso ou aperto, moderada intensidade	Principalmente occipital, pode ser holocraniana	Início gradual, pode ter longa duração	Dor cervical	Palpação cervical dispara ou intensifica a dor	Adultos	Nenhuma em relação à cefaleia. Pode ser necessário investigar lesão cervical
Hemorragia subaracnoide	Sangramento no espaço meníngeo, por trauma, ruptura de aneurisma ou MAV	Intensa, incapacitante, início "em pedrada na cabeça"	Holocraniana	Início súbito e intenso	Pode haver rebaixamento de consciência e vômito, febre baixa	Pode haver alterações neurológicas importantes e sinais de irritação meníngea	Adultos e idosos	Tomografia
Hematoma subdural	Sangramento entre a dura-máter e a pia-máter	Intensidade variável, mal caracterizada. Geralmente intensa nos quadros agudos	Pode ser localizada ou holocraniana	Início gradual, geralmente dias a semanas depois de traumatismo local – mesmo de intensidade moderada	Pode haver rebaixamento de consciência	Pode haver alterações neurológicas importantes	Idosos	Tomografia
Neoplasia	Tumor primário do SNC ou metástase para cérebro/ cerebelo	Intensidade variável, pode ser de vários tipos	Holocraniana	Início gradual, progressão ao longo de semanas a meses	Déficit neurológico progressivo concomitante, náusea, vômito, alterações visuais, perda ponderal	Déficit localizatório	Idosos e pacientes em tratamento oncológico, crianças e adolescentes têm maior risco para lesões cerebelares	Tomografia com contraste, ressonância magnética

(continua)

TABELA 4 Características dos diversos tipos de cefaleias secundárias (continuação)

Tipo de cefaleia	Causa	Caráter da dor	Localização	História e progressão	Sintomas associados, fatores de melhora ou piora	Exame clínico	Faixa etária/ população em risco	Investigação
Abscesso cerebral	Infecção bacteriana formando abscesso no SNC – pode formar-se por disseminação local (complicação de otite, sinusite ou meningite) ou por via sanguínea	Intensidade variável, dor em aperto/pressão ou outros tipos	Localizada ou holocraniana	Início gradual, progressão ao longo de dias	Déficit neurológico recente, náusea, vômito, febre	Déficit localizatório	Pacientes imunossuprimidos ou com infecção bacteriana sistêmica (p. ex., endocardite)	Tomografia
AVC	Geralmente sangramento no parênquima do SNC – a isquemia não costuma causar dor	Forte intensidade, início súbito	Geralmente holocraniana	Início súbito, progressão em minutos a horas	Acompanha déficit neurológico e pode haver rebaixamento de consciência	Déficit localizatório	Idosos e pacientes com fatores de risco (hipertensão mal controlada, aterosclerose) ou MAV	Tomografia
Cefaleia pós--trauma	TCE prévio, recente ou antigo	Intensidade, duração e caráter variáveis	Pode ser localizada (no local do trauma) ou holocraniana	Variável, geralmente recorrente, pode ser contínua e cronificar	Pode haver náusea	Sem alterações	Pacientes com antecedente de TCE. Geralmente a dor se inicia em até 7 dias após o TCE	Tomografia (no início do quadro, para descartar HSD)
Arterite temporal (ou arterite de células gigantes)	Inflamação (autoimune) das artérias temporais	Intensidade moderada a forte	Temporal, geralmente unilateral	Início gradual, piora com mastigação e compressão temporal	Associação com polimialgia reumática, perda de peso, episódios de amaurose fugaz*	Assimetria e dor à palpação dos pulsos temporais	Idosos (> 60 anos)	Biópsia
Trombose venosa de SNC	Obstrução da drenagem venosa intracraniana por trombo	Intensidade variável, mal caracterizada. Geralmente intensa	Holocraniana ou unilateral	Progressiva, piorando em horas a dias	Sinais de hipertensão intracraniana – náusea, vômito, alterações visuais, eventualmente convulsões	Pode haver déficits focais	Pacientes com trombofilias (uso de anticoncepcional, antecedente de trombose)	Angiografia

* Amaurose fugaz é a perda visual transitória, neste caso associada à obstrução temporária dos vasos que nutrem a retina.
ATM: articulação temporomandibular; AVC: acidente vascular cerebral; HSD: hematoma subdural; MAV: malformação arteriovenosa; SNC: sistema nervoso central; TCE: traumatismo cranioencefálico; VZV: vírus da varicela-zóster.
Fonte: The International Classification of Headache Disorders, 2019.

autorrelatada ou diagnosticada por médico. Dentre estes, 80% de fato apresentava critérios para migrânea segundo a Sociedade Internacional de Cefaleia (ICHD-3). Diante desse cenário, é essencial uma correta abordagem clínica, que deverá envolver a princípio uma diferenciação entre cefaleias primárias e secundárias com base na história clínica, considerando obrigatoriamente algumas características, como (1) sintomas de início recente ou não e (2) sintomas cardinais da cefaleia (início, duração, frequência, característica e localização da dor, sintomas associados, incluindo aura, sintomas predisponentes e de alívio e mudança da frequência ao longo do tempo). Geralmente, na evolução de cefaleias de início recente, o médico deve estar atento aos sinais/sintomas de alerta, tais como relato de primeira cefaleia da vida, pior cefaleia da vida, sinais neurológicos novos ou inexplicados, cefaleia resistente ao tratamento, cefaleia após 50 anos de idade, cefaleia em pacientes com câncer ou vírus da imunodeficiência humana (HIV), sinais e sintomas associados que sugiram cefaleia secundária (p. ex., febre, rigidez de nuca, papiledema, rebaixamento do nível de consciência ou alterações do comportamento), cefaleia após traumatismo cranioencefálico (hematoma subdural), despertar noturno pela cefaleia (hipertensão intracraniana).

É importante lembrar que a maioria das cefaleias novas é secundária a síndromes virais ou outros diagnósticos benignos, enquanto quase todas as cefaleias graves também são cefaleias de início recente.

Assim, a avaliação da cefaleia secundária depende da identificação de casos relativamente raros com condições subjacentes graves sob suspeita, e que frequentemente requerem investigação diagnóstica mais aprofundada (Figura 1). Cefaleias crônicas (antigas), por sua vez, frequentemente correspondem a quadros de migrânea ou cefaleia do tipo tensional (Figura 1).

CASO CLÍNICO

Mulher de 24 anos relata ter, nos últimos 3 meses, uma dor de cabeça diária contínua, de intensidade leve, tipo pressão em toda a cabeça. Essa cefaleia às vezes evolui para uma dor intensa e latejante associada a náusea, intolerância a sons e luz. Quanto maior a intensidade, essas dores sobrepostas podem ocorrer pelo menos duas vezes por semana.

Pergunta

Qual é o diagnóstico mais provável, levando em consideração seu conhecimento após a leitura deste capítulo?

1. Cefaleia tensional crônica.
2. Migrânea episódica e cefaleia tipo tensional crônica.
3. Migrânea crônica.
4. Migrânea episódica.

Resposta

Migrânea crônica.

PRINCIPAIS PONTOS

- A maioria das cefaleias envolve apresentação aguda de uma condição clínica crônica conhecida, tal como ocorre nas cefaleias primárias do tipo tensional ou migrânea, ou de uma condição aguda subjacente autolimitada, causando a cefaleia secundária, na maior parte das vezes relacionadas a processos benignos, como infecções.
- As diretrizes baseadas em evidências para cefaleia primária sugerem tratamentos conservadores, além da profilaxia dos quadros crônicos, como aconselhamento sobre estresse, redução ou prevenção de gatilhos alimentares e reservam o uso de neuroimagens ou encaminhamento para clínicas de referência especializadas em certas circunstâncias, como a presença de déficits neurológicos, câncer, trauma, aids ou outros "sinais de alarme".
- Apesar do progresso no conhecimento sobre a profilaxia e mudanças de hábitos de vida, as cefaleias, particularmente a migrânea, permanecem subdiagnosticadas e as terapias disponíveis, subutilizadas.

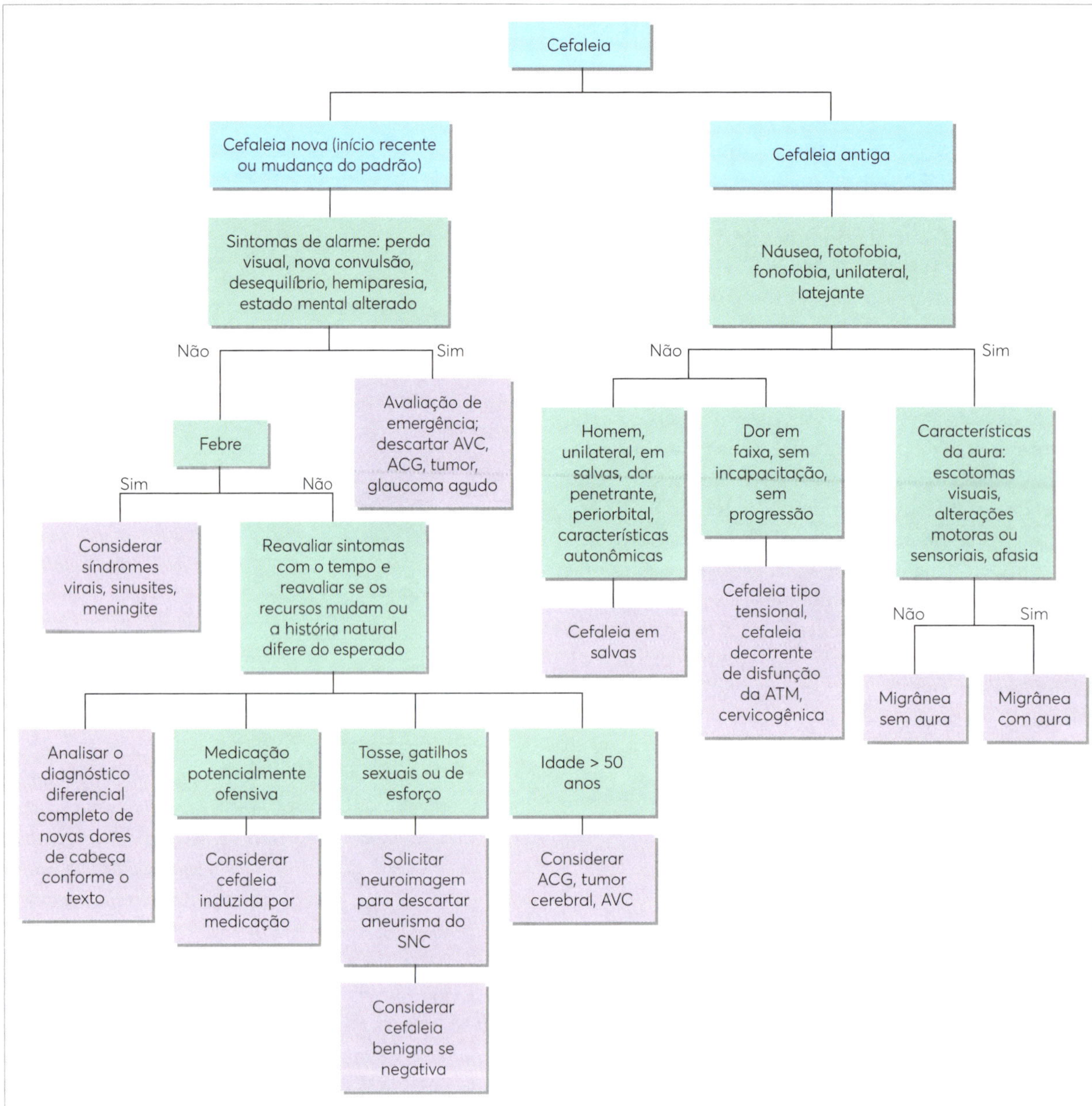

FIGURA 1

Abordagem diagnóstica das cefaleias em serviços de saúde.

ACG: arterite de células gigantes; ATM: articulação temporomandibular; AVC: acidente vascular cerebral; SNC: sistema nervoso central.
Fonte: adaptada de Henderson et al., 2005.

BIBLIOGRAFIA

1. Bendtsen L, Evers S, Linde M, Mitsikostas DD, Sandrini G, Schoenen J; EFNS. EFNS guideline on the treatment of tension-type headache: report of an EFNS task force. Eur J Neurol. 2010;17(11):1318-25.
2. Benseñor IM. Cefaleia. In: Semiologia clínica 2002. São Paulo: Sarvier; 2002. Parte IV, Capítulo 60. p.532-40.
3. Bolay H, Reuter U, Dunn AK, Huang Z, Boas DA, Moskowitz MA. Intrinsic brain activity triggers trigeminal meningeal afferents in a migraine model. Nat Med. 2002;8(2):136-42.
4. Charles A, Brennan K. Cortical spreading depression-new insights and persistent questions. Cephalalgia. 2009;29(10):1115-24.
5. Cherry DK, Woodwell DA. National Ambulatory Medical Care Survey: 2000 summary. Adv Data. 2002;(328):1-32.
6. Cherry DK, Burt CW, Woodwell DA. Division of Health Care Statistics. National Ambulatory Medical Care Survey: 1999 Summary. Advanced Data from Vital and Health Statistics. 2001;322:18.
7. DeAngelis LM. Brain tumors. N Engl J Med. 2001;344(2):114-23.
8. Dhopesh V, Anwar R, Herring C. A retrospective assessment of emergency department patients with complaint of headache. Headache. 2001;41:537-41.

9. Dhopesh V, Anwar R, Herring C. A retrospective assessment of emergency department patients with complaint of headache. Headache. 2001;41:537-41.
10. GBD 2015 disease and injury incidence and prevalence collaborators. Global, regional, and national incidence, prevalence, and years lived with disability for 310 diseases and injuries, 1990-2015: a systematic analysis for the Global burden of disease study 2015. Lancet. 2016;388(10053):1545-602.
11. Goadsby PJ, Lipton RB, Ferrari MD. Migraine: current understanding and treatment. N Engl J Med. 2002;346(4):257-70.
12. International Headache Society. The International Classification of Headache Disorders. 3rd ed. Disponível em: https://ichd-3.org/. Acesso em: março 2021.
13. Jensen R. Diagnosis, epidemiology, and impact of tension-type headache. Curr Pain Headache Rep. 2003;7(6):455-9.
14. Leão AAP. Spreading depression of activity in the cerebral cortex. J Neurophysiol. 1944;7:359-90.
15. Lipton RB, Diamond S, Reed M, Diamond ML, Stewart WF. Migraine diagnosis and treatment: results from the American Migraine Study II. Headache. 2001;41:638-45. Morillo LE, Alarcon F, Aranaga N, Aulet S, Chapman E, Conterno L, et al.; Latin American Migraine Study Group. Prevalence of migraine in Latin America. Headache. 2005;45(2):106-17.
16. Munksgaard SB, Jensen RH. Medication overuse headache. Headache. 2014;54(7):1251-7.
17. Pahim LS, Menezes AM, Lima R. Prevalence and factors associated to migraine in adult population, Southern Brazil. Rev Saude Publica. 2006;40(4):692-8.
18. Queiroz LP, Barea LM, Blank N. An epidemiological study of headache in Florianopolis, Brazil. Cephalalgia. 2006;26(2):122-7.
19. Queiroz LP, Peres MF, Kowacs F, Piovesan EJ, Ciciarelli MC, Souza JA, et al. Chronic daily headache in Brazil: a nationwide population-based study. Cephalalgia. 2008;28(12):1264-9.
20. Queiroz LP, Peres MF, Piovesan EJ, Kowacs F, Ciciarelli MC, Souza JA, et al. A nationwide population-based study of tension-type headache in Brazil. Headache. 2009;49(1):71-8.
21. Russell MB, Levi N, Saltyte-Benth J, Fenger K. Tension-type headache in adolescents and adults: a population-based study of 33,764 twins. Eur J Epidemiol. 2006;21(2):153-60.
22. Schreiber CP, Hutchinson S, Webster CJ, Ames M, Richardson MS, Powers C. Prevalence of migraine in patients with a history of self-reported or physician-diagnosed "sinus" headache. Arch Intern Med. 2004;164(16):1769-72.
23. Silva AA Jr, Tavares RM, Lara RP, Faleiros BE, Gomez RS, Teixeira AL. Frequency of types of headache in the tertiary care center of the Hospital das Clínicas of the Universidade Federal de Minas Gerais, MG, Brazil. Rev Assoc Med Bras (1992). 2012;58(6):709-13.
24. Smetana GW, Shmerling RH. Does this patient have temporal arteritis? JAMA. 2002;287(1):92-101.
25. Smetana GW. Headache. In: Henderson MC, Tierney LM Jr., Smetana GW. The patient history: an evidence-based approach to differential diagnosis. 2nd ed. McGraw Hill. p.67-77.
26. Snow V, Weiss K, Wall EM. Guidelines for the treatment and prevention of migraine headaches. Ann Intern Med. 2002;137(10):840-52.
27. Steiner TJ, Stovner LJ, Jensen R, Uluduz D, Katsarava Z; Lifting The Burden: the Global Campaign against Headache. Migraine remains second among the world's causes of disability, and first among young women: findings from GBD2019. J Headache Pain. 2020;21(1):137.
28. Steiner TJ, Stovner LJ, Vos T. GBD 2015: migraine is the third cause of disability in under 50s. J Headache Pain. 2016;17(1).
29. Silberstein SD. Practice parameter: evidence-based guidelines for migraine headache (an evidence-based review): Report of the Quality Standards Subcommittee of the American Academy of Neurology. Neurology. 2000;26;55(6):754-62.
30. Stovner LJ, Hagen K, Jensen R, Katsarava Z, Lipton R, Scher A, et al. The global burden of headache: a documentation of headache prevalenceand disability worldwide. Cephalalgia. 2007;27(3):193-210.
31. Torelli P, Campana V, Cervellin G, Manzoni GC. Management of primary headachesin adult emergency departments: a literature review, the Parma ED experience and a therapy flow chart proposal. Neurol Sci. 2010;31(5):545-53.

31

Constipação intestinal

Vilma Takayasu

INTRODUÇÃO

A constipação intestinal é uma queixa frequente na prática clínica, descrita pela maioria como uma dificuldade ou desconforto relacionado à defecação. O termo "constipação" é bastante amplo e na percepção do paciente pode estar relacionado à diminuição do número de evacuações, fezes ressecadas, sensação de evacuação incompleta, ausência de urgência para evacuar e distensão ou desconforto abdominal. Mesmo entre os profissionais de saúde, a definição de constipação também varia. Não existe nenhuma definição de abrangência universal.

Com o objetivo de padronização, critérios diagnósticos para constipação intestinal foram elaborados para os pacientes que não apresentam defecação confortável (critérios de Roma) e podem ser visualizados na Tabela 1.

TABELA 1 Critérios de constipação Roma III/IV

1. Dois ou mais dos 6 sintomas abaixo devem estar presentes*: ▪ Esforço durante pelo menos 25% das evacuações ▪ Fezes ressecadas ou fragmentadas em pelo menos 25% das evacuações ▪ Sensação de evacuação incompleta em pelo 25% das vezes ▪ Sensação de obstrução/bloqueio anorretal ao menos em 25% das evacuações ▪ Manobras manuais facilitadoras de evacuação em pelo menos 25% das vezes ▪ Menos de 3 evacuações por semana
2. Fezes amolecidas presentes raramente com o uso de laxativos
3. Critérios insuficientes para síndrome do intestino irritável

* Critérios obrigatórios para os 3 meses anteriores, com início dos sintomas pelo menos 6 meses antes do diagnóstico.

A prevalência varia de 2-28% nos países ocidentais e também de acordo com os dados demográficos da população, a definição de constipação intestinal e o método de questionamento. Em geral, é maior na autorrelatada e menor quando utilizados os critérios específicos, como os de Roma.

No Brasil, um estudo realizado em Londrina mostrou a prevalência de constipação autorrelatada de 25,2% da população estudada. Outro estudo realizado na área rural de Pelotas que utilizou os critérios de Roma III mostrou prevalência de 26,9%. Nos dois estudos houve predomínio do sexo feminino e a prevalência foi semelhante aos dados da literatura.

O impacto econômico da constipação intestinal é considerável. Nos EUA, a constipação é responsável por cerca de 2,5 milhões de consultas médicas, e mais de 800 milhões de dólares são gastos anualmente com laxantes. Além disso, a constipação causa repercussões físicas e mentais que podem afetar a qualidade de vida das pessoas.

CARACTERIZAÇÃO

A patogênese da constipação intestinal é multifatorial e geralmente resulta da disfunção da regulação da motilidade colônica associada a incoordenação do aparato neuromuscular anorretal e a disfunção do eixo intestino-cérebro. Essas alterações estão relacionadas a diversos fatores:

- Idade: a prevalência aumenta drasticamente nos idosos; nos maiores de 65 anos, cerca de 26% dos homens e 34% das mulheres apresentam constipação intestinal.
- Sexo: é mais frequente no sexo feminino e pode ser decorrente da ação dos hormônios femininos, gestações, partos, negligência ao estímulo de defecação e história de abuso sexual, físico ou emocional.

- Dieta: a constipação está associada à ingestão inadequada de fibras (frutas, vegetais e outros alimentos ricos em fibras) e ingestão hídrica reduzida.
- Atividade física: a inatividade física está relacionada a redução da motilidade intestinal e redução do tônus muscular pélvico e abdominal, dificultando a expulsão do bolo fecal.
- Fatores socioeconômicos: ocorre maior frequência em pacientes com baixos níveis de renda e de educação, provavelmente em razão da menor qualidade de vida e do menor consumo de fibras e alimentos saudáveis.

A constipação intestinal pode ser classificada como aguda ou crônica. A constipação aguda pode ser causada por alterações na dieta, viagens e estresses relacionadas à vida cotidiana. Geralmente, é transitória e se resolve espontaneamente, ou com intervenções simples como alterações na dieta ou suplementação de fibras e laxantes. A constipação aguda também pode ser decorrente de causas mais sérias, como medicamentos, hospitalizações, imobilização, diverticulite, impactação fecal ou neoplasia.

A constipação crônica pode ser primária ou secundária. Na grande maioria dos casos (> 90%), a constipação é primária, tem origem funcional e a causa não pode ser determinada; já a secundária possui uma causa bem definida, como doenças intestinais, metabólicas, neurológicas, miopatias ou uso inadvertido de substâncias obstipantes, como medicamentos (Tabela 2).

TABELA 2 Causas secundárias de constipação intestinal

Intestinal	Tumores, diverticulites, obstruções inflamatórias, isquemia, volvo, endometriose, bridas pós-operatórias, fissura anal, hemorroidas com trombose, prolapso de mucosa e proctite ulcerativa
Doenças metabólicas	Hipotireoidismo, hipoparatireoidismo, hipercalcemia, hipocalemia, hipomagnesemia, DM, uremia e intoxicação por metais pesados
Doenças neurológicas	Neoplasia ou lesões medulares, AVC, esclerose múltipla, neuropatias autonômicas, doença de Hirchsprung e doença de Parkinson
Medicações	Antidepressivos, anticonvulsivantes, anti-histamínicos, antiespasmódicos, anticolinérgicos, bloqueadores de canal de cálcio, suplementos de cálcio e ferro e anti-inflamatórios não hormonais
Miopatias	Amiloidose e esclerose sistêmica
Outras causas	Doença de Chagas, déficit cognitivo, imobilidade e síndromes paraneoplásicas

AVC: acidente vascular cerebral; DM: diabete melito.

Em relação aos aspectos fisiopatológicos, pode ser classificada em três categorias: constipação de trânsito normal (60%), constipação de trânsito lento (15%) e distúrbios defecatórios (25%).

A constipação de trânsito normal, também denominada funcional, é a forma mais comum de apresentação. Os pacientes frequentemente apresentam transtornos psicossociais e se queixam de fezes endurecidas, insatisfação com a evacuação e desconforto abdominal.

A constipação de trânsito lento é mais frequente em mulheres jovens e é caracterizada por evacuações não frequentes (menos de uma evacuação por semana), dor ou desconforto abdominal, flatulência e urgência fecal.

Os distúrbios defecatórios ocorrem em virtude da incapacidade de coordenar os músculos do assoalho abdominal, pélvico e anorretal. Os pacientes frequentemente relatam medo da dor ao evacuar, em decorrência de fezes endurecidas e volumosas.

> A anamnese dos pacientes com constipação intestinal deve dar ênfase ao diagnóstico preciso, à presença de doenças causais e aos sinais de alerta.

A história clínica deve esclarecer o início e a duração das queixas e se os sintomas apresentados são compatíveis com constipação intestinal (Tabela 1). Outros dados, como dor ou desconforto abdominal, uso de laxantes, cirurgias prévias, doenças associadas, estilo de vida, dieta e ocupação, também são dados importantes na anamnese. A obtenção de um diário intestinal de 1-2 semanas pode fornecer detalhes do hábito intestinal e esclarecer se as preocupações do paciente decorrem ou não de equívocos em relação ao hábito intestinal normal.

A história também deve se concentrar na identificação dos diversos fatores ambientais e de doenças que podem ser a causa da constipação intestinal (Tabela 2). Essas condições são tratáveis, e exames complementares devem ser solicitados somente quando houver indícios de constipação secundária. Além disso, muitos medicamentos podem levar à constipação, e particularmente a relação temporal entre o início de seu uso e o início da constipação deve ser estabelecida.

Os sinais de alarme incluem constipação aguda com febre, sangramento retal, perda de peso, história familiar de câncer de cólon ou doença inflamatória intestinal, anemia, dor abdominal importante e alteração recente do hábito intestinal em maiores de 50 anos (Tabela 3). Quando presentes, a realização de exames complementares para descartar doenças graves como neoplasia é recomendada. O uso rotineiro de rastreamento para

TABELA 3 Sinais de alerta de constipação intestinal

▪ Constipação aguda com febre
▪ Sangramento retal
▪ Perda de peso
▪ História familiar de câncer de cólon
▪ História familiar de doença inflamatória intestinal
▪ Anemia
▪ Dor abdominal importante
▪ Alteração recente do hábito intestinal em > 50 anos

câncer de cólon também está indicado em todos os pacientes acima de 50 anos.

O exame físico geralmente é normal na maioria dos pacientes com constipação crônica. No entanto, sinais que sugiram a presença de uma doença causal e de sinais de alerta devem ser pesquisados ativamente, por exemplo, caquexia ou emagrecimento, descoramento de mucosas ou presença de massas abdominais. Em contraste, um exame retal (inspeção estática, dinâmica e toque retal) pode ser bastante útil. A inspeção perineal pode revelar hemorroidas, fissuras, cicatrizes ou escoriações cutâneas. O toque retal pode mostrar alterações estruturais como estenose ou espasmo esfincteriano, alterações de sensibilidade, retocele, enterocele, prolapso retal, impactação fecal e neoplasias. A realização do exame retal é recomendada em todos os pacientes com queixa de constipação intestinal, porém o toque retal não é realizado pela maioria dos médicos.

TRATAMENTO

Após a avaliação clínica minuciosa, o motivo da constipação já estará desvendado na maioria dos casos. As causas de constipação secundária também estarão razoavelmente excluídas, e na ausência de sinais de alerta, o tratamento poderá ser instituído. O tratamento inicial inclui a modificação do estilo de vida com dieta rica em fibras (25-30 g/dia), aumento da ingestão hídrica (2-2,5 L/dia) e atividade física. O uso de laxativos está indicado nos casos em que há persistência dos sintomas. Podem ser prescritos inicialmente os laxantes osmóticos (polietilenoglicol e lactulose) e os incrementadores do bolo fecal (policarbofila cálcica, *psyllium*, metilcelulose, ágar-ágar). Os casos refratários demandam atenção especial, com a realização de exames complementares e possível avaliação de um especialista.

CASOS CLÍNICOS

Caso 1

Mulher de 40 anos com queixa de incômodo abdominal e flatulência associados a eliminação de fezes ressecadas na maioria de suas evacuações e hábito intestinal de 2 vezes por semana. Apresenta esses sintomas desde a adolescência e tem períodos de piora quando está estressada. Não tem nenhuma doença e não faz uso regular de nenhuma medicação. Já fez uso de alguns laxantes no passado. Dieta pobre em fibras (consome pouca verdura e 1 fruta/dia). Sedentária. O exame físico é normal.

Discussão

Caso de constipação intestinal primária em paciente do sexo feminino com dieta inadequada e sem atividade física.

Caso 2

Homem de 68 anos com queixa de constipação intestinal há 2 meses associada a perda de 10 kg nesse período. Hábito intestinal atual: 3 evacuações por semana com sensação de evacuação incompleta. Antes desse período tinha pelo menos 1 evacuação por dia. Nega enterorragia ou melena. O exame físico mostra paciente emagrecido, descorado e discreta distensão abdominal.

Discussão

Caso de mudança de hábito intestinal recente com constipação e sinais de alerta (perda de peso e anemia) sugestivo de neoplasia de cólon.

Caso 3

Mulher de 53 anos procura auxílio em razão de astenia e dificuldade de evacuar, as fezes são endurecidas e em cíbalos. Hábito intestinal: 1-2 vezes por semana. Durante a entrevista, observado que a paciente tem discurso coerente, mas está lentificada, com fala pastosa. O exame físico revela pulso de 56 bpm, pele seca e presença de bócio. Exame abdominal normal.

Discussão

A constipação intestinal é secundária a hipotireoidismo.

BIBLIOGRAFIA

1. Bharucha AE, Lacy BE. Mechanisms, evaluation, and management of chronic constipation. Gastroenterology. 2020;158:1232-49.
2. Camilleri M, Murray JA. Diarrhea and constipation. In: Jameson J, Fauci AS, Kasper DL, Hauser SL, Longo DL, Loscalzo J (eds.). Harrison's principles of internal medicine. 20.ed. New York: McGraw-Hill. Available: http://accessmedicine.mhmedical.com/content.aspx?bookid=2129&sectionid=192012809. (Acesso fev 2021.)
3. Collete VL, Araujo CL, Madruga SW. Prevalência e fatores de risco associados à constipação intestinal: um estudo de base populacional em Pelotas, Rio Grande do Sul, Brasil, 2007. Cad. Saúde Pública. 2010;26(7):1391-402.
4. Galvão-Alves J. Constipação intestinal. JBM. 2013;101(2):31-7.
5. Schmidt FMQ, Santos VLCG, Domansky RC, Barros E, Bandeira MA, Tenório MAM, et al. Prevalência de constipação intestinal autorreferida em adultos da população geral. Rev Esc Enferm USP. 2015;49(3):443-52.
6. Sobrado CW, Corrêa Neto IJF, Pinto, RA, Sobrado LF, Nahas SC, Cecconello I. Diagnosis and treatment of constipation: a clinical update based on Rome IV criteria. J Coloproctol. 2018;38(2):137-44.
7. Tack J, Muller-Lissner S, Stanghellini V, Boeckxstaens G, Kamm MA, Simren M, et al. Diagnosis and treatment of chronic constipation. Neurogastroenterol Motil. 2011;23:697-710.

32

Derrame pleural e derrame pericárdico

Lisete Ribeiro Teixeira
Philippe de Figueiredo Braga Colares
Alexandre de Matos Soeiro

DERRAME PLEURAL

O espaço pleural, uma cavidade praticamente virtual, é formado por duas membranas serosas que recobrem os pulmões (pleura visceral) e a face interna da parede torácica (pleura parietal), com uma ínfima quantidade de líquido (0,1-0,2 mL/kg) em seu interior que permite o deslizamento normal dos folhetos pleurais. Dessa forma, a simples presença de líquido não produz sintomatologia, que deve se tornar presente quando há alteração do conteúdo líquido, seja por aumento em seu volume, seja por modificação de suas características normais.

Fisiopatologia

Os mecanismos envolvidos na formação do derrame pleural são:

- Aumento da pressão hidrostática nos capilares sanguíneos e/ou linfáticos.
- Diminuição da pressão oncótica das proteínas do plasma.
- Aumento da permeabilidade capilar.
- Aumento da pressão negativa no espaço pleural.
- Passagem transdiafragmática ou ruptura de vasos intratorácicos e do ducto torácico.

Sinais e sintomas

Inúmeras condições clínicas podem determinar o acúmulo de líquido nesse espaço, provocando sintomas e sinais físicos característicos. Os sintomas determinados pelo acúmulo de líquido no espaço pleural dependem de múltiplos fatores, devendo-se salientar:

- O volume e a velocidade de formação do derrame.
- A reserva cardiopulmonar do paciente.
- A presença ou não de processo inflamatório; neste caso, deve-se considerar o grau e o tipo de inflamação, principalmente analisando o comprometimento da pleura parietal.
- A distensibilidade da caixa torácica e do parênquima.
- Evidentemente, o tipo e a extensão da doença primária.

Na dependência desses fatores, os pacientes podem permanecer assintomáticos, particularmente quando os derrames se formam de maneira lenta. A tríade mais frequentemente observada nos pacientes sintomáticos em decorrência da presença de um derrame pleural é esta: dor torácica, tosse seca e dispneia.

- A dor torácica, denominada "dor pleurítica", é, em geral, ventilatório-dependente, bem localizada, em pontada e de moderada intensidade. Ocorre por estímulos dos nervos intercostais (pleura parietal). Deve-se ressaltar que a inervação diafragmática é feita pelo nervo frênico, podendo causar dor relatada em ombro e região cervical homolateral.
- A tosse é seca, esporádica e pouco intensa, causada pelo estímulo inflamatório na pleura parietal e/ou deformação da arquitetura brônquica, em decorrência de derrames pleurais mais volumosos. Em sequência, a contaminação e a infecção secundária podem tornar a expectoração purulenta.
- A dispneia é multifatorial e está mais relacionada com o tempo de aparecimento e a velocidade de acúmulo do líquido que propriamente com o volume. Outro fator determinante da dispneia é o estado funcional cardiorrespiratório prévio do paciente, porque, com reserva baixa, pequenos derrames podem causar dispneia. A presença de comprome-

timento pulmonar concomitante, e consequente *shunt*, também acentua o quadro.

Exame clínico

Após a realização de minuciosa, detalhada e profunda anamnese, deve-se passar para o exame clínico do tórax, que certamente fornecerá informações úteis e ajudarão no estabelecimento do diagnóstico. O exame clínico pode ser normal em derrames pleurais pouco volumosos ou detectar o sinal de Signorelli (percussão maciça da coluna 2 cm acima do nível de percussão com som claro pulmonar no hemitórax). Para que haja alteração na semiologia, são necessários aproximadamente 300 mL de líquido na cavidade pleural, em que se observa diminuição ou ausência de murmúrio vesicular e do frêmito toracovocal, redução da expansibilidade torácica e macicez à percussão do tórax. O atrito pleural traduz inflamação na pleura, associada a pequeno derrame ou até espessamento pleural sem acúmulo de líquido.

No exame clínico, geralmente aparecem redução ou abolição do frêmito toracovocal e do murmúrio vesicular e macicez ou submacicez à percussão. Podem também estar presentes: assimetria do tórax, redução da expansibilidade do hemitórax comprometido, abaulamentos intercostais expiratórios, submacicez ou macicez sobre a coluna vertebral adjacente ao derrame (sinal de Signorelli), sopro respiratório e ausculta da voz anasalada (egofonia), ou da voz "caprina", percebida no limite superior do derrame.

Vários sinais foram descritos para caracterizar a presença de derrame pleural, sendo os principais:

- Sinal de Lemos Torres: abaulamento expiratório localizado nos últimos espaços intercostais, ultrapassando o plano tangencial das costelas. Torna-se visível nas faces posterior e lateral do tórax, abrangendo de um a três espaços intercostais, geralmente do 9º ao 11º. É mais nítido durante a expiração forçada e desaparece quando o paciente ocupa o decúbito lateral oposto, em virtude do deslocamento de líquido pela ação da gravidade.
- Sinal de Litten: em condições normais, principalmente em indivíduos magros, observa-se o aparecimento de uma sombra linear, uma ondulação, que durante a inspiração desce na base do tórax pelo 6°, 7° ou até o 8° espaço intercostal, cruzando as costelas, com as quais forma um ângulo. Esse fenômeno ocorre porque durante a inspiração há o rebaixamento da cúpula diafragmática, que produz o descendo da margem inferior do pulmão. A presença de derrame pleural determina o desaparecimento desse fenômeno. Em tais casos, a depressão inspiratória pode ser observada apenas no hemitórax normal, não sendo reconhecida no hemitórax em que há líquido intracavitário. A falta de visualização da depressão intercostal inspiratória caracteriza o sinal de Litten
- Parábola de Damoiseau: este sinal delimita a margem superior dos derrames pleurais, sendo representado por uma linha curva, cujo ponto mais alto se encontra posteriormente e coincide com a linha escapular. A partir desse ponto, formam-se dois ramos: o anterior, que se dirige para a frente, para a extremidade inferior do esterno, e o posterior, que se direciona para a coluna vertebral.
- Sinal de Signorelli: em condições normais a percussão da coluna vertebral gera um som claro atimpânico. A alteração desse som traduz a existência de uma condição patológica. Especificamente o derrame pleural reduz o conteúdo aéreo, tornando o som maciço. Esse sinal costuma ser positivo na presença de derrame pleural discreto ou incipiente.

A Tabela 1 apresenta as características semiológicas dos derrames pleurais.

TABELA 1 Características semiológicas dos derrames pleurais

Derrame pleural	Inspeção estática	Inspeção dinâmica	Palpação	Percussão	Ausculta
Volume moderado	▪ Abaulamento ▪ Alargamento de espaços intercostais ▪ Desvio do mediastino contralateral	▪ Diminuição da amplitude respiratória	▪ FTV diminuído ou abolido	▪ Macicez ou submacicez ▪ Parábola de Damoiseau	▪ MV diminuído ou abolido ▪ Sopro pleurítico ▪ Egofoni
Volume acentuado	▪ Abaulamento ▪ Alargamento de espaços intercostais ▪ Desvio do mediastino contralateral	▪ Diminuição da amplitude respiratória	▪ FTV diminuído ou abolido	▪ Macicez ou submacicez ▪ Sem parábola de Damoiseau ▪ Fígado rebaixado	▪ MV abolido Ausência de sopros

FTV: frêmito toracovocal; MV: murmúrio vesicular.

Causas

Doenças que envolvem direta ou indiretamente a pleura podem resultar em acúmulo de líquido pleural. A etiologia dos derrames pleurais é variada e pode ser dividida em dois grandes grupos (Tabela 2).

TABELA 2 Diagnóstico diferencial dos derrames pleurais

Transudatos	Exsudatos
Insuficiência cardíaca	Doenças infecciosas
Hipoalbuminemia (hepatopatia, síndrome nefrótica)	Neoplasias (primárias da pleura ou metastática)
Glomerulonefrite	Hemotórax
Mixedema	Quilotórax
Embolia pulmonar	Induzido por drogas
Diálise peritoneal	Colagenoses
Obstrução de veia cava superior	Causas gastrointestinais (pancreatite, abscesso subfrênico, pós-cirúrgico, perfuração esofágica)

Cerca de 90% dos derrames pleurais são causados por insuficiência cardíaca, cirrose com ascite, infecções pleuropulmonares (parapneumônicos), neoplasias e embolia pulmonar.

O líquido pleural é, em geral, obtido por meio da toracocentese, procedimento simples, seguro e de baixo custo. A análise do líquido pleural se inicia pelo aspecto da amostra, que permite estimar uma provável etiologia. O líquido pode se apresentar límpido, hemorrágico ou turvo, com colorações variando de amarelo-claro, xantocrômico, esbranquiçado, achocolatado ou branco leitoso.

Os parâmetros a serem avaliados no líquido pleural são: pH, bioquímica (destacando-se a dosagem de proteínas/albumina, desidrogenase lática e glicose e adenosina deaminase), citologia diferencial e oncótica e microbiologia. Outros exames laboratoriais podem ser solicitados, conforme a hipótese diagnóstica, incluindo amilase (na suspeita de ruptura esofágica ou pancreatite), reação de polimerização em cadeia (PCR), estudo imunocitoquímico, dosagens imunológicas, citometria de fluxo e métodos citogenéticos.

O diagnóstico laboratorial inicial visa definir se o derrame é um transudato ou um exsudato, sendo utilizados para esse fim os critérios de Light (Tabela 3), nos quais a presença de um dos critérios determina o diagnóstico de um exsudato.

Atenção específica deve ser dada a pacientes em uso de diuréticos, classificados erroneamente como exsudatos, devendo-se, nesses casos, utilizar o gradiente de albumina (plasma/líquido pleural) para a classificação do derrame pleural. Os exsudatos apresentam relação albumina sérica/líquido pleural ≤ 1,2.

TABELA 3 Critérios de Light

Parâmetros	Exsudato	Transudato
Relação entre proteína do líquido pleural e sérica	> 0,5	≤ 0,5
Relação entre DHL do líquido pleural e sérica	> 0,6	≤ 0,6
DHL no líquido pleural > 2/3 do limite superior no soro	Sim	Não

DERRAME PERICÁRDICO

O pericárdio é composto por duas membranas (visceral e parietal) de componente fibroelástico, cuja elasticidade é reduzida e suporta até 50 mL de líquido em seu interior sem que ocorra aumento de pressão diastólica nas cavidades.

A membrana pericárdica possui diversas funções, dentre elas proteção às infecções contíguas do pulmão e cavidade pleural e proteção principalmente das cavidades direitas, em casos de aumento súbito de pressão e volume.

Possui também resposta imunológica ao trauma, às infecções, aos tumores e à autoimunidade, o que leva ao aumento de produção de líquido e, dependendo da etiologia, ao espessamento das suas membranas.

Fisiopatologia

A etiologia do derrame pericárdico é diversa e está relacionada às doenças do pericárdio. Pode ser idiopática (quando não é identificado fator etiopatogênico), inflamatória, infecciosa, neoplásica, traumática, autoimune e relacionada ao infarto agudo do miocárdio (IAM).

Quando o acúmulo de líquido ocorre em quantidade considerável ou progressivamente rápido, observa-se o tamponamento cardíaco, que é o evento final do acúmulo progressivo de líquido intrapericárdico, quando a pressão intrapericárdica suplanta as pressões intracavitárias. Possui relação direta com o volume do derrame pericárdico, com a velocidade do acúmulo e com a elasticidade dessas membranas.

Na fisiologia normal, a inspiração provoca pressão negativa intratorácica, enchimento diastólico das câmaras direitas e, subsequentemente, das câmaras esquerdas pelas veias pulmonares. As câmaras esquerdas, em condições normais, são pouco influenciadas pelas variações respiratórias.

A fisiopatologia do tamponamento cardíaco consiste no aumento da pressão intrapericárdica, levando a aumento das pressões de enchimento das cavidades direitas, desvio do septo interventricular em direção ao ventrículo esquerdo na inspiração e posterior impedimento ao enchimento diastólico das cavidades esquerdas. Na expiração, ocorre deslocamento do septo interventricular para a direita, reduzindo o volume de enchimento diastólico das câmaras direitas. Essa também é a fisiopatologia da interdependência entre os ventrículos direito e esquerdo que leva, consequentemente, à redução do débito cardíaco.

O derrame pericárdico pode ser quantificado em:

- Mínimo: quando a maior quantidade de líquido na diástole mede < 10 mm, localizado (podendo ser fisiológico).
- Discreto: lâmina de 10 a 15 mm ocupando toda a circunferência cardíaca.
- Moderado: 15 a 20 mm e importante > 20 mm.

O tamponamento cardíaco pode ser subdividido em: agudo, subagudo, crônico, associado a baixas pressões e localizado.

Apresentação clínica

O derrame pericárdico pode ser assintomático em fase inicial. Quando presente em quadros de pericardite aguda, pode vir acompanhado de dor torácica com piora ao decúbito e melhora à flexão do tórax e atrito pericárdico à ausculta cardíaca.

Já os achados clínicos do tamponamento cardíaco são diversos e dependem da quantidade de líquido intrapericárdico, da velocidade do acúmulo e da presença ou não de fatores como espessamento pericárdico associado.

O tamponamento cardíaco agudo ocorre de forma súbita, geralmente é acompanhado de dor torácica, taquicardia, dispneia e taquipneia, estase jugular, hipotensão e sinais de choque obstrutivo e necessita de pronto tratamento para redução da pressão intrapericárdica.

Quando subagudo, inicialmente pode ser assintomático ou oligossintomático, evoluindo com dispneia e cansaço, desconforto retrosternal, sensação de plenitude gástrica e, ao exame físico, redução de pressão de pulso, pulso paradoxal (redução de mais de 10 mmHg na pressão arterial sistólica à inspiração profunda) e sinais de congestão sistêmica (edema periférico, hepatomegalia, estase de jugular) secundários à pressão de enchimento elevada.

Já o tamponamento cardíaco associado a baixo débito ocorre em pacientes com hipovolemia extrema – ultrafiltrados, excesso de tratamento com diuréticos, choque hipovolêmico. Nestes casos, os sinais de tamponamento são "mascarados". Há sinais clássicos de restrição ao enchimento ventricular ao ecocardiograma e, após prova volêmica com um litro de salina isotônica e reanimação volêmica, apresentam os sinais clínicos clássicos de tamponamento cardíaco.

Quando o derrame pericárdico é localizado ou loculado, ocorre restrição ao enchimento de um dos ventrículos pela presença de líquido, hematoma ou coágulos. Geralmente está associado a cirurgias cardíacas (pericardiotomia) ou IAM. Os sinais clínicos clássicos geralmente não estão presentes e há suspeita diagnóstica pela história associada à instabilidade hemodinâmica, que deve ser complementada por exames de imagem.

Diagnóstico

O diagnóstico do derrame pericárdico, embora seja clínico em parte dos casos, necessita da comprovação por meio de exame de imagem e da posterior melhora após alívio das pressões intrapericárdicas, quando houver tamponamento.

O eletrocardiograma pode estar normal, ser típico da comorbidade que levou ao tamponamento cardíaco (pericardite aguda – supradesnivelamento difuso do segmento ST, IAM – área eletricamente inativa; hipotireoidismo/mixedema – bradicardia sinusal) ou demonstrar alterações específicas, como redução difusa das forças vetoriais, alternância elétrica (Figuras 1 e 2).

A radiografia de tórax pode mostrar aumento difuso da área cardíaca e congestão pulmonar (Figura 3).

O ecocardiograma transtorácico (ETT) é fundamental no diagnóstico pela demonstração da existência de derrame pericárdico, quantificação (Figura 4), caracterização do líquido, além das alterações clássicas e evidências ecocardiográficas de restrição ao enchimento ventricular direito e esquerdo: aumento da variação respiratória do fluxo transvalvar mitral, tricúspide e aórtica; colapso diastólico atrial (Figura 5) e ventricular; *swingging heart* (coração balançando); redução da variação respiratória do diâmetro da veia cava inferior e dilatação da veia supra-hepática; *shift* do septo interventricular. A medida do pericárdio pelo ETT é imprecisa e não possui correlação com os outros métodos de imagem. O ETT é fundamental no diagnóstico diferencial de tamponamento cardíaco e na pericardiocentese, a fim de diminuir os riscos do procedimento.

A análise do líquido intrapericárdico deve ser sempre realizada, com dosagem de glicose, proteínas totais, albumina, análise celular, microbiologia e cultura e adenosina deaminase (ADA).

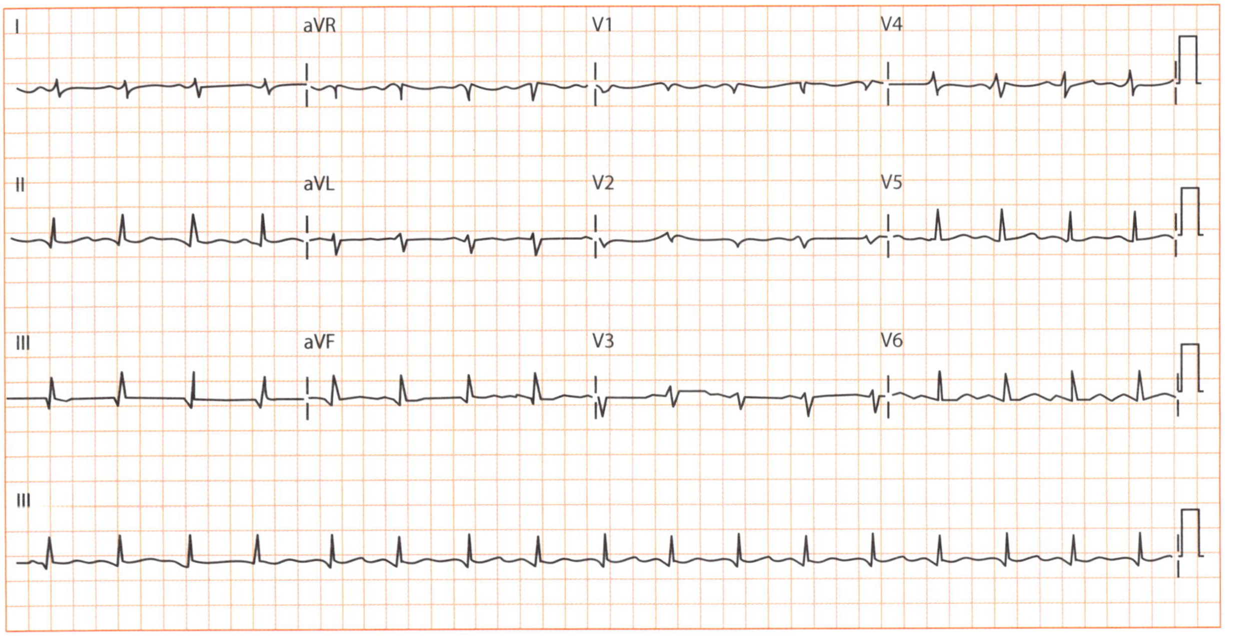

FIGURA 1
Eletrocardiograma mostrando diminuição difusa de amplitude dos complexos QRS e taquicardia sinusal em paciente com tamponamento cardíaco secundário à neoplasia de pulmão.

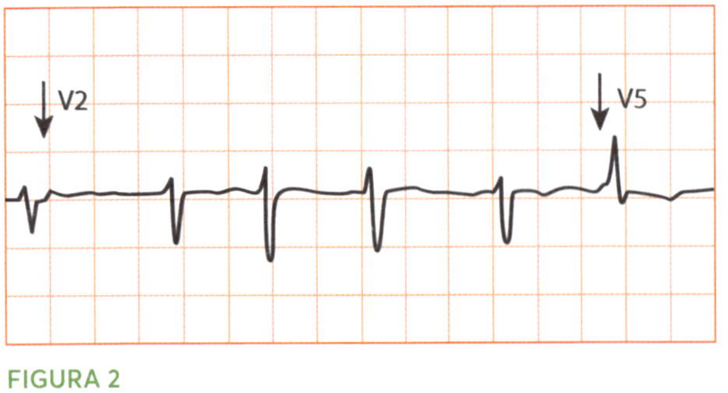

FIGURA 2
Eletrocardiograma mostrando alternância elétrica, com variação de amplitude dos complexos QRS em paciente com tamponamento cardíaco.

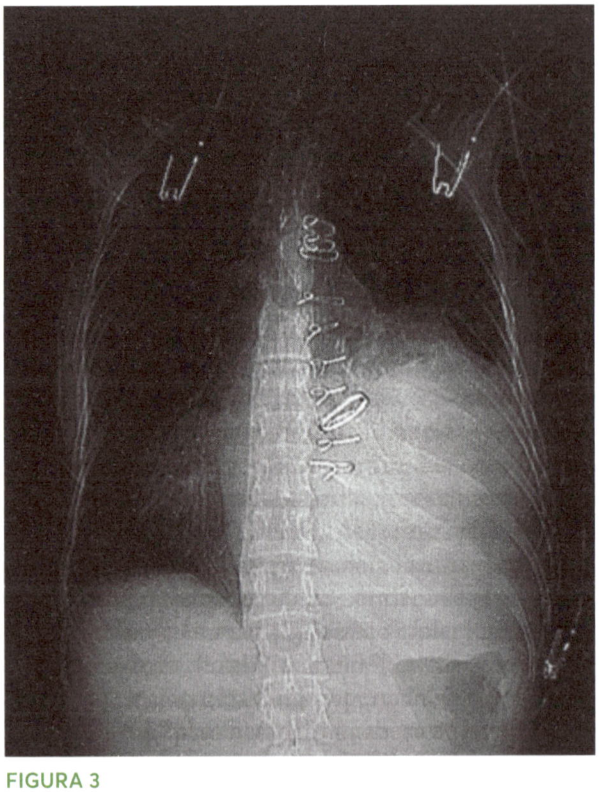

FIGURA 3
Radiografia de tórax mostrando importante cardiomegalia às custas de derrame pericárdico importante. As modificações da silhueta cardíaca inferem o aspecto de coração em "moringa".

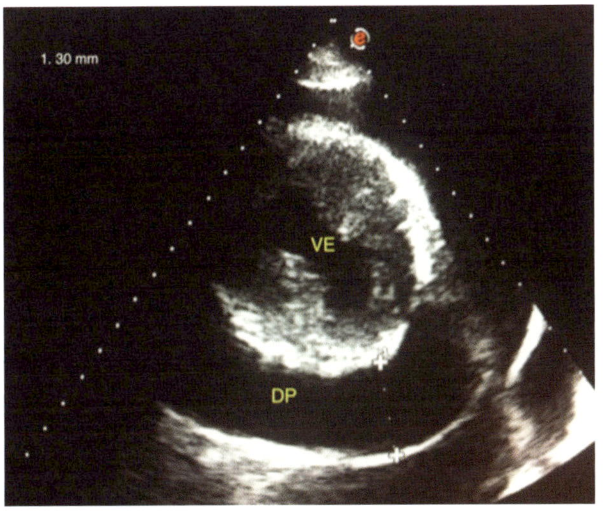

FIGURA 4
Janela ecocardiograma com ventrículo esquerdo em diástole e derrame pericárdico importante.
DP: derrame pericárdico; VE: ventrículo esquerdo.

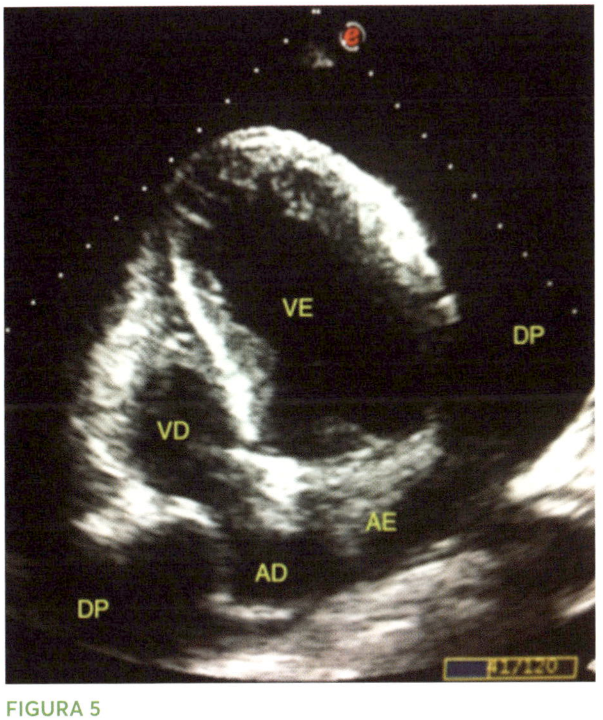

FIGURA 5
Janela ecocardiográfica quatro câmaras demonstrando o colapso diastólico atrial.
AD: átrio direito; AE: átrio esquerdo; DP: derrame pericárdico; VD: ventrículo direito; VE: ventrículo esquerdo.

Já a biópsia do pericárdio deve ser solicitada quando há espessamento pericárdico associado com suspeita de constrição, infiltração pericárdica, invasão neoplásica ou quando a abordagem seja pela realização de janela pericárdica ou toracoscopia.

BIBLIOGRAFIA

1. Abrão FC, et al. Utilidade da pericardioscopia no diagnóstico de derrame pericárdico. Arq Bras Cardiol. São Paulo, 2010;94(5).
2. Ferreiro L, Toubes ME, San José ME, Suárez-Antelo J, Golpe A, Valdés L. Advances in pleural effusion diagnostics. Expert Rev Respir Med. 2020;14(1):51-66.
3. Himelman RB, Kircher B, Rockey DC, Schiller NB. Inferior vena cava plethora with blunted respiratory response: a sensitive echocardiographic sign of cardiac tamponade. J Am Coll Cardiol. 1988;12:1470-7.
4. Klein AL, Abbara S, Agler DA, Appleton CP, Asher CR, Hoit B, et al. American Society of Echocardiography clinical recommendations for multimodality cardiovascular imaging of patients with pericardial disease: endorsed by the Society for Cardiovascular Magnetic Resonance and Society of Cardiovascular Computed Tomography. J Am Soc Echocardiogr. 2013;26(9):965-1012.e15.
5. Light RW. Pleural diseases. 6.ed. Philadelphia: Lippincott Williams & Wilkins; 2013.
6. Light RW, Gary Lee YC. Textbook of pleural diseases. 3.ed. Florida: CRC Press Taylor and Francis Group; 2016.
7. Rachid A, Caum LC, Trentini AP, Fischer CA, Antonelli DA, Hagemann RP. Derrame pericárdico com tamponamento cardíaco como forma de apresentação de hipotireoidismo primário. Arq Bras Cardiol. 2002;78(6):580-5.
8. Ribeiro SCC, Teixeira LR. Derra²me pleural e toracocentese. In: Martins HS, Damasceno MCT, Awada SB (eds.). Pronto-socorro: condutas do Hospital das Clínicas da Faculdade de Medicina da Universidade de São Paulo. Barueri: Manole; 2007. V.1. p.472-7.
9. Teixeira LR, Onishi R. Doenças pleurais: clínica médica. 2.ed. Barueri: Manole; 2016. V.2. p.568-82.
10. Tsang TS, Enriquez-Sarano M, Freeman WK, Barnes ME, Sinak LJ, Gersh BJ, et al. Consecutive 1127 therapeutic echocardiographically guided pericardiocenteses: clinical profile, practice patterns, and outcomes spanning 21 years. Mayo Clin Proc. 2002;77:429-36.
11. Vargas FS, Teixeira LR, Marchi E. Derrame pleural. São Paulo: Roca; 2004.

33

Diarreia

Guilherme de Abreu Pereira

CONCEITO

A diarreia pode ser caracterizada pela diminuição da consistência das fezes ou pelo aumento do número de evacuações. Classicamente, valorizam-se ao menos três evacuações diárias, no entanto deve-se atentar para alterações em relação ao número habitual do paciente.

De acordo com o *Global Burden of Diseases*, estima-se que a diarreia seja a oitava causa de morte entre todas as idades, com destaque para crianças abaixo dos 5 anos de idade e idosos acima dos 70. Além da mortalidade diretamente ligada à diarreia aguda, a diarreia crônica carrega expressivo impacto em qualidade de vida.

CARACTERIZAÇÃO

Duração

- Aguda: duração inferior a 2 semanas, tipicamente relacionada a quadros infecciosos, especialmente de etiologia viral.
- Subaguda ou persistente: 2-4 semanas, representa quadro autolimitado ou apresentação inicial de diarreia crônica.
- Crônica: duração superior a 4 semanas, com vasto diagnóstico diferencial a ser identificado com base em outros dados clínicos descritos a seguir.

Localização

- Origem baixa: múltiplos episódios de evacuação de menor volume associados a sintomas de tenesmo ou puxo.
- Origem alta: menor número de episódios com grande volume de evacuação associados a náuseas e vômito proeminentes.

Momento de evacuação

- Diurna e noturna: considerar doenças sistêmicas (doenças inflamatórias intestinais) ou diarreias secretivas (p. ex., colite microscópica).
- Diurna somente: doenças funcionais ou dependentes de exposição alimentar.

Característica das fezes

- Disabsortiva: restos alimentares e esteatorreia possivelmente presentes.
- Aquosa.
- Inflamatória: presença de produtos patológicos (sangue, muco ou pus).

Importância de interrogatório alimentar

- Lactose: intolerância à lactose extremamente prevalente em população adulta, com maior facilidade de estabelecimento de nexo causal entre exposição e sintomas.
- Glúten: doença celíaca, ou enteropatia relacionada a glúten, pode cursar com diarreia disabsortiva e manifestações extraintestinais. Está associada a outras doenças autoimunes. Há maior dificuldade de estabelecimento de relação entre exposição e sintomas.

MEDICAMENTOS

- Metformina: diarreia pode ocorrer ao introduzir medicação ou tardiamente.
- Antibioticoterapia: diarreia induzida por medicação ou como complicação infecciosa, por exemplo, colite pseudomembranosa (destaque para cefalosporinas e quinolonas).

- Laxativos: abuso, possivelmente não relatado inicialmente.

Outras perguntas fundamentais

- Viagens recentes: risco de diarreia do viajante.
- Uso de imunossupressores ou HIV: risco para diarreia por agentes oportunistas.
- Antecedentes familiares: doença celíaca, doença inflamatória intestinal, neoplasias.
- Antecedentes cirúrgicos: colecistectomia e cirurgia bariátrica podem cursar com diarreia disabsortiva.
- Etilismo: relacionado a pancreatite crônica e diarreia disabsortiva.
- Quimioterapia e radioterapia: relacionadas a diarreia aguda e crônica (tardia), respectivamente.

Pessoas de sua convivência com sintomas similares podem sugerir intoxicação alimentar.

Além de anamnese detalhada, a identificação da etiologia da diarreia deve ser complementada por exame clínico direcionado para achados presentes na Tabela 1. Deve-se atentar, também, para estado de hidratação, assim como emagrecimento.

TABELA 1 Exame clínico e diagnóstico diferencial da diarreia crônica

Achado	Diagnóstico diferencial
Dermatite herpertiforme	Doença celíaca
Artropatia, pioderma gangrenoso, uveíte	Doenças inflamatórias intestinais
Fístula perianal, abscessos	Doença de Crohn
Tremores, exoftalmia	Hipertireoidismo
Linfadenopatia	HIV, linfoma, neoplasia
Esfíncter anal hipotônico e dermatite perianal	Incontinência fecal
Flushing, hepatomegalia, sopro	Síndrome carcinoide

HIV: vírus da imunodeficiência humana.

CAUSAS PRINCIPAIS

Crônica

- Síndrome do intestino irritável: maior causa de diarreia funcional, cursa com dor abdominal associada a diarreia ou obstipação.
- Doença celíaca: distensão abdominal e flatulência podem sinalizar doença. Diarreia disabsortiva e suas consequências, como anemia, podem ocorrer.
- Intolerância à lactose: distensão abdominal e flatos, horas após ingesta de leite e seus derivados. Quadro de diarreia menos comum na idade adulta.
- Doença inflamatória intestinal: acometimento gastrointestinal pode levar a múltiplas complicações, como sangramentos volumosos, estenoses com obstrução e fístulas.
- Outros diagnósticos relevantes: neoplasia gastrointestinal, supercrescimento bacteriano, disautonomia secundária a DM, hipertireoidismo (hiperdefecação), medicações, pancreatopatia, infecções crônicas parasitárias (giardíase, amebíase) e colite isquêmica.

Aguda

Diarreia infecciosa, comumente associada a norovírus e rotavírus, porém infecções bacterianas devem ser suspeitadas, especialmente em diarreia inflamatória.

CASOS CLÍNICOS

Caso 1

Mulher, 25 anos de idade, relata distensão abdominal, flatos, diarreia ocasional e lesões de padrão vesicular em joelhos e cotovelos há cerca de 6 meses. Exames complementares indicam anemia leve e hipovitaminose D.

Qual é a apresentação clínica mais frequente da doença que acomete essa paciente?

A despeito da descrição clássica de diarreia disabsortiva e de suas repercussões clínicas, a apresentação mais frequente de doença celíaca cursa com sintomas frustos. As lesões de dermatite herpetiforme também acometem apenas parcela de pacientes com doença celíaca.

Caso 2

Homem, 17 anos de idade, notou diarreia explosiva, flatos e dor abdominal após refeições no último ano. Nega evacuações em período noturno.

Que elemento nutricional deve ser suspeitado?

Deve-se suspeitar de intolerância à lactose. O diagnóstico presuntivo pode ser feito se o paciente possuir sintomas, horas após ingestão de leite e derivados, assim como apresentar resolução de sintomas com retirada desses alimentos da dieta.

Caso 3

Mulher, 37 anos de idade, relata quadro de dor abdominal que melhora ao evacuar, há cerca de 2 anos. Apresenta alternância de diarreia e obstipação. Nega perda ponderal ou outras alterações clínicas.

Como diagnosticar essa doença? Necessita de exames complementares?

O diagnóstico de síndrome do intestino irritável é, essencialmente, clínico. Em caso de história clínica típica, deve-se manejar como tal. Considerar a exclusão de outras doenças somente se ausência de melhora.

Caso 4

Homem, 25 anos de idade, apresenta queixa de diarreia volumosa com poucos episódios associada a dores articulares e hiperemia ocular há 2 meses. Em inspeção perianal, identificada doença fistulizante com débito purulento.

Quando suspeitar de doença inflamatória intestinal?

A doença inflamatória intestinal cursa com quadro clínico exuberante de diarreia com produtos patológicos, associada a manifestações extraintestinais em parcela dos casos. A doença de Crohn terá quadro mais florido de dor abdominal e diarreia alta, ao passo que a retocolite ulcerativa cursará com diarreia de padrão baixo acompanhada de sangramento.

PRINCIPAIS PONTOS

A avaliação da diarreia deve sempre se iniciar por sua duração. Já a divisão didática em aquosa, inflamatória e disabsortiva é útil, no entanto de difícil distinção em anamnese. É preciso valorizar epidemiologia, cronologia e sintomas associados. Nesse contexto, a solicitação racional de exames complementares auxiliará na confirmação de hipóteses diagnósticas (Figura 1).

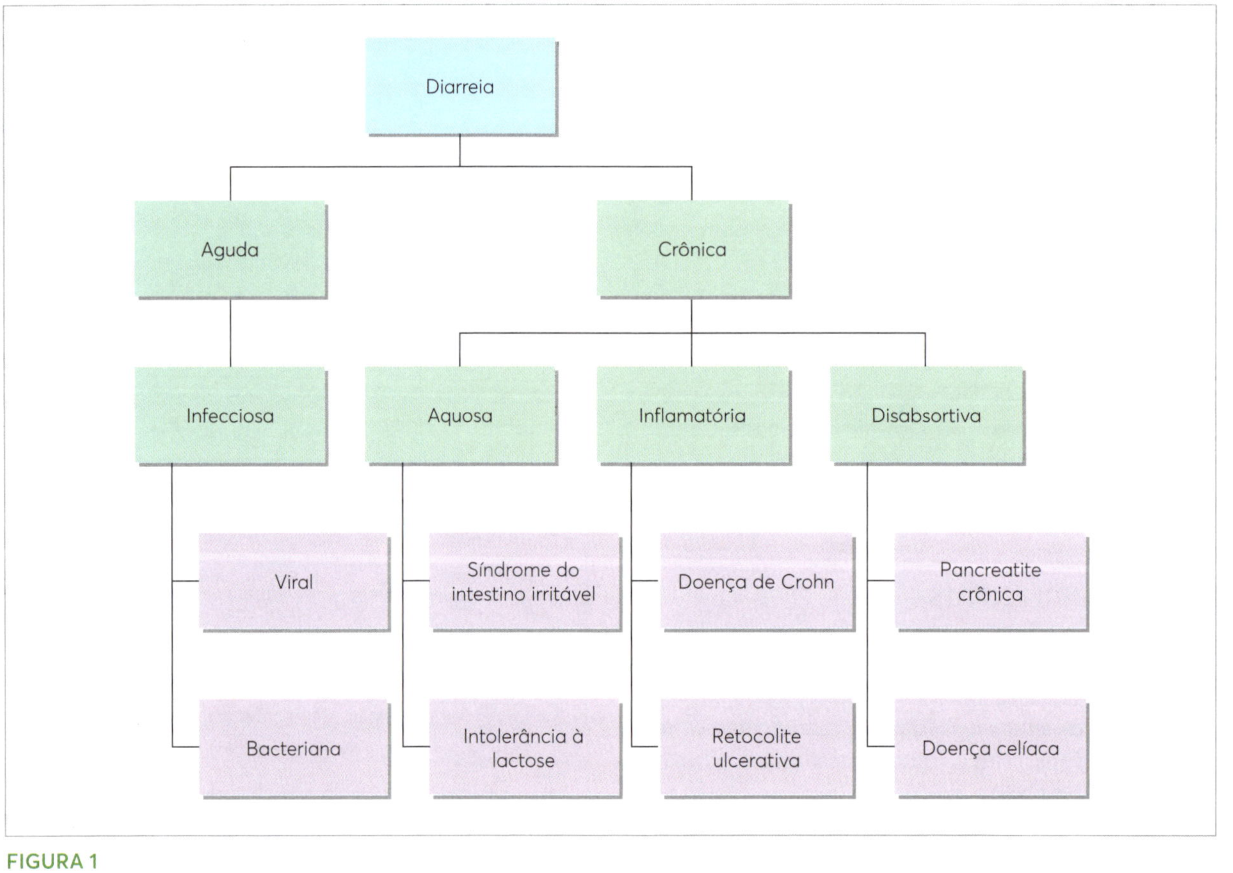

FIGURA 1
Principais causas de diarreia.

BIBLIOGRAFIA

1. Arasaradnam RP, Brown S, Forbes A, Fox MR, Hungin P, Kelman L, et al. Guidelines for the investigation of chronic diarrhoea in adults: British Society of Gastroenterology. 3.ed. Gut. 2018;67(8):1380-99.
2. Barr W, Smith A. Acute diarrhea in adults. Am Fam Physician. 2014;89(3):180-9.
3. Farthing M, Salam MA, Lindberg G, Dite P, Khalif I, Salazar-Lindo E, et al. Acute diarrhea in adults and children: a global perspective. J Clin Gastroenterol. 2013;47(1):12-20.
4. Juckett G, Trivedi R. Evaluation of chronic diarrhea. Am Fam Physician. 2011;84(10):1119-26.
5. Sandhu DK, Surawicz C. Update on chronic diarrhea: a run--through for the clinician. Curr Gastroenterol Rep. 2012;14(5):421-7.
6. Riddle MS, Dupont HL, Connor BA. ACG clinical guideline: diagnosis, treatment, and prevention of acute diarrheal infections in adults. Am J Gastroenterol. 2016;111(5):602-22.
7. Schiller LR. Evaluation of chronic diarrhea and irritable bowel syndrome with diarrhea in adults in the era of precision medicine. Am J Gastroenterol. 2018;113(5):660-9.
8. Schiller LR, Pardi DS, Sellin JH. Chronic diarrhea: diagnosis and management. Clin Gastroenterol Hepatol. 2017;15(2):182-93.e3.
9. Schiller LR, Pardi DS, Spiller R, Semrad CE, Surawicz CM, Giannella RA, et al. Gastro 2013 APDW/WCOG Shanghai Working Party Report: Chronic diarrhea: definition, classification, diagnosis. J Gastroenterol Hepatol. 2014;29(1):6-25.
10. Troeger C, Blacker BF, Khalil IA, Rao PC, Cao S, Zimsen SR, et al. Estimates of the global, regional, and national morbidity, mortality, and aetiologies of diarrhoea in 195 countries: a systematic analysis for the Global Burden of Disease Study 2016. Lancet Infect Dis. 2018;18(11):1211-28.
11. Shane AL, Mody RK, Crump JA, Tarr PI, Steiner TS, Kotloff K, et al. 2017 Infectious Diseases Society of America Clinical Practice Guidelines for the Diagnosis and Management of Infectious Diarrhea. Clin Infect Dis. 2017;65(12):1963-73.

34

Disfagia e odinofagia

Maria Cecília Pavanel Jorge

INTRODUÇÃO E EPIDEMIOLOGIA

A disfagia representa um problema de saúde comum, que pode ter como causa um distúrbio primário da anatomia ou motilidade orofaríngea e/ou esofágica ou ser secundário a uma doença sistêmica. No Brasil, é importante ressaltar a esofagopatia chagásica como importante causa de disfagia. O câncer de esôfago é o 8º tipo de câncer mais comum no mundo e, no Brasil, é o 6º em incidência e a 4ª causa de óbito por câncer entre os homens. Por outro lado, cerca de 20% dos pacientes com disfagia podem não apresentar anormalidades anatômicas ou funcionais. A anamnese cuidadosa permite o diagnóstico de cerca de 80% das causas de disfagia.

DEFINIÇÕES

- Disfagia: dificuldade em deglutir o alimento ingerido no trajeto da orofaringe até o estômago. Pode ser dividida inicialmente entre orofaríngea e esofágica.
- Odinofagia: dor durante a deglutição.
- *Globus*: desordem funcional do esôfago, sem anormalidade estrutural ou de motilidade, que provoca sensação caroço, aperto ou impactação de alimento na região cervical.
- Regurgitação: volta do alimento não digerido ou parcialmente digerido à boca e à orofaringe.
- Pseudodisfagia: percepção da passagem do alimento sem, no entanto, sentir dor.
- Disfagia aguda para sólidos e líquidos sugere impactação de corpo estranho no esôfago. Impactação de alimento é a causa mais comum.

DISFAGIA OROFARÍNGEA: CARACTERÍSTICAS

O paciente tem dificuldade para iniciar a deglutição, podendo apontar para a região cervical como local dos sintomas.

TABELA 1 Mecanismos fisiológicos envolvidos na deglutição, por fase

Fase da deglutição	Mecanismo fisiológico
Fase oral	▪ Preparatória: entrada do alimento na cavidade oral. Mastigação e formação do bolo alimentar ▪ Propulsiva: língua empurra o bolo alimentar para a orofaringe, abertura do esfíncter palatoglosso
Fase orofaríngea	▪ Elevação do palato mole para ocluir a nasofaringe ▪ Movimentação da laringe e do osso hioide para cima e para a frente ▪ Movimentação da epiglote para trás e para baixo para oclusão ▪ Relaxamento e abertura do esfíncter superior do esôfago com relaxamento dos músculos cricofaríngeos e contração dos músculos supra-hióideos ▪ Propulsão do bolo alimentar pela língua ao esôfago ▪ Contração da faringe, desobstruindo-a e fechando o esfíncter superior ▪ Reabertura da laringe
Fase esofágica	▪ Contração sequencial do esôfago ▪ Relaxamento do esfíncter inferior do esôfago ▪ Chegada do bolo alimentar ao estômago

A deglutição pode ser acompanhada de refluxo para nasofaringe, aspiração e sensação de resíduo de alimento na faringe.

Podem ser apresentados sialorreia, regurgitação nasal, tosse, engasgos durante deglutição, disfonia e disartria (Tabela 2).

DISFAGIA ESOFÁGICA: CARACTERÍSTICAS

O paciente apresenta dificuldade para deglutir após alguns segundos do início da deglutição. Sensação de obstrução à passagem de alimentos ou líquidos do

TABELA 2 Causas de disfagia orofaríngea

Causas de disfagia orofaríngea
Causas mecânicas e obstrutivas: ▪ Infecções (p. ex., abscessos retrofaríngeos, estomatite, faringite, amigdalite, epiglotite) ▪ Aumento da tireoide (bócio) ▪ Linfadenopatia ▪ Divertículo de Zenker ▪ Redução na complacência muscular (miosite, fibrose, barra cricofaríngea) ▪ Esofagite eosinofílica ▪ Neoplasias de cabeça e pescoço e consequências (p. ex., estenoses fibróticas duras) de intervenções cirúrgicas e/ou radioterapêuticas nesses tumores ▪ Osteófitos cervicais ▪ Neoplasias e malignidades orofaríngeas (raro) ▪ Corpos estranhos ▪ Lesões associadas a doenças mucocutâneas (p. ex., síndrome de Stevens-Johnson, pênfigo bolhoso) ▪ Teias ou anéis esofágicos
Distúrbios neuromusculares: ▪ Doenças do sistema nervoso central, como acidentes cerebrovasculares, doença de Parkinson, paralisia de nervo craniano ou bulbar (p. ex., esclerose múltipla, doença do neurônio motor), esclerose lateral amiotrófica, tumores do sistema nervoso central ▪ Distúrbios contráteis, como miastenia grave, distrofia muscular oculofaríngea, polimiosite e dermatomiosite, drogas anticolinérgicas, anti-histamínicos e outras

Fonte: modificada do World Gastroenterology Organization Practice Guidelines 2014.

esôfago para o estômago. Pode apontar para a região retroesternal como local dos sintomas.

As causas de disfagia esofágica dividem-se em dois grandes grupos:

1. Neuromusculares: originadas de anormalidades do funcionamento da musculatura do esôfago.
2. Mecânicas: com comprometimento da luz do órgão por lesões da sua própria parede ou por compressão extrínseca.

DISFAGIA ESOFÁGICA NEUROMUSCULAR

Na disfagia neuromuscular, podem ser encontradas alterações anatômicas ou funcionais das próprias fibras musculares lisas ou esqueléticas, do sistema nervoso central ou periférico bem como do sistema nervoso entérico, responsável pelos movimentos de todo o sistema digestório. Essas alterações neuromusculares podem ocorrer por doenças primárias do esôfago ou secundárias a distúrbios sistêmicos. Geralmente, apresentam disfagia progressiva para sólidos e líquidos. Alimentos gelados podem piorar o sintoma. Líquidos mornos podem melhorar.

O paciente pode melhorar com repetidas deglutições, manobra de Valsalva e alterações de posições (Tabela 3).

DISFAGIA ESOFÁGICA MECÂNICA

A disfagia mecânica surge quando a elasticidade ou o diâmetro do esôfago é reduzido a menos de 50% da sua luz. Geralmente, o paciente apresenta disfagia para sólidos e não para líquidos e muitas vezes só consegue deglutir fazendo a manobra de Valsalva. Quando a disfagia é de progressão rápida, em alguns meses, sugere carcinoma (Tabela 3).

TABELA 3 Causas de disfagia esofagiana

Tipo	Condições
Causas intraluminais	▪ Corpos estranhos (disfagia aguda)
Doenças mediastinais – com obstrução do esôfago por invasão direta, compressão ou por linfadenomegalias	▪ Tumores (p. ex., câncer de pulmão, linfoma) ▪ Infecções (p. ex., tuberculose, histoplasmose) ▪ Cardiovasculares (átrio dilatado, aneurisma de aorta, outras compressões vasculares)
Doenças da mucosa – com estreitamento da luz esofágica decorrente de inflamação, fibrose ou neoplasias	▪ Estenose péptica associada a doença por refluxo gastroesofágico ▪ Anéis e teias esofágicas (disfagia por deficiência de ferro ou síndrome de Plummer-Vinson) ▪ Tumores esofágicos ▪ Lesão cáustica (p. ex., ingestão de substâncias cáusticas, esofagite causada por medicamentos, esclerose de varizes) ▪ Estenose actínica (lesão por radiação) ▪ Esofagite infecciosa (p. ex., herpesvírus, *Candida albicans*, citomegalovírus) ▪ Esofagite eosinofílica ▪ Tumor ou proliferação de granulação na prótese esofágica
Doenças neuromusculares – afetam a musculatura lisa do esôfago e sua inervação, interrompendo a peristalse ou o relaxamento do esfíncter esofágico inferior, ou os dois	▪ Acalasia (idiopática e associada a neoplasia, doença de Chagas, outras) ▪ Esclerodermia, doença mista do tecido conjuntivo, polimiosite, dermatopolimiosite ▪ Espasmos esofágicos (esôfago Jackhammer ou em quebra-nozes. Decorre de ondas peristálticas de alta amplitude em esôfago distal, descritas inicialmente em pacientes com dor torácica não cardíaca)
Pós-cirúrgico	▪ Após fundoplicatura, dispositivos antirrefluxo

Fonte: modificada da World Gastroenterology Organization Practice Guidelines 2014.

CARACTERIZAÇÃO DOS SINTOMAS

A disfagia deve ser caracterizada pelo tipo de alimento que desencadeia o sintoma, pela progressão dos sintomas no tempo e sintomas associados.

- Tipos de alimentos: sólidos, líquidos ou ambos. Disfagia que inicia com alimentos sólidos e líquidos é provavelmente relacionada a distúrbios neuromusculares. Disfagia somente para sólidos sugere obstrução mecânica.
- Progressão dos sintomas: intermitentes, gradualmente progressivos. Disfagia que ocorre de forma progressiva inicialmente para sólidos e depois para líquidos geralmente é causada por estenose ou lesão obstrutiva. Progressão rápida sugere carcinoma. Disfagia intermitente pode ser relacionada a anéis esofágicos. Pacientes com alterações neuromusculares podem apresentar disfagia progressiva (p. ex., acalasia) ou intermitente (p. ex., espasmo esofágico).
- Sintomas associados: regurgitação, pirose, perda de peso, hematêmese, anemia, sintomas respiratórios.

CAUSAS PRINCIPAIS

- Estenose esofágica: disfagia para sólidos com progressão gradual pode estar relacionada a doença do refluxo gastroesofágico, radioterapia e esofagite eosinofílica.
- Carcinoma: disfagia para sólidos que evolui para líquidos, progressão rápida. Pode estar associada a perda de peso, anemia, anorexia. São fatores de risco: obesidade, doença do refluxo gastrointestinal, esôfago de Barrett, etilismo, tabagismo, acalasia, dieta pobre em vegetais e frutas, queratose palmoplantar não epidermolítica, mutações de enzimas que metabolizam o álcool, má higiene oral, injúria cáustica. Em torno de 85% das neoplasias esofágicas são carcinomas epidermoides. O restante é composto por adenocarcinomas que frequentemente se associam à presença de doença do refluxo gastroesofágico, com evolução para esôfago de Barrett.
- Teias, anéis esofágicos: disfagia intermitente para sólidos. Anéis esofágicos podem estar associados à anemia ferropriva (síndrome de Plummer-Vinson ou Patterson-Kelly). Quando for crônica e intermitente, com períodos longos assintomáticos sugere anel esofagiano inferior.
- Acalásia idiopática: perda da peristalse no esôfago distal e falha no relaxamento do esfíncter esofágico inferior na deglutição. Acalasia é causa de disfagia para sólidos e líquidos, podendo estar associada a regurgitação de alimentos não digeridos.
- Esofagopatia chagásica: o comprometimento do trato digestivo, na doença de Chagas, ocorre com frequência variável, entre 3,1 e 13%, conforme a região endêmica estudada. A destruição e a ausência de plexos nervosos intramurais do esôfago determinam a ausência de peristaltismo ao nível do corpo do órgão e a não abertura de seu esfíncter inferior (acalásia), em resposta à deglutição. Ocorre, em consequência, estase esofágica e, inicialmente, incoordenação motora, dilatação e diminuição da capacidade de contração do esôfago. A disfagia é a manifestação que leva o doente a procurar o médico e determina o diagnóstico. Tem evolução longa, de vários anos, e é progressiva. Inicialmente, ocorre quando da ingestão de sólidos, depois para ingestão de pastosos, chegando a ocorrer inclusive com ingestão de líquidos. A regurgitação, sem ocorrência de náusea, caracteriza o megaesôfago.
- Espasmo esofágico: disfagia para sólidos e líquidos intermitente, associada dor retroesternal.
- Esclerose sistêmica: doença reumatológica que afeta a camada de músculo liso da parede esofágica causando atrofia e esclerose dos dois terços distais do esôfago com redução da peristalse e baixa ou ausente pressão do esfíncter esofágico inferior.
- Infecciosas: pacientes geralmente apresentam disfagia associada à odinofagia. Causas: herpes simples, candidíase, citomegalovírus, tuberculose (Tabela 3).

EXAMES COMPLEMENTARES

- Videodeglutograma: avalia disfagia orofaríngea. Detalha a deglutição do paciente e avalia o risco de pneumonia aspirativa.
- Endoscopia digestiva alta: indicada em todos os casos de disfagia para diagnóstico e biópsia de lesões existentes.
- Esofagograma contrastado baritado: define a forma do esôfago, a alteração da motilidade existente e o comprometimento da luz do esôfago.
- Manometria esofágica: permite o registro das pressões na luz do órgão. As medidas de pressão são obtidas com o auxílio de sondas colocadas em diferentes pontos, para que se possa obter informações do corpo esofágico e dos esfíncteres, o que é muito importante para diagnóstico dos casos de disfagia neuromuscular.

CASOS CLÍNICOS

Caso 1

Homem, 50 anos de idade, procedente e natural de São Paulo, procurou ambulatório com queixa de disfagia há 2 meses inicialmente para sólidos com evolução progressiva, no momento ingerindo apenas líquidos. Durante esse período, relata emagrecimento de 15 kg e astenia. Nega antecedentes de doenças prévias. É tabagista de 20 cigarros/dia há 30 anos e relata consumo de álcool diário cerca de 50 mL/dia há 15 anos. Ao exame, clínico paciente emagrecido, sem outras alterações. Iniciou exames complementares com endoscopia que apresentou lesão estenosante sugestiva de neoplasia no esôfago.

Caso 2

Mulher, 53 anos de idade, procedente de Minas Gerais, procurou ambulatório com queixa de disfagia há 6 anos, com piora no último ano. No início do quadro, conseguia manter alimentação adequada, necessitando ingerir mais líquidos durante as refeições. No momento, possui dificuldade para ingerir sólidos e líquidos, apresenta também queixa de regurgitação de alimentos não digeridos. Realizou endoscopia digestiva alta, que mostrou esôfago com calibre aumentado, sem lesões obstrutivas. Manometria mostrou hipertonia e acalasia do esfíncter esofágico inferior, aperistalse e hipocontratilidade do corpo esofágico. Realizou sorologia para Chagas com resultado positivo.

BIBLIOGRAFIA

1. Abdel Jalil AA, Katzka DA, Castell DO. Approach to the patient with dysphagia. Am J Med. 2015;128(10):1138.e17-23.
2. Fass R, Feldman M, Robson KM. Approach to the evaluation of dysphagia in adults, 2019. Available in: https://www.uptodate.com/contents/approach-to-the-evaluation-of-dysphagia-in-adults. [Acesso fev 2021.]
3. Malagelada J, Bazzoli F, Elwaut A, Fried M. World Gastroenterology Organization Practice Guidelines: Dysphagia; 2007. p.1-14.
4. Malagelada J, Bazzoli F, Elwaut A, Fried M. World Gastroenterology Organization Global Guidelines Dysphagia: Global Guidelines and Cascades Update September 2014. J Clin Gastroenterol. 2015;49(5):370-8.
5. Mendes TR, Stanczyk CP, Sordi R, Otuki MF, dos Santos FA, Fernandes D. Síndrome disfágica. Rev Bras Reumatol. 2012;52(5):767-82.
6. Oliveira GC, Lopes LR, Andreollo NA, Coelho Neto JS. O megaesôfago tratado cirurgicamente: perfil epidemiológico dos pacientes operados no Hospital de Clínicas da Universidade Estadual de Campinas entre 1989 e 2005. Rev Soc Bras Med Trop. 2008;41(2):183-8.
7. Spieker MR. Evaluating dysphagia. American Family Physician. 2000;15(61[12]):3639-48.

35

Dispepsia

Fernando Marcuz Silva

INTRODUÇÃO

A dispepsia é uma síndrome muito frequente na prática médica e, na grande maioria das vezes, benigna. No entanto, pela diversidade em sua conceituação e diferentes propostas de abordagem, exige do profissional de saúde postura crítica, que, segundo uma perspectiva de economia de recursos, permita qualidade de atendimento sem ônus excessivo ao paciente e ao sistema de saúde.

Embora atualmente a endoscopia digestiva alta (EDA) – o exame padrão-ouro da investigação dessa síndrome – seja um procedimento rotineiro, bastante acessível mesmo na rede pública, não é passível de indicação inicial para todos os casos de dispepsia.

A necessidade de acompanhamento, presente na maioria dos casos, permite ao profissional uma abordagem inicial menos invasiva e mais adequada ao nosso meio (um país populoso e com recursos limitados em saúde), lembrando que a endoscopia é um exame médico-dependente.

A considerar que essa síndrome é quase sempre benigna, deve-se ter em conta sua grande prevalência, os custos relativos do absenteísmo ao trabalho, o uso de medicamentos e a realização de exames subsidiários gerados em sua abordagem.

CONCEITO

A necessidade de padronização na conceituação da dispepsia surge em função de se obter resultados mais uniformes na sua abordagem e tratamento, em uma síndrome que é multifatorial e de fisiopatologia em muito ainda não bem estabelecida. Embora sintomas dispépticos (entendidos como sintomas relativos ao aparelho digestivo alto) estejam associados a um grande número de doenças (Tabela 1), o conceito de dispepsia deve estar restrito somente à síndrome de dor epigástrica e à de desconforto pós-prandial (Tabela 2), segundo o Consenso de Roma IV. Os sintomas devem restringir-se ao epigástrio e não podem ser acompanhados de sintomas sistêmicos (p. ex., febre). A duração também tem importância: devem ter surgido há pelo menos 6 meses e estar presentes por 3 meses. Sintomas no hipocôndrio direito devem direcionar para doenças do fígado e vias biliares e no andar inferior do abdome, às doenças pélvicas e intestinais.

TABELA 1 Causas da dispepsia

Digestivas pépticas
▪ Dispepsia funcional
▪ Gastropatias específicas (tuberculose, citomegalovirose, sarcoidose, doença de Crohn)
▪ Doença de refluxo gastroesofágico
▪ Úlcera péptica
Digestivas não pépticas
▪ Neoplasias (gástrica, pancreática, de cólon)
▪ Síndromes de má absorção (doença celíaca)
▪ Colelitíase
▪ Pancreatite
▪ Verminose (estrongiloidíase, giardíase)
Não digestivas
▪ Doenças metabólicas (diabete melito, doenças da tireoide, hiperparatireoidismo, distúrbios eletrolíticos)
▪ Doença coronariana
▪ Colagenoses ▪ Medicamentos (anti-inflamatórios não esteroidais, antibióticos, xantinas, alendronato, metformina)
▪ Doenças psiquiátricas (ansiedade, depressão, síndrome de pânico, distúrbios alimentares)

Fonte: adaptada de Misiewics, 1993.

TABELA 2 Definição de dispepsia

Síndrome da dor epigástrica
▪ Dor epigástrica: o epigástrio limita-se à região acima do umbigo e abaixo do apêndice xifoide, delimitado pelas linhas hemiclaviculares. A dor limita-se à sensação subjetiva e desagradável que os pacientes experimentam quando há lesão tecidual
▪ Pirose epigástrica: o epigástrio limita-se à região acima do umbigo e abaixo do apêndice xifoide, delimitado pelas linhas hemiclaviculares. A pirose limita-se à subjetiva e desagradável sensação de queimação
Síndrome do desconforto pós-prandial
▪ Plenitude pós-prandial: sensação desagradável de que a comida permanece prolongadamente no estômago
▪ Saciedade precoce: sensação de que o estômago está cheio logo após começar a comer, desproporcional ao volume ingerido, tanto que não se consegue terminar a refeição

Fonte: adaptada de Stanghellini et al., 2016.

A associação de sintomas pépticos e esforço físico exige afastar doença coronária, e a predominância de azia (entendida como regurgitação ácida ou amarga), pirose retrosternal e regurgitação deve fazer o diagnóstico de doença do refluxo gastresofágico e não de dispepsia, porque o valor de diagnóstico de tais sintomas para essa doença é alto e o achado de uma endoscopia normal para a doença de refluxo gastresofágico não erosiva pode levar ao falso diagnóstico de uma dispepsia funcional. A caracterização da dispepsia como típica (estar relacionada ou não à digestão) é menos importante do que a identificação de sintomas de alarme (sinais ou sintomas que denotam gravidade em doença orgânica) (Tabela 3).

EPIDEMIOLOGIA

A dispepsia é uma síndrome muito frequente, com prevalência nos países ocidentais em torno de 20%.

TABELA 3 Sinais e sintomas de alarme em dispepsia

▪ Emagrecimento inexplicado
▪ Anemia
▪ Sangramento digestivo
▪ Disfagia progressiva
▪ Vômitos persistentes
▪ Cirurgia gástrica prévia
▪ Visceromegalia
▪ Icterícia
▪ Tumoração ou adenopatia abdominal
▪ Sintomas sistêmicos
▪ Idade*
▪ Familiares em 1° grau com câncer gástrico

* EUA e Canadá: > 60 anos; Europa: 55 anos; Brasil: > 40 anos.
Fonte: adaptada de Madsen e Bytzer, 2000.

Mais de 75% dos casos são de dispepsia funcional, uma doença multifatorial benigna, cujo tratamento, mesmo com diferentes abordagens, quase sempre apresenta resultados modestos.

Nem todos os pacientes com dispepsia procuram tratamento médico. Assim, a demanda em serviços de atenção primária por pacientes com sintomas dessa síndrome é de cerca de 10%.

No Brasil, um estudo em Pelotas, no Rio Grande do Sul, com base populacional mostrou uma prevalência de 27% de dispepsia. Na cidade de São Paulo, em um inquérito telefônico, a prevalência foi de 21%.

Quando pacientes com dispepsia não diagnosticada, conceituada pelos critérios de Roma, são submetidos a endoscopia digestiva alta, nos achados encontrados em uma metanálise predominou a dispepsia funcional, com 72,5% dos casos. Em trabalho realizado na Disciplina de Clínica Geral do Hospital das Clínicas da FMUSP, também predominou a dispepsia funcional, com 66% (Tabelas 4 e 5).

O achado de câncer gástrico na abordagem da síndrome é muito pequeno, em média menos de 2% dos casos. Assim, não se espera fazer diagnóstico de câncer gástrico, especialmente os casos de câncer precoce, em pacientes com dispepsia. Das doenças orgânicas existe prevalência maior de doença de refluxo gastroesofágico sobre a úlcera péptica. Esse fenômeno tem sido observado no mundo todo, e uma explicação aventada para o fato é a diminuição da infecção gástrica pelo *Helicobacter pylori*, em função de melhora na condição sanitária das populações e do aumento da obesidade na população em geral.

As restrições conceituais de Roma (tanto dos sintomas como de sua duração) trazem dificuldade à abordagem dos quadros que não se encaixam naqueles critérios. Daí, quanto menos critérios houver, maior o risco de estar frente a doenças não pépticas com sintomas pépticos (Tabela 1).

FATORES DE RISCO

Idade

As diversas doenças associadas à dispepsia têm diferentes prevalências conforme a faixa etária considerada e com isso tendem a sugerir uma abordagem mais específica, permitindo economia de custos e agilidade diagnóstica. O adenocarcinoma gástrico é o câncer mais comum do estômago, predominando na faixa etária de 60 a 70 anos. A úlcera péptica, embora possa ocorrer em qualquer idade, é mais frequente na faixa dos 40 a 50 anos. A doença de refluxo gastroesofágico pode ser um problema importante nos bebês,

TABELA 4 Achados endoscópicos em pacientes dispépticos

Refluxo		Úlcera		Câncer		Funcional
Esofagite erosiva	Esôfago de Barrett	Gástrica	Duodenal	Gástrico	Esofágico	
13,4%	1%	3,2%	4,8%	0,25%	0,1%	72,5%
14,4%		8%		0,35%		

Fonte: Ford et al., 2015.

TABELA 5 Achados endoscópicos em pacientes dispépticos atendidos no ambulatório da disciplina de Clínica Geral do HCFMUSP

Refluxo	Úlcera		Câncer		Funcional	
	Gástrica	Duodenal	Gástrico	Esofágico	Normal	Gastrite
18%	4%	9%	1,3%	0,3%	20%	46%
	13%		1,6%		66%	

Fonte: Faintuch et al., 2014.

com tendência a desaparecer por volta dos 18 meses. Em adultos, é mais frequente entre 40 e 50 anos. A dispepsia funcional é mais frequente nos pacientes jovens. Nos idosos, a presença de complicações de doenças degenerativas pode se traduzir em sintomas pépticos, como acontece no diabetes e na insuficiência coronariana.

Sexo

O câncer gástrico, a pancreatite crônica e a úlcera péptica são mais frequentes no homem, enquanto a doença de refluxo e a colecistopatia têm maior incidência na mulher. A dispepsia funcional é discretamente mais frequente na mulher.

Hábitos e vícios

Estão associados ao tabagismo o câncer de esôfago, estômago e pâncreas, bem como a úlcera péptica e a doença de refluxo. Já o alcoolismo está associado à pancreatite crônica, à hepatopatia e, quando da ingestão aguda e volumosa, à gastrite. Ingestão abusiva de sal, alimentos defumados e conservas é um risco para o câncer gástrico. O uso de medicamentos, em especial o de anti-inflamatórios, que tem se popularizado muito ao longo do tempo, pode ser causa de úlcera péptica e sangramento gastrointestinal. Doses de aspirina maiores de 50 mg podem ativar a úlcera péptica por diminuir a resistência da mucosa. Na profilaxia primária ou secundária de doença isquêmica coronária ou cerebral, a aspirina em baixa dosagem tem sido um medicamento amplamente utilizado.

Helicobacter pylori

Trata-se de uma bactéria Gram-negativa, espiralada, que consegue infectar o estômago e que, quando não erradicada, pode perdurar por toda a vida. Sempre determina uma gastrite, na maioria das vezes assintomática, mas que também está associada à úlcera péptica e ao câncer gástrico (Figura 1 e Tabela 6).

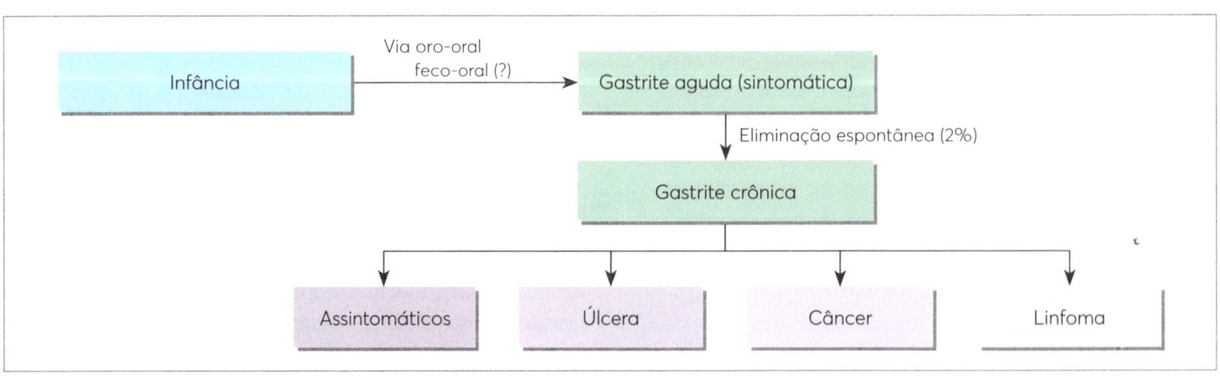

FIGURA 1
História natural da infecção por *Helicobacter pylori*.
Fonte: modificada de Correa e Piazuelo, 2008.

TABELA 6 Prevalência do *Helicobacter pylori* por faixa etária e diagnóstico em pacientes dispépticos atendidos no ambulatório da disciplina de Clínica Geral do HCFMUSP

Faixa etária	% da amostra	Prevalência %	Diagnóstico	% da amostra	Prevalência %
Até 20 anos	8	46	Funcional	71	46
21-40 anos	36	55	Doença de refluxo gastroesofágico	15	50
41-60 anos	39	57	Úlcera duodenal	5	90
> 60 anos	17	54	Úlcera gástrica	8	94
Total		54	Câncer	0,5	100

Fonte: Faintuch et al., 2014.

Antecedentes mórbidos e familiares

O câncer gástrico e a úlcera péptica têm componente familiar. Familiares em primeiro grau de pacientes com câncer gástrico, quando com dispepsia, têm indicação de endoscopia digestiva e, se infectados pelo *H. pylori,* devem ter a bactéria erradicada, pois ela é considerada um carcinógeno. Na dispepsia, o antecedente de uma doença péptica previamente diagnosticada sugere recidiva da doença, porque ela tende a evoluir em crises. Diversas doenças podem comprometer especificamente o aparelho digestivo alto e determinar sintomas dispépticos. É um exemplo clássico a esclerodermia, que compromete o esôfago distal e pode levar a formas graves de doença de refluxo gastroesofágico. Também o infarto do miocárdio em parede inferior pode levar a quadros de intensa dor epigástrica.

Alimentos

Na dispepsia, alguns alimentos podem piorar os sintomas, mas quase nunca determinar a doença. Isso vale para o café, a pimenta, alimentos gordurosos e doces. A mastigação insuficiente, o volume exagerado e a deglutição rápida também podem piorar os sintomas pépticos.

Medicamentos

É verdade que o uso de medicamentos tem propiciado o controle de muitas doenças, em especial as crônico-degenerativas, e determinar um aumento da vida média da população. Porém, o uso mais frequente de medicamentos trouxe o risco de complicações gástricas, muitas vezes dramáticas. O uso de anti-inflamatórios pode, entre outras complicações, determinar o surgimento de úlceras no aparelho digestivo, com possibilidade de sangramento digestivo volumoso e suas complicações. No idoso em especial, que por muitas morbidades tende a fazer polifarmácia, a ocorrência de dispepsia é muito frequente. Assim é imperioso que, em face do uso de medicamentos, um judicioso inquérito seja realizado e seus efeitos adversos sejam pesquisados – a suspensão desse uso pode ser a cura, por exemplo, de uma úlcera péptica. É importante ainda lembrar que, se um medicamento específico provoca dispepsia em determinado paciente, sempre que ele for utilizado a complicação irá recorrer. É também significante saber que a proteção total contra a dispepsia provocada por determinado medicamento pode não ser eficaz mesmo com o uso de potentes protetores gástricos.

QUADRO CLÍNICO

O quadro clínico da dispepsia não permite diagnóstico diferencial das dispepsias pépticas, porque o exame clínico é habitualmente normal e as queixas clínicas são semelhantes, exceção feita à doença de refluxo gastroesofágico, quando os sintomas típicos estão presentes: pirose retroesternal, regurgitação e azia. Nesse caso, os sintomas têm alto valor preditivo positivo para doença de refluxo e o paciente deve ser abordado como tal e não ser considerado um portador de dispepsia. Metade dos casos de doença de refluxo tem a endoscopia digestiva alta normal; se considerados dispépticos, o diagnóstico será de dispepsia funcional, que tem fisiopatologia e tratamento diverso da doença de refluxo.

Para as dispepsias sem complicações não se espera a presença de sintomas sistêmicos: febre, perda de peso, vômitos frequentes, anemia, adenomegalia e visceromegalia. A presença desses sintomas deve levar à suspeita de complicações de dispepsia péptica ou de doenças não pépticas com sintomas dispépticos – aí, se adequada, a necessidade de endoscopia precoce.

A localização dos sintomas (restrita ao epigástrio) é muito importante no quadro clínico, porque dores no hipocôndrio direito são mais associadas às doenças hepatobiliares, e quando localizadas no restante do abdome direcionam o diagnóstico para a síndrome do intestino irritável. É também claro que nessas situações o exame de endoscopia digestiva alta pode não ser o mais adequado para a investigação desses quadros.

Há indicação de avaliar com cuidado os dispépticos que estejam em uso de bloqueadores de bomba de prótons, porque essa classe de medicamentos, por sua potência em supressão ácida, podem mascarar sintomas antigamente clássicos das doenças pépticas, por exemplo: a característica de periodicidade de sintomas da úlcera péptica ou mesmo de seu ritmo da dor: dói, come, passa (úlcera duodenal)/come, dói, passa, dói (úlcera gástrica). É até possível inferir que a melhora rápida e acentuada de sintomas dispépticos em pacientes que estão em uso de bloqueadores de bomba de prótons indique portadores de úlcera péptica ou doença de refluxo gastroesofágico.

FISIOPATOLOGIA DAS DISPEPSIAS PÉPTICAS

Úlcera péptica

A úlcera péptica decorre de um desbalanço entre a agressão cloridropéptica e a resistência da mucosa gástrica. Excetuando-se casos raros nos quais a hipersecreção gástrica decorre de causas mais específicas, por exemplo, na síndrome de Zollinger-Ellison, na qual tumores produtores de gastrina determinam o aumento da agressão cloridropéptica, a presença da infecção gástrica pelo *Helicobacter pylori* e a diminuição da resistência da mucosa gástrica pelos anti-inflamatórios são as causas mais frequentes dessa doença. O *Helicobacter pylori* age no antro gástrico diminuindo a ação das células D, que regulam a liberação da gastrina pelas células G, promovendo hipercloridria. Isso, em associação com as lesões citopáticas de mediadores inflamatórios induzidos pela bactéria, determina a solução de continuidade na mucosa gástrica. A hipercloridria pode se transmitir ao duodeno, levando, com o tempo, a uma metaplasia gástrica da mucosa duodenal, que permite a infecção da bactéria nesse sítio e daí ao surgimento da úlcera duodenal.

Os anti-inflamatórios, por sua ação no bloqueio da enzima ciclooxigenase (COX) 1, na cadeia de metabolização do ácido araquidônico, levam à diminuição de produção da prostaglandina, substância muito importante na resistência da mucosa gástrica. A queda da resistência da mucosa gástrica permite, então, que a secreção péptica determine o aparecimento de úlcera. Daí o fato de que a erradicação do *Helicobacter pylori* e a abstenção do uso dos anti-inflamatórios previnem o surgimento da úlcera péptica, antes uma doença crônica recidivante e hoje passível de cura.

Doença de refluxo gastroesofágico

A causa mais frequente dessa doença é o relaxamento transitório do esfíncter do esôfago inferior. Esse relaxamento permite o refluxo do conteúdo gástrico para dentro da mucosa esofágica, que não apresenta os mecanismos de defesa da mucosa gástrica. A ação do líquido do refluxo ácido nesse local pode determinar desde uma inflamação superficial até o surgimento de úlcera. A persistência da agressão pode levar ao surgimento de metaplasia intestinal local, capaz de evoluir para displasia e para o adenocarcinoma esofágico.

Diversas substâncias podem agir sobre o esfíncter inferior do esôfago, desde medicamentos até os alimentos. As alterações anatômicas podem se associar ao relaxamento do esfíncter e determinar a doença de refluxo, porém é possível observar hérnias hiatais significantes, sem a presença de doença de refluxo. No entanto, o aumento da pressão abdominal pode representar um fator importante para a manutenção da recidiva da doença, e isso vale para a obesidade, o abuso de refeições volumosas, o uso de alimentos gordurosos, o tabagismo e outros. No entanto, a redução da acidez do líquido do refluxo gastroesofágico determina menor agressão da mucosa esofágica e tem sido o escopo maior do tratamento dessa doença.

A dificuldade de obter dos pacientes a mudança de hábitos que previnam o refluxo faz da recidiva da doença uma característica comum quando da suspensão dos supressores do ácido gástrico.

Dispepsia funcional

É a dispepsia de fisiopatologia mais complexa e ainda pouco conhecida, muito embora uma doença benigna. Provavelmente, é multifatorial, e assim cada paciente pode ter um determinante específico de maior valor para seu surgimento. Quase sempre é recidivante, e o estado psicológico do paciente tem muita importância na dificuldade do seu tratamento e nas recidivas da doença. Várias hipóteses são propostas: atualmente muito se tem valorizado para a doença quando de sua associação à infecção pelo *Helicobacter pylori*, tanto que tem sido considerada uma variante à parte dessa entidade. Porém, só 10-12% dos pacientes, que têm a bactéria erradicada, apresentam melhora de seus sintomas, e isso pode ocorrer somente meses após o tratamento. No entanto, tem sido considerado que a relação custo-benefício dessa abordagem é melhor que outros tratamentos.

Outra possibilidade é a de que a hipercloridria represente uma fisiopatologia pertinente, já que grande parte dos pacientes melhora com o uso dos supressores ácidos, embora a maioria dos abordados dessa forma tenha recidiva frequente dos sintomas.

A documentação de que pacientes com dispepsia funcional têm dificuldade de acomodação das refeições no estômago proximal e um retardo no esvaziamento antral pode identificar outro processo fisiopatológico: o de dismotilidade, que poderia explicar o sintoma de empachamento pós-prandial em muitos desses pacientes e a melhora que alguns deles podem alcançar com o uso de medicamentos procinéticos. A hipersensibilidade visceral observada em outros pacientes esbarra na dificuldade de disponibilidade de medicamentos que atuem nesse eixo.

Há evidências também de que uma infecção prévia por diferentes agentes possa determinar uma sensibilização secundária, que seria responsável pelos sintomas da dispepsia funcional, a exemplo do que é proposto para a síndrome do intestino irritável, creditando um mecanismo imunológico para a doença.

Transtornos psíquicos para explicar os sintomas são sempre advogados para a síndrome, em especial para aqueles pacientes com doença mais refratária, porém nem sempre os resultados dos tratamentos psicológicos são promissores, e muitos pacientes mantêm o quadro psicológico específico, independentemente da ausência de sintomas pépticos.

Assim, ainda é pouco conhecida a fisiopatologia dessa síndrome, por isso é a dispepsia péptica que apresenta maior dificuldade de abordagem. Uma proposta é apresentada na Figura 2.

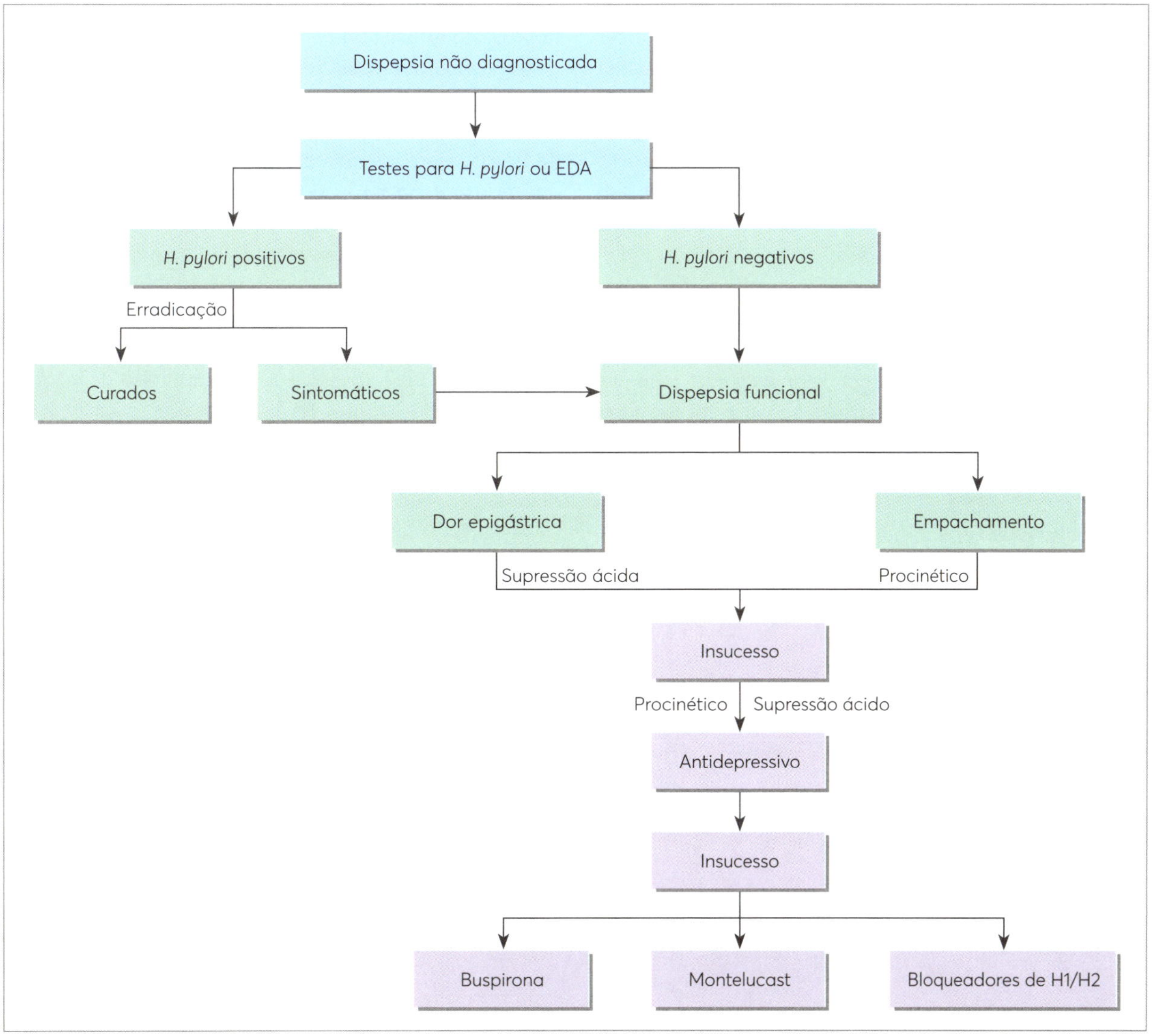

FIGURA 2
Abordagem da dispepsia.
EDA: endoscopia digestiva alta.
Fonte: adaptada de Talley, 2017.

ABORDAGEM DA DISPEPSIA

Os sinais de alarme, quando presentes mesmo em pacientes dispépticos jovens, deve indicar a endoscopia de início. Porém, recentemente a Associação Americana e a Canadense de Gastroenterologia sugeriram que os sintomas de alarme para pacientes com dispepsia menores de 60 anos são pouco específicos. A melhor abordagem para esses pacientes deve ser a pesquisa do *Helicobacter pylori* por meios não invasivos e sua erradicação, quando testes positivos, reservando a endoscopia para pacientes com mais de 60 anos, a fim de afastar a neoplasia gástrica. Pacientes dispépticos com menos de 60 anos, que se mantêm sintomáticos após a erradicação da bactéria, devem ser abordados como portadores de dispepsia funcional.

Devemos ter em conta, porém, que os Estados Unidos são um país com baixa prevalência de câncer gástrico, e assim a indicação de endoscopia para afastar o câncer gástrico deve ser determinada por estudos locais. No Brasil, temos restrição aos testes não invasivos para identificação do *Helicobacter pylori* (o teste respiratório com ureia marcada com carbono radiativo, a reação em cadeia da polimerase nas fezes e a determinação sérica de anticorpos), enquanto a endoscopia tem custo relativamente baixo e razoável disponibilidade, de maneira que a estratégia de indicar endoscopia para pacientes idosos ou jovens com sinais de alarme é a mais adequada.

Onde os testes não invasivos são disponíveis, a estratégia do teste e trate pode ser empregada (Figuras 3 e 4). O 4º Consenso Brasileiro sobre o *Helicobacter pylori* recomenda que a idade considerada indicação de endoscopia para a abordagem da dispepsia deva ser 40 anos, diferente da preconizada para o Canadá e os Estados Unidos (60 anos) e para a Europa e a Oceania (55 anos), porque o Instituto Nacional do Câncer (INCA) verificou alta prevalência da doença em pacientes com 40 anos ou mais. Em nosso trabalho de dispepsia em pacientes do Hospital das Clínicas da FMUSP, a sugestão é de 48 anos.

De qualquer maneira, o diagnóstico precoce do câncer gástrico é um assunto que não cabe na abordagem da dispepsia, porque, de acordo com os critérios de Roma, a prevalência do câncer gástrico como achado endoscópico nessa população é muito baixa (me-

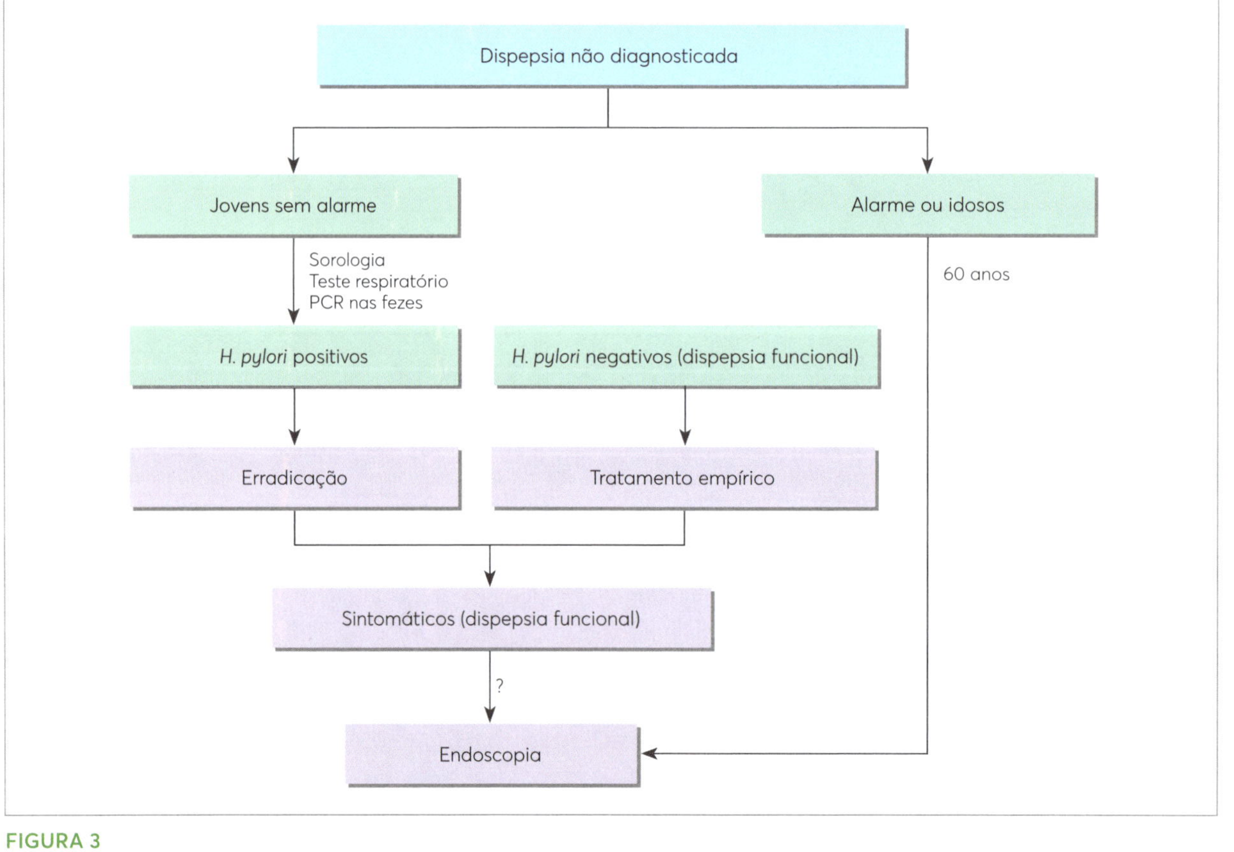

FIGURA 3
Abordagem da dispepsia com disponibilidade exames não invasivos para o *H. pylori*.
Fonte: adaptada das Associações Americana e Canadense de Gastroenterologia, 2017.

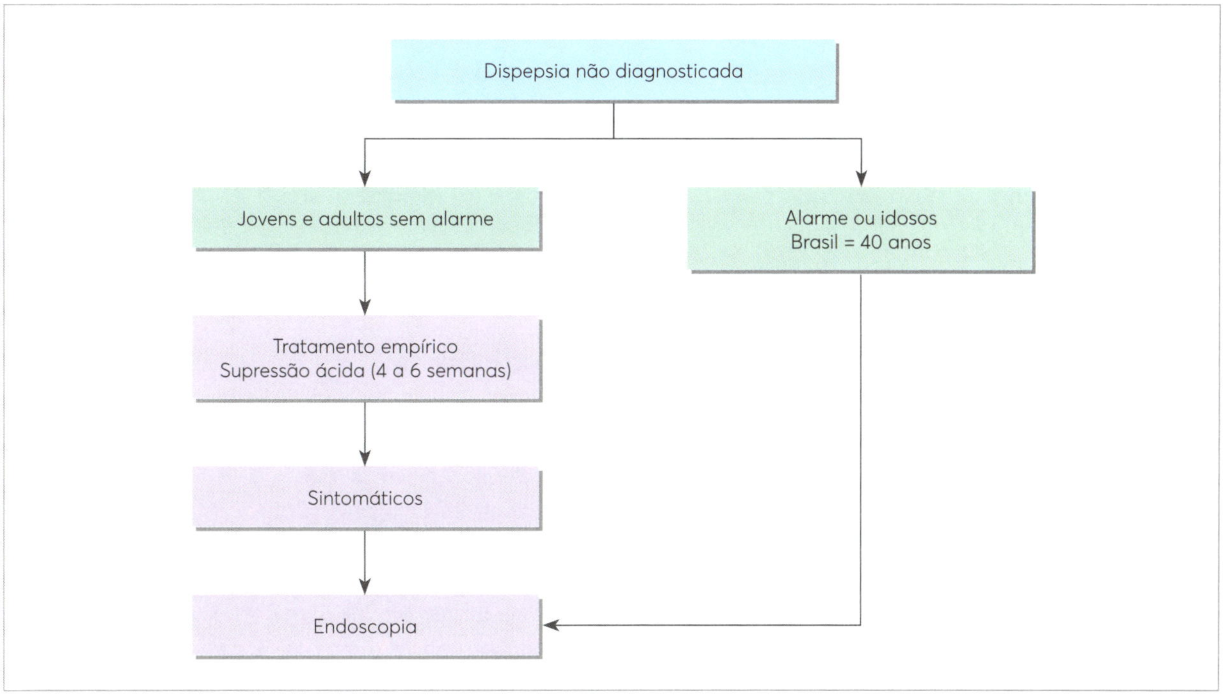

FIGURA 4
Abordagem da dispepsia sem disponibilidade de exames não invasivos para *H. pylori*.
Fonte: adaptada das Associações Americana e Canadense de Gastroenterologia, 2017.

nos de 2%). Nos países onde a prevalência do câncer gástrico é alta (Japão, com 70/100.000, Coreia, China, Portugal, Colômbia), não há consenso na abordagem de rastreamento do câncer gástrico. O Brasil tem uma taxa intermediária (23/100.000 em homens) de prevalência do câncer gástrico.

DIAGNÓSTICO DIFERENCIAL

Aplicando os critérios de Roma, os diagnósticos diferenciais na dispepsia são poucos, dado o tempo de doença e a localização dos sintomas. A dificuldade surge quando, sem observar os critérios de Roma, o paciente é diagnosticado como dispéptico. Nessa situação, o risco de tratar de uma doença não péptica com sintomas pépticos é grande e a abordagem direcionada para a dispepsia pode ser inadequada, trazendo riscos e demora ao adequado tratamento do paciente.

Entre as causas digestivas pépticas, é muito difícil o diferencial entre dispepsia funcional (também chamada de dispepsia não ulcerosa) e úlcera péptica, podendo as complicações da úlcera péptica chamar a atenção para a doença, por exemplo: sangramento digestivo, substenose péptica, anemia e outros; achados não compatíveis com a dispepsia funcional. Para a doença de refluxo, a presença de azia e pirose retroesternal são mais indicativas dessa doença e suas complicações também: faringite, laringite, otite, broncoespasmo e pneumonia. Porém, a doença de refluxo pode se associar à úlcera péptica em grande número de casos. O desencadeamento dos sintomas com refeições volumosas, com o uso do álcool e com o decúbito dorsal, chama mais a atenção para o refluxo, e os pacientes reconhecem esses desencadeantes.

Observando a Tabela 1, é evidente que diversas situações são de dificuldade diagnóstica diferencial. A ideia é a de que, como não se trata de uma doença péptica, a fisiopatologia específica deve evoluir e sugerir a doença em questão. O câncer costuma estar associado a pacientes de mais idade e com rapidez determina sintomas de alarme. O mesmo vale para as doenças infecciosas e metabólicas. A doença biliar costuma evoluir com dores mais intensas e vômitos frequentes em crises de mais curta duração e em algum momento com icterícia. A dor da doença coronária está associada à piora com o esforço e à melhora com o repouso. As doenças psicológicas podem mimetizar a dispepsia e exigir uma relação médico-paciente muito apurada para sua identificação. Enfim, em especial se a dispepsia não estiver ancorada nos critérios de Roma, a postura do profissional de saúde deve ser muito mais de um médico generalista do que especialista para realizar o diagnóstico correto da dispepsia.

CASOS CLÍNICOS

Caso 1

Mulher de 21 anos de idade relata epigastralgia e empachamento pós-prandial há 1 mês, com náuseas e vômitos frequentes, mais intensos pela manhã. Nega emagrecimento, uso de medicamentos e de álcool e tabaco. Apresenta irregularidade menstrual. É muito emotiva e reconhece que tem estado mais nervosa neste período.

Discussão

O caso sugere dispepsia funcional em paciente ansiosa. Porém, não preenche os critérios de Roma e há referência à irregularidade menstrual. Se a paciente tem vida sexual ativa, é nuligesta e não usa método contraceptivo, é imperioso descartar gravidez, até porque a prescrição de medicamentos para a paciente deverá ser criteriosa.

Caso 2

Homem de 32 anos de idade, com epigastralgia há 3 meses, relata melhora com a alimentação e despertar noturno com a dor, é fumante, mas nega uso de álcool e de medicamentos. Vem obtendo melhora com o uso de magnésia bisurada, que sua avó lhe ensinou, mas tem recidiva dolorosa toda vez que suspende o medicamento. Está muito preocupado, porque está desempregado há 6 meses e tem vivido à custa de pequenos expedientes.

Discussão

Apesar de também não preencher os critérios de Roma, o quadro sugere dispepsia ulcerosa, principalmente porque os sintomas melhoram com o uso de hidróxido de magnésio (um antiácido fraco) e pioram com sua suspensão. Se os testes não invasivos de identificação para o *Helicobacter pylori* estiverem disponíveis, devem ser realizados. Se positivos, a bactéria deve ser erradicada. Se não estiverem disponíveis aqueles testes, o paciente deve fazer um tratamento empírico com um supressor ácido mais potente, tipo inibidor de bomba de prótons, por pelo menos 4 semanas. Havendo melhora, a medicação deve ser descontinuada, e se recidiva de sintomas o paciente deve realizar uma endoscopia digestiva alta, com pesquisa de *Helicobacter pylori*.

Caso 3

Homem de 72 anos de idade, sem prévias morbidades, após desenvolver um quadro gripal prolongado, foi medicado com anti-inflamatório e antibiótico. Há 3 dias vem apresentando epigastralgia, empachamento e vômitos pós-alimentares episódicos.

Discussão

Caso de dispepsia que também não preenche critérios de Roma, porém apresenta um dado muito específico: o paciente é idoso e fez uso de anti-inflamatório. Como o anti-inflamatório é um conhecido agressor da mucosa gástrica, é adequado suspender o uso da medicação e prescrever um inibidor de bomba de prótons por 2 semanas. Como as lesões de mucosa por anti-inflamatório tendem a ser múltiplas, porém superficiais, a suspensão de seu uso e o inibidor de bomba de prótons costumam determinar melhora rápida. Se o paciente mantiver sintomas, terá indicação de endoscopia digestiva alta, porque poderia se tratar de úlcera péptica crônica ou de câncer gástrico, complicados pelo uso do anti-inflamatório.

Caso 4

Homem de 65 anos de idade, coreano, ex-tabagista, vem tratando hipertensão arterial há 10 anos. Apresenta há 6 meses epigastralgia inicialmente leve, porém com piora progressiva, evoluindo ultimamente com perda de peso, anorexia e aversão à ingestão de carne. Tem tendência a constipação intestinal e fraqueza, com dispneia de esforço, sem edema de membros. Ao exame clínico apresenta palidez de pele e mucosas.

Discussão

Dispepsia em paciente idoso, com provável anemia, procedente de país com alta prevalência de câncer gástrico. Tem indicação de endoscopia digestiva alta para afastar a doença.

Caso 5

Homem de 35 anos de idade, alcoolista e tabagista, com história de mais ou menos 1 ano de crises de dor epigástrica de grande intensidade, acompanhados de náuseas e vômitos, piorando com a alimentação. As crises usualmente exigem atendimento em pronto-socorro, melhorando com o uso de inibidor de bomba de prótons e antiespasmódicos. Os episódios duram em média alguns dias e podem ser desencadeados com a ingestão abusiva do álcool; via de regra recebe o diagnóstico de gastrite. Nos intervalos das crises fica assintomático e sem intolerância alimentar.

Discussão

Dispepsia em jovem do sexo masculino, sem sinais de alarme. No entanto, antecedente do álcool, crises de dor intensa e de duração relativamente curta e relação da dor com o desencadeante álcool chamam a atenção para a possibilidade de crises de agudização de pancreatite crônica, ainda sem comprometimento da secreção exócrina ou endócrina. Nesse caso, a abordagem mais adequada deve ser a de imagem: radiografia, ultrassonografia ou tomografia computadorizada de abdome. É verdade também que na pancreatite crônica a incidência de úlcera péptica é maior que na população normal.

Caso 6

Homem de 52 anos de idade, tabagista, hipertenso não controlado, com antecedente familiar de diabetes, trabalhando como taxista e fazendo uso frequente de bebida alcoólica, relata há 6 meses crises de dor epigástrica de curta duração desencadeada com refeições pesadas e esforço físico. Tem usado o "medicamento para o fígado", sem melhora.

Discussão

Dispepsia desencadeada por esforço, em paciente com alto risco de doença coronária: sedentarismo, tabagismo, hipertensão arterial e possível diabetes não diagnosticado. A abordagem deve privilegiar angina do peito: eletrocardiograma, ecocardiograma, teste ergométrico. O fato de o paciente ser sedentário pode minimizar os sintomas anginoides.

Caso 7

Mulher de 54 anos de idade relata há 1 ano crises de dor epigástrica de forte intensidade irradiada para o ombro direito, acompanhada de vômitos, desencadeada pela alimentação, que não melhora com antiácidos, de 2 a 3 dias de duração, sem perda de peso ou sangramento digestivo. Nega o uso de anti-inflamatórios, tabaco e álcool. É obesa e hipercolesterolêmica e faz uso de hipolipidemiante.

Discussão

Embora a dor possa sugerir uma dispepsia péptica, a irradiação para o ombro e os episódios de dor intensa de curta duração, com vômitos em paciente obesa, são mais indicativos de colecistopatia. Talvez por isso a pouca eficácia do antiácido. Está indicada a investigação com imagem, mais facilmente com ultrassonografia de abdome superior.

BIBLIOGRAFIA

1. Black CJ, Houghton LA, Ford AC. Insights into the evaluation and management of dyspepsia: recent developments and new guidelines. Therap Adv Gastroenterol. 2018;11:1756284818805597.
2. Coelho LGV, et al. IVth Brazilian Consensus Conference on Helicobacter pylori Infection. Arq. Gastroenterol. 2018;55(2):97-121.
3. Correa P, Piazuelo MB. Natural histoy of H. pylori infection. Dig Lever Dis. 2008;40(7):490-6.
4. Faintuch JJ, Silva FM, Navarro-Rodriguez T, Barbuti RC, Hashimoto CL, Rossini AR, et al. Endoscopic findings in uninvestigated dyspepsia. BMC Gastroenterol. 2014;6:14-9.
5. Ford AC, Marwaha A, Sood R, Moayyedi P. Global prevalence of, and risk factors for, uninvestigated dyspepsia: a meta-analysis. Gut. 2015;64(7):1049-57.
6. Kavitt RT, Lipowska AM, Anyane-Yeboa A, Gralnek IM. Diagnosis and treatment of peptic ulcer disease. Am J Med. 2019;132(4):447-56.
7. Madsen LG, Bytzer P. The value of alarm features in identifying organic causes of dyspepsia. Can J Gastroenterol. 2000;14(8):713-20.
8. Malik TF, Singh K. Peptic ulcer disease. StatPearls [Internet]. Treasure Island (FL): StatPearls Publishing; 2019-2018 Dec 4.
9. Misiewics JJ. Dyspepsia. In: Sleisenger JS, Fordtran MH (eds.). Gastrointestinal disease: pathophysiology, diagnosis, management. 5th ed. W. B. Saunders Company; 1993.
10. Moayyedi P, Lacy BE, Andrews CN, Enns RA, Howden CW, Vakil N. ACG and CAG clinical guideline: management of dyspepsia. Am J Gastroenterol. 2017;112(17):988-1013.
11. Moraes-Filho JP, Navarro-Rodriguez T, Barbuti R, Eisig J, Chinzon D, Bernardo W; Brazilian Gerd Consensus Group. Guidelines for the diagnosis and management of gastroesophageal reflux disease: an evidence-based consensus. Arq Gastroenterol. 2010;47(1):99-115.
12. Stanghellini V, Chan FK, Hasler WL, Malagelada JR, Suzuki H, Tack J, et al. Gastroduodenal disorders. Gastroenterology. 2016;150(6):1380-92.
13. Talley NJ. Functional dyspepsia: advances in diagnosis and therapy. Gut Liver. 2017;11(3):349-57.

36

Dispneia

Iolanda de Fátima Lopes Calvo Tibério

DEFINIÇÃO

A dispneia é considerada uma experiência subjetiva de dificuldade ou desconforto respiratório, composta de sensações qualitativamente distintas, de intensidade variável, e pode ser associada a variados sinais semiológicos.

> Como a dor, a dispneia é uma experiência sensitiva cuja interpretação depende da percepção do paciente modulada por aspectos fisiológicos, psicológicos, sociais, fatores ambientais, entre outros. Trata-se de sintoma debilitante que perde em termos de morbidade apenas para a dor.

Acredita-se que até 50% dos pacientes graves que procuram pronto atendimento em hospitais terciários e 25% dos pacientes ambulatoriais apresentem dispneia. É um preditor de qualidade de vida, tolerância ao exercício, mortalidade e possibilidade de internação. As principais causas de dispneia encontram-se descritas na Tabela 1.

TABELA 1 Causas frequentes de dispneia

▪ Doença pulmonar obstrutiva crônica
▪ Asma
▪ Doenças difusas pulmonares
▪ Tromboembolismo pulmonar
▪ Síndromes coronarianas
▪ Insuficiência cardíaca
▪ Arritmias cardíacas
▪ Anemia
▪ Hipo/hipertireoidismo
▪ Acidose
▪ Descondicionamento físico
▪ Transtornos de ansiedade
▪ Gravidez
▪ Altitude elevada

CARACTERIZAÇÃO

Epidemiologia

Dispneia é queixa extremamente comum. Dados do *Global Initiative for Asthma* (GINA) 2019 apontam que 300 milhões de pessoas no mundo têm diagnóstico de asma brônquica. No Brasil, a prevalência está em torno de 8% da população.

> Segundo a Organização Mundial da Saúde (OMS), 30% da população mundial apresenta anemia e 90%, carência de ferro. Quadros de anemia importante podem associar-se à queixa de dispneia. Estudos da transição epidemiológica no Brasil mostram que a anemia é altamente prevalente: cerca de 40-50% nos menores de 5 anos e de 30-40% nas gestantes, sem grandes diferenças numéricas quanto à distribuição geográfica e socioeconômica.

Por sua vez, a obesidade frequentemente se associa à dispneia por descondicionamento físico e por origem pulmonar. No Brasil e no mundo, ocorre verdadeira epidemia de obesidade, associada a distúrbios alimentares e à inatividade física. A OMS evidenciou em 2016 que 39% da população mundial acima de 18 anos tinha sobrepeso e 18% era obesa. Em estudo do Ministério da Saúde brasileiro, verificou-se que o sobrepeso, considerado o índice de massa corpórea (IMC) maior que 25 kg/m^2, cresceu 11% em 10 anos, passando de uma média de 43% em 2006 para 54,1% em 2016, em ambos os sexos embora mais prevalente no sexo masculino. Essa tendência também ocorreu em relação ao diagnóstico de obesidade (IMC > 30 kg/m^2), que cresceu 7% em 10 anos, passando de 11,8% em 2006 para 18,9% em 2016, semelhante em homens e mulheres.

A doença pulmonar obstrutiva crônica (DPOC) é a quarta causa de mortalidade no mundo e está projetada para ser a terceira causa de morte em 2020. Dados de 2010 consideram que haja 384 milhões de casos de DPOC, sendo sua prevalência global em torno de 11,8% da população. Com o crescimento do tabagismo, considera-se que, em 2030, ocorram em torno de 4,5 milhões de mortes no mundo por DPOC.

No estudo *Platino* (*Latin project for the investigation of obstructive lung disease*), avaliando pessoas com mais de 40 anos em 5 países da América Latina, incluindo Brasil, Chile, México, Uruguai e Venezuela, a prevalência do estágio 1 aumenta com a idade, sendo maior aos 60 anos e variando de 18,4% na Cidade do México a 32,1% em Montevidéu.

Em relação à morbidade, dados americanos de 2000 mostram que os pacientes com DPOC realizam 8 milhões de consultas ambulatoriais, 1,5 milhão de consultas em unidades de emergência e cerca de 673 mil hospitalizações por ano. Ponderando os custos, os dados europeus sugerem que cerca de 6% dos investimentos públicos são destinados à saúde, dos quais 56% (38,6 bilhões de euros) são utilizados em pacientes com DPOC.

O estudo *Global burden of diseases* considera que DPOC seja causa importante de mortalidade e morbidade. Em 2013 foi considerada a quinta causa de perda de DALY (*disability adjusted life years* – anos de vida perdidos ajustados por incapacidade). Esse indicador mede simultaneamente o impacto da mortalidade e dos problemas de saúde que afetam a qualidade de vida dos indivíduos. O DALY mede os anos de vida perdidos seja por morte prematura (YLL = *years of life lost* – anos de vida perdidos por morte prematura) ou por incapacidade (YLD = *years lived with disability* – anos de vida vividos com incapacidade) em relação a uma esperança de vida ideal cujo padrão utilizado foi o do Japão, país com maior esperança de vida ao nascer do mundo (80 anos para homens e 82,5 anos para mulheres).

Considerando as causas cardíacas de dispneia, é importante lembrar que a insuficiência cardíaca acomete cerca de 5 milhões de pessoas nos EUA e cerca de 10 milhões na Europa. Considera-se que o mesmo percentual de pacientes apresente disfunção miocárdica ainda silente, mas que logo apresentará sintomas de dispneia. Em relação aos gastos com consultas, estima-se que esses pacientes realizem cerca de 12-15 milhões de consultas ambulatoriais e aproximadamente 6,5 milhões de dias de internação hospitalar por ano. Considera-se que 6-10% das pessoas acima de 65 anos de idade têm diagnóstico de insuficiência cardíaca, e 80% dos pacientes hospitalizados com esse diagnóstico são dessa mesma faixa etária.

> Em relação aos dados brasileiros sobre insuficiência cardíaca, sabe-se que houve 199.844 internações em 2019 (DATASUS), sendo a principal causa de internação a partir dos 60 anos de idade.

Fisiopatologia

Assim como a dor, a sensação de falta de ar pode ser produzida e modulada pelo estímulo de receptores específicos distribuídos no sistema respiratório. A Figura 1 mostra as principais vias e sistemas na modulação da sensação de dispneia. Provavelmente, estão envolvidos receptores presentes em vias aéreas proximais e distais, alvéolos e parede torácica capazes de detectar tanto alterações de natureza química quanto da mecânica pulmonar. Os receptores intrapulmonares podem ser reunidos em três grupos principais: de distensão; irritativos; receptores J.

Os receptores de distensão são representados por terminações nervosas presentes na musculatura lisa brônquica, sendo ativados pela distensão pulmonar. No entanto, são necessários 800 mL de volume-corrente para que ocorra a ativação desses receptores, não sendo, portanto, fundamentais em condições normais.

As terminações nervosas sensitivas aferentes presentes no epitélio de vias aéreas representam os receptores irritativos. Compõem, no pulmão, o assim chamado sistema nervoso autônomo não adrenérgico não colinérgico (NANC) e têm como mediadores as neurocininas, particularmente a neurocinina A e a substância P. São estimulados pela presença de particulados, substâncias químicas, contração da musculatura lisa brônquica, mudanças abruptas de volumes pulmonares e alterações de complacência pulmonar. Acredita-se que a estimulação dessas fibras possa contribuir para a gênese da sensação de dispneia.

Os receptores J parecem localizar-se no interstício pulmonar, na região justacapilar pulmonar, recebendo fibras não mielinizadas vagais. Esses receptores seriam estimulados em situações de congestão pulmonar ou na

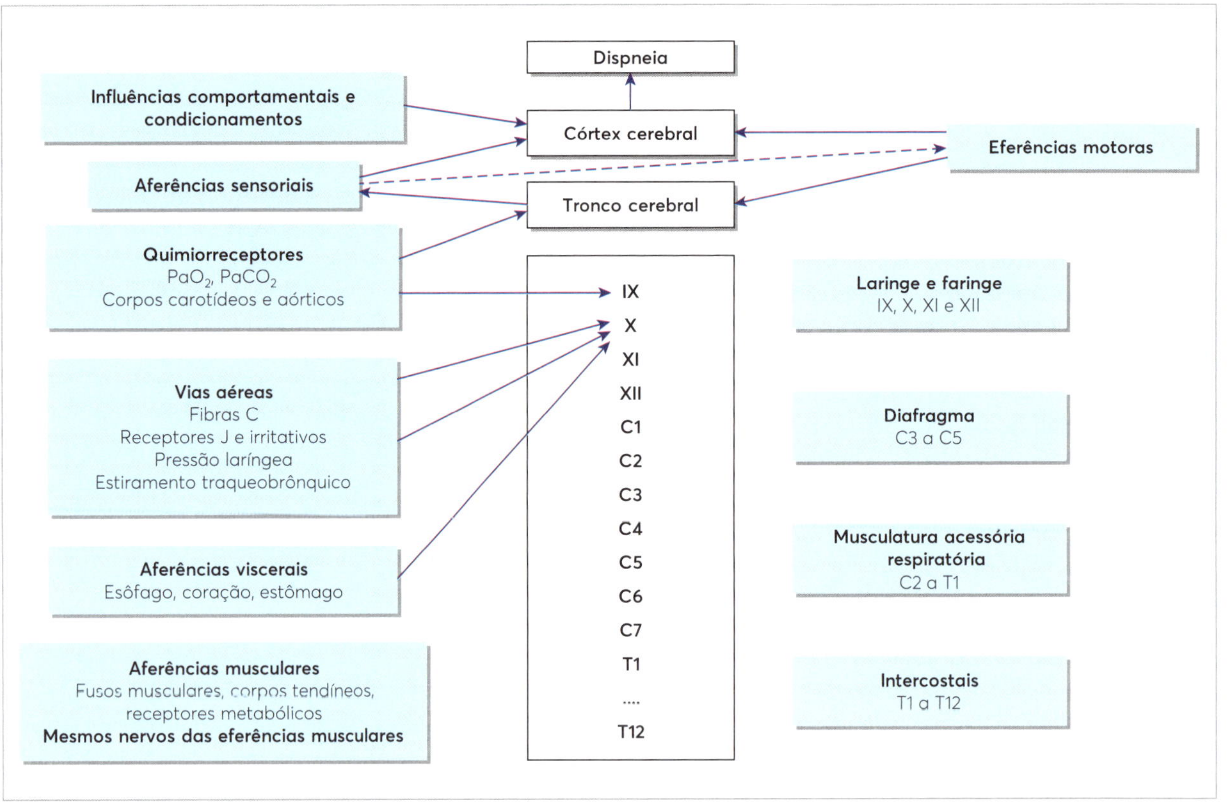

FIGURA 1
Principais vias envolvidas na sensação de dispneia.

presença de microembolismo pulmonar, contribuindo para a gênese da sensação de dispneia, sobretudo em pacientes com insuficiência cardíaca congestiva.

> A teoria da "inadequação comprimento *versus* tensão" defende que a percepção de dispneia pode depender da relação entre a pressão (tensão) gerada pela musculatura respiratória e o volume-corrente (alteração de comprimento ou distensão pulmonar). Esses estímulos tornam consciente o sinal de inadequação do processo ventilatório. Posteriormente, a teoria foi modificada para incluir também a percepção de movimentos inadequados da caixa torácica, passando a ser conhecida como teoria da "inadequação mecânica", considerada a mais aceita para explicar a sensação de dispneia.

Descritores e instrumentos para avaliação

Diversos autores já enumeraram expressões, denominadas descritores, para dispneia em pessoas normais submetidas a esforço físico intenso, em gestantes e em pacientes com diferentes doenças cardíacas, respiratórias, neuromusculares ou com alterações da parede torácica. Com base nas frases de descrição, foi possível caracterizar 9 condições (rápida, expiração, concentração, superficial, trabalho, sufocante, "fome de ar", pesado, ofegante) com pelo menos 2 descritores. Por exemplo, os pacientes com insuficiência cardíaca congestiva utilizaram os agrupamentos caracterizados por rápido, sufocante, "fome de ar" e pesado. Já os pacientes com asma utilizaram expiração, profundo e aperto para caracterizar suas sensações de dispneia.

Várias são as escalas que podem ser utilizadas na avaliação do grau de dispneia, e elas se encontram descritas na Figura 2 e nas Tabelas 2 e 3. A escala de Fletcher procura correlacionar o grau de dispneia com o tipo de atividade física capaz de desencadeá-la. Assim, a American Thoracic Society, utilizando uma escala semelhante à desenvolvida por Fletcher, classifica a intensidade da dispneia em 4 graus.

A escala visual analógica (EVA) é constituída de uma linha com frases descritivas nas extremidades, variando da ausência do sintoma a um quadro de dispneia extre-

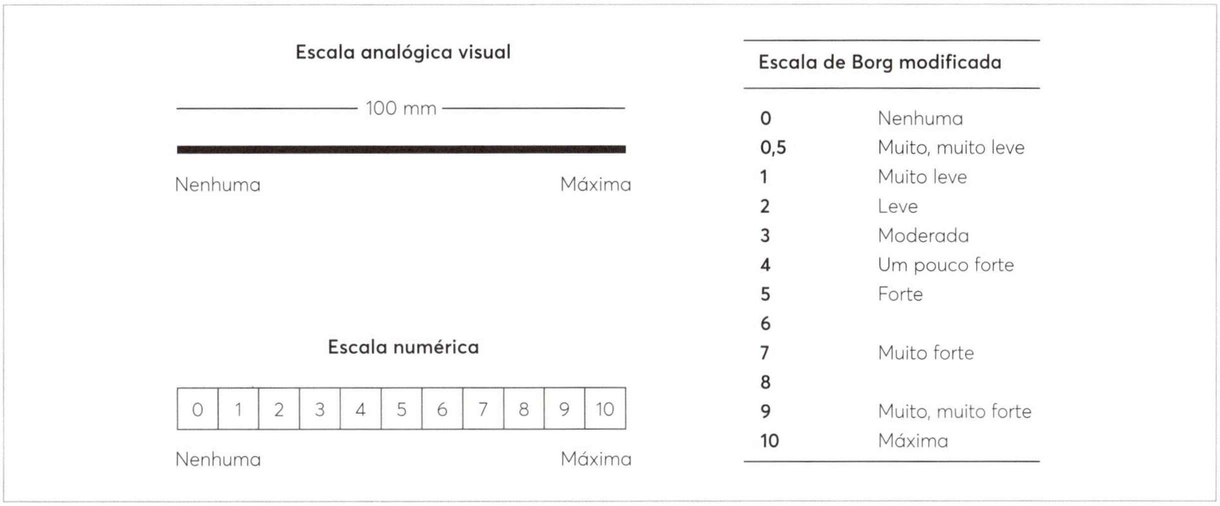

FIGURA 2
Escalas para avaliação de dispneia.

TABELA 2 Escala Fletcher modificada utilizada pela American Thoracic Society

Classificação	Características
Grau 1	A falta de ar surge quando realiza atividade física intensa (p. ex., correr, nadar, praticar esporte)
Grau 2	A falta de ar surge quando caminha de maneira apressada no plano ou quando caminha em subidas
Grau 3	Anda mais devagar que pessoas da mesma idade em razão de falta de ar. Quando caminha no plano, no próprio passo, precisa parar para respirar
Grau 4	Após andar menos de 100 m ou alguns minutos no plano, precisa parar para respirar
Grau 5	A falta de ar impede que saia de casa

TABELA 3 Escala de dispneia do Conselho Britânico de Pesquisas Médicas* modificada

Grau 0 na mMRC	Sinto falta de ar somente aos esforços intensos
Grau 1 na mMRC	Sinto falta de ar ao correr no plano ou subir uma ladeira leve
Grau 2 na mMRC	Caminho mais lentamente que as pessoas da minha idade no plano por causa da falta de ar, ou tenho de parar para tomar fôlego quando caminho no meu próprio ritmo, no plano
Grau 3 na mMRC	Paro para tomar fôlego após caminhar cerca de 100 m ou após alguns minutos, no plano
Grau 4 na mMRC	Tenho muita falta de ar para sair de casa ou ao me vestir ou despir

* A escala MRC original tem pontuação de 1 a 5, enquanto a escala mMRC tem pontuação de 0 a 4. O escore zero na escala mMRC corresponde ao escore 1 na escala MRC, o escore 1 na mMRC equivale ao escore de 2 na escala MRC, etc.
mMRC: escala do Conselho Britânico de Pesquisas Médicas modificada.
Fonte: baseada na Estratégia Global para Diagnóstico, Manejo e Prevenção da DPOC, 2019.

mamente intenso. Os pacientes anotam qual ponto dessa linha corresponderia ao grau de disfunção respiratória que estaria sentindo no momento.

Até o momento, a EVA parece mais adequada tanto para a quantificação de mudanças agudas na intensidade de dispneia como na quantificação do grau de dispneia, principalmente em pacientes graves. Isso pode ser explicado por vários fatores, por exemplo:

- Não é necessária a avaliação retrospectiva para estabelecer a comparação.
- Não são necessários equipamentos sofisticados para realização das medidas.
- Não depende da realização de nenhuma atividade física.
- Permite a validação da eficácia de vários procedimentos terapêuticos, como ajustes de ventiladores com modos de ventilação diferentes e atividades fisioterápicas.

Há outras escalas que podem ser empregadas, e ainda é importante ressaltar a escala do Conselho Britânico de Pesquisas Médicas modificada (mMRC), quem tem sido utilizada na abordagem de pacientes com DPOC.

Caracterização das principais causas de dispneia

A seguir, são discutidas as principais causa de dispneia e como proceder ao diagnóstico e investigação, conforme apresentado na Figura 3. Cabe ressaltar que a sensibilidade, especificidade e valores preditivos positivo e negativo para vários dos sinais e sintomas que serão descritos a seguir encontram-se no Capítulo 5, "Raciocínio clínico baseado em probabilidades: a semiologia baseada em evidências e a epidemiologia clínica".

Dispneia psicogênica

O sistema límbico pode interferir na percepção individual da respiração normal de cada indivíduo. Pacientes que se apresentam ansiosos ou com síndrome do pânico queixam-se com frequência de dispneia, na maioria das vezes acompanhada de hiperventilação.

A síndrome de hiperventilação foi descrita para pacientes ansiosos e hiperventilando. Os principais desencadeantes e doenças associadas apresentam-se descritos na Figura 4. Os sintomas associados são dispneia, palpitações, dor torácica, sensação de "bolo" ou "bola" na garganta ou no peito, tremores, parestesias, "dedos fechados" e flexão do punho, assim como ocorre em situações de tetania por hipocalcemia, aspecto facial de choro, com olhos fechados e pálpebras trêmulas etc. Em pacientes ambulatoriais, é comum a descrição de dispneia entremeada de suspiros, descrevendo-se a dispneia do paciente ansioso como "dispneia suspirosa". Pacientes com síndrome do pânico são particularmente suscetíveis aos efeitos da hiperventilação. Por exemplo, 58% dos pacientes com síndrome do pânico, comparativamente a 8% dos voluntários normais, apresentaram sintomas após 8 minutos de hiperventilação, resultando em pressão parcial de gás carbônico (pCO_2) menor que 20 mmHg.

Pacientes com dispneia de origem psicogênica apresentam sintomas que se assemelham aos de pacientes com obstrução de vias aéreas. Parece ocorrer uma propriocepção alterada de estímulos respiratórios, por exemplo, cargas resistivas. Contudo, a dispneia não parece apresentar correlação com o grau de atividade física, fato que não ocorre com doenças orgânicas associadas à dispneia. É interessante notar que a intensidade do sintoma costuma ser flutuante e não progressiva. Outro aspecto a ser notado é que nem sempre o paciente reconhece uma situação de estresse emocional associado ao desencadeamento do sintoma.

Cabe ressaltar que cerca de 10% dos pacientes com doenças pulmonares apresentam maior incidência de síndrome do pânico. Por outro lado, é importante ressaltar que o diagnóstico prévio de doença pulmonar pode mascarar ou atrasar o diagnóstico da síndrome do pânico. As doenças pulmonares mais frequentemente associadas a quadros de pânico são DPOC, asma, hipertensão pulmonar, pneumonia, embolia pulmonar, disfunção de

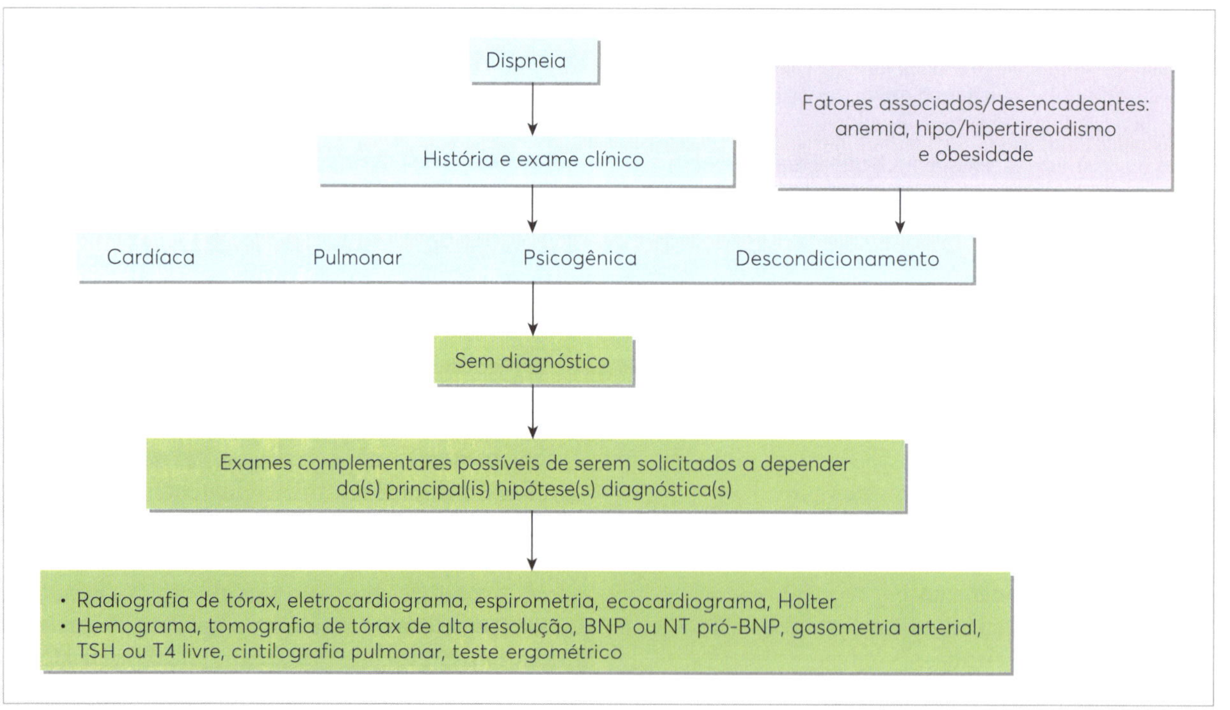

FIGURA 3
Principais causas de dispneia e sua investigação.

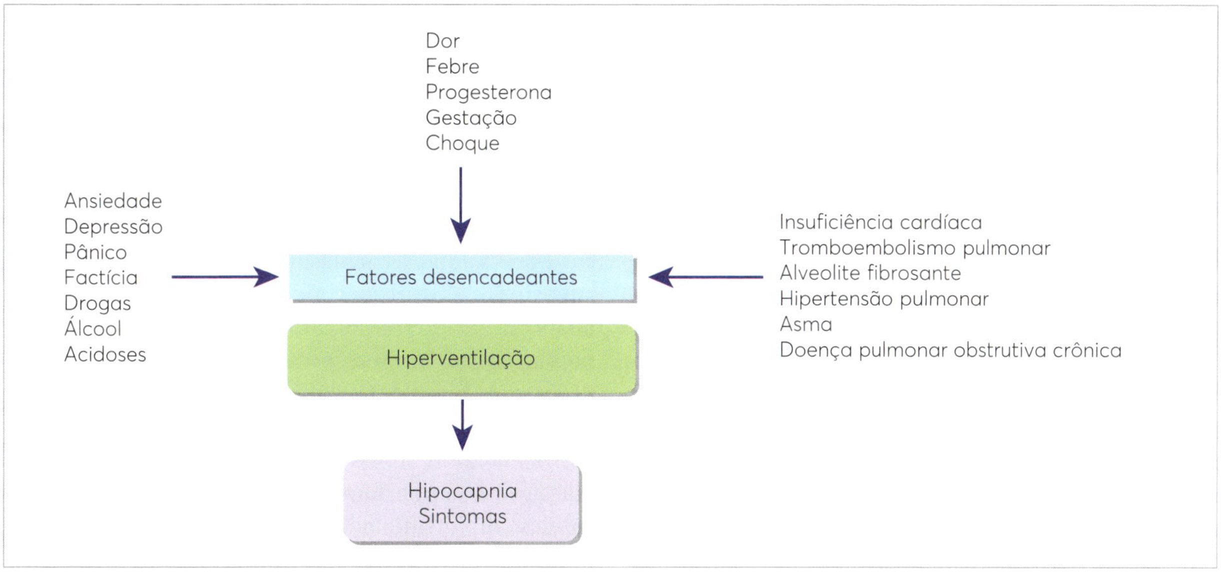

FIGURA 4
Síndrome da hiperventilação: principais desencadeantes.

cordas vocais, edema pulmonar, apneia do sono, além do uso de ventilação mecânica, independentemente da causa da insuficiência respiratória aguda.

Dispneia por descondicionamento

Trata-se de queixa frequente em pessoas que estão descondicionadas e iniciam um programa de exercícios. Como pessoas sedentárias normalmente pertencem a uma faixa etária cuja prevalência de doenças pulmonares e cardíacas é maior, pode surgir a dúvida quanto à gênese da dispneia nesses pacientes. O outro fator a ser considerado é que a atividade física pode desencadear a manifestação clínica de uma doença de base até o momento assintomática. Os dados de história e exame clínico são fundamentais para descartar alterações propedêuticas sugestivas de comprometimento pulmonar ou cardíaco. Para alguns pacientes os exames subsidiários podem auxiliar na diferenciação dos diversos mecanismos geradores da dispneia.

> É frequente que pessoas sedentárias acabem desenvolvendo obesidade. A dispneia é muito comum em obesos e é proporcional ao IMC. Em relação aos mecanismos envolvidos, sabe-se que há diminuição do volume de reserva expiratório, elevação da relação entre volume residual e capacidade pulmonar total, redução da complacência pulmonar e aumento da resistência de pequenas vias aéreas. Além dessas possíveis alterações, são frequentes apneia obstrutiva do sono e síndrome da hipoventilação pulmonar.

Dispneia de origem cardíaca

Na grande maioria dos pacientes com doenças cardíacas, a dispneia desencadeada por esforço decorre da elevação da pressão capilar pulmonar. Essa situação de hipertensão pulmonar se estabelece por aumento da pressão em átrio esquerdo decorrente da disfunção ventricular esquerda. A elevação das pressões hidrostáticas desloca o equilíbrio das forças de Starling, com decorrente transudação de líquido do capilar para o interstício pulmonar e a luz dos alvéolos. Há diminuição da complacência pulmonar e estímulo de receptores J, com a manutenção do quadro de edema alveolar por períodos prolongados, por se estabelecerem alterações fibróticas no interstício, que também contribuem para a diminuição da complacência pulmonar. É importante lembrar que existe uma interdependência entre septos alveolares e vias aéreas (principalmente distais) e que parte desse líquido pode se distribuir até a parede dessas vias aéreas, ocasionando obstrução brônquica. Ocorre então um aumento da resistência de vias aéreas, e, muitas vezes, os pacientes se apresentam com sintomas de chiado no peito ("asma cardíaca"). Tanto a diminuição da complacência quanto o aumento da resistência de vias aéreas resultam em diminuição do volume-corrente e em aumento do trabalho pulmonar. Como mecanismo compensatório, ocorre aumento da frequência respiratória. Em pacientes graves, associa-se também um componente de fadiga muscular e de acidose metabólica, modulando a sensação da dispneia. Os pacientes se apresentam com sintoma de dispneia progressiva ao longo de anos, com a intensidade correlacionando-se ao grau de atividade física, evoluindo até dispneia de repouso. Pode ocorrer tosse "seca" normalmente à noite, desencadeada por assumir decúbito dorsal. Em pacientes em fase avançada de insuficiência cardíaca, a pressão capilar pulmonar está muito elevada, e pequenos aumentos do retorno venoso são capazes de desencadear a sensação de dispneia. Ao assumir o decúbito dorsal, ocorre aumento do volume sanguíneo intratorácico, aumento do edema intersticial alveolar e de parede de bronquíolos distais. Ocorre também uma elevação no diafragma, levando à formação de áreas de menor ventilação e, portanto, contribuindo para instalar-se um distúrbio ventilação-perfusão. A ortopneia é definida como dispneia de aparecimento quando o paciente adquire o decúbito dorsal e a dispneia paroxística noturna, como crises de dispneia intensa de aparecimento geralmente à noite, que fazem o paciente se levantar para obter melhora do quadro. Ao deitar-se, ocorre redistribuição dos fluidos acumulados, principalmente nos membros inferiores, durante o dia, com consequente aumento do retorno venoso. Em pacientes com reserva cardíaca muito diminuída, esse aumento de retorno venoso é suficiente para desencadear o desconforto. É importante notar que pacientes com doenças pulmonares crônicas em fases avançadas, com grande quantidade de secreções em vias aéreas, também podem apresentar dispneia paroxística noturna ao assumirem o decúbito dorsal. Nesse caso, ocorre acúmulo de secreções e o paciente acorda com dispneia que melhora com a tosse e a eliminação das secreções.

> Para o diagnóstico de dispneia de origem cardíaca, são fundamentais a história e o exame clínico cuidadoso. Assim, é importante definir fatores epidemiológicos, como antecedente de hipertensão, diabete, insuficiência coronária, febre reumática na infância, entre outros. Outro aspecto relevante é a avaliação de fatores desencadeantes da piora da dispneia, como aparecimento de arritmias, isquemia miocárdica, hipertireoidismo, tromboembolismo pulmonar, infecções de qualquer natureza, incluindo endocardite infecciosa e anemia.

É importante caracterizar a presença de história de dispneia progressiva, ortopneia, dispneia paroxística noturna, palpitações associadas a sintomas de edema progressivo de membros inferiores, mais vespertino, aumento de volume abdominal, dor em peso em hipocôndrio direito por hepatomegalia e distensão aguda da cápsula de Glisson. No exame clínico, a presença de hepatimetria aumentada, fígado doloroso e com bordas rombas, refluxo hepatojugular presente, estase jugular normalmente móvel, derrame pleural mais frequentemente à direita, sinais propedêuticos de ascite e edema de membros inferiores sugerem disfunção ventricular, sobretudo à direita. Em relação ao comprometimento ventricular esquerdo, espera-se presença de estertores finos, sibilos, desvio do íctus para esquerda, sopro mitral secundário à dilatação do anel valvar nas cardiomiopatias dilatadas, presença de terceira bulha sugerindo comprometimento ventricular esquerdo descompensado (dado patognomônico) ou de quarta bulha, sugerindo alteração da complacência diastólica. Os exames complementares, como eletrocardiograma, radiografia de tórax e ecocardiograma, auxiliam na confirmação diagnóstica e na avaliação do grau de disfunção. É importante ressaltar que até 34% dos pacientes com insuficiência cardíaca definida, com uma diminuição significativa da fração de ejeção do coração (< 35%, normal > 70%), podem estar assintomáticos, sem queixa de dispneia progressiva.

A porção N-terminal do pró-hormônio do peptídeo natriurético do tipo B (NT-pró-BNP) é um peptídeo inativo formado pela porção N-terminal do pró-hormônio pró-BNP, reação que dá origem também ao BNP. Tanto o BNP quanto NT-pró-BNP são usados como marcadores sanguíneos para diagnóstico de insuficiência cardíaca (CHF) e podem ser úteis para o estabelecimento de prognósticos para insuficiência cardíaca, pois ambos apresentam concentrações elevadas em pacientes com pior progressão. Cabe ressaltar que tanto o BNP quanto o pró-BNP podem estar elevados na insuficiência renal, insuficiência coronariana, doença valvular cardíaca, pericardite constritiva, hipertensão pulmonar e sepse.

Dispneia de origem pulmonar

A dispneia de origem pulmonar pode ser decorrente de doenças obstrutivas de vias aéreas tanto proximais quanto distais, doenças com comprometimento dos alvéolos pulmonares, obstrução vascular e alterações de caixa torácica ou de musculatura respiratória.

A obstrução aguda de vias aéreas proximais representa uma emergência médica. Seus principais sinais, sintomas e causas apresentam-se descritos na Tabela 4. Ocorre, na maioria dos pacientes, em decorrência da aspiração de corpos estranhos, particularmente em crianças e em acamados, ou por reação alérgica com formação de edema, sobretudo de região glótica. O paciente apresenta-se intensamente desconfortável, com aumento da frequência respiratória, utilização da musculatura acessória respiratória, tiragem supraclavicular e intercostal, cianótico, com sudorese intensa, estridor laríngeo e roncos. No caso de reação alérgica, pode apresentar-se com sinais de edema facial bilateral, rubor e calor local. Quando o processo é mais crônico, pode ser decorrente de estenose traqueal em razão de entubações prolongadas e tumores.

TABELA 4 Obstrução de vias aéreas

Sinais e sintomas	▪ Agitação ▪ Mãos no pescoço ▪ Fácies de desespero ▪ Ausência de ventilação ▪ Incapacidade de falar ▪ Incapacidade de tossir ▪ Cianose rapidamente progressiva ▪ Perda da consciência
Causas	▪ Corpo estranho ▪ Anafilaxia ▪ Traqueomalácia ▪ Discinesia de cordas vocais

A obstrução de vias aéreas pode ser aguda ou crônica, mantida e progressiva ou intermitente. Quando ocorrem crises de dispneia associada a tosse, sibilos difusos ou roncos, dispneia ou dor torácica reversível espontaneamente ou com tratamento, é provável tratar-se de um paciente com asma. Holleman e Simel mostraram que a presença de sibilos tem especificidade de 99% para obstrução de vias aéreas e sensibilidade de 15%. Portanto, a presença de sibilos ao exame pulmonar indica que há obstrução de vias aéreas, porém sua ausência não a exclui. Tosse crônica com expectoração produtiva por mais de 3 meses consecutivos (em geral por mais de 2 anos) ocorre em pacientes com DPOC com características de bronquite crônica ou bronquiectasias. Nos primeiros, observam-se roncos difusos e prolongamento da fase expiratória do murmúrio vesicular. No entanto, esses achados só estão presentes quando o volume expirado no primeiro segundo (VEF1) está abaixo de 50%. Nos pacientes com bronquiectasias, as alterações de propedêutica pulmonar costumam ser mais localizadas. Quadros infecciosos intercorrentes aumentam a quantidade de secreções e há piora da dispneia, podendo ocorrer, como já descrito, dispneia paroxística noturna. Pacientes com enfisema pulmonar têm história de dispneia progressiva chegando a dispneia de repouso com pouca expectoração e tosse. Por alterar as propriedades de viscoelasticidade pulmonar, ocorre diminuição da complacência pulmonar. Na expiração, ocorre dificuldade para eliminação do ar com fechamento precoce de vias aéreas distais, estabelecendo um quadro obstrutivo.

Pode ocorrer também ruptura de alvéolos, causando um quadro de dispneia de instalação súbita em poucas horas, por colapso pulmonar e preenchimento do espaço pleural por ar. Do ponto de vista propedêutico, há ausência de murmúrios vesiculares e som timpânico à percussão. Esse quadro é denominado pneumotórax e pode ocorrer após traumas ou ser secundário à ruptura de pequenas bolhas que se situam na superfície pleural (*blebs*), causando o chamado pneumotórax espontâneo.

As obstruções vasculares pulmonares podem se apresentar com quadros de dispneia súbita, como nas oclusões venosas por êmbolos, que frequentemente têm origem em membros inferiores. Em geral, o paciente apresenta fatores de risco predisponentes à formação de trombos, como estase venosa em pacientes acamados, lesão da parede vascular após traumas, vasculites ou estados de hipercoagulabilidade primários, como na deficiência de proteínas envolvidas na coagulação, ou secundárias ao uso de drogas, por exemplo, os anticoncepcionais orais. Os dados de história são fundamentais para a suspeita clínica, visto que os achados propedêuticos podem ser poucos. Quando a oclusão é de um território extenso ou o paciente apresenta redução da reserva pulmonar ou cardíaca, pode se instalar um quadro de falência ventricular direita aguda.

> As doenças de acometimento alveolar representam um grupo muito grande de quadros clínicos, os quais podem se manifestar como agudos e infecciosos nas pneumonias bacterianas, com febre alta, tosse com expectoração amarelada e dispneia de instalação progressiva em poucos dias, nos casos mais graves. Os casos de dispneia crônica (semanas, meses) podem apresentar dados epidemiológicos positivos de história, por exemplo, nas pneumoconioses, na exposição ambiental a amianto e pó de sílica e no comprometimento pulmonar associado a vasculites em pacientes com lúpus eritematoso sistêmico.

Tipos de dispneia associadas ao decúbito do paciente

Ortopneia

Dispneia que piora com a posição deitada. Na insuficiência cardíaca congestiva (ICC), por redistribuição de fluxo sanguíneo na posição deitada, aumenta a pressão capilar pulmonar, gerando dispneia. Nos pacientes com DPOC, além do acúmulo de secreções, ocorre aumento do trabalho respiratório para compensar o aumento de resistência gerada pela pressão intra-abdominal. Pacientes com doenças neuromusculares ou que envolvam o diafragma e com baixos gradientes de pressão transdiafragmática apresentam maior grau de dispneia. A ortopneia pode ser queixa de pacientes com: ICC, pericardite, DPOC, disfunção de musculatura respiratória, obesidade, gestantes, ascite, tumores de mediastino anterior e traqueomalácia.

Trepopneia

Dispneia desencadeada por assumir um dos decúbitos laterais, mas não o outro, por provável aumento no distúrbio ventilação-perfusão ao assumir o decúbito do lado do pulmão afetado, prejudicando a ventilação e aumentando, por forças gravitacionais, a perfusão desse pulmão. Alguns autores observaram que, em pacientes com doença pulmonar unilateral, a pressão parcial de oxigênio (pO_2) pode variar, em média, de 85 para 77 mmHg com a mudança de decúbito do lado normal para o doente, respectivamente. Pode ocorrer na doença parenquimatosa pulmonar unilateral, no derrame pleural unilateral, na obstrução brônquica intrínseca ou extrínseca unilateral ou na DPOC.

Platipneia

Dispneia ao assumir a posição sentada e que melhora ao deitar-se. Frequentemente, ocorre ortodeoxia, ou seja, queda de saturação de O_2 quando o paciente está sentado, com melhora ao assumir a posição deitada. A maioria dos pacientes apresenta alterações pulmonares, causando *shunt* direita-esquerda pelo forame oval, por aumento de pressões em câmaras direitas secundário a situações de hipertensão pulmonar. Com menor frequência, a platipneia ocorre em pacientes com *shunts* intrapulmonares. Estes podem ser congênitos, como na doença de Osler-Weber-Rendu, ou adquiridos, como nos casos de cirrose, trauma, actinomicose, esquistossomose, neoplasias metastáticas ou toracotomia. Normalmente os *shunts* são mais comuns nas bases. Quando o paciente assume a posição sentada, o desvio de fluxo sanguíneo para as bases contribui para o aumento no distúrbio ventilação-perfusão e consequente hipóxia.

Tipos de dispneia conforme o tempo de aparecimento

Dispneia aguda

A dispneia de início súbito frequentemente é manifestação de doenças graves, e os pacientes procuram auxílio médico em torno de horas ou poucos dias. As principais causas de dispneia aguda atendidas no pronto-socorro de um hospital geral são: insuficiência cardíaca congestiva (26%), asma (25%) e DPOC (15%). Em pacientes com dispneia aguda que procuram o pronto-socorro, a medida do BNP ou NT-pró-BNP pode auxiliar no diagnóstico de dispneia de origem cardíaca.

Dispneia crônica

Considera-se crônica a dispneia que dura mais de 1 mês. Dados estatísticos americanos relatam que a dispneia é a sétima causa de procura de pacientes aos clínicos gerais, e representa a terceira queixa mais frequente de consultas ambulatoriais, somente superada por fadiga e lombalgia. A prevalência varia de 3-25% na comunidade. Os fatores que aumentam sua prevalência são o aumento da prevalência na população de obesidade, o hábito de fumar, ansiedade, depressão e mulheres idosas. Considerando os quadros crônicos de dispneia, a maioria dos pacientes apresenta um dos cinco diagnósticos a seguir:

A. Asma.
B. DPOC.
C. Doenças intersticiais.
D. Disfunção miocárdica.
E. Obesidade ou descondicionamento.

ABORDAGEM PELA HISTÓRIA CLÍNICA

Apresenta falta de ar em repouso?

Esta ocorrência sugere doença grave, embora alguns pacientes com essa queixa não apresentem alterações do exame clínico, da saturação arterial de oxigênio, radiológicas ou eletrocardiográficas. Em tais situações, a possibilidade de uma causa psicogênica é maior.

Apresentou dor no peito?

Em caso de resposta afirmativa, descrever a dor: localização, intensidade, duração, etc.

A dor retroesternal pode sugerir doença isquêmica coronária, estando a dispneia associada ao quadro congestivo pulmonar desencadeado pela falência ventricular esquerda ou disfunção diastólica agudas. A dor, presente principalmente nos ápices pulmonares, é comum no pneumotórax espontâneo. A associação de dor ventilatório-dependente em um hemitórax sugere trauma, pneumonia, pleurite ou tromboembolismo pulmonar. É interessante lembrar que pacientes asmáticos podem queixar-se de dor retroesternal, assim como os pacientes com dispneia psicogênica.

O que estava fazendo imediatamente antes do início da dispneia?

É importante pesquisar história prévia de trauma, ingestão de drogas ilícitas, medicamentos ou alimentos e picada de insetos para descartar a possibilidade de reação alérgica ou mesmo de embolia. Períodos longos de imobilização, hospitalização ou viagens longas podem predispor a estase em membros inferiores e consequente tromboembolismo pulmonar.

Apresenta alguma doença prévia ou foi submetido a procedimento cirúrgico?

O conhecimento de doenças prévias é fundamental para a compreensão das principais causas de descompensações agudas. Pacientes asmáticos com piora aguda provavelmente apresentam quadro obstrutivo, embora possam apresentar quadros pneumônicos ou pneumotórax. Pacientes com DPOC ou doenças intersticiais podem apresentar pneumotórax como complicação aguda ou quadros infecciosos. Paciente com antecedente de tratamento para ansiedade, depressão ou outras alterações psiquiátricas podem apresentar dispneia psicogênica.

CASOS CLÍNICOS

Caso 1

Homem de 69 anos de idade apresenta-se em consulta ambulatorial por falta de ar e tosse com secreção clara, principalmente matutina, com piora progressiva há 3 anos. É tabagista de 38 maços-ano, fumando desde os 20 anos de idade. No retorno, relata piora da dispneia, que atualmente está ao repouso associada a tosse produtiva com secreção amarelada há 8 dias. Nega febre, dor torácica, dispneia paroxística noturna ou edema de membros inferiores. Apresentou quadro semelhante a este pelo menos quatro vezes no último ano, com necessidade de procura a atendimento médico. Nunca foi internado por causa desse quadro. Faz uso de salbutamol inalatório quando necessário. No exame clínico, apresenta-se em regular estado geral, taquipneico, acianótico, corado, afebril, hidratado, pressão arterial 128 x 60 mmHg, frequência cardíaca 98 bpm, frequência respiratória 24 irpm, $SatO_2$: 92%, com murmúrio vesicular reduzido globalmente, alguns sibilos, sem outras alterações de exame clínico.

Apresenta exames realizados uma semana antes: Hb 16,2 g/dL, Ht 55,2%, leucócitos totais aumentados com desvio à esquerda, capacidade vital forçada (CVF) = 100% do predito, FEV1 = 20% predito, VEF1/CVF = 0,20, FEF 25-75% – 32% do predito pós-broncodilatador.

Discussão

Trata-se de dispneia crônica agudizada de origem pulmonar, visto que o paciente é tabagista de mais de 20 maços-ano, com dispneia progressiva, e há piora da dispneia associada a aumento e mudança da coloração da secreção, que atualmente está amarelada. Esses dados sugerem a possibilidade de DPOC agudizada por provável quadro infeccioso. O exame clínico mostra taquipneia associada à presença de roncos e sibilos, o que sugere a presença de obstrução brônquica associada a aumento da secreção. O hemograma mostra sinais de infecção com leucocitose e desvio à esquerda, e a espirometria mostra relação do volume expirado no primeiro segundo com a capacidade vital forçada (VEF1/CVF) < 0,7, caracterizando um quadro obstrutivo cuja classificação é grau 4, visto que VEF1 < 30%.

Caso 2

Homem de 62 anos de idade, natural do interior de Minas Gerais, sem acompanhamento médico, queixa-se de dispneia progressiva há 4 meses, inicialmente a grandes esforços, atualmente a esforços moderados, com piora ao decúbito. Notou ganho de peso de 5 kg nas últimas 2 semanas. Nega palpitações, tosse, febre ou precordialgia. Esteve no pronto-socorro pela manhã e foi encaminhado à enfermaria para investigação. Ao exame clínico: REG, consciente, orientado, descorado 2+/4+, hidratado, afebril, acianótico, anictérico, dispneico, frequência cardíaca = pulso = 90 bpm, rítmico, frequência respiratória 24 ipm, pressão arterial 100 x 60 mmHg, $SatO_2$ 95% em ar ambiente, tempo de enchimento capilar 4 segundos. Semiologia cardiovascular: estase jugular presente, íctus desviado para a esquerda, bulhas rítmicas, hipofonéticas, presença de B3, sopro holossistólico mitral 1+/6+. Semiologia pulmonar: estertores finos em bases com murmúrios abolidos em base direita onde se constata frêmito toracovocal e ausculta da voz abolidos, sinal de Signorelli presente. Abdome: globoso, flácido, ruídos hidroaéreos presentes, timpânico, hepatimetria de 17 cm, borda romba, sem nodulações, discreta dor à palpação; macicez móvel presente. Membros inferiores: edema compressível 2+/4+ bilateral, sem sinais de trombose venosa profunda. Retorna ao ambulatório com os seguintes exames: Hb 9,8 mg/dL, volume corpuscular médio (VCM) e hemoglobina corpuscular média (HCM) diminuídos, Ht 33%, leucócitos 4.200 células/mm^3, plaquetas 250.000 células/mm^3, saturação de ferro baixa, ferritina: reduzida reticulócitos corrigidos 0,9% (0,5-1,8%), Na^+ 127 mEq/L, K^+ 4,9 mEq/L, creatinina 1,1 mg/dL, ureia 100 mg/dL, NT-pró-BNP aumentado, radiografia de tórax com aumento de área cardíaca, sinais de congestão pulmonar e derrame pleural à direita e eletrocardiograma com bloqueio de ramo direito. Sorologia para Chagas positiva. Ecocardiograma com Doppler mostrando fração de ejeção de ventrículo esquerdo de 30%, com hipocinesia difusa e discreto refluxo mitral.

Discussão

O diagnóstico sindrômico deste paciente é dispneia crônica agudizada de origem cardíaca por insuficiência cardíaca congestiva, de etiologia chagásica, apresentando-se descompensada por anemia. As possíveis etiologias que justifiquem a piora do paciente são anemia hipocrômica e microcítica, além da progressão natural da doença, sobrecarga hidrossalina associada a piora da função renal. O exame clínico sugere área cardíaca aumentada com provável congestão pulmonar e presença de terceira bulha, o que sugere fortemente a descompensação cardíaca com alteração da complacência cardíaca. O sopro sistólico provavelmente se associa a dilatação do anel mitral, decorrente da dilatação cardíaca. Há sinais de descompensação de câmaras direitas, visto que o paciente apresenta estase jugular, congestão hepática, ascite e edema de membros inferiores. A provável causa de descompensação deve estar relacionada ao aparecimento de anemia. Os exames confirmam a presença de fração de ejeção de ventrículo esquerdo (FE) 30%, corroborando o diagnóstico de insuficiência cardíaca sistólica (FE < 50%), com área cardíaca aumentada, sinais de congestão pulmonar e derrame pleural, NT-pró-BNP aumentado, que corrobora a causa cardíaca para a dispneia. Em relação à anemia, trata-se de anemia ferropriva, sendo necessária a investigação de perdas sanguíneas, que ocorrem frequentemente a partir do trato digestório, sendo as principais causas doença ulcerosa péptica, neoplasia gástrica ou de cólon.

Caso 3

Mulher de 20 anos de idade retorna ao ambulatório de clínica geral com queixa de episódios de tosse e falta de ar intermitente há 3 meses, que são piores no período noturno e de manhã, desencadeadas pelo frio e por cheiros de produtos de limpeza. Estava em uso de bombinha de salbutamol para as crises. No exame clínico do retorno, apresenta-se em bom estado geral, consciente, orientada, corada, com alguns sibilos em ambos os hemitóraxes e sem outras alterações no restante do exame. Apresentou os seguintes exames de retorno: espirometria CVF = 100% do predito, FEV1 = 60% predito, VEF1/CVF = 0,60, variação de VEF1 pré para pós-broncodilatador de 20% e 40 mL de volume, radiografia de tórax normal e hemograma apresentando aumento do número de eosinófilos.

Discussão

Trata-se de paciente com dispneia crônica de provável etiologia pulmonar decorrente da obstrução de vias áreas de etiologia alérgica caracterizando um quadro asmático. O quadro alérgico é sugerido pela presença de desencadeantes e o aumento do número de eosinófilos. A obstrução brônquica é corroborada pelo resultado da espirometria, que mostra volume expirado no primeiro segundo com a capacidade vital forçada (VEF1/CVF) < 0,75, caracterizando um quadro obstrutivo, que reverte após o uso de broncodilatador, uma vez que do pré para o pós-broncodilatador há uma variação de mais de 20% e de 200 mL de volume.

Caso 4

Homem de 48 anos de idade, fumante 10 maços-ano, procura o pronto-socorro por apresentar há 3 horas dispneia e dor torácica precordial de forte intensidade, de aparecimento em repouso, sem irradiação, com sudorese e palpitações. Relata sensação de morte iminente. Tem estado muito estressado com o trabalho nos últimos dias. O exame clínico é normal, com exceção da pressão arterial de 140 x 70 mmHg, frequência cardíaca 100 bpm e frequência respiratória 28 ipm. O restante do exame clínico estava normal. Foram solicitados eletrocardiograma, ecocardiograma, troponina, cintilografia miocárdica e radiografia de tórax, que estavam normais. Na sequência, a enfermeira solicita reavaliação médica, sendo notado que o paciente apresentava sinais de Trousseau e de Chvostek associado a piora da dispneia, agitação e sudorese. O paciente recebeu sedação, com reversão total do quadro.

Discussão

Trata-se de paciente com dispneia aguda associada a dor torácica, fumante com risco de apresentar dispneia aguda de origem cardíaca por isquemia miocárdica. No entanto, os exames de emergência descartaram quadro de isquemia miocárdica. Na observação o paciente desenvolve sinais de hipocalcemia relativa associada à hiperventilação, o que justifica o aparecimento dos sinais de Trousseau e de Chvostek. Como houve reversão do quadro com a sedação, a hipocalcemia decorreu do estado de hiperventilação com alcalose respiratória, que melhorou após o paciente ser sedado. O quadro do paciente representa um transtorno de ansiedade generalizada que explica todos os sintomas, incluindo a dispneia aguda.

BIBLIOGRAFIA

1. Dennis M, Bowen WTC, Cho L. Mechanisms of clinical signs. 3.ed. Australia: Elsevier; 2019.
2. Dyspnea: mechanisms, assessment, and management: a consensus statement. Am J Respir Crit Care Med. 1999;159(1):321-40.
3. Global Initiative for Chronic Obstructive Lung Disease (GOLD). Global Strategy for the Diagnosis, Management and Prevention of COPD (Updated 2019). Disponível em: http://www.goldcopd.org. Acesso em: março 2021.
4. Global Strategy for Asthma Management and Prevention, Global Initiative for Asthma (GINA); 2019.
5. Menezes AM, Perez-Padilla R, Jardim JR, Muino A, Lopez MV, Valdivia G, et al. Chronic obstructive pulmonary disease in five Latin American cities (the Platino study): a prevalence study. Lancet. 2005;366(9500):1875-81.
6. Montes de Oca M, Tálamo C, Perez-Padilla R, Jardim JR, Muiño A, Lopez MV, et al.; For the Platino Team. Chronic obstructive pulmonary disease and body mass index in five Latin America cities: The Platino study. Respir Med. 2008;102(5):642-50.
7. National Heart, Lung, and Blood Institute. Morbidity and mortality chartbook on cardiovascular, lung and blood diseases. Bethesda, Maryland: US Department of Health and Human Services, Public Health Service, National Institutes of Health; 2012.
8. Singh AS, Mulder C, Twisk JW, van Mechelen W, Chinapaw MJ. Tracking of childhood overweigh into adulthood: a systematic review of the literature. Obes Rev. 2008;9(5):474-88.
9. Vigitel Brasil 2017. Vigilância de fatores de risco e proteção de doenças crônicas por inquérito telefônico. Ministério da Saúde, Secretaria de Vigilância em Saúde. Brasília, Ministério da Saúde; 2018.
10. Yancy CW, Jessup M, Bozkurt B, Butler J, Casey DE Jr, Colvin MM, et al. 2017 ACC/AHA/HFSA Focused Update of the 2013 ACCF/AHA Guideline for the management of heart failure: a report of the American College of Cardiology/American Heart Association Task Force on Clinical Practice Guidelines and the Heart Failure Society of America. Circulation. 2017;136(6):e137-e161.

37

Dor abdominal

Márcio Veronesi Fukuda

CONCEITO

A dor abdominal é um motivo importante de busca por atendimento de saúde, representando a queixa principal de aproximadamente 1,5% dos pacientes ambulatoriais e 5% em serviços de urgência. Nesse contexto, ganha especial destaque por ser, não raramente, a principal manifestação de condições clínicas potencialmente fatais. Em um caráter crônico, embora seja menos associada a condições de alta mortalidade, pode representar causa importante de morbidade e prejuízos da qualidade de vida.

FISIOPATOLOGIA

A apresentação da dor abdominal pode variar de acordo com o tipo de estrutura acometida e as vias nociceptivas implicadas, e grande parte das vezes há mais de um padrão envolvido. A maioria das vísceras abdominais apresenta inervação multissegmentar, motivo pelo qual a dor abdominal frequentemente é relatada ou mal caracterizada. A Tabela 1 descreve os mecanismos mais comuns e as características clínicas principais relacionadas a cada um deles.

TABELA 1 Principais mecanismos de dor abdominal conforme a fisiopatologia

Mecanismos	Características	Exemplos	Observações
Visceral			
Distensão de víscera oca Estiramento de cápsula de órgão sólido Inflamação/ isquemia visceral	Cólica (víscera oca), queimação, peso, desconforto inespecífico. Se intensa, associa-se a sintomas autonômicos (palidez, sudorese, náusea, vômito)	Cólica menstrual; obstrução intestinal; obstrução de trato urinário; isquemia mesentérica; congestão hepática	Esmagamento ou laceração de vísceras ocas não se manifesta como dor Doenças de instalação insidiosa podem não gerar dor por acomodação da víscera (p. ex., neoplasia hepática ou intestinal)
Parietal			
Inflamação no peritônio parietal	Intensa, mais bem localizada que a dor visceral. Piora com movimentação, compressão local e tosse	Peritonite (infecciosa, inflamatória, química)	Pode ser localizada ou difusa, dependendo do mecanismo desencadeante
Relatada			
Percepção consciente da dor em regiões inervadas pelas mesmas vias neurais que o local de origem do estímulo doloroso	Relatada a distância da estrutura específica, superficial ou profundamente, em geral de maneira localizada. Costuma se associar à queixa de dor visceral e pode seguir padrões estereotipados	Lesão em ureter médio e distal relatada como dor testicular/ vulvar; dor originada na vesícula biliar relatada em região subescapular direita	Doenças do segmento torácico podem se manifestar com queixas predominantemente abdominais (p. ex., pleurite, infarto agudo de miocárdio, inflamação diafragmática)

(continua)

TABELA 1 Principais mecanismos de dor abdominal conforme a fisiopatologia (*continuação*)

Mecanismos	Características	Exemplos	Observações
Neurogênica			
Lesão direta da inervação de determinada região	Descrita como queimação, formigamento ou choque, associada a fenômenos neuropáticos (alodinia, disestesias)	Herpes-zóster Neuropatia periférica (tóxica, metabólica, pós-cirúrgica)	Dor tende a seguir distribuição do dermátomo ou área de inervação relacionada Não é influenciada por postura, alimentação ou hábito intestinal e urinário
Psicogênica/funcional			
Percepção dolorosa sem estímulo nociceptivo associado	Não segue padrão específico; pode se intensificar em situações de estresse emocional ou com desencadeantes situacionais	Transtornos somatoformes Transtornos conversivos	Em geral, o diagnóstico deve seguir a lógica de exclusão de outras causas

CARACTERIZAÇÃO

A avaliação clínica deve se basear nos princípios gerais de caracterização semiológica de queixas álgicas, e na obtenção dos antecedentes de saúde do paciente. A Tabela 2 descreve alguns itens de destaque a serem avaliados na anamnese.

O exame clínico direcionado deve seguir as etapas clássicas do exame abdominal de maneira minuciosa, porém com atenção especial à palpação, e à maneira como uma eventual dor provocada pelo exame se relaciona com a queixa na anamnese. Nesse sentido, cabe destacar que a ausência de alterações pode, por si só, ser um elemento diagnóstico importante.

A depender das hipóteses etiológicas mais prováveis, outras manobras precisam ser incluídas no exame clínico, como toque retal (p. ex., para buscar sinais de sangramento digestivo ou lesões retais obstrutivas) ou exame ginecológico (p. ex., suspeita de doença inflamatória pélvica aguda).

Na dor abdominal aguda é fundamental a busca ativa por sinais sistêmicos que apontem para um quadro de maior gravidade já instalado ou iminente (sinais de sepse ou hemorragia interna). Atenção especial deve ser dada aos idosos, grupo em que é mais comum os sintomas serem inespecíficos e o exame clínico, pouco elucidativo.

CAUSAS PRINCIPAIS

Como base para o raciocínio etiológico, podem-se considerar duas síndromes distintas a dor abdominal aguda (aquela que motiva procura a atendimento no período de horas a dias após sua instalação) e a dor abdominal crônica (que é flutuante ou de caráter insidioso, progressivo ao longo de semanas, meses ou anos, não se apresentando em geral como queixa de urgência).

TABELA 2 Pontos de maior relevância na anamnese do paciente com dor abdominal

Temporalidade	Quanto tempo desde o início? → A dor é aguda/de início súbito x crônica? Como progrediu desde o início? É contínua, intermitente ou variável?
Localização	A dor se restringe a alguma região do abdome ou é mais intensa nessa localização? → difusa x localizada
Irradiação	Se ocorre, segue algum padrão específico (dorso, escápulas, pelve/genitais, outra região do abdome)? É a mesma desde o início da dor?
Intensidade	Leve, moderada ou intensa?
Fatores de melhora e piora (ou desencadeantes)	Há relação com ingesta (geral ou de alimentos específicos), evacuação, micção, ciclo menstrual? A dor melhora ou piora em posições específicas?
Há algum sintoma associado à dor?	Sistêmicos: febre, perda ponderal, alterações de apetite Trato gastrointestinal: náuseas, vômitos, regurgitação, disfagia, eructação, distensão abdominal, alterações de hábito intestinal, sintomas de hemorragia digestiva alta ou baixa Urinários: alterações de aspecto ou odor da urina, sintomas de trato urinário inferior (disúria, polaciúria, retenção, jato fraco) Genitais (principalmente para mulheres): histórico sexual, data da última menstruação/possibilidade de gestação, relação da dor com ciclo menstrual, dispareunia, corrimento vaginal ou sangramento genital anormal
Antecedentes pessoais, hábitos ou vícios	Cirurgias abdominais prévias, medicações de uso recente, traumas, histórico ginecológico e obstétrico em mulheres Hábitos como etilismo, tabagismo, uso de drogas ilícitas

Com base nessa primeira distinção de temporalidade, a formulação de hipóteses diagnósticas vai se fundamentar em: localização anatômica principal, sinais/sintomas associados e característica de dor (nessa ordem de importância). Cabe a ressalva de que a lista de diagnósticos diferenciais é muito grande, motivo pelo qual trataremos de enfocar as síndromes ou grupos de causas de maior prevalência e/ou relevância clínica.

Dor abdominal aguda

Dor no andar superior do abdome

Dor nessa região pode ser originária do estômago ou do duodeno; nesses casos, a dor tenderá a se concentrar em região epigástrica e hipocôndrios, e a relação com a alimentação (melhora ou piora) é um importante dado diagnóstico. Esse sintoma faz parte da chamada síndrome dispéptica e será tratado em outro capítulo desta obra.

Outro grande grupo etiológico são as afecções urinárias de rim e ureter proximal, principalmente pielonefrite e litíase urinária. A suspeita é maior quando a dor se associa a sintomas urinários (disúria, hematúria) e, no caso da pielonefrite, a febre. O sinal de Giordano (punho-percussão dolorosa do ângulo costovertebral), embora bastante conhecido, tem pouco valor diagnóstico como dado isolado.

Especificamente para a dor no quadrante superior direito do abdome (QSD), entre os principais diagnósticos diferenciais estão as afecções de vesícula e vias biliares (cólica biliar, colecistite aguda, colangite); nesses casos, a dor costuma ser descrita como cólica ou peso, e pode se irradiar para dorso e região infraescapular direita. A presença de icterícia e a piora da dor após ingesta alimentar (em particular de alimentos gordurosos) favorecem esse diagnóstico sindrômico. O sinal de Murphy tem alta especificidade para colecistite aguda, porém sensibilidade apenas moderada (e ainda menor em idosos). Doenças do parênquima hepático são outra possibilidade diagnóstica, porém não costumam se apresentar tendo como principal sintoma a dor, e esta não dispõe de características específicas.

A pancreatite aguda é um diagnóstico que merece destaque nesse tópico, por causa da suapotencial gravidade. Neste caso, a dor é classicamente descrita como "em faixa" ou "em cinturão" (por se concentrar no epigástrio, porém irradiar para toda a porção superior do abdome, incluindo dorso), costuma ser caracterizada como "facada" e pode apresentar melhora com inclinação do tronco para a frente. Náusea e vômito são sintomas frequentes e podem preceder o início da dor.

Por fim, é importante lembrar, conforme exposto anteriormente, que o abdome superior pode ser local de dor relatada originária de processos patológicos no tórax inferior (p. ex., tromboembolismo pulmonar ou infarto agudo do miocárdio).

Dor no andar inferior do abdome

Afecções urinárias que acometam a porção distal dos ureteres e bexiga podem provocar dor localizada em fossas ilíacas e hipogástrio; novamente, a presença de sintomas urinários associados à dor deve apontar para esse grupo etiológico.

Em mulheres, dor no andar inferior do abdome pode ser provocada por doenças do trato genital, como cisto de ovário roto/hemorrágico ou mesmo doença inflamatória pélvica, exigindo avaliação clínica e complementar dirigida. Mulheres em idade fértil devem sempre ser investigadas quanto à possibilidade de gestação, pois causas adicionais para dor (como prenhez ectópica) precisam ser consideradas, e esse dado influencia na decisão sobre investigação complementar (evitando-se, p. ex., exposição a radiação ionizante).

Nos homens, doenças como torção testicular ou orquiepididimite podem se manifestar com dor hipogástrica ou em fossas ilíacas, mas não é comum esta ser a principal queixa.

Quando a dor é localizada no quadrante inferior direito (QID), a hipótese de apendicite aguda merece destaque. O quadro clínico típico é de dor inespecífica iniciada em região periumbilical e que, no intervalo de horas a poucos dias, migra para o QID, aumenta de intensidade e se associa a inapetência, náuseas, vômito e febre. Diversos sinais clínicos são associados a esse diagnóstico, dentre os quais destacamos: sinal de McBurney (dor ou peritonismo na palpação do ponto homônimo, situado a um terço da distância entre a espinha ilíaca anterossuperior e a cicatriz umbilical), de Rovsing (dor na fossa ilíaca direita provocada pela palpação da fossa ilíaca esquerda) o sinal do psoas (dor à extensão do quadril direito). Outra causa possível de dor no QID é ileíte terminal (de natureza infecciosa ou inflamatória, como a doença de Crohn).

Dor no quadrante inferior esquerdo (QIE), por sua vez, pode estar associada a doenças de cólon descendente, sigmoide e reto. O diagnóstico mais comumente associado a essa queixa é a diverticulite, principalmente em idosos ou em pessoas com diagnóstico prévio de doença diverticular colônica. O quadro clínico característico é de dor localizada no QIE (com sensibilidade à palpação ou mesmo peritonismo), sangramento nas fezes e febre, podendo haver sinais de sepse claros nas formas mais graves.

Dor abdominal de localização difusa ou variável

Dor abdominal difusa associada a sinais de irritação peritoneal, na evolução de um processo inflamatório/infeccioso não resolvido (em que a história inicial indicará a etiologia de origem), indica peritonite generalizada, situação de altas morbidade e mortalidade.

Algumas condições sistêmicas podem se apresentar com crises agudas de dor abdominal difusa, como de etiologia metabólica (crise adrenal, cetoacidose diabética, hipercalcemia grave) e inflamatória (peritonite urêmica ou em quadros autoimunes como lúpus). Existem, ainda, situações mais raras, como doenças hemolíticas ou a porfiria aguda intermitente, que são diferenciais para dor abdominal difusa.

De maior relevância na prática clínica, merece destaque a isquemia mesentérica, por se tratar de quadro potencialmente fatal e de difícil diagnóstico. A suspeita clínica deve ser levantada quando a dor é desproporcionalmente mais intensa que os achados de exame físico, particularmente em indivíduos de maior risco (idosos, vasculopatas, portadores de fibrilação atrial crônica ou trombofilias). Em alguns casos, pode haver histórico prévio de claudicação mesentérica (episódios de dor abdominal em período pós-prandial).

Outra hipótese diagnóstica de alta importância é o aneurisma de aorta abdominal (e seus ramos). Neste caso, a dor ocorre quando há complicação (rotura ou dissecção), tem início súbito e é muito intensa, descrita como "facada" ou "rasgada". A localização varia de acordo com a topografia e a extensão da lesão, porém tende a se concentrar em torno da linha média. Pode haver graves repercussões hemodinâmicas. A assimetria de pulso/ medida de pressão arterial entre membros superiores e inferiores é altamente sugestiva desse diagnóstico.

Doenças que acometam o intestino delgado e/ou cólon de maneira mais difusa podem se apresentar como dor abdominal sem uma localização específica. Como exemplos, podemos citar as enterocolites (de etiologia infecciosa ou em doenças inflamatórias intestinais), em que a dor costuma vir associada à diarreia e pode haver sinais sistêmicos (como febre), e os quadros obstrutivos, em que predominam sinais e sintomas de obstrução propriamente ditos (náuseas e vômito, redução de eliminação de gases e fezes, distensão abdominal, ruídos hidroaéreos aumentados etc.).

Por fim, a dor pode ser originária de estruturas da parede abdominal. Essa etiologia deve ser considerada ao serem encontradas alterações cutâneas no local da dor (como lesões sugestivas de herpes-zóster, equimoses ou hematomas), histórico de distensão muscular ou trauma. O sinal de Carnett (o examinador localiza o ponto de maior dor e, mantendo pressão sobre ele, pede para o paciente flexionar o tronco sem apoiar as mãos; o sinal é positivo quando a dor piora com esse movimento) favorece esse grupo etiológico.

Dor abdominal crônica

Os padrões de dor tendem a ser semelhantes aos supracitados, variando principalmente sua evolução temporal. Dessa maneira, raciocínio análogo ao descrito para a dor aguda deve ser aplicado, e a formulação de hipótese será guiada pela localização predominante do sintoma, sintomatologia associada e antecedentes pessoais do paciente. No entanto, uma situação particular que merece destaque nesta seção a chamada dor abdominal_funcional, que engloba grande variedade de queixas distintas tendo como característica comum a ausência de substrato anatômico que justifique de maneira satisfatória a dor. Deve ser considerada um diferencial em situações de dores de padrões que não se encaixam em demais características, principalmente quando associada a comportamentos mal adaptativos (como melhoras e pioras associadas a fatores psicoemocionais, abuso de medicações ou de busca por atendimentos médicos, ganhos secundários relacionados à manutenção da dor). A avaliação da dor possivelmente funcional é complexa, e sempre deve ser considerada um diagnóstico de exclusão.

CASOS CLÍNICOS

Caso 1

Mulher de 35 anos de idade com dor abdominal em cólica no QID há 3 horas, de forte intensidade, irradiada para a região vulvar. Sem antecedentes mórbidos, data da última menstruação há 5 dias. Quais são os principais diagnósticos diferenciais para essa queixa?

Discussão

Pela topografia, poderiam ser consideradas hipóteses como apendicite aguda, ureterolitíase e doenças anexiais; a ausência de atraso menstrual afasta hipóteses obstétricas como prenhez ectópica. Entretanto, o tempo de evolução e o padrão de irradiação favorecem a hipótese de litíase; caberia, no entanto, é necessário realizar estudo ecográfico via transvaginal para descartar quadros como cisto ovariano roto ou hemorrágico.

Caso 2

Homem de 55 anos de idade, com episódios de dor abdominal recorrentes (2 a 3 vezes por semana) há anos, em flancos, principalmente à esquerda, sem irradiação ou característica específica. Nega perda ponderal ou sintomas sistêmicos. Relaciona episódios a momentos de estresse emocional, como antes de reuniões de trabalho ou em discussões pessoais, e em geral são associados a diarreia (fezes semipastosas, sem conteúdos patológicos). Quais são os principais diagnósticos diferenciais para essa queixa?

Discussão

O desencadeante psicoemocional e a ausência de alterações sistêmicas sugerem causa funcional (neste caso, uma hipótese seria a síndrome do intestino irritável). Cabe lembrar que seria importante a exclusão de causas orgânicas para o sintoma (p. ex., parasitoses).

Caso 3

Mulher de 48 anos de idade com dor em facada em todo o abdome superior, forte, com náuseas e vômitos biliosos há 2 dias. Relata, nos últimos meses, episódios esporádicos de dores abdominais de padrão distinto da queixa atual (em cólica, no QSD, após alimentação), porém de intensidade mais leve e autolimitados. Qual é a principal hipótese diagnóstica a ser avaliada?

Discussão

A localização/distribuição da dor e os sintomas associados remetem a pancreatite aguda. A queixa de dor mais crônica apresentada pela paciente sugere episódios de cólica biliar (colecistopatia crônica calculosa), havendo então um vínculo etiológico entre as duas queixas (pancreatite aguda de provável causa biliar).

BIBLIOGRAFIA

1. Bates CM, et al. Clinical evaluation of abdominal pain in adults. Medicine. 2013;41(issue 2):81-6.
2. Cartwright SL1, Knudson MP. Evaluation of acute abdominal pain in adults. Am Fam Physician. 2008;77(7):971-8.
3. Drossman DA. Functional abdominal pain syndrom. Clinical Gastroenterology and Hepatology. 2004;2(issue 5):353-65.
4. McNamara RM, Dean AJ. Approach to acute abdominal pain. Emerg Med Clin N Am. 2011;29(2):159-73. p.vii.
5. Trowbridge R, Rutkowski N, Shojania K. Does this patient have acute cholecystitis? JAMA. 2003;289:80-6.

38

Dor muscular

Aleksander Snioka Prokopowitsch
Marcia Yoshie Kanegae

CONCEITO

Dor muscular (ou mialgia) constitui queixa extremamente frequente na prática clínica ambulatorial e de emergência e pode ser desencadeada por diversas causas. Pode ser sintoma de alguma doença muscular primária, inflamatória ou não, porém a maioria dos indivíduos que se queixam de mialgia não apresenta miopatia ou miosite propriamente dita. O objetivo deste capítulo é apresentar as principais causas de mialgia na prática e fornecer subsídios clínicos para sua diferenciação.

PRINCIPAIS CAUSAS

Infecções

Mialgia é um sintoma muito comum em quadros infecciosos virais e bacterianos, ocorrendo geralmente em vigência de febre e de sintomas relacionados à infecção propriamente dita (p. ex., sintomas respiratórios e/ou gastrointestinais). Vale lembrar que também pode ocorrer em infecções bacterianas do próprio tecido muscular, denominadas piomiosites. Nesses casos, além de febre, é comum a ocorrência de dor muscular mais localizada, juntamente com edema e sinais flogísticos no segmento afetado. Não se pode deixar de citar, como causa infecciosa de mialgia, a leptospirose, que é uma infeção aguda, potencialmente grave, causada por uma bactéria do gênero *Leptospira*, transmitida por animais de diferentes espécies (roedores, suínos, caninos, bovinos). Muito comum é a transmissão pelo contato com a urina de rato em enchentes nos centros urbanos. A doença pode provocar desde quadros frustros inespecíficos até insuficiência renal com icterícia e mialgia, principalmente de panturrilhas. O tratamento precoce com antibiótico e hemodiálise diminui muito a mortalidade dessa doença.

Uso de medicações

Alguns fármacos podem estar associados à ocorrência de dor muscular, especialmente as estatinas. Nessas situações, é comum haver relação de temporalidade entre o início da medicação e o surgimento dos sintomas, com melhora das queixas após sua suspensão.

Causas endocrinológicas

Pacientes com hipotireoidismo podem apresentar dor muscular (inclusive com elevação de enzimas musculares) como um dos sintomas da doença. No hipotireoidismo, podem ocorrer também sintomas como fadiga, astenia, letargia, obstipação intestinal, intolerância ao frio, edemas, ganho de peso, entre outros. Do ponto de vista laboratorial, ocorrem elevação dos níveis de TSH e redução dos níveis de tiroxina livre. Outra doença que pode cursar com mialgias é a insuficiência adrenal (ou doença de Addison), na qual também podem ocorrer fadiga importante, perda de peso, hiporexia, episódios de hipotensão arterial e de hipoglicemia, distúrbios eletrolíticos (hiponatremia e hipercalemia), além de níveis baixos de cortisol sérico e urinário.

Doenças inflamatórias sistêmicas

Mialgias podem ocorrer em miopatias inflamatórias autoimunes, como polimiosite e dermatomiosite, embora nessas doenças seja mais comum a ocorrência de fraqueza muscular, especialmente proximal, juntamente com elevações de enzimas musculares e alterações eletroneuromiográficas características. Outra doença na qual pode ocorrer mialgia é o lúpus eritematoso sistêmico, na qual são comuns alterações multissistêmicas (mucocutâneas, articulares, serosites, nefrite, entre outras), além da presença de alterações laboratoriais como positividade de fator antinúcleo, presença de anticorpos anti-DNA de dupla hélice e/ou anti-Sm e consumo de complemento. Na polimialgia reumática, condição que afeta essencialmente a população acima de 60 anos de idade, é comum a presença de mialgias, acompanhadas de dor e rigidez em cinturas escapular e pélvica, com marcante elevação de provas de fase ativa e rápida resposta a corticosteroides. Por fim, vale lembrar que mialgias podem ocorrer em vasculites sistêmicas, tais como poliarterite nodosa, vasculites associadas ao ANCA, crioglobulinemia, púrpura de Henoch-Schönlein, entre outras.

Fibromialgia e dor miofascial

Mialgias são muito frequentes na fibromialgia, condição que se caracteriza por um quadro doloroso crônico difuso, de substrato não inflamatório, geralmente com a presença de dor generalizada em diversas regiões do corpo por mais de 3 meses associada com distúrbios do sono, fadiga crônica e déficit cognitivo. A fibromialgia não é um diagnóstico de exclusão e pode estar associada com outras doenças reumatológicas. Seu diagnóstico é clínico.

Miopatias metabólicas

São quadros mais raros, causados por alterações metabólicas das fibras musculares que podem produzir mialgias e fraqueza muscular após exercícios físicos, muitas vezes com história familiar positiva.

Causas ortopédicas

Dores musculares após traumas ou exercícios físicos mais intensos que o habitual são comuns, por microlesões de fibras musculares e acúmulo de metabólitos como ácido láctico nelas.

Causas psiquiátricas

É frequente a ocorrência de dores musculares em pacientes com distúrbios de humor (depressão) e transtornos de ansiedade, como sintomas somáticos do quadro psiquiátrico de base.

ANAMNESE E EXAME CLÍNICO DO PACIENTE COM DOR MUSCULAR

Durante a anamnese de um paciente com mialgia, alguns detalhes são importantes para a devida caracterização da queixa. Por exemplo, é importante perguntar se o início dos sintomas foi insidioso ou agudo, se os sintomas musculares são generalizados ou localizados e se houve uso de alguma medicação (p. ex., estatina) temporalmente relacionado ao quadro. Além disso, a pesquisa de sintomas associados pode trazer informações relevantes para a definição etiológica do quadro. Tais sinais e sintomas podem, por exemplo, incluir febre e perda de peso (cujas presenças podem sugerir quadros infecciosos ou inflamatórios sistêmicos), alteração da cor da urina (caso haja mioglobinúria secundária a rabdomiólise), icterícia (mais frequente em casos de leptospirose) e apatia ou sonolência (sugestivas de quadros endocrinológicos como hipotireoidismo e insuficiência adrenal). A presença de fatores desencadeantes, como exercícios físicos ou traumas, pode ser importante para avaliar a possibilidade de causas ortopédicas ou metabólicas.

> É importante lembrar que, nas miopatias inflamatórias de origem autoimune, ocorre comprometimento preferencial da musculatura proximal dos quatro membros, de modo que é comum o paciente relatar fraqueza muscular proximal (p. ex., dificuldade para subir escadas ou para erguer os membros superiores em tarefas diárias), geralmente de forma progressiva. Por fim, vale também atentar para a presença de sintomas como fadiga crônica, sono não reparador e alterações de memória ou de humor, que poderiam sugerir quadros de fibromialgia ou de transtornos depressivos/ansiosos.

No exame físico, a presença de febre e de taquicardia pode ser sugestiva de doença infecciosa ou inflamatória sistêmica em curso. A pesquisa de icterícia pode ser relevante especialmente nos casos suspeitos de leptospirose. É importante atentar para eventual presença de artrites (de grandes e pequenas articulações) e de alterações mucocutâneas (*rash* malar ou em áreas fotoexpostas como na região do "V do decote", aftas orais, petéquias, púrpuras, heliótropo e lesões de Gottron) que possam apontar para doenças reumatológicas sistêmicas como dermatomiosite, vasculites sistêmicas ou lúpus eritematoso sistêmico. Na suspeita de miopatias inflamatórias autoimunes, deve-se pesquisar a força muscular nos quatro membros por meio de manobras de oposição e de manobras deficitárias (manobras de Mingazzini e dos braços estendidos), atentando para a detecção de fraquezas musculares especialmente proximais. Nos casos de queixas mais localizadas de mialgia, é conveniente palpar a musculatura acometida, a fim de avaliar a eventual presença de aumento de volume, tumorações ou empastamentos musculares. Por fim, pode ter importância a pesquisa de pontos dolorosos na musculatura, para avaliação de possíveis quadros de fibromialgia ou de síndromes dolorosas miofasciais.

CASOS CLÍNICOS

Caso 1

Homem, 60 anos, porteiro. O paciente foi à unidade básica de saúde (UBS) para consulta de rotina e controle da hipertensão arterial sistêmica. O médico checou os exames e, como os níveis de colesterol estavam elevados, prescreveu sinvastatina 20 mg/dia. Após algumas semanas, começou a apresentar mialgia nos membros superiores e inferiores, que prejudicava muito sua atividade diária. Retornou à UBS e foi orientado a suspender a medicação. Ficou totalmente assintomático após alguns dias.

Discussão

Trata-se de caso de mialgia desencadeada por medicação para dislipidemia. Após a suspensão, ocorreu o desaparecimento total dos sintomas.

Caso 2

Mulher, 36 anos, bancária. Queixa-se de aumento de peso nos últimos 3 meses, em torno de 6 kg, sem aumento da ingesta alimentar. Por conta disso, anda triste e desanimada. Notou também que seu hábito intestinal, que antes era diário, agora necessita do uso de laxantes, pois ficou obstipada. Sente muito frio e sono. Uma amiga a aconselhou a praticar atividade física, mas sente muita mialgia nas pernas, o que a levou a procurar atendimento médico.

Discussão

Paciente com sintomas de hipotireoidismo. Após a reposição hormonal, ocorreu a melhora de todos os sintomas.

Caso 3

Mulher, 32 anos, estudante de psicologia. A paciente procura atendimento médico com queixa de dores difusas pelo corpo e sensação de fraqueza nos membros superiores e inferiores há 2 anos. Já realizou vários exames, que estão todos normais. Dorme bem, mas acorda com muito cansaço matinal. No exame físico, força muscular preservada.

Discussão

Trata se de caso de fibromialgia. Paciente com dor crônica, cansaço matinal e exames normais.

Caso 4

Homem, 33 anos, encanador. Procura o pronto-socorro com quadro de febre de 38 °C há 4 dias, acompanhado de anorexia, náuseas, vômitos e urina escurecida. Reclama de dor intensa nas panturrilhas. Notou também que os olhos estavam amarelados. Teve contato com enchente na última tempestade há 10 dias.

Discussão

O paciente teve contato com água contaminada pela urina de rato e, após o período de incubação, apresentou os sintomas de leptospirose.

BIBLIOGRAFIA

1. Benseñor IM, Atta JA, Martins MA. Semiologia clínica. São Paulo: Sarvier; 2002.
2. Bonfa ESDO, Pereira RMR (eds.). Reumatologia. 2.ed. São Paulo: Atheneu; 2020 (Série Manual do Médico-Residente do HC-FMUSP).

39

Dor torácica

Hassan Rahhal

CONCEITO

A dor torácica poderia ser definida como toda dor que ocorre na caixa torácica. Porém, com o intuito de reduzir a chance de que diagnósticos importantes sejam perdidos, deve-se lembrar que as etiologias graves de dor torácica também podem acometer o andar superior do abdome, a região cervical e os membros superiores. Portanto, crises álgicas em todas essas topografias entram no escopo da discussão sobre abordagem do paciente com dor torácica.

A comunicação entre médico e paciente é especialmente importante no contexto da avaliação da dor torácica, pois é a entrevista médica que propiciará o direcionamento do exame clínico e dos testes diagnósticos. No primeiro momento, é preciso evitar perguntas que direcionem as respostas do paciente. Isso prejudicará sua taxa de acertos diagnósticos. Os pacientes com mais dificuldade para se expressar são os que mais sofrem com a indução provocada pela equipe de saúde (Tabela 1).

TABELA 1 Exemplos de falhas identificadas na consulta que podem prejudicar a acurácia diagnóstica

▪ Concluir precocemente que não se trata de queixa urgente e entrar em conflito com o paciente que procurou uma unidade de emergência
▪ Não validar frustrações do paciente com o acesso à saúde
▪ Não saber lidar com pacientes que não falam a língua nativa da equipe assistencial

CARACTERIZAÇÃO

A dor é o exemplo clássico de sintoma a estudar na semiologia. A abordagem da dor deve incluir as características: (1) local, (2) irradiação, (3) tipo, (4) intensidade, (5) início e duração, (6) frequência/padrão – intermitente, contínuo –, (7) fatores desencadeantes, (8) fatores de melhora, (9) fatores de piora, (10) sintomas associados. No caso da dor torácica, também é importante perguntar ao paciente os medicamentos utilizados regularmente, com especial atenção àqueles que se associam a comorbidades cardiovasculares, assim como fatores de risco: hipertensão arterial, diabete melito, dislipidemia, tabagismo. Perguntar sobre medicações permite descobrir diagnósticos prévios que o paciente pode ter esquecido de lhe contar.

A dor torácica é relacionada a diversas etiologias, podendo ser um sintoma crônico abordado no contexto ambulatorial ou de enfermaria, ou um indicativo de doença aguda que necessita de condutas em unidade de emergência.

É importante questionar ativamente se há outros sintomas:

- Cardiovasculares: dispneia (aos esforços, ortopneia, dispneia paroxística noturna), lipotimia ou síncope, palpitações, edema dos membros inferiores.
- Pulmonares: tosse, expectoração, hemoptise, chiados.
- Osteomusculares: profissão, atividades diárias, relação da dor com a movimentação.

Para facilitar o raciocínio clínico e a abordagem do paciente, o médico ou a médica que coleta a anamnese pode se valer de duas estratégias principais:

1. Identificar anatomicamente a provável etiologia dos sintomas.
2. Identificar se os sintomas são compatíveis com uma das etiologias de emergência.

Conforme o sintoma abordado em uma anamnese, o raciocínio estabelecido consciente ou inconscientemente pode ser diferente. Por exemplo, em um paciente com edema, é possível estabelecer o raciocínio com base na fisiopatogenia ("Será que o edema é por um mecanismo de aumento da pressão hidrostática?"). Nos pacientes com dor torácica, o estabelecimento de um raciocínio anatômico será mais útil (Tabela 2). Exemplificando: o que dói é a caixa torácica ou a coronária?

TABELA 2 Algumas etiologias com base no raciocínio anatômico

Pele e Musculoesquelética	Herpes-zóster, costocondrite; lesões musculares mecânicas; fraturas
Trato gastrointestinal	Refluxo, espasmo ou ruptura esofágicos; gastrites; úlcera péptica; colecistopatia; pancreatite; abscesso hepático
Pleuropulmonares	Derrame pleural; pneumonia; neoplasia; pneumotórax; embolia pulmonar
Cardíacas	Infarto miocárdico; angina estável; miocardite; pericardite
Vasculares	Dissecção aórtica
Psicogênicas	

A segunda estratégia é reconhecer o padrão de apresentação da dor nas diferentes etiologias, sempre tendo em mente as cinco principais emergências relacionadas com dor torácica: síndrome coronariana aguda (SCA); dissecção aórtica (DA); tromboembolia pulmonar (TEP); pneumotórax (PNTX); ruptura esofágica. No entanto, existem diversas outras etiologias para o sintoma. Apesar de essas etiologias serem as mais preocupantes, constituem a menor parte dos atendimentos. Por exemplo, dentre as pessoas com dor torácica em um departamento de emergência, cerca de 10-15% são por infarto miocárdico e 1% por DA ou TEP.

CAUSAS PRINCIPAIS

Dor anginosa

A dor torácica anginosa ocorre por um déficit no suprimento miocárdico diante de determinada demanda. Tipicamente, há uma doença aterosclerótica coronariana, a qual obstrui o fluxo de sangue, particularmente quando há uma atividade física que aumenta a demanda. Mas também pode se instalar diante uma taquiarritmia, uma anemia grave ou mesmo de uma hipertrofia muito importante ventricular. A dor é caracterizada por aperto ou queimação, retroesternal ou precordial, desencadeada ou piorada pelos esforços, com irradiação para membros superiores, epigástrio, dorso ou cervical, associada com diaforese ou náuseas. Um sinal classicamente descrito na angina é o de Levine: o paciente se apresenta com angina e o punho fechado sobre o esterno.

A dor anginosa típica é definida por três características associadas: dor retroesternal, desencadeada/piorada pelo esforço e que melhora dentro de 10 minutos de repouso. Quando há apenas duas características, ela é dita atípica.

A principal causa de dor anginosa é a doença arterial coronariana (DAC), caracterizada por uma apresentação denominada "angina estável", ou seja, há desencadeamento da angina em determinada situação. Frequentemente, o desencadeante da angina é a atividade física, durando cerca de 3-5 minutos e tendo melhora com o repouso (dentro de 10 minutos). Outros desencadeantes podem ser: temperatura fria, raiva/estresse, refeições copiosas. Os fatores de risco para DAC são: sexo masculino, idade acima de 55 anos em homens ou de 65 em mulheres, tabagismo, diabetes, hipertensão, dislipidemia, história familiar de doença cardiovascular em idade precoce (abaixo daquelas citadas), doença renal crônica, uso de cocaína.

Uma angina é classificada como instável quando ocorre em repouso e de forma persistente, vem em piora evolutiva nas últimas semanas (esforços cada vez menores a desencadeiam) ou quando começou mais recentemente (menos de 2 meses).

Quando uma dor anginosa tem esse comportamento de instabilidade, particularmente no contexto hiperagudo, diz-se que o paciente possui SCA. A SCA é um diagnóstico sindrômico que pode ser desmembrado em 3 diagnósticos diferentes: (1) IAM com supradesnivelamento do segmento ST, (2) IAM sem supradesnivelamento do segmento ST (elevação de marcadores de necrose miocárdica com ou sem alterações eletrocardiográficas imediatas ou subsequentes) ou (3) angina instável sem infarto miocárdico (ausência de alterações nos marcadores de necrose miocárdica, sem alterações eletrocardiográficas imediatas indubitavelmente relacionadas a um infarto).

Outra causa de angina é o vasoespasmo coronariano ("angina de Prinzmetal" ou "angina variante"), que pode ocorrer até mesmo em pessoas sem nenhuma lesão coronariana. A queixa mais típica é o relato de angina que se repete corriqueiramente no mesmo momento do dia.

Dor aórtica

A DA ocorre quando há uma ruptura na camada íntima e o sangue disseca a região entre as camadas íntima e média do vaso. Fatores de risco incluem hipertensão arterial, aterosclerose, tabagismo, aneurisma aórtico

Observações interessantes:

- Mulheres apresentam mais frequentemente anginas atípicas que homens.
- Mulheres comumente apresentam mais "equivalentes anginosos", ou seja, em vez de a queixa da DAC ser uma dor tipicamente anginosa, a queixa principal é dispneia, por exemplo. Isso reduz com o envelhecimento.
- Ocorrem mais falhas ao se fazer diagnóstico de SCA em mulheres abaixo de 55 anos de idade, pessoas não brancas, pessoas com queixa principal de "falta de ar" e pessoas com eletrocardiograma não definitivamente diagnóstico.
- Sintomas com melhor razão de verossimilhança positiva para SCA (com asterisco os que mais se destacam): angina classificada como típica*, irradiação para ambos os braços*, piora com o esforço*, mudança no padrão da dor nas últimas 24 horas*, irradiação para cervical ou mandíbula, irradiação para braço direito ou esquerdo, episódio prévio de infarto com dor igual.
- Sinais com melhor razão de verossimilhança positiva para SCA (com asterisco os que mais se destacam): hipotensão*, B3, taquicardia, estertores*, taquipneia*, diaforese, náuseas e vômito.

previamente diagnosticado, diabete melito, síndrome de Marfan. A doença costuma se apresentar por volta dos 60 anos de idade. Úlceras aórticas ou hematomas aórticos agudos também são considerados urgências, possuindo fatores de risco, sintomas e condutas similares e compondo um grupo denominado síndrome aórtica aguda.

Cerca de 60% dos pacientes têm uma dissecção que começa no arco aórtico (com ou sem comprometimento da aorta descendente). Tipicamente, há dor torácica muito intensa, com irradiação para o dorso e ao longo do trajeto da aorta dissecada, ou seja, podendo chegar até o inferior do abdome. Frequentemente, esses pacientes dissecam a luz da irrigação do membro superior, podendo gerar uma assimetria na pressão arterial entre os membros superiores com uma diferença no valor da pressão sistólica (PA) acima de 20 mmHg ou na diastólica acima de 10 mmHg. Por isso, a avaliação da PA nos 2 membros superiores é imperativa diante de um paciente com dor torácica, em que se aventa um diagnóstico grave.

Dor pleurítica

A dor torácica do tipo pleurítica é aquela que é em pontada, desencadeada pelas incursões respiratórias ou pela tosse (ventilatório-dependente), na região pa-

Grandes pistas!

Se a dissecção aórtica ocorrer no sentido cervical, o paciente poderá apresentar um déficit neurológico agudo (acidente vascular cerebral). Se ocorrer no sentido proximal, pode haver comprometimento da luz coronariana (associação com angina e infarto miocárdico), insuficiência aórtica (haverá sopro diastólico pela lesão) ou mesmo derrame e tamponamento cardíaco. A dissecção no sentido caudal poderá gerar isquemia intestinal, renal, esplênica ou dos membros.

raesternal ou lateral do tórax, uni ou bilateral. O atrito pleural é um ruído que pode ocorrer, particularmente se há bastante inflamação e pouco derrame. Uma forma de se aprender a reconhecer esse som é procurar em pessoas que estão com drenos tubulares de tórax (no caso, é um atrito pelo dreno).

O paciente com TEP poderá se apresentar com dor pleurítica pelo infarto pulmonar e irritação da pleura visceral. Comumente, ocorrem erros quando se tenta avaliar a chance de um paciente ter TEP. Por isso, a utilização de escores pré-testes é importante. O escore mais utilizado é o de Wells, que já permite reconhecer os principais fatores de risco e sintomas associados com o evento: estar acamado por 3 dias ou mais ou ter feito uma cirurgia nas últimas 4 semanas; ter diagnóstico de malignidade no momento ou nos últimos 6 meses; taquicardia; hemoptise; presença de trombose venosa profunda (edema unilateral na perna e dor na palpação do trajeto venoso). Existem outros fatores de risco, como diagnóstico prévio de trombofilia, uso de anticoncepcionais ou terapia hormonal, episódios prévios de trombose venosa. Por sua vez, o protótipo do paciente com TEP apresenta: fator de risco para o evento, história de dispneia e/ou dor de início súbitos, taquipneia, taquicardia, redução da saturação arterial de oxigênio, ausculta cardíaca e pulmonar normais.

O PNTX ocorre pela saída de ar do trato respiratório para o espaço pleural. A principal etiologia seria a traumática, mas pessoas com bolhas subpleurais podem apresentar PNTX espontâneo. Essas bolhas geralmente são associadas com doenças pulmonares conhecidas ou não, tal como a doença pulmonar obstrutiva crônica. Tabagismo e uso de *cannabis* são fatores de risco. Outras causas seriam: pneumocistose, tuberculose, doenças císticas pulmonares. O exame clínico pode revelar redução da ausculta pulmonar e percussão timpânica. Quando há um PNTX hipertensivo, ou seja, o mediastino começa a ser desviado ao lado contralateral ao PNTX, comprometendo a hemodinâmica do paciente pela distorção anatômica e das pressões externas aos vasos e ao coração, o paciente apresenta-se mais grave e com mais achados clínicos: taquicardia, taquipneia, redução da saturação arterial de oxigênio, desvio da traqueia contralateralmente, hipotensão, rebaixamento do nível de consciência ou parada cardiorrespiratória.

A miocardite ou a pericardite isolada pode ter padrão de dor exatamente igual à dor pleurítica. Um dos achados mais característicos da pericardite é que o paciente inclina o tronco para a frente a fim de obter alívio da dor ("posição da prece maometana"). Também pode haver referência a uma irradiação da dor para a base do trapézio no ombro. Outro achado da pericardite é o atrito pericárdico, o qual pode ser difícil de diferenciar de um sopro e ocorrer a depender da posição do paciente. O atrito é raramente identificado, mas é exclusivo da pericardite.

A miocardite ou a pericardite isolada frequentemente são de etiologia viral, e o paciente pode contar a presença de sintomas gripais (*flu-like*: febre, faringite, congestão nasal, tosse, mialgias, artralgias) antes ou mesmo durante o curso da pericardite.

Derrames pericárdicos volumosos podem complicar com tamponamento cardíaco (TC). Porém, o TC é menos associado com dor, visto que as camadas do pericárdio deixam de atritar. No TC, o derrame pericárdico restringe o enchimento das câmaras cardíacas, provocando uma subsequente redução no volume ventricular ejetado. O paciente pode ter dispneia, taquicardia, turgência jugular bilateral, ausência de redução da turgência com a inspiração (sinal de Kussmaul), bulhas hipofonéticas, pulso paradoxal de Kussmaul, pressão arterial convergente, hipotensão ou tríade de Beck (turgência jugular, bulhas hipofonéticas e hipotensão).

Dor esofágica

Doenças esofágicas podem ser simuladoras de angina, visto que provocam dor em aperto ou queimação retroesternal. A doença do refluxo gastroesofágico (DRGE) é importante diagnóstico dentro desse grupo em razão de sua alta prevalência. Fatores de risco incluem obesidade e realização de refeições copiosas. DRGE também pode ocasionar regurgitação do alimento, sensação de "uma bola no fundo da garganta", rouquidão, tosse crônica, episódios de broncoespasmo; costuma ser desencadeada pela ingestão de chocolate, álcool, café, grandes refeições, comidas apimentadas.

Características que reforçam DRGE e não uma etiologia coronariana:

- Queimação retroesternal em ascensão (pirose), presença de regurgitação, sensação dolorosa persistente por horas, desencadeada ao engolir ou ao deitar, mais de um episódio espontâneo de dor por mês.
- Dados *não* validados e *não* são úteis para diferenciação: irradiação para braço esquerdo, exacerbação com exercício, melhora com nitroglicerina.

A principal queixa da esofagite é a odinofagia. Já a presença de disfagia deve indicar a possibilidade de constrição benigna (membrana de Plummer-Vinson na anemia ferropriva importante), constrição maligna (neoplasias) ou dismotilidade (espasmo esofágico) – a DRGE pode ocasionar leve e, por vezes, duvidosa disfagia detectada na anamnese. Analisar os desencadeantes dos episódios e os fatores de risco cardiovascular auxilia na diferenciação entre os diagnósticos de angina ou doença esofágica.

A perfuração esofágica é rara, com incidência em torno de 3 casos por 1 milhão de pessoas ao ano. A perfuração é tipicamente ocasionada pelo esforço repetitivo com vômitos, sendo denominada síndrome de Boerhaave. O paciente costuma apresentar dor torácica aguda, muito intensa. Pode ocorrer hematêmese e, pela inflamação e infecção relacionadas com o processo, pode haver taquicardia, febre, hipotensão. A principal pista para chegar ao diagnóstico é a presença de vômitos de repetição.

Em decorrência da saída de gás, o paciente pode apresentar enfisema subcutâneo. O gás do enfisema pode se distribuir para diversas localizações, gerando deformidades nas partes moles torácicas, cervicais ou faciais, disfonia. Um fenômeno interessante que pode ocorrer, particularmente se o paciente estiver em decúbito lateral direito, é que o pneumomediastino pode provocar crepitações sincrônicas com cada batimento cardíaco quando o estetoscópio é colocado sobre o coração (sinal de Hamman).

Osteomusculares e psicogênicos

Neste grupo, estão as causas mais comuns de dor torácica e que frequentemente são ignoradas pelas equipes assistenciais preocupadas apenas com as etiologias de maior mortalidade.

As dores osteomusculares são comuns em todas as faixas etárias. Tipicamente, pacientes contam que realizam atividades mais estressantes aos grupamentos musculares, quando interrogados. A dor costuma ser reprodutível ao toque do local ou desencadeada pela movimentação torácica ou pelo esforço contra resistência. A dor pode ser intensa e deixar o paciente imóvel ou com limitação do movimento.

Destacam-se duas síndromes particulares de dores osteomusculares. Síndrome miofascial ocorre quando há uma nodulação muscular que se relaciona com o desencadeamento da dor, a qual pode assumir até mesmo padrão visceral ou neuropático. Síndrome de Tietze é uma costocondrite que costuma acometer as 2ª e 3ª articulações condroesternais, provocando abaulamento não supurativo e dor intensa na região.

Umas das apresentações mais características do transtorno somatoforme é a dor torácica. Apesar de poder ocorrer em qualquer faixa etária, pode ser mais evidente como principal hipótese diagnóstica quando acomete pessoa jovem, independentemente de ser homem ou mulher, sem fatores de risco para doenças cardiovasculares, associada a nítido episódio estressor e outras características somatoformes (respiração suspirosa, batimento de pálpebras, perda da interação com o meio sem comprometimento da consciência). Por vezes, o diagnóstico será de exclusão.

CASOS CLÍNICOS

Caso 1

Mulher, 42 anos de idade, queixa-se de dor torácica na região esternal, em pontada, desencadeada pela inspiração, iniciada há 2 dias de maneira insidiosa, com melhora parcial a partir do uso de dipirona, associada à tosse com expectoração amarelada e febre de 39 °C. No exame clínico apresenta pressão arterial de 130 x 80 mmHg, frequência cardíaca de 110 bpm, frequência respiratória de 22 irpm, temperatura axilar de 38,3 °C, saturação periférica de oxigênio de 95%; jugulares normais; murmúrios reduzidos na base pulmonar direita anteriormente, além de estertores na mesma região; ausculta cardíaca normal; sem edemas; sem outras alterações.

Qual é a principal hipótese diagnóstica? Justifique.

Comentários

Note que com base nas queixas narradas na anamnese já é possível pensar em uma principal hipótese diagnóstica: pneumonia. Por isso, a construção apropriada da história clínica, baseada na escuta atenta e na anamnese estruturada, é parte essencial da abordagem clínica. Diferentemente de questões ou de livros, durante um atendimento você deverá buscar ativamente essas informações para conseguir construir um caso clínico bem descritivo e que facilite seu raciocínio. Não é raro que pessoas deixem de valorizar esse passo a passo.

Pacientes com dor torácica aguda (aquela de início há menos de 1 semana) devem ter seus sinais vitais atentamente aferidos. Anormalidades na pressão arterial (PA), frequência cardíaca (FC), frequência respiratória (FR) e na saturação periférica de oxigênio (SpO_2) já devem indicar maior probabilidade de diagnósticos com comprometimento sistêmico e de maior risco de óbito. A presença de febre permite aumentar a chance de os eventos ocorrerem por uma infecção. Nesse caso, a paciente tem taquicardia e febre, sugerindo que a taquicardia deve ser relacionada à própria febre.

Há um padrão de dor pleurítica, e a apresentação de febre e tosse com expectoração amarelada já indica a possibilidade de pneumonia como desencadeante dos sintomas. A taquipneia pode ser relacionada à própria pneumonia, dificultando a troca gasosa ou mesmo com a dor do paciente. Por sua vez, o exame clínico permitiu identificar estertores e corroborar ainda mais essa hipótese diagnóstica. Note que a ausculta pulmonar da região anterior é importante e permitirá a avaliação do lobo médio pulmonar.

Caso 2

Homem, 58 anos de idade, tem hipertensão arterial sistêmica e diabete melito, queixa-se de dor torácica na região esternal, em aperto, iniciada há 3 horas, subitamente, de moderada intensidade, persistente, sem fatores de melhora ou piora, com irradiação para os braços. No exame clínico apresenta PA de 130 x 70 mmHg, FC de 115 bpm, FR de 24 irpm, temperatura axilar de 36,3 °C, saturação arterial de oxigênio de 90%; jugulares normais; bulhas rítmicas, hiperfonéticas, sem sopros, enchimento capilar de 4 segundos; discretos estertores baseada na pulmonares; sem edemas; sem outras alterações.

Existe algum diagnóstico que não pode ser esquecido? Qual é um passo importante do exame clínico que não nos foi informado? Qual é o motivo das alterações pulmonares/ventilatórias?

Comentários

Diante de uma pessoa com dor torácica, é preciso lembrar-se de 5 diagnósticos: SCA, TEP,

PNTX, DA e ruptura esofágica. O paciente tem uma dor torácica do tipo anginosa, de instalação aguda, indicando um diagnóstico sindrômico principal: SCA.

Nesse contexto, a taquicardia pode significar um infarto mais significativo, uma vez que a redução do volume ejetado pelo ventrículo esquerdo provocará uma taquicardia reflexa em uma tentativa de manter o débito cardíaco. Também é por causa dessa redução da função ventricular que o paciente começa a fazer uma congestão a montante, gerando os estertores pulmonares, a tendência à redução da saturação arterial de oxigênio e a taquipneia compensatória.

Na abordagem do paciente com dor torácica, na qual se aventam as cinco etiologias mais graves, é imprescindível que exame clínico contemple a aferição da PA em diferentes membros. A simples presença de PA assimétrica já permite aventar a possibilidade de dissecção aórtica.

De acordo com o DATASUS, entre 2008 e 2019 ocorreram cerca de 1 milhão de internações por IAM, com uma taxa de mortalidade de 12% e um valor total associado de 3,3 bilhões de reais. A faixa etária mais afetada pela condição é entre 60 e 69 anos, sendo seguida pelas pessoas entre 50 e 59 anos e depois por aquelas entre 70 e 79 anos.

Caso 3

Homem, 70 anos de idade, sem acompanhamento médico, tem dor torácica, retroesternal, em pontada, de intensidade moderada, iniciada subitamente, há 3 dias, que piora com a movimentação e a respiração, sem fatores de melhora, associou dispneia e tosse sem expectoração. Exame clínico: PA de 134 x 90 mmHg, FC de 110 bpm, FR de 22 irpm, saturação arterial de oxigênio de 89%. Nota-se uma pessoa emagrecida (ele confirma que perdeu peso nos últimos meses, mas não sabe quantificar), com jugulares normais, auscultas pulmonar e cardíaca normais; sem edemas; sem outras alterações.

Qual é a principal hipótese diagnóstica nesse momento?

Comentários

Eventos de instalação súbita sempre devem suscitar a possibilidade de mecanismos vasculares. No caso em questão, o paciente tem taquicardia, taquipneia e redução da saturação arterial de oxigênio, indicando um acometimento cardiopulmonar, mas o exame clínico desses sistemas foi normal. Essa combinação indica a possibilidade de tromboembolia pulmonar. Apesar de não ter sinais periféricos de trombose venosa profunda, nem todos os pacientes com TEP apresentarão esses sinais. Por outro lado, o exame clínico detectou um emagrecimento. Nesse contexto de uma pessoa idosa com suspeita de TEP, o emagrecimento pode ser indício de neoplasia subjacente e ainda não diagnosticada. Por isso, é interessante fazer melhor avaliação do emagrecimento, de fatores de risco para neoplasia e até mesmo de sintomas de neoplasias que já possam estar presentes.

PRINCIPAIS PONTOS

Características da dor torácica das principais doenças que necessitam de condutas de emergência

	SCA	DA	TEP	PNTX	RE
Local	Precordial ou retroesternal	Precordial ou retroesternal	Paraesternal, lateral	Paraesternal, lateral	Retroesternal
Irradiação	Cervical, membros, epigástrio	Dorso, abdome		Lateral do tórax	Epigástrio
Tipo	Aperto, queimação, peso	Dilacerante	Pontada	Pontada	Queimação, pontada
Intensidade	Moderada-intensa	Intensa	Leve-moderada	Moderada	Moderada-Intensa
Início e duração	Aguda	Aguda	Aguda	Aguda	Aguda
Frequência	Pode haver história prévia de angina	Não se aplica	Não se aplica	Não se aplica	Não se aplica
Desencadeante	Nenhum ou esforço	Nenhum ou esforço		Nenhum	Vômitos
Melhora	Nenhum, repouso ou medicações	Nenhum	Nenhum	Nenhum	Nenhum
Piora	Esforço	Esforço	Esforço	Esforço	Alimentação
Associações	Náuseas, vômitos, dispneia	Náuseas	Tosse, hemoptise	Dispneia	Febre, hematêmese

DA: dissecação aórtica; FR: fatores de risco para TEP estão no texto do capítulo; PNTX: pneumotórax; RE: ruptura esofágica; SCA: síndrome coronariana aguda; TEP: tromboembolia pulmonar.

BIBLIOGRAFIA

1. Bassan R, Scofano M, Gamars ki R, Dohmann HF, Pimenta L, Volschan A, et al. Chest pain in the emergency room: importance of a systematic approach. Arq Bras Cardiol. 2000;74(1):13-29.
2. Burman RA, Zakariassen E, Hunskaar S. Chest pain out-of-hours: an interview study of primary care physicians' diagnostic approach, tolerance of risk and attitudes to hospital admission. BMC Fam Pract. 2014;15(1):1-8.
3. Chunilal S, Eikelboom J, Attia J, Miniati M, Panju A, Simel D, et al. Does this patient have pulmonary embolism? JAMA. 2003;290(21):2849-58.
4. Duffett L, Castellucci LA, Forgie MA. Pulmonary embolism: update on management and controversies. BMJ. 2020;370:m2177.
5. Fanaroff A, Rymer J, Goldstein S, DL S, Newby L. Does this patient with chest pain have acute coronary syndrome?: The Rational Clinical Examination Systematic Review. JAMA. 2015;314(18):1955-65.
6. Farmer SA, Roter DL, Higginson IJ. Chest pain: communication of symptoms and history in a London emergency department. Patient Educ Couns. 2006;63(1-2):138-44.
7. Klompas M. Does this patient have an acute thoracic aortic dissection? JAMA. 2002;287(17):2262-72.
8. Marks EM, Chambers JB, Russell V, Bryan L, Hunter MS. The rapid access chest pain clinic: unmet distress and disability. Q J Med. 2014;107(6):429-34.
9. Roy C, Minor M, Brookhart M, Choudhry N. Does this patient with a pericardial effusion have cardiac tamponade? JAMA. 2007;297(16):1810-8.
10. Thavendiranathan P, Bagai A, Khoo C, Dorian P, Choudhry N. Does this patient with palpitations have a cardiac arrhythmia? JAMA. 2009;302(19):2135-43.
11. Wertli MM, Dangma TD, Müller SE, Gort LM, Klauser BS, Melzer L, et al. Non-cardiac chest pain patients in the emergency department: do physicians have a plan how to diagnose and treat them? A retrospective study. PLoS One. 2019;14(2):1-17.

40

Edema

Carla Romagnolli Quintino

CONCEITO

Edema é definido como o aumento do fluido intersticial, que pode ser localizado ou generalizado. O edema localizado é restrito a um segmento do corpo; edema generalizado, que é chamado de anasarca, é ocasionado por causas sistêmicas, como insuficiência cardíaca, cirrose e síndrome nefrótica.

Fisiopatologia

A água corpórea total (ACT) no adulto corresponde, em média, de 50-60% do peso corpóreo (nos obesos e idosos a proporção é menor). A ACT está distribuída em dois compartimentos principais: intracelular (2/3 da ACT) e extracelular (1/3 da ACT). Desses compartimentos, o espaço extracelular é subdividido em duas categorias adicionais: intersticial (60% do espaço extracelular) e intravascular (40% do espaço extracelular).

Vários fatores controlam a direção do fluxo do fluido intersticial, incluindo a pressão hidrostática (ph) capilar e plasmática, a pressão oncótica (π) capilar e plasmática, a integridade endotelial e o sistema linfático. Acredita-se que esses fatores sejam regidos pela lei de Starling, que descreve o movimento do fluido através dos capilares, sendo proporcional à permeabilidade capilar e às diferenças de ph e π transcapilares.

Equação da lei de Starling Fluxo do fluido do capilar para o interstício = Kf* $[(ph_c - ph_i) - (\pi_c - \pi_i)]$ Kf [pressão hidrostática (capilar – interstício) – pressão oncótica (capilar – interstício)]
Kf: coeficiente de ultrafiltração capilar = permeabilidade x área de superfície.

A π plasmática é devida às proteínas plasmáticas (das quais a albumina é a mais abundante), que não passam livremente entre o interstício e o plasma e, portanto, exercem um efeito osmótico através das paredes capilares.

Em situações normais no lado arterial do capilar, o gradiente de ph excede o gradiente de π, resultando em filtração de fluido para o espaço intersticial. No lado venoso do capilar ocorre queda na ph_c e aumento da π_c, favorecendo a reabsorção de fluido para o capilar. Em alguns tecidos, a ph_c excede a π_c ao longo do capilar, ocorrendo ultrafiltração no comprimento total do capilar. O ultrafiltrado é reabsorvido pelos vasos linfáticos, retornando para a circulação sanguínea (Figura 1). Dessa forma, os volumes intersticial e intravascular permanecem estáveis e não ocorre edema.

> O edema geralmente surge quando o aumento da pressão do líquido intersticial ultrapassa a capacidade de absorção de líquido pelos linfáticos.

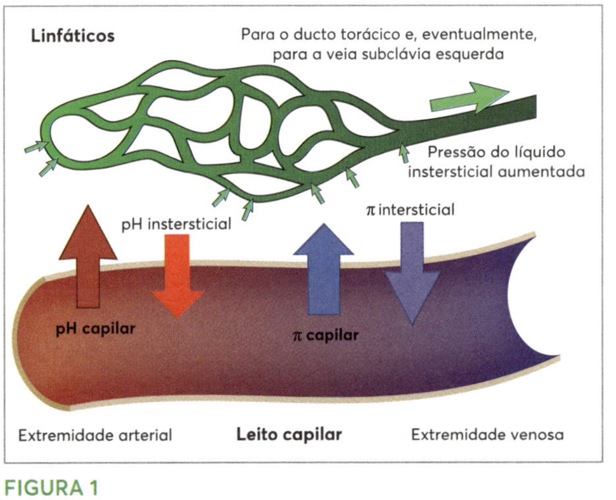

FIGURA 1
Movimento do fluido em nível capilar entre os espaços intravascular e intersticial.

Assim, para a ocorrência de edema, um dos fatores a seguir deve estar presente:

1. Alteração da hemodinâmica capilar que favoreça o movimento do fluido do espaço vascular para o espaço intersticial. Isso decorre de um desbalanço das forças de Starling entre os dois compartimentos por um ou mais dos seguintes mecanismos: aumento da ph_c, diminuição da π_c e/ou aumento da permeabilidade capilar.
2. Retenção renal de sódio e água ingeridos ou administrados por via intravenosa. Essa retenção pode ser o evento primário, como na insuficiência renal, ou secundário, resultante da redução do débito cardíaco (como na insuficiência cardíaca) ou da resistência vascular sistêmica (como na cirrose), causado pelo hiperaldosteronismo secundário.

Qualquer que seja a causa do edema, há sempre a participação de mais de um mecanismo. No entanto, quando se trata de anasarca, a retenção de sódio e água constitui um mecanismo importante.

CARACTERIZAÇÃO

A investigação semiológica do edema tem início na anamnese e exame clínico cuidadosos. Na história clínica deve-se avaliar o tempo de instalação e de duração, a localização e se houve ganho recente de peso. Além disso, é fundamental atentar para os antecedentes pessoais, medicações em uso, histórico de alergia medicamentosa e hábitos e vícios. No exame clínico, devem ser observadas: a localização, a distribuição, a compressibilidade, a intensidade, a consistência, a elasticidade e as características da pele (coloração, temperatura, sensibilidade, brilho e espessura). Na suspeita de anasarca é fundamental realizar a aferição do peso corporal.

Localização

Quanto à localização, o edema pode ser generalizado (anasarca), o que favorece a formação de derrames cavitários, ou localizado: periorbitário, labial, pulmonar, escrotal, pré-sacral (mais comum em pacientes acamados) e de membros (superior ou inferior).

Tempo de instalação

Quanto ao tempo de instalação, o edema pode ser agudo (minutos a dias). Cabe ressaltar que o angioedema tem instalação rápida e súbita.

O edema crônico é o que ocorre ao longo de meses ou anos.

Compressibilidade

O teste para compressibilidade do edema consiste em realizar a digitopressão no tecido edematoso por pelo menos 5 segundos. Essa compressão deve ser realizada de encontro com uma estrutura firme, como uma superfície óssea. Após a descompressão digital, observa-se uma área da pele que permanece deprimida, o que caracteriza o sinal de cacifo ou godet* (Figura 2).

O edema não depressível pode ter basicamente três etiologias: linfedema, mixedema e lipedema, a serem vistos mais adiante.

Intensidade

A intensidade do edema pode ser classificada subjetivamente por meio de uma escala de cruzes, variando de + (edema de pequena intensidade) a ++++ (edema de intensidade máxima). Estabelecer o grau do edema dependerá da experiência do examinador.

A intensidade pode ser medida objetivamente de duas formas:

- Em casos de anasarca: pode ser realizada a aferição diária do peso.
- Em casos de edemas localizados de membros, pode-se medir a circunferência do membro edemaciado e compará-la com o membro contralateral.

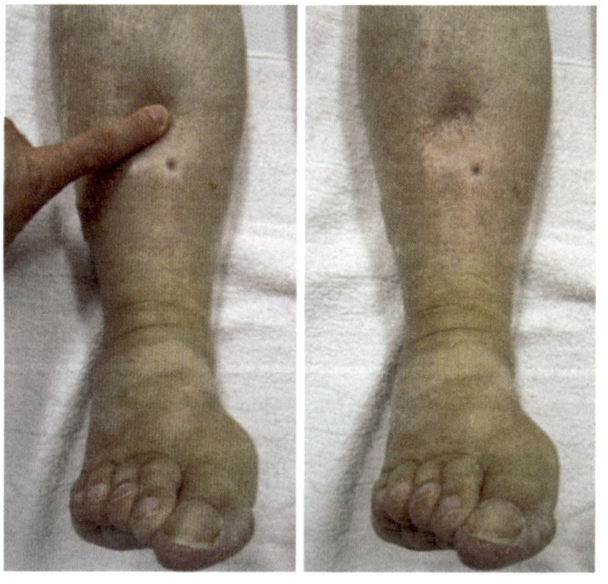

FIGURA 2
Sinal de cacifo ou de godet positivo (edema depressível).

* "Godet" é um objeto utilizado para diluir tintas.

Consistência

É o grau de resistência encontrado ao comprimir a região edemaciada. A mesma manobra utilizada para avaliar a compressibilidade permite a avaliação da consistência.

Em relação à consistência, o edema pode ser classificado como:

- Mole: facilmente depressível. Traduz retenção hídrica recente (o tecido celular subcutâneo está infiltrado por água).
- Duro: mais resistente à formação do cacifo. Traduz edema de longa duração (o tecido celular subcutâneo encontra-se infiltrado por proliferação fibroblástica).

Elasticidade

Se, ao realizar o teste da compressibilidade, a pele retornar rapidamente à posição original, diz-se que o edema é elástico. Se a pele demorar a retornar, ficando deprimida por mais tempo, diz-se que é inelástico.

Alterações da pele

É importante avaliar possíveis alterações da pele circunjacente ao edema:

- Coloração: pode-se notar vermelhidão, cianose ou palidez. A vermelhidão (rubor) indica processo inflamatório. Cianose indica distúrbio venoso localizado. Palidez pode indicar insuficiência arterial associada.
- Temperatura: é importante comparar a área edemaciada com área sadia, e para tanto se pode utilizar o dorso da mão dominante do examinador. Pele quente indica edema de origem inflamatória, e pele fria pode indicar insuficiência arterial.
- Sensibilidade: para essa avaliação, utiliza-se também a manobra da compressibilidade. Se o paciente sentir dor à digitopressão, diz-se que o edema é doloroso, o que traduz edema de origem inflamatória. Se não ocorrer dor, é indolor.
- Brilho: pele brilhante sugere edema recente e intenso.
- Textura e espessura: pele lisa indica edema recente. Pele espessa indica edema crônico. A pele torna-se enrugada quando o edema está em regressão.

Associação com derrames cavitários

A situação em que ocorre acúmulo de líquido nas cavidades serosas (pleura, pericárdio e peritônio) denomina-se derrames cavitários, a saber: derrame pleural, derrame pericárdico e ascite. Sua ocorrência é comum quando há anasarca.

CAUSAS PRINCIPAIS

Edema generalizado

A presença de edema generalizado sugere enfermidade sistêmica. O ganho de peso é uma alteração que deve ser pesquisada nesses casos.

> As principais causas de anasarca são de origem renal, cardíaca e hepática. Causas raras: desnutrição proteica grave e enteropatia perdedora de proteínas.

Renal

A designação de edema renal pode abarcar as seguintes causas: síndrome nefrótica, síndrome nefrítica e doença renal crônica em fase avançada.

O achado semiológico comum (independentemente da causa do edema renal) é anasarca, com edema de face pronunciado (principalmente periorbitário), pior pela manhã (ao acordar).

- Na síndrome nefrótica, o edema é intenso, podendo levar a fácies nefrótica (olhar "em fenda" decorrente de edema bipalpebral bilateral – Figura 3), e com frequência há derrames cavitários. Além disso, o paciente pode relatar urina espumosa (ocasionada pela alta concentração de proteínas).
- Na síndrome nefrítica, o edema é menos pronunciado, há hipertensão arterial sistêmica e hematúria (micro ou macroscópica).
- Na doença renal crônica avançada é comum observar o descoramento de mucosas (ocasionado pela anemia, que é muito frequente), além ser possível sentir o hálito urêmico em alguns pacientes.

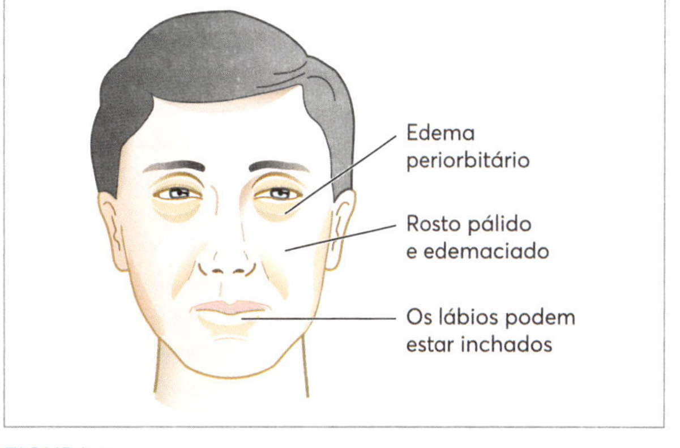

FIGURA 3
Fácies nefrótica.

A fisiopatologia difere em cada etiologia do edema renal.

- Na síndrome nefrótica, ocorre hipoalbuminemia (diminuição da π) em razão da proteinúria intensa (> 3,5 g/24 horas) e do hiperaldosteronismo secundário, levando à retenção de sódio e água (aumento da ph).
- Na síndrome nefrítica, além da retenção de sódio e água por desequilíbrio glomerolotubular, há aumento da permeabilidade capilar.
- Na doença renal crônica em fase avançada, ocorre a diminuição da taxa de filtração glomerular, ocasionando aumento da ph, além de maior atividade do sistema renina-angiotensina-aldosterona (SRAA), levando à reabsorção de sódio e água.

Cardíaco

Edema é um dos sinais cardeais da insuficiência cardíaca e se caracteriza por ser generalizado, predominando nos membros inferiores, com intensidade variável a depender do caso. Há que ressaltar que a etiologia específica da insuficiência cardíaca é importante para distinguir o quadro clínico e a predominância do edema. Por exemplo, miocardiopatia isquêmica (do ventrículo esquerdo) ou hipertensiva geralmente apresentam edema pulmonar, mas não periférico. Em contraste, o *cor pulmonale* é inicialmente uma insuficiência ventricular direita pura, portanto há edema nas extremidades. As cardiomiopatias que produzem envolvimento equivalente dos ventrículos direito e esquerdo levam a edema pulmonar e periférico simultâneos. Presença de terceira bulha cardíaca (B3), especialmente associada a edema pulmonar ou generalizado, é altamente sugestiva de insuficiência cardíaca.

Os sintomas clássicos de insuficiência cardíaca são: dispneia aos esforços, ortopneia (intolerância ao decúbito dorsal horizontal, o que leva o paciente a dormir com a cabeceira bastante elevada ou sentado) – esse sintoma possui alto valor preditivo positivo – e dispneia paroxística noturna. Os sinais clássicos de insuficiência cardíaca são: edema depressível de membros inferiores (bilateral), que piora ao longo do dia (caráter gravitacional), presença de estase jugular a 45 graus (ou mais sensível: refluxo hepatojugular), ausculta pulmonar com estertores finos, presença de derrames cavitários (derrame pleural predominantemente à direita, mas pode ser à esquerda ou bilateral, e ascite em casos de anasarca mais pronunciada) e hepatomegalia dolorosa. Na propedêutica armada, a radiografia de tórax comumente mostra aumento da trama vascular pulmonar, velamento dos seios costofrênicos e cardiomegalia. O eletrocardiograma e o ecodopplercardiograma podem acrescentar informações valiosas.

A fisiopatologia decorre do aumento da ph pela retenção de sódio e água inicialmente pela redução do débito cardíaco e pela estase renal e posteriormente por atividade aumentada do SRAA, levando à reabsorção de sódio e água. É provável também que haja aumento da permeabilidade capilar pela ação do fator natriurético atrial.

Hepático

Na cirrose hepática, o edema generalizado é discreto, predominando a presença de ascite e edema de membros inferiores.

Atentar para achados semiológicos de hipertensão portal: presença de circulação colateral tipo "cabeça de medusa" à inspeção do abdome, esplenomegalia, varizes esofágicas e/ou hemorroidárias (relato de hematêmese ou melena prévias) e achados semiológicos de insuficiência hepática: telangiectasias ou aranhas vasculares ou *spiders*, ginecomastia (em homens), eritema palmar, icterícia, hálito hepático, distúrbios da coagulação (equimoses ou hematomas) e encefalopatia hepática (podendo estar presente *flapping* ou *asterixis*).

A fisiopatologia decorre da diminuição da resistência periférica: provavelmente a causa mais importante para a retenção renal de sódio. O volume sanguíneo total está usualmente aumentado mesmo antes da formação de edema. Aparentemente a lesão hepática diminui a depuração ou aumenta a produção de fatores vasodilatadores (p. ex., óxido nítrico). Esses fatores inicialmente levam à diminuição da resistência vascular mesentérica, com ativação da vasoconstrição simpática e do SRAA. A hipertensão portal leva ao aumento da ph e ao acúmulo de líquido no espaço peritoneal (ascite). Soma-se a esses fatores a diminuição da π (hipoalbuminemia pela diminuição da síntese proteica decorrente da insuficiência hepática).

Desnutrição proteica grave

O edema da desnutrição proteica grave é causado pela diminuição da π (ocasionada pela hipoalbuminemia decorrente da ingestão muito reduzida de proteínas).

Cabe ressaltar que no Brasil do século XXI trata-se de causa rara.

Enteropatia perdedora de proteínas

A enteropatia perdedora de proteínas é uma síndrome rara de perda proteica gastrointestinal. As causas primárias podem ser classificadas em vazamento linfático pelo aumento da pressão intersticial e diminuição da π pelo vazamento de fluidos ricos em proteínas em decorrência de distúrbios gastrointestinais erosivos ou não erosivos.

O diagnóstico de enteropatia perdedora de proteínas deve ser considerado em pacientes com diarreia crônica e edema periférico, nos quais se constata hipoalbuminemia e ausência de proteinúria.

A Figura 4 resume a fisiopatologia das principais causas de anasarca, e a Tabela 1 mostra algumas características que auxiliam a realização do diagnóstico diferencial das três principais causas de anasarca.

Edema localizado

As principais causas de edema localizado são: insuficiência venosa crônica, trombose venosa profunda, processos inflamatórios (flebites e celulites), afecções de linfáticos e angioedema. Causas menos comuns são: medicamentos, mixedema e lipedema.

Insuficiência venosa crônica

O edema observado nos portadores de insuficiência venosa crônica localiza-se nos membros inferiores, podendo predominar em uma das pernas. Acentua-se na posição ortostática (quando o paciente fica em pé) por longos períodos e ao final do dia. A consistência geralmente é mole, porém, quanto mais crônico o edema, mais duro se torna. É inelástico. Além disso, nos casos crônicos é comum a pele tornar-se acastanhada (dermatite ocre), coloração ocasionada pelo extravasamento de hemácias causado pelo aumento da pH capilar, levando ao depósito de hemossiderina. Úlceras também podem

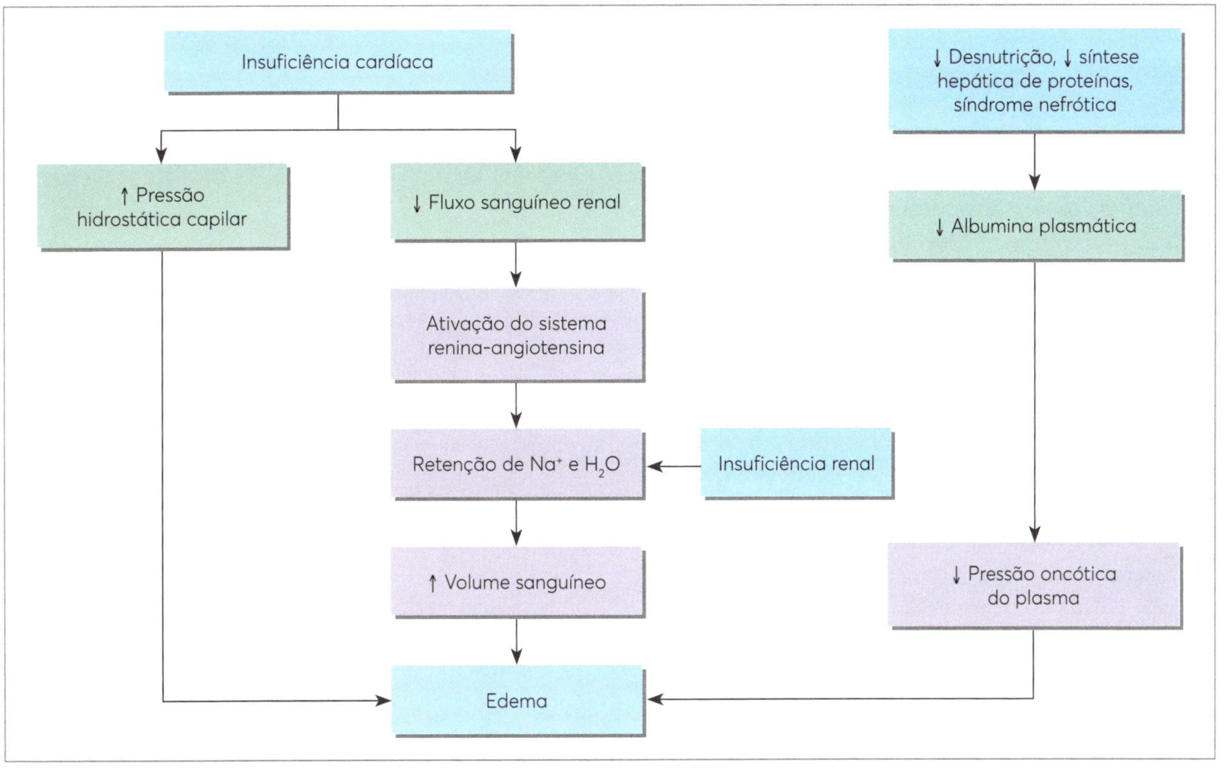

FIGURA 4
Fisiopatologia resumida das principais causas de anasarca.

TABELA 1 Características que auxiliam a realizar o diagnóstico diferencial das três principais causas de anasarca

Causa da anasarca	Renal	Cardíaca	Hepática
Edema de face	Presente	Ausente	Ausente
Edema gravitacional	++	++++	+++
Ascite	+	+	++++
Hipoalbuminemia	++++ (*)	–	++
Proteinúria	++++ (*)	–	–

*Alterações evidentes na síndrome nefrótica.

estar presentes (a localização mais comum é próxima ao maléolo medial – região interna do tornozelo).

Trombose venosa profunda

O edema da trombose venosa profunda geralmente é intenso, mole e há calor local. O membro pode ficar cianótico (aumento da extração de oxigênio pela estase venosa). Além disso, podem estar presentes os sinais propedêuticos clássicos: empastamento da panturrilha, diminuição da mobilidade da panturrilha (sinal da bandeira), dor à dorsiflexão passiva do pé (sinal de Homans) ou dor à compressão da panturrilha contra a proeminência óssea (sinal de Bancroft). A ultrassonografia com Doppler venoso do membro suspeito confirma o diagnóstico.

O mecanismo fisiopatológico responsável é o aumento da ph pela oclusão venosa.

Processos inflamatórios (flebites e celulites)

O edema é acompanhado dos outros sinais flogísticos no local (calor, rubor e dor) e é mole. A pele geralmente é lisa e brilhante.

Esse edema decorre do componente inflamatório, que aumenta a permeabilidade capilar, e também do aumento da ph (como ocorre na insuficiência venosa e na trombose venosa profunda).

Linfedema

É o edema originado das afecções dos vasos linfáticos. Geralmente é duro, não depressível, inelástico, indolor e com francas alterações da pele, que é espessa e áspera. Para sua ocorrência é necessário haver obstrução dos vasos linfáticos, como ocorre pós-celulite, pós-cirúrgico (p. ex., mastectomia com ressecção linfonodal) ou pela filariose (doença infecciosa causada pelo parasita *Wuchereria bancrofti*, que pode ser transmitida para as pessoas por meio da picada do mosquito do gênero *Culex* infectado).

Angioedema

São sinônimos de angioedema: edema angioneurótico, edema alérgico ou edema de Quincke.

Esse edema costuma restringir-se à face (geralmente, acomete pálpebras, lábios e língua – Figuras 5 e 6). Pode ser acompanhado de urticária. Em casos graves, pode evoluir com edema de laringe, levando ao estridor laríngeo, o que é uma emergência médica.

A instalação é súbita e rápida, assim a pele torna-se lisa e brilhante, podendo também apresentar temperatura elevada e cor avermelhada. A principal causa de sua formação é o aumento da permeabilidade capilar ocasionado por substâncias como a histamina (liberada da reação antígeno-anticorpo). Os principais desencadeantes são: alimentos, medicamentos, picadas de insetos ou contato com produtos sensibilizantes.

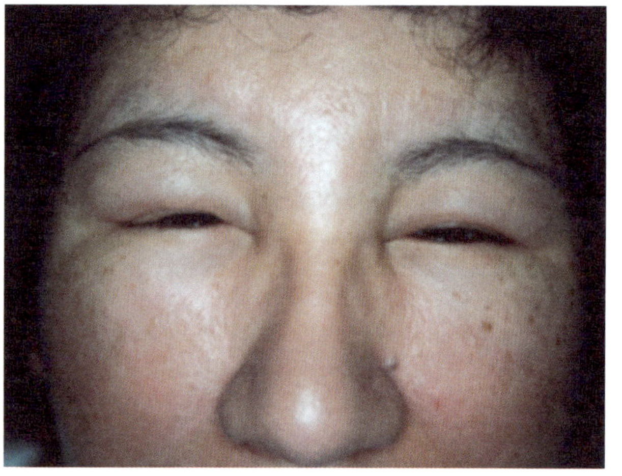

FIGURA 5
Angioedema pronunciado na região periorbitária.

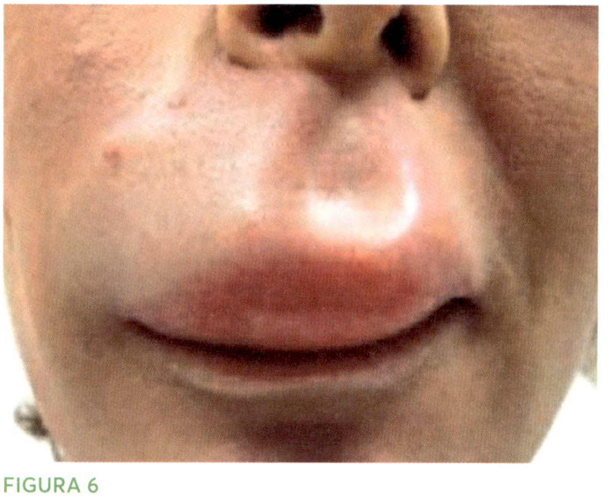

FIGURA 6
Angioedema pronunciado no lábio superior.

Mixedema

Este edema não se enquadra na definição clássica de edema. Possui origem endócrina e é pouco depressível. A fisiopatologia consiste na deposição de mucopolissacarídeo (glicoproteínas) no espaço intersticial, e secundariamente há certa retenção de água.

No hipotireoidismo, pode ser generalizado; no entanto, mais comumente é circunscrito às pálpebras, face, dorso das mãos e língua.

Na doença de Graves (causa de hipertireoidismo), pode ocorrer mixedema localizado (< 5% dos casos). Nessa situação, ele é restrito aos membros inferiores (área pré-tibial e dorso dos pés).

Lipedema

O lipedema também não se enquadra na definição clássica de edema. É um acúmulo patológico de tecido adiposo nos membros (distribuição anormal de gordura). Acomete com maior frequência os membros inferiores:

os pés geralmente são poupados, embora os tornozelos muitas vezes tenham grande acúmulo de gordura.

Afeta quase exclusivamente mulheres, levando a considerável incapacidade, comprometimento do funcionamento diário e sofrimento psicossocial. A literatura mostra dados escassos e conflitantes quanto a sua prevalência.

A fisiopatologia não é bem compreendida, no entanto fatores como a suscetibilidade poligênica combinada com distúrbios hormonais, microvasculares e linfáticos podem ser parcialmente responsáveis por seu desenvolvimento.

Edema medicamentoso

O edema medicamentoso predomina nos membros inferiores, mas quando é mais intenso pode acometer a face.

Dois mecanismos principais são descritos (a depender do medicamento): retenção renal de sódio e vasodilatação arteriolar.

Os principais medicamentos que causam edema são: anti-hipertensivos (bloqueadores dos canais de cálcio, minoxidil ou hidralazina), antidepressivos (trazodona e inibidores da monoaminooxidase), antivirais (aciclovir), quimioterápicos (docetaxel, ciclofosfamida e ciclosporina), glicocorticoides, pramipexol, hormônios (progesterona e esteroides anabolizantes), tiazolidinedionas e anti-inflamatórios não esteroidais (AINE) como o celecoxibe e o ibuprofeno.

A Tabela 2 elenca as principais causas de edema segundo o mecanismo fisiopatológico primário de surgimento.

TABELA 2 Principais causas de edema segundo o mecanismo primário

Causas	Mecanismo primário
Aumento da pressão hidrostática capilar	Aumento do volume plasmático secundário à retenção renal de sódio: ▪ Insuficiência cardíaca ▪ Retenção renal de sódio primária: a. Doenças renais, incluindo síndrome nefrótica b. Medicamentos: AINE, glicocorticoides, insulinas, progestágenos, estrógenos, vasodilatadores, bloqueadores dos canais de cálcio c. Cirrose hepática d. Edema da síndrome de realimentação ▪ Gravidez e edema pré-menstrual ▪ Sobrecarga de sódio ou fluido: a. Drogas com grande quantidade de sódio (antibióticos intravenosos, bicarbonato de sódio) b. Reposição muito rápida ou excessiva de fluido intravenoso
Obstrução ou insuficiência venosa	▪ Cirrose ou obstrução venosa hepática ▪ Edema agudo de pulmão ▪ Obstrução venosa local: a. Trombose venosa b. Estenose venosa ▪ Insuficiência venosa crônica
Vasodilatação arteriolar	Medicamentos: vasodilatadores, bloqueadores de canal de cálcio di-hidropiridínicos
Hipoalbuminemia	▪ Perda de proteínas: a. Síndrome nefrótica b. Enteropatia perdedora de proteínas ▪ Diminuição da síntese de albumina: a. Doenças hepáticas b. Desnutrição
Aumento da permeabilidade capilar	▪ Queimadura ▪ Trauma ▪ Inflamação ou sepse ▪ Reações alérgicas, incluindo algumas formas de angioedema ▪ Síndrome do desconforto respiratório agudo ▪ Diabete melito ▪ Ascite neoplásica
Obstrução linfática ou pressão oncótica capilar aumentada	▪ Dissecção de linfonodo ▪ Aumento de linfonodos secundários a neoplasias ▪ Hipotireoidismo ▪ Ascite neoplásica
Outros medicamentos (mecanismo incerto)	▪ Anticonvulsivantes: gabapentina, pregabalina ▪ Antineoplásicos: docetaxel, cisplatina ▪ Antiparkinsonianos: pramipexol

CASOS CLÍNICOS

Caso 1

Mulher, 50 anos, casada, 2 filhos, costureira, católica, parda, natural de Jaboatão dos Guararapes (PE) e procedente de São Paulo, onde reside há 30 anos. Apresenta-se à consulta ambulatorial com queixa de que há 1 mês notou o surgimento de edema generalizado, acometendo inclusive a face, associado a aumento do volume abdominal, com piora progressiva. O edema facial é pior pela manhã. Relata dispneia há 1 semana. Relata ganho de 5 kg no período (65 para 70 kg). Nega ortopneia ou dispneia paroxística noturna. Nega febre. AP: hipertensão arterial sistêmica há 5 anos; diabete melito tipo 2 há 10 anos. Nega cirurgias prévias. Medicações em uso: atenolol 50 mg 1 vez ao dia e metformina 500 mg 3 vezes ao dia (relata uso irregular da medicação). Nega tabagismo ou etilismo.

Exame clínico: REG, descorada +/4+, hidratada, anictérica, acianótica, taquipneica, consciente e orientada. Frequência cardíaca 70 bpm; pressão arterial 160 x 98 mmHg; frequência respiratória 22 irpm; temperatura 36,5 °C; glicemia capilar 350 mg/dL. AR: MV+ bilateralmente sem RA, diminuídos em ambas as bases, com diminuição da ausculta da voz. ACV: bulhas rítmicas hipofonéticas em 2T, sem sopros. Ausência de estase jugular a 45 graus. Abdome: globoso, flácido, macicez móvel e semicírculos de Skoda presentes, piparote ausente, sem visceromegalias, indolor. Membros inferiores: edema simétrico 2+/4+.

Qual é a causa da anasarca apresentada por esta paciente? Quais dados corroboram sua hipótese?

Discussão

Trata-se de anasarca de causa renal (provável síndrome nefrótica secundária ao diabete melito tratado de forma inadequada, além de possível doença renal crônica). Observam-se edema de face e presença de derrames cavitários (derrame pleural bilateral e ascite moderada). A dispneia é secundária ao derrame pleural associado. Não há comemorativos para pensar em anasarca por insuficiência cardíaca (apesar de a paciente ser hipertensa mal controlada), visto que ela nega ortopneia, a dispneia é de início recente e não há estase jugular a 45 graus.

Caso 2

Homem, 42 anos, divorciado, pintor, natural de Campos (RJ), há 20 anos em São Paulo. Procura o pronto-socorro relatando que há cerca de 1 mês notou aumento do volume abdominal e edema de membros inferiores. Há 2 semanas, reparou que a pele estava amarelada e notou o surgimento de fezes escurecidas na última semana. Nega febre. Nega comorbidades. É etilista (consumo de destilados desde os 15 anos de idade – não "sabe" informar a quantidade). Nega tabagismo.

Exame clínico: regular estado geral, descorado +/4+, hidratado, ictérico 2+/4+, acianótico, eupneico. Frequência cardíaca 64 bpm; pressão arterial 98 x 60 mmHg. Frequência respiratória 16 irpm; temperatura 36,7 °C. Neurológico: consciente, orientado, porém lentificado. Tórax: ginecomastia bilateral e presença de telangiectasias. MV+ bilateralmente sem ruídos adventícios. BRNF em 2T sem sopros. Exame abdominal: abdome globoso, presença de circulação colateral tipo "cabeça de medusa", semicírculos de Skoda e sinal do piparote presentes, fígado palpável no rebordo costal direito, indolor. Membros superiores: eritema palmar e *flapping*. Membros inferiores: edema simétrico 2+/4+.

Qual é a causa da anasarca apresentada por este paciente? Quais dados corroboram sua hipótese?

Discussão

Trata-se de anasarca de causa hepática (provável cirrose hepática pelo álcool). O paciente apresenta antecedente de etilismo de longa data. Apesar de não relatar a quantidade, sabe-se que é comum etilistas importantes subestimarem a quantidade de álcool ingerido. Além disso, apresenta sinais de insuficiência hepática, a saber, icterícia, encefalopatia hepática (lentificação e presença de *flapping*), ginecomastia, telangiectasias (*spiders*), e de hipertensão portal (circulação colateral e ascite moderada). As fezes escurecidas podem denotar melena (secundário ao sangramento de varizes esofágicas). Neste caso de anasarca *há predomínio de ascite* moderada a volumosa (visto que sinal de piparote é presente, o que ocorre em ascites > 3 L) e de edema de membros inferiores.

Caso 3

Homem, 49 anos, casado, carpinteiro, natural da Bahia, há 30 anos em São Paulo, católico. Apresenta-se à consulta ambulatorial com queixa de há 2 meses sentir "cansaço" para algumas atividades, como ir até à padaria (distante dois quarteirões da sua casa). Há um mês passou a utilizar dois travesseiros para conseguir dormir melhor e começou a apresentar episódios de tosse seca no período. Frequentemente, acorda no meio da noite com a sensação de afogamento. Há 1 mês notou edema de membros inferiores, que piora no final do dia, além de aumento do volume abdominal. Nega febre. Relata ganho de 7 kg (60 para 67 kg) no período. É hipertenso há 25 anos. Não sabe relatar medicações de uso habitual. Tabagista (40 anos-maço). Nega etilismo ou uso de drogas ilícitas.

Exame clínico: bom estado geral, corado, hidratado, anictérico, taquipneico. Frequência cardíaca 86 bpm; pressão arterial 180 x 112 mmHg; frequência respiratória 24 irpm; temperatura 36,8 °C. Exame pulmonar: murmúrios vesiculares presentes bilateralmente, com estertores finos bibasais. ACV: bulhas rítmicas hipofonéticas em 2T, sem sopros. Presença de estase jugular a 45 graus. Abdome: globoso, flácido, fígado doloroso palpável a 4 cm do rebordo costal direito e 2 cm do apêndice xifoide, macicez móvel presente, piparote ausente. Membros inferiores: Godet 2+/4+ bilateralmente.

Qual é a causa da anasarca apresentada por este paciente? Quais dados corroboram sua hipótese?

Discussão

Trata-se de anasarca de causa cardíaca. A presença de ortopneia tem alto valor preditivo positivo para o diagnóstico de insuficiência cardíaca. Soma-se a isso a presença de dispneia paroxística noturna, estase jugular a 45 graus, estertores finos à ausculta pulmonar e hepatomegalia dolorosa (sinais de congestão sistêmica) e o fato de o paciente apresentar 2 fatores de risco para miocardiopatia: 1. É natural de região endêmica para doença de Chagas. 2. É hipertenso de longa data, com aderência questionável ao tratamento, visto que desconhecia medicações de uso habitual e se apresentava bastante hipertenso na consulta. A ascite é de pequena monta.

Caso 4

Jovem, 15 anos de idade, chega ao pronto-socorro, direto da escola, levado pela diretora, todos muito assustados com o inchaço súbito observado, dispneia e rouquidão, iniciados há 20 minutos, piorando. O rapaz conta que já teve outros episódios semelhantes anteriormente, com necessidade de ida ao pronto-socorro. Não se lembra de ter recebido orientação para tratamento. Nega comorbidades ou o uso de medicamentos.

Exame clínico: bom estado geral, corado, hidratado, anictérico, eupneico. Frequência cardíaca 110 bpm; pressão arterial 110 x 60 mmHg; frequência respiratória 18 irpm. Face: edema palpebral bilateral e no lábio superior (muito pronunciado). AR: MV+ bilateralmente sem ruídos adventícios. ACV: BNRF em 2T sem sopros. Abdome: plano, flácido, indolor, sem visceromegalias. Membros inferiores: sem edemas.

Qual é a causa do edema apresentado por este paciente? Quais dados corroboram sua hipótese?

Discussão

Trata-se de angioedema. Chama a atenção o fato de ser um edema pronunciado de instalação rápida e súbita. Soma-se a isso sua localização (região periorbitária e lábios) e o antecedente de episódios semelhantes. Neste caso, o desencadeante pode ter sido algum alimento ingerido na escola (é muito comum angioedema por corantes utilizados pela indústria alimentícia).

Caso 5

Mulher, 65 anos, casada, 5 filhos, doméstica, natural de Inhambupe (BA), em São Paulo (SP) há 45 anos. Apresenta-se à consulta ambulatorial queixando-se de edema nos membros inferiores há mais de 1 ano, com piora no último mês. Relata que o edema piora ao longo do dia (associa ao fato de trabalhar em pé o dia inteiro). Nega dispneia, ortopneia ou febre. É hipertensa em uso de losartan 50 mg/dia. Obesidade grau 2.

Exame clínico: bom estado geral, corada, hidratada, anictérica, acianótica, eupneica. Frequência cardíaca 82 bpm; pressão arterial 138 x 82 mmHg; frequência respiratória 16 irpm; temperatura 36,5 °C. AR: MV+ bilateralmente sem RA. ACV:

bulhas rítmicas normofonéticas em 2T, sem sopros. Ausência de estase jugular a 45 graus. Abdome: globoso, flácido, indolor, sem visceromegalias. Membros inferiores: coloração acastanhada na região distal de ambas as pernas (mais pronunciada à direita) com algumas varicosidades, edema simétrico 2+/4+, pouco depressível, indolor, pele endurecida.

Qual é a causa do edema de membros inferiores apresentado por esta paciente? Quais dados corroboram sua hipótese?

Discussão

Trata-se de edema secundário a insuficiência venosa crônica. É um edema gravitacional, crônico, conforme relato da paciente (edema há mais de 1 ano), fato corroborado pelas características observadas no exame dos membros inferiores (pouco depressível e pele endurecida). Soma-se a isso a presença da coloração acastanhada (dermatite ocre) e de veias varicosas.

PRINCIPAIS PONTOS

- As principais causas de anasarca são: de origem renal, cardíaca e hepática. Causas raras são: desnutrição proteica grave e enteropatia perdedora de proteínas.
- Quando há anasarca é comum a presença de derrames cavitários (derrame pleural, derrame pericárdico e/ou ascite).
- Anasarca de causa renal: edema de face, mais acentuado pela manhã. Urina espumosa. Uso de drogas nefrotóxicas. Presença de fatores de risco para doença renal crônica.
- Anasarca de causa cardíaca: dispneia progressiva e ortopneia (intolerância ao decúbito dorsal horizontal). Presença de estase jugular, edema gravitacional, hepatomegalia dolorosa. Presença de fatores de risco para insuficiência cardíaca.
- Anasarca de causa hepática: predomínio de ascite e edema de membros inferiores. Antecedentes de etilismo, hepatites B e C, uso de drogas hepatotóxicas e obesidade.
- As principais causas de edema localizado são: insuficiência venosa crônica, trombose venosa profunda, processos inflamatórios (flebites e celulites), afecções de linfáticos e angioedema. Causas menos comuns são: medicamentos, mixedema e lipedema.
- No edema localizado de membro inferior: quando a área edemaciada está quente e os sinais vitais do paciente estão alterados (febril, taquicárdico e/ou taquipneico), deve-se suspeitar de causa infecciosa (celulite) e/ou trombótica. A ultrassonografia com Doppler venoso do membro acometido auxilia no diagnóstico diferencial.
- Angioedema: instalação rápida e súbita.
- Os medicamentos que causam edema são geralmente anti-hipertensivos (bloqueadores dos canais de cálcio, minoxidil ou hidralazina), antidepressivos (trazodona e inibidores da enzima monoamina oxidase), antivirais (aciclovir), quimioterápicos (docetaxel, ciclofosfamida e ciclosporina), glicocorticoides, pramipexol, hormônios (progesterona e esteroides anabolizantes), tiazolidinedionas e AINE (p. ex., celecoxibe e ibuprofeno).

BIBLIOGRAFIA

1. Amiot A. Gastro-entéropathies exsudatives [Protein-losing enteropathy]. Rev Med Interne. 2015;36(7):467-73.
2. Benseñor IM, Atta JA, Martins MA. Semiologia clínica. São Paulo: Sarvier; 2002.
3. Bickley LS, Bates B. Propedêutica médica. 15.ed. Rio de Janeiro: Guanabara-Koogan; 2015.
4. Buso G, Depairon M, Tomson D, Raffoul W, Vettor R, Mazzolai L. Lipedema: a call to action! Obesity (Silver Spring). 2019;27(10):1567-76.
5. Celeno C. In: Porto AL (ed.). Semiologia médica. 7.ed. Rio de Janeiro: Guanabara-Koogan; 2014.
6. Lent-Schochet D, Jialal I. Physiology, edema. 2020 Jul 10. In: StatPearls [Internet]. Treasure Island (FL): StatPearls Publishing; 2021 Jan. PMID: 30725750.
7. Silva RMFL. Tratado de semiologia médica. Rio de Janeiro: Guanabara-Koogan; 2014.
8. Simel DL, Rennie D, MD. The rational clinical examination: evidence-based clinical diagnosis. JAMA Evidence. 2009.
9. Sterns RH. Pathophysiology and etiology of edema in adults. Up to Date. 2020.
10. Trayes KP, Studdiford JS, Pickle S, Tully AS. Edema: diagnosis and management. Am Fam Physician. 2013;88(2):102-10.
11. Wollina U. Lipedema: an update. Dermatol Ther. 2019;32(2):e12805.

41

Febre

Evelyn Pereira da Silva Feitoza

CONCEITO

A febre, que é um dos sinais mais frequentes da prática clínica e grande responsável pela procura aos pronto-atendimentos, possui a função de sinalizar alguma doença a ser rastreada.

A temperatura corporal tem sua média em 36,5 °C, variando em aproximadamente 0,4 °C entre a população. A maioria das aferições é feita na região axilar, porém pode também ser aferida na cavidade oral e retal (0,5 °C e 0,8 °C acima respectivamente). A variação fisiológica encontrada é causada pelo ritmo circadiano (0,5 a 1°C). As temperaturas mais baixas são evidenciadas às 6 horas da manhã e mais altas entre 16 e 18 horas. Durante o ciclo menstrual, nas duas semanas que antecedem a ovulação, as temperaturas são mais baixas e ocorre aumento de 0,6 °C durante a ovulação.

Fatores ambientais, uso de drogas e atividade física podem elevar em até 3 °C a temperatura corporal. Todas essas medidas devem ser aferidas. Caso não sejam, devem ser usados dados da história que sugiram febre.

As alterações da temperatura corporal são definidas na literatura médica como febre, febre de origem indeterminada e hipertermia.

Definições

- Febre: aumento da temperatura axilar acima de 37,8 °C com alteração do ponto de ajuste hipotalâmico (*set point*). Caso não haja aferição da temperatura, definir sinais e sintomas sugestivos de aumento de temperatura como calafrios, tremores e a queda da temperatura, como sudorese importante.
- Febre de origem indeterminada: é um subgrupo da febre e define-se por três critérios obrigatórios: temperaturas aferidas acima de 38,3 °C, no mínimo, por 2 vezes na semana; duração de, no mínimo, 3 semanas e que permanece sem diagnóstico após 1 semana ou 3 consultas de investigação.
- Hipertermia: são temperaturas evidenciadas acima de 41,5 °C em que não há ajuste hipotalâmico, ou seja, é uma incapacidade do corpo de perder todo o calor produzido, sem mudança no *set point* hipotalâmico.

FISIOLOGIA E FISIOPATOLOGIA

A temperatura corporal é mantida com a produção de calor pela geração de ATP, manutenção da integridade funcional/estrutural corpórea, contração muscular com atividade física ou calafrios e com a perda na respiração, sudorese e vasodilatação cutânea. A regulação das perdas e ganhos de calor para a manutenção da temperatura corporal é feita pelo hipotálamo. As respostas deflagradas pela ação dos pirogênios exógenos ativam os sensores térmicos periféricos até o hipotálamo, liberam metabólitos de ácido araquidônico quando expostos aos pirogênicos endógenos (IL1 e IL6, TNF e interferons), que ativam um segundo mensageiro para aumentar o *set point* termorregulador e por meio de vias eferentes, modula o tônus vasomotor periférico, a produção de suor, atividade muscular, produção de sinais e sintomas gerais e alterações laboratoriais (p. ex., leucocitose, anemia, síntese de proteínas plasmáticas, insulina e catecolaminas) e, por meio das vias corticais, realiza a mudança de comportamento que acarretará na queda da temperatura (Figura 1).

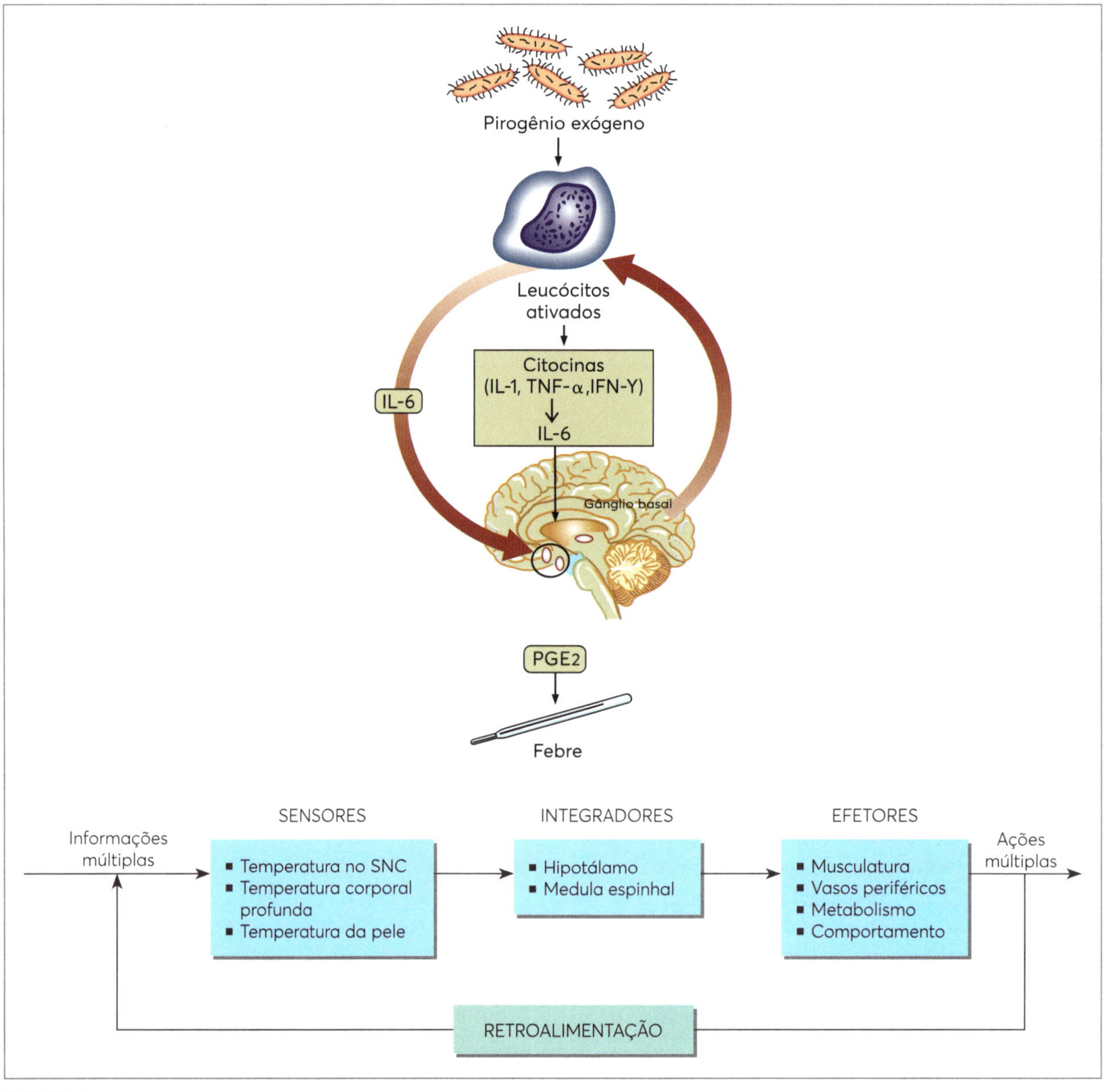

FIGURA 1
Fisiologia e fisiopatologia da febre.
IL-1: interleucina 1; PGE_2: prostaglandina E2; SNC: sistema nervoso central; TNF-alfa: fatores de necrose tumoral alfa.
Fonte: Mackowiak, 1998.

CARACTERIZAÇÃO

Avaliação do paciente febril

A avaliação do paciente febril inicia-se com duas grandes ferramentas, a anamnese e o exame clínico, que, aliados, farão mais de 80% dos diagnósticos.

O objetivo é tentar elencar pistas da maior para a menor probabilidade diagnóstica, classificar os achados nas categorias etiológicas, identificar os sinais de alerta e a brevidade com que o paciente deverá ser investigado.

Todos os pontos que a compõem são importantes, porém alguns detalhes não podem faltar para alinhar a construção etiológica.

Anamnese

É necessária a identificação de:

- Idade: as idades apontam etiologias mais prevalentes, como infecção aguda e causa inflamatória (oncológica) para os idosos.

- Sexo: o feminino tem maior probabilidade para doenças autoimunes, assim como os jovens.
- Atividade laboral atual e passada: exposição a produtos biológicos contaminados como hepatites virais, fungos e parasitas.
- Naturalidade e procedência de moradias: exposição a infecções peculiares de determinadas regiões, como Chagas, brucelose, borreliose, febre amarela, dengue, zika e chikungunya.
- Religião: determinados ritos, como ingestão alimentar, manuseio de sangue e água, contato com material perfurocortante são peculiares de religiões afrodescendentes, aumentando a chance de infecção aguda e crônica como HIV, hepatites, diarreia infecciosa viral e bacteriana.
- História médica atual: início, valores das temperaturas, padrão de apresentação, frequência, fatores de melhora e piora, sinais e sintomas sistêmicos ou localizados associados, limitações atribuídas a febre e o que já realizou de investigação e tratamento são informações muito importantes, como realizar perguntas amplas para que o paciente consiga complementar cronologicamente da melhor forma.

História patológica pregressa ou antecedentes pessoais

Diagnósticos pessoais prévios, exames anteriores, ambiente de exposição do paciente (comunidade *vs.* hospitalar), invasões/cirurgias como cateteres ou próteses, internações, revisão da prescrição e prontuário pregresso podem fornecer informações importantes para complementar o raciocínio clínico.

Deve-se atentar-se para:

- Transfusões sanguíneas: podem fortalecer a hipótese infecciosa de vírus como HIV, hepatites virais e doença de Chagas.
- Uso de medicações: reações de hipersensibilidade estão atribuídos ao uso.
- Uso de chás e outros suplementos alimentares termogênicos, imunizações prévias e viagens recentes: corroboram informações importantes no sentido de causas infecciosas.
- Doenças prévias ou tratamentos com imunossupressores: infecções oportunistas ou manifestações são de maior gravidade em imunodeprimidos do que em imunocompetentes; exposição a animais (p. ex., gato, morcego, insetos) aumentam a chance de toxoplasmose, raiva e tétano, leptospirose.
- Aspectos peculiares femininos: focar em abortos provocados e espontâneos para aventar a possibilidade de doenças autoimunes como síndrome do anticorpo antifosfolipídeo e lúpus eritematoso sistêmico. Além disso, as condições sociais e higiênicas em que foi realizado são importantes para pensar em infecção pela realização em locais clandestinos. Questionar a respeito de uso de medicamentos na ocasião. Outro aspecto se refere aos rastreios de câncer de colo de útero e mama e corrimento vaginal para considerar causas infecciosas como gonorreia, candidíases, tricomoníase, vaginose bacteriana.
- Hábitos e vícios: uso de drogas ilícitas e álcool: cocaína, *ecstasy* (metilenodioximetanfetamina – MDMA) e síndrome de abstinência podem ser acompanhadas de hipertermia. Outro aspecto é a infecção associada às condições precárias do uso de drogas inalatórias que podem levar a infecção de pele e vias aéreas. Em relação a história sexual prévia e atual é importante esclarecer se há uso de preservativos para prevenção de infecções sexualmente transmissíveis (IST). Cabe lembrar que a atividade física extenuante pode gerar hipertermia.
- Antecedentes familiares: identificar doenças prévias dos pais, irmãos e filhos e/ou outras mais prevalentes com a respectiva idade de aparecimento. Estas informações permitem analisar se há antecedentes familiares para câncer e/ou contato com doenças infectocontagiosas pelo convívio próximo como sarampo, tuberculose, *influenza*, rotavírus.
- História pessoal, familiar e social: as informações pessoais, financeiras, psicológicas são questões relevantes, não propriamente médicas, porém importantes para o raciocínio clínico para excluir causas factícias ou laborais para a febre.
- Interrogatório sobre os diversos aparelhos (ISDA): este quesito torna-se mais importante caso não tenha sido encontrada nenhuma pista anteriormente; caso já tenha, torna-se corroborativo à estruturação das hipóteses.

Exame clínico

Sua realização requer avaliação de:

- Estado geral: é importante para avaliar o impacto da doença e pensar na brevidade da investigação. Nesse sentido, a avaliação da debilidade como a atitude no leito, alteração de comportamento, cianose e a impressão nutricional são aspectos que devem ser avaliados.
- Pele: despir o paciente a fim de inspecionar locais a que ele ou ela não atenta como costas, nádegas, períneo e região occipital para avaliar erupções cutâneas, petéquias, púrpuras, abscessos, hematomas que podem sugerir causas infecciosas ou autoimunes.

- Cabeça e pescoço: avaliar a rigidez de nuca para exclusão de meningite, a cavidade oral para causas oncológicas ou infecciosas, palpação de seios da face para descartar sinusite. Oroscopia e otoscopia, fundo de olho, couro cabeludo podem ser sítios de infecção. É fundamental avaliar linfonodos com atenção ao tamanho, cadeia(s) acometida(s) e textura, o que pode apontar para causas infecciosas ou oncológicas, principalmente linfomas.
- Membros superiores e inferiores: acometimento de cor/textura da pele e alterações nas unhas apontam para causas infecciosas como erisipela, celulite ou infecção fúngica.
- Abdome: avaliar abaulamentos, hepato e esplenomegalia indicam possíveis etiologias oncológicas ou focos infecciosos.
- Pulmão e coração: realizar ausculta de forma minuciosa, principalmente de sopros e atritos, que podem corroborar principalmente as possibilidades de doenças infecciosas e, menos comumente, autoimune.

QUADRO CLÍNICO

O quadro clínico varia conforme as principais causas de febre de um paciente da comunidade – ver, na Tabela 1, a divisão das causas de acordo com os sistemas. Uma sugestão para início do raciocínio é separar as conclusões coletadas na anamnese, no exame clínico, nos exames complementares e, se necessário for, até mesmo em testes terapêuticos em tópicos.

Febre de origem indeterminada

As causas encontradas na febre de origem indeterminada (FOI) são as mesmas, ou seja, infecciosas, inflamatórias (autoimunes), oncológicas, gerais ou miscelânea. E são divididas em quatro categorias:

1. Clássica: são pacientes que se enquadram nas principais causas apresentadas previamente.
2. Nosocomial ou hospitalar.
3. Associada ao HIV e imunossupressão.
4. Miscelânea: são causas não enquadradas nas etiologias anteriores. Alguns exemplos desse grupo são: febre de origem central, febre factícia, febre familiar do Mediterrâneo e drogas.

Um terço dos pacientes hospitalizados sofre com reações adversas a drogas e manifesta-se com erupções cutâneas, reação idiossincrásica ou alteração na termorregulação. Eosinofilia e erupção cutânea só estão presentes em 25% dos casos, não podendo ser excluí-

TABELA 1 Causas sistêmicas, respectivo sinal e sintoma e possível diagnóstico

Causas	Sinais e sintomas	Diagnóstico possível
Causas sistêmicas	Perda de peso involuntária, fadiga, sudorese, anemia	Tuberculose, endocardite, neoplasia
Orofaringe e ouvido	Secreção e obstrução nasal, gotejamento posterior, hiperemia de amígdalas e conduto auditivo, placas purulentas, abaulamento de membrana timpânica, vesículas labiais	Sinusite, amigdalite, herpes
Pele e anexos	Úlceras, feridas, bolhas, vesículas, erupções cutâneas, exoftalmia, icterícia, descoramento de mucosas, adenomegalias, alterações tireoidianas (nódulos)	Infecção, autoimunes (LES, Sjögren, artrite reumatoide), hipertireoidismo
Musculoesquelético	Artralgias e artrite, mialgias	Autoimunes, leptospirose
Neurológico	Convulsões, déficits focais, irritação meníngea, alteração de consciência, tontura	Meningite, AVC hemorrágico, embolia séptica
Geniturinário	Sinal de Giordano, alteração da coloração da urina, corrimento vaginal, dor à mobilização do colo uterino, dor pélvica, dor ao toque retal (próstata), disúria	Infecção no trato geniturinário, pielonefrite, prostatite, cistite
Gastrointestinal	Dor, náuseas e vômitos, hepato e esplenomegalia, ascite, diarreia, sinais de peritonismo, alteração da coloração das fezes, icterícia	Hepatites agudas, leptospirose, abscesso hepático, neoplasia, diarreia infecciosa, ruptura de vísceras
Cardíacos	Taquicardia, dor torácica, bulhas abafadas, sopros, turgência jugular, atrito	Febre reumática, miocardite e pericardite (infecção ou autoimune)
Respiratório	Estertores, diminuição da saturação arterial de oxigênio, derrame pleural, dispneia, tosse e hemoptise	Pneumonia, empiema, tuberculose, embolia pulmonar
Membros inferiores	Edema, empastamento da panturrilha, alteração de pele	Celulite, trombose venosa profunda
Dispositivos invasivos	Tubo orotraqueal, sondas vesicais e enterais; cateteres de curta e longa permanência	Infecção de corrente sanguínea, sinusite, infecção urinária, flebite

AVC: acidente vascular cerebral; LES: lúpus eritematoso sistêmico.

da essa causa quando ausentes. A Tabela 2 apresenta as principais drogas que podem desencadear FOI.

Quando suspeitar de gravidade? A Tabela 3 apresenta os principais sinais de alarme e quais as etiologias possíveis.

Considerando os possíveis diagnósticos diferenciais, são amplas as causas de febre na comunidade e, geralmente, não se apresentam isoladamente. Então, torna-se necessário considerar os dados epidemiológicos e as possíveis etiologias para estabelecer o raciocínio clínico, com exemplificado na Figura 2.

TABELA 2 Medicações relacionadas à febre de origem indeterminada

Aminoglicosídeo	Anti-inflamatórios	Antitireoidianos e anti-histamínicos	Antibióticos: sulfonamidas, penicilinas, vancomicina, antimaláricos e aminoglicosídeo
Hidralazina	Antiarrítmico: quinidina e procainamida	Anti-hipertensivos: hidralazina e metildopa	Antiepilépticos: barbitúricos e fenitoína

TABELA 3 Sintomas de alarme de acordo conforme a possível etiologia

Sintomas de alarme	Se presente, considerar
Febre alta	Infecção do sistema nervoso central, síndrome neuroléptica maligna, hipertermia
Alteração do nível de consciência	Meningite, encefalite, síndrome neuroléptica maligna, hipertermia, infecção bacteriana com choque séptico
Tontura	Infecção bacteriana com choque séptico, insuficiência adrenal, embolia pulmonar
Quimioterapia recente	Infecções oportunistas, neutropenia
Respiração superficial e dor torácica	Embolia pulmonar, pneumonia, empiema

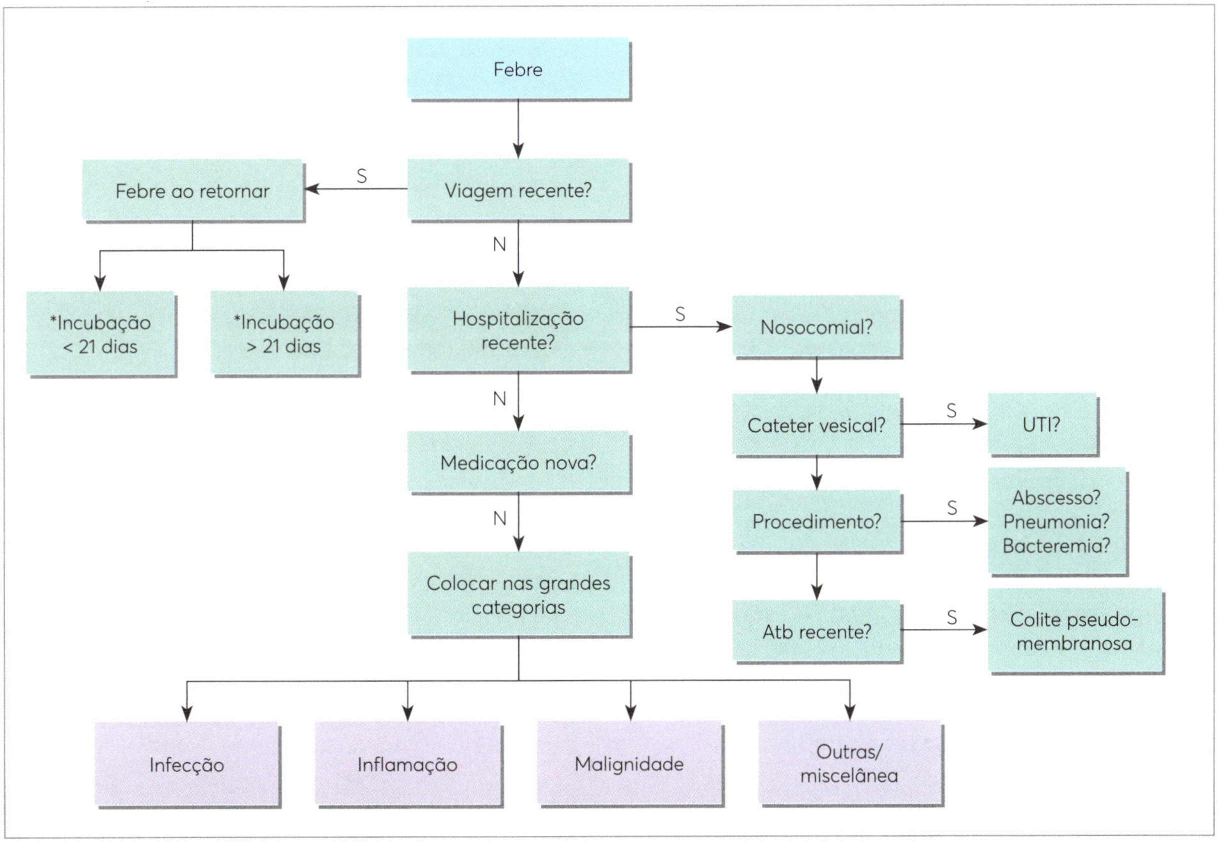

FIGURA 2
Organograma para orientação de investigação das principais causas de febre.

* Incubação < 21 dias: diarreia do viajante, dengue, febre amarela, leptospirose, malária, doença de chagas, tifo.

* Incubação > 21 dias: HIV agudo, malária, tuberculose, hepatite viral, amebíase.

Atb: antibiótico; UTI: unidade de terapia intensiva.

Fonte: modificada de Tierney e Henderson, 2012.

1. Causas gerais de febre:
    - Paciente vindo da comunidade
    - Paciente internado
    - Paciente imunocomprometido
    - Paciente com erupções cutâneas
    - Viajantes
    - Drogas
2. Classificar por idade
3. Avaliar causas de hipertermia: insolação, hipertermia maligna, síndrome neuroléptica maligna, síndrome serotoninérgica, lesão do sistema nervoso central
4. Causas de febre de origem indeterminada: infecções, neoplasias, colagenoses e miscelânea

Padrões clássicos e possível etiologia relacionada à febre

Antes do uso indiscriminado de antitérmicos, era mais fácil ser evidenciado um padrão peculiar de comportamento da temperatura, como:

- Persistente: mantém-se constante, sem variações.
- Intermitente: acentuação da curva fisiológica (aumento da temperatura no começo da noite), bastante característica da tuberculose.
- Remitente: queda da temperatura sem chegar aos níveis de normalidade.
- Alternada: temperatura oscilando com dias de febre e outros com temperatura normal. Exemplo clássico é a febre terçã, quartã por *plasmodium vivax* e *falciparum* da malária e a febre do Mediterrâneo. Outro exemplo é a febre do linfoma de Hodgkin (febre de Pel-Ebstein) com duração de 3 a 10 dias, alternado com períodos sem febre.

Todas essas informações ajudam na inclusão da respectiva hipótese diagnóstica. Porém, caso não estejam presentes, não deve ser eliminada a hipótese se houver outro fator que corrobore, ou seja, apenas mais uma força em direção ao diagnóstico aventado.

EXAMES COMPLEMENTARES

Os exames complementares devem ser racionalizados e direcionados para as hipóteses diagnósticas prévias. Como citado anteriormente, a febre é a ponta do *iceberg* de algum gerador inflamatório. Para tanto, os exames complementares são direcionados somente para as hipóteses aventadas. Exames solicitados sem racionalização fornecem resultados falsos-positivos, geram custos, procedimentos invasivos desnecessários, tardam o diagnóstico e a possibilidade do tratamento definitivo.

Causas infecciosas devem ser investigadas na primeira abordagem do paciente, pois, além de serem as principais causas de febre, são de fácil diagnóstico e resolução na maior parte dos casos.

Os exames iniciais a serem solicitados pela literatura são os gerais e incluem: hemograma, hemocultura, enzimas hepáticas e bilirrubinas, sorologias para hepatites virais, HIV e sífilis, urina tipo 1 e urocultura, radiografia de tórax, podendo estender-se para tomografia computadorizada de abdome.

TRATAMENTO: SINTOMÁTICO X DEFINITIVO

Apesar de o tratamento sintomático da febre ser largamente difundido, os benefícios do tratamento concentram-se em diminuir o mal-estar sistêmico e a descompensação de comorbidades graves e limítrofes, pois o aumento da temperatura pode causar taquicardia e aumentar o trabalho cardíaco.

O tratamento só será curativo se o diagnóstico final for definido. Sendo assim, sempre avaliar a real necessidade de tratamento empírico e a possível negativação em seus resultados investigativos, tardando ou impossibilitando sua definição, principalmente no uso indiscriminado de antibióticos.

CASOS CLÍNICOS

Caso 1

Homem de 56 anos de idade procura o ambulatório de clínica médica queixando-se de febre iniciada cerca de 40 dias atrás, associado a astenia, sudorese profusa e palidez cutânea. Relata hipertensão arterial e diabetes há 5 anos com tratamento regular, vacinação em dia, etilismo com uso de fermentados eventualmente, história familiar positiva para diabetes e tumoração intestinal benigna. Nega coriza, tosse, dores, diarreia/vômitos, uso de drogas, tabagismo, viagens, *hobbies* que não leitura, internações e cirurgias recentes. Exame clínico demonstra discreta dor à palpação em região de flanco esquerdo. Sem outras alterações relevantes.

Sinais vitais: temperatura axilar: 38,9 °C; PA: 100 x 55 mmHg; saturação arterial de oxigênio: 97%, FR: 16 ipm. Restante do exame clínico: sem alterações.

- De acordo com o caso apresentado, como enquadrar nas hipóteses mais gerais?
- Qual(is) é(são) a(s) etiologia(s) possíveis?
- Quais são os exames complementares iniciais a serem solicitados?

Comentários

1. Trata-se de provável FOI. Dentre as causas mais comuns dessa faixa etária, se não houver nenhuma outra causa aparente como infecções, seria neoplasia e causas infecciosas menos comuns.
2. Pela história apresentada, histórico de massa no intestino aponta para a neoplasia intestinal; abcesso ou tumor infectado; caso tenha associação com diarreia, a hipótese de tuberculose intestinal se faz presente e, por fim, endocardite infecciosa, caso tenha aplicação de insulina SC é um risco adicional, mesmo sem a afirmação de um sopro cardíaco.
3. Os exames iniciais seriam todos para a investigação de um diagnóstico até poder-se chamar de FOI, ou seja, hemograma, bioquímica básica, hemoculturas, PCR, urina 1, radiografia de tórax e neste caso, tomografia de abdome também será pertinente.

Caso 2

Mulher de 41 anos de idade, atleta amadora de ultramaratona, dá entrada no pronto atendimento por alteração do nível de consciência, sudorese moderada, hiperemia discreta difusa e aumento de temperatura ao toque ao realizar seu treino de longa distância na cidade do Rio de Janeiro. Relata uso de cafeína pré-treino e proteína pós-treino, vacinação atualizada, contato com um colega que teve o diagnóstico de dengue recentemente. Nega coriza, tosse, dores, diarreia ou vômitos, uso de drogas, anabolizantes, internações recentes, chá ou outros fitoterápicos, medicações emagrecedoras, viagens recentes, história familiar patológica, etilismo ou tabagismo.

Exame clínico apresenta a paciente desidratada (3+/4+) e sem outras alterações relevantes.

Sinais vitais: PA: 90 x 45 mmHg; temperatura axilar: 40,9 °C; saturação arterial de oxigênio: 97%, 96%, FR: 18 ipm. Restante do exame clínico: sem alterações.

- De acordo com o caso descrito, como elencar as hipóteses diagnósticas?
- Qual(is) é(são) a(s) etiologia(s) possíveis?
- Quais são os exames complementares iniciais a serem solicitados?
- Como será o tratamento desta doença, curativa ou sintomática?

Comentários

1. As principais hipóteses diagnósticas ficam entre hipertermia, drogas/medicamentosa e infecciosa.
2. A hipertermia paira como hipótese diagnóstica mais robusta pelo fato de não ter história prévia de nenhuma pista diagnóstica, apontando a corrida como principal elemento; a cafeína, por ser um estimulante, poderia estar envolvida nas hipóteses porém não tem relato oficial de associação com hipertermia exceto em casos de doses supra recomendadas e em última opção, se o contato com o *Aedes aegypti* foi em área endêmica para dengue, há a possibilidade de infecção ou caso tenha sido somente contato com o amigo, não se faz preocupante como fonte infecciosa.
3. O tratamento inicial é a remoção deste paciente para o setor de emergência o mais rápido possível, hidratação venosa imediata e baixar a temperatura com compressas de gelo.

Caso 3

Mulher de 25 anos de idade, secretária, busca atendimento no ambulatório da clínica médica por fadiga importante, alopecia, artralgias e febre diária de 38 °C. Relata uso de dipirona para controle dos sintomas e história familiar de "reumatismo". Nega indícios de infecção, internações, outras medicações, viagens recentes, etilismo ou tabagismo.

Exame clínico apresenta a paciente descorada (2+/4+), hidratada, acianótica e anictérica, eupneica em ar ambiente.

Dor a mobilização das articulações da mão e joelhos, edema local, sem limitação de mobilidade, hiperemia ou calor.

Sinais vitais estáveis exceto a febre descrita. Restante do exame clínico: sem alterações.

- Quais são as principais hipóteses diagnósticas?
- Quais são os exames complementares iniciais a serem solicitados?
- Como será o tratamento desta doença, curativa ou sintomática?

Comentários

1. Dentre as hipóteses diagnósticas mais pertinentes pela descrição e idade da apresentação, a primeira opção seria uma doença auto imune/inflamatória e em segunda opção, neoplasia, pois medicamentos e infecção estão mais distantes, visto que são várias articulações que presentam edema o que não fortalece a ideia de artrite.
2. Ao pensar nas hipóteses diagnósticas anteriormente citadas seriam provas inflamatórias (PCR e VHS), hemograma que poderia ajudar nos dois, visto que as neoplasias de pacientes jovens são hematológicas e auto anticorpos se já tiver qual doença reumatológica é a envolvida.
3. Neste caso, a hipótese mais provável é lúpus eritematoso sistêmico e o tratamento será imunossupressão.

BIBLIOGRAFIA

1. Benseñor IM, Atta JA, Martins MAM (eds.). Livro de semiologia clínica. São Paulo: Sarvier; 2002.
2. Mackowiak PA. Concepts of fever. Arch Intern Med. 1998;158(17):1870-81.
3. Medicinanet. Febre; 2013. Disponível em: www.medicinanet.com.br [Acesso março 2021.]
4. Nunes MPT, Lin CA, Martins MA, Augusto KL, Pavanelli MC, Souza MRB et al. (eds.). Clínica médica: grandes temas na prática. 2.ed. São Paulo: Atheneu; 2019.
5. Tierney L, Henderson M. The patient history: evidence based approach. 2.ed. Elsevier; 2012.
6. Uptodate. Palavras-chave: Febre e imunocomprometidos. Disponível em: https://www.uptodate.com/home. [Acesso março 2021.]

42

Manifestações hemorrágicas do trato digestório: hematêmese, melena, hematoquezia

Ana Paula Curi

INTRODUÇÃO/EPIDEMIOLOGIA

A avaliação inicial de sangramento digestivo alto e baixo requer história clínica, exame clínico, exames laboratoriais e endoscópico com meta diagnóstica e às vezes terapêutica e, em alguns casos, a estabilização clínica do paciente, como descrito na Figura 1.

O objetivo da avaliação é verificar a gravidade da hemorragia, identificar suas fontes potenciais e determinar se existem condições que possam afetar o manejo subsequente.

As informações coletadas como parte da avaliação inicial são usadas para orientar decisões sobre triagem, reanimação, terapia médica empírica e testes de diagnóstico.

O sangramento gastrointestinal pode se originar de qualquer lugar do trato digestório, desde a boca até o ânus, e pode ser vivo ou oculto. As manifestações dependem de sua localização e intensidade.

A taxa de mortalidade geral é de até 14% para pacientes com hemorragia digestiva alta não varicosa, com estudos recentes mostrando taxas de mortalidade intra-hospitalar nos EUA de 2-3%. A mortalidade é tipicamente devida a outros fatores além do sangramento gastrointestinal e ocorre principalmente em pacientes que são mais velhos e usam medicamentos como anti-inflamatórios não hormonais (AINH) e, mais recentemente, agentes antiplaquetários como o clopidogrel e os novos anticoagulantes orais, como dabigatrana.

A presença de sintomas associados pode ajudar na avaliação da gravidade do sangramento e de suas fontes. Os sintomas que denotam gravidade do sangramento incluem tontura ortostática, confusão, angina, palpitações intensas e extremidades frias e úmidas, choque e hipovolemia.

As comorbidades podem influenciar o manejo de paciente com hemorragia do trato gastrointestinal (TGI) e no prognóstico:

- A presença de anemia associada à insuficiência coronariana e à insuficiência cardíaca, doenças pulmonares, renais, hepáticas e distúrbios de coagulação.
- Situações clínicas que predisponham às aspirações pulmonares, como presença de demência e sequelas neurológicas.
- Alterações da coagulação que resultem em dificuldade de controlar o sangramento (p. ex., coagulopatias, trombocitopenia, disfunção hepática significativa). Esses pacientes podem precisar de transfusões de plasma fresco congelado ou plaquetas.

DEFINIÇÕES

Hematêmese

É o vômito com sangue vermelho vivo ou de cor escura e indica sangramento do trato gastrointestinal superior, normalmente em razão de úlcera péptica, lesão arterial ou vaso varicoso. Vômito em "borra de café" é o vômito marrom-escuro de consistência granular, semelhante a grãos de café. Resulta de sangramento digestivo superior que diminuiu ou parou, com conversão da hemoglobina (vermelha) em hematina (marrom) pelo ácido gástrico. Indica sangramento proximal ao ligamento do ângulo de Treitz. A presença de sangue vivo em quantidade moderada ou grande sugere sangramento grave.

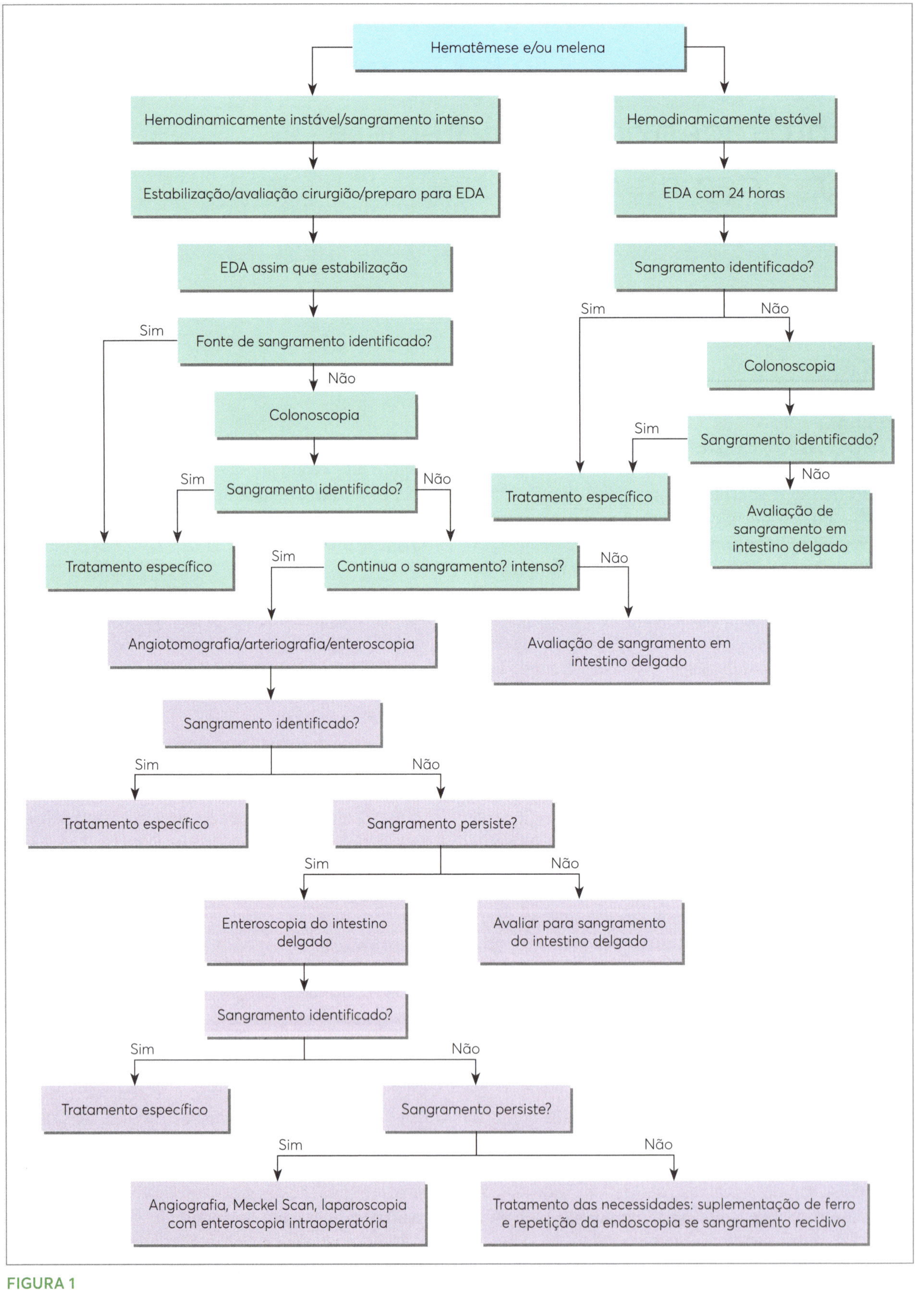

FIGURA 1
Avaliação de suspeita de sangramento gastrointestinal.
EDA: endoscopia digestiva alta.

Melena

Caracteriza-se por fezes escuras semelhante à borra de café, malcheirosas (odor característico), de aspecto brilhante e pegajoso. Os casos de melena, mais frequentemente, têm origem proximal ao ligamento de Treitz (90%), porém podem ter origem em sangramentos da orofaringe, intestino delgado e cólon direito. Cerca de 100-200 mL de sangue no trato digestório superior é necessário para produzir melena, a qual pode persistir por vários dias após cessado o sangramento. Fezes negras e que não contêm sangue podem ser secundárias à ingestão de ferro, de bismuto e vários alimentos, e não devem ser confundidas com melena.

Hematoquezia

É hemorragia por via retal de cor avermelhada ou de cor marrom. Pode refletir sangramento maciço do trato gastrointestinal alto (10% dos casos) ou, mais comumente, sangramento do trato gastrointestinal baixo.

O sangramento crônico oculto refere-se à presença de pequenas quantidades de sangue nas fezes que não mudam a cor destas, pode ocorrer em qualquer lugar do trato digestório; é detectável por teste imunoquímico em uma amostra fecal.

A perda de sangue de pelo menos 5-10 mL/dia pode ser detectada por testes fecais. O trato gastrointestinal normalmente perde cerca de 0,5-1,5 mL de sangue por dia, o que geralmente não é detectado por testes imunoquímicos.

HISTÓRIA CLÍNICA

Na história clínica, o questionamento sobre uso de AINH, antiagregantes plaquetários e anticoagulantes é fundamental. O uso excessivo de bebida alcoólica, sangramentos prévios, doença hepática ou alterações da coagulação também devem compor a história.

Os pacientes devem ser questionados sobre episódios prévios de hemorragia digestiva alta, uma vez que até 60% dos pacientes com história de hemorragia digestiva alta estão sangrando da mesma lesão. Além disso, o histórico médico do paciente deve ser revisado para identificar comorbidades importantes que podem levar a hemorragia digestiva alta ou influenciar o manejo subsequente do paciente.

As úlceras são a causa mais comum de hospitalização por sangramento gastrointestinal alto (HDA) não varicoso, e as pesquisas clínicas para terapia dos pacientes com HDA e sem varizes focam na doença ulcerosa.

EXAME CLÍNICO

Para sangramentos moderados a intensos o exame geral foca nos sinais vitais e outros indicadores de choque ou hipovolemia (p. ex., taquicardia, taquipneia, palidez, sudorese, oligúria, confusão mental) e anemia (p. ex., palidez, sudorese). No exame, a presença de hipotensão postural e taquicardia sugere sangramento moderado a intenso. Os pacientes com sangramentos menores podem ter somente taquicardia leve (frequência cardíaca > 100), se menos de 15% do volume de sanguíneo foi perdido.

Toque retal para avaliar presença de fezes tipo melena ou hematoquezia também é necessário. Realiza-se anuscopia para diagnosticar hemorroidas.

Procuram-se sinais externos de distúrbios hemorrágicos (p. ex., petéquias, equimoses), assim como sinais de doença hepática crônica (p. ex., aranha vascular, ascite, eritema palmar) e hipertensão portal (p. ex., esplenomegalia, dilatação das veias da parede abdominal).

EXAMES COMPLEMENTARES LABORATORIAIS

Pacientes com sangramento agudo devem ter hemácias normocíticas. As hemácias microcíticas ou a anemia por deficiência de ferro sugerem sangramento crônico.

O nível inicial de hemoglobina em pacientes com sangramento gastrointestinal superior agudo geralmente estará na linha de base do paciente porque este está perdendo sangue total. Com o tempo (tipicamente após 24 horas ou mais), o nível de hemoglobina diminui à medida que o sangue é diluído pelo influxo de fluido extravascular para o espaço vascular e pelo fluido administrado durante a ressuscitação. Deve-se ter em mente que a administração excessiva de volume pode levar a um valor de hemoglobina falsamente baixo.

SANGRAMENTO DO TRATO GASTROINTESTINAL SUPERIOR

Algumas queixas podem ajudar na hipótese causal:

- Presença de epigastralgia pode indicar úlcera péptica.
- Odinofagia, história de refluxo podem indicar esofagite.
- História de vômitos frequentes podem indicar síndrome de Mallory-Weiss.
- Presença de icterícia, ascite e sinais de hepatopatia indicam varizes esofágicas.

- Disfagia, perda de peso, caquexia, saciedade precoce sugerem neoplasia.

As possíveis causas de sangramento incluem (Tabelas 1 e 2):

TABELA 1 Fontes comuns e prevalência de hemorragia digestiva alta

Fonte	Prevalência (%)
Úlcera duodenal	24,3
Erosões gástricas	23,4
Úlcera gástrica	21,3
Varizes esofagogástricas	10,3
Síndrome de Mallory-Weiss	7,2
Esofagite	6,3
Duodenite erosiva	5,8

Frequência > 5% segundo dados da Sociedade Americana de Endoscopia obtidos por levantamento de informações de 2.225 pacientes.
Fonte: modificado de Saltzman, 2016.

TABELA 2 Causas incomuns de hemorragia digestiva alta

Doença do refluxo gastroesofágico	Fístula aortoentérica
Trauma de corpos estranhos	Telangiectasia induzida por radiação
Úlcera esofágica	Tumores benignos e malignos
Lesão de Cameron (erosões ou úlceras dispostas sobre as pregas da mucosa gástrica ao nível do hiato diafragmático, em doentes com hérnias do hiato volumosas)	Síndrome de nevo de bolha de borracha azul (malformações venosas da pele e trato gastrointestinal, associadas a hemorragia intestinal e anemia ferropriva)
Síndrome de Dieulafoy (arteríola tortuosa erode no estômago, podendo causar hemorragia digestiva alta)	Síndrome de Osler-Weber-Rendu (telangiectasias hemorrágicas hereditárias)
Úlcera de estresse	Hemobilia
Erosões induzidas por drogas	Pancreatite por *Hemosuccus*
Angioma	Infecções (citomegalovírus, vírus herpes *simplex*)
Estômago de melancia (anormalidade adquirida, resultando em ectasia da mucosa e da microvasculatura gástrica)	Úlcera gástrica
Gastropatia hipertensiva portal	Síndrome de Zollinger-Ellison

Frequência < 5%.
Fonte: modificado de Saltzman, 2016.

- Varizes ou gastropatia hipertensiva portal em paciente com histórico de doença hepática ou abuso de álcool.
- Fístula aortoentérica em paciente com história de aneurisma de aorta abdominal ou enxerto aórtico.
- Angiodisplasia em paciente com doença renal, estenose aórtica ou telangiectasia hemorrágica hereditária.
- Doença da úlcera péptica em paciente com histórico de infecção por *Helicobacter pylori*, uso de anti-inflamatórios não hormonais (AINH) ou tabagismo.
- Doenças neoplásicas.
- Úlceras marginais (úlceras em um local anastomótico) em paciente com anastomose gastroentérica.

Fatores de risco para pior prognóstico no sangramento gastrointestinal superior

- Idade > 60 anos.
- Choque (pressão arterial sistólica < 100 mmHg).
- Pulso > 100 batimentos/minuto.
- Malignidade ou varizes como fonte de sangramento.
- Início no hospital.
- Doenças associadas.
- Hemorragia ativa (hematêmese, sangue vermelho vivo na sonda nasogástrica ou hematoquezia).
- Sangramento recorrente.
- Coagulopatia grave.

SANGRAMENTO DO TRATO GASTROINTESTINAL INFERIOR (HEMORRAGIA DIGESTIVA BAIXA)

Hemorragia digestiva baixa (HDB) refere-se à perda de sangue de início recente originada de um local distal ao ligamento de Treitz. A apresentação clínica varia de oculta a sangramento evidente.

Questionar aos pacientes com sangramento retal se ocorre presença de sangue vivo ou se estava misturado com fezes, se acompanhado de pus ou muco, ou se o sangue simplesmente revestia as fezes ou papel higiênico. Indivíduos com diarreia sanguinolenta devem ser questionados sobre viagens ou outras possíveis exposições a patógenos gastrointestinais. Questionar sobre presença de desconforto abdominal, perda de peso, sangramento fácil ou hematomas, resultados de colonoscopias anteriores e sintomas de anemia (p. ex., fraqueza, cansaço fácil, tonturas).

As possíveis causas de sangramento incluem:

- Doença hemorroidária: é a causa mais significativa de sangramento retal, principalmente em pacientes com menos de 50 anos de idade. Sangue vivo no papel higiênico ou na superfície de fezes formadas indica hemorroidas internas ou fissuras.

- Doença inflamatória intestinal: diarreia sanguinolenta, febre e dor abdominal sugerem colite isquêmica, doença intestinal inflamatória (p. ex., colite ulcerativa, doença de Crohn) ou colite infecciosa (p. ex., *Shigella*, *Salmonella*, *Campylobacter*, amebíase).
- Doença diverticular: o sangramento por doença diverticular é geralmente indolor, exceto por desconforto abdominal leve e cãibras decorrentes de espasmo colônico do sangue intraluminal, e resulta da erosão na artéria penetrante do divertículo. O sangramento diverticular pode ser maciço e muitas vezes de solução espontânea; é autolimitado em 70 a 80% dos casos. No entanto, a taxa de ressangramento a longo prazo se aproxima de 40% após o episódio de sangramento inicial. Hematoquezia sugere diverticulose ou angiodisplasia.
- Neoplasias: sangue oculto nas fezes pode ser o primeiro sinal de câncer.
- Angiodisplasia: refere-se a vasos submucosos dilatados e tortuosos. As paredes desses vasos sanguíneos são compostas de células endoteliais que não possuem músculo liso. A angiodisplasia aparece endoscopicamente como capilares dilatados de expansão periférica com origem central tipicamente medindo entre 0,1 e 1 cm de diâmetro. A incidência de angiodisplasia aumenta com a idade, provavelmente pela degeneração das paredes vasculares. O sangramento da angiodisplasia é de origem venosa (em contraste com o sangramento arterial com divertículos) e, portanto, tende a ser menos massivo que o sangramento diverticular.

EXAME CLÍNICO

O exame clínico deve se concentrar nas seguintes áreas:

- Sinais vitais: a hipotensão ortostática implica pelo menos 15% de perda de volume sanguíneo.
- Exame abdominal: avalie a sensibilidade, massas, hepatomegalia e esplenomegalia.
- Exame retal: os principais elementos incluem inspeção do ânus, palpação das massas, caracterização da cor das fezes e para presença de sangue nestas.

As fontes comuns com a respectiva prevalência de hemorragia digestiva baixa são relacionadas na Tabela 3.

TABELA 3 Prevalência de causas/diagnósticos mais comuns de hemorragia digestiva baixa

Causas/diagnósticos	Prevalência (%)
Diverticulose	20-65
Isquemia	1-19
Neoplasia	1-17
Angiodisplasia	3-15
Hemorroida anorretal	5-10
Pós-polipectomia	2-6
Desconhecida	8-12

Fonte: modificado de Saltzman, 2016.

CASOS CLÍNICOS

Caso 1

Homem, branco, 59 anos de idade, natural de São Paulo, casado, engenheiro, queixa-se de dor abdominal, em fossa ilíaca direita, de intensidade moderada, contínua, em pontada, iniciada 3 meses antes da consulta. Acompanhava mudança de hábito intestinal, que passou de evacuações diárias com fezes bem formadas a eliminações diarreicas, 3 a 4 vezes ao dia e, às vezes, presença de muco. Perdeu cerca de 4 kg de peso no período. Nos antecedentes pessoais, houve relato de hipertensão arterial controlada. Antecedente familiar: mãe falecida de tumor de cólon há 5 anos. Foi realizada colonoscopia que foi diagnóstica, revelando a presença de neoplasia em cólon direito.

Caso 2

Homem, 48 anos de idade, IMC 27 kg/m^2, casado, natural e procedente de São Paulo, capital, deu entrada do pronto-socorro com história de melena há 24 horas, vários episódios, em quantidade moderada. Nega vômitos ou hematêmese. Antecedente pessoal: tabagista 20 maços/ano, etilista há 28 anos (6 doses de destilados diariamente), diabético há 8 anos. Exame clínico: regular estado geral, anictérico e acianótico, descorado (2+/4+) e normotenso (PA: 110 x 80 mmHg e pulso 88 bpm), abdome flácido e indolor, ruídos hidroaéreos presentes, sem massas palpáveis e sem sinal de irritação peritoneal. No toque retal: ausência de hemorroidas ou massas em canal anal e presença de sangue vivo em dedo de luva. Foi feita a endoscopia digestiva alta, que mostrou varizes de esôfago, com sinais de sangramento ativo. O coagulograma estava normal e a taxa de hemoglobina foi de 9 g/dL.

Caso 3

Homem, 60 anos de idade, professor aposentado, deu entrada no pronto-socorro com queixa de fezes escurecidas há 3 meses e percebeu aumento do número de evacuações diárias. Relata desânimo intenso e com piora nos últimos dias. Ao exame encontrava-se descorado (2+/4+), anictérico e restante do exame clínico sem alterações. Realizado hemograma que revelou hemoglobina de 7 mg/dL, leucócitos, plaquetas, coagulograma e ureia normais. Toque retal confirmou melena. Foi internado para investigação. Foram realizadas endoscopia digestiva alta e colonoscopia, que tiveram resultados normais. Solicitada tomografia computadorizada de abdome. Esta mostrou: formação sólida com realce pós-contraste endovenoso, medindo aproximadamente 7,5 cm x 6 cm em região do cólon transverso, topografia de alça intestinal em íntimo contato com esta. Como a colonoscopia era normal, foi realizada laparotomia exploradora cujo resultado foi uma tumoração a cerca de 150 cm do ângulo de Treitz, pediculada e medindo aproximadamente 8 cm. Foi realizada a enterectomia segmentar com margens de 10 cm acima e abaixo do tumor pediculado e o mesentério correspondente a esse segmento e reconstrução, enteroanastomose. Concluiu-se o diagnóstico de tumor estromal gastrointestinal (GIST).

BIBLIOGRAFIA

1. Abougergi MS, Travis AC, Saltzman JR. The in-hospital mortality rate for upper gastrointestinal hemorrhage is decreasing over two decades in the United States: a nationwide analysis. Gastrointest Endosc. 2015;81:882-8.
2. Guyatt GH, Oxman AD, Vist GE, et al. GRADE: an emerging consensus on rating quality of evidence and strength of recommendations. BMJ. 2008;336:924-6.
3. Laine L, Jensen DM. Management of patients with ulcer bleeding. Am J Gastroenterol. 2012;107:345-60.
4. Laine L. Gastrointestinal bleeding. In: Jameson JL, Fauci AS, Kasper DL, et al. Harrison's principles of internal medicine [Internet]. 20th ed. New York: McGraw-Hill Education; 2018. Available: https://accessmedicine.mhmedical.com/content.aspx?sectionid=192012965&bookid=2129&Resultclick=2.
5. Rockall TA, Logan RFA, Devlin HB, et al. Risk assessment after acute upper gastrointestinal haemorrhage. Gut. 1996;38(3):316-21.
6. Saltzman JR. Acute upper gastrointestinal bleeding. In: Greenberger NJ, Blumberg RS, Burakoff R. Current diagnosis & treatment: gastroenterology, hepatology & endoscopy [Internet]. 3rd ed. New York: McGraw-Hill Education; 2016. Available: https://accessmedicine.mhmedical.com/content.aspx?bookid=1621&sectionid=105185120&jumpsectionid=105185139.
7. Saltzman JR. Approach to acute upper gastrointestinal bleeding in adults. Waltham (MA): UpToDate. 2019. Available: https://www.uptodate.com/contents/approach-to-acute-upper-gastrointestinal-bleeding-in-adults?search=Approach%20to%20acute%20upper%20gastrointestinal%20bleeding%20in%20adults&source=search_result&selectedTitle=1~150&usage_type=default&display_rank=1.

43

Hepatomegalia e esplenomegalia

Dahir Ramos de Andrade Júnior

HEPATOMEGALIA

Segundo os conhecimentos atuais, o fígado de um homem adulto com 70 kg possui cerca de 250 bilhões de hepatócitos que respondem por 80% do volume do órgão. Esses números ressaltam a importância do volume individual dos hepatócitos no tamanho do fígado como um todo. Os hepatócitos são as maiores células do fígado, com diâmetro de 20-30 micrômetros, e somam 65% do total das células do órgão. Em segundo lugar, estão as células de Kupffer, que respondem por 15% do total. Os restantes 20% são distribuídos entre as demais células: endoteliais, canais biliares, estreladas, fibroblastos, etc.

A hepatimetria normal detectada pelo exame clínico atinge 10-12 cm no homem e 8-11 cm na mulher. O peso médio do fígado chega a 1.800 g no sexo masculino e 1.400 g no sexo feminino.

> A hepatomegalia pode ser classificada como:
> a. Leve (hepatimetria de 13-16 cm).
> b. Moderada (16-19 cm).
> c. Maciça (acima de 19 cm).

É interessante observar que o fígado normal mantém uma massa que é determinada pelas necessidades do hospedeiro. Dessa forma, quando o órgão é seccionado em uma cirurgia, ocorre regeneração completa, com recomposição do tamanho original, em cerca de 6 semanas. Nas cirurgias de hepatectomia vários fatores seriam liberados localmente para induzir a multiplicação celular. Dentre esses, destacam-se: fator de crescimento do hepatócito (HGF), fator de crescimento epidermal (EGF), fator de crescimento transformante alfa (TGF alfa), o fator de crescimento do fibroblasto, fator de necrose tumoral alfa (FNT alfa), entre outros. Além desses fatores, parece ser importante o papel exercido pela insulina e pelo glucagon na regeneração hepática. Em pesquisa experimental utilizando cultura primária de hepatócitos de rato, comprovou-se o papel fundamental da insulina, do glucagon e do EGF na multiplicação dos hepatócitos *in vitro*.

O fígado pode aumentar de volume por múltiplas causas (Tabela 1), mas só algumas costumam produzir aumentos maciços do órgão (Tabela 2). Os hepatócitos podem acumular vários tipos de substâncias, como gordura, glicogênio e metais pesados (ferro e cobre). Além disso, podem induzir seu sistema enzimático de metabolização e se hipertrofiar quando expostos a alguma droga em doses excessivas. Nos quadros infecciosos acometendo o fígado, pode haver o chamado "desvio inflamatório", ou seja, o desvio das células do sangue para o parênquima hepático. Outra causa comum para a hepatomegalia é o acúmulo ou retenção de sangue. A congestão hepática pode ser vista nas doenças que levam ao aumento da pressão venosa a jusante do órgão, como: insuficiência cardíaca congestiva, *cor pulmonale*, pericardite constritiva e síndrome de Budd-Chiari. Contribui para o acúmulo de sangue hepático a grande distensibilidade do sinusoide, podendo variar entre 223-477 micrômetros de comprimento e entre 30-180 micrômetros de largura. Nas hepatomegalias o fígado pode aumentar de volume difusamente (de forma regular ou irregular) ou com predomínio de um lobo (esquerdo ou direito). Várias causas extra-hepáticas podem simular hepatomegalia, como: tumores do estômago, pseudocisto de pâncreas, tumores do cólon (principalmente cólon transverso e transição ascendente/transverso) e mais raramente tumores do rim direito. A vesícula biliar distendida e a presença de massas fecais no cólon transverso também podem ser confundidas com hepatomegalia. Entre os fatores de confusão para hepatomegalia, está o "lóbulo de Riedel", uma variação anatômica do fígado em que o lobo direito assume forma alargada e comprida, projetando-se sobre o flanco direito. Esse lobo pode chegar a atingir a fossa ilíaca direita.

TABELA 1 Causas de hepatomegalia

Congestão venosa (acúmulo de sangue)	▪ Insuficiência cardíaca congestiva ▪ Insuficiência cardíaca direita predominante (*cor pulmonale*) ▪ Pericardite constritiva ▪ Síndrome de Budd-Chiari ▪ Doença venoclusiva
Obstrução das vias biliares (acúmulo de bile)	▪ Cálculos biliares ▪ Pancreatite ▪ Neoplasias: A. Pâncreas B. Papila de Vater C. Colangiocarcinoma ▪ Compressão extrínseca (adenomegalias): A. Tuberculose B. Linfomas C. Metástases de tumores sólidos ▪ Colangite esclerosante ▪ Cirrose biliar primária ▪ Outras doenças das vias biliares
Acúmulo de células inflamatórias (desvio inflamatório)	▪ Causas infecciosas: A. Hepatites virais B. Abscesso hepático C. Leptospirose D. Tuberculose E. Brucelose F. Sífilis G. Actinomicose H. Equinococose (cisto hidático) I. Esquistossomose J. Malária K. Leishmaniose visceral (calazar) L. Doença de Chagas M. Toxoplasmose N. Histoplasmose O. Dengue P. Chikungunya Q. Outras infecções ▪ Causas não infecciosas: A. Hepatite autoimune B. Sarcoidose
Acúmulo de substâncias nos hepatócitos/fígado	▪ Esteatose ▪ Amiloidose ▪ Hemocromatose (ferro) ▪ Doença de Wilson (cobre) ▪ Defeitos metabólicos: A. Diabete melito B. Glicogenoses C. Doença de Gaucher (cerebrosídeos) D. Doença de Niemann-Pick (esfingomielina) ▪ Hematopoiese extramedular

(continua)

TABELA 1 Causas de hepatomegalia (*continuação*)

Ação de substâncias tóxicas	▪ Álcool ▪ Hepatite por droga
Neoplasias	▪ Adenocarcinoma hepático ▪ Linfomas ▪ Leucemias ▪ Tumores metastáticos (estômago, cólon, pâncreas etc.) ▪ Hemangioma hepático
Outras	▪ Cirrose hepática ▪ Histiocitose X (célula de Langerhans) ▪ Fígado policístico ▪ Acromegalia ▪ Anemia falciforme

TABELA 2 Causas de hepatomegalia maciça

▪ Neoplasias:
A. Primárias
B. Metastáticas
C. Linfomas
D. Leucemia mieloide crônica
▪ Doença pelo álcool:
A. Esteatose hepática
B. Hepatite alcoólica
C. Cirrose
▪ Insuficiência cardíaca congestiva grave
▪ Pericardite constritiva
▪ Síndrome de Budd-Chiari
▪ Doenças infiltrativas:
A. Amiloidose
B. Mielofibrose

Causas de hepatomegalia

As causas de hepatomegalia, que estão resumidas na Tabela 1, são detalhadas a seguir.

Congestão venosa (acúmulo de sangue)

Insuficiência cardíaca congestiva

O aumento da pressão venosa transmitida a partir do coração transfere-se a todo o tecido hepático, causando estase venosa e queda da saturação de oxigênio. Os hepatócitos da zona III dos ácinos, localizados próximo à veia centrolobular, são lesados em primeiro lugar por serem os últimos a receber oxigênio a partir do espaço porta. No exame histológico do fígado, é comum o encontro do centro lobular congesto, contrastando com a palidez da zona periportal. A superfície de corte do órgão assume aspecto que já foi comparado com "noz-moscada". Com oscilações rápidas da função cardíaca pode ocorrer necrose de hepatócitos, principalmente a partir da veia centrolobular. A hepatomegalia pode variar de grau moderado a maciço, com borda romba e dolorosa. A borda hepática pode ser palpada entre 2 e 8 cm abaixo do rebordo costal direito (RCD). Ao exame clínico presença do refluxo hepatojugular é um sinal útil para distinguir entre a congestão hepática derivada do coração, das causas intra-hepáticas e da síndrome de Budd-Chiari (obstrução ao fluxo venoso de saída do fígado). Nessa manobra o examinador pressiona o fígado com ambas as mãos dispostas em garra e observa o ingurgitamento das veias jugulares. Na insuficiência tricúspide avançada pode haver um verdadeiro pulso hepático, ou seja, um movimento expansivo do fígado que acompanha a sístole cardíaca, em razão da pressão transmitida ao fígado pela válvula insuficiente. Geralmente, os pacientes com congestão hepática são assintomáticos.

A hepatomegalia associada à insuficiência cardíaca congestiva pode acompanhar-se de ascite. Uma das causas da ascite é o porejamento da linfa hepática na cavidade abdominal a partir da cápsula do fígado. Com o aumento da pressão venosa sinusoidal ocorre extravasamento do fluido intrasinusoidal para o espaço de Disse. O endotélio do sinusoide hepático é totalmente fenestrado, e não interpõe qualquer resistência à passagem de líquido do sinusoide para o interstício hepático. O líquido intersticial se acumula, sendo retirado pelos linfáticos do fígado em uma taxa máxima de 1.000-1.200 mL de linfa por dia. Se a taxa de linfa formada exceder esse volume, haverá porejamento do fluido excedente para a cavidade abdominal. O líquido ascítico formado por esse mecanismo apresenta alta taxa de proteína. Outros detalhes sobre a formação da ascite nas hepatopatias podem ser vistos no Capítulo "Ascite" neste livro. É interessante salientar que uma minoria dos pacientes com hepatomegalia de origem cardíaca apresenta também esplenomegalia pelo aumento da pressão venosa portal.

Insuficiência cardíaca direita e pericardite constritiva

A hepatomegalia associada com as cardiopatias é mais acentuada na insuficiência cardíaca das câmaras direitas. Estão nessa categoria: o *cor pulmonale* (insuficiência cardíaca direita por hipertensão pulmonar crônica), a pericardite constritiva (afetando mais as câmaras direitas de menor pressão interna) e a fibrose endomiocárdica. As insuficiências cardíacas congestivas biventriculares, ou com predomínio das câmaras esquerdas, acompanham-se de hepatomegalia quando ocorre insuficiência tricúspide associada, em decorrência da dilatação do anel valvar. Estão incluídos nesse grupo os pacientes com estenose mitral.

Pacientes com pericardite constritiva apresentam alterações hepáticas clínicas e patológicas muito semelhantes aos da síndrome de Budd-Chiari. São comumente encontrados: hepatomegalia com pulso hepático, ascite maciça e edema periférico[5]. São sinais importantes da pericardite constritiva, a elevação da pressão venosa jugular, o aumento da pressão venosa jugular na inspiração (sinal de Kussmaul), o atrito pericárdico e a presença de calcificação pericárdica nos métodos de imagem.

Síndrome de Budd-Chiari

O mecanismo de formação da hepatomegalia é semelhante ao mencionado anteriormente na insuficiência cardíaca, porém a dimensão do fenômeno é muito maior. A obstrução ao fluxo venoso de saída do fígado, que caracteriza a síndrome, pode ser secundária à trombose das veias supra-hepáticas ou à formação de uma membrana intraluminal na veia cava, acima da desembocadura das veias supra-hepáticas. Por qualquer dos dois mecanismos, ocorre rápido aumento da pressão venosa intra-hepática. Esse fato provoca grande aumento do órgão, acompanhado de dor local. A hepatomegalia tende a ser maciça, com o fígado atingindo seus maiores tamanhos (podendo ser palpado a mais de 10 cm do rebordo costal direito – RCD). É importante lembrar que nesses casos não há refluxo hepatojugular ao exame clínico A ascite formada por porejamento de linfa a partir da superfície hepática ocorre mais rapidamente, e de forma mais acentuada, do que na insuficiência cardíaca. Na síndrome de Budd-Chiari, as varizes esofagogástricas, a esplenomegalia e a circulação portal aparecem em cerca de 40-60% dos casos.

Várias doenças e condições estão associadas com a trombose das veias supra-hepáticas, como: policitemia vera, uso de contraceptivos orais, hemoglobinúria paroxística noturna, carcinoma hepatocelular, outras neoplasias (renal, adrenal, pulmonar, pancreática, gástrica), estados de hipercoagulabilidade, doença de Behçet, sarcoidose, doença inflamatória intestinal, entre outras. A realização de um método de imagem complementar pode mostrar hipertrofia do lobo caudado em um terço dos casos, apesar da atrofia dos demais lobos do fígado. Esse fenômeno se deve à drenagem venosa peculiar que pode existir no lobo caudado, com saída de seu fluxo venoso direto para a veia cava, sem passar pelas veias supra-hepáticas. Dessa maneira, o lobo caudado recebe fluxo preferencialmente da veia porta (pela menor pressão interna) e se hipertrofia. Na forma crônica a cirrose pode se estabelecer com hipertensão portal e varizes de esôfago. O diagnóstico da síndrome de Budd-Chiari deve ser investigado pelo ultrassom doppler das veias supra-hepáticas, tomografia computadorizada, angiografia por ressonância magnética e venografia (casos duvidosos).

Doença venoclusiva

Nesta doença, ocorre lesão tóxica do endotélio das vênulas terminais do fígado e dos hepatócitos perivenulares, podendo atingir a total obliteração das vênulas hepáticas terminais. Esse fenômeno leva a manifestações semelhantes à síndrome de Budd-Chiari, com presença de hepatomegalia de moderada a maciça, dolorimento hepático e ascite. A doença venoclusiva tem sido associada ao uso de mais de 20 drogas e alcaloides tóxicos, como: alcaloides da pirrolizidina, citarabina, 6-mercaptopurina, dacarbazina, mitomicina, carmustina, busulfam, ciclofosfamida, azatioprina, entre outras. Também tem sido descrita entre pacientes que recebem transplante de células hematopoiéticas e transplante de fígado.

Obstrução do colédoco/vias biliares

Obstruções extra-hepáticas

A obstrução das vias biliares extra-hepáticas causa hepatomegalia ao provocar dilatação dos ductos biliares intra-hepáticos. Observa-se que o aumento da pressão dentro da via biliar induz à proliferação de ductos biliares no espaço porta, por mecanismo pouco conhecido. Ao exame clínico, o fígado apresenta borda romba e firme e a superfície é regular, semelhante à da congestão hepática. Nesses casos, o fígado assume a coloração verde quando visto à laparoscopia. A presença de icterícia é o sinal clínico mais importante em todo esse grupo de doenças. A hepatomegalia em todas as causas desse grupo atinge grau moderado.

A coledocolitíase é a causa mais comum de icterícia obstrutiva extra-hepática. Nessa doença, o quadro clínico mais clássico é formado por dores em cólica de forte intensidade, sentidas no quadrante superior direito do abdome, com irradiação para as costas, podendo associar-se com náuseas e vômitos. Se houver como complicação a colangite supurativa, cerca de 50-75% dos pacientes apresentarão a "tríade de Charcot": icterícia, febre alta e cólica no quadrante superior direito.

A colangite esclerosante, doença colestática obstrutiva crônica de etiologia desconhecida, pode afetar tanto a via biliar extra como a intra-hepática, acompanhando-se de hepatomegalia em 55% dos casos e de icterícia em 45%.

O adenocarcinoma do pâncreas ocorre mais frequentemente na cabeça do órgão (59,1% dos casos), podendo causar a obstrução do colédoco distal. Nesses casos a icterícia pode surgir subitamente em 50% das vezes, sendo progressiva em geral. Outro sintoma comum é a dor epigástrica que pode irradiar-se para as costas. Na pancreatite crônica ocorrerá estenose da porção intrapancreática do colédoco em um terço dos casos. A icterícia tende a ser fugaz e leve, acompanhando as crises dolorosas da pancreatite crônica.

No carcinoma da ampola de Vater, pela sua localização peculiar, a icterícia obstrutiva estará presente em 80% dos casos. Entretanto, ao contrário do carcinoma de pâncreas, o nível da icterícia tende a flutuar dependendo da morte de células no centro do tumor. A dor abdominal e o sangramento digestivo (melena ou hematêmese) são eventos que podem acontecer.

O colangiocarcinoma é o tumor maligno que surge do epitélio da via biliar. Os seguintes sintomas são comuns: perda de peso, dor abdominal no quadrante superior direito com irradiação para as costas, fadiga, náuseas, vômito e febre. Um detalhe interessante é sua prevalência em faixa etária mais idosa, principalmente entre 50-70 anos.

Na ascaridíase biliar ocorre migração do verme *Ascaris lumbricoides* do intestino para a árvore biliar. O paciente apresenta quadro clínico muito grave com cólica biliar intensa, febre alta, e hepatomegalia muito dolorosa pela presença de abscessos hepáticos. O número de vermes na árvore biliar é variável, havendo relato de número recorde de 60 vermes.

Nos pacientes com aids, principalmente aqueles com contagem de CD4+ inferior a $100/mm^3$, vários agentes infecciosos além do próprio HIV podem causar doença da árvore biliar, como: citomegalovírus, *Cryptosporidium, Microsporidium* e *Mycobacterium avium*. Em geral, os pacientes apresentam dor no quadrante superior direito do abdome com discreta icterícia. A compressão extrínseca do colédoco por linfonodomegalia também pode ocorrer, e as principais causas desse fenômeno são: metástases de tumores do trato gastrointestinal, linfomas, tuberculose e paracoccidioidomicose. Para causar obstrução biliar, devem ser acometidos os gânglios do hilo hepático.

Obstruções intra-hepáticas

A cirrose biliar primária (CBP) é uma das principais doenças desse grupo. A CBP é doença inflamatória que provoca destruição dos ductos biliares com diâmetro entre 70-80 micrômetros. A CBP pode ser suspeitada quando se detecta o seguinte quadro clínico: prurido, hiperpigmentação da pele e hepatomegalia, em paciente com exames laboratoriais de padrão colestático. Cerca de 95% dos casos de CBP ocorre em mulheres, principalmente na faixa entre 30-65 anos. A fadiga e o prurido são os sintomas mais frequentes. Ocorre hepatomegalia leve a moderada em 25% dos casos. A hepatomegalia fica mais frequente com a progressão da doença, podendo atingir taxas de 70%. O fígado tende a apresentar bordas finas, com consistência firme e superfície regular. A esplenomegalia é bem menos comum, e quando surge se deve à hipertensão portal.

As demais causas de colestase intra-hepática produzem hepatomegalia em padrão semelhante ao da CBP. São doenças raras, como a colangite esclerosante primária (CEP) com prevalência de 8,5-13 por 100 mil pessoas. A CEP é uma doença hepática colestática crônica de etiologia desconhecida, caracterizada por inflamação e fibrose periductal dos ductos biliares intra e extra-hepáticos. Em uma série de 273 pacientes, houve predomínio do sexo masculino (71,4%) e a média de idade foi de 32,4 anos. O sintoma mais prevalente no momento do diagnóstico era a dor no quadrante superior direito, encontrada em 34,4% dos casos. O achado de doença inflamatória intestinal concomitante foi frequente, com 51,7% apresentando retocolite ulcerativa e 10,6% doença de Crohn. Hepatomegalia foi verificada em 43,6% e esplenomegalia em 29,3%.

Outras doenças obstrutivas das vias biliares

A doença de Caroli é uma doença congênita caracterizada por dilatações císticas dos ductos biliares intra-hepáticos segmentares e multifocais, alternando-se com áreas preservadas. Os pacientes com a doença de Caroli podem se apresentar com hipertensão portal, ascite e hemorragia por varizes de esôfago. Pode haver também dor abdominal e prurido. A hepatomegalia é frequente. A esplenomegalia ocorrerá se houver hipertensão portal.

Acúmulo de células inflamatórias (desvio inflamatório)

Causas infecciosas

Hepatites virais

As hepatites virais agudas levam à hepatomegalia de grau leve a moderado, dolorosa à palpação e frequentemente acompanhada de icterícia. É quase impossível para o clínico a distinção entre os vários tipos de hepatite viral somente com base no tipo de hepatomegalia observada na fase aguda, pois a semelhança entre as doenças é grande. O aumento do fígado nos quadros virais agudos deve-se ao edema difuso dos hepatócitos por todo o lóbulo, podendo progredir para necrose focal. Além disso, as células de Kupffer aumentam e se tornam mais numerosas nos sinusoides, sendo acompanhadas de grande número de linfócitos e monócitos na área portal. Contribuem para a hepatomegalia a colestase em graus variáveis, mais concentrada na área centrolobular. As hepatites virais que se cronificam, principalmente em razão dos vírus B e C, terão hepatomegalias diferentes dependendo do quadro histológico predominante. As hepatites persistentes apresentam infiltrado inflamatório linfomononuclear restrito ao espaço porta, cursando com discreto aumento do volume do fígado. Já as hepatites crônicas ativas apresentam infiltrado inflamatório mais exuberante, com necrose em saca-bocado (*piecemeal*). A hepatomegalia nestes casos pode ser de grau moderado. É importante salientar que, entre os vírus causadores de hepatite, os vírus A, B, C, delta (D) e E somados respondem por 90% dos casos.

Abscessos hepáticos

Há dois tipos mais frequentes: o piogênico e o abscesso amebiano. A hepatomegalia pode ser de grau leve a moderado e é muito dolorosa, com o clássico sinal de Torres-Homem (sinal da percussão hepática dolorosa localizada) positivo. Nos abscessos piogênicos em geral os sintomas têm menos de 2 semanas de duração. Em trabalho realizado no Hospital das Clínicas em que se analisaram 36 casos de abscessos piogênicos do fígado, os principais sintomas encontrados foram: febre (75%), dor na área hepática (72,2%), hepatomegalia (58,3%) e icterícia (33,3%).

O abscesso amebiano é a forma mais comum da localização extraintestinal da infecção amebiana, ocorrendo após invasão intestinal da *Entamoeba histolytica* com quadros de disenteria grave sendo concomitantes em 50% dos casos. Geralmente o abscesso amebiano é único, ocupando a porção superior do lobo direito do fígado. A dor abdominal e a febre são os sintomas mais proeminentes. A dor é sentida principalmente no hipocôndrio direito com irradiação possível para o ombro direito, axila ou parede anterior do tórax. A febre é alta, superior a 39ºC com calafrios. A hepatomegalia está presente em 90% dos casos. É característica do abscesso amebiano fistulizar para estruturas vizinhas, como pleura, pericárdio, parede torácica e abdominal.

Leptospirose

Doença causada pela Leptospira, espiroqueta aeróbica em forma de espiral. Apenas a espécie *Leptospira interrogans* causa doença humana. Os pequenos roedores, que são mais resistentes à morte pela leptospira, eliminam o agente em sua urina de forma intermitente, contaminando a água com frequência. O quadro clínico é variável, iniciando-se geralmente com febre, calafrios, mialgias e cefaleia na maioria dos pacientes. Cerca de 50% apresentam náuseas, vômito e diarreia, e até 35% têm tosse não produtiva. Ao exame clínico, a sufusão conjuntival é característica da doença, e deve levantar a suspeita diagnóstica em uma pessoa com febre de início recente. Até 40% dos casos poderão apresentar hepatomegalia, esplenomegalia, dores musculares (com ou sem rigidez), linfadenopatia, faringite, dor abdominal ou exantema. O acometimento hepático mais exuberante ocorre na forma ictero-hemorrágica da doença, também conhecida como doença de Weil. O fígado tem aumento moderado em 70% dos casos nessa forma da doença, associado com colestase intensa. Clinicamente, é clássico o aparecimento da icterícia rubínica, na qual pele e mucosas assumem a coloração alaranjada pela associação das cores amarela (excesso de bilirrubina circulante) e vermelha (vasodilatação cutânea).

Infecções com granulomas hepáticos

As causas mais frequentes deste grupo são: tuberculose, doenças aids-relacionadas (*Mycobacterium avium complex e criptococos*) brucelose, sífilis, hanseníase, ricketsioses, larva migrans visceral, esquistossomose e infecções fúngicas disseminadas (histoplasmose, coccidioidomicose). A biópsia hepática é fundamental na abordagem diagnóstica, pois as características histológicas e o local de aparecimento dos granulomas no tecido hepático ajudam no diagnóstico diferencial das doenças envolvidas. Há quatro grandes tipos de granulomas hepáticos: a) cascosos (tuberculose); b) não caseosos (sarcoidose e CBP); c) com anel de fibrina (linfoma de Hodgkin, citomegalovírus, leishmaniose visceral, hepatite A, toxoplasmose, arterite de células gigantes, ricketsioses e uso de alopurinol); d) lipogranulomas (óleo mineral). Na tuberculose, os granulomas hepáticos estão presentes em mais de 90% dos pacientes com tuberculose (TBC) miliar, 70% com TBC extrapulmonar e em 25% dos pacientes com aparente infecção pulmonar isolada. Entre os sintomas, a febre e a perda de peso são os mais comuns. A hepatomegalia pode ocorrer no grau leve a moderado e a hipertensão portal é incomum. Na hanseníase, embora o fígado não seja o alvo principal da doença, pode haver hepatomegalia em até 60% dos casos na forma lepromatosa e em cerca de 20% dos casos na forma tuberculoide.

Equinococose (cisto hidático)

Trata-se de doença infrequente no Brasil pela escassez de hospedeiros naturais. A doença é causada pela infecção no estágio metacestoide da tênia *Echinococcus*, da família Taeniidae. Duas espécies são mais comuns, o *E. granulosus* e o *E. multilocularis*. Os cistos provocados pelo agente aumentam de diâmetro na taxa de 1-5 cm por ano. O fígado é afetado em cerca de dois terços dos pacientes, com predomínio do lobo direito (60-85% dos casos). Os sintomas significativos começam a ocorrer quando o cisto atinge 10 cm de diâmetro. O fígado aumenta e pode ser doloroso.

Esquistossomose

Doença frequentemente acompanhada por hepatomegalia. Tem epidemiologia clássica com referência pelo paciente do contato com águas paradas, onde ocorre a contaminação com as cercárias. O maior volume de casos no Brasil ocorre nos estados do Nordeste. O fígado tem consistência firme, borda fina, com aumento predominante do lobo esquerdo sobre o direito. Na fase aguda da doença, a hepatomegalia deve-se ao infiltrado celular e ao edema. Na fase crônica, a fibrose dos espaços-porta leva a hipertensão portal muito acentuada, em geral acompanhada de grande esplenomegalia, e circulação colateral venosa exuberante. Na forma crônica grave, a lesão hepática resulta da agressão imunológica ao grande número de ovos e vermes. Na histologia hepática observa-se fibrose periportal, com vários graus de obstrução dos ramos intra-hepáticos da veia porta. Em uma série de casos brasileira com 141 pacientes havia hepatomegalia em 12,1%. Neste estudo, entre 19 pacientes com presença de ovos de *Schistosoma mansoni* nas fezes, e presença de ecogenicidade periportal ao ultrassom, a hepatomegalia foi constatada ao exame clínico em 26,3% dos casos.

Malária

O fígado aumenta de volume nesta doença pela hiperplasia e hipertrofia das células de Kupffer, nas quais se observam parasitas, restos de hemácias e pigmento malárico (hemozoína). As formas clínicas agudas cursam com hepatomegalia em aproximadamente metade dos casos, e o fígado assume a cor cinza escura pela impregnação do pigmento malárico. O fígado é firme, doloroso à palpação e regride com o tratamento.

Leishmaniose visceral ou calazar

A hepatomegalia é leve a moderada, ocorrendo no chamado "calazar clássico", ou seja, na forma crônica da doença. A hepatoesplenomegalia pode chegar ao grau maciço. O aumento do fígado é homogêneo (lobo esquerdo e direito). No período de estado da doença, a febre quase sempre está presente, em geral entre 37-38 °C, sendo irregular com períodos afebris de até 2 semanas. No quadro clínico, destaca-se o emagrecimento progressivo, levando o paciente à caquexia.

Doença de Chagas

Pode haver hepatoesplenomegalia apenas nas formas agudas da doença. Em geral os órgãos são dolorosos à palpação, com aumento de grau moderado. A maioria dos casos registrados ocorre em crianças vivendo nas áreas endêmicas da doença. Os sinais da porta de entrada do parasita são clássicos e ocorrem em 75% dos doentes: o complexo oftalmoganglionar (sinal de Romaña) e o cutâneo-ganglionar (chagoma de inoculação). A febre tende a ser diária e elevada, podendo durar de 1-2 meses. O aumento do fígado e do baço na fase aguda se deve ao parasitismo intenso e ao tropismo do *Trypanosoma cruzi* pelos macrófagos.

Toxoplasmose

Infecção causada pelo protozoário *Toxoplasma gondii* pode apresentar hepatomegalia apenas no quadro agudo, mesmo assim não frequentemente. O gato é hospedeiro definitivo da doença e ajuda na transmissão ao ser humano. A maioria dos pacientes com infecção aguda é assintomática. A hepatomegalia é atribuída à proliferação dos taquizoítos, causando hepatite por necrose focal hepática de curta duração. Nestas formas mais graves e generalizadas pode haver ainda: pneumonite, miocardite, encefalite e exantema generalizado (maculopapular, não pruriginoso) poupando a palma das mãos e planta dos pés.

Histoplasmose

Infecção devida à inalação de micronídeas da fase filamentosa do fungo *Histoplasma capsulatum*. A hepatoesplenomegalia pode ser vista nas formas disseminadas agudas dessa doença. Geralmente, ocorre em pacientes com comprometimento grave da imunidade celular, especialmente pacientes com neoplasias hematológicas e com aids. O quadro clínico é exuberante, com febre alta e prolongada, emagrecimento, náuseas e vômito, diarreia, linfonodomegalia generalizada, lesões cutâneas (papuloulceradas) e pancitopenia.

Dengue

Uma das viroses transmitidas pelo mosquito *Aedes aegypti* (ao lado da Zika e do Chikungunya) apresenta diferentes tipos de hepatomegalia, dependendo da forma clínica da doença. Na dengue clássica, forma com evolução benigna, a hepatomegalia é incomum. Compõem o quadro clínico a febre de 39-40 °C, cefaleia intensa, dor retrocular, mialgias, artralgias, náuseas, vômitos e exantema característico na forma de eritema difuso com "ilhas brancas de pele sã". Na dengue hemorrágica, forma grave da doença, a hepatomegalia dolorosa está presente, frequentemente atingindo grau moderado. Nestes casos, a hepatomegalia em conjunto com dor abdominal e sangramento digestivo indicam mau prognóstico. O quadro clínico inicia-se como a dengue clássica, mas até o terceiro dia começam a aparecer fenômenos hemorrágicos com petéquias pelo corpo, que evoluem para púrpuras e equimoses, além de sangramentos (digestivos, metrorragia, gengivorragia, epistaxes etc.).

Chikungunya

Das viroses transmitidas pelo *Aedes aegypti* é a que mais pode apresentar hepatomegalia dolorosa na fase aguda. O paciente acometido tem febre de início súbito (> 38,5 °C), além de intensa poliartralgia, podendo ser acompanhada de cefaleia, exantema, fadiga, e dorsalgia com duração média de 7 dias. Deve-se suspeitar do diagnóstico em paciente residente ou com histórico de ter visitado áreas endêmicas (ou epidêmicas) nos últimos 15 dias antes do início dos sintomas, com exame negativo para dengue e que mantenha sintomatologia por mais de 8 dias do início dos sintomas.

Outras infecções

Nas infecções por bactérias invasivas intestinais, a hepatomegalia pode ocorrer associada com a forma septicêmica dessas doenças. Entre essas bactérias a *Salmonella* sp. merece destaque. Na febre tifoide, causada pela *Salmonella typhi*, a hepatomegalia está presente em até 52% dos casos. Apresenta-se como doença febril (em geral com calafrios), ocorrendo de 5-21 dias após a ingestão de água ou alimento contaminado. Dor abdominal difusa pode acompanhar o quadro. O quadro mais clássico é composto de 3 fases: a) primeira semana com febre e bacteremia; b) segunda semana com dor abdominal, exantema e esplenomegalia; c) terceira semana com hepatoesplenomegalia, e complicações como hemorragia intestinal e perfuração. A temida perfuração intestinal ocorre em cerca de 10% dos pacientes acometidos.

Na paracoccidioidomicose, é comum o encontro de hepatomegalia de grau moderado, nas formas agudas da doença. O fígado tem consistência firme e é doloroso à palpação.

Causas não infecciosas

Hepatite autoimune

Doença hepática diagnosticada pela presença de autoanticorpos séricos contra componentes hepáticos. Atualmente, a hepatite autoimune é classificada como tipo 1 (ou clássica) e tipo 2 (ou LKM-1). O tipo 1 ocorre em todas as faixas etárias, predominantemente no sexo feminino, e o tipo 2 ocorre mais nas mulheres jovens. A hepatite autoimune tipo 1 é caracterizada pela presença de autoanticorpos, como o fator antinúcleo (FAN) e/ou o anticorpo antimúsculo liso. Muitos pacientes, com apresentação aguda, já apresentam cirrose no momento do diagnóstico. Em geral esses pacientes apresentam doença subclínica por muitos anos. A hepatomegalia é de grau leve a moderado, sendo dolorosa em 40% dos casos. A esplenomegalia associada está presente em torno de 50% dos casos.

Sarcoidose

Doença granulomatosa sistêmica de etiologia desconhecida. A maior característica histológica da doença são os granulomas não caseosos. O fígado é acometido muito comumente nessa doença, com granulomas presentes no espaço-porta. A frequência de granulomas hepáticos na sarcoidose em grandes séries pode variar de 60-90%. Além do acometimento hepático, fazem parte do quadro clínico de sarcoidose: infiltrados pulmonares, febre, linfadenomegalia (principalmente no mediastino), exantema papular e uveíte. Uma das formas de apresentação da doença no fígado é como hepatite crônica, levando à hepatoesplenomegalia com hipertensão portal.

Acúmulo de substâncias nos hepatócitos/fígado

Esteatose

O hepatócito é capaz de produzir gordura e exportá-la para todo o organismo. A esteatose hepática (acúmulo de lípides no fígado) ocorre quando o fígado acumula lípides acima de 5% do peso hepático. Entre os lípides acumulados predominam os triglicérides, seguidos dos fosfolípides. O acúmulo de lípides pode ocorrer na forma macrovesicular (grandes depósitos de lípides no centro da célula, deslocando o núcleo para a periferia) ou microvesicular (pequenas gotas de gordura depositadas ao redor do núcleo). Em condições de doença, quando a célula é atacada por drogas (álcool), por mediadores inflamatórios ou agentes infecciosos (vírus hepatotrópicos), pode haver dificuldade na exportação de gordura pelo hepatócito, levando ao acúmulo de gordura e à hepatomegalia. O órgão tende a apresentar consistência firme, tamanho muito variável (aumento de grau leve a maciço), borda romba, sendo indolor à palpação na maioria dos casos. Macroscopicamente o órgão assume cor amarelo-pálida. A esteatose hepática é observada na obesidade, desnutrição, DM, retocolite ulcerativa, cirurgias de desvio jejunoileal, alcoolismo, hepatites virais crônicas e na doença de Wilson. A esteatose hepática está presente em torno de 80-90% dos grandes obesos, acompanhando-se de hepatomegalia em 90% dos casos. Uma explicação é que a grande massa de tecido adiposo dos obesos leva a maior liberação de ácidos graxos para o sangue, bem como ao aumento da resistência periférica à ação da insulina. No DM a esteatose hepática é encontrada com maior frequência no tipo 2, atingindo até 75% dos pacientes em grandes séries. No diabetes tipo 1, o acúmulo de glicogênio (e não o acúmulo de gordura) é o responsável pela hepatomegalia dos pacientes, que tende a ocorrer com níveis elevados de glicemia, quando se inicia a terapêutica com insulina. Nessas situações ocorre aumento da entrada de glicose no hepatócito, posteriormente transformada em glicogênio, levando à hepatomegalia homogênea em geral de grau leve.

Em crianças desnutridas com kwashiorkor, observa-se a esteatose hepática acompanhada por leve fibrose periportal. O mais provável mecanismo implicado é a menor síntese de lipoproteínas pelos hepatócitos, pela falta da porção proteica da molécula (desnutrição proteica). Essa condição bioquímica faz com que os hepatócitos encontrem dificuldade em exportar a gordura, passando a retê-la no citoplasma.

Amiloidose

Está entre as causas de hepatomegalia maciça. Nessa doença ocorre deposição de fibrilas no tecido extracelular compostas de subunidades de baixo peso molecular (5-25 kD), de uma variedade de proteínas séricas normais. Essas fibrilas são identificadas no tecido pelo teste do vermelho congo (causando birrefringência verde sob luz polarizada). Há 3 tipos principais de amiloidose: a) primária (AL) – as fibrilas são compostas por fragmentos de cadeias leves monoclonais; b) secundária ou reativa (AA) – as fibrilas são compostas de fragmentos do amiloide A (reagente de fase aguda); c) diálise-relacionada – fibrilas compostas de beta2-microglobulina. O envolvimento hepático é muito mais comum na amiloidose AL, atingindo 70% dos casos, acometendo principalmente homens acima de 50 anos, mas pode ocorrer também na amiloidose AA. Os pacientes com acometimento hepático na amiloidose AL têm mau prognóstico, com sobrevida em 5 anos em torno de 17%. Os sintomas mais comuns são perda de peso (72%), fadiga (60%) e dor abdominal (53%).

Hemocromatose

A forma hereditária dessa doença é autossômica recessiva com mutações conhecidas no gene HFE, que produzem aumento da absorção intestinal de ferro, talvez por interação com o receptor da transferrina. O acúmulo de ferro acontece nesses pacientes, especialmente no fígado, coração, pâncreas e pituitária. A hepatomegalia está presente em mais de 95% dos pacientes sintomáticos, sendo de grau moderado a maciço, com aumento de todo o órgão de forma homogênea. O fígado apresenta consistência firme e cor de ferrugem (vermelho-marrom) à laparoscopia. As enzimas hepáticas comumente são elevadas levando cronicamente à cirrose. O DM está presente em cerca de 50% dos pacientes sintomáticos.

Doença de Wilson

Nesta doença, há um defeito genético autossômico recessivo que impede os hepatócitos de eliminar o cobre absorvido pela dieta através da via biliar. A excreção biliar responde por cerca de 85% da excreção total de cobre do organismo, sendo os restantes 15% excretados pelos rins. O defeito genético leva ao acúmulo de cobre no interior dos hepatócitos de forma difusa, levando ao aumento homogêneo do fígado. A hepatomegalia tende a ser de grau leve a moderado. O cobre em excesso leva à lesão hepática progressiva por ser um pró-oxidante e levar à síntese dos radicais livres de oxigênio. O defeito genético da doença de Wilson é bem conhecido e está localizado no cromossomo 13, envolvendo a proteína ATP7B, transportadora de cobre. A doença se manifesta clinicamente entre 6-30 anos de idade.

Defeitos metabólicos

A doença de Niemann-Pick e a de Gaucher são duas esfingolipidoses. Na primeira, ocorre acúmulo de esfingomielina nas células de Kupffer, e, na segunda, há retenção de cerebrosídeos nessas células, assim como nos lóbulos e no trato portal. Na apresentação clínica é frequente a hepatomegalia associada à icterícia e à hipertensão portal. O acúmulo de glicogênio pode ocorrer no DM e em doenças com retenção patológica de glicogênio (glicogenoses), nas quais há deficiência de várias enzimas relacionadas à formação e à degradação do glicogênio. No DM o glicogênio acumula-se no núcleo, e nas glicogenoses, no núcleo e no citoplasma (provocando maior hepatomegalia). Outra doença que merece ser mencionada nesse grupo é a deficiência de alfa-l-antitripsina. A alfa-1-antitripsina é uma glicoproteína de 55 kd produzida principalmente pelo fígado, que inibe várias enzimas destrutivas, como: proteases de neutrófilos, elastase, cathepsina G e proteinase 3. A lesão hepática parece resultar dos efeitos tóxicos da molécula mutante de alfa-1-antitripsina, que se acumula no retículo endoplasmático dos hepatócitos.

Hematopoiese extramedular (metaplasia mieloide)

A infiltração hepática é muito comum na metaplasia mieloide. Em todos os casos, os pacientes apresentam grande esplenomegalia associada (ver mais detalhes em *Esplenomegalia*).

Ação de substâncias tóxicas

Álcool

A lesão hepática pelo álcool caracteriza-se por 3 manifestações principais: esteatose hepática, hepatite alcoólica e cirrose. A anormalidade bioquímica mais comum na doença hepática alcoólica é um aumento desproporcional da enzima TGO (transaminase glutâmica oxalacética sérica) comparada com a TGP (aspartato aminotransferase), com razão entre as duas enzimas maior que 2 (valor raramente visto em outras formas de doença hepática). Essa razão tem se mostrado útil na diferenciação da doença hepática pelo álcool da esteato-hepatite não alcoólica. Em um estudo encontrou-se o valor médio de 2,6 na doença pelo álcool e 0,9 na esteato-hepatite não alcoólica. Na fase de esteatose pelo álcool, os hepatócitos são repletos de gordura, que desloca o núcleo para a periferia da célula. A causa da esteatose hepática induzida pelo álcool é bem conhecida. O álcool promove o aumento de NADH no interior dos hepatócitos, com consequente inibição da mitocôndria, do ciclo do ácido cítrico, da oxidação de ácidos graxos e de aminoácidos. No citoplasma, o aumento de NADH leva à maior produção de substâncias que favorecem a produção de triglicérides. O hepatócito não consegue aumentar a exportação da fração VLDL do colesterol e ocorre acúmulo de gordura. O paciente em geral é assintomático nessa fase da doença e o único achado pode ser a presença de hepatomegalia ao exame físico. Na fase de hepatite alcoólica, os hepatócitos mostram-se edemaciados, com presença frequente dos corpúsculos de Mallory. O álcool altera a composição de fosfolípides da membrana, promove a geração de radicais livres de oxigênio e a peroxidação lipídica, causando lesão celular. A hepatomegalia está presente em 95% dos casos, com dolorimento local em 50-70%. Outros sintomas importantes são a icterícia, presente em 55%, e a febre, em 50%.

Na fase de cirrose alcoólica, observam-se características clínicas e laboratoriais semelhantes aos outros tipos de cirrose. A presença dos sinais de doença hepática crônica, como *spiders*, eritema palmar e ginecomastia, sugere presença da cirrose.

Hepatite por droga

Há uma lista grande de drogas capazes de produzir lesão hepática, sendo que a grande maioria produz hepatomegalia de grau leve na apresentação clínica. As hepatites induzidas por droga representam cerca de 10% de todas as hepatites em adultos, e cerca de 40% dos casos em adultos com mais de 50 anos. A lesão hepática aguda induzida por drogas pode ser decorrente das seguintes disfunções: hepatocelulares (citotóxicos), colestáticas, mistas citotóxicas/colestáticas ou por esteatose. Uma das características mais marcantes da lesão hepática por drogas é a recuperação hepática rápida com a retirada da droga suspeita. Dependendo da droga, pode haver necrose zonal (se acometer uma zona específica do lóbulo hepático) ou não zonal. Dentre as drogas que podem causar uma necrose zonal, destacam-se: tetracloreto de carbono (zona 3), acetaminofen (zona 3) e o fósforo amarelo (região médio-zonal). No grupo de drogas que pode causar uma necrose não zonal, estão: fenitoína, metildopa, isoniazida, diclofenaco e aspirina. As drogas que produzem um padrão colestático agudo são: clorpromazina, trimetoprima-sulfametoxazol, naproxeno, rifampicina, estolato de eritromicina, captopril, estradiol e amiodarona. Outras drogas podem causar uma esteatose aguda de padrão microvesicular, a saber: tetraciclina (altas doses EV), amiodarona (altas doses

EV), cocaína, piroxicam, ácido valproico, zidovudina, estavudina, didanosina.

A esteatose crônica induzida por droga do tipo macrovesicular é a maior causadora de hepatomegalia desse grupo. Nesse grupo, destacam-se: glicocorticoides, griseofulvina, metotrexato, nifedipina, tamoxifeno, além do etanol, já mencionado.

Já a colestase intra-hepática crônica pode ser observada com as seguintes drogas: amitriptilina, ampicilina, amoxicilina-clavulanato, carbamazepina, clorpromazina, estolato de eritromicina, haloperidol, imipramina, fenitoína, trimetoprima-sulfametoxazol, thiabendazol, tolbutamina, tetraciclina, contraceptivos orais e esteroides anabólicos.

Neoplasias

Carcinoma hepatocelular

Vários fatores estão relacionados a maior incidência dessa neoplasia, a saber: infecção crônica pelo vírus B, vírus delta ou C, cirrose de várias origens (viral, alcoólica, hemocromatose, deficiência de alfa-1-antitripsina, doença de Wilson, cirrose biliar primária, hepatite autoimune), uso crônico de drogas (estrógenos, andrógenos, aflatoxina), entre outros. O tumor pode ser único, acometendo preferencialmente o lobo direito do fígado, ou assumir padrão nodular, no qual pequenos tumores se espalham pelo órgão. O fígado apresenta consistência endurecida, superfície nodular, e pode ser doloroso à palpação. A suspeita de hepatocarcinoma pode ser levantada em pacientes com cirrose que descompensam com ascite, encefalopatia, icterícia ou sangramento de varizes. O aumento da alfafetoproteína é achado característico.

Hemangioma hepático

É o mais comum tumor hepático mesenquimal benigno. Em um trabalho com pacientes encaminhados para realizar RNM para avaliação de lesões hepáticas focais, o hemangioma era o diagnóstico em 72% das vezes. Eles variam de tamanho, de poucos milímetros até 20 cm ou mais. Quando são maiores que 5 cm de diâmetro, recebem a denominação de hemangiomas gigantes. Geralmente, são diagnosticados na faixa dos 30-50 anos, com predomínio do sexo feminino (3:1). Esses tumores podem ser encontrados em ambos os lobos hepáticos, mas são mais comuns no lobo direito. Os sintomas mais comuns ocorrem principalmente nos hemangiomas gigantes, e incluem dor abdominal no quadrante superior direito, além de sensação de plenitude.

Linfomas/leucemias

Tanto os linfomas de Hodgkin quanto os não Hodgkin podem infiltrar o fígado, levando à hepatomegalia. Como mencionado anteriormente, os linfomas de Hodgkin podem induzir a formação de granulomas hepáticos (mais raro nos linfomas não Hodgkin). Os linfomas indolentes podem induzir à formação de grandes hepatomegalias, enquanto os linfomas agressivos geralmente produzem pequenas massas hepáticas.

Tumores metastáticos

O fígado é sítio frequente de metástases de tumores, principalmente primários do trato gastrointestinal (reto, cólon, pâncreas e estômago). Os tumores urogenitais, neuroendócrinos, do pulmão e da mama também são causas de metástases hepáticas. A dupla vascularização do órgão facilita a implantação e o crescimento de metástases. A hepatomegalia é frequentemente de aspecto irregular e pode atingir grau maciço. Em um estudo com 57 casos consecutivos de pacientes com metástases hepáticas, o câncer de cólon foi o mais comum (42,1%), seguido pelo câncer gástrico (24,5%) e pelo câncer retal (19,3%). Entre os tumores menos frequentes nesse estudo estavam: carcinoide gástrico, carcinoma da papila de Vater, câncer do ducto cístico, câncer de esôfago, coriocarcinoma e câncer de mama.

Outras causas

Histiocitoses

Correspondem a um conjunto de doenças raras, caracterizadas pela proliferação de histiócitos normais ou malignos. Recentemente, foram renomeadas como histiocitose de células de Langerhans (classe I). Essa doença pode atingir crianças e adultos. Nos adultos, a faixa de incidência maior vai de 21-69 anos, com média de idade de 32 anos. O acometimento hepático é visto mais nas crianças com a doença, podendo levar a insuficiência hepática com hipoalbuminemia, ascite, icterícia e alteração do coagulograma.

Doença cística do fígado

Os cistos simples do fígado são formações císticas com líquido claro, que não se comunicam com a árvore biliar intra-hepática. Geralmente, os pacientes com cistos hepáticos são assintomáticos. Os cistos grandes são mais prováveis causadores de sintomas como: hemorragia espontânea, ruptura na cavidade peritoneal, infecção ou compressão da árvore biliar. O tamanho dos cistos hepáticos é muito variável. Os cistos simples ocorrem mais no lobo direito e no sexo feminino. A proporção entre mulheres e homens com cistos hepáticos sintomáticos chega a 9:1. No fígado policístico, a hepatomegalia pode chegar a ser de grau maciço, dependendo do tamanho dos cistos, e o fígado apresenta consistência firme.

Acromegalia

Nesses casos, a hepatomegalia apresenta grau leve a moderado, acompanhando outras visceromegalias que caracterizam a doença. O excesso de hormônio de crescimento (GH) circulante estimula a multiplicação dos hepatócitos, tanto *in vitro* como *in vivo.*

Anemia falciforme

Aproximadamente 10% dos pacientes com anemia falciforme podem ter "crise hepática aguda", caracterizada por dor aguda no quadrante superior direito, náuseas, febre em baixo grau, hepatomegalia dolorosa e icterícia. Na crise hepática, pode haver sequestro de grande quantidade de eritrócitos no fígado, além do baço (ver *Esplenomegalia*).

Anamnese e exame clínico

A Tabela 3 relaciona os dados de anamnese e exame clínico mais úteis para o diagnóstico de diferentes causas de hepatomegalia.

ESPLENOMEGALIA

O baço exerce funções para o sistema circulatório de maneira equivalente aos linfonodos para o sistema linfático. Esse órgão representa o grande filtro do sangue para todos os elementos estranhos e células danificadas, além de exercer importantes funções na resposta imune. É o maior depósito do organismo humano para células fagocíticas-mononucleares (polpa vermelha) e de linfócitos (polpa branca). Normalmente, o baço pesa cerca de 80-200 g no homem adulto e 70-150 g na mulher, medindo 12 cm de comprimento, 7 cm de largura e 3 cm de espessura. Para exercer suas funções de filtro especializado do sangue, o baço possui uma anatomia perfeita: sua polpa vermelha é atravessada por numerosos sinusoides vasculares de paredes finas e endotélio descontínuo, separados pelos cordões esplênicos ou cordões de Billroth. Esses canais vasculares únicos terminam em

TABELA 3 Dados de anamnese e exame clínico úteis para o diagnóstico de hepatomegalia

Anamnese e exame clínico	Doença provável
Dispneia aos esforços, dispneia paroxística noturna, ortopneia, refluxo hepatojugular positivo, edema periférico	ICC
Hepatomegalia com pulso hepático, refluxo hepatojugular positivo, ascite maciça, edema periférico, aumento da pressão venosa jugular na inspiração (sinal de Kussmaul), atrito pericárdico	Pericardite constritiva
Hepatomegalia maciça de rápida instalação, dor na área hepática, ascite grave, ausência de edema periférico, ausência de refluxo hepatojugular	Síndrome de Budd-Chiari, doença venoclusiva
Icterícia crônica	Obstrução do colédoco/vias biliares, colestase intra-hepática
Icterícia com dores em cólica no quadrante superior direito do abdome, com irradiação para as costas, com náuseas e vômito	Coledocolitíase
Icterícia, febre alta, cólica no quadrante superior direito (tríade de Charcot)	Colangite supurativa
Icterícia, dor epigástrica irradiada para as costas e perda de peso	Adenocarcinoma de pâncreas
Icterícia flutuante, dor abdominal no andar superior do abdome	Carcinoma da ampola de Vater
Icterícia, perda de peso, dor abdominal no quadrante superior direito irradiada para as costas, fadiga, náuseas, vômito, febre, paciente na faixa etária de 50-70 anos	Colangiocarcinoma
Icterícia, prurido, hiperpigmentação da pele, sexo feminino, quadro crônico	Cirrose biliar primária
Icterícia, prurido, sexo masculino, presença de doença inflamatória intestinal	Colangite esclerosante primária
História de transfusão sanguínea, drogas ilícitas, relações sexuais desprotegidas	Hepatites virais B e C
História de contato com água não filtrada, contato com esgotos, surto local da doença, quadro agudo	Hepatite A
Presença de fatores de risco para doenças sexualmente transmissíveis	Aids
Quadro agudo, febre, dor na área hepática, icterícia, sinal de Torres-Homem positivo	Abscesso hepático piogênico
Epidemiologia específica – contato com enchentes, febre, calafrios, mialgias (panturrilhas), cefaleia, icterícia rubínica	Leptospirose
Epidemiologia específica – contato com águas paradas, área de alta prevalência da doença	Esquistossomose
Epidemiologia específica – área com alta prevalência da doença, história de crises de calafrios	Malária
Epidemiologia específica – área com alta prevalência da doença, esplenomegalia, febre, perda de peso	Calazar

(continua)

TABELA 3 Dados de anamnese e exame clínico úteis para o diagnóstico de hepatomegalia (*continuação*)

Anamnese e exame clínico	Doença provável
Epidemiologia específica – habitou casa de barro, área com alta prevalência da doença, quadro agudo, sinal de Romaña (oftalmoganglionar), sinal cutaneoganglionar	Doença de Chagas
Epidemiologia específica – contato frequente com gatos, quadro agudo	Toxoplasmose
Epidemiologia específica – contato com cavernas, quadro agudo, febre alta, perda de peso, náuseas, vômito, diarreia, linfonodomegalias generalizadas, lesões cutâneas (papuloulceradas)	Histoplasmose
Epidemiologia específica – área com alta prevalência da doença (contato com *Aedes aegypti*), febre cefaleia intensa, dor retrocular, mialgias, artralgias, náuseas, história de dengue, dor abdominal, sangramento digestivo	Dengue hemorrágico
Epidemiologia específica – área com alta prevalência da doença (contato com *Aedes aegypti*), febre alta (> 38,5 °C), poliartralgia intensa, cefaleia, exantema, fadiga por mais de 7 dias	Chikungunya
Febre, perda de peso, quadro crônico, quadro pulmonar concomitante (tosse, expectoração com laivos de sangue, hemoptise), sudorese noturna, história de contato com tuberculose	Tuberculose
Diarreia aguda concomitante	Bactérias intestinais invasivas
História de doença autoimune concomitante	Hepatite autoimune
Consumo de álcool abusivo crônico	Esteatose ou cirrose hepática
Consumo de álcool abusivo crônico, febre e icterícia	Hepatite alcoólica
Paciente obeso mórbido	Esteatose hepática
Paciente com DM tipo 2	Esteatose hepática
Paciente com DM tipo 1	Acúmulo de glicogênio
História de hepatopatias crônicas na família	Amiloidose, hemocromatose, doença de Wilson, deficiência de alfa-1-antitripsina
Uso de medicação de forma aguda/crônica	Hepatite por droga
História de cirrose, perda de peso, dor em hipocôndrio direito, ascite descompensada, encefalopatia, icterícia, massa palpável no abdome superior	Carcinoma hepatocelular
Linfonodomegalia concomitante, esplenomegalia, perda de peso, febre, quadro crônico	Linfomas
Presença de outros tumores já diagnosticados	Metástase hepática

DM: diabete melito; ICC: insuficiência cardíaca congestiva.

fundo cego, diferente de qualquer outro canal vascular do organismo. A única forma de uma hemácea normal, de diâmetro entre 7 e 8 mícrons, escapar desses cordões e voltar à circulação geral, é se deformando e passando por fendas de 2-3 mícrons existentes na parede dos cordões. Hemácias velhas ou danificadas ficam nos cordões e são fagocitadas pelo sistema mononuclear-fagocitário. As células do sangue normais passam com facilidade entre os cordões, atravessando a seguir um labirinto de macrófagos de permeio. Dessa forma, estabelece-se um filtro físico e funcional, no qual o sangue flui lentamente. A polpa branca do baço tem importante ação na resposta imunológica, com participação de linfócitos T, B e macrófagos. Com a compreensão da anatomia e das funções do baço, é possível entender as causas de esplenomegalia com mais facilidade.

O aumento do órgão dependerá da exacerbação de uma de suas funções, facilitadas pela sua anatomia peculiar. Quando o baço aumenta, principalmente nas causas congestivas, pode haver "sequestro" das células sanguíneas, levando à diminuição da série vermelha, da série branca ou da série plaquetária.

Funções do baço

Filtro especializado do sangue: esta função é facilitada pelo grande número de células fagocíticas presentes nos cordões esplênicos. Os macrófagos do baço são muito eficientes em fagocitar eritrócitos e leucócitos velhos ou danificados, eritrócitos cobertos por anticorpos, eritrócitos anormais vistos em várias doenças (esferocitose, anemia falciforme, talassemia), bactérias, restos celulares e macromoléculas alteradas. Os fagócitos do baço são capazes também de "escavar" os eritrócitos retirando inclusões como os corpúsculos de Howell-Jolly (restos nucleares), de Heinz (precipitados de globina insolúveis) e até mesmo parasitas intraeritrocíticos (*Plasmodium* sp., *Bartonella* sp.).

Órgão do sistema imunológico: a anatomia privilegiada do baço permite o contato do sangue com linfócitos efetores (T e B), presentes na polpa branca do órgão. O baço é o maior órgão linfopoiético do organismo, contendo cerca de 25% de toda a massa linfoide. Tanto o componente linfoide como o mononuclear-fagocitário aumentam rapidamente na vigência de alguma infecção ou inflamação. O baço contribui tanto para a resposta humoral como para a resposta celular. Os macrófagos do órgão promovem a retirada de bactérias do sangue, com ou sem o auxílio de anticorpos. São também funções imunes importantes do baço, o clareamento de antígenos, a síntese de anticorpos da classe IgM e a síntese de opsoninas, como a tuftsina e a properdina. Estas últimas são fundamentais para o combate às bactérias encapsuladas (Pneumococos e *Haemophilus*).

Fonte de células: o baço produz linfócitos e macrófagos de forma contínua, além de células hematopoiéticas ocasionalmente. A hematopoiese esplênica cessa na vida fetal, mas pode voltar a ocorrer nas aplasias medulares, sendo confinada à polpa vermelha do órgão. O baço contém os precursores eritroides, mieloides e megacariocíticos.

Reservatório de sangue: favorecido pela sua anatomia, o baço também pode estocar sangue. O baço normal contém até 40 mL de sangue e sequestra cerca de um terço das plaquetas circulantes. Nas esplenomegalias, há grande aumento do volume de sangue que permanece no baço, havendo importante retenção de eritrócitos, leucócitos e cerca de 90% das plaquetas (fenômeno conhecido por hiperesplenismo).

Além das causas de esplenomegalia relacionadas às exacerbações das funções básicas do órgão, o baço pode aumentar de tamanho por infiltração de células neoplásicas ou macrófagos carregados de macromoléculas.

> As esplenomegalias podem ser classificadas de acordo com seu tamanho em:
>
> a. Leves (até 4 cm do rebordo costal esquerdo).
>
> b. Moderadas (de 4-8 cm do rebordo costal esquerdo).
>
> c. Maciças (além de 8 cm do rebordo costal esquerdo).

A ultrassonografia abdominal é o método de imagem mais acessível para dimensionar o tamanho do baço. Na ultrassonografia, o baço é considerado normal se tiver comprimento ≤ 13 cm e espessura ≤ 5 cm. Já em estudos com tomografia computadorizada, considera-se esplenomegalia quando o comprimento do baço for maior do que 10 cm. É importante destacar que, como regra geral, o baço deve aumentar pelo menos 40% antes de se tornar palpável. A presença de sintomas decorrentes de esplenomegalia depende da rapidez de aumento do baço, bem como da natureza da doença de base. Nesse sentido, um baço pouco aumentado em razão de infecção viral aguda pode ser muito doloroso, enquanto uma esplenomegalia maciça por doença crônica pode ser assintomática, a menos que haja infarto esplênico. As várias funções do baço serão perdidas totalmente na atrofia do órgão por repetidos infartos (anemia falciforme e outros) e na trombose da artéria esplênica. As funções podem ser reduzidas (hipoesplenismo) quando o baço estiver ingurgitado com sangue (anemia falciforme, malária, trombose da veia esplênica etc.) ou infiltrado com outros elementos (sarcoidose, amiloidose, tumores, cistos). A Tabela 4 mostra as principais causas de esplenomegalia.

TABELA 4 Causas de esplenomegalia

Congestão venosa	▪ Insuficiência cardíaca (direita > esquerda) ▪ Obstrução da veia supra-hepática ▪ Síndrome de Budd-Chiari ▪ Cirrose hepática ▪ Esquistossomose ▪ Trombose da veia porta/veia esplênica

Exacerbação da função de filtro especializado	▪ Remoção de eritrócitos com defeito:
	  ▪ Esferocitose
	  ▪ Eliptocitose
	  ▪ Anemia falciforme
	  ▪ Talassemia *major*
	  ▪ Hemoglobinopatias
	  ▪ Hemoglobinúria paroxística noturna
	▪ Remoção de células revestidas por anticorpo:
	  ▪ Anemia hemolítica autoimune
	  ▪ Trombocitopenia imune
	  ▪ Neutropenia imune

Hiperplasia imune	▪ Causas infecciosas:
	  ▪ Endocardite bacteriana subaguda
	  ▪ Septicemia
	  ▪ Abscesso esplênico
	  ▪ Febre tifoide
	  ▪ Tuberculose
	  ▪ Sífilis terciária
	  ▪ Malária
	  ▪ Mononucleose infecciosa
	  ▪ Citomegalovirose
	  ▪ Hepatite viral
	  ▪ Leishmaniose visceral (calazar)
	  ▪ Aids
	  ▪ Histoplasmose
	  ▪ Doença de Chagas
	  ▪ Toxoplasmose
	▪ Causas não infecciosas:
	  ▪ Artrite reumatoide (síndrome de Felty, doença de Still)
	  ▪ Lúpus eritematoso sistêmico
	  ▪ Sarcoidose
	  ▪ Doença do soro

(continua)

TABELA 4 Causas de esplenomegalia (*continuação*)

Infiltração celular	▪ Neoplásicas: ▪ Linfomas (Hodgkin e não Hodgkin) ▪ Leucemias: A. Leucemia linfocítica crônica B. Leucemia mieloide crônica C. Leucemia *hairy cell* (tricoleucemia) ▪ Histiocitose (células de Langerhans) ▪ Metástases ▪ Hemangiomas ▪ Angiossarcomas ▪ Policitemia vera ▪ Não neoplásica: ▪ Cistos (falsos e verdadeiros) ▪ Hematopoiese extramedular ▪ Amiloidose ▪ Doença de Gaucher ▪ Doença de Niemann-Pick ▪ Hiperlipemia ▪ Mucopolissacaridoses
Outras causas	▪ Esplenomegalia idiopática ▪ Hipertireoidismo (doença de Graves) ▪ Anemia ferropriva ▪ Anemia perniciosa ▪ Linfadenopatia angioimunoblástica ▪ Infarto esplênico

Em uma grande série de casos, com 449 pacientes, nos EUA, foi encontrada a seguinte prevalência de causas de esplenomegalia: cirrose hepática 33%, linfoma 27%, infecção (aids, endocardite) = 23%, insuficiência cardíaca congestiva = 8%, doença esplênica primária = 4%, outros = 5%. As causas de aumento maciço do baço (polo inferior dentro da pélvis ou atravessando a linha média) estão listadas na Tabela 5.

Causas de esplenomegalia

A história clínica pode fornecer bons indícios da possível causa de esplenomegalia. Por exemplo, o paciente com alcoolismo crônico ou hepatite crônica com ascite tem provavelmente esplenomegalia por cirrose. No paciente com queixas como febre, sudorese noturna, queda do estado geral e perda de peso, a esplenomegalia pode refletir atividade de doença sistêmica, como: aids, lúpus eritematoso sistêmico, artrite reumatoide, sarcoidose, malária, tuberculose, infecção viral (mononucleose, citomegalovírus etc.) ou doença hematológica (leucemia mieloide crônica, leucemia linfoide crônica, leucemia *hairy cell*, linfomas).

O hiperesplenismo é situação clínica em que há exagero das funções normais do baço, sendo necessários quatro critérios para definir o diagnóstico:

1. Citopenia de uma ou mais séries hematológicas.
2. Hiperplasia reativa da medula óssea.
3. Esplenomegalia.
4. Correção das alterações com esplenectomia.

TABELA 5 Causas de esplenomegalia maciça

Congestão venosa	▪ Esquistossomose ▪ Trombose da veia porta/esplênica
Exacerbação da função de filtro especializado	▪ Talassemia *major* ▪ Anemia falciforme (com sequestro esplênico)
Hiperplasia imune	▪ Leishmaniose visceral (calazar) ▪ Malária ▪ Aids (com MAC)
Infiltração celular	▪ Linfomas (baixo grau) ▪ Leucemia mieloide crônica ▪ Leucemia *hairy cell* (tricoleucemia) ▪ Leucemia linfocítica crônica ▪ Hematopoiese extramedular ▪ Doença de Gaucher ▪ Síndrome de Felty

MAC: *Mycobacterium avium complex.*

Nos quadros de hiperesplenismo, pode haver sequestro das células hematológicas, resultando em neutropenia, anemia e trombocitopenia. É importante destacar que não há relação precisa entre o grau de esplenomegalia e a intensidade das citopenias.

Congestão venosa

A chamada esplenomegalia congestiva é causada pela congestão venosa crônica, consequência da hipertensão venosa portal e/ou da veia esplênica. Tomando o fígado como referência, as maiores esplenomegalias desse grupo são observadas nas causas de hipertensão portal pré-sinusoidais, como a esquistossomose e as tromboses da veia porta e esplênica. As causas sinusoidais (como a cirrose) e pós-sinusoidais (síndrome de Budd-Chiari e insuficiência cardíaca direita) produzirão menor aumento de volume do baço, pelo porejamento da linfa hepática da cápsula do fígado para o interior da cavidade abdominal, formando ascite e induzindo perda de pressão no sistema portal, como já referido anteriormente. Outro fator que influencia o tamanho do baço congestivo é a recanalização da veia umbilical na hipertensão portal. Se houver recanalização dessa veia, com formação de veias dilatadas periumbilicais (com clássico aspecto de "cabeça de medusa"), parte da pressão do sistema portal também se perderá por essa via, e o tamanho do baço será menor.

A esplenomegalia congestiva de causa pré-sinusoidal pode ser maciça, com o baço atingindo peso entre 1-5 kg, com consistência firme. Hemorragias focais podem ocorrer (principalmente periarteriolares), dando origem aos característicos nódulos de Gandy-Gamna (focos de fibrose com sais de ferro e cálcio). Na fase crônica da esquistossomose, a fibrose dos espaços-porta leva à hipertensão portal muito acentuada, dada a agressão inflamatória desencadeada pelos ovos do verme que chegam ao fígado. A trombose da veia porta pode ocorrer por inflamação ou infecção das paredes da veia (pileflebite), consequente a infecções abdominais mal resolvidas como apendicite aguda e diverticulites. A trombose da veia esplênica pode ser vista nas pancreatites aguda e crônica, no câncer pancreático, no pseudocisto de pâncreas ou após traumatismo do órgão.

Exacerbação da função de filtro especializado

Remoção de eritrócitos com defeito

Em todas as causas desse grupo, ocorre esplenomegalia pelo aumento do número de fagócitos envolvidos na remoção dos eritrócitos com defeito. Cerca de 80% dos pacientes apresentam esplenomegalia de grau moderado, não havendo correlação entre o tamanho do baço e a gravidade da doença.

Esferocitose

É uma das doenças genéticas mais comuns, por defeito da membrana eritrocitária. As proteínas em que pode haver a mutação responsável pelo defeito hereditário da doença são: espectrina (cadeia alfa ou beta), anquirina, banda 3 e proteína 4,2. O diagnóstico pode ser estabelecido em qualquer idade e os sinais mais comuns são: esplenomegalia, icterícia intermitente por hemólise e/ou obstrução biliar, e anemia.

Anemia falciforme

Doença autossômica recessiva onde ocorre mutação pontual, com substituição do aminoácido valina por glutamina, na sexta posição da cadeia de globina beta. Desse fenômeno resulta a formação de uma molécula de hemoglobina alterada (HbS), que sob certas condições (queda do pH do meio, redução de oxigênio ou desidratação) pode polimerizar-se, tornando o citoplasma do eritrócito rígido e suscetível à destruição no baço ou na microcirculação, depois de assumir a forma de foice. O tamanho do baço varia conforme a idade do paciente. Na infância, é mais comum a esplenomegalia de grau leve. No fenômeno do "sequestro esplênico" pode haver esplenomegalia maciça. Na adolescência e na idade adulta, o baço diminui de tamanho em consequência de infartos esplênicos sucessivos que surgem nas crises de falcização.

Talassemias

As talassemias constituem um grupo heterogêneo de doenças hereditárias, em que há produção reduzida de uma ou mais cadeias polipeptídicas de globina da hemoglobina. Na beta-talassemia, como o nome sugere, há prejuízo na produção das cadeias de globina beta, levando ao excesso relativo das cadeias alpha. Estas são instáveis sozinhas, incapazes de formar tetrâmeros solúveis, e se precipitam dentro da célula. No paciente com a forma homozigota, dita talassemia *major*, o excesso de cadeia alfa é máximo. Pode ocorrer sequestro de eritrócitos anormais pelo baço, levando à esplenomegalia de grau moderado a maciço, com baço de consistência firme. Focos de eritropoiese extramedular e hiperatividade do sistema mononuclear-fagocitário podem ser observados. Os sintomas começam no primeiro ano de vida com palidez, retardo de crescimento, hepatoesplenomegalia e icterícia (por grave anemia hemolítica).

Outras hemoglobinopatias

Merece registro a hemoglobinopatia C. A diminuição da deformabilidade do eritrócito com hemoglobina C favorece a hemólise crônica, com esplenomegalia leve presente em dois terços dos casos.

Hemoglobinúria paroxística noturna

Na hemoglobinúria paroxística noturna (HPN), ocorre um defeito intrínseco dos eritrócitos, que leva a hemólise intravascular crônica pelo complemento ativado em baixas concentrações. Na HPN, há esplenomegalia de grau moderado, pela exacerbação da função de filtração sanguínea do baço e/ou trombose da veia porta ou da veia esplênica. O diagnóstico era feito pelos testes de Ham e de sacarose. Contudo, atualmente, é realizado por imunofenotipagem por citometria de fluxo e biologia molecular (estudo do gene PIG-A). Na citometria de fluxo, detecta-se ausência ou redução da CD59 e CD55 em eritrócitos e granulócitos.

Remoção de células revestidas por anticorpo

Os macrófagos do baço removem eritrócitos revestidos por anticorpos decorrentes de transfusões incompatíveis ou autoimunes. Em todo esse grupo de doenças, a esplenomegalia é de grau moderado, sendo encontrada em cerca de dois terços dos casos. Ao exame clínico, além da esplenomegalia, destacam-se a palidez e a icterícia (com predomínio de bilirrubina não conjugada). Anemia hemolítica autoimune por aglutininas quentes é quase sempre atribuída a anticorpos da classe IgG, que reagem contra antígenos proteicos da superfície dos eritrócitos na temperatura normal do organismo. Também se pode manifestar como síndrome paraneoplásica de tumores hematológicos como: linfoma não Hodgkin e leucemia linfocítica crônica. Entre os achados laboratoriais da anemia hemolítica autoimune destacam-se: anemia entre 7-0 gr/dL (equivalente a hematócrito entre 21-30%). Outros achados relevantes: aumento dos reticulócitos, da enzima DHL e da bilirrubina indireta, ao lado da redução da haptoglobina sérica.

Hiperplasia imune

Resposta às infecções

O baço aumenta em resposta a qualquer infecção acompanhada por bacteremia, destacando-se a endocardite infecciosa. A esplenomegalia é consequência da congestão aguda, hiperplasia das células mononucleares-fagocitárias e hiperplasia linfoide. O baço tem aumento leve a moderado e apresenta consistência mole à palpação. O tamanho da esplenomegalia reflete a gravidade e a duração da infecção.

Nas doenças virais o tamanho atingido pelo baço varia amplamente. A esplenomegalia estará presente em 60-70% dos casos de mononucleose infecciosa, sendo detectada à palpação há 2 ou 3 cm abaixo do RCE. As infecções por citomegalovírus cursam com esplenomegalia frequente em crianças (80-90%), mas não em adultos. Nas hepatites virais, a esplenomegalia é de grau leve e desaparece com a evolução da doença. A infecção primária pelo vírus HIV também pode levar à esplenomegalia de grau leve a moderado. Na dengue, a esplenomegalia é rara, ocorrendo nos casos graves de dengue hemorrágico.

O abscesso esplênico é causa rara de esplenomegalia, ocorrendo em infecções metastáticas ou em pacientes imunossuprimidos. São fatores predisponentes os infartos prévios do baço (secundários, por exemplo, à anemia falciforme e às leucemias), o traumatismo e infecções concomitantes (malária e febre tifoide).

Endocardite bacteriana

Há duas formas principais, aguda e subaguda. A forma aguda se caracteriza por infecção de valvas cardíacas normais por organismos virulentos como o *Staphylococcus aureus* ou o *Streptococcus pneumoniae*, causando rápida destruição das valvas e quadro sistêmico intenso. A forma subaguda se caracteriza pela infecção de valvas previamente danificadas por organismos de baixa virulência, como os estreptococos do grupo *viridans*. O fenômeno embólico é causa importante do abscesso esplênico na endocardite bacteriana. A esplenomegalia está presente em 30% dos casos. Os sintomas surgem, em geral, após 2 semanas do início da infecção, destacando-se: fadiga, anorexia, perda de peso e febre. Ao exame físico os sopros cardíacos estão quase sempre presentes. Outro sinal clássico são as petéquias que podem ser vistas na conjuntiva (presentes em 20-40% dos casos), palato, mucosa oral e extremidades.

Tuberculose

Na tuberculose, a invasão do baço ocorre na forma miliar da doença, quando o bacilo ganha acesso aos linfáticos e ao sangue. A esplenomegalia associada à tuberculose é de grau leve a moderado, raramente maciço. Em uma série de 38 pacientes com TBC miliar, a esplenomegalia foi encontrada em 32%.

Malária

A febre é o sintoma predominante e ocorre pela liberação de merozoítas das hemácias infectadas no sangue ao se romperem. Os paroxismos febris podem ser irregulares no início, mas depois tendem a se tornar regulares, em dias alternados ou a cada 3 dias. Hepatoesplenomegalia, anemia, trombocitopenia e icterícia podem ocorrer. A malária por *Plasmodium falciparum*, principalmente nas formas crônicas, pode produzir aumentos maciços do baço. Na malária aguda, observa-se esplenomegalia de grau moderado e consistência amolecida. Nas formas crônicas da doença é comum o encontro de grandes esplenomegalias, chegando ao grau maciço. O diagnóstico de malária deve ser considerado em qualquer paciente febril que tenha viajado para área endêmica da doença. O método diagnóstico convencional baseia-se no encontro dos plasmódios no esfregaço comum, ou em gota espessa do sangue, ao microscópio óptico, empregando coloração Giemsa.

Calazar (leishmaniose visceral)

O baço é um dos alvos principais da doença, podendo chegar a esplenomegalia de grau maciço, dependendo do tempo de evolução. A doença é causada por 3 espécies de parasita do complexo *Leishmania donovani*: *L. donovani*, *L. infantum* e *L. chagasi*. O baço é de consistência firme e não é doloroso. Clinicamente, o calazar apresenta 5 características marcantes: organomegalia, febre, caquexia, pancitopenia e hipergamaglobulinemia. Há também áreas endêmicas da doença no Brasil.

Outras infecções

A febre tifoide cursa com esplenomegalia de grau leve a moderado na fase septicêmica da doença, durante a segunda e a terceira semanas, com baço de consistência mole. Na sífilis terciária, pode haver esplenomegalia de grau leve a moderado. Na toxoplasmose, 20% dos pacientes apresentam esplenomegalia de grau leve a moderado. A doença de Chagas produz aumentos do baço de grau leve, restritos à forma aguda, seguindo a penetração do agente no homem. O aumento do número de células inflamatórias no baço parece ser a causa nessas doenças.

Doenças imunes

Lúpus eritematoso sistêmico

Cerca de 20% dos casos de lúpus eritematoso sistêmico (LES) apresentam esplenomegalia. O tamanho da esplenomegalia é variável, podendo atingir o grau maciço. Por outro lado, o baço em pacientes com LES pode apresentar áreas de infarto, levando o órgão a se atrofiar.

Artrite reumatoide

Em 5-10% dos casos de artrite reumatoide (AR), a esplenomegalia está presente. A esplenomegalia (leve a moderada) é comum na síndrome de Felty, caracterizada por esplenomegalia, leucopenia e artrite reumatoide crônica. Nesses casos a AR tende a ser grave, com erosões e deformidade das articulações. Os pacientes com síndrome de Felty apresentam as seguintes manifestações extra-articulares mais intensas entre os pacientes com artrite reumatoide: vasculite (mononeurite multiplex ou lesões de pele necrotizantes), pleuropericardite, nódulos reumatoides, linfadenopatia e episclerite. A doença de Still (artrite reumatoide juvenil de caráter sistêmico) pode provocar surgimento de esplenomegalia em até 50% dos pacientes. Essa doença é caracterizada por febre alta diária, artrite e exantema evanescente, havendo grande ativação da função macrofágica.

Outras doenças

O baço pode ser moderadamente aumentado em cerca de 5-10% dos pacientes com sarcoidose. Na doença do soro, o baço também pode estar aumentado em grau leve. Nessa doença, há formação excessiva de imunocomplexos que circulam e se depositam nos tecidos. Entre os sintomas que caracterizam a síndrome, estão: febre, artralgias ou artrites, linfonodomegalia, leucopenia, proteinúria e urticária. Pode ser causada por vários produtos derivados do soro de cavalos (como os soros antivenenos) e por drogas como cefalosporinas, penicilina, amoxicilina, trimetoprima-sulfametoxazol, diuréticos tiazídicos, fluoxetina, carbamazepina, hidantoína, entre outros.

Infiltração celular

Neoplasias

Linfomas

Cerca de 40% dos pacientes com linfoma não Hodgkin (LNH) apresentam os chamados sintomas B, ou seja, febre (temperatura > 38 °C), perda de peso (> 10% do peso corpóreo prévio nos últimos 6 meses) e sudorese noturna. A caracterização dos sintomas B é importante, pois eles estão associados a linfomas histologicamente agressivos em quase 50% das vezes, especialmente naqueles com envolvimento hepático ou extranodal. Mais de dois terços dos pacientes se apresentam inicialmente com linfonodomegalia periférica. Linfonodos que mostram aumento rápido e progressivo estão associados com LNH agressivos, enquanto aqueles que aumentam e diminuem, ou possuem crescimento lento, são vistos nos LNH indolentes. Os LNH cursam com esplenomegalia em 30-40% dos casos. Os linfomas Hodgkin têm envolvimento esplênico menos frequente, em 13% dos casos. A hepatoesplenomegalia difusa, com esplenomegalia maciça, é mais encontrada nos LNH indolentes.

Leucemias

A doença mais comum desse grupo, relacionada à esplenomegalia, é a leucemia mieloide crônica, que produz esplenomegalia em até 95% dos casos, frequentemente de grau maciço. O baço tem consistência firme e é indolor à palpação. Nessa entidade há proliferação descontrolada de granulócitos maduros, predominantemente neutrófilos. Cerca de 20-50% dos pacientes são assintomáticos no tempo do diagnóstico. Dentre os sintomáticos, destacam-se as queixas de: fadiga, perda de peso, sudorese excessiva e dor no quadrante superior esquerdo do abdome (pela esplenomegalia). A leucemia linfocítica crônica também se acompanha de esplenomegalia, detectada entre 50-60% dos casos em grandes séries de pacientes. A linfadenomegalia pode estar presente na LLC em até 90% dos casos (principalmente nas cadeias cervical, supraclavicular e axilar). A esplenomegalia tem tamanho variável, mas pode atingir grau maciço. Na leucemia mieloide aguda, a invasão do baço é incomum. Ao contrário, na leucemia linfocítica aguda a esplenomegalia chega a ser vista em 86% dos casos, e o baço tem consistência firme. Na leucemia tipo *hairy cell* (tricoleucemia), ocorre esplenomegalia em 80-90% dos casos, sendo o ângulo esplênico palpável em 25% dos casos a mais de 8 cm abaixo da margem costal. Na leucemia *hairy cell*, há concomitante hepatomegalia em 20% dos casos.

Outras neoplasias

Os hemangiomas cavernosos difusos do baço são raros, mas são os tumores benignos mais comuns do órgão. Podem ocorrer infartos esplênicos e trombocitopenia, secundária à destruição de plaquetas dentro dos hemangiomas. O diagnóstico é feito por métodos de imagem como o ultrassom e a TC. Os hamartomas esplênicos possuem aspecto nodular e podem causar confusão com os linfomas.

Vários tipos de tumores podem produzir metástases esplênicas levando à esplenomegalia. Em um estudo com necropsias, de um total de 1.898 casos de tumor maligno sólido, as metástases esplênicas foram identificadas em 3%. Nessa série, os 3 tumores mais frequentes encontrados foram: câncer de pulmão (24,6%), melanoma cutâneo (15,8%) e câncer de mama (12,3%). O grupo com metástases esplênicas era significativamente mais jovem e apresentava mais sítios de metástase, fatos que conferiram ao grupo um pior prognóstico. Outro tumor que pode ser causa de esplenomegalia é o angiossarcoma do baço. Trata-se de um tumor muito raro, agressivo, com alta taxa de metástases e mau prognóstico. Entre os sítios mais comuns de metástase estão: fígado, ossos, medula óssea e intestino delgado. Dos sintomas referidos, a dor no quadrante superior esquerdo é o mais comum, acompanhado de fadiga, febre, perda de peso e sinais de hiperesplenismo. Como já referido nas hepatomegalias, a histiocitose de células de Langerhans também pode produzir esplenomegalias maciças com hiperesplenismo.

Infiltrações não neoplásicas

Cistos

Os cistos esplênicos dividem-se entre verdadeiros e falsos. Os verdadeiros são do tipo epidermoide e considerados restos da embriogênese. Os falsos decorrem em geral de traumatismos do baço e não são recobertos por epitélio. Os cistos falsos podem atingir tamanhos grandes, resultando em esplenomegalias maciças. A ocorrência de hemorragia no interior do cisto aumenta ainda mais o tamanho do baço.

Hematopoiese extramedular

Aparece na mielofibrose, sendo a esplenomegalia frequentemente de grau maciço. A metaplasia mieloide agnogênica (MMA) é considerada uma doença mieloproliferativa crônica caracterizada pela proliferação clonal de células mieloides com maturidade morfológica variável. Ocorre doença da *stem cell* hematopoiética, que resulta em mieloproliferação crônica e hiperplasia megacariocítica atípica. A esplenomegalia está presente em até 90% dos pacientes acompanhada por hepatomegalia em até 70%. O aumento do baço e do fígado ocorre pela eritropoiese extramedular. A esplenomegalia é maciça em geral, podendo o baço ser palpável até 16 cm do RCE.

Outras causas

A amiloidose é causa de esplenomegalia, em geral na faixa de leve a moderada. Nas doenças de Gaucher e Niemann-Pick, o baço também aumenta de volume. Nas hiperlipemias, a esplenomegalia ocorre pelo acúmulo de células *foam* (espumosas) carregadas de lípide. Pode haver também hepatomegalia, como já referido anteriormente. As mucopolissacaridoses também causam esplenomegalia.

Miscelânea

Idiopática

Em 4% dos casos de esplenomegalia, nenhuma etiologia é encontrada após investigação extensa. Nessas situações, a esplenomegalia é classificada como idiopática.

Hipertireoidismo (doença de Graves)

A esplenomegalia é vista em cerca de 10% dos pacientes. Não há explicação para esse achado.

Anemia ferropriva

Cerca de 10% dos pacientes com anemia ferropriva apresentam esplenomegalia de grau leve, sendo palpada apenas a ponta do baço. A causa da esplenomegalia é desconhecida.

Anemia perniciosa

Em estudos de necropsia, o baço apresenta-se aumentado em todos os pacientes com anemia perniciosa, sendo palpável clinicamente em cerca de 19% dos casos. A esplenomegalia é leve, de causa desconhecida.

CASO CLÍNICO

Homem de 55 anos de idade, branco, proveniente de Sergipe, procura atendimento médico com queixa de três episódios de evacuação escura nas últimas 3 semanas. Nesses episódios, as fezes eram de cor preta, desfeitas e de mau cheiro. Em sua anamnese, relatou que morava em região sem saneamento básico e tomava banho esporadicamente em águas paradas. No exame clínico, mostrava-se descorado 2+/4+, taquipneico, afebril, acianótico e anictérico, pressão arterial: 80 x 40 mmHg (pressão regular do paciente informada de 120 x 80 mmHg), frequência cardíaca: 120 bpm, frequência respiratória: 26 rpm. No exame abdominal, o fígado tinha hepatimetria de 16 cm, sendo palpável a 3 cm do rebordo costal direito e 4,5 cm do apêndice xifoide. O baço era percutível e palpável a 10 cm do rebordo costal esquerdo. Não havia sinais propedêuticos de ascite. No exame geral, não foram notados: aranhas vasculares (*spiders*), eritema palmar e queda de pelos. Foram realizados os seguintes exames complementares:

- Proctoparasitológico de fezes (método Hoffman) = presença positiva de ovos de *Schistosoma mansoni*.
- Exame de fezes Kato-Katz: ovos de *S. mansoni* presentes 250 ovos/grama de fezes.
- Hemograma completo: Hb = 7 g/dl; Ht = 34%, normocrômica e normocítica; leucócitos = 2.200/mm^3; plaquetas = 60.000/mm^3.
- Ultrassonografia de abdome: mostrava hepatomegalia com lobo esquerdo maior que o direito, com imagem sugestiva de fibrose periportal difusa. Veia porta com calibre aumentado de 2,5 cm

(normal 1 cm). Havia esplenomegalia também de padrão congestivo com dilatação da veia esplênica. Presença de pequena quantidade de líquido ascítico na cavidade abdominal estimado em 300 mL.

- Endoscopia digestiva alta: presença de três cordões varicosos de médio calibre no esôfago, com sinais de sangramento recente.

Discussão

Esse paciente apresenta história de sangramento digestivo recente, com fezes características de melena (fezes pretas, desfeitas e de mau cheiro). Para haver melena clínica são necessários cerca de 400 mL de perda de sangue para cada episódio, e o sangramento deve ter ocorrido no trato digestivo superior até o limite da válvula ileocecal. Na anamnese, fica claro que o paciente tem epidemiologia positiva para esquistossomose, pois o mesmo vem de área endêmica da doença e tinha por hábito banhar-se em águas paradas. Nesses momentos, pode ter sido atingido pelas "cercarias" do parasita que penetraram em sua pele. Essa doença causa fibrose pré-sinusoidal em sua forma crônica, pois o verme adulto se instala nas veias mesentéricas e elimina ovos que atingem o fígado. A reação imunológica aos ovos causa a fibrose a partir do espaço porta. Esse fenômeno resulta em grande hipertensão portal a montante. Por esse motivo formam-se varizes gástricas e esofágicas que podem romper com o tempo e causar sangramento digestivo. No exame clínico geral, verificam-se descoramento de mucosas, hipotensão arterial e taquicardia mostrando possível hipovolemia pela perda sanguínea recente. No exame abdominal, encontra-se hepatomegalia no padrão mais comum visto na esquistossomose, com predomínio do lobo esquerdo sobre o lobo direito. A esplenomegalia de grande tamanho deve ter se formado pela hipertensão portal, caracterizando um baço congestivo. O aumento do baço está causando a retenção das séries hematológicas dos leucócitos e das plaquetas, no fenômeno conhecido como hiperesplenismo. Observa-se também a presença de pequena ascite no abdome detectada apenas pela ultrassonografia. Como a esquistossomose é essencialmente uma doença pré-sinusoidal, os sinusoides hepáticos e os hepatócitos são preservados por um tempo prolongado na doença, não ocorrendo de forma significativa o vazamento do líquido do sinusoide para a cavidade abdominal (como se observa na cirrose, p. ex.). O sangramento digestivo que ocorreu no caso pode danificar o parênquima e fazer com que o paciente apresente ascite mais volumosa nos próximos meses. Por fim, a endoscopia digestiva confirmou que o sangramento digestivo veio das varizes esofágicas, o que demandará um tratamento específico com o fechamento desses vasos por meio desse método diagnóstico.

BIBLIOGRAFIA

1. Andrade DR, Andrade Júnior DR. Amebíase. In: Focaccia R, editor. Veronesi: Tratado de infectologia. 3.ed. São Paulo: Atheneu; 2005. p.1445-59.
2. Andrade Júnior DR, Andrade DR, Santos AS, Ori M. Analysis of the TNF alpha production and cell death by apoptosis in rat hepatocytes invaded by Salmonella typhimurium: influence of the bacterial concentration. Hepatology. 2000;32:502A.
3. Andrade Júnior DR, Karam JA, Warth MPTN, Marca AF, Jukemura J, Machado MC, et al. Massive infestation by Ascaris lumbricoides of the biliary tract: report of a successfully treated case. Rev Inst Med Trop São Paulo. 1992;34:71-5.
4. Andrade Júnior DR. Estudo de hepatócitos de rato em cultura primária submetidos a hipóxia e reoxigenação: ação dos citoprotetores prostaglandina E1, superoxide dismutase, verapamil, alopurinol, clorpromazina e efeito citotóxico da actinomicina D. Tese (Doutorado) da Faculdade de Medicina, Universidade de São Paulo. São Paulo; 1996.
5. Arora A, Tandon N, Sharma MP, Acharya SK. Constrictive pericarditis masquerading as Budd-Chiari syndrome. J Clin Gastroenterol. 1991;13:178-81.
6. Benhamou JP, Menu Y. Non-parasitic cystic diseases of the liver and intrahepatic biliary tree. In: Surgery of the liver and biliary tract. 2nd ed. Blumgart, LH (ed.), Churchill Livingstone Inc, New York; 1994. p.1197.
7. Bezerra AS, D'Ippolito G, Faintuch S, Szejnfeld J, Ahmed M, et al. Determination of Splenomegaly by CT: is there a place for a single measurement? AJR Am J Roentgenol. 2005;184:1510-3.
8. Braylan RC, Long JC, Jaffe ES, Greco FA, Orr SL, Berard CW, et al. Malignant lymphoma obscured by concomitant extensive epithelioid granulomas: report of three cases with similar clinicopathologic features. Cancer. 1977;39:1146-55.
9. Bruix J, Sherman M. Management of hepatocellular carcinoma. Hepatology. 2005;42:1208-36.
10. Bull PC, Thomas CR, Rommens JM, Forbes JR, Cox DW. The Wilson disease gene is a putative copper transporting P-type ATPase similar to the Menkes' gene. Nat Genet. 1993;5:327-37.
11. D'Albuquerque LAC, Ulflacker R, Genzini T, Miranda MP, Santos TE, Silva AO. Abscessos piogênicos do fígado: análise de 36 casos tratados por punção percutânea. Rev Assoc Med Bras. 1992;39:12-6.
12. Farges O, Daradkeh S, Bismuth H. Cavernous hemangiomas of the liver: are there any indications for resection? World J Surg. 1995;19:19-24.
13. Favara BE, Feller AC, Pauli M, Jaffe ES, Weiss LM, Arico M, et al. Contemporary classification of histiocytic disorders. The WHO Committee On Histiocytic/Reticulum Cell Proliferations. Reclassification Working Group of the Histiocyte Society. Med Pediatr Oncol. 1997;29:157-66.

14. Ferreira MS, Lopes ER, Silva AM, Rocha A, Dias JCP, Ostermayer AL. Doença de Chagas. In: Focaccia R, editor. Veronesi: Tratado de infectologia. 3.ed. São Paulo: Atheneu; 2005. p.1485-530
15. Gupta SP, Gupta MS, Bhardwaj S, Chugh TD. Current clinical patterns of typhoid fever: a prospective study. J Trop Med Hyg. 1985;88:377-81.
16. Hirai I, Kimura W, Fuse A, Isobe H, Hachiya O, Moriya T, et al. Surgical management for metastatic liver tumors. Hepatogastroenterology. 2006;53:757-63
17. Hsu JT, Chen HM, Lin CY, Yeh CN, Hwang TL, Jan YY, et al. Primary angiosarcoma of the spleen. J Surg Oncol. 2005;92:312-6.
18. Jens JWT, Hartmut H, Martin K, Michael PM, Peter NM. Characterization, outcome, and prognosis in 273 patients with primary sclerosing cholangitis: a single center study. Am J Gastroenterol. 2006;101:1-8.
19. John TG, Greig JD, Crosbie JL, Miles WF, Garden OJ. Superior staging of liver tumors with laparoscopy and laparoscopic ultrasound. Ann Surg. 1994;220:711-9.
20. Kaplan MM. Primary biliary cirrhosis. N Engl J Med. 1996;335:1570-80.
21. Katz AR, Ansdell VE, Effler PV, Middleton CR, Sasaki DM. Assessment of the clinical presentation and treatment of 353 cases of laboratory-confirmed leptospirosis in Hawaii, 1974-1998. Clin Infect Dis. 2001;33:1834-41.
22. Keating MJ, O'Brien S, Lerner S, Koller C, Beran M, Robertson LE, et al. Long-term follow-up of patients with chronic lymphocytic leukemia (CLL) receiving fludarabine regimens as initial therapy. Blood. 1998;92:1165-71.
23. Klatskin G. Hepatic granulomata: problems in interpretation. Mt Sinai J Med. 1977;44:798-812.
24. Koch RO, Graziadei IW, Zangerle R, Romani N, Maier H, Vogel W. Acute hepatic failure and lactate acidosis associated with antiretroviral treatment for HIV. Wien Klin Wochenschr. 2003;115:135-40.
25. Kusaka K, Imamura H, Tomiya T, Takayama T, Makuuchi M. Expression of transforming growth factor-alpha and beta in hepatic lobes after hemihepatic portal vein embolization. Dig Dis Sci. 2006;51:1404-12.
26. Laszlo J, Jones R, Siberman HR, Banks PM. Splenectomy for Felty's syndrome: clinicopathological study of 27 patients. Arch Intern Med. 1978;138:597-602.
27. Lieberman S, Libson E, Maly B, Lebensart P, Ben-Yehuda D, Bloom AI. Imaging-guided percutaneous splenic biopsy using a 20 – or 22-gauge cutting-edge core biopsy needle for the diagnosis of malignant lymphoma. AJR Am J Roentgenol. 2003;181:1025-7.
28. Liesveld JL, Rowe JM, Lichtman MA. Variability of the erythropoietic response in autoimmune hemolytic anemia: analysis of 109 cases. Blood. 1987;69:820-6.
29. Long RG, Scheuer PJ, Sherlock S. Presentation and course of asymptomatic primary biliary cirrhosis. Gastroenterology. 1977;72:1204-7.
30. Magalhães TVB, Gazzinelli Gi, Alvarez MCB, Silva FCL, Fraga LAO, Silveira AMS, et al. Comparative clinical and ultrasound study of egg-negative and egg-positive individuals from Shistosoma mansoni low morbidity endemic areas, and hospitalized patients with hepatosplenic disease. Rev Soc Bras Med Trop. 2005;38:33-7.
31. Mert A, Bilir M, Tabak F, Ozaras R, Ozturk R, Senturk H, et al. Miliary tuberculosis: clinical manifestations, diagnosis and outcome in 38 adults. Respirology. 2001;6:217-24.
32. Murad SD, Valla DC, de Groen PC, Zeitoun G, Hopmans JA, Haagsma EB, et al. Determinants of survival and the effect of portosystemic shunting in patients with Budd-Chiari syndrome. Hepatology. 2004;39:500-8.
33. O'Reilly RA. Splenomegaly in 2,505 patients at a large university medical center from 1963 to 1995: 449 patients. West J Med. 1998;169:88-97.
34. Ostergaard L, Huniche B, Andersen PL. Relative bradycardia in infectious diseases. J Infect. 1996; 33:185-91.
35. Park MA, Mueller PS, Kyle RA, Larson DR, Plevak MF, Gertz MA. Primary (AI) hepatic amyloidosis: clinical features and natural history in 98 patients. Medicine (Baltimore). 2003;82:291-8.
36. Santos A, Pinheiro V, Anjos C, Brandalise S, Fahel F, Lima M, et al. Scintigraphic follow-up of the effects of therapy with hydroxyurea on splenic function in patients with sickle cell disease. Eur J Nucl Med Mol Imaging. 2002;29:536-41
37. Savage DG, Szydlo RM, Goldman JM. Clinical features at diagnosis in 430 patients with chronic myeloid leukaemia seen at a referral centre over a 16-year period. Br J Haematol. 1997;96:111-6.
38. Schon CA, Gorg C, Ramaswamy A, Barth PJ. Splenic metastases in a large unselected autopsy series. Pathol Res Pract. 2006;202:351-6.
39. Schubert TT. Hepatobiliary system in sickle cell disease. Gastroenterology. 1986;90:2013-21.
40. Sebagh M, Debette M, Samuel D, Emile JF, Falissard B, Cailliez V, et al. "Silent" presentation of veno-occlusive disease after liver transplantation as part of the process of cellular rejection with endothelial predilection. Hepatology. 1999;30:1144-50.
41. Sibley JT, Haga M, Visram DA, Mitchell DM. The clinical course of Felty's syndrome compared to matched controls. J Rheumatol. 1991;18:1163-7.
42. Sorbi D, Boynton J, Lindor KD. The ratio of aspartate aminotransferase to alanine aminotransferase: potential value in differentiating nonalcoholic steatohepatitis from alcoholic liver disease. Am J Gastroenterol. 1999;94:1018-22.
43. Steiling H, Wustefeld T, Bugnon P, Brauchle M, Fassler R, Teupser D, et al. Fibroblast growth factor receptor signalling is crucial for liver homeostasis and regeneration. Oncogene. 2003;22:4380-8.
44. Tamayo SG, Rickman LS, Mathews WC, Fullerton SC, Bartok AE, Warner JT, et al. Examiner dependence on physical diagnostic tests for the detection of splenomegaly: a prospective study with multiple observers. J Gen Intern Med, 1993;8:69-75.
45. Valla D, Pessegueiro-Miranda H, Degott C, Lebrec D, Rueff B, Benhamou JP. Hepatic sarcoidosis with portal hypertension: a report of seven cases with a review of the literature. Q J Med. 1987;63:531-44.
46. Visani G, Finelli C, Castelli U, Petti MC, Ricci P, Vianelli N, et al. Myelofibrosis with myeloid metaplasia: clinical and hematological parameters predicting survival in a series of 133 patients. Br J Haematol. 1990;75:4-9.
47. Yamada Y, Webber EM, Kirillova I, Peschon JJ, Fausto N. Analysis of liver regeneration in mice lacking type 1 or type 2 tumor necrosis factor receptor: requirement for type 1 but not type 2 receptor. Hepatology. 1998;28:959-70.
48. Zimmerman HJ, Lewis JH. Chemical and toxin-induced hepatotoxicity. Gastroenterol Clin North Am. 1995;24:1027-45.
49. Zimmerman HJ, Lewis JH. Drug-induced cholestasis. Med Toxicol. 1987;2:112-60.

44

Hipertensão arterial sistêmica e a medida da pressão arterial

Luciano Ferreira Drager
Luiz Aparecido Bortolotto
José Antonio Atta

INTRODUÇÃO

Hipertensão arterial sistêmica (HAS) é definida por níveis pressóricos elevados. A pressão arterial (PA) é uma variável contínua e tem distribuição normal. O "corte" para definir quando se considera a pressão normal ou elevada é arbitrário, baseado em estudos que mostram a partir de quando as vantagens do tratamento superam suas desvantagens. A cada nova revisão das diretrizes (brasileiras, europeias, estadunidenses e outras), os valores podem mudar, assim como a porcentagem da população a ser tratada.

Hoje, no Brasil, consideram-se hipertensos os indivíduos que apresentam PA sistólica (PAS) acima de 140 mmHg e/ou PA diastólica (PAD) acima de 90, medidas com técnica correta e sem estar em uso de medicamentos anti-hipertensivos. A última diretriz estadunidense considera PAS ≥ 130 mmHg ou PAD ≥ 80 mmHg os níveis de corte para hipertensão.

Para esse diagnóstico, as medidas de PA em consultório são as mais utilizadas, porém, cada vez mais, a monitorização residencial de PA (MRPA) ou monitorização ambulatorial de PA (MAPA) são usadas para diagnóstico.

PREVALÊNCIA

A HAS é o principal fator de risco modificável para doença cardiovascular (DCV), que, por sua vez, é a principal causa de morte em adultos. A associação entre HAS e DCV, doença renal crônica (DRC) e morte prematura é linear e contínua.

A depender da metodologia e casuística usada, a prevalência varia. A Pesquisa Nacional de Saúde (PNS) de 2013 revelou que 21,4% dos brasileiros adultos relatavam ser hipertensos, mas, ao usar medidas aferidas de PA e uso de medicação anti-hipertensiva, essa prevalência chegou a 32,3%.

Homens são mais suscetíveis que mulheres e, para toda a população, quanto maior a idade maior a prevalência, chegando a 71,7% para maiores de 70 anos.

Os custos médicos, econômicos e sociais das complicações da HAS (em órgãos como coração, vasos, cérebro, rins etc.) são enormes, tanto pelas mortes como pelas complicações não fatais e consequentes incapacidades e necessidades de tratamento. Estudos demonstraram que cada incremento de 20 mmHg na PAS ou 10 mmHg na PAD está associado a duplicar o risco de morte por derrames, doença cardíaca ou outras doenças vasculares.

Segundo as Diretrizes Brasileiras de Hipertensão de 2020, das mortes de 2017 (1.312.663), 27,3% foram por DCV. As DCV representam 22,6% das mortes prematuras (entre 30-69 anos) do país, e no período de 2008-2017 foram estimadas 667.184 mortes atribuíveis a HAS.

Os custos financeiros atribuíveis à HAS são maiores que de obesidade ou diabete melito. Segundo as Diretrizes Brasileiras de 2020, os gastos para o SUS com hospitalizações, procedimentos ambulatoriais e medicamentos com DCV associadas à HAS passaram de 1,6 bilhão de reais em 2010 para 2,2 bilhões em 2019.

> Nos EUA, a hipertensão arterial é a maior responsável pelas mortes relacionadas à DCV, entre os fatores de risco modificáveis.

FISIOPATOLOGIA E FATORES DE RISCO

Entre as doenças crônicas não transmissíveis, a hipertensão é um grande exemplo de multicausalidade, com diversos fatores influenciando sua gênese e manutenção:

- Genética.
- Idade.
- Sexo.
- Etnia.
- Sobrepeso e obesidade.
- Ingestão de sódio e potássio.
- Sedentarismo.
- Consumo de bebidas alcoólicas.
- Fatores socioeconômicos.
- Síndrome de apneia/hipopneia obstrutiva do sono.

Dieta inadequada, sedentarismo e consumo de bebidas alcoólicas são responsáveis por grande proporção da hipertensão. A microbiota intestinal tem sido associada, principalmente em animais de laboratório, à hipertensão.

Além desses fatores, deve-se também lembrar do uso de medicações e drogas que podem elevar a pressão, como inibidores de monoaminoxidase, simpaticomiméticos (descongestionantes nasais), antidepressivos tricíclicos, hormônios tireoidianos, anti-inflamatórios não esteroidais, glicocorticoides, ciclosporina. Drogas ilícitas como MDMA, cocaína, anfetamina e maconha também podem elevar a PA.

Existe grande correlação entre hipertensão e outros fatores de risco modificáveis para DCV, de maneira complexa e interdependente, com vários desses fatores compartilhando mecanismos de ação. Sobrepeso/obesidade, inatividade física, tabagismo/exposição a cigarro, diabete melito, dislipidemias e dieta inadequada são alguns desses fatores.

CLASSIFICAÇÕES

Existem várias classificações de hipertensão usadas no mundo. As que mais nos interessam são as classificações das Diretrizes Brasileiras, das diretrizes estadunidenses e da Sociedade Europeia de Hipertensão (ESH), com algumas importantes diferenças entre elas (Tabela 1).

IMPLICAÇÕES CLÍNICAS

A hipertensão é fator de risco para várias doenças, mediadas pela disfunção endotelial que a hipertensão causa. Essa disfunção endotelial, por sua vez, é causada pela baixa disponibilidade de óxido nítrico (NO), que leva a aumento da resistência vascular periférica, induz a proliferação de células musculares e ocasiona alteração da permeabilidade endotelial, facilitando a passagem de lipoproteínas de baixa densidade (LDL-c), desencadeando o processo aterosclerótico.

Essas alterações da vasculatura vão levar às clássicas lesões de órgãos-alvo, notadamente cardíacas, cerebrais, oculares, macrovasculares e renais.

No coração, o processo aterosclerótico vai levar à doença arterial coronariana (angina, infarto) e insuficiência cardíaca (com ou sem fração de ejeção reduzida).

No sistema nervoso central pode causar acidentes vasculares encefálicos tanto isquêmicos quanto hemorrágicos, demência vascular, acidentes isquêmicos transitórios.

Os vasos retinianos podem ser acometidos, e haverá desde alterações como cruzamentos arteriovenosos patológicos e aumento do reflexo até lesões vasculares mais graves, como exsudatos e hemorragias, além de papiledema.

O processo aterosclerótico pode levar a alterações vasculares de grandes vasos, como aorta e artérias femorais, com formação de aneurismas ou disfunção arterial.

TABELA 1 Classificação das medidas de pressão conforme as diretrizes brasileiras, estadunidenses (AHA/ACC) e europeias (ESH)

PAS e PAD	Diretrizes brasileiras	AHA/ACC	ESH
< 120 e < 80	Ótima	Normal	Ótima
120-129 e 80-84	Normal	–	Normal
120-129 e < 80	–	Elevada	-
130-139 e/ou 80-89	–	Estágio I	-
130-139 e/ou 85-89	Pré-hipertensão	–	Normal alta
140-159 e/ou 90-99	Estágio I	–	Grau I
≥ 140 e/ou ≥ 90	–	Estágio II	-
160-179 e/ou 100-109	Estágio II	–	Grau II
≥ 180 e/ou ≥ 110	Estágio III	–	Grau III
≥ 140 e ≤ 90	Sistólica isolada	–	Sistólica isolada

ACC: American College of Cardiology; AHA: American Heart Association; ESH: European Society of Hypertension; PAD: pressão arterial diastólica; PAS: pressão arterial sistólica.

Nos rins, acarreta proteinúria e perda progressiva de função renal, sendo a segunda principal causa de doença renal terminal.

Essas alterações clássicas, chamadas de condições clínicas associadas (ou lesões em órgãos-alvo), determinam geralmente metas mais rígidas de controle pressórico, visando aumentar a sobrevida.

As lesões subclínicas de órgãos-alvo também têm implicação nas metas de tratamento, como índice tornozelo-braquial reduzido (< 0,9), microalbuminúria e redução do ritmo de filtração glomerular, hipertrofia ventricular esquerda (vista em eletrocardiograma ou em ecocardiograma), velocidade de onda de pulso >12 m/s, espessura média-intimal da carótida > 0,9 mm ou presença de placa de ateroma.

ANAMNESE

A história de um paciente hipertenso é habitualmente muito pobre, posto ser uma doença que raramente está associada a sintomas, tornando-se muito importante a busca ativa de possíveis complicações e a avaliação dos riscos familiares, sociais e ambientais a que esse paciente está exposto, não somente para HAS, mas também DCV (Tabela 2).

História da moléstia atual

Neste item, além dos possíveis sintomas (eventualmente os pacientes podem se queixar de cefaleia, zumbidos, sangramento nasal, mas as correlações são fracas), pode-se incluir a duração da doença, como foi detectada (visita médica de rotina, pré-natal, pré-operatório, medida ocasional etc.), possíveis complicações já identificadas, hospitalizações prévias. O histórico de medicamentos já usados e a razão para descontinuação (se for o caso) também devem estar neste item.

Aqui também deve estar a presença (ou não) de complicações cardiovasculares, cerebrovasculares, renais, macrovasculares e oculares.

Antecedentes pessoais

Os antecedentes do paciente referentes à hipertensão podem estar aqui, mas provavelmente estarão mais bem colocados na história pregressa. Dados como cirurgias prévias, gestações e avaliações periódicas de saúde podem auxiliar em calcular a época aproximada em que a pressão se elevou.

Comorbidades como diabete e dislipidemia, importantes para a evolução da doença e o cálculo de risco car-

TABELA 2 Resumo dos principais itens da anamnese do paciente hipertenso

História atual	▪ Tempo de hipertensão
	▪ Tratamentos já realizados
	▪ Possíveis complicações
Antecedentes pessoais	▪ Doenças concomitantes
	▪ Outros fatores de risco cardiovascular
	▪ Cirurgias, internações, gestações
Antecedentes familiares	▪ Parentes próximos com hipertensão arterial sistêmica
	▪ Parentes com doença cardiovascular estabelecida
Hábitos e vícios	▪ Tabagismo atual ou prévio
	▪ Consumo de bebidas alcoólicas
	▪ Uso de drogas ilícitas e medicamentos
	▪ Atividade física
	▪ Hábitos alimentares
História social e familiar	▪ Suporte familiar
	▪ Participação em atividades comunitárias
	▪ Tipo de moradia
	▪ Acesso a serviços de saúde e transporte
Interrogatório sobre diversos aparelhos	▪ Cardiovascular
	▪ Respiratório
	▪ Sistema nervoso
	▪ Psiquismo

diovascular, devem estar aqui, com os medicamentos já utilizados, presença de complicações e hospitalizações.

Outras doenças, como doenças pulmonares ou endócrinas, por exemplo, se presentes, podem influir nas decisões terapêuticas.

Antecedentes familiares

A hipertensão tem forte herança genética, respondendo por 30-50% dos casos, com centenas de genes envolvidos. Pesquisar a presença da doença em familiares próximos (pais, avós, irmãos) e a evolução da doença.

Além da hipertensão, verificar possível influência genética para diabete, dislipidemia e DCV.

Hábitos

A influência de alimentos, atividade física, tabagismo, consumo de álcool, abuso de substâncias lícitas ou ilícitas é marcante na saúde global, mas também na proteção (ou risco) cardiovascular e de hipertensão.

> Cabe realizar cuidadoso inquérito alimentar (sobre diversidade alimentar, consumo de sal, consumo de frutas, verduras e legumes, alimentos ultraprocessados, quantidade de calorias), tanto para avaliar fatores de risco quanto para orientação alimentar terapêutica.

Atividade física regular é fator de proteção, em contraposição a sedentarismo. Deve-se avaliar que tipo de atividade o paciente faz, a regularidade e frequência, a intensidade.

O tabagismo, apesar de não estar diretamente relacionado à hipertensão, é um importante fator de risco para DCV. Deve-se anotar a quantidade de cigarros fumados e por quanto tempo (maços/dia/ano). Se parou de fumar, há quanto tempo está sem fumar também deve ser anotado. Lembrar que o consumo de charutos, cigarrilhas, cachimbo, cigarros eletrônicos e narguilé também faz mal à saúde.

O consumo de bebidas alcoólicas pode ser um fator de agravamento da hipertensão, a depender da quantidade ingerida (quantidades acima de 30 g de etanol/dia estão associadas a hipertensão). O tipo da bebida alcoólica, a quantidade e a frequência devem ser ativamente pesquisados e anotados. Caso o consumo seja potencialmente nocivo, deve-se sugerir fortemente a redução ou cessação do consumo.

Algumas drogas, como MDMA, cocaína e *ecstasy*, podem causar elevação da PA, assim como certos medicamentos, como corticoides e descongestionantes nasais.

História social e familiar

A história social e familiar é importante para que se verifiquem possíveis efeitos do estresse sobre a pressão, assim como suporte familiar e social, inclusão e participação na sociedade, redes de apoio. Incluir tipo e condições de moradia, acesso a transporte e serviços de saúde, saneamento básico.

Interrogatório sobre aparelhos e sistemas

Eventualmente, o interrogatório pode trazer à tona algumas possíveis complicações da hipertensão que a história social e familiar não revelou. Interrogatório mais minucioso sobre sintomas cardíacos e respiratórios, assim como alterações do sistema nervoso central, são pertinentes.

EXAME CLÍNICO

O exame do paciente hipertenso não se restringe à medida da pressão e deve ser minucioso, principalmente na consulta de avaliação inicial. Nas consultas de rotina a medida da pressão é obrigatória, e algumas outras etapas podem e devem ser feitas, visando detectar as possíveis complicações.

A medida da pressão arterial

A medida da PA exige alguns cuidados, mas no geral é fácil de ser realizada em consultório, com pequena margem para erros. Há mais de 100 anos se avalia a PA usando a constrição dos braços e escutando com estetoscópio para determinar onde o primeiro e o último sons estão audíveis. Ainda é considerado o padrão ouro para medidas não invasivas.

O Dr. Nikolai Korotkov descobriu os sons que carregam seu nome. Mesmo após 100 anos de debates e pesquisas, a origem dos sons continua imprecisa. Korotkov especulava que os sons resultavam do fechamento e abertura do vaso, e o Dr. Charles Babbs, em 2015, demonstrou que os sons aparecem em razão de vibrações audíveis, causadas pela expansão da parede arterial. Esses sons acontecem no nível da pressão sistólica, e desaparecem no nível da pressão diastólica.

São cinco os sons (ou fases) de Korotkov. O primeiro é um som de batida, enquanto o segundo tem caráter mais suave e sibilante. Os sons da fase III são mais agudos que os da fase I. O quarto som (fase IV) é um abafamento dos sons, sendo a fase V a cessação de todos os sons.

Entre o segundo e o terceiro sons de Korotkov, pode aparecer o intervalo (*gap*) auscultatório, quando o pulso ainda é palpável, mas sons não são ouvidos. Esse intervalo pode causar erro de medida na pressão sistólica, confundindo o final do intervalo como se fosse a pressão sistólica, podendo por isso haver erros de vários milímetros de mercúrio. Por exemplo, em um paciente com pressão sistólica de 174 mmHg, o intervalo auscultatório poderia se iniciar aos 162 mmHg e terminar aos 144. Se insuflássemos o manguito somente até 170 mmHg, por exemplo, poderíamos julgar que a PAS desse paciente seria 144 mmHg. Para evitar tal erro, a pressão sistólica deve ser estimada palpatoriamente, e insuflamos o manguito 30 mmHg acima da pressão estimada.

A pressão deve ser aferida com o paciente sentado (Figura 1). Em situações especiais, é possível medir deitado (p. ex., paciente em sala de emergência), mas não será uma medida adequada para diagnóstico de hipertensão.

Os aparelhos

Existem basicamente três tipos de esfigmomanômetros, que podem usar métodos auscultatórios (coluna de mercúrio e aneroides) ou oscilométricos (digitais).

Os esfigmomanômetros de coluna de mercúrio são fáceis de serem calibrados e relativamente portáteis, mas desde janeiro de 2019 sua comercialização (assim como de termômetros de mercúrio) está proibida pelo dano ecológico potencial do mercúrio inapropriadamente descartado (Figura 2).

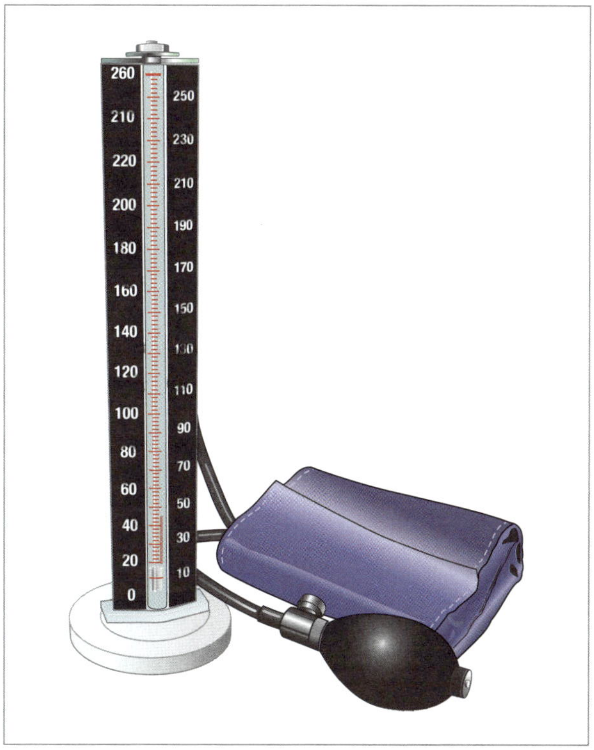

FIGURA 2
Esfigmomanômetro de coluna de mercúrio.

Os aparelhos aneroides têm baixo custo, mas exigem maior técnica para serem operados. O uso constante desse tipo de aparelho, por exemplo, em um consultório de triagem da enfermagem, pode levar a lesões articulares e musculares (LER-DORT). Exigem calibração e manutenção constantes (Figura 3).

Já os aparelhos eletrônicos (digitais) apresentam maior comodidade de uso e atualmente têm custo bastante competitivo. A facilidade de uso torna esse tipo

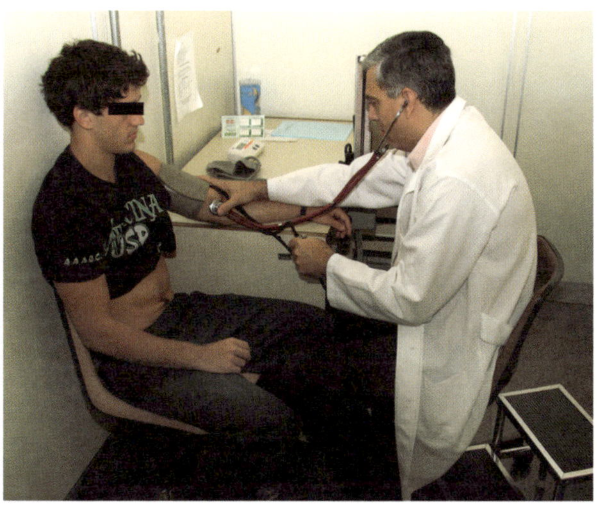

FIGURA 1
A medida da pressão arterial deve ser feita com o examinado sentado, pernas não cruzadas, pés e costas apoiados, braço apoiado e sem vestimentas no braço.

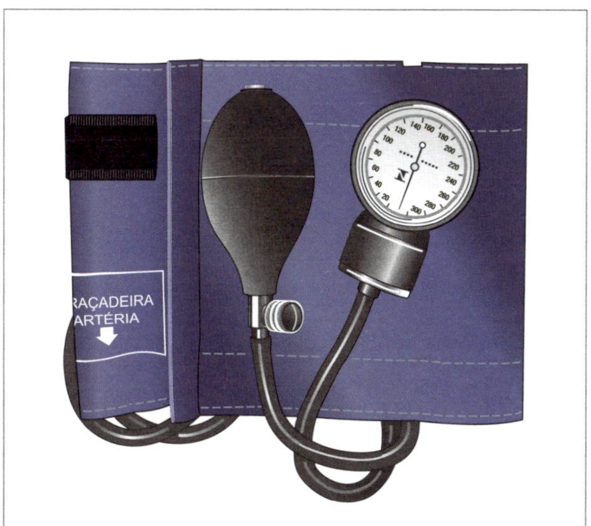

FIGURA 3
Aparelho aneroide de medida de pressão arterial.

de aparelho o mais recomendável pelos próprios pacientes, sendo um importante auxiliar no controle ambulatorial de hipertensos. Existem aparelhos de punho e de braço, sendo preferíveis os de braço por serem as medidas mais reprodutíveis (Figura 4).

Os métodos auscultatórios (coluna de mercúrio e aneroides) dependem da habilidade e experiência do operador. O manguito deve ser insuflado a uma pressão aproximadamente 30 mmHg maior que a pressão sistólica estimada pelo desaparecimento do pulso braquial pela palpação. Esse cuidado diminui a possibilidade de confundir a pressão sistólica com o intervalo auscultatório.

O estetoscópio deve ser posicionado suavemente sobre a artéria braquial, pois a pressão excessiva pode aumentar a turbulência e retardar o desaparecimento dos sons, reduzindo artificialmente a pressão diastólica. Não deve haver contato do estetoscópio com o tecido ou as mangueiras do aparelho.

O manguito deve ser desinsuflado a uma velocidade de 2-3 mmHg por segundo, sendo a pressão sistólica correspondente ao primeiro som de Koroktov. Quando há um abafamento do som (a fase IV), aproximadamente 8-10 mmHg depois os sons desaparecem, correspondendo ao quinto som (fase V), que deve ser registrada como a pressão diastólica.

Nos aparelhos digitais, a insuflação e a desinsuflação são automáticas, não havendo necessidade de manipular a pera. Aparelhos mais antigos podem ter a pera para insuflação, e, nesses casos, o procedimento para insuflação e desinsuflação do manguito deve seguir as recomendações dos aparelhos que usam métodos auscultatórios.

O examinado e o examinador

As medidas de PA devem ser feitas com o examinado sentado em cadeira, com as pernas descruzadas, os pés apoiados no chão e as costas apoiadas no encosto da cadeira. O braço escolhido deve estar apoiado, por exemplo, na mesa do consultório, e deve estar sem roupas nesse braço (caso não seja possível, assegurar-se de que as roupas não estejam garroteando o braço). A palma da mão deve estar virada para cima.

O examinado deverá ficar em repouso por cerca de 5 minutos antes da aferição, sem conversar. Assegurar-se de que a pessoa esteja confortável, sem dores ou incômodos (bexiga cheia, p. ex.). Certificar-se de que o paciente não tomou café (ou outras bebidas cafeinadas), nem bebidas alcoólicas, não fumou e não fez exercícios nos últimos 30 minutos.

O examinador deve estar confortável, preferencialmente sentado. Caso esteja usando aparelhos não automáticos, deverá estar posicionado de forma a poder ver o mostrador sem ângulos que possam distorcer a observação.

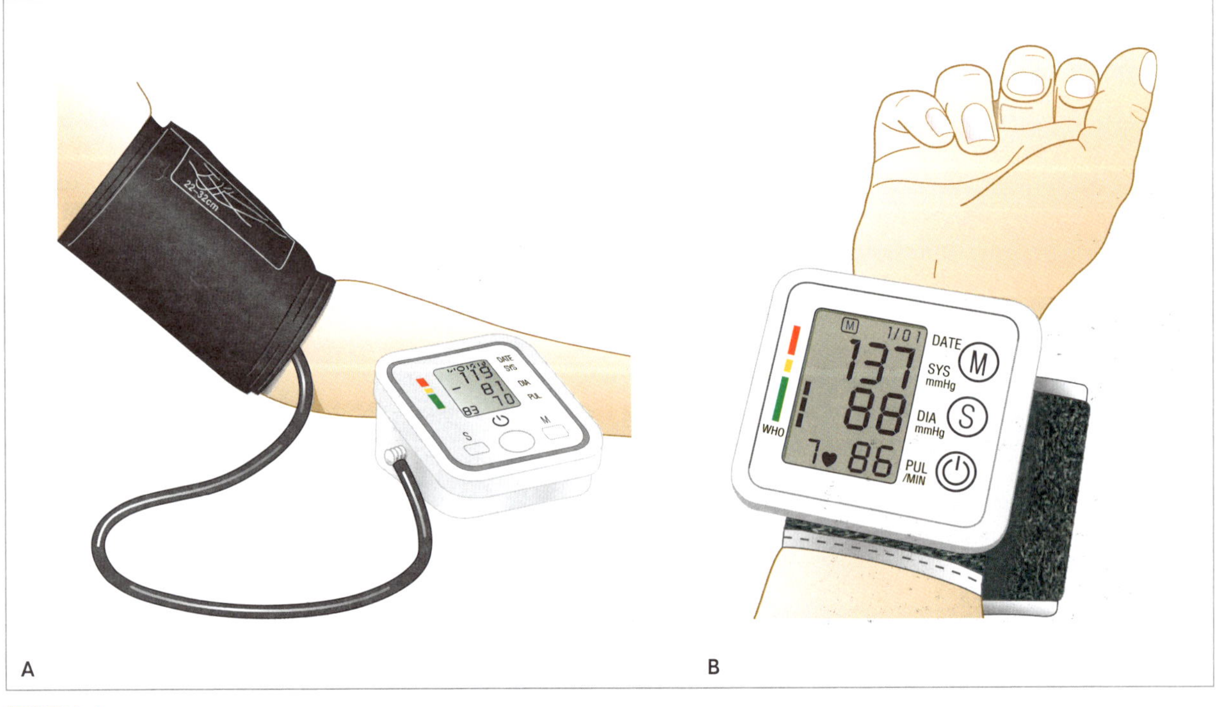

FIGURA 4
Aparelhos digitais de braço (A) e de punho (B) para medida da pressão arterial.

Sobre o manguito

O tamanho do manguito influencia a medida da pressão e deve ser adequado ao braço do examinado. Deve circundar cerca de 80% do tamanho (circunferência) do braço. Os tamanhos dos manguitos para adultos podem ser pequenos (para braços entre 22-26 cm de circunferência, com tamanho de 24 cm), habitual (para braços entre 27-34 cm, com 30 cm), grande adulto (35-44 cm, com 38 cm) e de coxa (45-52 cm, com 42 cm).

Posicionar o manguito de forma que a região central dele fique à altura do átrio (mais ou menos no meio do esterno).

Se estiver usando o método auscultatório, estimar a PAS insuflando o manguito ao mesmo tempo que palpa a artéria radial até o desaparecimento do pulso. Insuflar mais 30-40 mmHg e proceder à medida.

Anotação das medidas

Deve-se fazer 3 medidas com 1-2 minutos de intervalo entre elas, e anotar a média das 2 últimas medidas. Caso a diferença entre as 2 primeiras medidas seja maior que 10 mmHg, mais medidas devem ser feitas.

Anotar as medidas imediatamente após fazê-las, utilizando o número mais próximo da medida, no caso de usar aparelhos de método auscultatório. Não aproximar os números, e comunicar ao examinado os valores obtidos. Anotar o *gap* auscultatório, se tiver sido detectado.

Em primeira avaliação, medir a pressão nos dois braços (e, caso haja suspeita de coartação de aorta, nos quatro membros) e anotar os valores. Nas visitas subsequentes, deve-se medir preferencialmente no braço que mostrou os resultados mais elevados e sempre anotar o braço que foi usado para a medida. No caso de o examinado tomar medicações anti-hipertensivas, anotar quais medicamentos e quando foi tomada a última dose (Tabela 3).

Erros de medida

A medida da PA pode ter erros, tanto por técnica quanto por outras circunstâncias. Os erros mais comuns são aproximação dos valores, imprecisão da medida por velocidade de desinsuflação muito alta, estetoscópio posicionado sob o manguito, manga da camisa garroteando o braço, altura inadequada do braço, pernas cruzadas ou costas não apoiadas.

Além disso, deve-se ter cuidado especial em relação ao paciente e ao local para que a medida seja confiável. Se o examinado estiver desconfortável, quer seja por apresentar sintomas de qualquer natureza, por estar com a bexiga cheia ou outras causas, a medida provavelmente será mais alta que o esperado.

TABELA 3 Cuidados ao medir a pressão arterial

Paciente	Sentado, pernas descruzadas, pés e costas apoiadas
	Sem cigarro, álcool, café, exercícios por 30 minutos antes da medição
	Descansar > 5 minutos
	Não falar durante as medidas
	Braço apoiado com a palma da mão para cima
	Sem roupas no braço
Aparelho	Devidamente calibrado
	Tamanho adequado ao braço do paciente
	Posicionado na altura do coração
Examinador	Confortável
	Olhos adequadamente posicionados
Medidas	Fazer três medidas, 1-2 minutos de intervalo
	Anotar a média das duas últimas
	Sempre em mmHg
	Não aproximar valores
	Anotar imediatamente
	Anotar qual braço
	Anotar a respeito de medicações anti-hipertensivas
	Comunicar ao paciente

Da mesma maneira, é preciso sempre se certificar de que o examinado não fez exercícios intensos nos últimos minutos, nem ingeriu estimulantes como café ou refrigerantes (Tabela 4).

Cuidados na medida em indivíduo obeso

O excesso de peso é um grande problema de saúde no mundo, e o Brasil não é exceção. Temos uma prevalência muito alta de sobrepeso e obesidade, reconhecidos fatores de risco tanto para hipertensão quanto para DCV.

A medida da PA em pessoas com braços grandes pode ser superestimada, levando a diagnóstico e classificação imprecisos. Os manguitos habitualmente usados têm comprimento de 30 cm, e estão adequados para braços com 27-34 cm de circunferência. Para braços maiores, deve-se usar manguitos de 38 cm ou até manguito de coxa, com 42 cm.

Em braços com circunferência maior que 50 cm, as medidas podem ser feitas no antebraço, e o pulso auscultado será o radial, mesmo com as restrições a essa medida, principalmente a posição do braço em relação

TABELA 4 Principais erros de medida de pressão arterial

Em relação ao examinado	▪ Braço elevado ou rebaixado
	▪ Costas sem apoio
	▪ Pernas cruzadas
	▪ Pés sem apoio
	▪ Ter fumado ou tomado café recentemente
	▪ Ter feito exercício recentemente
	▪ Estar com dores ou desconforto
	▪ Roupa apertando o braço
Em relação ao manguito	▪ Tamanho inadequado para o braço
	▪ Não posicionado na altura do coração
	▪ Estetoscópio colocado sob o manguito
Em relação ao examinador	▪ Estar em posição desconfortável
	▪ Não estar com os olhos na altura adequada ao mostrador
	▪ Desinsuflar muito rapidamente ou lentamente
	▪ Aproximar os valores
	▪ Não realizar pelo menos duas medidas
	▪ Não reconhecer o *gap* auscultatório
	▪ Não estimar o valor da pressão arterial sistólica pelo pulso
	▪ Não esperar 1-2 minutos entre medidas

ao coração. Também para pessoas com braços largos e curtos, nos quais a adaptação do manguito mais largo não é possível, a medida em punho pode ser alternativa válida.

Cuidados na medida em arritmias cardíacas

A pressão sanguínea e o débito cardíaco podem variar muito entre as batidas, quando o ritmo cardíaco for muito irregular, podendo gerar grande variabilidade intra e interobservadores, tanto usando método auscultatório ou oscilométrico. Em qualquer caso, várias medidas devem ser feitas, e usa-se a média como valor. Em pacientes muito bradicárdicos (frequência menor que 50 bpm), ao usar o método auscultatório deve-se desinsuflar o manguito mais lentamente, para evitar subestimar a pressão sistólica e superestimar a diastólica

Avaliação do índice tornozelo-braquial

O índice tornozelo-braquial (ITB) é uma avaliação indireta de rigidez arterial em pacientes sem doença vascular periférica manifesta. Pode ser avaliado por Doppler e pela medida de pressão sistólica em tornozelo e braço, fazendo a relação entre elas. Tem forte correlação com mortalidade CV (ITB ≤ 0,90 é forte preditor de mortalidade CV).

Medida de hipotensão postural

Importante a medida de hipotensão postural em pessoas com queixas, mas também em idosos e diabéticos, além de pessoas em uso de múltiplas medicações.

Deve-se medir inicialmente a PA com o examinado em posição deitada, tendo repousado por alguns minutos. Mede-se também o pulso. Pedir ao examinado que se levante e fique apoiado somente com os pés no chão, sem qualquer outro apoio, e mede-se novamente a pressão e o pulso 1 minuto e 3 minutos após se levantar (alguns recomendam também medir após 5 minutos). Caso a pressão sistólica caia 20 mmHg ou a diastólica caia 10 mmHg, considera-se hipotensão postural. A elevação da frequência de pulso também pode ser considerada, alguns considerando aumento maior que 20% da medida basal, outros um incremento de 30 na frequência de pulso.

EXAME DE ÓRGÃOS E SISTEMAS

Além da medida acurada da PA, o exame clínico do paciente hipertenso deve ser direcionado para procurar possíveis causas secundárias da hipertensão, assim como comorbidades e lesões em órgãos-alvo.

Na primeira consulta, além da medida da pressão nos dois braços (e nas pernas, se houver suspeita de coartação de aorta), deve-se também obter os dados antropométricos como peso e altura (para calcular IMC), além de pulso e frequência cardíaca, e circunferência abdominal.

- Cabeça e pescoço: procurar sinais de hipertireoidismo, fácies característicos (p. ex., cushingoide), hipertricose, bócio, estase jugular, palpação e ausculta das carótidas, palpação (e ausculta, se pertinente) da glândula tireoide. Realizar fundoscopia para ver alterações retinianas da hipertensão.
- Sistema neurológico: verificar motricidade e sensibilidade, à procura de possíveis déficits. Examinar pares cranianos.
- Sistema cardiovascular: verificar *ictus cordis*, possíveis frêmitos, sopros. Pesquisar bulhas adicionais (B_3 ou B_4), hiperfonese de segunda bulha, sopros, arritmias.
- Sistema respiratório: procurar por sibilos, roncos, estertores.
- Abdome: procurar frêmitos, sopros, massas. Palpar a aorta abdominal.
- Sistema vascular e extremidades: verificar edemas de pernas, dermatite ocre, pulsos periféricos, tempo de enchimento capilar. Procurar por tremores de extremidades.

Medidas de pressão arterial dentro e fora do consultório

As medidas de PA em consultório são boas e têm forte correlação com lesões em órgãos-alvo e mortalidade. Apesar disso, pode haver erros sistemáticos de medida, principalmente pelo estresse causado pela presença do profissional de saúde, o chamado efeito do avental branco. Para minimizar isso, pode-se lançar mão de alguns recursos, tanto em consultório quanto fora dele.

A medida desacompanhada de PA no consultório (MDPAC) usa um aparelho automatizado que o próprio paciente aciona, sem a presença do profissional de saúde. Esse foi o método avaliatório usado no estudo SPRINT (Systolic blood PRessure INtervention Trial). O aparelho permite fazer 2 ou 3 medidas com intervalo de 1 minuto entre elas, sem que seja necessário acionar novamente o aparelho (só precisa de um toque para funcionar), e a média é calculada. Esse método reduz drasticamente (ou até mesmo elimina) o efeito do avental branco, e os valores obtidos são iguais ou até menores que valores de MAPA ou MRPA.

A MAPA e a MRPA são métodos de medida de PA utilizados fora do consultório. Na MAPA usa-se um aparelho de PA conectado a um gravador, que fará o registro a cada 15-30 minutos durante o dia, e a cada 15-60 minutos à noite, com o indivíduo realizando (e anotando em um diário) suas atividades normais. Habitualmente, o registro é feito por 24 horas, e com essas medidas pode-se obter a média das pressões por todo o período, assim como separadamente do dia e da noite; o descenso noturno, a relação entre PA diurna e noturna; estimar a variabilidade da PA; e permitir o reconhecimento de hipotensão sintomática.

Na MRPA o indivíduo faz medidas da pressão com um aparelho automático, geralmente 3 medidas com intervalo de 2 minutos entre elas, repetidos a cada 12 horas por alguns dias, geralmente 5 dias. Com isso, têm-se várias medidas, com as quais se define a média.

A MAPA e a MRPA têm pontos de corte para hipertensão diferentes das medidas em consultório (Tabela 5).

TABELA 5 Valores de corte para medidas de pressão arterial em diversas situações

Categoria	PAS (mmHg)	PAD (mmHg)
PA no consultório	≥ 140	≥ 90
MAPA 24 horas	≥ 130	≥ 80
Vigília	≥ 135	≥ 85
Sono	≥ 120	≥ 70
MRPA	≥ 130	≥ 80

MAPA: medida ambulatorial da pressão arterial; MRPA: medida residencial da pressão arterial; PA: pressão arterial; PAD: pressão arterial diastólica; PAS: pressão arterial sistólica.
Fonte: Barroso et al., 2021.

Não se deve confundir MAPA e MRPA com automedida de PA (AMPA), feita pelo indivíduo com aparelho próprio e que não segue protocolos.

Medida ambulatorial da pressão arterial

Teleconsulta, teleatendimento e telemonitoramento são realidades cada vez mais constantes na prática clínica, e se encaixam perfeitamente no monitoramento de pacientes hipertensos. Os pacientes devem usar preferencialmente aparelhos de braço (devidamente validados e calibrados); caso usem aparelhos de punho, que esses sejam do tipo que tem sensor de altura e movimento. Aplicativos de *smartphones* podem também ser úteis.

A MRPA tem efeito benéfico na adesão ao tratamento, e os valores são mais reprodutíveis que PA em consultório, sendo mais fortemente relacionada com lesões de órgãos-alvo e mortalidade CV.

Tratamento

O tratamento da HAS visa reduzir os riscos cardiovasculares, a mortalidade global, reduzindo ou prevenindo as lesões em órgãos-alvo, além do controle de outros fatores de risco e comorbidades.

A meta pressórica é manter a pressão abaixo de 140 x 90 mmHg e, em pacientes com muitos fatores de risco CV, lesões em órgãos-alvo ou múltiplas comorbidades (principalmente diabete melito), a meta deve ser mais radical, de 130 x 80 mmHg.

O tratamento não farmacológico da hipertensão é fundamental para o sucesso e deve ser exaustivamente enfatizado aos pacientes, mesmo para aqueles em que medicações também estão recomendadas. Entre os itens importantes para o controle não medicamentoso da hipertensão estão:

- Cessação do tabagismo: a cessação do tabagismo, mesmo não interferindo na PA (na verdade, o ganho de peso associado à interrupção do tabagismo pode até piorar o controle pressórico), é muito relevante, por ser o mais importante fator de risco CV em que se pode interferir.
- Perda de peso: em pacientes com excesso de peso, o emagrecimento, mesmo sem atingir o peso ideal, melhora muito o controle pressórico.
- Padrão alimentar: dietas como a DASH (*dietary approach to stop hypertension*) ou a dieta do Mediterrâneo influenciam de forma importante no controle da hipertensão.
- Dieta hipossódica: a redução do consumo de sal interfere diretamente no controle nos níveis pressóricos.
- Dieta rica em potássio: padrão alimentar também fortemente relacionado ao controle pressórico.
- Redução do consumo de álcool: em pessoas que consomem álcool em excesso, o controle do consumo interfere diretamente na redução da pressão.
- Atividade física regular: a prática de atividades físicas, além de contribuir para a redução do peso e o controle do estresse, auxilia na redução da PA.
- Controle de estresse: respiração lenta, meditação e ioga são técnicas de relaxamento que podem contribuir de forma significativa para o melhor controle da pressão.

O tratamento farmacológico é fundamental, principalmente em pessoas de alto risco CV ou com hipertensão grau II ou III. As diretrizes brasileiras reconhecem diuréticos tiazídicos, inibidores da enzima conversora de angiotensina, bloqueadores de receptores de angiotensina e bloqueadores de canais de cálcio como drogas fundamentais para o controle pressórico e que devem ser usadas como monoterapia ou em terapias combinadas para controle pressórico e aumento da sobrevida. Outras classes de drogas, como bloqueadores adrenérgicos, vasodilatadores diretos, diuréticos poupadores de potássio ou de alça e agonistas adrenérgicos centrais, também têm efeito na redução da pressão, mas têm menor impacto na redução da mortalidade.

CONCLUSÕES

Por sua enorme importância em saúde pública (é o maior fator de risco para o grupo de doenças que mais mata), a HAS deve ser uma preocupação constante de todos os médicos, independentemente da especialidade a que se direcionou. A medida da PA deve fazer parte de todas as consultas médicas, e o conhecimento das técnicas e dos erros mais comuns é muito importante, a fim de que haja correto encaminhamento de casos suspeitos ou início de investigação e tratamento.

Observar as Tabelas 3 e 4 deste capítulo para memorizar os passos adequados e os erros mais comuns a serem evitados.

BIBLIOGRAFIA

1. Barroso WKS, Rodrigues CIS, Bortolotto LA, Mota-Gomes MA, Brandão AA, Feitosa ADM, et al. Diretrizes brasileiras de hipertensão arterial – 2020. Arq Bras Cardiol. 2021;116(3):516-658.
2. Pickering TG, Hall JE, Appel LJ, Falkner BE, Graves J, Hill MN, et al. Recommendations for blood pressure measurement in humans and experimental animals: part 1: blood pressure measurement in humans: a statement for professionals from the Subcommittee of Professional and Public Education of the American Heart Association Council on High Blood Pressure Research. Circulation. 2005;111(5):697-716.
3. Whelton PK, Carey RM, Aronow WS, Casey DE Jr, Collins KJ, Dennison Himmelfarb C, et al. 2017 ACC/AHA/AAPA/ABC/ACPM/AGS/APhA/ASH/ASPC/NMA/PCNA Guideline for the prevention, detection, evaluation, and management of high blood pressure in adults: executive summary: a report of the American College of Cardiology/American Heart Association Task Force on Clinical Practice Guidelines. Hypertension. 2018;71(6):1269-324.

45

Icterícia

Flávia Sasaya Camiz

INTRODUÇÃO

Icterícia é um sinal clínico que se refere à coloração amarelada/alaranjada da pele e mucosas, bem como de outros tecidos, causadas pelo acúmulo anormal de pigmento biliar, chamado de bilirrubina. É produto da degradação do grupo heme, que está presente principalmente na hemoglobina.

A prevalência da icterícia varia de acordo com faixa etária e as populações estudadas. Cerca de 20% de neonatos de termo têm icterícia na primeira semana de vida. Na população britânica, estudo ambulatorial com 186.814 participantes mostrou uma prevalência de 0,15% da população e incidência anual de 0.74/1.000 pacientes, em uma população acima de 45 anos de idade.

Neste capítulo, será apresentado um resumo das reações bioquímicas relacionadas ao processo de formação e metabolização das bilirrubinas. A cadeia é resultado de um processo evolutivo e via comum para a metabolização de diversas substâncias. O objetivo é auxiliar no estudo de doenças complexas. Trata-se de conteúdo complexo e difícil de ser assimilado, por isso é necessário entender mais os processos que detalhes, pois estes estarão aqui disponíveis quando necessário.

FATORES BIOQUÍMICOS

A biossíntese do grupamento heme inicia-se na mitocôndria, por meio de reação de síntese de molécula de succinil-CoA e glicina. Já no citosol, passa por várias transformações até a formação de protoporfirina IX. Esse composto, ao receber um átomo de ferro em seu interior, resultará na molécula heme, fundamental no transporte de oxigênio. Está presente na hemoglobina, na mioglobina, nos citocromos e em algumas enzimas.

A degradação da hemoglobina resulta em globina e em grupos heme. A globina é quebrada em aminoácidos que poderão posteriormente ser reutilizados para a síntese de novas proteínas. O heme é fagocitado pelo sistema reticuloendotelial (principalmente no fígado e baço), onde o anel tetrapirrólico da porfirina é aberto, liberando o ferro de seu interior, que será então transportado pela transferrina. A porfirina é o substrato para a formação da bilirrubina. Primeiramente é reduzida a biliverdina (pigmento esverdeado e solúvel em água) e o monóxido de carbono. Por meio da enzima biliverdina-redutase é então transformada em bilirrubina (pigmento amarelado).

Por ser insolúvel no plasma sanguíneo, a bilirrubina liga-se à albumina para ser transportada até os hepatócitos, onde entra por difusão facilitada. No citosol hepático, é conjugada com o difosfato de uridina glicoronato (UDP glicorunato, ácido glicurônico) por reação catalisada pela bilirrubina UDP-glicoroniltransferase (B-UGT). A bilirrubina conjugada sai dos hepatócitos para os canalículos biliares por meio de transporte ativo (com gasto energético). Parte, no entanto, é transportada ao plasma, onde acaba por ser excretada via renal.

Cerca de 98% do pigmento biliar será composto por bilirrubina conjugada. Uma quantidade desprezível de bilirrubina não conjugada presente é reabsorvida no epitélio intestinal (e retorna através da circulação êntero-hepática). No íleo terminal e no cólon, por meio de ação bacteriana, a bilirrubina conjugada transforma-se em urobilinogênio (incolor). Parte será oxidada a urobilina e estercobilina, que darão a coloração às fezes. Cerca de 20% do urobilinogênio é reabsorvido no epitélio intestinal e retorna ao fígado. A maior parte será reexcretada pela via hepática, e uma pequena parte será filtrada e excretada via renal.

Cerca de 95% da bilirrubina plasmática encontra-se na forma não conjugada, ligada à albumina. Essa ligação é reversível, mas passa direto pelos glomérulos, não sendo filtrada pelos rins, ao contrário da bilirrubina conjugada.

Bilirrubina direta e indireta

Um dos métodos de dosagens mais utilizados ainda hoje quantifica, por reação direta com um composto químico diazo*, a bilirrubina conjugada. Com o uso de catalisadores, toda a bilirrubina presente na amostra reage, resultando na bilirrubina total. O termo "bilirrubina indireta" refere-se ao resultado da subtração da bilirrubina direta (em sua maior parte conjugada) da concentração de bilirrubina total, referindo-se, portanto, à bilirrubina não conjugada. Esse método pode ser um pouco impreciso principalmente quando há presença de algumas medicações, porém elas raramente interferem no raciocínio clínico.

CARACTERIZAÇÃO

Tanto a bilirrubina conjugada quanto a não conjugada podem se depositar em todos os tecidos, principalmente no conjuntivo. Por sua afinidade com a albumina, acumula-se onde há maior quantidade dessa proteína.

Habitualmente, pesquisa-se icterícia nas escleras e na mucosa oral (frênulo lingual e palato duro), mas também pode ser notada nos lábios, regiões ungueais, pele, mãos. O exame deve ser realizado de preferência sob iluminação natural. A esclera é um tecido rico em elastina, e, como sua cor de base é geralmente branca, torna-se o lugar onde mais facilmente se consegue observar a icterícia. Em pacientes afrodescendentes, o fotoescurecimento da esclera pode muitas vezes ser confundido com sinal de icterícia, por isso se deve avaliar a região da esclera sob a pálpebra inferior, onde não há exposição à luz solar. Indivíduos com alta ingesta de alimentos contendo betacaroteno (cenoura, beterraba) podem apresentar tonalidade ligeiramente amarelo-alaranjada e ser confundidos com pacientes ictéricos. Apesar de a betacarotenemia alterar a cor da pele, particularmente das mãos, não provoca alterações nas escleras ou na mucosa oral.

A concentração sérica normal de bilirrubina em crianças e adultos fica abaixo de 1 mg/dL, e a icterícia clínica geralmente só é detectada em aumentos cerca de 2 a 3 vezes acima do limite superior (maior que 2-3 mg/dL). Pode-se classificar o grau de icterícia qualitativamente (leve, moderada e grave) e quantitativamente, com base em escala de uma a quatro cruzes (+, ++, +++, ++++, em que + significa leve alteração da coloração normal, enquanto ++++ indica coloração intensa), ou por método dicotomizado (apenas presença ou ausência). Um estudo conduzido em Santa Catarina mostrou que a avaliação clínica pelo método estratificado de cruzes possui baixa correlação com os níveis séricos de bilirrubina. Além disso, demonstrou baixa concordância entre os observadores. Outro estudo, conduzido na Universidade de São Paulo, concluiu que, apesar de rotineiramente ensinadas, as avaliações com níveis de intensidade parecem não determinar ou alterar a conduta inicial e sim o fato de o sinal estar presente ou ausente (dicotomizado).

Em recém-nascidos, vários mecanismos levam a um aumento de bilirrubina não conjugada. A avaliação da icterícia no neonato é de fundamental importância para que sejam rapidamente identificados aqueles que precisarão de intervenção (fototerapia), já que, quando as taxas de bilirrubina não conjugada estão muito elevadas, há risco de desenvolver disfunção neurológica relacionada à passagem da bilirrubina através da barreira hematoencefálica (*kernicterus*). A fototerapia (Figura 1) consiste na exposição à luz ultravioleta com o intuito de

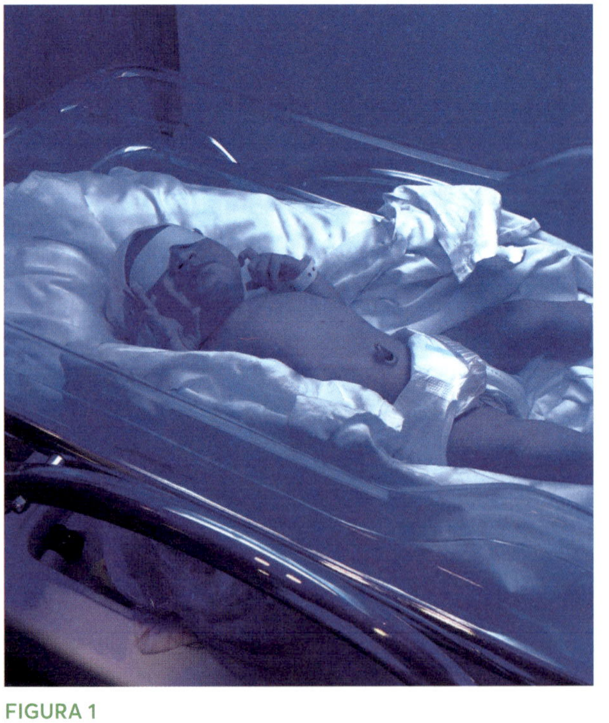

FIGURA 1
Uso de fototerapia.

* Composto nitrogenado que, ao entrar em contato com a bilirrubina conjugada, reage rapidamente, quebrando o anel tetrapirrólico, sem necessidade de catalisadores (por isso "direta"). Reação de Van den Bergh.

fotopolimerizar a bilirrubina não conjugada na pele em componente solúvel em água, o que facilitará sua excreção e metabolismo sem necessitar das vias normais (que estão prejudicadas). Para auxiliar na avaliação clínica, diversos métodos foram propostos, entre eles, bastante difundido, uma tabela com zonas dérmicas da icterícia neonatal correlacionadas aos níveis de bilirrubina, considerando sua progressão tipicamente craniocaudal (cabeça: cerca de 6 mg/dL; abdome e coxas: 12 mg/dL; mãos e pés: 16 mg/dL). Porém, alguns estudos recentes mostram que a avaliação da progressão cefalocaudal isoladamente tem correlação pobre com os níveis séricos de bilirrubinas dosadas.

Para fins didáticos, as causas de aumento de bilirrubinas são divididas em quatro grupos:

1. Aumento da degradação do substrato heme: as hemácias têm meia-vida em torno de 120 dias. Cerca de 80% da formação de bilirrubina é proveniente do ciclo de senescência da hemácia. Os 20% restantes derivam de outras hemoproteínas e da degradação de hemácias imaturas. Aumento da degradação da heme ocorre principalmente quando há hemólise (intra ou extravascular), degradação anormal das hemácias (hemoglobinopatias ou situações de eritropoese ineficaz) e reabsorção de grandes hematomas. A produção de bilirrubina que supera a taxa de conjugação leva a um acúmulo de bilirrubina não conjugada. Nos casos de hemólise, a concentração de bilirrubina total habitualmente não ultrapassa 3-4 mg/dL.
2. Redução da captação e deficiência enzimática: algumas drogas podem afetar a captação da bilirrubina não conjugada pelos hepatócitos, ao inibir a proteína de transportadora (p. ex., rifamicina). Além disso, situações que diminuam o fluxo de sangue hepático (insuficiência cardíaca congestiva ou *shunts* porto-sistêmicos) também podem levar ao aumento da bilirrubina não conjugada. O processo de glucoronização é fundamental para a excreção de certas substâncias endógenas (p. ex., esteroides, hormônios tireoidianos, catecolaminas), de substâncias exógenas (medicamentos, toxinas) e da bilirrubina. É um importante mecanismo de desintoxicação do organismo, mediada por um grupo de enzimas glucoroniltransferases. Os produtos dessa excreção, por serem mais solúveis, são excretados na forma de bile ou pela urina. A deficiência da isoforma de bilirrubina UDP glucoroniltransferase (UGT1A1) leva a problemas na conjugação da bilirrubina. Ocorre acúmulo de bilirrubina não conjugada. Doença de Gilbert e síndrome de Crigler-Najjar I e II são exemplos de doenças genéticas relacionadas à redução da atividade da UGT1A1 (Tabela 1).
3. Doenças relacionadas ao fígado e à excreção da bile: a excreção da bilirrubina para os canalículos biliares se dá por meio de transporte ativo, contra um gradiente de concentração. Essa é a única etapa

TABELA 1 Distúrbios hereditários do metabolismo e transporte de bilirrubina

Síndrome	Características	Prognóstico	Tratamento
Gilbert	▪ Redução leve da conjugação da bilirrubina ▪ Incidência: 6-12% ▪ Níveis de bilirrubina: < 3 g/dL (predomínio de não conjugada)	Normal	Nenhum
Crigler-Najjar I	▪ Ausência da conjugação da bilirrubina ▪ Incidência muito rara ▪ Níveis de bilirrubina: > 20 mg/dL (predomínio de não conjugada)	Óbito no primeiro ano de vida se não tratado	Fototerapia como ponte para transplante hepático
Crigler-Najjar I	▪ Redução importante da conjugação de bilirrubina ▪ Incidência incomum ▪ Níveis de bilirrubina: geralmente < 20 mg/dL, podendo apresentar níveis ainda mais altos (predomínio de não conjugada)	Geralmente normal	Uso de fenobarbital aumenta a atividade da bilirrubina UDP gluconiltransferase
Dublin-Johnson	▪ Comprometimento da exportação de canalicular de bilirrubina ▪ Incidência incomum ▪ Níveis de bilirrubina: geralmente < 7 mg/dL (cerca de metade conjugada)	Normal	Evitar o uso de estrogênios
Rotor	▪ Comprometimento da exportação de canalicular de bilirrubina ▪ Incidência rara ▪ Níveis de bilirrubina: geralmente < 7 mg/dL (cerca de metade conjugada)	Normal	Nenhum

Fonte: adaptada de Feldman et al., 2014.

dependente de energia no metabolismo da bilirrubina e explica por que mesmo os pacientes com insuficiência hepática fulminante apresentam predomínio de bilirrubina conjugada. Portanto, está prejudicada em uma porção de doenças que levam a lesão hepatocelular direta (como hepatites virais ou hepatite alcoólica), mas também em algumas doenças genéticas, como as síndromes de Rotor e de Dublin-Johnson. A deficiência nesse mecanismo pode ocasionar hiperbilirrubinemia conjugada ou mista. Em pacientes com doença hepática, além da icterícia, costumam existir outras alterações laboratoriais. Em algumas doenças, a hiperbilirrubinemia é secundária à disfunção hepatocelular global, demonstrando a inabilidade do fígado para metabolizar as diversas toxinas. Há também doenças em que é associada ou até predominante a colestase, sendo difícil a diferenciação clínica com a obstrução dos ductos biliares. São doenças infiltrativas (doenças granulomatosas infecciosas ou imunes), lesão dos colangiócitos (cirrose biliar primária, doença enxerto *vs.* hospedeiro em transplante de células hematopoiéticas, certas medicações, como eritromicina e fibrose cística).

4. Obstrução das vias biliares: doenças que obstruam o sistema biliar fazem a bile se acumular e, por consequência, mediante transporte reverso, acumular-se no plasma sanguíneo. Nesses casos, é comum a apresentação de colúria (pela excreção aumentada e preferencial da bilirrubina via renal) e acolia fecal (pela ausência do pigmento nas fezes). Entre causas principais estão a oclusão do lúmen do ducto biliar e distúrbios intrínsecos dos ductos biliares (colangite esclerosante primária) e compressão extrínseca (principalmente por tumores). Em casos crônicos, pode haver a manifestação de prurido, que, por sua vez, pode ser intenso. No entanto, a etiopatogenia é complexa e ainda incerta. Provavelmente relacionada ao acúmulo de substâncias irritativas na pele, incluindo sais biliares, ácido lisofosfatídico, opioides endógenos e a própria bilirrubina. A coledocolitíase é a principal causa de obstrução biliar.

INVESTIGAÇÃO

A avaliação do paciente com icterícia começa por uma história clínica detalhada e exame clínico para a formulação de hipóteses diagnósticas a fim de nortear a solicitação de exames adequada. Muitos são os diagnósticos diferenciais possíveis do paciente com icterícia, e, conforme já visto, existem mecanismos variados para explicar o mesmo achado clínico.

Casos que necessitem de intervenção urgente são incomuns, mas é de extrema importância serem identificados. Casos de hemólise maciça (principalmente associados à malária, em especial *falciparum* ou sepse decorrente de infecção por *Clostridium perfringens*), insuficiência hepática fulminante (quando há insuficiência hepática aguda com acometimento do sistema nervoso central) e colangite ascendente demandam rápida intervenção em departamento de urgência.

Aspectos da identificação auxiliam na construção da epidemiologia desse paciente. Dados como procedência imediata ou remota ajudam a inferir a possibilidade de doenças infecciosas endêmicas como a malária. Quanto à profissão, deve-se pensar nas diversas exposições a toxinas ambientais, na exposição a material biológico contaminado (hepatites B e C), nas condições de saneamento (hepatite A).

A depender da faixa etária, algumas doenças passam a ser mais prevalentes que outras, como as causas neoplásicas em pacientes mais idosos. Os tumores periampulares incluem carcinomas de duodeno, da ampola de Vater, do ducto biliar distal e da cabeça do pâncreas. Classicamente, esses tumores estão associados ao sinal de Courvoisier-Terrier (palpação indolor da vesícula biliar distendida), anemia e perda ponderal, além de icterícia. Nos tumores da ampola pode ocorrer icterícia flutuante, quando a colestase causada pela obstrução da papila seria aliviada por períodos de descamação e necrose e consequente desaparecimento momentâneo da icterícia (podendo haver evacuação com sangue durante esses episódios, que, se associada a acolia fecal, é comumente relatada como fezes “prateadas”). Em artigo publicado em 2015, que incluiu 22 pacientes com adenocarcinoma da ampola de Vater, apenas 2 apresentaram icterícia flutuante clinicamente, enquanto 5 apresentaram flutuações na dosagem de bilirrubina, com resultados semelhantes aos demonstrados em outras séries de casos. Neste estudo – a icterícia progressiva –, o aumento progressivo dos níveis de bilirrubina foi mais prevalente (11 pacientes em 22). Outra doença que pode provocar um curso de icterícia flutuante é a coledocolitíase, quando o cálculo biliar está presente no colédoco e, por movimentações intermitentes, promove ora obstrução, ora alívio da drenagem biliar.

Prurido, que não melhora pela manhã, colúria e acolia fecal (fezes em “massa de vidraceiro”) estão relacionados aos quadros de colestase e obstrução das vias biliares:

- Doenças hepáticas infiltrativas: cursam com icterícia acompanhada de febre de origem indeterminada, sudorese noturna, perda ponderal, hepatoesplenomegalia, linfadenopatia, podendo haver a presença de eritema nodoso. Diferenciais: granulomas infecciosos (tuberculose, hanseníase, brucelose), toxinas (berílio, alopurinol), doenças sistêmicas (sarcoidose, linfomas).

- Uso de esteroides alquilados: metiltestosterona e etinil estradiol, geralmente dose-dependentes, podem levar a colestase intra-hepática.
- Icterícia gestacional: colestase intra-hepática da gravidez ocorre tipicamente no terceiro trimestre.
- Colecistite aguda: raramente cursa com elevação de bilirrubinas. Quando presente, deve-se atentar para a presença de quadro concomitante de coledocolitiase, colangite ou até de síndrome de Mirizzi (cálculo impactado no ducto cístico ou infundíbulo da vesícula biliar, levando à compressão do ducto biliar comum).
- Coledocolitíase não complicada: dor epigástrica ou em hipocôndrio direito, náuseas/vômitos, icterícia leve. A formação de cálculos biliares está mais associada a mulheres, multíparas. Associação com obesidade e sobrepeso também.
- Colangite: febre, dor em hipocôndrio direito e icterícia (tríade de Charcot). Em casos mais graves, pode levar a quadro séptico, evoluindo com hipotensão e alteração mental (pêntade de Reynolds).
- Compressão extrínseca: tumores (já citados), inflamação de víscera circundante ou, mais raramente, compressão vascular (p. ex., aneurismas).

Icterícia leve e assintomática associada a períodos de jejum prolongado, períodos de estresse, relacionados ao exercício físico, ou doenças gripais simples levam a pensar no diagnóstico de síndrome de Gilbert.

Icterícias agudas, associadas a sintomas prodrômicos virais (febre, hiporexia, náuseas/vômitos e mialgias), sugerem hepatites virais, mas podem estar relacionadas também a outras infecções, como a leptospirose. Contato com água (principalmente de chuva) contaminada com urina de ratos de zonas endêmicas, bem como a presença de sufusão conjuntival e de icterícia em tom alaranjado (icterícia rubínica) tornam a leptospirose uma forte possibilidade diagnóstica. História de contato sexual desprotegido, uso de drogas injetáveis, acidentes biológicos com materiais perfurocortantes direcionam a hepatites virais B, C ou D (transmissão parenteral, sendo que a hepatite D ocorre somente em pacientes previamente infectados ou por coinfecção pelo vírus da hepatite B). História de ingesta de frutos do mar, água e alimentos crus em locais de precário acesso a saneamento básico fazem pensar em hepatites A e E. Importante lembrar que existem vacinas para hepatites A e B, indicadas para certos indivíduos suscetíveis ou com história de doença hepática crônica.

Em contrapartida, infecções crônicas pelo vírus da hepatite (B, C e D) tipicamente não desenvolvem icterícia, a menos que haja cirrose.

A icterícia pode estar presente nos pacientes cirróticos das diversas etiologias, como doença hepática alcoólica, esteatose hepática não alcoólica, hemocromatose, doença de Wilson, deficiência de alfa-1-antitripsina (Tabela 2). Pacientes cirróticos podem cursar com esplenomegalia e ascite (hipoalbuminemia associada à hipertensão portal), *flapping* e alterações neurológicas do espectro das encefalopatias hepáticas, além de sinais de insuficiência hepática crônica (ginecomastia, *spiders*/telangectasias).

Uma lista de medicamentos recentemente utilizados, bem como os de uso contínuo, deve estar incluída na anamnese do paciente com icterícia. Intoxicação aguda por paracetamol (acetaminofeno) caracterizada por uso acima do recomendado (a partir de 7 g em única dose já pode gerar certo grau de lesão hepática) pode levar a necrose hepatocelular, com consequente icterícia após alguns dias da exposição. A intoxicação por paracetamol é de significado clínico importante, por ser causa de insuficiência hepática fulminante e morte. Possui antidoto específico, que deve ser administrado o quanto antes em relação à ingesta. Portanto, uma vez instalada a icterícia, menor a probabilidade de efeito do antídoto (N-acetilcisteína). Vale ressaltar que pacientes etilistas, com doenças hepáticas prévias ou que fazem uso crônico de paracetamol, estão em maior risco de intoxicações, mesmo em doses consideradas terapêuticas. Entre outros fármacos frequentemente associados, estão a isoniazida (antituberculoso), a metildopa (anti-hipertensivo) e o cetonazol (antifúngico).

Durante a pesquisa de hábitos e vícios, a ingesta de álcool (quantificação, frequência, carga prévia e grau de dependência) é importante tanto pelo risco de cirrose alcoólica, suscetibilidade aumentada de intoxicação por outras drogas hepatotóxicas como para avaliar hepatite alcoólica. Esta última pode cursar com hepatomegalia dolorosa e febre, mesmo em pacientes tidos como "etilistas sociais". Usualmente, tem relação AST/ALT > 2 e elevações menores que 2-3 vezes o limite superior da normalidade.

Ascite e hepatomegalia dolorosa de início muito rápido devem conduzir à possibilidade de trombose da veia hepática (síndrome de Budd-Chiari) ou de síndrome de obstrução sinusoidal (doença veno-oclusiva hepática, associada a medicamentos principalmente em cenário de transplante de medula óssea).

Pacientes com anemias geralmente associadas a icterícia leve, com história de hemoglobinopatias ou suspeita de anemias hemolíticas, devem ser investigados de acordo (ver o Capítulo Anemias).

TABELA 2 Causas mais comuns de cirrose hepática

Cirrose	Características	História e sintomas/sinais associados
Hepatite viral crônica	▪ Associada aos vírus B, C e, mais raramente, D (coinfecção com vírus B) ▪ Transmissão parenteral	▪ História de exposição sexual desprotegida, uso de drogas parenterais, acidentes com material biológico
Doença hepática alcoólica	▪ Esteatose hepática alcoólica ▪ Uso de grandes quantidades de álcool	▪ Quantificar frequência e volume de ingesta alcoólica ▪ Se abstêmio, tempo de abstenção
Esteato-hepatite não alcoólica (NASH)	▪ Lesão hepatocelular direta pela esteatose hepática	▪ Antecedentes pessoais (diabete, hipertensão, hipercolesterolemia) ▪ Hábitos de vida saudáveis ▪ Avaliar peso, altura, IMC, circunferência abdominal (associação com obesidade e sobrepeso)
Hemocromatose	▪ Absorção excessiva de ferro e acúmulo hepatocelular e em outros órgãos, como coração, pâncreas, gônadas e pele	▪ Pigmentação anormal da pele ▪ Presença de diabete melito ▪ Artrites ou artralgias ▪ Sintomas de insuficiência cardíaca ou arritmias ▪ Astenia e diminuição da libido
Doença de Wilson	▪ Sobrecarga hepatocelular de cobre pela deficiência na sua excreção	▪ Idade jovem ▪ Pode agudizar ▪ Pode estar associada a alterações neurológicas ▪ Anéis de Kayser-Fleischer (exame ocular na lâmpada de fenda)
Deficiência de alfa-1--antitripsina	▪ A alfa-1-antitripsina mutante se acumula nos hepatócitos, resultando em lesão hepática. Há acometimento pulmonar também, que pode levar a doença pulmonar obstrutiva crônica em jovens não tabagistas	▪ Alteração pulmonar concomitante sem fatores de risco para doença pulmonar

Alterações laboratoriais e exames complementares

- Enzimas hepáticas: elevações nas enzimas alanina-aminotransferase (ALT/TGP – citosólica predominante no hepatócito) e aspartato aminotransferase (AST/TGO – de predomínio em células parenquimatosas do fígado, mas também presentes em outros tecidos) sugerem lesão hepatocelular. Já elevações predominantemente de fosfatase alcalina (domínio apical da membrana de hepatócitos e colangiócitos), associadas a elevações de enzimas canaliculares como a gama glutamil transferase transpeptidase, sugerem quadros de colestase intra-hepática ou obstrução biliar. Quando a fosfatase alcalina está elevada isoladamente, pode refletir sua liberação de isoenzimas presentes em outros tecidos (extra-hepáticos, como os ossos).
- Avaliação da função hepática: o fígado exerce função de síntese de algumas proteínas e de metabolização de substâncias (inativação ou excreção pela via das glucuronidases). O tempo de protrombina e sua razão normatizada internacional (TP/INR) são medidas de atividade plasmática dos fatores de coagulação I, II, V, VII e X sintetizados pelos hepatócitos e pode estar aumentado/alargado na deficiência desses fatores. O prolongamento do TP pode estar relacionado também à deficiência de vitamina K. Ela funciona como cofator que interfere nessa via da coagulação e depende de integridade na circulação êntero-hepática para ser absorvida. A administração exógena de vitamina K geralmente normaliza o tempo de protrombina prolongado em pacientes com icterícia obstrutiva e colestase, mas não em pacientes com doença por lesão hepatocelular. A dosagem da albumina sérica também reflete a capacidade sintética do fígado, enquanto a dosagem da bilirrubina reflete a capacidade de metabolização de toxinas do fígado.
- Alterações urinárias: a bilirrubina não conjugada não é encontrada na urina, pois está ligada à albumina, que impede sua filtração pelos rins. Portanto, a presença de bilirrubina na urina (bilirrubiniuria) é sempre conjugada e remete a doenças hepatobiliares. A detecção de urobilinogênio urinário está diminuída nas síndromes obstrutivas, pois é necessária a passagem da bilirrubina conjugada pelo intestino, conforme já mencionado. A presença de hemoglobinúria e de hemossiderina urinária associada a aumento de bilirrubina não conjugada faz pensar em hemólise.

- Avaliação de hemólise: se hemólise é suspeitada, além de predomínio de bilirrubina não conjugada, é esperado aumento na desidrogenase lática (DHL) e redução na haptoglobina (por ser transportadora de hemoglobina livre no plasma, está diminuída principalmente nas hemólises intravasculares).

Estudos de imagem

- Ultrassonografia de abdome: exame não invasivo que fornece informações adequadas sobre o calibre da árvore biliar extra-hepática e que pode revelar lesões maciças intra ou extra-hepáticas (com maior sensibilidade se maiores que 1 cm). Geralmente, o primeiro exame a ser realizado para avaliação de obstrução biliar, muitas vezes pode demonstrar coledocolitiase. Exame operador dependente, porém de fácil acesso e portabilidade. Apresenta limitações técnicas, principalmente em pacientes obesos ou com grau de distensão abdominal gasosa.
- Tomografia de abdome: exame não invasivo, consegue detectar lesões intra-hepáticas muito pequenas com capacidade inclusive de diferenciar alguns tipos de tumores benignos e malignos, avaliando parênquima hepático e algumas alterações vasculares. Também auxilia no diagnóstico de icterícias obstrutivas (dilatações intra e extra-hepáticas podem ser visualizadas), porém não é o exame mais preciso no diagnóstico.
- Colangiopancreatografia por ressonância magnética (CPRM): exame não invasivo que permite delineação rápida e bem definida da árvore biliar sem a necessidade de contraste venoso, desempenhando importante papel na detecção de obstrução do trato biliar (inclusive visualização de microcálculos). Além disso, suas imagens (padrão de ressonância) podem ser utilizadas para avaliação de massa hepatobiliar ou pancreática, caso seja diferencial possível.
- Colangiopancreatografia retrógrada endoscópica (CPRE): exame invasivo, porém permite visualização direta da árvore biliar. Apresenta a vantagem de ser tanto diagnóstico quanto terapêutico para coledocolitíase com icterícia, dilatação do ducto biliar comum, pancreatite aguda e colangite. Possibilita realização de biópsia de tumores ampulares.
- Ultrassonografia endoscópica: exame invasivo, tem acurácia semelhante à da CPRE e à da CPRM em relação à identificação de coledocolitíase. Apresenta vantagem quando hipótese de neoplasia ampular e compressão extrínseca por tumores, pois possibilita a visualização de estruturas adjacentes e a realização de biópsia.
- Cintilografia da árvore biliar: exame não invasivo, utiliza contraste nuclear (HIDA ou DISIDA marcados com tecnécio) e possibilita a visualização da vesícula biliar, sendo importante para o diagnóstico de colecistite, porém com limitações para o paciente com icterícia.

CASOS CLÍNICOS

Caso 1

Paciente homem, com 49 anos de idade, apresenta-se ao departamento de emergência com períodos de confusão mental. Relata quadro de aumento do volume abdominal ao longo dos últimos 6 meses e notou no último mês que a pele e os olhos estão mais amarelados. Na última semana apresentou alguns episódios de confusão mental alternados com sonolência excessiva. Relata ser etilista há mais de 10 anos, com ingesta diária de 2 doses de destilado. No exame clínico, está estável hemodinamicamente, com icterícia moderada. Confuso e sonolento. Telangectasias em face e colo. Ao exame abdominal: fígado com hepatimetria reduzida e palpação endurecida. Sinais de ascite moderada com circulação colateral.

Discussão

Paciente com quadro compatível com cirrose hepática, provavelmente de origem alcoólica. Apresenta também sinais de insuficiência hepática. Em geral, em pacientes com cirrose avançada não se esperam elevações nas enzimas de lesão de hepatócitos (ALT/AST). Exames de função hepática apresentam alargamento do INR, hipoalbuminemia e bilirrubinas aumentadas à custa de direta. O hemograma pode apresentar anemias (atentar para história de hemorragia digestiva alta secundária a varizes esofágicas) e plaquetopenia. É interessante, mesmo com história de carga alcoólica compatível, pesquisar hepatites virais que cronificam, pela possibilidade de concomitância.

Caso 2

Paciente homem, com 56 anos de idade, apresenta-se em consulta ambulatorial por náuseas, inapetência, astenia e dor abdominal em quadrante superior há cerca de 10 dias. Nega febre. Ao longo do período, também notou que estava com os olhos amarelados e escurecimento da urina. Não faz uso de medicamentos regulares. Nega etilismo. Relata viagem recente ao Sudeste Asiático e perda ponderal de cerca de 1,5 kg no período. No exame clínico, paciente ictérico, queixa-se de leve dor na palpação de hipocôndrio direito. Sem outros achados.

Discussão

Quadro de icterícia aguda associado a sintomas sistêmicos em paciente previamente hígido com fatores de risco importantes para a exposição a hepatites (principalmente A e E em contexto agudo). Uma avaliação inicial deve englobar os níveis de bilirrubina, bem como avaliação de enzimas hepáticas e de função hepática. Testes sorológicos para as hepatites virais estão disponíveis e fazem parte da investigação. Caso haja elevação de enzimas hepatocelulares maior em relação às canaliculares, o diagnóstico de hepatites agudas é mais provável. Neste caso, seria esperado aumento da bilirrubina preferencialmente direta. Porém, dada a idade do paciente, o tempo de evolução um pouco mais prolongado e caso haja aumento preferencial de enzimas canaliculares, é importante a investigação mais profunda desse paciente em busca de neoplasia, principalmente as periampulares.

Caso 3

Paciente mulher, com 38 anos de idade, 4 filhos, apresenta-se em consulta ambulatorial por queixa de dor abdominal em quadrante superior direito recorrente há alguns meses. Relata que, há cerca de 2 dias, a dor está contínua e em piora progressiva. Notou nesse período que seus olhos e mãos estão com coloração amarelada. Desde hoje pela manhã com calafrios e pico febril de 38,8 °C.

Discussão

Paciente epidemiologia típica para doença biliar calculosa, apresenta-se com quadro compatível com colangite (tríade de Carcot). Entre as condutas a serem tomadas, encaminhar a serviço de urgência para terapêutica com uso de antibiótico e desobstrução da via biliar. Espera-se aumento principalmente de bilirrubina conjugada, com elevação de enzimas canaliculares. O hemograma pode mostrar leucitose.

PRINCIPAIS PONTOS

- A abordagem do paciente ictérico necessita do reconhecimento de sinais e sintomas específicos de cada grupo de doenças que partilhem mecanismos em comum para facilitar sua investigação diagnóstica.
- É importante incluir na anamnese do paciente ictérico medicações de uso contínuo, uso esporádico recente comprados com receitas ou não, formulações manipuladas, suplementos e vitaminas em uso. Investigar inclusive o uso de chás e outras medicações naturais.
- Em pacientes idosos com icterícia, o mais comum é a icterícia obstrutiva, que pode ser calculosa ou de origem neoplásica. É importante a investigação detalhada desses pacientes, inclusive com exames de imagem, para rápido diagnóstico e intervenção.
- Doenças do metabolismo das bilirrubinas apresentam comportamento benigno, com exceção da Criggler-Najjar tipo I, que pode cursar com óbito ainda na infância.
- Hemólise maciça, insuficiência hepática fulminante e colangite ascendente são exemplos de casos que necessitam de rápida intervenção em departamento de urgência. É importante que esses casos, apesar de incomuns, sejam prontamente diagnosticados.

BIBLIOGRAFIA

1. Alves JR, Amico EC, Souza DL, Oliveira PV, Maranhão IG. Fluctuating jaundice in the adenocarcinoma of the ampulla of Vater: a classic sign or an exception? Arq Gastroenterol. 2015;52(2):147-51.
2. Arias IM, Che M, Gatmaitan Z, Leveille C, Nishida T, St Pierre M. The biology of the bile canaliculus. Hepatology. 1993;17(2):318-29.
3. Bosma PJ, Seppen J, Goldhoorn B, Bakker C, Oude Elferink RP, Chowdhury JR, et al. Bilirubin UDP-glucuronosyltransferase 1 is the only relevant bilirubin glucuronidating isoform in man. J Biol Chem. 1994;269(27):17960-4.
4. Drager LF, Abe JM, Martins MA, Lotufo PA, Beseñor IJ. Impact of clinical experience on quantification of clinical signs at physical examination. J Intern Med. 2003;254(3):257-63.
5. Feldman M, Friedman L, Brandt L. [Tradução Fernandes, AC et al.] Sleisenger and Fordtran – Tratado gastrointestinal e doenças do fígado. 9.ed. Rio de Janeiro: Elsevier; 2014.
6. Joseph A, Samant H. Jaundice [Updated 2019 Jul 7]. StatPearls [Internet]. Treasure Island (FL): StatPearls Publishing; 2019.
7. Kenwright S, Levi AJ. Sites of competition in the selective hepatic uptake of rifamycin-SV, flavaspidic acid, bilirubin, and bromsulphthalein. Gut. 1974;15(3):220-6.

8. Meixiong J, Vasavda C, Green D, Zheng Q, Qi L, Kwatra SG, et al. Identification of a bilirubin receptor that may mediate a component of cholestatic itch. Elife. 2019;8:e44116.
9. Moro AN, Silvestri K, Silva RM. Avaliação clínica de icterícia: correlação com níveis séricos de bilirrubinas. Arquivos Catarinenses de Medicina. 2004;33.
10. Patel SP, Vasavda C, Ho B, Meixiong J, Dong X, Kwatra SG. Cholestatic pruritus: Emerging mechanisms and therapeutics. J Am Acad Dermatol. 2019;81(6):1371-8.
11. Reis M. Icterícia. In: Benseñor IM, Atta JA, Martins MA. Semiologia clínica. São Paulo: Sarvier; 2002. p.326-34.
12. Shah R, John S. Cholestatic Jaundice. 2020 Jul 17. In: StatPearls [Internet]. Treasure Island (FL): StatPearls Publishing; 2021 Jan–.
13. Taylor A, Stapley S, Hamilton W. Jaundice in primary care: a cohort study of adults aged > 45 years using electronic medical records. Fam Pract. 2012;29(4):416-20.
14. van de Steeg E, Stránecký V, Hartmannová H, Nosková L, Hřebíček M, Wagenaar E, et al. Complete OATP1B1 and OATP1B3 deficiency causes human Rotor syndrome by interrupting conjugated bilirubin reuptake into the liver. J Clin Invest. 2012;122(2):519-28.

46

Lombalgia e cervicalgia

Leandro Ryuchi Iuamoto
Eduardo Maki Sato
André Wan Wen Tsai
Wu Tu Hsing
Chin An Lin

CONCEITO

A lombalgia é uma manifestação de dor abaixo do gradil costal e acima da prega glútea, um sintoma responsável por reduzir a qualidade de vida da população, por afetar o bem-estar e a *performance* no trabalho. Com o envelhecimento da população no mundo todo, a prevalência desse sintoma atinge taxas cada vez maiores. Cerca de 80% dos adultos terão lombalgia, com maior incidência na terceira década de vida e prevalência entre 60 e 65 anos de idade. É a principal queixa de afastamento temporário do trabalho, sendo, portanto, de extrema importância o conhecimento da avaliação clínica da lombalgia.

A cervicalgia é caracterizada como dor no segmento cervical da coluna vertebral. Estudos sugerem que o sintoma atinja até 55% da população brasileira ao longo da vida, tendo prevalência maior em mulheres (12%) do que em homens (9%).

Todas as faixas etárias podem ser afetadas por lombalgia ou cervicalgia, que exercem impacto significativo na qualidade de vida em idades mais avançadas, comprometendo atividades básicas de vida diária (como tomar banho, comer, vestir-se) e instrumentais de vida diária (como a mobilidade e a realização de compras).

A cervicalgia e a lombalgia podem ser classificadas em agudas, recorrentes ou crônicas.

- Aguda: autolimitada (8 semanas) – tende a se curar espontaneamente.
- Recorrente: recorrência em menos de 3 meses.
- Crônica (persistente): duração por mais de 3 meses.

Diversos fatores podem ter influência sobre o desenvolvimento da lombalgia e da cervicalgia, desde atividades mecânicas (como em atividades laborais e na manutenção de postura anormal), fatores psicossociais (ansiedade e alterações de humor), estilo de vida (esforço excessivo em esportes e até um estilo de vida sedentário, que leva a insuficiência muscular, gerando lombalgia), fatores genéticos, fatores psicológicos e imunológicos.

CARACTERIZAÇÃO

Para melhor caracterização das dores na coluna, algumas questões devem ser levantadas, como: intensidade da dor (representada muitas vezes pela escala visual analógica), tempo, localização, periodicidade (piora à noite, durante o dia, durante as manhãs), limitações físicas e na vida diária (atividades instrumentais e básicas da vida diária), irradiação da dor para membros superiores (MMSS) nas cervicalgias e para membros inferiores (MMII) nas lombalgias, tipo de dor (Tabela 1), fatores de melhora e piora da dor.

TABELA 1 Tipos de dor

Dor nociceptiva	▪ A distribuição da dor corresponde à das fibras nociceptivas estimuladas ▪ Pode ser desencadeada por manobras que reproduzem a sensação do paciente ▪ Pode haver déficit motor em razão da dor e irradiação local
Dor neuropática	▪ Características: - queimação, pulsação ou choque - parestesia ou alodinia* - constante, intermitente ou evocada, com irradiação distal ▪ A fraqueza pode estar presente se o neurônio motor tiver sido afetado
Dor mista	Características da dor nociceptiva e neuropática

* Dor provocada por estímulos que, normalmente, não causariam dor.

EXAME CLÍNICO DA COLUNA LOMBAR

Inspeção

O exame clínico inicia-se com a inspeção estática em posição ortostática; em visão posterior, é preciso observar a simetria e o alinhamento horizontal entre as espinhas ilíacas superiores anteriores e posteriores, pregas glúteas e dorsais (formadas pelo depósito de gordura). As assimetrias e desalinhamentos podem indicar alteração da posição do íleo, levando à sobrecarga de alguns músculos glúteos e dorsais e ocasionando lombalgia. Em visão posterior, pode-se observar o alinhamento da coluna vertebral, bem como se a lordose se encontra normal, acentuada ou retificada. De forma geral, deve-se observar o alinhamento entre as pernas e coxas em relação ao quadril, se há simetria, algum desalinhamento ou área de hipotrofia muscular que possa justificar um desarranjo biomecânico causando a dor.

Na inspeção dinâmica, testa-se a amplitude de movimento. Pode-se solicitar ao paciente que tente encostar as mãos nos pés, sem dobrar as pernas: avaliar a presença de dor ao se movimentar, o local da dor, as limitações de movimento. A inspeção dinâmica tem grande importância para avaliar o trofismo muscular da região lombar e dos MMII, cujos músculos também podem ser afetados pela irradiação da dor através dos dermátomos.

Palpação

É possível diferenciar na palpação se a origem da dor é muscular, tendínea ou até mesmo óssea. Na palpação, avalia-se quais são os pontos mais dolorosos e suas correlações anatômicas de modo a definir os pontos de origem da dor e pontos de irradiação. A palpação de bandas de tensão ou pontos-gatilho ativos reproduz a dor sentida pelo paciente. Os pontos-gatilho mais comuns na lombalgia são glúteos mínimo, médio e máximo, quadrado lombar, piriforme e iliopsoas. É importante também estender a palpação até o músculo tensor da fáscia lata, a fim de investigar a dor lombar. Para diferenciar a dor muscular da dor óssea na coluna vertebral, é necessário fazer a palpação desta. Quando há dor na palpação da coluna vertebral, pode-se suspeitar de pequenos traumas, calcificações, fraturas, entre outras causas.

Testes neurológicos na lombalgia

- Teste de Lasègue (lombar): realiza-se a flexão do quadril com joelho fletido a 90 graus (tensão na articulação coxofemoral). Em um segundo momento, realiza-se a tensão do nervo ciático ao estender o joelho (Figura 1).

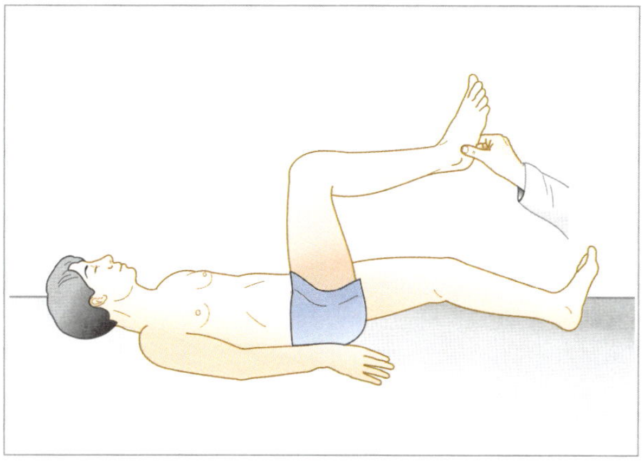

FIGURA 1
Teste de Lasègue.

- Sinal de Bragard: após a realização de elevação de membro inferior, ao retornar à posição confortável para o paciente (desaparecimento dos sintomas dolorosos), pode-se realizar a dorsiflexão passiva do tornozelo, sendo possível diferenciar a irritação radicular de encurtamentos dos isquiotibiais, por exemplo (Figura 2).
- Teste de Patrick/Fabere: deve-se deitar o paciente em decúbito dorsal e realizar flexão (F), abdução (AB) e rotação externa (RE) do membro inferior. Com uma das mãos se pressiona o joelho fletido contra a maca/apoio e com a outra se pressiona a pelve em direção à maca (Figura 3). Este teste é importante para diferenciar o comprometimento na articulação do quadril (dor anterior relatada) da sacroileíte (dor posterior relatada).
- Sinal das pontas (lombar): é solicitado ao paciente que caminhe sob a ponta dos pés e, depois, sobre

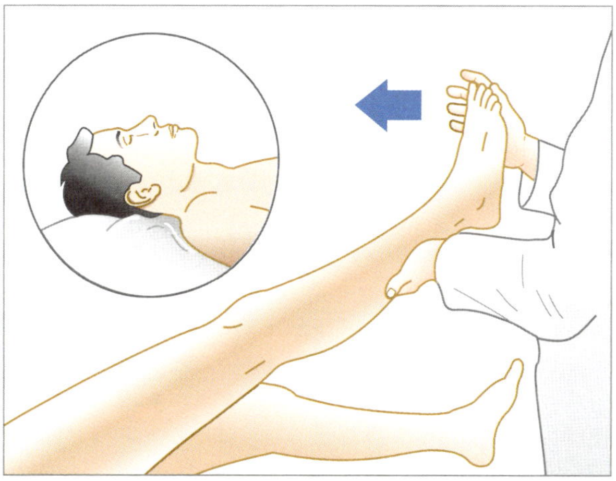

FIGURA 2
Sinal de Bragard.

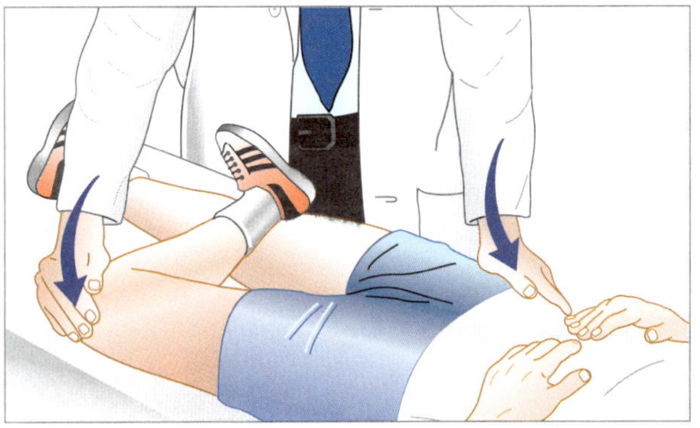

FIGURA 3
Teste de Patrick/Fabere.

os calcanhares. Caso tenha dificuldade no primeiro movimento, há comprometimento da raiz de L4/ L5; a dificuldade no segundo movimento sugere, por sua vez, comprometimento da raiz de S1.

EXAME CLÍNICO DA COLUNA CERVICAL

Inspeção

Na inspeção estática, avaliam-se a posição da cabeça e do pescoço, a simetria, os desvios e as malformações, podendo ser alterações corrigíveis ou não. É ainda importante avaliar a pele, a presença de cicatrizes e tumorações. Na inspeção dinâmica deve-se avaliar a amplitude de movimento ativa, solicitando que o paciente realize movimentos de flexão (normal se o paciente consegue encostar o queixo no tórax), extensão (normal quando há alinhamento da fronte e do nariz no plano horizontal), rotação lateral (normal quando há alinhamento do queixo com o ombro) e inclinação lateral (normal quando é possível inclinar a um ângulo maior ou igual a 45 graus).

Palpação

A face anterior do pescoço é delimitada anatomicamente pela borda anterior do músculo esternocleidomastóideo, mandíbula e incisura supraesternal. A avaliação deve ser feita em decúbito dorsal, de forma que a musculatura cervical esteja relaxada. Pode-se iniciar com a palpação do músculo esternocleidomastóideo à procura de pontos dolorosos e de pontos de tensão muscular, passando para a palpação da região anterior do músculo **à** procura de linfonodos, que normalmente não são palpáveis. O encontro destes pode sinalizar infecções, possivelmente de vias aéreas. Deve-se passar para a palpação da glândula tireoide e parótidas, além da fossa supraclavicular, em busca de massas, nódulos, cistos ou irregularidades.

A face posterior deve, idealmente, ser avaliada com o paciente sentado, palpando toda a extensão do músculo trapézio, em busca de pontos dolorosos, contraturas ou tumorações. Avalia-se ainda a região da base do crânio, da região da protuberância occipital, palpando o ligamento nucal superior (origem na protuberância occipital externa ao processo espinhoso da vértebra C7). É importante palpar a protuberância occipital, processos mastoides e processos espinhosos das vértebras (sendo mais facilmente palpáveis os processos de C2 e C7, por serem mais superficiais), em busca de dor à palpação, crepitações, instabilidades, desalinhamentos ou ainda massas e irregularidades. Nesse momento também se pode avaliar a amplitude de movimento passiva.

Testes neurológicos na cervicalgia

A avaliação cervical pode ainda incluir alguns testes especiais:

- Teste de distração de Apley: o examinador realiza a tração da região cervical, aumentando os diâmetros dos forames intervertebrais e gerando alívio da dor. Esse alívio se deve à redução da compressão da raiz nervosa (Figura 4).
- Manobra de Spurling: realiza-se a flexão lateral da cabeça, associada a pressão pelo examinado no topo da cabeça. Teste positivo caso ocorra aumento dos sintomas radiculares (Figura 5).
- Sinal de Lhermitte: realiza-se a flexão da cabeça de encontro ao tórax com o paciente sentado, sendo o teste positivo caso o paciente sinta dor, parestesia

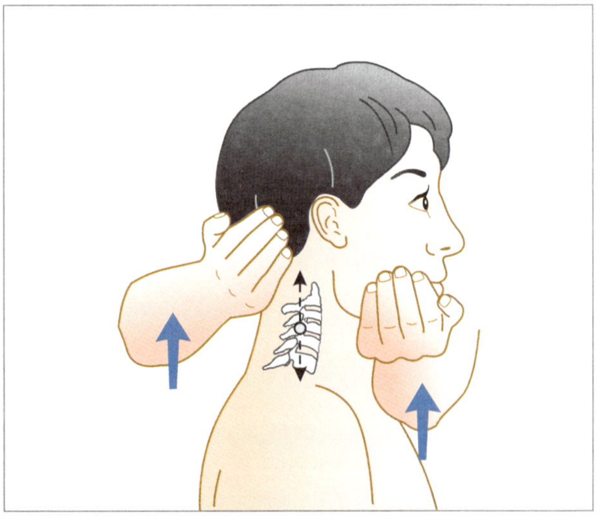

FIGURA 4
Teste de distração de Apley.

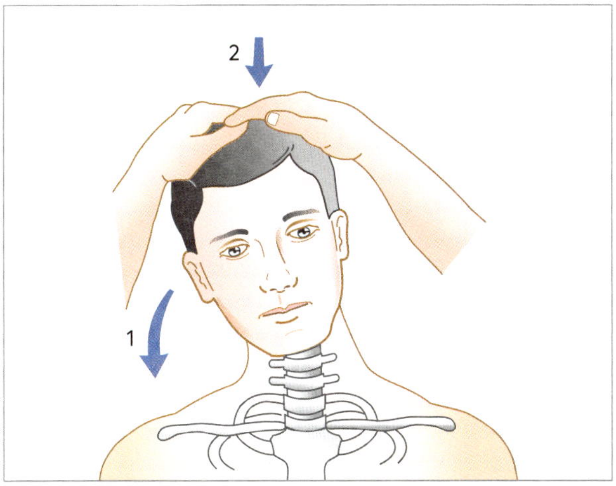

FIGURA 5
Manobra de Spurling.

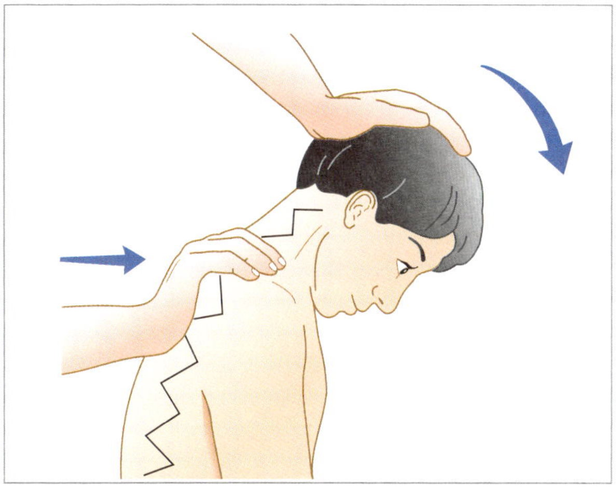

FIGURA 6
Sinal de Lhermitte.

ou dor irradiada. É um teste que avalia a irritação meníngea, usado como parte da propedêutica em casos de suspeita de meningite (Figura 6).

- Teste de Adson: teste realizado pela palpação do pulso radial, concomitante à abdução e rotação externa do membro superior, seguido de pausa respiratória e movimento da cabeça na direção do membro superior avaliado. Esse teste avalia a permeabilidade da artéria subclávia, cuja compressão leva à diminuição ou mesmo à interrupção do pulso radial (Figura 7).

A avaliação dos membros superiores (no caso da cervicalgia, de C5 a T1) e inferiores (no caso da lombalgia, de L2 a S1) deve ser incluída nessa parte do exame clínico, avaliando-se a sensibilidade segmentar (dermátomos) e os músculos-chave (miótomos), bem como os reflexos correspondentes aos nervos espinhais (Tabela 2).

Por meio da técnica de pinçamento e rolamento será possível observar alterações como sudorese, rubor e manifestação de dor restritos à região do dermátomo (Figura 8). No uso de monofilamento, a região afetada pode se apresentar com maior ou menor sensibilidade (hiper ou hipoestesia). As alterações de sensibilidade indicam que há início do comprometimento radicular do nervo (início da sensibilização central da dor). É necessário avaliar ainda: grau de força, amplitude de movimento (se há alguma restrição na angulação do movimento), sinais de exacerbação da dor, localização, irradiação, palpação

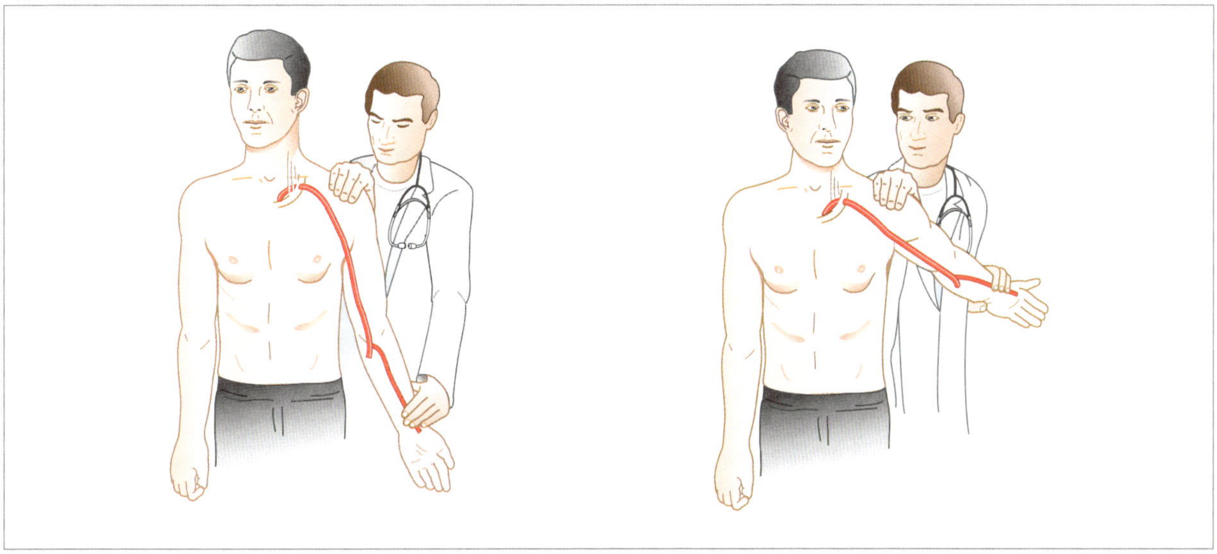

FIGURA 7
Teste de Adson.

TABELA 2 Níveis motores e sensitivos no exame neurológico da cervicalgia e da lombalgia

Nível	Motor	Sensibilidade	Reflexo
C5	Flexão de cotovelo	Face lateral do braço	Bicipital
C6	Extensão do punho	1° quirodáctilo ("polegar")	Estiloradial
C7	Extensão do cotovelo	3° quirodáctilo	Tricipital
C8	Extensão e desvio ulnar do polegar	5° quirodáctilo	–
T1	Abdução do quinto dedo	Face medial do cotovelo	–
L2	Flexão de quadril (iliopsoas)	Face medial e superior da coxa	–
L3	Extensão de joelho (quadríceps)	Côndilo femoral medial	–
L4	Flexão dorsal (dorsiflexão) do tornozelo (tibial anterior)	Maléolo medial	Patelar
L5	Extensão do hálux	Dorso do pé (3° metatarso)	–
S1	Flexão plantar do tornozelo (tríceps sural)	Lateral do pé	Aquileu

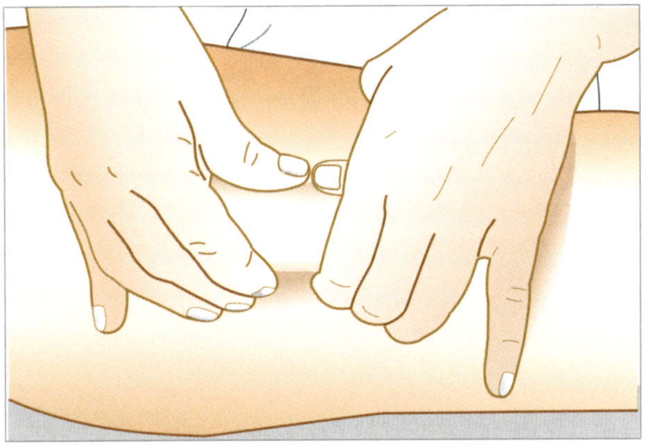

FIGURA 8
Técnica de pinçamento.

superficial e profunda, reflexos, aspectos da pele, hidratação, coloração local, sangramentos, entre outros.

Para avaliar a sensibilidade, pode-se utilizar a técnica de pinçamento e rolamento ou recorrer ao monofilamento para correlacionar as áreas dolorosas com os dermátomos correspondentes (Figura 9). Desse modo, pode-se verificar a sensibilização central de áreas inervadas que se encontram acometidas.

CAUSAS PRINCIPAIS

A identificação dos fatores perpetuantes que geraram a dor é pré-requisito para a prevenção de recorrência. Os fatores perpetuantes podem ser classificados como mecânicos (p. ex., distúrbios biomecânicos e posturais, desequilíbrio, sobrecarga muscular, imobilismo prolongado), sistêmicos (p. ex., anemia, anormalidades nutricionais, dietas inadequadas, alterações metabólicas, endocrinológicas, reumatológicas, infecciosas e distúrbios do sono) e psicoafetivos (p. ex., transtornos do humor e tensão emocional).

Em casos de lombalgia, há os sinais de alarme que indicam riscos iminentes e que exigem avaliação imediata (*red flags*) (Tabela 3), bem como doenças que devem ser consideradas importantes diagnósticos diferenciais na urgência/emergência (Tabela 4). Há também os sinais que indicam recorrência da lombalgia, déficit funcional e que podem estar relacionados a fatores psicossociais, como alteração de humor, isolamento social, exacerbação da dor, mecanismos de recompensa por conta da dor, como indenizações (litígio trabalhista) e atestados. Dentre as causas mais frequentes de cervicalgia destacam-se as mecânico-degenerativas (Tabela 5), devendo-se atentar para a possibilidade de quadro com comprometimento neurológico, com alteração de força e de sensibilidade de membros superiores. Diagnósticos diferenciais importantes e que muitas vezes podem representar condições mais graves e com risco à vida (Tabela 6) devem ser abordados e corretamente direcionados.

PRINCIPAIS PONTOS

- Para a compreensão da cervicalgia e lombalgia, é importante conhecer os fatores causais e perpetuantes, bem como excluir os sinais de alarme (*red flags* na lombalgia, principalmente) que podem sugerir doença grave ou outras causas clínicas que necessitem de intervenção urgente.
- O exame clínico baseia-se em inspeção (estática + dinâmica com avaliação de amplitude de movimento), palpação, reflexos e exame neurológico com manobras específicas para diferenciar as diversas causas.
- Após um correto diagnóstico, é possível propor tratamentos conservadores ou invasivos.

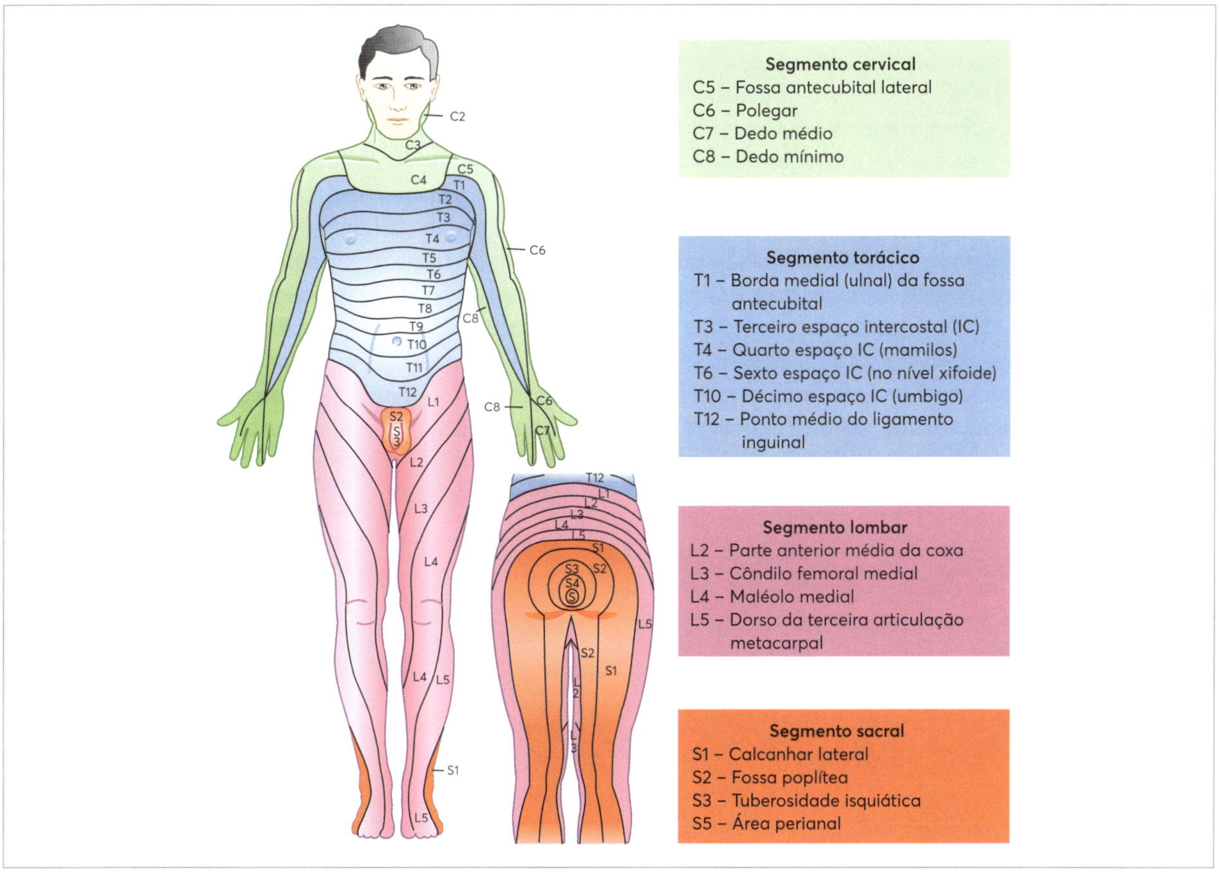

FIGURA 9
Áreas correspondentes aos dermátomos.

TABELA 3 *Red flags*: sinais e sintomas de alarme para avaliação imediata da lombalgia

1. Idade acima de 50 anos com história de trauma ou idade acima de 70 anos
2. Antecedentes oncológicos ou suspeita oncológica
3. Perda de peso ponderal sem causas especificadas
4. Imunossupressão
5. Dor com piora noturna
6. Uso crônico de corticosteroides
7. Uso de droga intravenosa ou abuso de substância psicoativa
8. Piora ou não alívio ao repouso
9. Anestesia em sela, ciatalgia bilateral, fraqueza de membros inferiores, disfunção (incontinência/retenção) urinária ou fecal
10. Associação com febre, calafrios, lesões de pele ou infecção de trato urinário recentes
11. Trauma moderado a grave
12. Fragilidade vertebral/história de osteoporose
13. Limitação da amplitude de movimento da coluna vertebral
14. Alterações neurológicas há mais de 1 mês, déficit motor ou sensitivo progressivo
15. Tratamento sem resposta terapêutica por 6 semanas ou mais

TABELA 4 Diagnósticos diferenciais mais comuns da dor lombar

1. Nefrolitíase (verificar dor em flanco súbita, intensa, com possível irradiação unilateral para a região da virilha – sinal de Giordano positivo)
2. Pancreatite (verificar associação com dor abdominal superior em faixa, associada a náusea ou vômito)
3. Pielonefrite (verificar correlação com dor em ardência e em flanco com aumento da frequência/urgência urinária e febre)
4. Aneurisma de aorta abdominal (verificar, à palpação, a presença de massa pulsátil abdominal)

TABELA 5 Causas mecânicas e/ou degenerativas de cervicalgia

1. Artrose intervertebral
2. Contratura muscular aguda, gerando "torcicolo"
3. Síndrome de Whiplash – após movimento súbito de desaceleração
4. Compressão de raiz nervosa em decorrência de espondilolistese (deslizamento de uma vértebra sobre a outra), luxações vertebrais ou até mesmo alterações do disco intervertebral

TABELA 6 Diagnósticos diferenciais da cervicalgia
1. Doenças da tireoide (aumento do volume tireoidiano por nódulos, tumores ou cistos)
2. Alterações dos movimentos peristálticos do esôfago – espasmos esofágicos
3. Infarto agudo do miocárdio gerando dor relatada no local

CASOS CLÍNICOS

Caso 1

Mulher de 32 anos de idade, sem comorbidades, engenheira, trabalha no mercado financeiro, apresenta quadro de cervicalgia há 2 dias, com dificuldade de mobilização da cabeça e postura rígida, com dor intensa, além de quadro de cefaleia sem melhora ao uso de dipirona 1 g. Relata que costuma apresentar dores recorrentes, ao menos mensalmente. Passa horas do seu dia ao telefone, no computador e digitando no celular por causa do trabalho e acredita que sua dor possa estar relacionada ao estresse.

Alterações no exame clínico

Inclinação lateral da cabeça para a direita, com dificuldade para alcançar posição neutra. Limitação de rotação, flexão, extensão e lateralização da cabeça em decorrência de dor. Dor e rigidez de músculos esternoclidomastóideo, trapézio, esplênio do pescoço e esplênio da cabeça à direita.

Comentários

A paciente apresenta um quadro de torcicolo recorrente, com intensa contratura da musculatura cervical, sem prováveis alterações neurológicas, decorrente da questão postural, mas também da questão emocional, envolvendo grande carga de trabalho, tensão e estresse no dia a dia. Dessa forma, é importante tratar a dor atual com a possibilidade de uso de medicação (relaxantes musculares, anti-inflamatórios e analgésicos), além da possibilidade de tratamentos minimamente invasivos locais (agulhamento seco, acupuntura, infiltração de anestésicos locais, entre outros), porém é essencial buscar e intervir ainda sobre os fatores que levam à recorrência da dor, melhorando a ergonomia e avaliando medidas de diminuição do estresse.

Caso 2

Homem de 45 anos de idade, sem comorbidades, trabalha como analista administrativo. Apresenta quadro de lombalgia há 10 anos, com piora da dor ao realizar atividades repetitivas diariamente, principalmente ao trabalhar sentado em frente ao computador. Tem o hábito de sentar-se em cima da carteira, no bolso esquerdo da calça.

Alterações no exame clínico

Dor e extensão da coluna lombar, irradiando para a lateral da perna esquerda até o pé esquerdo. Dor à palpação da musculatura de glúteo médio e quadrado lombar à esquerda, irradiando para o pé esquerdo – reproduzindo em parte a dor que sente diariamente.

Comentários

A dor pode ser originária inicialmente da compressão que a musculatura glútea exerce sobre o nervo ciático no exame clínico, além de possível síndrome dolorosa miofascial (dor muscular regional, com pontos dolorosos a palpação – pontos gatilho) da musculatura glútea e quadrado lombar à esquerda, causada possivelmente pelo hábito de sentar-se em cima da carteira no bolso esquerdo. O padrão de dor também pode sugerir a compressão de raízes L4, L5 e S1, sendo necessária uma investigação com ressonância magnética. Assim como no Caso 1, pode-se usar medicações e possíveis tratamentos minimamente invasivos, porém é necessário o acompanhamento do paciente após adotar medidas não invasivas de tratamento, bem como a retirada de fatores perpetuantes da dor, como evitar sentar-se em cima da carteira e orientações sobre a ergonomia correta de trabalho.

BIBLIOGRAFIA

1. Akamatsu FE, Yendo TM, Rhode C, Itezerote AM, Hojaij F, Andrade M, et al. Anatomical basis of the myofascial trigger points of the gluteus maximus muscle. Biomed Res Int. 2017;2017:4821968.
2. Bailey DP. Sedentary behaviour in the workplace: prevalence, health implications and interventions. Br Med Bull. 2021;137(1):42-50.

3. Barros-Filho TEP, Lech O. Exame físico em ortopedia. 3.ed. São Paulo: Savier; 2017.
4. Fujitani R, Jiroumaru T, Noguchi S, Michio W, Ohnishi H, Suzuki M, et al. Effect of low back pain on the muscles controlling the sitting posture. J Phys Ther Sci. 2021;33(3):295-298.
5. Henschke N, Maher CG, Refshauge KM. A systematic review identifies five "red flags" to screen for vertebral fracture in patients with low back pain. J Clin Epidemiol. 2008;61(2):110-8.
6. Hoy D, Brooks P, Blyth F, Buchbinder R. The epidemiology of low back pain. Best Pract Res Clin Rheumatol. 2010;24(6):769-81.
7. Parry SP, Coenen P, Shrestha N, O'Sullivan PB, Maher CG, Straker LM. Workplace interventions for increasing standing or walking for decreasing musculoskeletal symptoms in sedentary workers. Cochrane Database Syst Rev. 2019;2019(11):CD012487.
8. Treede RD, Jensen TS, Campbell JN, Cruccu G, Dostrovsky JO, Griffin JW, et al. Neuropathic pain: redefinition and a grading system for clinical and research purposes. Neurology. 200 8; 70(18):1630-5.
9. Vlaeyen JWS, Maher CG, Wiech K, Van Zundert J, Meloto CB, Diatchenko L, et al. Low back pain. Nat Rev Dis Primers. 2018;4(1):52.
10. Vos T, Flaxman AD, Naghavi M, Lozano R, Michaud C, Ezzati M, et al. Years lived with disability (YLDs) for 1160 sequelae of 289 diseases and injuries 1990-2010: a systematic analysis for the Global Burden of Disease Study 2010. Lancet. 2010;380(9859):2163-96.
11. Wagner HL, Bareiro AOG, Stein AT, Castro Filho ED, Pereira CF, Ribeiro R, et al. Cervicalgia: diagnóstico na atenção primária à saúde. Available: https://diretrizes.amb.org.br/_BibliotecaAntiga/cervicalgia-diagnostico-na-atencao-primaria-a-saude.pdf (acesso março 2021).

47

Náuseas e vômitos

Maria Flora de Almeida
Christian Valle Morinaga

CONCEITO

Náusea ou enjoo é uma sensação desagradável, desprazerosa e difusa de desconforto e mal-estar, de estar a ponto de vomitar, de ânsia de vômito; trata-se de vontade ou iminência de vômito.

A náusea pode ou não levar ao vômito. Em geral, a sensação é percebida na região da garganta ou epigástrica e vem acompanhada de outros sintomas, como suor frio e sensação de desmaio, também tontura, desconforto abdominal indefinido e falta de apetite.

O vômito propriamente dito, ou êmese, consiste na expulsão forçada do conteúdo gástrico. Após ativado, o centro do vômito transmite sinais eferentes via nervos vago, frênico e espinhais, desencadeando contrações do intestino delgado, contrações involuntárias intensas e mantidas dos músculos do abdome quando o fundo gástrico e o esfíncter inferior do esôfago estão relaxados, o que eleva a pressão intragástrica e desencadeia a compressão do estômago, que expulsa de forma rápida e forçada seu conteúdo pelo esôfago e para fora pela boca. A força da expulsão é tão forte que não pode ser controlada. A elevação do palato mole pelos pilares posteriores das fauces impede que esse conteúdo penetre a rinofaringe, enquanto fecha a glote e impede a aspiração do material. O vômito esvazia o estômago, contribuindo para que a pessoa com náuseas se sinta melhor, pelo menos temporariamente.

Os vômitos devem ser diferenciados da regurgitação, que é a eliminação do conteúdo gástrico sem náuseas associadas e sem o esforço e participação da musculatura. Ou das arcadas, contrações musculares toracoabdominais espasmódicas, existem contra a boca fechada e não exteriorizam o conteúdo gástrico.

Náusea representa a percepção de estímulos aferentes (incluindo tônus parassimpático aumentado) para o centro de vômitos medular.

Várias pesquisas localizam o centro do vômito na formação reticular lateral da medula, mas também foi encontrado adjacente a outras estruturas que estão envolvidas na coordenação do vômito, incluindo centro respiratório, salivar, vasomotor e pares cranianos VIII e X. Os estudos sugerem que o centro do vômito não seja uma estrutura discriminada anatomicamente, mas um complexo sistema de conexões localizadas nos núcleos do *tractus solitarius* que controlam o reflexo do vômito.

Outro centro identificado foi o "quimiorreceptor da zona de gatilho" (QZG), na *area postrema* ventral do IV ventrículo, fora da barreira hematoencefálica e exposto a agentes circulantes no sangue e líquido cerebroespinal. Esse quimiorreceptor faz conexão com o centro do vômito. Muitos neurotransmissores da área postrema podem ser excitados por estímulos químicos, neurotransmissores e neuropeptídios, iniciando a êmese. Entre esses estímulos, estão quimioterápicos, hipóxia, diversas drogas e toxinas. Também é estimulado de forma "direta" por aumento da pressão liquórica, hidrocefalia, edema encefálico, traumas ou inflamações.

Outros mecanismos importantes além desses são os estímulos originados no trato gastrointestinal (TGI), que alcançam o centro do vômito através do nervo vago e simpático.

Esse complexo sistema também envolve o córtex cerebral, em várias condições, como a êmese antecipatória, e o aparato vestibular, que está envolvido no reflexo de vômito desencadeado por movimentos e desordens vestibulares.

Então, o centro do vômito (CV) está conectado ao córtex cerebral, ao centro vestibular, ao quimiorreceptor da zona de gatilho e a receptores periféricos.

Os receptores periféricos estão em todo o TGI e também em outros órgãos, como coração e sistema urológico. Isquemia, inflamação, perfuração ou oclusão dessas estruturas podem induzir vômitos por estimulação vagal e simpática que ativam o centro do vômito. Nesse processo, estão envolvidos vários neurotransmissores, como dopamina, histamina, serotonina e respectivos receptores.

CARACTERIZAÇÃO

Para avaliar a importância do vômito, determinar sua etiologia, é necessário considerar os fatores descritos a seguir.

História clínica

Na história clínica do paciente com vômitos, é preciso questionar sobre idade do paciente, duração dos episódios, tipos de vômitos, período do dia em que ocorrem, relação com alimentação e esforço físico e perda de peso associada.

Idade do paciente

Afecções latentes, questionar sempre possibilidade de gravidez.

Duração

Quadros agudos sugerem infecções extraintestinais ou gastrointestinais, intoxicações, ingestão de drogas ou novos medicamentos, inclusive tentativa de suicídio; gravidez, transtornos intracranianos, trauma, AVE, tumores, hipertensão intracraniana, pós-cirurgia. Quadros crônicos – de mais de 1 mês de duração – sugerem quadros de dismotilidade gastrointestinal – gastroparesia, pseudo-obstrução intestinal e causas psicogênicas.

Tipos de vômito

Características do vômito relativas a conteúdo, sabor e odor (Tabela 1).

TABELA 1 Aspectos dos vômitos a serem considerados em sua caracterização

Presença de alimentos	▪ Presença de alimentos não digeridos: estase de alimentos em esôfago ▪ Alimentos não digeridos: acalasia, divertículo de Zenker ▪ Alimentos ingeridos > 12 h: gastroparesia ▪ Alimentos ingeridos > 24-48 h: estenose pilórica, transtornos de motilidade gastrointestinal. Obstrução do intestino proximal ▪ Presença de bile exclui estenose pilórica
Odor e conteúdo	▪ Fecaloide ou odor fecaloide: obstrução do intestino proximal ou fístulas gastrocólicas ▪ Presença de sangue fresco ou em "borra de café": tumores ou lesões gastrointestinais, síndrome de Zollinger-Ellison, varizes esofágicas ▪ Alto volume (> 1.500 mL em 24 h): sugere causa orgânica mais que causa psiquiátrica

Período do dia

- Vômitos matutinos: gravidez, alcoolismo, uremia, hipertensão intracraniana. Em específico, o vômito relacionado à hipertensão intracraniana é frequentemente descrito como sem a presença de náuseas, como pródromo.

Relação com a ingestão alimentar

- Vômitos durante ou imediatamente após ingesta: úlcera pré-pilórica, causa psicogênica.
- Vômitos na primeira hora após ingestão: associados à dor como na colecistite ou pancreatite, outros quadros inflamatórios.
- Vômitos tardios – depois de 12 horas ingesta: obstrução ou transtornos de motilidade.

Relação com movimentos ou esforço físico

- Vômitos desencadeados por movimentos ou viagens: cinetose.
- Associação com esforço físico: considerar isquemia miocárdica como diagnóstico diferencial, principalmente em pacientes diabéticos (equivalente isquêmico).

Perda de peso associada

Impossibilidade de se alimentar, obstruções, gastroparesia, malignidade. Porém, pode estar presente também em obstruções e úlcera péptica.

Nem sempre, o padrão da náusea/vômito pode sugerir uma etiologia específica, então, nesse caso, o questionamento de sintomas associados às principais causas pode ajudar na investigação. A Tabela 2 resume a anamnese de um paciente com queixa de náuseas e vômitos.

TABELA 2 Anamnese em casos de náuseas e vômitos

História da moléstia atual	▪ Avaliar se o padrão da náusea/vômito sugere alguma etiologia em específico ▪ Avaliar sintomas associados que possam sugerir causa gastrointestinal, sistema nervoso central, hormonal, endocrinológico, cardiovascular ou urológico (Tabela 3)
Antecedentes	▪ Checar uso de medicações ▪ Checar uso de drogas ▪ Checar data da última menstruação

No exame clínico

Inicialmente, deve-se atentar para sinais de gravidade relacionados ao quadro de vômitos, como sinais de desidratação (avaliar turgor da pele e mucosas) e presença de taquicardia ou hipotensão, inclusive postural.

O exame abdominal é essencial na avaliação desse sintoma. Na inspeção, deve-se atentar a cicatrizes cirúrgicas ou presença de hérnias de parede abdominal. Pode-se ainda observar a presença de peristalse visível. Durante a ausculta, é possível identificar ruído metálico característico de obstrução ou diminuição/ausência de ruídos hidroaéreos sugerindo quadro de íleo paralítico. A palpação pode ajudar a identificar a origem do quadro abdominal que justifica a náusea. Na suspeita de malignidade, a palpação de linfonodos e o toque retal podem ajudar na definição diagnóstica.

É importante lembrar que a presença de distensão abdominal não exclui a presença de causas extra-abdominais, uma vez que condições metabólicas ou de sistema nervoso central (SNC) manifestam o sintoma de náusea por meio de gastroparesia. Por esse motivo, o exame neurológico é essencial, especialmente a avaliação de nervos cranianos e avaliação de fundo de olho.

Por último, na suspeita de vômitos induzidos, buscar a presença do sinal de Russell, descrito como a presença de lesões calosas no dorso das articulações metacarpofalangeanas. Ocorrem pelo atrito dos dentes incisivos ao se induzir o vômito com a mão.

CAUSAS PRINCIPAIS

O diagnóstico diferencial inclui amplo espectro de condições clínicas (Tabela 3), a maioria das quais está agrupada nas categorias a seguir:

1. Toxinas e fármacos.
2. Afecções do SNC: hipertensão intracraniana e transtornos vestibulares.
3. Transtornos hormonais ou endocrinológicos: gestação, diabetes etc.
4. Transtornos viscerais, do TGI, cardiovasculares ou urológicos.
5. Miscelâneas: causas psicogênicas, síndrome do vômito cíclico, pós-operatórios, vômito funcional, náusea idiopática crônica, etc.

TABELA 3 Investigação das causas principais de náuseas e vômitos

1. Toxinas e fármacos:
   - Algumas toxinas bacterianas: *Staphylococcus aureus*, *Clostridrium perfringens*
   - Classes de medicamentos comuns associados a náuseas e vômitos:

Anestésicos	Opioides
Antiarrítmicos	Anti-inflamatórios
Digoxina	Drogas antineoplásicas
Anticonvulsivantes	Antidiabéticos (metformina)
Antibióticos/antivirais	Anticoncepcionais
Analgésicos	Outros: teofilina, azatioprina, nicotina, álcool, drogas ilícitas (maconha)

2. Afecções do SNC:
   - Hipertensão intracraniana: tumores, malformações congênitas, infecções, AVE
   - Transtornos vestibulares: enxaqueca, cinetose, labirintites, síndrome de Ménière
3. Transtornos hormonais ou endocrinológicos:
   - Gestação
   - Cetoacidose, uremia, hipercalcemia
   - Doença de Addison
   - Porfiria aguda intermitente
   - Hipertireoidismo, hipotireoidismo, hipoparatireoidismo (quando alteram motilidade intestinal)
   - Erros inatos do metabolismo
4. Transtornos viscerais:
   - TGI e hepatobiliar: inflamação, perfuração, distensão, isquemia, infecção, obstrução mecânica ou funcional, dispepsia funcional, dismotilidade secundária a transtornos sistêmicos: esclerodermia, amiloidose, gastroparesia
   - Cardiovasculares: angina ou infarto do miocárdio
   - Urológicos: pielonefrite, cólica ureteral, hidronefrose
5. Miscelânea:
   - Causas psicogênicas: vômitos induzidos, ansiedade ou depressão maior, anorexia nervosa, bulimia
   - Epilepsia
   - Síndrome do vômito cíclico: associados com vertigem, enxaqueca e atopia
   - Pós-operatórios
   - Vômito funcional
   - Náusea idiopática crônica
   - Intoxicações exógenas

AVE: acidente vascular encefálico; SNC: sistema nervoso central; TGI: trato gastrointestinal.

INVESTIGAÇÃO

A história e o exame clínico identificam com acurácia a maior parte das causas de náuseas e vômitos. Nesse sentido, a investigação deve ser direcionada às hipóteses diagnósticas inicialmente levantadas.

Raramente, pode-se não chegar à conclusão diagnóstica mesmo após uma investigação subsidiária inicial. Nesse caso, propõe-se a investigação mostrada pela Figura 1.

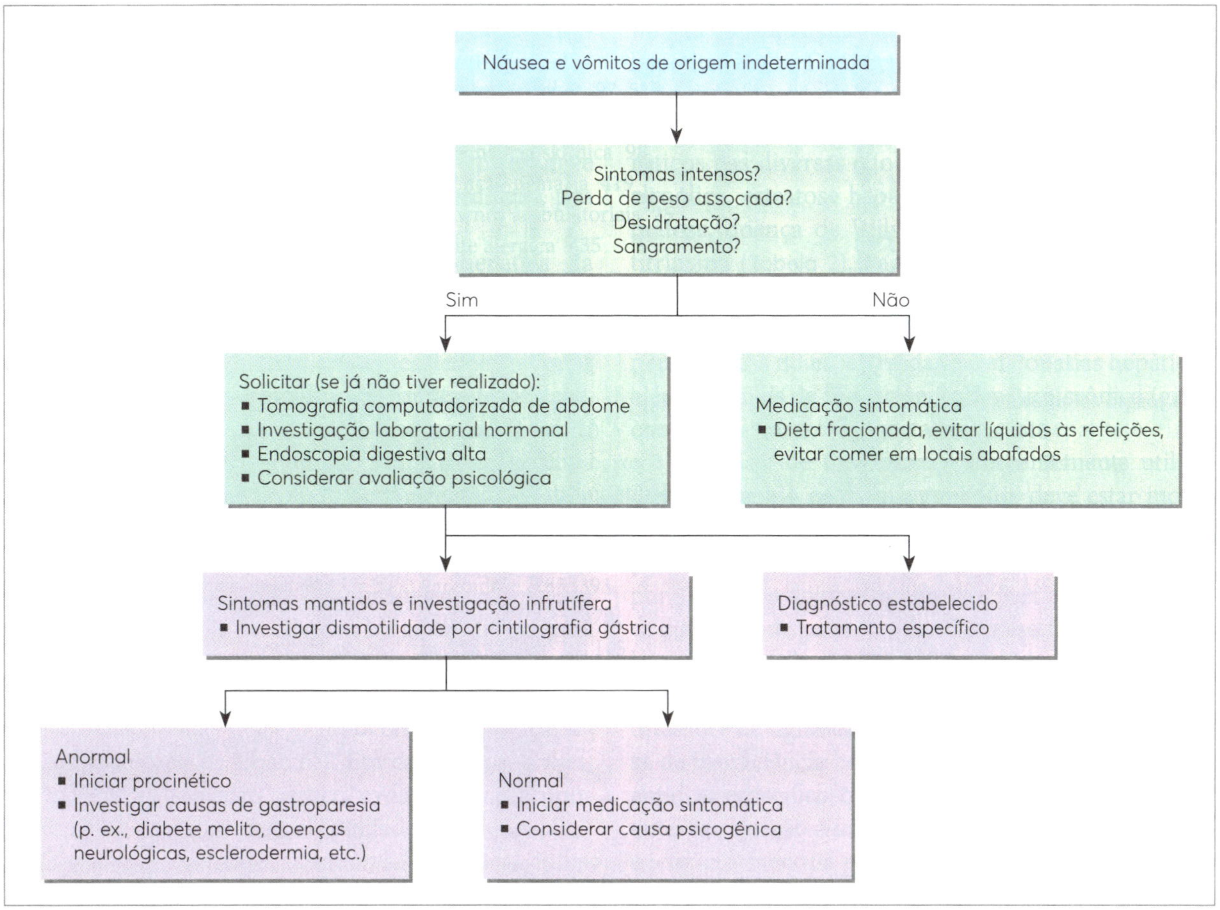

FIGURA 1
Fluxograma de investigação e tratamento de náuseas e vômitos de origem indeterminada.

CASOS CLÍNICOS

Caso 1

Homem de 64 anos de idade descobriu diagnóstico recente de diabete melito (DM) em exame de rastreamento. Sob orientação de seu médico, está há pelo menos 2 semanas realizando atividade física regular moderada a intensa e tem sido aderente às mudanças dietéticas sugeridas. Iniciou há 2 semanas uso de metformina, ácido acetilsalicílico e sinvastatina. Paciente repensa em seu retorno seu esforço na mudança de estilo de vida, pois desde que iniciou a atividade física tem apresentado quadro de náuseas e vômitos frequentes, gerando grande incômodo. Exame clínico sem alterações.

Pergunta

Quais são as causas prováveis e os questionamentos necessários para melhor caracterização da etiologia provável?

Discussão

Trata-se de paciente com múltiplos fatores de risco cardiovasculares que realizou diversas intervenções recentemente: novas medicações, início de atividade física, dieta. O questionamento mais importante para esse paciente é checar a associação do quadro de vômitos com o esforço físico. Caso presente, é obrigatório considerar o diagnóstico de equivalente-isquêmico associado a um quadro de angina. Caso contrário, o diagnóstico mais provável será o uso da metformina. A náusea associada a essa medicação costuma durar no máximo 4 semanas do início do uso, e a redução da dose pode ajudar a minimizar os sintomas nesse período.

Caso 2

Mulher de 32 anos de idade relata crises de vômitos nos últimos 2 meses. Apresenta cerca de duas crises mensais que se manifestam com perturbações visuais com duração de minutos e cerca de meia hora depois aparecimento de náuseas intensas e vômitos. Cefaleia leve hemicrânea associada. Sintomas costumam causar desconforto durante todo o dia da crise, incapacitando-a ao trabalho.

Pergunta

Que etapas adicionais, além do exame clínico habitual são necessárias para essa paciente? Que doença deve ser considerada no tratamento?

Discussão

Trata-se de paciente com sintoma neurológico (aura e cefaleia leve). Nesse sentido, o exame físico neurológico deve fazer parte da avaliação inicial, buscando fatores de alerta para a cefaleia. O diagnóstico mais provável é de enxaqueca, por isso a terapêutica provavelmente se baseará em medicações profiláticas para crises migrâneas.

Caso 3

Homem de 56 anos de idade procura o pronto-socorro por vômitos incoercíveis há 2 dias. Apresenta restos alimentares de alimentos ingeridos há > 24 horas. Incapacidade de se alimentar e dor abdominal epigástrica intensa nas últimas 12 horas. Não evacua há 48 horas, parada de eliminação de *flatus* nas últimas 6 horas. Antecedente de dispepsia em uso de antiácidos e cirurgia bariátrica com preservação parcial do estômago há 4 anos. No exame clínico, desidratado, ruídos hidroaéreos diminuídos, abdome distendido, doloroso à palpação de andar superior com descompressão brusca negativa.

Pergunta

Quais os diagnósticos mais prováveis?

Discussão

Vômitos com característica de estase (alimentos ingeridos há > 24 horas) sugerem quadro obstrutivo. A evolução do quadro clínico com parada de eliminação de *flatus*, distensão abdominal e diminuição dos RHA corroboram para esse diagnóstico. Em paciente com antecedente cirúrgico prévio, a presença de bridas deve ser considerada. Dependendo do tipo de cirurgia bariátrica, estenose de piloro por úlcera gástrica prévia pode ser considerada um diferencial.

PRINCIPAIS PONTOS

- Vômitos podem apresentar múltiplas etiologias. A pesquisa de sintomas associados é essencial para a investigação.
- Fármacos, afecções do SNC, transtornos hormonais, transtornos viscerais do trato gastrointestinal, doenças cardiovasculares e doenças urológicas são as principais causas.

BIBLIOGRAFIA

1. Moraes Filho JPP (ed.). Tratado das enfermidades gastrintestinais e pancreáticas. São Paulo: Roca; 2008.
2. Pulido JZ, Aleixo SB. Antieméticos em oncologia. Rev Bras Oncologia Clínica. 2005;2(4):35-40.
3. Scorza K, Williams A, Phillips JD, Shaw J. Evaluation of nausea and vomiting. Am Fam Phys. 2007;76(1):76:84.
4. Vasconcellos MC, Duarte MA, Machado MGP. Vômitos: abordagem diagnóstica e terapêutica. Rev Med Minas Gerais. 2014;24(Supl 10):S5-S11.

48

Palpitações

Jacob Jehuda Faintuch
José Grindler

CONCEITO

Palpitação é a sensação de consciência do batimento cardíaco, que habitualmente não se sente. Ocorre em indivíduos normais ou, como muitas vezes acontece, por manifestação de cardiopatia ou de outras condições clínicas. A palpitação, embora geralmente benigna, deve ser cuidadosamente avaliada por causa das implicações clínicas e da potencial associação com outras afecções (p. ex., estresse, abuso de café e drogas).

Em serviços ambulatoriais de cardiologia, a palpitação é a terceira queixa mais frequente, precedida pela hipertensão arterial e pela cardiopatia isquêmica.

> A melhor maneira de verdadeiramente entender se é a ansiedade que causa o coração acelerado ou se é o coração acelerado que causa a ansiedade é por meio da monitorização cardíaca.

CAUSAS

Quando a palpitação é sentida em repouso, ou em um estado de espírito calmo, pode ser devida a outras causas, como distúrbios do ritmo do coração. As anormalidades do ritmo cardíaco são comuns. Embora muitas arritmias não sejam nocivas, algumas podem causar sintomas (síncope, pré-síncope, vertigem, tontura, dor precordial ou alteração da cor da pele) e ser um sinal para uma potencial parada cardíaca ou um acidente vascular cerebral. Assim, a detecção e a quantificação dessas arritmias são importantes, especialmente para os pacientes que têm doença estrutural cardíaca.

Extrassístole

A extrassístole pode ser causada pelo consumo de substâncias excitantes do coração, distúrbios eletrolíticos, afecções endócrinas, reflexos viscerais, febre, anemia, hipovolemia, além de cardiopatias.

Trata-se da disritmia mais frequentemente encontrada em clínica, e sua incidência é maior após a quinta década de vida, aumentando com a idade. Cerca de 5% dos indivíduos de uma população adulta sadia mostram extrassístoles em registros de eletrocardiografia dinâmica de rotina (Holter 24 horas).

A extrassístole pode ser supraventricular ou ventricular; a supraventricular origina-se nos átrios ou na junção A-V (juncionais) e se caracteriza por apresentar o complexo QRS com a mesma morfologia e duração dos complexos normais; a extrassístole ventricular nasce em qualquer ponto dos ventrículos ou do septo interventricular (Figura 1). O complexo QRS

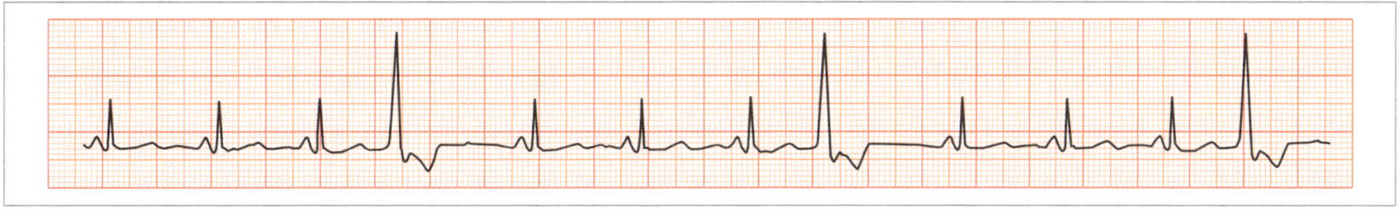

FIGURA 1
Traçado de eletrocardiograma na extrassístole ventricular.

tem duração de 0,12 de segundo ou mais e se apresenta deformado e espessado, com onda "T" se opondo ao QRS.

As extrassístoles podem ser assintomáticas, constituindo achado de eventual exame clínico e/ou eletrocardiográfico. Os sintomas são relacionados à contração anormal e à fase pós-extrassistólica. Na primeira eventualidade, as sensações são referidas como "palpitações, pontadas ou batimentos" no precórdio ou, raramente, em regiões mais distantes. Na segunda, as sensações são mais constantes e uniformes, como de "parada do coração", às vezes de "batida" precordial acentuada, correspondendo à mais potente contração ulterior à extrassístole, dado o maior tempo de diástole. Todos esses sintomas são, em geral, pouco percebidos durante o trabalho, porém são mais nítidos por ocasião do repouso, habitualmente à noite e aos decúbitos, particularmente o lateral esquerdo, fatos que angustiam o paciente.

No exame do pulso, as extrassístoles eficazes determinam ondas de pulso normais, nítidas, entremeadas de outras, menos amplas e muito próximas. As extrassístoles ineficazes (ausência de abertura das sigmoides e da mobilização sanguínea) exteriorizam-se por falhas no pulso. Estas à ausculta são reconhecidas por um único ruído extrassistólico, enquanto as eficazes correspondem às duas bulhas menos acentuadas, intercaladas entre batimentos normais.

As extrassístoles agrupadas, bigeminadas ou trigeminadas, desde que eficazes, produzem sinais característicos à palpação do pulso e à ausculta; quando ineficazes, somente são percebidos por este último procedimento. Em casos de extrassistolia frequente, verifica-se uma irregularidade total das pulsações, dificilmente distinguível da fibrilação atrial.

A intensidade da primeira bulha de uma extrassístole atrial pode ser semelhante ou maior que a normal. Na ventricular, a primeira bulha pode ser mais ou menos intensa que a habitual; no primeiro caso, a extrassístole ventricular costuma ser tardia, coincidindo com o fim da fase de enchimento rápido ou com a sístole atrial; no segundo caso, a extrassístole ventricular é geralmente precoce, surgindo antes do fim do enchimento rápido. Pelo fenômeno da "potencialização pós-extrassistólica" as bulhas e eventuais sopros tendem a se acentuar no ciclo que segue a pausa compensadora.

As repercussões hemodinâmicas determinadas pelas extrassístoles dependem de algumas de suas peculiaridades: frequência, fase do ciclo cardíaco e foco de origem; as extrassístoles isoladas e ocasionais têm pouca expressividade, enquanto as agrupadas ou em "salva" podem reduzir significantemente o débito cardíaco e a pressão sistólica.

Em relação à prematuridade no ciclo cardíaco, quanto mais precoce a contração ectópica, menos eficaz ela é, principalmente quando de origem ventricular. Sendo numerosas, podem precipitar a insuficiência cardíaca. As extrassístoles geradas no ventrículo direito produzem menos transtornos que as originadas no esquerdo.

O eletrocardiograma na extrassistolia

Extrassístoles atriais

1. Onda "P" de morfologia diferente da onda "P" sinusal; quando o foco ectópico se situa bem próximo ao nó sinusal, a onda "P" extrassistólica pode assemelhar-se à de origem sinusal.
2. A onda "P" extrassistólica é geralmente seguida de complexo QRS. O complexo QRS e a onda "T" nesses casos são habitualmente de morfologia igual à dos batimentos sinusais; em casos de comprometimento funcional do sistema His-Purkinje, ou se a extrassístole atrial, muito precoce, ainda encontra o referido sistema parcialmente refratário, a despolarização ventricular pode processar-se de maneira anômala, resultando QRS alargado e entalhado, seguido de onda "T" invertida. É a chamada "extrassístole atrial com condução aberrante".
3. Às vezes, a onda "P" extrassistólica não é acompanhada de complexo QRS, porque ocorre muito precocemente no ciclo cardíaco, ou porque o sistema de condução A-V está comprometido; tem-se então uma "extrassístole atrial bloqueada".

Extrassístoles ventriculares

Caracterizam-se pelos seguintes achados: QRS espessado, entalhado e alargado semelhante ao bloqueio de ramo; a onda T se opõe ao QRS; pelo eletrocardiograma, às vezes é difícil estabelecer o diagnóstico diferencial entre extrassístole juncional com aberrância de condução e ventricular.

Fibrilação atrial

É a arritmia sustentada mais comum, que habitualmente provoca batimentos cardíacos acelerados e irregulares, com um risco de 37%, após os 55 anos, ao longo da vida. A fibrilação atrial (FA) aumenta o risco de acidente vascular cerebral em 5 vezes e é responsável por um terço de todos esses acidentes. A FA paroxística é mais prevalente que a crônica em pacientes com acidentes vasculares cerebrais e isquemias cerebrais transitórias. Recentemente, tem sido descrita a FA silenciosa ou subclínica. No eletrocardiograma, são observados intervalos R-R variáveis, sem a presença de onda P, substituídas por ondas f (Figura 2).

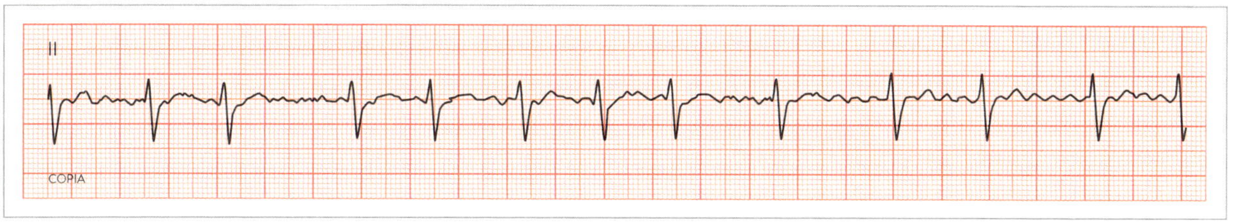

FIGURA 2
Traçado de eletrocardiograma na fibrilação atrial.

Flutter atrial

O *flutter* atrial é a segunda arritmia sustentada mais comum (atrás apenas da fibrilação atrial). O *flutter* é uma arritmia organizada e regular, podendo ser paroxística (início e término espontâneos) ou persistente (requer cardioversão para seu término) e se manifesta com palpitação, dor no peito e falta de ar. Associa-se também a fenômenos tromboembólicos. No eletrocardiograma, a onda do *flutter* (onda F) demonstra-se constante e regular, com morfologia que lembra um serrote; em derivações inferiores, comumente a onda F é negativa em D2, D3 e aVF.

Taquicardia supraventricular

Apresenta frequência cardíaca maior que 100 batimentos por minuto e se origina acima do ventrículo (Figura 3). Inclui a taquicardia sinusal, a supraventricular paroxística e a atrial. A causa mais aceita seria um defeito congênito no sistema elétrico de condução do coração (reentrada nodal). Cursa com palpitação taquicárdica, de início e término súbitos, às vezes desencadeada por esforços ou emoção.

Taquicardia ventricular

Quando três ou mais extrassístoles ventriculares aparecem em sequência, com frequência maior que 100 batimentos por minuto, chama-se taquicardia ventricular. Em sua maioria, desenvolve-se em corações que apresentam alguma anormalidade, como infarto, dilatação, doença de Chagas ou problemas nas válvulas. Pode ser sustentada se tiver duração de mais de 30 segundos, mono ou polimórfica.

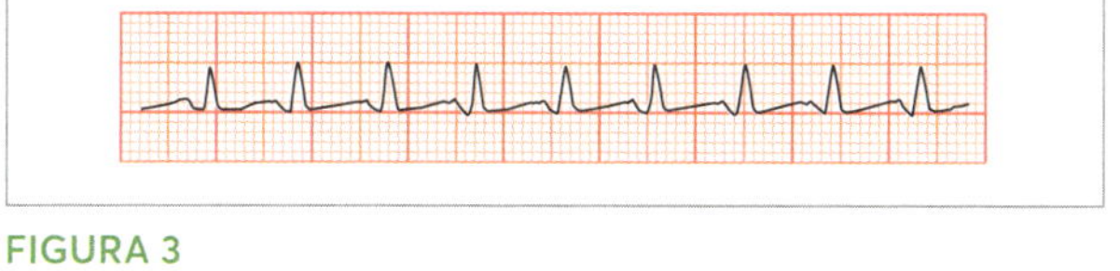

FIGURA 3
Traçado de eletrocardiograma na taquicardia supraventricular.

DADOS CLÍNICOS E LABORATORIAIS

Anamnese, relato das atividades físicas, tabagismo, consumo de álcool, café e drogas têm importância relevante. Dosagens de hemoglobina, glicemia de jejum, hormônios da tireoide, magnésio, potássio, creatinina, ácido úrico, peptídeo natriurético atrial, colesterol, triglicérides e sorologia para doença de Chagas são rotineiramente solicitados, assim como o ecocardiograma bidimensional e o registro Holter.

CASOS CLÍNICOS

Caso 1

Homem de 42 anos de idade, corretor de imóveis, branco, natural de São Paulo, queixa-se de palpitações, ontem, durante 10 minutos. Relata que está com dificuldades no trabalho e há 3 meses parou de frequentar a academia. Teve aumento de peso e notou "aceleração no coração". No início, com repouso, as palpitações melhoravam, mas ontem, logo após uma tentativa de venda fracassada, começou a sentir o sintoma e medo de morrer. Procurou descansar, mas teve melhora apenas parcial. Tomou um copo de bebida alcóolica para relaxar e se deitou. Fuma ocasionalmente e aumentou o consumo de café. Ao exame clínico: pressão arterial 140 x 90 mmHg, pulso – frequência cardíaca – 90 bpm, rítmico, sem outras alterações relevantes do exame clínico.

Comentário

A maioria das palpitações não está relacionada a problemas cardíacos, sendo causadas apenas por situações que provocam batimentos acelerados, como ingestão de café ou excesso de estresse. Já as bebidas alcoólicas podem provocar diminuição das quantidades de magnésio no organismo, possibilitando que o coração apresente ritmo irregular. Recomendam-se realização de eletrocardiograma e mudança no estilo de vida.

Caso 2

Mulher de 35 anos de idade, publicitária, branca, natural do Rio de Janeiro, queixa-se de palpitação durante a corrida no Ibirapuera hoje. Está preocupada com o excesso de peso, comprou energético e um programa de exercício pelo celular. Durante a realização dos exercícios, ao aumentar o esforço conforme a instrução do programa, sentiu palpitações e ficou muito preocupada. No exame clínico: pulso – frequência cardíaca – 80 bpm, pressão arterial 120 x 80 mmHg, frequência respiratória 14 ipm, IMC 25,5 kg/m^2. O restante do exame clínico não apresentava alterações.

Comentário

As palpitações são muito frequentes após períodos de exercício físico intenso, em decorrência do esforço do organismo para manter os músculos com oxigênio necessário para a prática do exercício. Recomenda-se um teste ergométrico antes do retorno às atividades físicas intensas.

BIBLIOGRAFIA

1. Faintuch JJ. Palpitação: uma abordagem propedêutica. Rev Med [São Paulo]. 1997;76(3):186-91.
2. Friedmann AA, Grindler J. ECG: eletrocardiografia básica. São Paulo: Sarvier; 2000.
3. Grindler J, Cardoso AF, Fonseca AJ. 50 Holters: arritmias e seus desafios. Barueri: Manole; 2018.
4. Ribeiro WN, Yamada, AT, Mansur AJ. Premature atrial and ventricular complexes in outpatients referred from a primary care facility. PLoS One. 2018;13(9):e0204246.
5. Serro-Azul LG, Pileggi F, Tranchesi J. Propedêutica cardiológica. Rio de Janeiro: Guanabara-Koogan; 1988.

49

Emagrecimento involuntário

Maria Lúcia Bueno Garcia

INTRODUÇÃO

O emagrecimento decorre do metabolismo desadaptado entre o anabolismo e o catabolismo com predomínio do catabolismo. O metabolismo está na dependência da oferta, absorção, gasto e perda de energia fornecida ao corpo.

Emagrecimento involuntário é a perda de peso sem que tenham sido adotadas medidas objetivas para isso. Flutuações de peso em torno de 1 a 2% do peso basal ao longo da vida adulta são consideradas normais. A perda normal de peso no idoso pela senescência sem aumento da morbimortalidade oscila em torno de 0,5%/ano. Emagrecimento involuntário maior que 5% em ≥ 6 meses pode estar vinculado a processos sociais, psíquicos, econômicos, metabólicos ou inflamatórios, ocultos ou não.

Emagrecimento involuntário está associado a perda de massa magra e queda da imunidade com aumento de morbimortalidade, portanto deve ser investigado.

Trata-se do resultado de balanço energético negativo pelo organismo. Um déficit de 3.500 kcal está correlacionado à perda de 0,45 kg de gordura corpórea, mas deve também ser levada em conta a perda ou ganho de água no período. Durante os primeiros dias de restrição de ingestão alimentar, a maior parte da perda de peso corresponde à perda de água. Brozek et al. estudaram, nos anos 1950, a cinética da perda de peso em jovens voluntários submetidos a dieta hipocalórica (1.010 kcal/dia) por um período de 24 dias. Nos dias 1-3, 70% da perda de peso consistia predominantemente em perda de água, sendo que 1 kg perdido se correlacionava com um déficit de 2.596 kcal. Nos dias 11-13, as perdas de peso eram devidas à redução de gordura, e a perda de 1 kg correlacionava-se a um déficit de 7.043 kcal. Nos dias 22-24 a perda de peso era devida quase que exclusivamente à redução de massa muscular e gordura, e 1 kg correspondia a um déficit de 8.700 kcal. Considerando que o emagrecimento involuntário é definido como perda de peso em um período de 24-48 semanas, é fácil imaginar o dano do emagrecimento involuntário à saúde levando a sarcopenia, queda da imunidade, comprometimento e disfuncionabilidade estrutural e homeostase corporal por quebra de massa magra e gordura, consumo energético progressivo a cada dia, pondo em risco a sobrevivência celular e consequentemente do indivíduo. Entre as causas de emagrecimento involuntário, as mais frequentes apresentam processos inflamatórios de base que potencializam o catabolismo, queda de obtenção, utilização inadequada e perda de energia, tornando o quadro clínico e o prognóstico muito mais graves que na população estudada por Brozek, que foi submetida apenas à restrição calórica diária. Por todos esses fatores, o emagrecimento involuntário deve ser precocemente diagnosticado, tratado e prevenido.

O emagrecimento involuntário deve ser diferenciado da desidratação isolada, na qual ocorre perda específica apenas de água e eletrólitos, sem quebra de massa magra e, portanto, com repercussões clínicas diferentes que demandam condutas diferentes. Doenças crônicas ou agudas com balanço hídrico flutuante (pacientes cardíacos, cirróticos, pneumopatas, uso de diuréticos, renais crônicos oligoanúricos, portadores de doenças de má absorção) devem ser analisadas com cuidado a fim de separar o componente hídrico do componente de consumo de energia, massa magra e gordura secundário ao emagrecimento involuntário.

O emagrecimento involuntário requer avaliação clínica detalhada, multidisciplinar, contextualizada na medicina centrada no paciente. Se a causa não for descoberta, o desafio que se impõe à equipe de saúde é optar entre acompanhar regularmente o paciente com observação clínica até surgirem sintomas ou sinais sugestivos da doença de base e invadi-lo com procedimentos e exames custosos extensivos para pesquisa de uma doença oculta como o câncer. O primeiro preceito hipocrático da ética médica é "primo non nocere" (primeiro não fazer mal), ou seja, a não maleficência. Procedimentos invasivos, de alto custo econômico e social, coletivo ou individual, e de risco devem ser analisados à luz do provável diagnóstico e prognóstico, priorizando a beneficência perante a maleficência. Procedimentos invasivos podem levar a iatrogenias com diagnósticos e condutas inadequadas que ferem o bem-estar e evolução do paciente sem benefício. Esse preceito deve se fazer presente em todas as condutas médicas e da equipe de saúde, independentemente da idade, raça, cultura ou contexto em que o paciente está inserido, porém o conceito se faz mais importante na população idosa, sobre a qual, por apresentar frequentes comorbidades e polifarmácia, as implicações prognósticas de condutas impetuosas ou inadequadas podem ter consequências muito mais sérias.

A pesquisa sobre alterações de peso foi fomentada pelas indústrias de seguros, que queriam constatar qual o gasto e a real gravidade dessa síndrome. Iniciou na década de 1950 e se prolongou até o final do século XX, promovida pela Metropolitan Insurance Company para pesquisa de obesidade e repercussões de saúde (associadas ou não ao tabaco). Foi demonstrado que a obesidade era fator de risco para comorbidades cardiovasculares e metabólicas, com alto risco de morbimortalidade e custos para o sistema de saúde. Nos anos 1980-1990, o foco dirigiu-se para emagrecimento, flutuações de peso, emagrecimento involuntário e sua morbimotalidade, prognóstico e gastos associados. O trabalho *Women's health study*, realizado em Iowa, mostrou aumento da mortalidade relacionado ao emagrecimento involuntário. Posteriormente, apesar da heterogeneidade metodológica, nem sempre acompanhamento de longos períodos e pequeno grupo analisado, vários estudos comprovaram a relação entre emagrecimento involuntário e aumento de mortalidade.

Apesar de o diagnóstico sindrômico de emagrecimento involuntário estar vinculado a dados objetivos de quantificação da perda de peso no intervalo de tempo de fácil mensuração, na prática clínica o diagnóstico causal nem sempre é possível, restando em torno de 16-20% sem conhecimento da origem do emagrecimento involuntário até o óbito, apesar de extensa investigação e longo acompanhamento. A dificuldade diagnóstica etiológica se deve à grande variedade e heterogeneidade de diagnósticos causais e diferenciais, à possibilidade de causas multifatoriais em um mesmo indivíduo, à carência de diretrizes padronizadas ou de fatores preditores clínicos com validação externa. Das causas conhecidas, o sistema mais acometido é o trato gastrointestinal e a etiologia mais frequente é neoplasia, seguida por doenças orgânicas benignas e por doenças psiquiátricas.

A avaliação clínica individualizada tecnicamente mediante detalhada anamnese e exame clínico, associada à visão global da medicina centrada no paciente, continua sendo a pedra fundamental para o diagnóstico e melhor tratamento e evolução clínica, contrapondo-se com extensivas e custosas investigações propedêuticas armadas de laboratório, imagens e procedimentos invasivos, que por vezes são feitas no intuito de diagnosticar doenças malignas subjacentes. Dados de anamnese e exame clínico detalhados e exames de triagem laboratoriais e radiográficos simples normais na primeira avaliação tornam muito pouco provável a existência de doença orgânica oculta grave, mas infelizmente esta não pode ser excluída.

Emagrecimento involuntário de origem desconhecida raramente é um desafio de curto espaço de tempo. Por isso se aconselha que os pacientes devam ser seguidos clinicamente com regularidade, com retornos mais precoces (3-4 meses) e por períodos mais longos, baseados em anos. Caso ocorra o óbito, se possível que seja feita autópsia na tentativa de elucidação diagnóstica. O tratamento de emagrecimento involuntário sempre deve ser baseado na doença de base causadora da perda de peso.

DEFINIÇÕES

Perda de peso voluntária é a perda de peso proposital por meio de dieta, exercício, vômitos autoinduzidos, medicações voluntárias para perda de peso (anorexígenos, diuréticos, laxativos) ou cirurgia bariátrica. Essa síndrome não será abordada neste capítulo. Apesar de a anorexia nervosa e a bulimia serem causas de emagrecimento voluntário, elas serão comentadas neste capítulo.

- Peso corpóreo ideal: corresponde à maior expectativa de vida para a aquela faixa etária.
- Perda de peso involuntária: o emagrecimento involuntário patológico é aquele que traz malefícios para o organismo. Pode afetar a imunidade e a autonomia do indivíduo, comprometendo sua saúde e bem-estar.

As causas para o emagrecimento involuntário variam entre fatores socioculturais e econômicos, psíquicos e orgânicos, podendo preceder a doença em até 2 anos. Em razão da alta incidência, da morbidade e da mortalidade, houve esforço para traduzir essa síndrome em números para melhor identificação, diagnóstico, profilaxia e tratamento. A classificação deve sempre ser associada a completa história clínica e exame clínico da medicina centrada no paciente em seu contexto sociocultural. Ela é estratificada de acordo com a idade:

- Idosos: > 5%/6 meses.
- Adultos: > 5-10%/6-12 meses (dependendo da referência).
- Adolescentes: > 15%/6 meses.

Apesar de menos precisos, a literatura preconiza que podem ser utilizados dados de inferência de perda de peso para diagnóstico de emagrecimento involuntário em pacientes que se apresentam na consulta com essa queixa e sem quantificação do peso. São eles: evidências de mudança de numeração de roupa, fotos prévias recentes, informação de familiares ou amigos e habilidade para estimar numericamente a perda de peso.

Quanto às crianças, devem ser alvo de análise de emagrecimento involuntário com enfoque especial, sempre relacionada à carência nutricional, em especial a proteica, por ser prioritariamente responsável pela estrutura, metabolismo intra e extracelular e homeostase corporal. Durante a vida, as crianças apresentam as maiores de taxas de anabolismo para seu crescimento e desenvolvimento neuropsicomotor. Assim, mesmo a manutenção de peso por um período de meses em crianças pode ser um alerta para a diminuição de balanço nitrogenado negativo, hipercatabolismo, carência proteica e desnutrição. O diagnóstico precoce, a prevenção e o tratamento de carências proteicas, com ou sem emagrecimento involuntário, devem ser prontamente instituídos para evitar as agressões corporais por falta de nutrientes básicos, que afetam seu desenvolvimento com repercussões irreversíveis. A carência nutricional na criança com ou sem emagrecimento tem foco tanto na desnutrição proteico-calórica (marasmo) quanto na desnutrição apenas proteica (kwashiorkor). Ambas são graves e levam a morbidades irreversíveis. Cuidados especiais na avaliação clínica devem ser dados: no marasmo sempre há estacionamento ou queda do peso involuntário, enquanto no kwashiorkor pode haver queda, manutenção ou até ganho de peso involuntário por retenção calórica não proteica ou por edema secundário a hipoalbuminemia. Assim, a avaliação deve ser feita globalmente, analisando não só a perda de peso no tempo, mas também as variações da taxa esperada de aumento na altura e do desenvolvimento intelectual e neuropsicomotor, além de exames para avaliação proteica, como a albumina sérica, sem deixar de pesquisar os fatores sociais, econômicos e culturais.

Perdas de peso maiores que 20% em 6 meses são associadas a grave perda de massa magra, imunidade, massa de gordura, com desnutrição proteica e calórica, além de inferir pior prognóstico independentemente da causa.

- Perda de peso involuntária de origem conhecida: ocorre quando a causa etiológica do emagrecimento involuntário é identificada.
- Perda de peso involuntária de origem desconhecida: quando a causa do emagrecimento involuntário não foi identificada após avaliação clínica inicial e pesquisa armada e a causa permanece sem diagnóstico após 6 meses da apresentação clínica inicial.

Caquexia

Grau máximo de perda de peso com IMC abaixo de 14 e alto risco de morbimortalidade. Hipócrates descreveu o termo "caquexia", proveniente da língua grega – *kakos* (coisa ruim) e *hexus* (estado de existir) –, para definir o estado de inanição e grave doença em pacientes que emagreciam progressivamente, evoluindo para o óbito. A partir de 2008 optou-se por denominar a síndrome caquexia ao emagrecimento involuntário associado a doenças orgânicas: "Síndrome de caquexia: entidade clínica em que o paciente apresenta perda de > 5% do peso em < 12 meses e doença avançada crônica (ICC, insuficiência respiratória por doença pulmonar crônica, doença renal, doenças inflamatórias subjacentes) com pelo menos 3 dos critérios a seguir: anorexia, fadiga, diminuição da força muscular, baixa taxa de massa magra e gordura, alteração de exames laboratoriais incluindo marcadores inflamatórios, hipoalbuminemia e anemia".

Desnutrição

Desbalanço entre nutrientes corpóreos, em especial balanço proteico (nitrogenado) negativo. Como explicitado anteriormente, sobretudo em crianças, pode haver desnutrição calórico-proteica (desnutrição energético-proteica, ou marasmo) ou somente proteica (kwashiorkor). Pode ser acompanhada de perda de peso (marasmo) ou manutenção, perda ou ganho de peso (kwashiorkor). O termo "inanição" pode ser aplicado como sinônimo de desnutrição.

Sarcopenia

Perda de massa magra (dois desvios padrão da normalidade) associada a perda da funcionabilidade. É frequente na faixa etária idosa ou em casos de doença consumptiva. Pode ser mensurada por meio de dados antropométricos ou por equipamentos (bioimpedância ou densitometria) associados a testes físicos de força/funcionabilidade (p. ex., teste de caminhada, *hand grip*).

Massa magra

Trata-se das proteínas responsáveis pela estrutura, manutenção, metabolismo, função e resposta celular e corporal. São exemplos de massa magra: musculatura lisa e estriada, colágeno, hormônios, enzimas, parede celular, citocinas e mediadores celulares intra ou extracelulares, parácrinos ou endócrinos, proteínas de transporte intra e extracelular, anticorpos, receptores celulares, fatores de crescimento. Desse modo, fica evidente a necessidade de manter massa magra para a homeostase, funcionabilidade e bem-estar do indivíduo. A massa magra também é chamada de massa livre de gordura.

Metabolismo

Constitui as reações químicas para o desenvolvimento e funcionamento celular.

Metabolismo basal

É o metabolismo considerado em repouso. Hipermetabolismo é a taxa metabólica acima do normal.

Catabolismo

Constitui a quebra de proteína diante de sua síntese. Hipercatabolismo é o predomínio da quebra de energia (proteico-calórica) diante de sua formação sem adaptação metabólica com balanço nitrogenado negativo e suas consequências.

Anabolismo

Predomínio da síntese de energia, nutrientes proteico-calóricos, em decorrência de seu consumo ou perda. No organismo, há sempre concomitância entre anabolismo e catabolismo. O equilíbrio entre esses dois processos está associado ao bem-estar e à funcionalidade do indivíduo.

DADOS EPIDEMIOLÓGICOS

É difícil estimar com precisão a prevalência de emagrecimento involuntário, dada a heterogeneidade de trabalhos publicados. A maioria se baseia em séries de casos com diferentes metodologias, curto tempo de acompanhamento, ausência de comprovação necroscópica e grande heterogeneidade de população analisada com diferentes critérios de inclusão e exclusão, o que dificulta a comparação entre eles e as conclusões com extrapolações externas. Outro ponto a ser considerado é a falta de diretrizes para definições mundialmente aceitas. Além disso, nem sempre é fácil separar o que é emagrecimento involuntário da desnutrição calórico-proteica crônica com inanição, na qual o emagrecimento se instala desde a gestação e cuja mensuração não é possível a não ser por comparação com outras populações. Também é um fator de confusão ser a autorreferência de emagrecimento involuntário variável de acordo com o gênero, peso e estado cultural do indivíduo, sendo que as mulheres, famílias ou populações obesas e entre as idades de adolescentes até a idade adulta tendem a subdimensioná-los. Grande parte da população já apresentou perda de peso involuntária, e o grau de perda tem muita variabilidade, nem sempre com dados confiáveis para condutas na prática clínica. Além disso, o diagnóstico de emagrecimento involuntário em documentos oficiais privados ou públicos, como prontuários, atestados ou declarações médicas é subdimensionado em face dos diagnósticos causais orgânicos ou psíquicos. Assim, apesar de a definição de emagrecimento involuntário patológico ser precisa no tempo (peso em quilos no tempo em meses ou anos), há fatores de confusão que afetam os dados de incidência e prevalência de emagrecimento involuntário populacional.

Scevola, em capítulo sobre caquexia e perda de energia em humanos, relata que a ocorrência de emagrecimento involuntário/desnutrição energético-proteica é aumentada em vários grupos de pacientes de alto risco para vulnerabilidade: 15-40% de pacientes admitidos em hospitais estão em risco de desnutrição energético-proteica, atingindo 45% em pacientes clínicos, 45% em pacientes pneumopatas, 39% em pacientes ortopédicos e 43-60% em pacientes idosos. O estado hipercatabólico induzido por doenças graves, grandes cirurgias, queimados, sepse, defeitos na imunidade, envelhecimento, câncer, HIV e outras infecções crônicas induz emagrecimento involuntário e desnutrição energético-proteica, conforme documentado em trabalhos realizados em asilos de longa permanência, pacientes dependentes de cuidadoras e pacientes recém-admitidos em hospitais. Nesses pacientes a prevalência de má nutrição é aumentada e oscila entre 23-85%.

Wong, em sua metanálise, cita estudos prospectivos e retrospectivos de pesquisa específica de emagrecimento involuntário e estima sua incidência mundial entre 0,6 e 7,3% ao ano. Sahyoun et al., em estudo retrospectivo com 5.838 indivíduos, constataram emagrecimento involuntário em 13,3% deles; em 6,9% o emagrecimento foi maior que 5% em 6 meses e esses pacientes demonstravam maior risco de mortalidade (RR = 1,24,

$CI_{95\%}$ = 1,01-1,53). Alibhai et al. relatam emagrecimento involuntário em 8% de pacientes ambulatoriais adultos, atingindo taxa de 27% em idosos, associada ao aumento de taxa de mortalidade, oscilando entre 9-38% em 1-2,5 anos; ressaltaram, ainda, que as populações de alto risco para emagrecimento involuntário são idosos, deficientes e doentes crônicos. Evans et al. citam que 25% dos pacientes com emagrecimento involuntário morrem em 1 ano. Wallace et al., em estudo com 247 pessoas que apresentaram emagrecimento > 4% em 1 ano, constataram risco aumentado de mortalidade de 2,43 (1,34-4,41, sensibilidade de 75%, especificidade de 61%) e que IMC (índice de massa corpórea = peso/altura^2) muito baixo representa risco de morte em dobro, quando comparados a pacientes com IMC normal.

Pacientes mais vulneráveis apresentam as maiores taxas de mortalidade. Os idosos apresentam 15-27% de mortalidade; hospitalizados e institucionalizados, até 60%. Períodos mais longos de acompanhamento também apresentam taxas maiores de mortalidade, como mostra um estudo britânico com 4 anos de acompanhamento e 11% de mortalidade e um estudo em mulheres americanas com acompanhamento de 6 anos com taxa de 19% de mortalidade. Habib et al. relatam incidência de 27% em idosos, risco relativo dobrado de morte em 1 ano, risco cirúrgico aumentado, maior risco de institucionalização e hospitalização e 62% de mortalidade em 3 anos nos indivíduos que apresentaram perda de > 10% em 6 meses, comparados a 42% em pacientes com peso estável. Ryan et al., em estudo retrospectivo em pacientes em cuidados domiciliares crônicos com perdas ponderais maiores que 5% em 1 mês, detectaram que estes tinham 4,6 vezes mais chances de falecer em 1 ano.

Como fatores preditores independentes para emagrecimento involuntário podemos citar tabagismo, idade e autorreferência de má saúde. Quanto à questão do gênero como fator preditor, ainda é controversa, com exceção dos adolescentes, com predomínio feminino de 2:1. Fatores preditores de pior prognóstico são idade, perda de peso intensa em pouco tempo e a presença de doença maligna; em idosos, afecções orais, polifarmácia, internação anterior e multimorbidade.

Em análise de coorte prospectiva de mais de 2.500 pacientes ambulatoriais, Bosch et al. encontraram discreta predominância do sexo masculino, e, à semelhança de revisões sistemáticas de literatura, o sistema mais comumente afetado foi o trato gastrointestinal (47%). As etiologias mais frequentes foram 37% malignas, 33% benignas, alterações psicossociais 16%, sendo a depressão a psicopatia mais frequente. Os distúrbios orais foram a segunda causa não maligna de emagrecimento involuntário em pacientes com idade ≥ 65 anos. Dos 375 pacientes que inicialmente tinham diagnóstico de emagrecimento involuntário sem causa aparente (após 6 meses de acompanhamento e triagem de pesquisa diagnóstica), após extenso acompanhamento de 5,5 anos apenas 19 apresentaram doença maligna, geralmente sólida do trato gastrointestinal, sendo a mais comum de pâncreas. A autópsia auxiliou o diagnóstico em 14 de 19 casos, mostrando que etiologias podem ser diagnosticadas por vezes somente *post mortem*. Como esperado, os idosos apresentaram maior incidência de neoplasias com maior grau de perda de peso, e doença não maligna orgânica específica, do que os pacientes mais jovens (doenças do sistema nervoso central – SNC –, polimialgia reumática com ou sem arterite de célula gigante, emagrecimento por uso de medicações e problemas orais inflamatórios ou afecções da mecânica mastigatória ou da deglutição). A alteração da mecânica da mastigação e deglutição foi a causa mais frequente de doenças orgânicas benignas causadoras de emagrecimento involuntário, compondo 47% das causas digestivas ou 9% de todas as causas de emagrecimento involuntário. Sua prevalência em idosos é de 9% e em jovens de 2%.

Vários estudos analisaram a vulnerabilidade para emagrecimento involuntário em pacientes idosos. Um trabalho retrospectivo americano que estudou asilados de uma instituição de cuidados de longo prazo mostrou que mais de 75% dos pacientes masculinos acima de 80 anos recebiam medicação prescrita que contribuía para a perda de peso. Entre outros efeitos, as medicações afetavam a cognição, a autonomia física para alimentação, a indução de xerostomia, anorexia e náusea, dificultando a mecânica e a fisiologia da mastigação, a deglutição e a absorção dos alimentos. Problemas orais associados à idade aumentavam muito a vulnerabilidade e a nutrição desses pacientes. Outro estudo, com 110 pacientes (idade média de 77 anos) admitidos pelo período de 1 ano em uma clínica de reabilitação, revelou que o maior preditor significativo de emagrecimento involuntário foram problemas orais. Estudos prospectivos e retrospectivos mostram que 16-28% de pacientes idosos com emagrecimento involuntário permaneciam sem causa conhecida após até 3 anos de acompanhamento frequente. Indiscutivelmente esses achados podem ser atribuídos aos vários efeitos cumulativos, inter-relacionados, e múltiplas causas (psicossociais, econômicas, multimorbidade, fragilidade, distúrbios orais, polifarmácia, dor crônica), mais do que a uma doença orgânica grave.

Dewys et al., em revisão multi-institucional retrospectiva internacional de 3.047 pacientes oncológicos, constataram que perda ponderal > 5% do peso basal (pré-morbidade) é preditiva de morte precoce, independentemente do estágio da doença, histologia do tumor e menor resposta terapêutica. Ambrus et al., em estudo de autópsias em pacientes com neoplasia, apontaram que a caquexia pode ser causa única direta de óbito em até 1% dos casos.

Demling et al. estimaram que o emagrecimento involuntário (> 5% em 6 meses) ocorre em 80% dos grandes queimados e traumatizados, em 50% dos pacientes com reabilitação de coluna, em 20-40% dos pacientes com reabilitação ambulatorial e em mais de 25% dos pacientes em cuidados domiciliares.

Malvy et al. estudaram 675 pacientes portadores de aids e constataram que os que apresentavam perda ponderal maior que 10% triplicavam o risco de progressão para aids clinicamente detectável; para perdas ponderais menores que 5% do peso basal, apresentavam risco relativo de 1,8 (95% IC: 1,5-2,2). O risco relativo de aids foi de 1,7 (95% IC: 1,3-2,2) para IMC entre 17-18,5 kg/m^2, 2,6 (95% IC: 1,7-4) para IMC entre 16-17 kg/m^2 e 4,7 (95% IC: 3-7,4) para IMC menor que 16 kg/m^2. Concluíram que mesmo uma limitada perda de peso, medida em um período durante o acompanhamento, tem bom valor preditivo para subsequente desenvolvimento de doença.

A anorexia nervosa acomete 1-2% da população feminina, sendo mais frequente nas adolescentes (incidência de 0,1-0,2% da população masculina). Predomina em caucasianas com alto grau acadêmico e planejamento pessoal ou familiar altamente estruturado. Apresenta mortalidade de 10% dos pacientes; dois terços dos pacientes tratados obtêm melhora até com recuperação do peso, porém as recaídas são frequentes.

Com base em desfechos favoráveis em pacientes portadores de emagrecimento involuntário com exames clínicos, laboratoriais e de imagem iniciais normais (triagem clínica e de exames normais) é sugerido para esses pacientes que a presença de doença oculta grave como câncer é pouco provável, mas infelizmente não pode ser excluída. Os estudos com menor tempo de acompanhamento de até 1 ano apresentaram em torno de 3-28% de diagnóstico etiológico de emagrecimento involuntário sem causa definida no início do quadro. No entanto, esses trabalhos apresentam pequenas amostras, pequeno ou não especificado tempo de acompanhamento e nenhuma ou quase nenhum estudo de autópsia nos pacientes que faleceram. Dois estudos mostraram acompanhamento de 3 anos ou mais um com 158 pacientes e outro com mais de 2.500 pacientes, encontrando causas após mais de 60 meses de acompanhamento em 26 e 5%, respectivamente (Lankish e Bosch, respectivamente). Neste último trabalho, foram feitas necropsias em 14 dos 19 pacientes que faleceram acompanhados por 47 meses, mostrando a necessidade de longos acompanhamentos desses pacientes.

No Brasil, de acordo com pesquisas de saúde populacional (Pesquisa Nacional sobre Saúde e Nutrição – PNSN/IBGE) sobre desnutrição/emagrecimento, o emagrecimento involuntário atinge 8% das queixas ambulatoriais de adultos, 13% das queixas ambulatoriais de idosos e 50-60% dos pacientes em cuidados domiciliares. Até 10% de recém-nascidos são de baixo peso, e 6% de crianças com menos de 5 anos apresentam insuficiência ponderal moderada a grave, sendo que metade das mortes infantis está associada à desnutrição energético-proteica e 40% de adultos apresentam vulnerabilidade à fome. A região mais afetada pela desnutrição energético-proteica é o Nordeste (17,6%), e a menos afetada é o Sudeste-Sul (5,6%), atingindo igualmente homens e mulheres. A porcentagem de desnutrição/baixo peso decresce até a idade de 45 anos, quando volta a subir, dando um salto a partir dos 65 anos em ambos os sexos. Em consonância com esses dados, Moriguti et al., avaliando idosos brasileiros, demonstraram associação de morte prematura e aumento de morbidades e incapacidades, mesmo excluindo-se doenças preexistentes, quando o emagrecimento era ≥ a 5% em 6 meses. Villas Boas analisou o emagrecimento em 55 pacientes idosos institucionalizados e constatou 40% com IMC < 22 kg/m^2, 27,3% entre 22-27 kg/m^2 e 32,7% acima de 27 kg/m^2, independentemente do gênero. Vasconcelos et al. analisaram 177 casos de câncer de mama e concluíram que a diminuição de massa corpórea na pré-menopausa aumenta o risco de neoplasia maligna de mama. Por outro lado, Costa et al., em estudo observacional retrospectivo de coorte, associaram, em pacientes com neoplasia de mama tratados, a diminuição de peso à doença metastática e aos cuidados paliativos, porém não encontraram correlação entre variação de peso e sobrevida livre de doença ou sobrevida total.

FISIOPATOLOGIA E ETIOLOGIA

Para fins didáticos, a fisiopatologia do emagrecimento involuntário será discutida neste capítulo em duas etapas: mecanismos de manipulação energética (obtenção, utilização, perdas e excreção) e mecanismos moleculares e celulares. Os mecanismos moleculares e celulares serão subdivididos em inflamatórios e não inflamatórios. Porém, essa divisão é meramente didática, pois na prática clínica geralmente esses fatores encontram-se associados. O caráter multifatorial e perpetuador dos mecanismos de ação de emagrecimento involuntário facilita o estabelecimento de um círculo vicioso que reflete de modo progressivo na perda de peso, imunodeficiência e disfuncionalidade nos pacientes, em especial no paciente idoso, que frequentemente se apresenta com múltiplas comorbidades. O círculo vicioso de emagrecimento somente será interrompido se for controlada a causa base do processo.

Qualquer causa de emagrecimento é resultado de metabolismo desadaptado com predomínio de hipercatabolismo e balanço nitrogenado negativo. Podemos dividi-las em quatro fatores principais:

1. Diminuição do aporte de energia.
2. Diminuição da absorção dos nutrientes.
3. Aumento do gasto energético (hipercatabolismo).
4. Aumento das perdas de energia.

Diminuição de aporte de energia

Refere-se a jejum digestivo/celular. O jejum digestivo/celular pode ocorrer por falta de acesso a alimentação, anorexia ou dificuldade para ingerir alimentos e saciedade precoce (Tabela 1).

TABELA 1 Causas de emagrecimento involuntário por diminuição de aporte de energia

Falta de acesso a comida	Pobreza/miséria, demência, disfuncionalidade motora
Anorexia	Depressão, medicações, doenças orgânicas inflamatórias e metabólicas, como câncer, infecções, hipotiroidismo, anorexia nervosa, depressão, envelhecimento
Dificuldade de ingestão ou deglutição de alimentos	Xerostomia (menopausa, hipotiroidismo, antidepressivos), alteração do paladar (medicações como metformina, antibióticos, antidepressivos), inflamações orais (aftas, infecções orais como candidíase, inflamação de glândulas orais e amígdalas, tumores benignos), dificuldade de mastigação (doenças afecções da ATM, fraturas de mandíbula ou maxila, doenças odontológicas e edentulismo com ou sem próteses dentárias), dificuldade de deglutição e do esôfago (doenças neurológicas, como AVC, doenças autoimunes como dermatomiosite e esclerodermia, refluxo gastroesofágico e esofagite)
Saciedade precoce	Empachamento epigástrico por gastroparesia, hepatomegalia, tumores, compressões, isquemia, gastropatia congestiva

ATM: articulação temporomandibular; AVC: acidente vascular cerebral.

Diminuição da absorção de nutrientes

Síndromes disabsortivas causando má absorção, diarreia, que pode se externar com aumento de gordura nas enterites (esteatorreia), ou aumento da quantidade de líquido e eletrólitos (colites) acompanhados de cólicas e/ou não de náusea, e vômitos. Além da barreira mecânica do epitélio intestinal alterado nessas afecções, ocorre alteração da motilidade e da capacidade absortiva da mucosa gastrointestinal modulada pelos hormônios intestinais e pelo sistema nervoso autônomo, como GLP1 (peptídeo semelhante ao glucagon com efeitos incretinomimético), GIP (*gastric inhibitory peptide*), grelina, peptídeo YY (neuropeptídeo JJ), colecistocinina e reflexo vagal, afetando a sensação de plenitude e saciedade (Tabela 2).

TABELA 2 Causas de emagrecimento involuntário por diminuição da absorção de nutrientes

Digestivas inflamatórias	Gastroenterites, enterites (Crohn, tuberculose, linfoma, doença celíaca), colites (retocolite ulcerativa)
Parasitoses	Giardíase e estrongiloidíase
Congestivas	ICC, cirrose (gastroparesia da hipertensão portal), trombose de veia porta, obstruções linfáticas (linfomas), pericardite constritiva (tuberculose)
Atrofia do epitélio gástrico e intestinal	Carência proteica
Alterações nos sucos digestivos	Colecistite crônica calculosa, pancreatite crônica
Cirurgias intestinais	Cirurgias bariátricas, gastrectomias, antrectomias
Distúrbios neurológicos	Neuropatia autonômica diabética
Distúrbios metabólicos	Hipercalemia (mieloma múltiplo, hiperparatiroidismo)
Medicações	Antibióticos, laxantes, metformina

ICC: insuficiência cardíaca congestiva.

Aumento do gasto energético

Ocorre por doenças orgânicas inflamatórias ou metabólicas com liberação de hormônios catabolizantes ou cininas inflamatórias, ou por excesso de atividade física, gerando predomínio do catabolismo diante do anabolismo ou da não utilização adequada da energia obtida. Vários autores sinalizam que, se na primeira avaliação clínica e triagem diagnóstica houver evidências de inflamação subjacente, a perda de peso será maior e o prognóstico, pior. A inflamação presente nessas doenças é responsável pelo hipercatabolismo desadaptado intenso, induzindo glicogenólise, proteólise, lipólise, porém com mau aproveitamento dos nutrientes obtidos (Tabela 3).

Aumento de perdas de energia

Ocorre com a diminuição da incorporação de nutrientes pela perda corpórea por processos inflamatórios ou metabólicos localizados ou sistêmicos (Tabela 4).

TABELA 3 Causas de emagrecimento involuntário por aumento de gasto energético

Doenças orgânicas sistêmicas inflamatórias	Câncer, infecções crônicas (tuberculose, micoses profundas, HIV, hepatites crônicas)
Doenças orgânicas sistêmicas metabólicas	Hipertireoidismo, feocromocitoma
Falência de órgãos	ICC, pneumopatia
Excesso de atividades físicas	Maratonistas

ICC: insuficiência cardíaca congestiva.

TABELA 4 Causas de emagrecimento involuntário por aumento de perdas de energia

Alterações do TGI	Vômitos (bulimia, gastroenterites, esofagites, câncer do TGI, medicações, doença de Addison), diarreia (síndromes de má absorção, gastroenterites, metformina, laxantes), esteatorreia (enterites, pancreatite)
Distúrbios metabólicos	DM (glicosúria, proteinúria, disautonomia do TGI), hipertireoidismo, nefropatia (proteinúria por nefrose por nefropatias primárias e secundárias)
Doenças sistêmicas inflamatórias	Câncer, infecções crônicas (tuberculose, HIV, hepatites crônicas)

DM: diabete melito; TGI: trato gastrointestinal.

FISIOPATOLOGIA DA HOMEOSTASE DESADAPTADA CELULAR E MOLECULAR NA GÊNESE DO EMAGRECIMENTO INVOLUNTÁRIO

Didaticamente, o raciocínio fisiopatológico molecular do emagrecimento involuntário será dividido em alguns pontos: alterações da fisiologia da cascata fome-intestino-hipotálamo-saciedade, mecanismos de compensação metabólica, alterações inflamatórias, alterações mecânicas e envelhecimento (senescência e senilidade). As alterações inflamatórias serão mais detalhadamente descritas em cada causa de emagrecimento involuntário.

A fisiologia da cascata fome-intestino-hipotálamo-saciedade descrita por Blundell para a elucidação dos mecanismos de oscilação de peso é um sistema complexo, afetado pelos hormônios gastrointestinais e órgãos anexos, hormônios do tecido adiposo e hipotálamo, além de centros de compensação. Resumidamente, o processo se baseia no reflexo vagal da plenitude gástrica pós-alimentar e em seu esvaziamento com as respectivas respostas êntero, neuro-hormonais e adipocinas. Após o enchimento gástrico pela alimentação ocorre reflexo vagal e liberação de neuropeptídeos gastroentéricos, pancreáticos, de vias biliares e de adipócitos que agem no hipotálamo no centro da saciedade, induzindo anorexia e sensação de bem-estar (recompensa alimentar). São eles: peptídeos glucagon, GLP1, peptídeo YY, somatostatina e colecistocinina liberados pelos tecidos entéricos, sucos biliares e pancreáticos, leptina pelos tecidos adiposos. A leptina também induz gasto de energia na tentativa de manter o peso em longo prazo, anabolismo muscular, de massa óssea e de tecido adiposo. A leptina é liberada predominantemente à noite, por isso pessoas que não dormem bem à noite têm tendência a engordar (aumento da fome e diminuição do gasto energético). A fase pós-absortiva ocorre quando a saciedade prolongada é controlada pela insulina e pela concentração de glicose e aminoácidos no sangue, além da oxidação de nutrientes no fígado. Por outro lado, o esvaziamento gástrico e a hipoglicemia induzem *feedback* nos hormônios anorexígenos e liberam outros entero-hormônios, como o GIP e a grelina, que induzem a sensação de fome no hipotálamo e a diminuição do gasto energético. No emagrecimento involuntário por diminuição da entrada de nutrientes por falta de ingestão, os mecanismos deflagrados pelo perene esvaziamento gástrico induzem *feedback* positivo para os neuro-hormônios, que deflagram fome e anabolismo e *feedback* negativo para a saciedade e o catabolismo. Porém, os mecanismos fisiopatológicos de emagrecimento involuntário não se restringem a esses efeitos, sendo que outros fatores de compensação metabólica e inflamatórios contribuem para o desenvolvimento e a progressão do emagrecimento involuntário.

A carência de nutrientes é reconhecida pelos hormônios periféricos e pelos centros do SNC, e, à semelhança da carência alimentar, induz um estado de poupança de energia, com diminuição do gasto diante da queda de sua produção. Porém, se a causa da perda de nutrientes não for resolvida, o balanço nitrogenado se mantém negativo e a perda de peso se perpetua, podendo evoluir para maior vulnerabilidade com disfuncionalidade, queda de imunidade com progressiva perda energética proteico-calórica a cada dia, como descrito por Brozek. A carência de nutrientes por queda do aporte de energia, seja voluntária ou não, além de desencadear o eixo neuro-hormonal fome-intestino-cérebro-tecido adiposo, induz a queda do consumo de energia para manutenção da sobrevida, modulando os hormônios catabólitos (T3, T4, cortisol, adrenalina, glucagon, adrenalina) e liberando os hormônios anabólicos (GH, somatostatina, testosterona e insulina), na tentativa de diminuir o gasto de energia. Em situação associada de doença orgânica, os mediadores inflamatórios, como TNF, IL1 e IL8 e espécies reativas de oxigênio, também liberam leptina na tentativa de diminuir a quebra de proteínas. Esses fatos justificam por que a simples reposição alimentar em casos de emagrecimento involuntário por causa inflamatória não restabelece o equilíbrio homeostático do peso e saciedade, produção de massa óssea e massa muscular. Nesses casos com inflamação presente, há a necessidade de diagnóstico, tratamento e controle da doença de base para que a homeostase se normalize. Por outro lado, em situações de falta de acesso a alimentação por afecções psicossociais não inflamatórias (p. ex., pobreza, demência, sequelas motoras, depressão, anorexia nervosa), a simples reposição alimentar, quando possível, restabelece a homeostase normal do indivíduo.

Em termos mecânicos, os estados hipercatabólicos são caracterizados por consumo de massa magra, com graves consequências por conta da atrofia muscular de membros e caixa torácica. Dentre elas, pode-se citar: perda da funcionalidade motora e respiratória, fadiga, imobilidade no leito, predisposição a tromboses, embolias e riscos de escaras, aumento do trabalho respiratório, diminuição da capacidade de tosse e eliminação de secreções pulmonares, déficit de musculatura lisa com retardo do esvaziamento gástrico (gastroparesia) e aumento da saciedade, diminuição do trânsito intestinal e perda da estabilidade de resposta cardiovascular, alteração do sistema imunológico com consequente predisposição a infecções (linfopenia e alteração de anticorpos), piora do metabolismo (enzimas, cininas, moléculas de expressão, hormônios e membranas) e piora da reparação tissular.

A consequência inexorável do hipercatabolismo mantido é o progressivo autocanibalismo. Na tentativa de se autoproteger e de evitar ou atenuar o autocanibalismo, mecanismos metabólicos que tentam preservar a massa magra são induzidos como antioxidantes e sinalização celular de síntese proteica. Se o estímulo inflamatório ultrapassar os mecanismos de proteção, perpetua-se a resposta hormonal desadaptada por estresse físico ou psíquico do hipercatabolismo. O insulto catabólico desadaptado induz aumento de hormônios catabólicos (adrenalina e cortisol), diminuição dos hormônios anabólicos (insulina, GH e testosterona), aumento acentuado da conversão de aminoácidos em glicose pelo fígado por meio da neoglicogênese, rápida quebra de musculatura com utilização de aminoácidos como fonte de energia (sobretudo com consumo do aminoácido glutamina), canalização anormal de nutrientes (produção excessiva acima das necessidades de glicose), falta de cetose, indicando que a gordura não é a maior fonte de caloria e ausência de resposta do catabolismo ao aporte de nutrientes. A ação hipercatabólica induz consumo muscular e resultante de demanda aumentada de produção de energia, porém com produção e aproveitamento ineficiente, levando à produção predominante de calor (perda de energia).

A resposta alterada à insulina e a diminuição da lipase dos tecidos adiposos, induzindo hiperglicemia e hipertrigliceridemia, podem também contribuir para a falta de apetite em pacientes oncológicos. Kayacan et al. descrevem que as cininas pró-inflamatórias TNF-alfa, IL-1 beta e IL-6, produzidas por tumores e liberadas também em processos inflamatórios, agem de maneira independente, induzindo proteólise e lipólise no hipermetabolismo via resistência à insulina nesses pacientes. A proteólise se faz predominantemente via ubiquitina-proteossomo induzida pelo PIF – fator indutor de proteólise (*proteolysis inducing factor*) – e pelo TNF-alfa, associados a aumento de moléculas de adesão celular, lipólise, endotelite com hipoalbuminemia, liberação de proteínas de fase aguda como a VHS (velocidade de hemossedimentação) e a PCR (proteína C-reativa). Vários autores concordam que essa pode ser a via final comum que medeia a degradação proteica na caquexia.

A lipólise se faz pelo LMF (fator de mobilização de lípides – *lipid mobilizing factor*), que atua via AMP cíclico por meio dos receptores beta-adrenérgicos. O processo inflamatório induz a liberação de IL-12 e interferon-gama, que agrava a caquexia e os sintomas sistêmicos como mal-estar e anorexia, podendo causar até 42% de redução da carcaça de tecido adiposo.

Modelos experimentais sugerem que o consumo desses mediadores pró-inflamatórios seja dirigido predominantemente contra a cadeia pesada da musculatura esquelética. O alvo para a musculatura esquelética traduz perda de massa magra e alterações metabólicas graves. Linfomas liberam IL-6 e TNF-alfa, e, quando associados aos outros marcadores de fase aguda, como VHS e proteína C-reativa, têm relação direta com caquexia e pior prognóstico.

Em termos de fisiopatologia de emagrecimento involuntário, deve-se citar especificamente algumas particularidades da ocorrência dessa síndrome em pacientes acima de 65 anos. Em idosos sempre se associa o emagrecimento involuntário a câncer oculto em razão da morbidade e da maior incidência dessa afecção. Porém, há necessidade de lembrar que nessa faixa etária geralmente a causa de emagrecimento involuntário é multifatorial, com participação fisiológica dos mediadores do envelhecimento, predomínio de incidência de múltiplas doenças crônicas, uso de polifarmácia, fatores psicossociais e econômicos e grande participação dos componentes mecânicos de mastigação e deglutição. Didaticamente, podemos separar a fisiopatologia de emagrecimento involuntário no idoso em dois grandes grupos: síndrome de senescência e síndrome da senilidade. Separar a síndrome da senilidade da senescência, cujas fisiopatologias são diferentes, é importante para diagnóstico e tratamento, apesar de na prática ser muito frequente estarem associadas. Senescência é o envelhecimento celular fisiológico, dos sistemas, obedecendo ao "relógio biológico", que depende de fatores genéticos, epigenéticos e externos. A senescência é o programa celular que induz parada estável do crescimento celular acompanhada por alterações fenotípicas estáveis, incluindo remodelação da cromatina, reprogramação metabólica, aumento da autofagia e implementação de um complexo secretoma pró-inflamatório. A parada celular permanente é efetiva para garantir que as células transformadas ou danificadas não perpetuem seus genomas. Apesar de a senescência ter um papel fisiológico importante durante o desenvolvimento normal e necessário para sua homeostase, constitui-se em uma resposta estressante deflagrada por agressões associadas ao envelhecimento como instabilidade genômica (diminuição dos reparos de lesões cromossômicas), erosão com encurtamento telomérico, que por si sós são marcadores do envelhecimento, disfunção proteostática, disfunção mitocondrial, inflamação crônica com aumento de estresse oxidativo (*inflammaging*), exaustão celular (diminuição da renovação) de células somáticas, em especial as de alta proliferação, diminuição da capacidade de sinalização/captação/utilização de nutrientes pelas células, diminuição do complexo de Golgi e retículo endoplasmático. O estado de *inflammaging* foi caracterizado por inflamação crônica de baixo nível, porém constantemente documentado por aumento de IL1, IL6 agindo como marcadores de diabete tipo 2, aterosclerose e falência da proliferação e reposição das células somáticas. Essas alterações contribuem para a diminuição do anabolismo com perda progressiva, lenta e natural da massa magra estrutural celular, de sustentação (colágeno), sinalização intracelular/parácrina e endócrina/neuro-hormonal/imune e de mediadores intra/extracelular e intravascular, massa magra dos sistemas (muscular, óssea) e da homeostase, potencializando a vulnerabilidade do idoso e progressiva perda de peso com o passar dos anos. Essa parada e apoptose celular em resposta a essas alterações é implementada pela ativação da rede de supressão tumoral p16INK4a/Rb e p53/p21CIP1. A colecistocinina, hormônio da saciedade, encontra-se aumentada em pacientes idosos, sendo responsável pela "anorexia fisiológica da idade". A senilidade é a doença manifestada do idoso. Doenças crônicas são mais frequentes nessa faixa etária pela evolução da senescência, que aumenta a vulnerabilidade do idoso. Como exemplos de senescência podemos citar sarcopenia, osteopenia, diminuição da capacidade auditiva e visual, alteração da mecânica da mastigação, alteração da memória e cognição leve e aterosclerose lenta e progressiva quase sem sintomas, mas com funcionabilidade. Por outro lado, o infarto cerebral ou miocárdico, a fratura da osteoporose por instabilidade de marcha (por sarcopenia, queda da visão e audição, diminuição da propriocepção) e queda, o câncer por mutação genética, a demência e a perda da autonomia caracterizam sinais de senilidade. Ambas, senescência e senilidade, induzem emagrecimento involuntário, porém a compreensão dessas síndromes permite maior segurança nas adoções de conduta específicas perante um quadro de emagrecimento involuntário.

FISIOPATOLOGIA DO EMAGRECIMENTO INVOLUNTÁRIO EM SITUAÇÕES CLÍNICAS ESPECÍFICAS

Emagrecimento involuntário em pacientes oncológicos

A caquexia ocasionada por câncer é atribuída à liberação de mediadores como o TNF-alfa, o IL6 e outros fatores, como a miostatina e a activina em paciente suscetível. Esses fatores suprimem o apetite e promovem quebra e consumo da musculatura. Além disso, podem provocar gasto de energia ineficiente. A resposta corporal à diminuição de oferta de energia é reduzir o gasto de energia. McGeer et al., em metanálise de pacientes oncológicos em regime de quimioterapia, sugerem que, na caquexia oncológica, em face da queda do consumo de energia resultante de múltiplos fatores, em vez de diminuir o consumo de energia, ocorre manutenção da gliconeogênese com quebra de proteínas e lipídeos, além de reciclagem de lactato à semelhança de modelos com liberação de TNF. A esperada queda de leptina em resposta à diminuição de massa de gordura não ocorre na caquexia do câncer. A caquexia no câncer e em outros estados com liberação de citocinas inflamatórias não se baseia somente na perda total de peso, mas sim em uma transformação da massa corpórea, sem retorno à homeostase com a realimentação.

Os pacientes oncológicos apresentam baixa ingestão alimentar consequente a vários fatores, como perda do olfato, hiporexia, incapacidade de alimentar-se por distúrbios da mastigação e deglutição associados a imunodepressão e quimioterápicos, infecção secundária com disgeusia (alteração do sabor), xerostomia e mucosites secundárias, disfagia, náuseas, vômitos, cólicas e distensões abdominais, ascites, má absorção por mucosa careca ou invasão/ressecção tumoral, saciedade precoce por gastroparesia e/ou ação de citocinas inflamatórias no centro da fome, dor crônica e depressão. A perda ponderal nesses casos pode evoluir para caquexia. Os tumores sólidos, como de pâncreas, estômago, colón, cabeça e pescoço, são os que ocasionam maior emagrecimento involuntário e apresentam pior prognóstico.

Emagrecimento involuntário e insuficiência terminal de órgãos

Doença pulmonar obstrutiva crônica (DPOC) e insuficiência cardíaca congestiva (ICC): a caquexia por ICC apresenta prevalência em torno de 16%. Geralmente, o quadro clínico de ICC ou DPOC antecede a queixa de emagrecimento involuntário. Especial atenção deve ser dada para diferenciar emagrecimento involuntário e perda de peso pelo uso de diuréticos. A hipóxia, a ativação neuroendócrina crônica e a maior suscetibilidade a infecções nos pacientes pulmonares e cardiopatas terminais induzem um estado de inflamação perene e hipercatabolismo. Essas cininas, além de aumentarem o metabolismo basal e a perda de massa magra, induzem anorexia por ação no centro da saciedade no SNC, autoperpetuação a liberação de TNF-alfa e outras interleucinas, como IL1-beta e IL6, além de ativar a migração de células inflamatórias e a expressão de moléculas de adesão. Esses fatores afetam negativamente a função cardiorrespiratória, piorando a mecânica torácica (musculatura torácica e diafragmática), elevando o consumo de oxigênio e a remoção de CO_2 tecidual, piorando o débito cardiorrespiratório (aumento da demanda cardiorrespiratória) e aumentando o catabolismo proteico, podendo evoluir para posterior caquexia (caquexia cardíaca), o que dificulta a ventilação da caixa pulmonar pela sarcopenia, hipóxia e aumento do trabalho respiratório. Clinicamente, produzem piora de dispneia, edema, ortopneia e estertores pulmonares. O processamento de macronutrientes para corrigir a desnutrição energético-proteica demanda energia e aumento dos trabalhos respiratório e cardíaco, dificultando a reversão dessa desnutrição. A perda de peso e a caquexia nesses pacientes podem estar mascaradas pelo edema. Uma vez que a grande causa de DPOC é o tabaco, que é forte promotor de câncer, o emagrecimento involuntário no paciente portador de DPOC sempre deve ser pesquisada neoplasia em vez de se satisfazer com o diagnóstico único de DPOC.

Insuficiência renal crônica: a síndrome uremia-caquexia está associada a falência renal com sinalização hipotalâmica por meio de cininas inflamatórias e neuropeptídeos, além do aumento das excretas pela queda da filtração glomerular. A uremia na insuficiência renal induz o balanço nitrogenado negativo, predominantemente por diminuição do aporte energético e aumento das perdas, caracterizado clinicamente por anorexia, disgeusia, náuseas, vômitos, diarreia e proteinúria. Um dos mecanismos propostos para anorexia nos urêmicos é o aumento da síntese de serotonina por conta da alta carga de triptofano e seu transporte na barreira hematoliquórica. A falência cardíaca pela retenção de volume pela IRA (insuficiência renal aguda), os medicamentos e a diálise colaboram para perda de apetite, adinamia e emagrecimento involuntário.

Emagrecimento involuntário e infecções: pacientes com aids

Macallan et al. constataram que, apesar de portadores de HIV comumente apresentarem perda de massa muscular e emagrecimento, diferentemente dos portadores de neoplasia, o gasto de energia total é semelhante ao de um indivíduo normal. A perda de peso lenta e progressiva nesses pacientes se deve à diminuição do aporte de energia por anorexia, mucosites e diarreia, mesmo se acompanhada de diminuição das atividades físicas. Situações de perda rápida de peso sugerem aumento de cininas inflamatórias circulantes, que geralmente é acompanhado de recrudescimento da doença, ativação e/ou estabelecimento de doença oportunista secundária.

Outras doenças infecciosas crônicas

Em pacientes com tuberculose, endocardite subaguda e artrite reumatoide, também foi encontrado aumento das cininas inflamatórias quando acompanhadas por perda de peso, em especial o TNF-alfa. Habib et al. preconizam que as necessidades nutricionais em infecções podem exceder 50% da manutenção para compensar o balanço nitrogenado negativo.

Emagrecimento involuntário e doenças endócrino-metabólicas

DM: o paciente portador de DM geralmente perde peso com a descompensação da doença, particularmente do tipo 1, apresentando emagrecimento pelo paradoxo de fome celular e hiperglicemia, com perdas energéticas induzidas pelo déficit de insulina. Clinicamente, é caracterizada por polifagia (em razão do jejum intracelular), poliúria (em razão da glicosúria osmótica) e polidipsia (pela desidratação secundária a poliúria), podendo estar associada a diarreia por alteração da motilidade intestinal por neuropatia e por superproliferação bacteriana intraluminal. O paciente apresenta também hipercatabolismo por predisposição às infecções por imunodepressão, dermatites e mucosites secundárias a alteração da resposta da imunidade inata em decorrência de hiperosmolaridade, hiperglicemia e processo inflamatório crônico nas descompensações dessa doença. O emagrecimento nesses pacientes é preditor de mau controle glicêmico e implica pior prognóstico para órgãos-alvo, como aparelho cardiovascular e suas consequentes afecções, como acidente vascular cerebral (AVC), infarto, insuficiência renal e amaurose, que podem agravar a perda ponderal.

Hipertireoidismo: o hormônio tireoidiano produz hipermetabolismo nos pacientes com hipertireoidismo endógeno ou exógeno (ingesta de hormônio tireoidiano) pelo aumento de termogênese, hipersensibilidade às catecolaminas e degradação muscular, clinicamente representados por astenia, palpitação, tremores distais, sudorese quente, insônia e hiperdefecação. Apesar de os pacientes apresentarem polifagia, geralmente o catabolismo sobrepõe-se e ocorre emagrecimento. No hipertireoidismo apatético em idosos, pode ocorrer emagrecimento sem aumento de apetite.

Feocromocitoma: glicocorticoides, glucagon e catecolaminas antagonizam os efeitos da insulina por serem mediadores liberados de "fuga" (catabolizantes), aumentando o gasto de energia e a liberação de nutrientes com hiperglicemia, proteólise e lipólise. Esses fatos justificam o emagrecimento, a astenia, os tremores, a hipertensão e a sudorese fria encontrados em alguns tumores autônomos produtores desses hormônios, como o feocromocitoma (tumor neuroendócrino produtor de catecolaminas).

Hipocortisolismo: os pacientes com síndrome de Addison emagrecem por vômitos e diarreia e, por vezes, podem apresentar desidratação, com tontura, hipotensão ortostática e astenia por conta da deficiência de mineralocorticoide concomitante. Os estados de hipercalcemia podem induzir vômitos, distensão abdominal e falta de ingestão alimentar por anorexia e torpor. Porém, esse quadro clínico é mais comum em pacientes oncológicos que em portadores de hiperparatireoidismo.

Emagrecimento involuntário e doenças gastrointestinais

As afecções gastrointestinais apresentam causas de emagrecimento múltiplas diretas e indiretas, como mucosites, disgeusia, xerostomia, odinofagia, disfagia, sensação de saciedade, refluxos gastroesofágicos, gastroparesia, distensão e dor abdominal, diarreia disabsortiva e/ou aquosa, fístulas e perfurações cirúrgicas e espontâneas. O exemplo clássico desse tipo de afecção é a doença inflamatória de Crohn, que pode acometer todo o trato gastrointestinal.

Emagrecimento involuntário e idoso

Como comentado anteriormente, o emagrecimento involuntário no idoso merece atenção especial por sua maior vulnerabilidade e complexidade por associação de fatores fisiológicos do envelhecimento (senescência, como sarcopenia, anorexia, queda da cognição) aos fatores múltiplos de senilidade (múltiplas doenças crônicas inflamatórias e metabólicas incuráveis, uso de polifarmácia, afecção da mecânica da mastigação e deglutição, depressão, demência, perda da autonomia, isolamento social, perda da aquisição econômica). A lenta evolução para disfuncionabilidade, o isolamento social, a falta de estrutura familiar, social e econômica para o cuidado, a perda de entes queridos e a perda de cognição e autonomia, depressão, acesso ao cuidado e alimentação são fatores fundamentais no processo de emagrecimento involuntário no idoso. Distúrbios psiquiátricos, em especial depressão e demência, foram relatados com a principal etiologia de emagrecimento involuntário em 10-20% dos idosos; em pacientes asilados esse número sobe a 58%. Depressão foi mais frequentemente associada com emagrecimento involuntário em gerontes do que em jovens. Como exemplo da disfunção mecânica da mastigação e deglutição da senilidade, há o edentulismo, uso de próteses dentárias mal adaptadas, inflamações bucais e dentárias, alteração do paladar por medicações, xerostomia por medicações, disfunções da articulação temporomandibular (ATM), disfagia, alteração do paladar ou disgeusia por alterações neurológicas. A saciedade precoce associada à diminuição do paladar e olfato pode induzir anorexia com ou sem associação com polifarmácia. Outro ponto a ser levantado é a análise crítica e de bom senso de pesquisa de causa-base agressiva em um paciente que está mais próximo do fim da vida, no qual se preconiza basicamente o bem-estar e a autonomia. Exames custosos e invasivos, com procedimentos mórbidos por vezes, precipitam quadros de dor e disfuncionabilidade e morte, em especial nessa faixa etária. O equilíbrio entre o aprofundamento da pesquisa diagnóstica e exames invasivos e procedimentos deve ser esclarecido pelo médico ao paciente idoso e se necessário a seus responsáveis, devendo sempre ser escolhida a opção compartilhada com o paciente e/ou responsáveis após esclarecimento pelo médico do ponto de vista técnico e humanizado, com base na medicina centrada no paciente. Impõe-se uma anamnese detalhada do ponto de vista psicoeconômico social e cuidadoso exame da cavidade oral e da mecânica da mastigação e deglutição, independentemente da pesquisa laboratorial ou de imagem.

Moriguti et al., para fins didáticos, classificaram as causas de perda de peso patológica em idosos em quatro categorias: sociais (queda do poder econômico por aposentadoria, perda da renda própria ou sustento de familiares), psiquiátricas (demência, depressão), secundárias às condições médicas (doença e/ou remédios) e relacionadas à idade (mecânica da deglutição, envelhecimento dos sistemas). Robbins preconiza o método mnemônico dos 9 "D" para pesquisa de emagrecimento no idoso, ao qual alguns autores sugerem a adição do "décimo D" (Tabela 5).

TABELA 5 Causas de emagrecimento involuntário no idoso

Dentição	Depressão
Disgeusia	Demência
Disfagia	Disfunção de órgãos
Diarreia	Drogas
Doenças crônicas	*Don't know* (não sei)

Emagrecimento involuntário e psicopatia

As alterações psíquicas com emagrecimento são comuns em situações como anorexia nervosa e depressão. A perda ponderal ocorre predominantemente por falta de ingestão alimentar. Porém, em alguns casos, podem se associar a diarreia por uso de laxativos e anorexia ao uso de antidepressivos como a fluoxetina. Clinicamente, os pacientes apresentam, na maioria das vezes, as seguintes características: anorexia nervosa: adolescente feminina com dieta excessiva, autoimagem não realística, excesso de atividade física, perfeccionismo, amenorreia, dentes precários, arritmia, desidratação e predisposição às infecções. Na depressão: mulher > 40 anos, astenia, pensamentos negativos, apatia, comportamento manipulador (crianças), expectativa não realística de cuidadores (crianças). Na bulimia: polifagia, vômitos e diarreia (laxativos e diuréticos, hormônios catabolizantes, por vezes escondidos), dentes em mau estado (pelos vômitos), hiperatividade, hábitos alimentares peculiares ou rituais. Bulímicos e depressivos podem apresentar ganho de peso em vez de emagrecimento dependendo da ingestão alimentar. No paciente idoso, a incidência de anorexia nervosa é denominada anorexia *tardive* (*late-onset marital anorexia*). Outras psicopatias podem transcorrer com emagrecimento, dependendo da ingestão alimentar, atividade física e medicações, como transtorno bipolar e síndrome de Münchausen, distúrbios paranoides e desilusionais, abstinência de neurolépticos e maconha. Se a causa do emagrecimento involuntário na psicopatia for diminuição do acesso a alimentação, o paciente apresenta queda dos níveis de leptina e diminuição das necessidades energéticas, que são corrigidas com a realimentação.

Emagrecimento involuntário e pacientes neurológicos

Pacientes com lesões neurológicas e em coma também apresentam profundo estado catabólico, comparável a um grande queimado com área > 50%. Apesar do coma, o catabolismo e a demanda de energias são muito altos, induzidos por inflamação sistêmica e pelo estado neuromiopático. Mesmo com reposição calórica máxima, é difícil manter ou restaurar o peso corpóreo. As doenças neurológicas como demência, Parkinson, AVC e miopatias afetam o movimento locomotor, diminuindo o acesso a alimentação, a saciedade, a musculatura de deglutição, o humor e a autonomia para a alimentação.

Emagrecimento involuntário e drogas

Diversas drogas podem induzir emagrecimento por mecanismos variados. Drogas ilícitas, como cocaína, assim como o álcool e o tabaco (drogas lícitas), provocam anorexia por agirem no centro da saciedade. Outras medicações, como os opiáceos, podem diminuir o apetite, a motilidade intestinal e as secreções digestivas, como os sucos biliar e pancreático, fatores que contribuem para a perda ponderal. As anfetaminas aumentam a resposta adrenérgica, aumentando o metabolismo, que se associa à anorexia por ação no hipotálamo. A abstinência de drogas (álcool, neurolépticos como haloperidol, clorpromazina e tioridazina) pode provocar emagrecimento com febre, tremores, alucinações e anorexia por ação do SNC. Antidiabéticos orais como a biguanida (metformina) e o GLP1 podem induzir alterações do hábito intestinal, como flatulência e diarreia, paladar alterado, anorexia e náusea, podendo contribuir para o emagrecimento involuntário. Os antidepressivos inibidores de serotonina, como a fluoxetina, podem induzir diminuição do apetite. Muitos antibióticos induzem diarreia e vômitos além da mudança do paladar. O álcool é calórico, mas pouco eficiente na produção de energia. Leva a perda de apetite e diminuição da ingestão de alimentos proteicos, gerando hipercatabolismo. Drogas ilícitas, como a cocaína, a heroína e a metanfetamina, também induzem emagrecimento involuntário por ação central, anorexia e falta de alimentação.

Emagrecimento involuntário e doenças reumatológicas

Atrite reumatoide, sarcoidose e vasculites ANCA positivas apresentam emagrecimento cuja fisiopatologia está atrelada à produção de cininas inflamatórias, à semelhança dos pacientes oncológicos. A doença de base pode ou não estar presente claramente durante o quadro de emagrecimento involuntário, que em geral se associa a crises de agudização das doenças com clínica e exames laboratoriais positivos para inflamação. A esclerose sistêmica progressiva e a dermatopolimiosite, além do componente inflamatório variável, podem apresentar componente disfuncional da deglutição por acometimento miopático do esôfago. Outro fator importante nesses pacientes é o fator imunodepressão da doença e do tratamento, que pode predispor a infecções fúngicas do trato digestório, levando a anorexia, náusea, vômitos e piorando a capacidade alimentar.

QUADRO CLÍNICO

Metade dos diagnósticos da causa do emagrecimento é obtida com a história clínica e o exame clínico, sem qualquer outro exame subsidiário, ressaltando-se a importância da anamnese individualizada com base na medicina centrada no paciente.

Não há consenso a respeito da quantidade de exames necessários para o diagnóstico da causa do emagrecimento involuntário, mesmo porque até 20% permanecerão sem diagnóstico até o óbito, independentemente de o acompanhamento ser feito por anos ou de extensa pesquisa de exames e procedimentos invasivos custosos. Porém, os autores são unânimes em reconhecer que toda investigação inclui detalhada anamnese integrando o contexto psicossocial, cultural e econômico do paciente e exame clínico cuidadoso, e no idoso em especial um minucioso exame da cavidade oral e da mecânica de mastigação e deglutição.

A literatura sugere que a avaliação de triagem seja feita por um clínico de conhecimento abrangente, cuidadosa anamnese e exame clínico baseado na medicina centrada no paciente (compartilhada e em seu contexto social, familiar, econômico e cultural). Em sua grande maioria (em torno de 70%), a suspeita diagnóstica da causa-base pode ser feita apenas com essa triagem clínica.

ANAMNESE

Cinco pontos gerais norteiam a história sob o ponto de vista global do emagrecimento:

1. Perda de peso: constatação, grau e velocidade.
2. Apetite: diminuição ou aumento.
3. Inflamação: presente ou ausente.
4. Comorbidades, medicações, hábitos e vícios.
5. Fatores sociais, psíquicos e econômicos (acesso a alimentação, autonomia do autocuidado e sobrevivência, apoio familiar, perda de entes queridos).

Em idosos, há outros componentes importantes a serem interrogados na anamnese, principalmente no paciente idoso: alterações da cavidade oral (xerostomia, alteração do gosto, disgeusia, disfagia, odinofagia, mecânica da mastigação, como o uso de próteses, úlceras orais, edentulismo) e do sensório (memória, demência, hipoacusia, queda da acuidade visual, anorexia, alteração da marcha), além do componente psicossocial econômico.

O grau de oscilação de peso (quanto/quanto tempo) deve ser investigado na anamnese com o paciente e seus familiares ou cuidadores. Caso não seja possível a quantificação por dados do paciente e de seus familiares ou cuidadores, deve ser obtida por meio da perda de roupas, fotos etc.

Doenças que causam emagrecimento involuntário e cursam com hiperfagia são poucas, mas frequentes, de fácil diagnóstico e tratamento acessível. São elas: DM, hipertireoidismo, síndromes de má absorção, excesso de atividade física, feocromocitoma e bulimia.

Os sinais de inflamação devem ser pesquisados na anamnese (febre, calor, rubor, tumor), no exame clínico e nos exames de triagem. Lembrar que o idoso e imunodeprimidos nem sempre manifestam sinais clínicos de inflamação, que por vezes é substituído por clínica de *delirium* (distúrbio de comportamento por alteração metabólica ou inflamatória oculta).

Comorbidades, medicações, hábitos e vícios podem contribuir para anorexia, disgeusia, disfagia, xerostomia e alteração da motilidade gastrointestinal, além de infecções oportunistas da cavidade oral e do trato esofágico. A lista de morbidades, internações e medicações utilizadas deve abranger as lícitas prescritas ou que não precisam de prescrição, fórmulas para emagrecer ou para conseguir tônus muscular, além das drogas ilícitas. As comorbidades devem ser pesquisadas se estão sob controle. A atividade física deve ser quantificada. Hábito de fumar, de vomitar, autonomia do autocuidado e de responsabilidade social, suporte econômico e social, internações anteriores devem ser checados a cada avaliação.

EXAME CLÍNICO

O exame clínico deve ser feito à semelhança da anamnese: exaustivo e detalhado a cada avaliação, incluindo dados vitais, exame clínico geral e específico.

PESO E ALTURA

É um meio barato, fácil, simples e objetivo, devendo ser feito por balança tarada com o paciente descalço e usando pouca roupa a cada avaliação. Esses dados, porém, medem massa magra e massa de gordura. Pode ser confirmado indiretamente com dados de "roupas largas" e confirmação de familiares ou fotos datadas. É importante lembrar que pacientes emagrecidos por doenças orgânicas tendem a subestimar a perda de peso, enquanto os obesos tendem a exagerá-la. Pacientes que mantinham peso estável e passam a perder peso são mais preocupantes que pacientes que vêm apresentando flutuação de peso ao longo do tempo, que podem ser dependentes de ingestão alimentar voluntária e atividade física. Lembrar que o idoso pode diminuir de altura ao longo do tempo por intensificação da cifose torácica ou microfratura das vértebras por diminuição da massa óssea.

APETITE

Avalia-se se o paciente emagreceu porque diminuiu a ingestão de alimentos (perda de apetite) ou se, apesar de não ter parado ou até de ter aumentado a entrada de nutrientes (aumento do apetite e polifagia), houve gastos e/ou perdas de energia na urina ou fezes superiores ao aporte energético.

As doenças com perda ponderal e anorexia correspondem às doenças orgânicas como câncer, infecções e inflamações sistêmicas, como doenças autoimunes, metabólicas, como uremia, cirrose e síndrome de Addison, doenças crônicas, como ICC e DPOC, além de psicopatias e do uso de drogas. Poucas são as causas de emagrecimento com aumento de apetite, sendo, portanto, mais fáceis de serem diagnosticadas, como DM, hipertireoidismo, síndromes de má absorção, feocromocitoma, bulimia e excesso de atividade física.

Tanto as doenças orgânicas como as psicopatias provocam emagrecimento associado à anorexia. Nesse tópico, a idade representa fator fundamental no diagnóstico diferencial. Emagrecimento e hiporexia em pessoa jovem do sexo feminino, sem sinais de inflamação na anamnese, sugerem fortemente a presença de anorexia nervosa. Por outro lado, história semelhante em paciente com idade acima de 40 anos sugere depressão, hipotireoidismo ou hipertireoidismo apatético. A mesma anamnese em paciente acima de 65 anos sugere alteração da mecânica de deglutição ou menor acesso aos alimentos (distúrbios psíquicos como demência e depressão, ausência ou mau estado de dentes ou dentadura inadequada, lesões orais como candidíase, alteração neurológica/muscular da mastigação pós-AVC ou outras doenças degenerativas, institucionalização ou abandono).

INFLAMAÇÃO

Após constatar a perda ponderal e a alteração de apetite, checa-se se há ou não inflamação. Seu marcador clínico mais específico é a febre, porém sua ausência não exclui inflamação.

Entre as causas não inflamatórias estão as mecânicas (alterações de mastigação e deglutição), psíquicas (demência, depressão, anorexia nervosa, bulimia), drogas, doenças degenerativas crônicas (dor crônica, ICC, DPOC, DM, tabagismo, etilismo), endócrinas (hipertireoidismo, feocromocitoma, síndrome de Addison, pan-hipopituitarismo, hiperparatireoidismo), metabólicas (DM, uremia, intoxicações exógenas) e o excesso de atividade física.

Entre as causas inflamatórias, podem ser citadas câncer, infecções, doenças autoimunes, doenças intestinais inflamatórias, traumas e seus sintomas e sinais concomitantes de alerta (febre, astenia de evolução rápida e massas palpáveis sugerindo acometimento sistêmico inflamatório da doença, como tumores ou infecções).

ANTECEDENTES PESSOAIS, HÁBITOS E VÍCIOS

Problemas sociais e econômicos que sugerem alteração de acesso, disponibilidade e mecânica/fisiologia da alimentação e digestão.

Rever medicações, uso de drogas ilícitas, álcool e tabaco (que são causas de emagrecimento e fatores de risco para tumores e doenças crônicas), dieta, comorbidades (DM, ICC, DPOC, cirurgias, enteropatias, verminoses, amebíase, pancreatites, hepatites, internações). Suspeita-se de dependência de drogas em indivíduos com postura de isolamento, mau rendimento escolar, agressividade, tremores, conjuntivite, rinite, instabilidade do humor e, por vezes, alucinação, palpitação e dores precordiais de causa desconhecida. Os contactantes e familiares também devem ser questionados a esse respeito, além de ser necessário checar as atividades do paciente.

História social, como finanças, transporte, suporte social, comportamento sexual, viagens que sugerem riscos para doenças infectocontagiosas.

ANTECEDENTES FAMILIARES

Cânceres (mama, trato gastrointestinal, pulmão, cólon, próstata), doenças benignas do trato gastrointestinal (gastrite, cólon irritável, diverticulite, pólipos, enteropatias inflamatórias, como doença de Crohn e retocolite), depressão e outras doenças psiquiátricas, hipertireoidismo, integridade cognitiva, como demência, distúrbio neurológico, *status* funcional, doenças degenerativas (cardiovasculares, DM, ICC, DPOC, uremia, cirrose).

No paciente idoso, Moriguti et al. preconizam história cuidadosa do paciente e de seus cuidadores, além de checagem de sua realidade domiciliar e avaliação socioeconômica global.

EXAME CLÍNICO

O exame clínico pode ou não confirmar o emagrecimento e o grau de comprometimento sistêmico que a moléstia ocasionou no paciente. Objetivamente, enfoca dados antropométricos, dados vitais, gânglios/massas, tireoide, sistemas e órgãos sintomáticos, exame da visão, boca, dentição e exames neurológicos, além do exame mental, por meio do MMSE (*Mini-Mental State Examination*, disponível em: www.minimental.com) e do GDS (*Geriatric Depression Scale*, disponível em www.stanford.edu/~yesavage/GDS.html).

O exame clínico geral inicia-se com a observação clínica simples do paciente ao se aproximar da sala de atendimento: capacidade de deambular e de expressar-se, psiquismo/humor/lucidez, posições antálgicas, fácies típicas e atrofias musculares. Se houver alteração de sensório, fazer MMSE ou GDS. Os dados clínicos mais importantes no exame clínico em paciente emagrecido são o peso e a perda de massa magra com atrofia muscular, como musculatura temporal, diâmetro dos membros, em especial as panturrilhas (dando a impressão de que os joelhos aumentaram), costelas e escápulas "saltadas" no tronco (destaque das "asas" posteriores) e abdome cavo. A carência proteica também pode induzir descamação cutânea, queilite, unhas fracas e quebradiças, cabelo fino (lanugo) e cílios longos (sinal de Pitaluga).

Os dados antropométricos (peso, altura, IMC) sempre devem ser tomados a cada consulta, em balança tarada, com o paciente despido ou com a mínima quantidade de roupas.

A medida da prega cutânea pode ser feita na parte posterior média do braço, usando paquímetro, e o perímetro muscular (PM) no ponto médio dos membros (PMMM) por meio da fórmula:

> PMMM = PM braços (cm) – (π × espessura da prega cutânea tricipital) (cm)

Porém, essa medida é pouco utilizada, por necessitar de experiência por parte do observador e por apresentar fatores de confusão, como a desidratação.

Entre os dados vitais, a pressão arterial e os pulsos periféricos devem ser medidos com o paciente na posição deitada e sentada com as pernas abaixadas (para constatar hipotensão ortostática secundária a desidratação, doença cardiovascular ou neuropatia periférica); a frequência respiratória avalia dispneia, e a temperatura pode acusar a presença de febre (diagnóstico de doença inflamatória).

A constatação de icterícia sugere infiltração hepática do processo ou anemia hemolítica; cianose central com ruídos pulmonares aponta para insuficiência respiratória ou cardiovascular secundária a inflamações pulmonares, como tuberculose, pneumonites e DPOC ou ICC. A anemia pode ser secundária a doença consumptiva e/ou carencial; as mucosas da cavidade oral e faríngea podem demonstrar xerostomia, infecções secundárias e abscessos dentários; língua careca, aftas juntamente a anemia e parestesias apontam para doença carencial vitamínica e, se associadas a diarreia, sugerem má absorção. Segue-se à palpação dos gânglios, tireoide e pulsos periféricos (palpação e ausculta). O encontro de massas palpáveis sugere tumores e infecções; sinais de estase jugular, pulsos finos, sopros carotídeos, B3, ruídos pulmonares, edemas periféricos e congestão hepática sugerem doenças crônicas graves (ICC, DPOC, DM) e facilitam o diagnóstico de causa do emagrecimento ou doença corresponsável para a perda de peso. A presença de tremores, sudorese quente, taquicardia com ou sem exoftalmia e bócio sugerem hipertireoidismo. Visceromegalias são sinais importantes e sugerem doenças infiltrativas, como doenças proliferativas e infecciosas.

No paciente acima de 65 anos, vários autores aconselham exame cuidadoso da cavidade oral e dentição, motricidade dos músculos da mastigação e deglutição, exame neurológico e psíquico completo, motricidade e exames oftalmológico e auditivo.

DIAGNÓSTICO E EXAMES COMPLEMENTARES

O auxílio de poucos exames subsidiários associados à anamnese e ao exame clínico é suficiente para apontar o diagnóstico da moléstia em torno de 75% dos casos. Entre 23-26% das doenças caquetizantes não são diagnosticadas em vida, independentemente da extensão da pesquisa laboratorial.

Não há consenso na literatura a respeito dos exames de triagem ou escores a serem aplicados em pacientes portadores de emagrecimento involuntário de origem desconhecida. Bosch et al. sugerem, caso não tenha sido possível, a realização de testes iniciais de triagem focados no órgão choque constatado na anamnese. Caso o órgão choque não tenha sido identificado com a história clínica e o exame clínico, passa-se para os exames de triagem, compostos de exames sanguíneos de inflamação (PCR, VHS, ferritina), proteínas sanguíneas (avaliação de albumina), hemograma com reticulócitos (avaliação de anemia), glicemia, enzimas hepáticas e BT, DHL, colesterol, creatinina, eletrólitos e teste de urina (urina tipo I ou sedimento urinário), ultrassonografia de abdome e radiografia de tórax. A decisão de progredir com a pesquisa para exames e procedimentos invasivos deve ser analisada individualmente para cada paciente, pautada na chance do provável diagnóstico e conduta (beneficência) perante o risco de iatrogenias e de exames sem resolutividade (maleficência), em especial no paciente idoso, por sua maior vulnerabilidade.

Garcia et al. sugerem que, se a anamnese e o exame clínico apontam o diagnóstico etiológico, a pesquisa laboratorial deve ser direcionada para sua constatação precisa e conduta o mais precocemente possível, associada a exames de avaliação da disseminação da doença e suas repercussões laboratoriais. Porém, se a semiologia não permitiu pistas para o diagnóstico, deve-se basear a pesquisa laboratorial em duas fases: presença ou não de inflamação e avaliação nutricional global. Após a avaliação desses testes de "triagem", direciona-se para a pesquisa etiológica específica.

Apesar de nenhum estudo de definição e aplicação de escores de exames de triagem para diagnóstico de emagrecimento involuntário de foco desconhecido ter sido validado em população independente, vários trabalhos sugerem um fluxograma para sua pesquisa. Nestes, frequentemente se incluem hemograma completo, bioquímica, enzimas hepáticas, função renal, atividade inflamatória, albumina sérica, urina I e radiografia de tórax e, por vezes, eletrocardiograma.

Thompson et al. sugeriram não solicitar exames laboratoriais em pacientes com emagrecimento, que apresentam psicopatias e alteração da ingestão, bastando a anamnese e o exame clínico para seu diagnóstico.

Rabinovitz et al., estudando pacientes oncológicos, encontraram alta especificidade (87%) e baixa sensibilidade (17%) na associação de alteração dos níveis de valor de hemossedimentação (VHS), associada a hipoalbuminemia e a fosfatase alcalina elevada. Exames como tomografia computadorizada podem ser necessários, porém, quando indicados sem suspeita específica, apresentam baixo poder diagnóstico. Complementam que exames de imagem do trato digestivo têm alto poder diagnóstico somente quando acompanhados de sinais e sintomas ou positividade nos testes simples de triagem.

Na avaliação nutricional global, na prática clínica, os exames mais utilizados são os dados antropométricos e o aspecto clínico do exame clínico (avaliação de carência vitamínica, proteica e gordura) e a albumina sérica. Porém, há exames que podem mensurar mais especificamente e profundamente a nutrição global que podem ser feitos em casos excepcionais, que incluem pesquisa do grau de perda de massa magra e gordurosa, micronutrientes e suas repercussões sistêmicas. São eles:

- Albumina sérica: é a proteína corpórea mais utilizada para avaliação de desnutrição, podendo-se medir também a pré-albumina e a transferrina.
- Excreção de creatinina urinária de 24 horas: dosagem indireta da excreção da creatinina muscular esquelética.
- Balanço nitrogenado corpóreo e/ou excreção urinária de nitrogênio: balanço entre aporte de nitrogênio oral, parenteral ou enteral e perdas urinárias, fecais ou de outras fontes intestinais (drenos, fístulas).
- Metabolismo basal = taxa de metabolismo basal (TMB) × fator estressor × fator de atividade ou pela dosagem de calorimetria indireta.
- Calorimetria indireta: técnica de consumo de O_2 e produção de CO_2 (medidas de consumo de energia) para calcular o gasto de energia de repouso e o quociente respiratório. Um litro de O_2 consumido corresponde a 3,9 kcal (16,32 kJ); 1 litro de CO_2 produzido gera 1,1 kcal (4 kJ). A calorimetria indireta mede com precisão o gasto de energia diária.
- Bioimpedância ou impedância bioelétrica: por meio de corrente fraca e posicionando-se eletrodos no dorso das mãos e dos pés, quantifica-se o teor de massa magra, gordura e água corpórea.
- Ressonância magnética: por meio de campo magnético, dosa-se o teor de gordura e a musculatura corpórea; é o método mais utilizado durante a fase de recuperação para monitorar a restauração de massa magra *versus* massa e gordura.
- Dosagem de vitaminas e sais minerais: pesquisa de micronutrientes como ferro, zinco, vitaminas (B12, B6) e ácido fólico. Dosagem indireta de vitamina K pelo tempo de protrombina (fatores K-dependentes), hemograma (carência de ácido fólico, B12, ferro), índice de segmentação neutrofílica (B12).
- Função imunológica: contagem de linfócitos (pode estar diminuída) e testes cutâneos comuns, como BCG e outros. A desnutrição energético-proteica pode proporcionar atrofia das estruturas linfoides do timo, com diminuição linfocitária sanguínea e consequente queda de imunidade mediada por linfócitos T.

Para diagnóstico, avaliação e acompanhamento (evolução) de emagrecimento e desnutrição energético-proteica, Demling et al. preconizam os exames bioquímicos de albumina, pré-albumina, transferrina, contagem total de linfócitos séricos e da dosagem de balanço nitrogenado, peso, além da análise de bioimpedância (para diferenciar do edema).

Garcia et al. propõem o seguinte algoritmo diagnóstico e acompanhamento para pacientes portadores de emagrecimento involuntário de causa desconhecida.

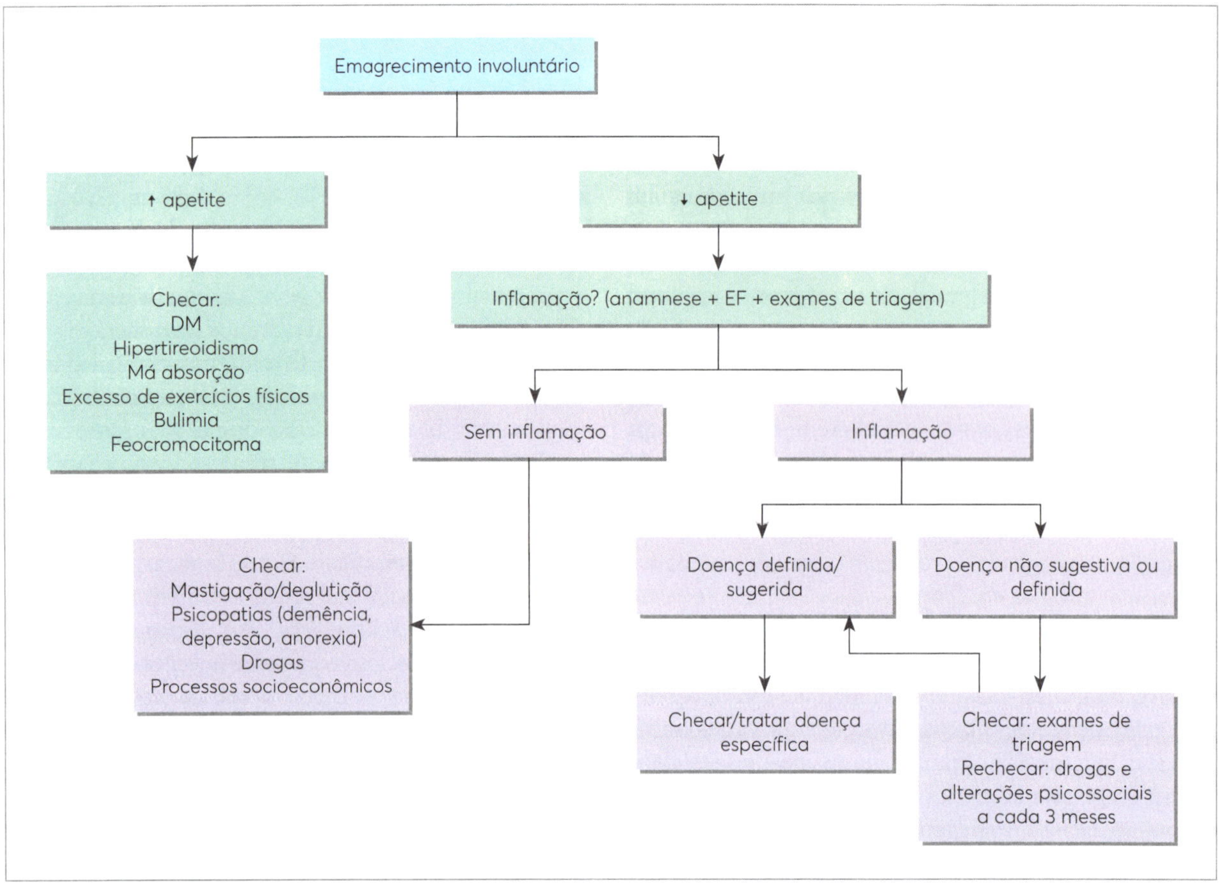

FIGURA 1
Pesquisa diagnóstica de emagrecimento involuntário de causa desconhecida.
DM: diabete melito.

TRATAMENTO

O tratamento, independentemente da idade ou causa, visa prioritariamente ao bem-estar e à autonomia do paciente.

Vários autores sinalizam que esse processo só será eficaz quando focado no diagnóstico, tratamento e controle da causa de base. O tratamento do estado nutricional (sintomático) é complementar, mas não suficiente, com pouca resposta clínica relevante ou de bem-estar, pois não reverterá o estado de desnutrição em casos de doença orgânica inflamatória e metabólica e de doenças psíquicas se a doença de base não for controlada. As únicas situações em que a reposição alimentar tem sucesso são as de falta de acesso a comida por pobreza/miséria ou problemas sociais e econômicos.

Em pacientes portadores de emagrecimento involuntário sem causa conhecida Bosch et al. sugerem fazer acompanhamento com avaliação clínica cuidadosa do paciente regular, frequente, precoce (1-3 meses), por longo prazo (anos) até o óbito, devendo se possível fazer necrópsia para tentativa de esclarecimento etiológico *post mortem*. O autor ressalta que em até 20% dos casos a causa pode se manter oculta apesar de intensa pesquisa.

O tratamento do emagrecimento involuntário e a correção da desnutrição/caquexia com o esclarecimento da causa-base, seja ela psíquica, orgânica, socioeconômica ou mecânica, é multifatorial e necessita de estratégia integrada multidisciplinar. Visam à maior recuperação possível da função fisiológica adaptada com capacitação física, melhora da função muscular e orgânica e competência imunológica. Requerem um tempo muito maior que o tempo de instalação do processo e estão baseados, na prática, nos seguintes pontos:

1. Definir metas significativas e possíveis: peso, composição corpórea, força, desempenho e *status*, apetite e qualidade de vida específicos individualmente para cada paciente.
2. Definir medidas de tratamento (multidisciplinar): nutrição, avaliação oral e dentária, medicação, exercícios, dentista, assistente social, fisioterapeuta, fonoaudiólogo, enfermeira, médico.

3. Para perdas de peso causadas por doença específica, deve-se seguir a terapia prescrita no tratamento da causa de base.

AVALIAÇÃO MULTIDISCIPLINAR

Avaliação psicossocioeconômica: acesso às necessidades básicas (abrigo, alimentação), tratamento de distúrbios do humor (depressão e compulsão alimentar) e de distúrbios alimentares (anorexia nervosa e bulimia). Inclusão (sensibilização, orientação, adesão, participação e intervenção) da família no tratamento. Em casos precoces, a anorexia nervosa pode ser tratada com internação hospitalar sob rígida supervisão. Mesmo após aparente cura, pacientes com anorexia nervosa devem manter consultas médicas regulares, pois recidivas são muito frequentes.

Avaliação bucal e de deglutição (principalmente idosos, pacientes com distúrbios alimentares do tipo anorexia e bulimia, distúrbios neurológicos e doenças com mucosites como tumores, HIV, imunossuprimidos): avaliação de dentista, fonoaudiólogo, otorrinolaringologista.

Atividade física:

- Leve a moderada diariamente (quando tolerar).
- Se possível, exercício de resistência (peso) para aumentar a musculatura, contrapondo-se ao ganho de massa de gordura (efeito anabolizante).
- Exercício em excesso induz perda de peso (cálculo individualizado).
- Em idosos, ter cuidado com quedas; além de melhorar a musculatura, prevenir osteoporose e evitar quedas. O exercício, se não for bem orientado, pode também predispor a quedas e causar fraturas.

Intervenção nutricional

Apesar do mau aproveitamento de nutrientes durante processos inflamatórios/proliferativos, o aporte nutricional deve ser aumentado na tentativa de manter/reverter o balanço energético negativo. A dieta deve conter refeições pequenas e frequentes e ser balanceada para impedir o ganho predominante de gordura, se possível dentro das preferências do paciente.

As causas digestivas de intolerância alimentar (anorexia, refluxos gastrointestinais, vômitos, diarreias, mucosites, *dumping*, empachamentos, distensões abdominais, intolerância medicamentosa, laxativos) devem ser tratadas especificamente com medicações sintomáticas e orientação disciplinar.

- Checagem da ingestão alimentar: anotar diário dietético; comparar alteração de peso e total de calorias consumidas.
- Uso de produtos enterais (sondagens: nasogástrica, nasoenteral, gastrostomia, jejunostomia):
  - Indicações: ingestão oral insuficiente, doenças neuromusculares, incapacidade de alimentação via oral (cirurgia ou ventilação mecânica invasiva).
  - Contraindicações absolutas: obstrução mecânica digestiva.
  - Contraindicações relativas: diarreia, vômitos, fístulas, aspiração (responsável por 40% da mortalidade).
- Deve-se considerar nutrição parenteral se prognóstico e qualidade de vida justificarem. Desvantagens: necessita de internação hospitalar ou de recursos domiciliares de enfermagem/médico, além de predispor à infecção.
- Intervenção medicamentosa: não existe suporte científico validado na literatura para a utilização de tratamento medicamentoso de emagrecimento involuntário como orexígenos/anabolizantes (glicocorticoides, progesterona, derivados de testosterona, GH, ornitina e derivados canabinoides, como dronabinol, nabilona) ou terapias anticitocinas, neurotransmissores como monoaminérgicos hipotalâmicos, anticolecistocininas, análogos do neuropeptídeo Y e antileptina, limitando-se apenas, na maioria das vezes, a estudos pequenos, sem casos-controle necessários, e com benefícios de pequeno e restrito ganho de peso, sem evidências de melhora na morbidade e na mortalidade ou melhora da qualidade de vida. A maioria desses agentes induz efeitos colaterais importantes, particularmente em pacientes de alto risco, como idosos, fragilizados e desnutridos, limitando sua utilização. Porém, a terapêutica por meio de sintomáticos quando indicados como analgésicos, ansiolíticos, antidepressivos, antieméticos, antidiarreicos, protetores gástricos e procinéticos (metoclopramida, domperidona) e antidepressivos é indicada quando necessário na tentativa de melhorar a qualidade de vida.

PROGNÓSTICO

O prognóstico está vinculado ao diagnóstico e ao controle da doença de base. Pacientes sem causa definida devem ser seguidos por avaliação clínica cuidadosa frequente regular (a cada 1-3 meses) por longos anos até o óbito, e, caso ocorra a morte, se possível aconselha-se fazer estudo de necropsia para tentativa de esclarecimento diagnóstico para aconselhamento dos familiares e documentação científica a fim de embasar medidas diretrizes para aprimorar o diagnóstico e o cuidado do paciente portador de emagrecimento involuntário.

PRINCIPAIS PONTOS

- Emagrecimento involuntário patológico é subdiagnosticado e implica piora da qualidade de vida e aumento da morbidade e da mortalidade
- Emagrecimento involuntário é a perda de > 5% do peso em 6-12 meses.
- As causas mais frequentes afetam o sistema digestivo. As etiologias mais frequentes são câncer (> 1/3), doenças orgânicas benignas (1/3) e doenças psíquicas (1/6).
- Em torno de 20% dos portadores de emagrecimento involuntário não terão diagnóstico em vida, mesmo após extensa pesquisa invasiva ou longo acompanhamento (anos) até o óbito.
- A realimentação não restitui a homeostase a não ser que a causa de base seja controlada.
- A maioria das causas é sinalizada pela cuidadosa anamnese e exame clínico à luz da medicina centrada no paciente, sem exames complementares.
- No idoso é necessário ter especial atenção ao exame da cavidade oral, fatores sociais, econômicos e psíquicos.
- Antes de optar por pesquisa diagnóstica invasiva é necessário analisar os riscos (iatrogenias) e benefícios (chance de diagnóstico e mudança de conduta) individualmente para cada caso
- É necessária ação multidisciplinar para o tratamento de emagrecimento involuntário com ou sem causa conhecida.
- População de alto risco de emagrecimento involuntário e desnutrição energético-proteica: idosos, deficientes, doentes crônicos, pacientes asilados ou internados.
- Três fatores são fundamentais na pesquisa de queixa de emagrecimento: grau/velocidade da perda ponderal, alteração do apetite e presença ou não de inflamação.
- As doenças que cursam com emagrecimento involuntário e hiperfagia são DM, síndromes de má absorção e hipertireoidismo. São de fácil diagnóstico e tratamento.
- O tratamento do emagrecimento deve combater a causa específica. A adição de tratamento farmacológico com anorexígenos e anabolizantes não tem, por ora, embasamento científico validado.

CASOS CLÍNICOS

Caso 1

Mulher de 62 anos de idade, professora aposentada, sem doenças conhecidas e sem acompanhamento médico regular, procura atendimento médico ambulatorial em razão de emagrecimento não intencional de 6 kg (de 64 para 58 kg) nos últimos 6 meses. Relata emagrecimento mesmo mantendo a ingesta de alimentos e inclusive considera que tem ingerido maior quantidade. Notou também aumento das evacuações, mas com fezes de consistência normal. Tem apresentado episódios de palpitações não desencadeados por esforço ou estresse que melhoram espontaneamente. Notou também que está mais ansiosa e irritada, sem motivos aparentes.

Ao exame clínico, notam-se pulso de 96 bpm, frequência cardíaca de 120 bpm, nódulo palpável em tireoide à esquerda, pele quente e úmida em mãos, tremor de extremidades, sem alterações oculares ou outras alterações do exame clínico.

Comentário

A paciente apresenta perda de peso clinicamente significativa, uma vez que houve redução de mais de 10% de peso em 1 ano ou 5% em 6 meses. Nota-se que se trata de emagrecimento em que ocorrem ingestão e absorção normais, provavelmente à custa de metabolismo energético aumentado e dois sintomas. O quadro clínico sugere hipertireoidismo, e o exame clínico evidencia nódulo tireoidiano palpável, tremores de extremidades e pele quente e úmida, que corroboram a hipótese diagnóstica. Nota-se diferença entre o pulso e a frequência cardíaca, que sugere a presença de arritmia cardíaca, provavelmente fibrilação atrial.

Tendo em vista a existência de nódulo tireoidiano, a possibilidade maior é de doença de Plummer, também conhecida como bócio nodular tóxico. Essa doença costuma surgir em mulheres com mais de 60 anos de idade, contudo pode aparecer em qualquer época da vida e também em homens. Quando há a suspeita da doença, alguns exames laboratoriais devem ser realizados, objetivando avaliar os níveis séricos dos hormônios T3, T4 e TSH. A cintilografia da tireoide permite a identificação do nódulo tireoidiano com grande captação de iodo. O tratamento inicial pode ser feito com fármacos; todavia, o tratamento definitivo, que é efetivo, é feito por meio da erradicação dos nódulos por meio da irradiação, administrando-se iodo radioativo ou ressecção cirúrgica.

Caso 2

Homem de 62 anos de idade, casado, fumante de 30 maços/ano, engenheiro, sem outros antecedentes prévios patológicos, queixa-se de perda de 10 kg de peso nos últimos 6 meses (de 80 para 70 kg). Relata que está comendo menos e por isso julga que o intestino não está funcionando adequadamente. Antes tinha o hábito intestinal de 1 vez ao dia e no último mês as fezes ficaram mais afiladas e está evacuando 1 vez a cada 3 dias. Também relata que tem apresentado dor epigástrica nos últimos 2 meses, que melhora com o uso de omeprazol, indicado pelo farmacêutico. Nega quaisquer outras queixas, incluindo febre, alterações da ingesta de líquidos, tristeza, desânimo e ansiedade. Nega etilismo ou uso de drogas ilícitas. Ao exame clínico nota-se apenas descoramento de 2+/4+.

Comentário

O paciente apresenta emagrecimento não intencional significativo, tendo como fatores de risco para doenças neoplásicas o tabagismo e a idade. Como sinais localizatórios de possível doença neoplásica temos a queixa de alteração de hábito intestinal e características de fezes em homem de mais de 50 anos, levantando a possibilidade de neoplasia intestinal. Também chama a atenção o quadro de dispepsia com sinal de alarme (emagrecimento, anemia e idade), que pressupõe a exclusão de neoplasia gástrica. As causas infecciosas são menos prováveis, visto não haver queixa de febre ou outros sinais ou sintomas localizatórios de quadro infeccioso. O paciente não apresenta queixas psiquiátricas ou sugestivas de doenças endócrinas. No exame clínico nota-se sinais de provável anemia que sugere perda de sangue pelo sistema digestório (alto e/ou baixo). Esse dado do exame clínico corrobora as duas hipóteses diagnósticas: neoplasia intestinal ou gástrica. O paciente necessita de investigação com endoscopia digestiva alta e colonoscopia para confirmação diagnóstica, além da avaliação do hemograma e perfil de ferro para investigação do quadro anêmico.

BIBLIOGRAFIA

1. Aharyya S, Ladner KJ, Nelsen LL, Damarauer J, Reiser PJ, Swoap S, et al. Cancer cachexia is regulated by selective targeting of skeletal muscle gene products. J Clin Invest. 2004;114(3):370-8.
2. Alibhai SMH, Gracewood C, Payette H. An approach to the management of unintentional weight loss in elderly people. CMAJ. 2005;172(6):773-80.
3. Ambrus JL, Ambrus CM, Mink IB, Pickren JW. Causes of death in cancer patients. J Med. 1975;6(1):61-4.
4. Amin T, Mercer J. Hunger and satiety mechanisms and their potential exploitation in the regulations of food intake. Curr Obes Rep. 2016;5:106-112.
5. Bales CW, Ritchie CS. Sarcopenia, weight loss and nutritional frailty in the elderly. Annu Rev Nutr. 2002;22:309.
6. Blundell J, de Graaf C, Hulshof T, Livvinsgstone B, Luch A, Mela D, et al. Appetite control: methodological aspects of the evaluation of foods. Obes Rev. 2010;11:251-70.
7. Bosch X, Monclu E, Escoda O, Guerra-Garcıa M, Moreno P, Guasch N, et al. Unintentional weight loss: clinical characteristics and outcomes in a prospective cohort of 2677 patients. PLoS One. 2017;12(4):e0175125.
8. Bouras EP, Lange SM, Scolapio JS. Rational approach to patients with unintentional weight loss. Mayo Clin Proc. 2001;76(9):923-9.
9. Brozek J, Grande F, Taylor HL, Anderson JT, Buskirk ER, Keys A. Changes in body weight and body dimensions in men performing work on a low calorie carbohydrate diet. J Appl Physiol. 1957;10:412.
10. Cornoni-Huntley JC, Harris TB, Everett DF, Albanes D, Micozzi MS, Miles TP, et al. An overview of body weight of older persons, including the impact on mortality. The National Health and Nutrition Examination Survey I – Epidemiologic Follow-up study. J Clin Epidemiol. 1991;44(8):743-53.
11. Costa LJ, Varella PCS, del Giglio A. Weight changes during chemotherapy for breast cancer. São Paulo Med J. 2002;120(4):113-7.
12. Demling R, DeSanti L, Orgill J. Involuntary weight loss. International Medical Education Foundation. Harvard Educational Modules. Brigham and Women's Hospital. Harvard Medical School 2002. Available: www.involuntary weightloss.org.
13. Dewys WD, Begg C, Lavin PT, Band PR, Benett JM, Bertino JR, et al. Prognostic effect of weight loss prior to chemotherapy in cancer patients. Eastern Cooperative Oncology Group. Am J Med. 1980;69(4):491-7.
14. Evans AT, Gupta R. Approach to the patient with weight loss. Available: www.uptodate.com. Última atualização: jun 2014.
15. French SA, Folsom AR, Jeffery RW, Williamsom DF. Prospective study of intentional weight loss and mortality in older women: the Iwoa women's healthy study. Am J Epidemiol. 1999;149:504-14.
16. Garcia MLB. Emagrecimento involuntário. In: Manual de saúde da família. Rio de Janeiro: Grupo Gen/Guanabara-Koogan; 2015. Cap.27. p.177-82.
17. Goldeberg RJ, Kaplan LA, Boucher LJ. Physicians' attentiveness to medication use as etiology of weight loss. Long Term Care Interface. 2005;6:20-3.
18. Habib U, Rehman FRCPI. Involuntary weight loss in the elderly. Clin Geriatr. 2005;13(7):37-45.
19. Hernández JL, Riancho JA, Matorras P, González-Macías J. Clinical evaluation for cancer in patients with involuntary weight loss without specific symptoms. Am J Med. 2003;114:631-7.
20. Jatoi A, Loprinzi CL. Clinical features and pathogenesis of cancer cachexia. UpToDate 2005. Available: www.utdoi.com/utd/store/index.do.

21. Kayacan O, Karnack D, Beder S, Gullu E, Tutkak H, Senler FC, et al. Impact of TNF-alpha and IL-6 levels on development of cachexia in newly diagnosed NSCLC patient. Am J Clin Oncol. 2006;29(4):328-35.
22. Kotler DP. Cachexia. Ann Intern Med. 2000;133:622-34.
23. Lankisch P, Gerzmann M, Gerzmann JF, Lehnick D. Unintentional weight loss: diagnosis and prognosis: the first prospective follow-up study from a secondary referral centre. J Intern Med. 2001;249:41-6.
24. Macallan DC, Noble C, Baldwin C, Jebb SA, Prentice AM, Coward WA, et al. Energy expenditure and wasting in human deficiency vírus infection. N Engl J Med. 1995;333(2):83-8.
25. Malvy D, Thiébaut R, Marimoutou C, Dabis F. Weight loss and body mass index as predictors of HIV disease progression to Aids in adults. Aquitaine Cohort, France, 1985-1997. J Am Coll Nutr. 2001;20(6):609-15.
26. Marton KI, Sox HC, Krupp JR. Involuntary weight loss: diagnostic and prognostic significance. Ann Intern Med. 1981;95(5):568-74.
27. McGeer AJ, Detsky AS, O'Rourke K. Parenteral nutrition in cancer patients undergoing chemotherapy: a meta-analysis. Nutrition. 1990;6(3):233-40.
28. McHugh D, Gil J. Senescence and aging: causes, consequences, and therapeutic avenues. J Cell Biol. 2017; 217(1):65-77.
29. McMinn J, Steel C, Bowman A. Investigation and management of unintentional weight loss in older adults. BMJ. 2011;342:1732.
30. Metalidis C, Knockaert DC, Bobbaers H, Vanderschueren S. Involuntary weight loss: does a negative baseline evaluation provide adequate reassurance? Eur J Intern Med. 2008;19:345-9.
31. Metropolitan Life Insurance Company. Metropolitan height and weight tables. Statistical Bulletin of Metropolitan Life Insurance Company. 1983, p.64-9.
32. Moriguti JC, Moriguti EKU, Ferriolli E, Cação JC, Iucef Jr. N, Marchuni JS. Involuntary weight loss in elderly individuals: assessment and treatment. Med J. 2001;119(2):72-7.
33. Nora E, Raman A, Schoeller D. Hypermetabolism, cachexia and wasting. Curr Opin Endocrinol Diabetes. 2005;12:325-31.
34. PNSN 2004. Available: http://dtr2004.saude.gov.br/nutricao/documentos/PesquisaNacSaudeNut ricao.pdf.
35. Rabinovitz M, Pitlik SD, Leifer M, Garty M, Resenfeld JB. Unintentional weight loss: a retrospective analysis of 154 cases. Arch Intern Med. 1986;146(1):186-7.
36. Robbins LJ. Evaluation of weight loss in the elderly. Geriatrics. 1989;44(4):31-4.
37. Rogers PJ, Brunstrom JM. Appetite and energy balancing. Phys Behav. 2016;164(PtB):465-71.
38. Ryan C, Byrant E, Eleazer P, Rhodes A, Guest K. Unintentional weight loss in long term care: preditor of mortality in the elderly. South Med J. 1995;88(7):721-4.
39. Sahyoun NR, Sedula MK, Galuska DA, Zhang XL, Pamuk ER. The epidemiology of recent involuntary weight loss in the United States population. Nutr Health Aging. 2004;8(6):510-7.
40. Scevola D, Di Matteo A, Giglio O, Uberti F. Starvation: social, voluntary and involuntary causes of weight loss. In: Mantovani G, Anker SD, Inui A, Morley JE, Rossi Fanelli F, Scevola D, et al. Cachexia and wasting: a modern approach. Springer-Verlag; 2006. p.149-60.
41. Sullivan DH, Martin W, Flaxman N, Hagen JE. Oral health problems and involuntary weight loss in a population of frail elderly. J Am Geriatr Soc. 1993;41:725-31.
42. Todorov PT, McDevitt TM, Meyer DJ, Ueyama H, Ohkubo I, Tisdale MJ. Purification and characterization of a tumor lipid-mobilizing factor (LMF). Br J Cancer Research. 1998;58(11):2353-8.
43. Vasconcelos AB, Mendonça GAS, Sichien R. Height, weight, weight change and risk of breast cancer in Rio de Janeiro, Brazil. São Paulo Med J. 2001;119(2):62-6.
44. Villas Boas PJF. Avaliação nutricional de estresse oxidativo e ocorrência de infecção em indivíduos institucionalizados do Asilo Padre Euclides de Botucatu/SP [tese]. Botucatu: Faculdade de Medicina, Universidade Estadual Paulista; 2006.
45. Wallace JL, Schwartz RS, LaCroix AZ, Uhlmann RF, Pearlman RA. Involuntary weight loss in older outpatients: incidence and clinical significance. J Am Geriatr Soc. 1995;43(4):329-37.
46. Wannamethee SG, Sharper AG, Walker M. Weight change, weight fluctuation ad mortality. Arch Internal Medicine. 2002;162:2575-80.
47. Willet WC, Dietz WH, Colditz GA. Guidelines for healthy weight. New Engl J Med. 1999;341:427-34.
48. Wong J. Involuntary weight loss. Med Clin N Am. 2014;98:625-43.

50

Quedas e instabilidade postural

Gabriel Ribeiro dos Santos Júnior

CONCEITO

A instabilidade postural se refere à incapacidade do paciente de manter postura adequada do corpo durante seu movimento no espaço, constituindo importante fator de risco para as quedas.

Já as quedas são deslocamentos não intencionais do corpo para nível inferior à posição inicial (ou seja, não envolvem necessariamente deslocamento completo ao solo), com impossibilidade de evitá-los em tempo hábil, e determinados por circunstâncias multifatoriais. Geralmente, envolvem algum grau de instabilidade postural.

> Não são enquadrados nesse conceito de queda os acidentes em exercícios de alto desempenho e as causas violentas (ferimentos por projéteis e por armas brancas), por não terem mecanismo associado ao comprometimento postural do paciente.

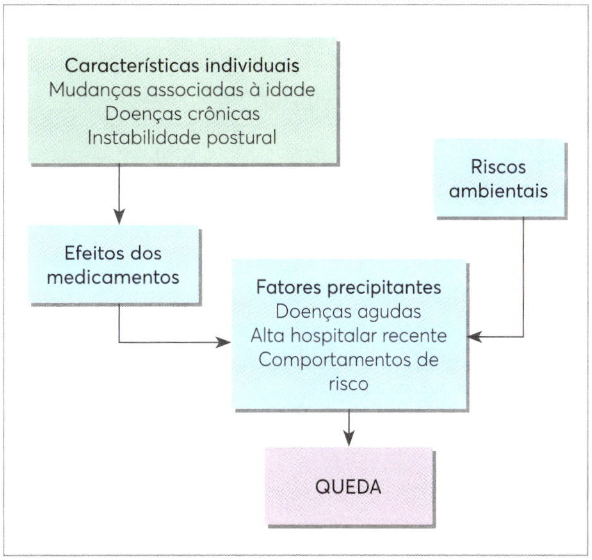

FIGURA 1
Etiologia multifatorial das quedas.
Fonte: adaptada de Hazzard e Halter, 2017.

A instabilidade postural e as quedas são provocadas por múltiplos fatores, tanto intrínsecos quanto ambientais, que em conjunto afetam a integridade dos três elementos essenciais para o equilíbrio corporal: a propriocepção, o sistema vestibular e a acuidade visual. A Figura 1 mostra a interação entre esses fatores.

As quedas constituem uma das grandes síndromes geriátricas. Cerca de um terço dos indivíduos acima dos 65 anos de idade apresenta quedas pelo menos uma vez ao ano. Desse grupo de idosos, metade apresenta duas ou mais quedas por ano (caracterizando a situação de quedas recorrentes).

Também são causa importante de procura de pacientes idosos a serviços de pronto-socorro no Brasil, representando a causa de quase 80% dos atendimentos de idosos por traumatismos e superando em muito os índices determinados por acidentes de trânsito e outras causas externas.

As consequências das quedas, além das lesões físicas (notadamente, as escoriações e as fraturas), também incluem o medo de cair, a limitação das atividades da vida diária, o isolamento social e o declínio na saúde em geral. Por conta disso, é fundamental que todo médico aprenda a reconhecer os fatores que levam às quedas e a fazer a adequada investigação do quadro.

CARACTERIZAÇÃO

A anamnese engloba elementos-chave para a rápida identificação das causas para as quedas e para a instabilidade postural.

Os dados mais importantes incluem: local de ocorrência das quedas, episódios prévios de quedas, mecanismo principal envolvido, tempo em que o paciente permaneceu no solo e se teve dificuldade para se levantar, presença de sintomas prodrômicos e perda de consciência, capacidade funcional prévia do paciente, antecedentes pessoais (principais comorbidades), hábitos (como o uso de calçados), vícios (álcool ou substâncias ilícitas) e história medicamentosa.

> Uma pergunta útil a ser realizada por profissionais de saúde, especialmente em serviços de pronto atendimento, diante de um paciente que acabou de sofrer uma queda, é a seguinte: "Se o paciente fosse um jovem saudável de 20 anos de idade, ele teria caído por esse motivo?". Se a resposta for "não", o evento é considerado de maior gravidade e, provavelmente, exigirá investigação mais aprofundada, com manobras específicas de exame clínico e solicitação de exames complementares.

O local de ocorrência de quedas é um indicativo da saúde geral do paciente. A Tabela 1 mostra essa caracterização.

TABELA 1 Caracterização do perfil de pacientes conforme o local de ocorrência das quedas

Pacientes mais saudáveis	Pacientes frágeis (saúde debilitada)
Quedas geralmente fora de casa	Quedas geralmente dentro de casa
Menor frequência de quedas	Maior frequência de quedas
Maior exposição aos riscos ambientais	Sem risco ambiental evidente
Atividades de risco maior (atravessar uma rua, desviar de buracos na calçada)	Atividades rotineiras (deambular, levantar-se da cama)
Grande deslocamento do centro de gravidade	Pequeno deslocamento do centro de gravidade
Poucas condições patológicas subjacentes	Muitas condições patológicas subjacentes

Fonte: adaptada de Kenny et al., 2011.

As quedas podem ser episódicas ou recorrentes. As episódicas (ou eventuais) são caracterizadas por ocorrerem no máximo uma vez ao ano, enquanto as recorrentes são definidas por ocorrências de duas ou mais quedas ao ano. Estas últimas são as mais preocupantes, pois constituem marcadores de declínio funcional e sinalizam a presença de doenças ainda não diagnosticadas, gerando riscos de institucionalização e sendo fator de risco independente para aumento de mortalidade.

Os mecanismos de quedas são muito variados. Podem estar associados com fraquezas do aparelho locomotor, neuropatias, doenças do aparelho cardiovascular e mesmo alterações visuais. A seguir, será fornecido maior detalhamento da interação entre os mecanismos e as possíveis causas das quedas.

CAUSAS PRINCIPAIS E DIAGNÓSTICOS DIFERENCIAIS

As quedas podem ocorrer por fatores intrínsecos (do próprio paciente) e extrínsecos (relacionados ao ambiente com o qual o paciente interage), conforme exposto na Tabela 2.

TABELA 2 Fatores intrínsecos e extrínsecos para a ocorrência de quedas

Fatores intrínsecos gerais	
Idade avançada (maior de 75 anos) Sexo feminino Déficit visual Fraqueza muscular Dor articular	Neuropatia periférica Alteração cognitiva Depressão Desequilíbrio e alterações na marcha Uso de quatro ou mais medicações
Fatores intrínsecos medicamentosos	
Hipnóticos (benzodiazepínicos) Anticolinérgicos (opioides, antidepressivos tricíclicos) Anti-histamínicos Relaxantes musculares	Anti-hipertensivos (diuréticos) Anticonvulsivantes Corticosteroides Hipoglicemiantes Antiarrítmico (digoxina)
Fatores extrínsecos	
Uso de calçado inadequado Piso escorregadio Tapetes soltos Desníveis ou degraus não sinalizados	Animais e objetos no chão Objetos guardados em lugares altos Baixa luminosidade Uso inadequado de dispositivos de marcha

Fonte: adaptada de Hazzard e Halter, 2017.

A Tabela 3 mostra as principais causas em função dos diferentes mecanismos de queda. É importante enfatizar que cada mecanismo está associado a diferentes manifestações clínicas e gera diferentes formas de abordagem tanto na execução do exame clínico quanto na solicitação de exames complementares.

O tratamento adequado para um paciente que sofreu queda depende da correta identificação da(s) causa(s) e dos fatores de risco. Normalmente, a abordagem é multifatorial, envolvendo a revisão das medicações em

TABELA 3 Principais mecanismos das quedas e sua relação com as principais etiologias e os achados clínicos

Mecanismo da queda	Achados clínicos	Etiologia	Investigação
Queda súbita da própria altura	Perda súbita do controle da postura	▪ Hipersensibilidade do seio carotídeo (mecanismo vasovagal) ▪ Doença vascular encefálica aguda ▪ Doença coronariana ▪ Arritmias (bradi ou taquiarritmias) ▪ Aterosclerose (insuficiência vertebrobasilar) ▪ Hipoglicemia	▪ Exames de imagem de encéfalo (tomografia computadorizada ou ressonância magnética) ▪ Eletrocardiograma ▪ Holter ▪ Doppler de artérias carótidas e vertebrais ▪ Glicemia capilar
Anteropulsão e retropulsão	Tendência a cair para a frente (anteropulsão) ou para trás (retropulsão)	▪ Síndromes vestibulares ▪ Ataxia cerebelar ▪ Hipercifose em dorso	▪ Avaliação do otorrinolaringologista ▪ Ressonância magnética de encéfalo
Tropeço	Alteração visual	▪ Presbiopia ▪ Catarata ▪ Glaucoma ▪ Degeneração macular da retina ▪ Retinopatia por diabete ou hipertensão	▪ Teste de Snellen ▪ Teste de campos visuais ▪ Avaliação do oftalmologista ▪ Glicemia de jejum e hemoglobina glicada
	Alteração sensitivo-motora	Polineuropatias	Avaliação de sensibilidade com monofilamento e diapasão
	Dificuldade de executar a fase de balanceio da marcha (fase em que a perna não está apoiada)	▪ Osteoartrose de joelhos ▪ Sequela de acidente vascular encefálico ▪ Parkinsonismos	▪ Testes de força muscular ▪ Radiografia de joelhos
	Alteração cognitiva ou prejuízo de planejamento	▪ Síndromes demenciais ▪ Ansiedade e depressão ▪ Medicamentos ▪ Uso de substâncias	▪ Miniexame do estado mental ▪ Escalas de depressão e ansiedade ▪ Revisão dos medicamentos em uso e dos vícios
Falseamento de membros inferiores	▪ Fraqueza muscular ▪ Dor ▪ Instabilidade articular de joelhos	▪ Síndrome de cauda equina ▪ Sequela de acidente vascular encefálico ▪ Síndrome femoropatelar	▪ Testes de força muscular ▪ Testes de levantar-se e sentar-se 5 vezes
Escorregão	Falha no ajuste reativo do equilíbrio	▪ Doença de Parkinson ▪ Deficiência de tônus muscular	*Nudge test* (teste do empurrão)

Fonte: Kenny et al., 2011.

uso, a adaptação do ambiente para minimizar o risco de quedas (retirar objetos, melhorar a iluminação local, adaptar barras nas paredes, entre outras medidas), o fortalecimento muscular com exercícios supervisionados e o tratamento específico para a(s) doença(s) identificada(s).

CASOS CLÍNICOS

Caso 1

Mulher de 62 anos de idade, sem comorbidades conhecidas, não faz uso de medicamentos de uso contínuo, é trazida ao pronto-socorro por familiares após ter apresentado queda na calçada ao se apressar para atravessar uma rua próxima à sua casa. Nega sintomas prodrômicos e relata que acabou tropeçando por ser muito "descuidada". No exame clínico, não foram detectadas anormalidades nos sistemas nervoso central, cardiovascular e respiratório. A avaliação de membros detectou escoriações em mãos e joelhos.

Quais fatores para quedas precisam ser pesquisados diante desse contexto?

Comentário

Pacientes que apresentam quedas fora do domicílio tendem a ser mais saudáveis. Entretanto, isso não exclui a possibilidade da presença de fatores intrínsecos. No exame clínico, faltou a avaliação da acuidade visual da paciente – lembrando que a prevalência de doenças como catarata, glaucoma e degeneração macular da retina é alta em pacientes idosos, e tais doenças têm alta associação com a ocorrência de quedas. Além disso, nesta paciente é importante pesquisar fatores extrínsecos, como o uso de calçados apropriados (que sejam fechados e com sola firme, porém não endurecida demais).

Caso 2

Homem de 72 anos de idade é transportado por ambulância do Serviço de Atendimento Móvel de Urgência (SAMU) até à sala de emergência de um hospital. Segundo informações fornecidas pela equipe do SAMU, o paciente foi encontrado caído no chão de seu próprio quarto, ao lado da cama. Realizada glicemia capilar, que mostrou valor considerado de normalidade. A familiar responsável pelo cuidado deste paciente (uma filha) ainda não chegou ao hospital. Quando o médico tenta conversar com o paciente, este responde dizendo que não se lembra do que ocorreu. Nota-se que não é um paciente com informação confiável no momento.

Quais as principais causas de queda a serem investigadas na sala de emergência para este paciente?

Comentário

É importante lembrar que os pacientes que apresentam quedas em domicílio tendem a apresentar muitos fatores intrínsecos. Pelos dados de anamnese obtidos até o momento, o principal mecanismo sugerido é a ocorrência de queda súbita da própria altura, que pode ocorrer tanto por mecanismo vasovagal (comum nessa idade) como por doenças do aparelho circulatório (incluindo arritmias cardíacas, infarto do miocárdio e acidente vascular encefálico). Hipoglicemia já foi descartada na avaliação pelo SAMU. Dessa forma, além de cuidadoso exame clínico, será importante a solicitação de exames complementares como o eletrocardiograma e a tomografia computadorizada de crânio, enquanto se aguarda a chegada da familiar para a obtenção de mais dados de anamnese.

Caso 3

Homem de 77 anos de idade, com antecedentes de obesidade grau II, sedentarismo e osteoartrose de joelhos, em uso de relaxante muscular (ciclobenzaprina) para as dores nos joelhos, dá entrada no pronto atendimento relatando ter sofrido desequilíbrio durante sua caminhada habitual no shopping, com sensação de falseamento das pernas, precisando apoiar as mãos nas paredes para não ir ao solo. Relata que tinha acabado de almoçar e que estava um pouco sonolento. No exame clínico, o paciente estava orientado temporoespacialmente e com muitas crepitações ao exame dos joelhos, com dor local. Sem outras alterações encontradas no exame.

Quais outras manobras podem ser executadas no exame clínico deste paciente? Ele sofreu uma queda de fato?

Comentário

O evento descrito pelo paciente é caracterizado como queda, mesmo não ocorrendo choque direto com o solo. Um deslocamento para uma posição inferior já é suficiente para caracterizar uma queda. No caso deste paciente, podem-se verificar múltiplos fatores: a osteoartrose de joelhos, o sedentarismo e o uso de um relaxante muscular. O paciente se beneficia da execução de testes funcionais específicos como o teste de levantar-se e sentar-se 5 vezes, que pode direcionar a conduta neste caso. Se o paciente tiver maior dificuldade para se levantar no início, a dor articular será a causa mais importante; entretanto, se não conseguir se sustentar em pé durante o teste, a fraqueza muscular será o fator preponderante. Se o paciente não compreender o comando de se levantar e se sentar, o medicamento pode ser o fator principal.

Caso 4

Mulher de 63 anos de idade, com antecedente de hipertensão arterial sistêmica e dislipidemia, em uso de captopril e sinvastatina em doses adequadas, foi trazida por familiares ao serviço médico após queda da própria altura em casa. Segundo informações obtidas durante a anamnese, a paciente estava em pé na cozinha quando apresentou queda para trás. Não há relato de perda de consciência. Porém, em exame neurológico cuidadoso, notou-se que a paciente apresentava dificuldade de coordenação dos movimentos finos, além de dificuldade para se manter em pé, com tendência a apresentar retropulsão.

Qual é a principal hipótese diagnóstica para esta paciente? Qual é o melhor exame complementar a ser solicitado neste contexto?

Comentário

Essa paciente teve um mecanismo de queda que lembra a retropulsão, mais característica de síndromes vestibulares, ataxia cerebelar ou hipercifose em dorso. Diante dos antecedentes pessoais apresentados, uma isquemia que tenha afetado o cerebelo é a hipótese mais provável e mais crítica. A recomendação de exame complementar neste caso é a ressonância magnética de encéfalo, que tem melhor precisão para detectar isquemias em região cerebelar que a tomografia computadorizada.

PRINCIPAIS PONTOS

- As quedas e a instabilidade postural têm etiologia multifatorial.
- Os principais fatores intrínsecos para quedas são as doenças do aparelho circulatório, as neuropatias, as doenças do aparelho locomotor e as alterações visuais, além do uso de álcool, drogas ilícitas e múltiplos medicamentos.
- Pacientes mais saudáveis tendem a ter quedas fora de casa, geralmente por fatores extrínsecos; pacientes mais frágeis costumam ter quedas em casa, geralmente por fatores intrínsecos.
- A anamnese detalhada ajuda a esclarecer praticamente todas as causas de quedas e permite a investigação adequada, evitando a ocorrência de novos episódios.

BIBLIOGRAFIA

1. Brasil. Ministério da Saúde. Programa Nacional de Segurança do Paciente. Anexo 01: Protocolo Prevenção de Quedas. Brasília (DF); 2013.
2. Freitas MG, Bonolo PF, Moraes EN, Machado CJ. Idosos atendidos em serviços de urgência no Brasil: um estudo para vítimas de quedas e de acidentes de trânsito. Ciênc Saúde Colet. 2015;20(3):701-12.
3. Hazzard WR, Halter JB. Hazzard's geriatric medicine and gerontology. 7th ed. New York: McGraw-Hill Medical; 2017.
4. Kenny RA, Rubenstein LZ, Tinetti ME, Brewer K, Cameron KA, Capezuti EA, et al. Summary of the Updated American Geriatrics Society/British Geriatrics Society clinical practice guideline for prevention of falls in older persons. J Am Geriatr Soc. 2011;59(1):148-57.
5. Pimentel WRT, Pagotto V, Stopa SR, Hoffmann MCCL, Andrade FB, Souza Junior PRB, et al. Quedas entre idosos brasileiros residentes em áreas urbanas: ELSI-Brasil. Rev Saude Publica. 2018;52 Supl 2:12s.
6. Papalia GF, Papalia R, Diaz Balzani LA, Torre G, Zampogna B, Vasta S, et al. The effects of physical exercise on balance and prevention of falls in older people: a systematic review and meta-analysis. J Clin Med. 2020;9(8):2595.

51

Sangramento e trombose

Arnaldo Lichtenstein

TROMBOSE

Definição

Tromboembolismo venoso (TEV) é o conjunto de alterações que compreende a trombose venosa profunda (TVP), a embolia pulmonar (EP) e suas complicações crônicas: a síndrome pós-flebítica e a hipertensão pulmonar crônica.

Epidemiologia e fatores de risco

A identificação precoce do TEV, com tratamento imediato, é fundamental, pois essa situação clínica é responsável por grande mortalidade e morbidade. Porém, isso nem sempre acontece. Cerca de metade dos pacientes que faleceram e tiveram EP vista na autópsia não tinha o diagnóstico suspeito em vida. Se a causa principal do óbito foi EP, apenas 60% deles tiveram o diagnóstico em vida.

A EP tem mortalidade de até 30% se não tratada, enquanto a síndrome pós-flebítica acontece em até 40% das TVP e é responsável por grande morbidade com seu edema crônico e ulcerações de difícil cicatrização.

A TVP acontece, na maioria das vezes, em membros inferiores e em pacientes internados. Cerca de um terço a metade dos pacientes clínicos internados estão em risco de TEV e desenvolvem essa complicação em 1 ou 3% das vezes, dependendo de receberem profilaxia ou não. Os fenômenos responsáveis pela coagulação excessiva obedecem à tríade de Wirchow: estase sanguínea, hipercoagulabilidade e lesão vascular. Assim, fica mais fácil entender por que os membros inferiores são mais afetados em razão da estase sanguínea, bem como é muito mais frequente em pacientes internados, dada sua mobilidade reduzida.

Pacientes ambulatoriais também são afetados, porém, mesmo entre eles, cerca de dois terços tiveram internação nos últimos 3 meses. Membros superiores, bem como vasos esplâncnicos, também são afetados, embora mais frequentemente em trombofilias hereditárias e em síndromes paraneoplásicas. As principais trombofilias estão resumidas na Tabela 1.

TABELA 1 Etiologias de trombofilias hereditárias e adquiridas

Trombofilias hereditárias	Trombofilias adquiridas
▪ Fator V de Leiden	▪ Síndrome nefrótica
▪ Mutação G20210A da protrombina	▪ Anticorpo antifosfolípide
▪ Deficiência de proteína C	▪ Neoplasias
▪ Deficiência de proteína S	
▪ Deficiência de antitrombina III	

A mutação da protrombina em conjunto com o fator V de Leiden perfaz 50-60% das trombofilias hereditárias.

A deficiência de antitrombina III é o maior fator de risco dentre as trombofilias hereditárias, sendo 4,4 vezes maior que a presença de fator V de Leiden, 2,6 vezes maior que a deficiência de proteína S e 1,9 vez maior que a deficiência de proteína C. O fator V de Leiden aumenta o risco de trombose em 7 vezes, e a mutação da protrombina em 2,8 vezes. O anticorpo antifosfolípide aumenta a trombose em 6 vezes.

A Tabela 2 resume o risco de trombose conforme os principais tipos de neoplasias. Os fatores de risco para tromboembolismo pulmonar estão listados na Tabela 3.

TABELA 2 Relação de diferentes tipos de câncer e trombose

Origem	RR (95% IC)
Cabeça e pescoço	0,29 (0,2-0,4)
Bexiga	0,42 (0,36-0,49)
Mama	0,44 (0,4-0,48)
Esôfago	0,76 (0,58-0,97)
Colo do útero	0,90 (0,68-1,18)
Fígado	0,92 (0,76-1,11)
Próstata	0,98 (0,93-1,04)
Sem câncer	1
Reto	1,11 (1-1,22)
Pulmão	1,13 (1,07-1,19)
Cólon	1,36 (1,29-1,44)
Rim	1,41 (1,25-1,59)
Estômago	1,49 (1,33-1,68)
Linfoma	1,80 (1,65-1,96)
Pâncreas	2,05 (1,87-2,24)
Ovário	2,16 (1,93-2,41)
Leucemia	2,18 (2,01-2,37)
Cérebro	2,37 (2,04-2,74)
Útero	3,34 (2,97-3,87)

IC: intervalo de confiança; RR: relação de risco.

TABELA 3 Fatores de risco para tromboembolismo pulmonar

Situação clínica
▪ Acidente vascular encefálico
▪ Câncer
▪ Cateteres centrais e Swan-Ganz
▪ Doença inflamatória intestinal
▪ Doença respiratória grave
▪ Doença reumática ativa
▪ Gravidez e pós-parto
▪ História prévia de TEV
▪ Infarto agudo do miocárdio
▪ Insuficiência cardíaca congestiva classe III ou IV
▪ Idade ≥ 55 anos
▪ Infecções
▪ Insuficiência arterial
▪ Internação em UTI
▪ Obesidade
▪ Paresia/paralisia MMII
▪ Quimioterapia/hormonioterapia
▪ Reposição hormonal/contraceptivos orais
▪ Síndrome nefrótica
▪ Tabagismo
▪ Trombofilias
▪ Varizes/insuficiência venosa crônica

MMII: membros inferiores; TEV: tromboembolismo venoso; UTI: unidade de terapia intensiva.

Sinais e sintomas da trombose venosa profunda

O diagnóstico de uma TVP requer a identificação de sintomas e sinais, que têm sensibilidades e especificidades resumidas na Tabela 4.

TABELA 4 Sinais da trombose venosa profunda

Sinal	Sensibilidade (%)	Especificidade (%)
Qualquer edema de perna	41-90	8-74
Edema assimétrico ≥ 2 cm de diferença	61-67	69-71
Edema de toda a perna	34-57	58-80
Dilatação de veias superficiais	28-33	79-85
Eritema	16-48	61-87
Tromboflebite superficial	5	95
Dor à palpação	19-85	10-80
Uma perna mais fria que a outra	42	63
Uma perna mais quente que a outra	29-71	51-77
Cordão venoso palpável	15-30	73-85
Sinal de Homans	10-54	39-89

Sinal de Homans: dor abaixo do joelho com a dorsiflexão do pé. O cisto de Backer é o grande diagnóstico diferencial.

Sinal da bandeira: com a flexão da perna, paciente deitado e apoiado com a planta do pé, o examinador não consegue mobilizar a panturrilha que está empastada: "a bandeira não tremula".

Cerca de metade dos pacientes com TVP é assintomática (Figura 1).

Diagnósticos diferenciais da trombose venosa profunda

Entre os diagnósticos diferenciais mais frequentes da TVP, estão as infecções do membro, o cisto de Backer e a lesão muscular.

Diagnósticos diferenciais da embolia pulmonar

A complicação mais temerária da TVP é a EP (Tabela 5). Entre os sintomas, estão a dispneia súbita, a síncope e a hemoptise (no caso de um infarto pulmonar). Porém, todos esses sintomas têm diagnósticos diferenciais. A dispneia súbita pode ocorrer em uma

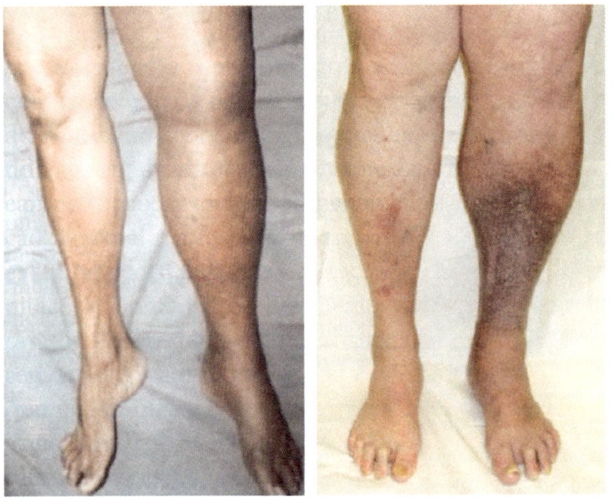

FIGURA 1
Trombose venosa profunda.

descompensação aguda dos pulmões ou coração (asma ou infarto do miocárdio). A síncope pode ocorrer em qualquer situação de baixo débito cerebral. Outras causas de hemoptise são bronquiectasia, infecções e câncer de pulmão.

TABELA 5 Sinais da embolia de pulmão

Sinal	Sensibilidade (%)	Especificidade (%)
Sudorese	4	94
Cianose	1-3	97-100
Pulso > 100 bpm	6-43	66-96
Pressão sistólica ≤ 100 mmHg	8	95
Temperatura > 38 °C	1-9	78-98
Frequência respiratória > 30/minuto	21	90
Uso de musculatura acessória	17	89
Crepitação	21-59	45-82
Sibilos	3-31	68-91
Atrito pleural	1-14	91-99
Estase jugular	3-14	92-96
Hiperfonese de P2	15-19	84-95
Ritmo de galope	30	89
Dolorimento de parede torácica	11-17	79-80
Dor ou edema unilateral de panturrilha	9-52	77-99

Diagnóstico da embolia de pulmão

O escore de Wells para EP nos dá a probabilidade pré-teste (Tabela 6).

TABELA 6 Escore de Wells para embolia de pulmão

Fator de risco	Pontuação
TEV anterior	1,5
Imobilização ou cirurgia em 4 semanas	1,5
Câncer	1
Hemoptise	–
Frequência cardíaca > 100 bpm	1,5
Sinais de TVP	3
Outros diagnósticos são menos prováveis	3

Probabilidade	Pontuação	Sensibilidade (%)	Especificidade (%)
Baixa	0-1	6-53	30-54
Moderada	2-6	38-72	–
Alta	7 ou mais	7-54	90-100

TEV: tromboembolismo venoso; TVP: trombose venosa profunda.

Com baixa probabilidade e o exame d-dímero negativo, exclui-se a possibilidade de TEV.

Com base na suspeita clínica de um TEV, vários algoritmos são propostos. Para efeitos práticos, nem sempre é preciso fazer o diagnóstico de EP se já se tem o diagnóstico de TVP.

O diagnóstico de TVP é feito com ultrassonografia com Doppler do membro afetado. Em mãos hábeis, na presença do membro edemaciado, a sensibilidade do método chega a 90%, enquanto, na ausência de edema, ela cai para 50%.

A tomografia pulmonar com contraste é o método de escolha para o diagnóstico de TEP, sendo 90% sensível, não detectando pequenas embolias periféricas, que geralmente não causam sintomas nem alterações hemodinâmicas. Esse exame deve ser evitado em pacientes com insuficiência renal, em virtude do uso de contraste iodado. Nessas situações, a cintilografia pulmonar ventilação-perfusão pode ser usada. Esse método tem limitações em pacientes com imagens pulmonares, uma vez que não distingue um infarto pulmonar de uma pneumonia.

O ecocardiograma Doppler colorido pode mostrar uma hipertensão pulmonar. Se houver exame anterior ao evento, a comparação pode ser muito útil.

Eletrocardiograma simples pode mostrar sinal de sobrecarga de câmaras direitas: S1, Q3, T3 (onda S em derivação D1, onda Q em derivação D3 e onda T invertida em derivação D3). Embora muito específico, é pouco sensível.

SANGRAMENTOS

Definição

Todos as pessoas sangram após um grande traumatismo. Uma deficiência de coagulação é pensada quando ocorre sangramento espontâneo ou grande sangramento após pequenos traumatismos. Grandes sangramentos por definição são aqueles que fazem cair 2 g/dL de hemoglobina (ou que exigiu transfusão de pelo menos 2 bolsas de sangue).

Fisiopatologia

Na avaliação do paciente que sangra anormalmente, deve-se ter em mente os mecanismos de coagulação normais: a homeostasia primária e secundária.

Assim, se houver alterações na hemostasia primária, dependente de vasos e plaquetas, ter-se-ão sangramentos diferentes daqueles produzidos pela falta de fatores de coagulação.

Sinais e sintomas

Na pele, sangramentos decorrentes das alterações da hemostasia primária, como nas plaquetopenias, uso de antiagregantes plaquetários e vasculites, causarão petéquias e púrpuras, enquanto alterações de fatores de coagulação, como as que ocorrem em hemofílicos e hepatopatas, causarão hematomas e equimoses.

- Petéquia: ponto vermelho < 2 mm que não desaparece à pressão. Se elevada, indica inflamação e, portanto, vasculite.
- Púrpuras: são petéquias coalescidas.
- Equimose: sangue extravasado dos vasos, no tecido subcutâneo. Sua cor varia no tempo, conforme ocorre a degradação das hemácias: roxo, verde ou amarelo.
- Hematoma: qualquer extravasamento de sangue para fora dos vasos. Pode ser subcutâneo, muscular, retroperitoneal, articular etc.

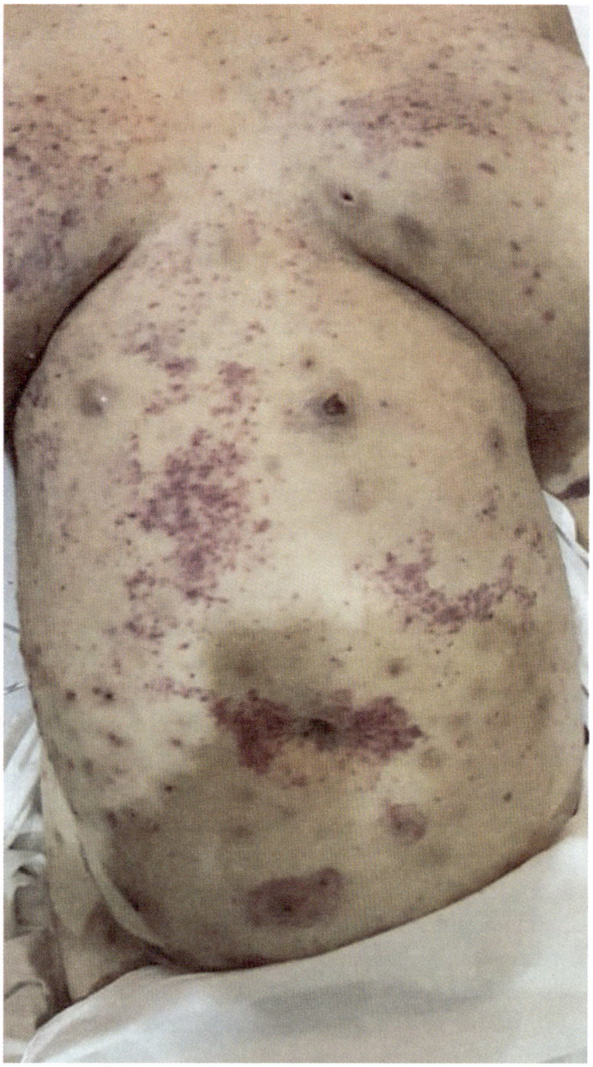

FIGURA 2
Púrpuras, equimoses e hematomas.

A Figura 2 ilustra um paciente com púrpuras, equimoses e hematomas.

O nível de plaquetas é preditivo de sangramentos. Porém, pode variar de acordo com a etiologia da plaquetopenia. Assim, em uma leucemia aguda, a possibilidade de sangramento é maior que em uma púrpura plaquetopênica autoimune, com o mesmo número de plaquetas. Em geral, plaquetas acima de 100.000/mm^3 não causam sangramentos importantes, enquanto em uma contagem abaixo de 10.000/mm^3 há grande risco de sangramento espontâneo letal.

Não é infrequente encontrar mais de uma causa para sangramentos. Como exemplo, cita-se um hepatopata que tem tanto uma deficiência de fatores de coagulação como plaquetopenia por hiperesplenismo e, eventualmente, baixa vitamina K por deficiência de absorção em decorrência de icterícia.

Na história de sangramentos, deve-se perguntar sobre menstruação, sangramentos ao fazer a barba com lâmina, ao escovar os dentes etc. Vários órgãos influenciam a homeostase, como fígado e rins. Doenças autoimunes podem cursar com plaquetopenia. Medicamentos alteram a coagulação, como a aspirina e inibidores de vitamina K, bem como aqueles que diminuem estoques de ácido fólico e vitamina B12, reduzindo o número de plaquetas. Os corticosteroides podem causar fragilidade vascular levando a sangramentos. Dados de história familiar e idade do aparecimento de sangramentos são fundamentais.

No exame clínico, além dos sangramentos de pele e mucosas, deve-se procurar descoramento de mucosas, esplenomegalia, sinais de insuficiência hepática etc.

Um teste ainda feito nos dias de hoje é a prova do laço: desenha-se uma área no braço, uma polegada quadrada (2,5 x 2,5 cm). Comprime-se o membro com o esfignomanômetro com a média da pressão arterial, por 5 minutos. O teste será positivo se surgirem 20 petéquias. É um teste bem reprodutível (90%), sendo ainda utilizado para triagem de dengue hemorrágica (sensibilidade de 58% e especificidade de 71%, com valor preditivo positivo de 85% e negativo de 33%).

Diagnóstico

Uma vez que haja suspeita de sangramento anormal, deve-se lançar mão de exames complementares, de acordo com a suspeita clínica:

- Sangramentos decorrentes da alteração da hemostasia primária: contagem do número de plaquetas, função plaquetária, fator de von Willebrand, pesquisa de vasculites específicas.
- Sangramentos decorrentes de fatores de coagulação: tempo de protrombina (TP, que mede a via extrínseca da coagulação), tempo de tromboplastina parcial ativada (TTPA, que mede a via intrínseca da coagulação), tempo de trombina (TT, que mede a via final, geralmente detectando problemas do fibrinogênio), dosagem de fatores específicos da coagulação (dependentes de vitamina K, dependentes de produção hepática, deficiências genéticas, como hemofilias).

Quando mais de uma causa para sangramento está presente, a tromboelastografia pode ser útil na determinação da principal causa responsável pelo sangramento.

CASO CLÍNICO

Homem de 60 anos, com diagnóstico de insuficiência cardíaca congestiva (ICC) de etiologia hipertensiva, relata dispneia intensa há algumas horas. Relata dor torácica esquerda, à inspiração, que não piora com movimentação. Nega febre. Afirma estar tomando regulamente a medicação prescrita: enalapril 10 mg, de 12/12 horas; carvedilol 12,5 mg, de 12/12 horas; espironolactona 25 mg, pela manhã, e hidroclorotiazina 25 mg, pela manhã. Ficou internado há 1 mês, quando ocorreu o diagnóstico de ICC. Exame clínico: estado geral regular; dispneico; pressão arterial: 140 x 86 mmHg; pulsação: 100 bpm; $SatO_2$: 90% em ar ambiente. Pulmões com crepitação fina até metade inferior de ambos os hemotóraces. Coração: bulhas rítmicas normofonéticas, *ictus* desviado para a esquerda, B3+. Estase jugular ++ a 45°. Edema de membros inferiores, sendo a direita maior que a esquerda.

Este caso ilustra uma situação frequente: uma descompensação de ICC.

A primeira pergunta, após esse diagnóstico, é: o que descompensou sua insuficiência cardíaca?

- Falta de medicações? Improvável, pois relatou tomar adequadamente e sabia todas as medicações.
- Infecção? Improvável. Falta febre e o quadro é muito agudo.
- Insuficiência coronariana? Possível. Teve dor, porém não parece isquêmica, mas sim pleural. Deve ser feito eletrocardiograma e eventualmente curva enzimática cardíaca.
- TEV? Provável. Tem fatores de risco: internação recente, insuficiência cardíaca e idade. Tem clínica compatível: dispneia súbita, dor pleural. Tem exame clínico compatível: edema assimétrico de membros inferiores e hipóxia.
- Assim, o passo seguinte é como fazer o diagnóstico de um TEV:
  - Ultrassonografia Doppler de membros inferiores: barata, rápida, muito sensível e específica.
  - Ecocardiograma: bastante útil apenas se mostrar aumento de pressão na artéria pulmonar em relação a exame anterior. Ajudará a quantificar a ICC e eventualmente a mostrar hipocontratilidade setorial, indicando isquemia.
  - Tomografia pulmonar com contraste: excelente exame. Só não deve ser feito na presença de lesão renal.
  - Cintilografia pulmonar (ventilação/perfusão): é a alternativa para a tomografia
  - Eletrocardiograma e radiografia. São pouco sensíveis.

Foi realizada a ultrassonografia de membros inferiores, que evidenciou trombo em veia femoral direita. Feita também a angiotomografia pulmonar, que evidenciou embolia segmentar esquerda. Iniciada a anticoagulação subcutânea e depois via oral, sendo dada alta após 7 dias de internação.

BIBLIOGRAFIA

1. Bricola SAPC, Paiva EF, Lichtenstein A, Gianini RJ, Duarte JG, Shinjo SK, et al. Fatal pulmonary embolism in hospitalized patients: a large autopsy-based matched case-control study. Clinics. 2013;68(5) 679-85.
2. McGee S. Evidence-based physical diagnosis. 4th ed. Philadelphia: Elsevier; 2018.
3. Rocha AT, Paiva EF, Lichtenstein A, Milani Junior R, Cavalheiro Filho C, Maffei FHA, et al. Diretrizes em foco: tromboembolismo venoso. Profilaxia em pacientes clínicos – parte I. Rev Assoc Med Bras. 2009;55(2):95-107.
4. Rocha AT, Paiva EF, Lichtenstein A, Milani Junior R, Cavalheiro Filho C, Maffei FHA, et al. Diretrizes em foco: tromboembolismo venoso. Profilaxia em pacientes clínicos – parte II. Rev Assoc Med Bras. 2009;55(3):229-50.
5. Rocha AT, Paiva EF, Lichtenstein A, Milani Junior R, Cavalheiro Filho C, Maffei FHA, et al. Diretrizes em foco: tromboembolismo venoso. Profilaxia em pacientes clínicos – parte III. Rev Assoc Med Bras. 2009;55(4):363-81.

52

Sinais e sintomas do ouvido

Ricardo Ferreira Bento
Paula Tardim Lopes

INTRODUÇÃO

Os sintomas das doenças do ouvido são os mais frequentes entre os pacientes. Perto de 100% das crianças e adultos apresentam durante a vida pelo menos um desses sintomas.

Os mais comuns dentre eles serão descritos neste capítulo, bem como seus principais sinais de apresentação clínica, com o objetivo de auxiliar na elaboração de uma anamnese completa para o diagnóstico preciso.

OTALGIA

Processo doloroso relatado em orelha externa ou média causada por inflamação e infecção local ou em suas proximidades, causando o que se conhece como otalgia reflexa – quando não há acometimento direto das estruturas da orelha.

Esse sintoma está comumente presente em doenças como otite externa, otite secretora ou serosa, otite média aguda, disfunção de articulação temporomandibular e tumores de cabeça e pescoço.

OTORREIA

Saída aguda ou crônica de secreção pelo ouvido que deverá ser caracterizada quanto ao aspecto (se purulenta, serosa ou hemática), quanto ao início do quadro (se relacionado a quadro infeccioso agudo ou quadro recorrente junto à entrada de água na orelha, resfriados) e quanto aos sintomas associados (dor, prurido ou febre). Estará presente em afecções como otite externa, otite média aguda supurada, otite média crônica, fístula liquórica e trauma de ouvido.

HIPOACUSIA

Sensação de redução da audição. Os dados mais recentes da Organização Mundial da Saúde (OMS), de 2015, apontam que no Brasil existe um total de 28 milhões de pessoas com surdez. Isso representa 14% da população brasileira.

Segundo estudo de Baraky e Bento, 5,6% da população brasileira tem hipoacusia de moderada a profunda que necessita de tratamento ou reabilitação. A hipoacusia está presente em quase todas as doenças otológicas, podendo ser de caráter condutivo, neurossensorial ou misto.

Na anamnese, é necessário questionar quanto ao tempo de instalação – se teve início súbito ou progressivo – e saber se a audição melhora ou se mantém- inalterada com o tempo. Além disso, é importante definir se o início se associou a algum evento de trauma, ruído intenso ou uso de remédios e drogas, tratamento como quimioterapia e radioterapia previamente recebidos, histórico familiar de perda auditiva, doenças concomitantes, antecedentes de infecções neonatais, histórico gestacional e se a pessoa apresenta características sindrômicas em seu fenótipo. Estará presente em afecções como: cerume, presbiacusia, surdez genética sindrômica e não sindrômica, surdez congênita (ao nascimento é a doença congênita mais comum do recém nascido – 1/1.000 nascimentos), surdez familiar, otosclerose, tumores (neurinoma do acústico, *glomus* timpânico ou jugulotimpânico, carcinomas), trauma acústico por exposição a ruído (estima-se que, até 2050, 1 bilhão de jovens terão lesão auditiva por uso de aparelhos de som), doença de Menière, otites crônicas por perfuração da membrana timpânica com ou sem erosão dos ossinhos da orelha média por processo infeccioso crônico associado ou não a colesteatoma e as otites serosas pela presença de fluidos na orelha média.

ZUMBIDO

Um sintoma que acomete cerca de 22% da população e que na anamnese deve ser diferenciado quanto a sua intensidade, frequência, qualidade (chiado, apito, grilo, panela de pressão), localização, duração, mascarabilidade e fatores de piora. Geralmente, tem como principal causa a perda auditiva de qualquer característica, mas pode relacionar-se a afecções cervicais vasculares, musculares, como a síndrome miofascial, e articulares ao redor – disfunção da articulação temporomandibular.

QUEIXAS RELACIONADAS AO EQUILÍBRIO

A incidência dos distúrbios do equilíbrio em crianças na idade escolar tem afetado ao redor de 15%, mas sabe-se que a incidência é subestimada pelo seu difícil diagnóstico. Já nos pacientes adultos, na faixa etária maior do que 60 anos, a incidência de tontura é estimada em torno de 45%. Quanto a esse sintoma, na anamnese o paciente será indagado sobre o tipo de tontura que sente, se instabilidade, sensação de flutuação, projeção lateral ou para a frente do corpo ou vertiginosa – apresentará caráter rotatório, e pode ser objetiva, quando a sensação é de objetos rodando em torno do paciente, ou subjetiva, quando ele se sente rodando.

A investigação em consultório e pronto-socorro deve ser criteriosamente direcionada a identificar qualquer sinal de comprometimento do sistema nervoso central, se apresentar alteração de algum par craniano, desmaio associado, alteração em força ou sensação de taquicardia. Além disso, deve-se tentar associar às comorbidades e ao uso de medicamentos, fatores de melhora ou piora e histórico alimentar. As principais causas associadas são labirintopatias periféricas, labirintopatias centrais por tumores ou acidente vascular encefálico, distúrbios do metabolismo (diabete, dislipidemia, alterações hormonais, anemia), trauma cranioencefálico, afecções na coluna cervical e arritmias.

DIAGNÓSTICO

O diagnóstico das doenças otorrinolaringológicas depende, em sua grande maioria, de um exame clínico bem-feito e de uma história detalhada. A Tabela 1 relaciona de forma sucinta os principais achados clínicos no exame das doenças otológicas mais comumente encontradas na rotina do médico generalista e de atenção básica.

CASO CLÍNICO

Menina, 6 anos, apresenta quadro de resfriado comum, com muita secreção nasal clara. Passou a se queixar de sensação de abafamento da audição à esquerda e, após 5 dias, ao assoar o nariz com frequência, começa a demonstrar sinais de incômodo no mesmo lado.

No exame:

- Rinoscopia anterior com mucosa de cornetos hiperemiada e secreção hialina abundante.
- Otoscopia direita: membrana timpânica opaca.
- Otoscopia esquerda: abaulamento da membrana timpânica, com secreção posterior visível, aumento da vascularização na região do cabo do martelo e ausência do triângulo luminoso inferior.
- Oroscopia: amígdalas hipertróficas com hiperemia, sem secreção purulenta.

A otite média aguda (OMA) caracteriza-se como uma inflamação da orelha média de curso rápido e geralmente autolimitado. É mais frequente na faixa etária pediátrica. Estima-se que 70% das crianças menores de 5 anos apresentarão ao menos um episódio de OMA, em razão das alterações anatômicas favoráveis, como a tuba auditiva mais curta e retificada. Existe grande preocupação quanto aos episódios e recorrências de otite média nessa faixa etária, já que se trata de um período em que a integridade auditiva é essencial para o desenvolvimento das linguagens oral e escrita.

Na maioria dos casos, a infecção da orelha média é secundária a infecção viral ou bacteriana de vias aéreas superiores. Entre os vírus mais prevalentes, estão vírus sincicial respiratório, adenovírus, *influenza* e *parainfluenza*. Já entre as bactérias, encontram-se: *Streptococcus pneumoniae*, *Haemophilus influenziae* não tipável e *Moraxella catarrhalis*. Com a introdução da vacina antipneumocócica heptavalente, a frequência do *Streptococcus pneumonieae* como principal agente bacteriano causador de OMA tem sido reduzida.

É comum a existência de um quadro de infecção de via aérea superior (IVAS) persistente com súbito aparecimento de otalgia, febre, irritabilidade, dificuldade na deglutição e presença ou não de hipoacusia.

TABELA 1 Afecções otológicas comuns com seus principais sinais e sintomas relacionados

Diagnóstico	Sinais	Sintomas
Otites médias crônicas	Otorreia indolor crônica ou intermitente; perfuração da membrana timpânica; presença de lamelas de colesteatoma ou não; com ou sem erosão da cadeia ossicular; edema de mucosa da caixa timpânica	Perda auditiva condutiva; neurossensorial ou mista; zumbido; tontura se associada à labirintite infecciosa; dor inexistente ou mínima
Otites médias agudas	Tímpano opaco, volumoso e eritematoso; mobilidade deficiente; otorreia presente se membrana timpânica perfurada; edema e eritema na região retroauricular se mastoidite associada	Muita dor; hipoacusia, principalmente condutiva
Otite externa	Edema e hiperemia de conduto auditivo externo, ou periauricular em casos de celulite associados; otorreia presente com membrana timpânica íntegra; pseudo-hifas visíveis nas fúngicas	Muita dor, perda auditiva condutiva se edema importante; prurido intenso se presença de fungos; dor à mobilidade da concha e palpação do trágus
Otite serosa	Otoscopia com opacidade da membrana timpânica; secreção retrotimpânica vista como nível líquido ou bolhas	Hipoacusia condutiva; sensação de plenitude auricular; quadro de infecção de via aérea superior comumente relacionado
Surdez súbita	Otoscopia normal; provas auditivas alteradas – Webber: o som lateraliza para o ouvido melhor (perda auditiva neurossensorial do lado hipoacúsico); Rinnè positivo	Hipoacusia súbita; zumbido e tontura associados ou não
Trauma de ouvido	Hemotímpano ou otorragia, perfuração da membrana timpânica; escoriação e edema de conduto auditivo externo	Hipoacusia condutiva ou anacusia (fratura acometendo cápsula ótica); tontura com ou sem nistagmo (comprometimento do bloco labiríntico); paralisia facial periférica (lesão do nervo facial na porção timpânica ou na mastóidea)
Cerume impactado	Otoscopia com rolha ceruminosa ou queratose obliterante (descamação de pele); membrana timpânica não visualizada ou íntegra	Hipoacusia condutiva; sem dor (se presença de dor a otite externa pode estar associada)
Paralisia facial periférica	Alteração da mímica facial em toda a hemiface, comprometendo a testa; otoscopia normal, pode haver associação com otoscopia de otite ou lesões de herpes-zóster em pavilhão auricular	Sem alteração da audição, a menos que relacionada a quadro de otite média com hipoacusia condutiva, ou alteração no conduto auditivo interno com hipoacusia neurossensorial

Fonte: Bento et al., 2011; Goldenberg e Goldstein, 2017; Bento et al., 2013.

No exame clínico desta paciente, a otoscopia com hiperemia, abaulamento e opacificação e da membrana timpânica são sinais encontrados na otite média aguda (Figura 1A). Eventualmente, é possível visualizar nível líquido ou perfuração da membrana timpânica (Figura 1B).

Diagnóstico

O diagnóstico é eminentemente clínico, e, pelo fato de comumente se associar a infecções de vias aéreas superiores, é esperado que a paciente apresente também outros achados de exame apontados neste caso: hiperemia de orofaringe e de cornetos inferiores e secreção hialina aumentada em rinoscopia.

Deve ser investigado se a paciente apresenta casos de recorrência que estejam associados à hipertrofia de tecido linfoide em rinofaringe, como adenoide hipertrófica que oclua a tuba auditiva. Para tanto, é necessária na propedêutica a realização do exame de radiografia de *cavum* ou da nasofibroscopia para visualização direta dos óstios faríngeos das tubas auditivas.

Outro diagnóstico que deve ser investigado nos casos de recorrência são rinite alérgica, imunodeficiência, doença do refluxo gastroesofágico e tabagismo passivo.

Com base em estudos que comprovam a resolução espontânea em 80% dos casos de OMA, a diretriz da US Agency for Healthcare Research and Quality indica a política dos dois "W" (*watchful waiting*), em que se preconizam a observação e a espera da evolução da OMA. Nessa política, deve-se introduzir antibioticoterapia caso não haja melhora rápida espontânea. Isso só é válido para crianças maiores de 6 meses, pois as de idade inferior com diagnóstico de certeza de OMA devem ser tratadas com antibiótico.

A mesma diretriz recomenda o uso de antibiótico entre 6 meses e 2 anos se o caso foi incerto e "grave". E após os 2 anos se o diagnóstico for certo e "grave". Gravidade é considerada para otalgias intensas e febre > 39 °C nas 24 horas precedentes. Estudos recentes introduziram a OMA bilateral na gravidade, pois identificaram que a bilateralidade é mais associada a evoluções mais graves e com cultura bacteriana positiva.

A introdução de um tratamento adequado abrevia o curso clínico natural da doença e minimiza o risco de complicações. Além do antibiótico, está indicado o uso de analgésico, tratamento para a IVAS com lavagem nasal utilizando solução de soro fisiológico e algumas vezes associação com anti-inflamatório.

Diagnóstico diferencial de piora clínica após o resfriado e presença de febre pode estar relacionado à evolução do resfriado com uma sinusite aguda. A sinusite é possível de ocorrer após os 6 anos de idade, quando os seios paranasais estão mais bem formados. Crianças têm em média 6-8 episódios de IVAS virais ao ano, e, destas, 5-13% evoluem para rinossinusite bacteriana. OMA e rinossinusite aguda bacteriana são as principais complicações das IVAS virais.

Outro diagnóstico diferencial da OMA é a otite média secretora, que pode apresentar remissão espontânea, remissão com tratamento ou mesmo agudização com quadro de OMA. Da mesma forma que um quadro de OMA pode evoluir com o aprisionamento da secreção dentro da orelha média e persistir com uma otite média secretora, que, muitas vezes, é assintomática, ou por vezes apresentar-se somente com dificuldade de aprendizado, por perda auditiva condutiva.

O tratamento da otite média secretora deve ser considerado em crianças com secreção na orelha média por 3 meses ou mais. Em 75% dos casos provenientes de OMA, a resolução da otite média secretora ocorre espontaneamente em 3 meses, mas, quando isso não ocorre, além do tratamento clínico, muitas vezes é necessário realizar a paracentese e a colocação de um dreno na membrana timpânica, o tubo de ventilação.

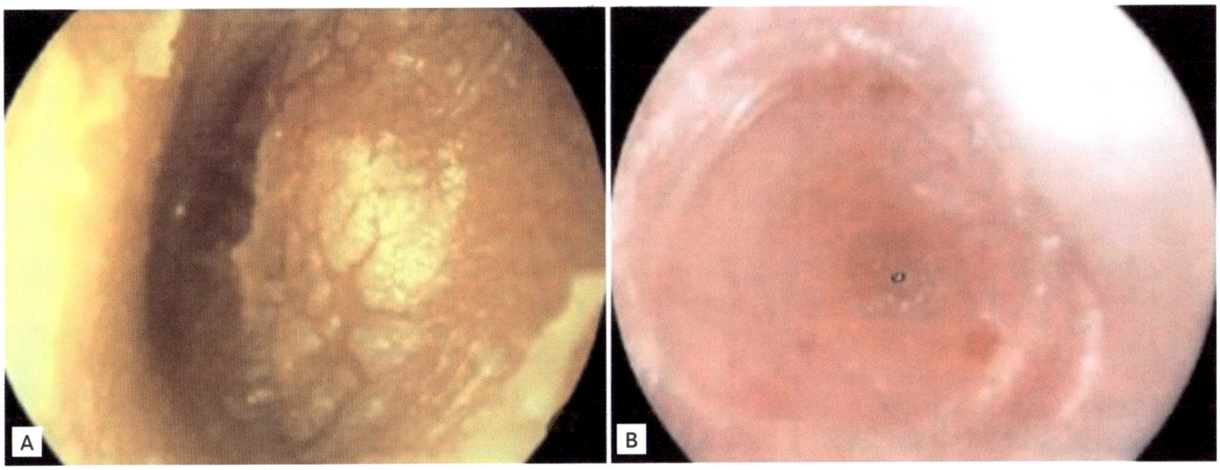

FIGURA 1
A: membrana timpânica opaca, com abaulamento e hiperemia característica de otite média aguda; B: membrana timpânica opaca, com hiperemia e perfuração puntiforme central.

BIBLIOGRAFIA

1. Baraky LR. Prevalência de surdez incapacitante no município de Juiz de Fora, Minas Gerais, Brasil [tese]. São Paulo: Faculdade de Medicina; 2011.
2. Bento RF, Martins GSQ, Pinna MH. Semiologia geral. In: Tratado de otologia. 2.ed. São Paulo: Atheneu; 2013. p.58-63.
3. Bento RF, Voegels RL, Sennes LU, Pinna FR, Jotz GP. Otorrinolaringologia baseada em sinais e sintomas. São Paulo: Fundação Otorrinolaringologia; 2011. p.19-20.
4. Bittar RS, Oiticica J, Bottino MA, Ganança FF, Dimitrov R. Estudo epidemiológico populacional da prevalência de tontura na cidade de São Paulo. Braz J Otorhinolaryngol. 2013;79(6):688-98.
5. Goldenberg D, Goldstein BJ. Handbook of otolaryngology: head and neck surgery. New York: Thieme; 2017. p.116-41.
6. Oiticica J, Bittar RS. Prevalência do zumbido na cidade de São Paulo. Braz J Otorhinolaryngol. 2015;81(2):167-76.
7. Organização Mundial da Saúde. Brasil: pontos focais. Brasília, DF: Ministério da Saúde; 2019. Disponível em: https://www.who.int/eportuguese/countries/bra/pt/. Acesso em: março 2021.

53

Sinais e sintomas urinários

Gerson Sobrinho Salvador de Oliveira

INTRODUÇÃO

Estudos internacionais relatam que entre 45,8 e 64,3% da população adulta apresenta algum sintoma urinário, sendo mais frequente em mulheres. No Brasil, a frequência desses sintomas está em patamar semelhante: em São Paulo, um estudo transversal detectou que 54,3% das mulheres tinham um ou mais sinais ou sintomas urinários, e entre eles o mais recorrente é a incontinência urinária. Esses sintomas são, também, motivos frequentes para demanda de serviços: relatou-se em Minas Gerais que 3,2% dos atendimentos em atenção primária à saúde foram motivados por problemas urinários.

SINAIS E SINTOMAS MICCIONAIS

- Disúria: desconforto ao urinar, habitualmente com dor no meato uretral. Causada frequentemente por infecção urinária, obstrução ou inflamação na bexiga e/ou uretra. No início da micção, sugere acometimento da uretra. Quando se acentua no final da micção (estrangúria), geralmente é originada na bexiga.
- Polaciúria: maior frequência de micções, normalmente com eliminação de volumes urinários menores a cada micção.
- Poliúria: aumento do volume urinário, normalmente maior que 3.500 mL ao dia.
- Oligúria: diminuição da diurese, volume menor que 0,3-0,5 mL/kg/dia, geralmente inferior a 400 mL/dia.
- Anúria: ausência total de urina ou volume urinário inferior a 100 mL ao dia.
- Urgência: desejo forte, súbito e incontrolável de urinar.
- Esforço: necessidade de maior força para urinar por dificuldade no esvaziamento vesical.
- Alteração do jato: modificação na força ou no calibre, geralmente associada a esforço miccional.
- Retenção urinária: incapacidade de eliminar a urina acumulada na bexiga.
- Nictúria ou noctúria: micção noturna.
- Pneumatúria: emissão de gases pelo trato urinário.
- Parurese: incapacidade de urinar diante de pessoas ou em ambientes estranhos.
- Enurese: micção involuntária. Diferentemente da incontinência, acomete a pessoa inconsciente. Considerada fisiológica até a idade de 3-4 anos.
- Incontinência: perda involuntária de urina. Pode ser contínua ou intermitente, com ou sem micções preservadas, relacionada ou não a esforço abdominal.

ANORMALIDADE NO ASPECTO URINÁRIO

- Urina vermelha: pode ser causada pela coloração de alimentos, como beterraba e anilinas, ou por medicamentos, como a rifampicina e antissépticos urinários. Pode também ser secundária a alterações renais (hemoglobinúria ou mioglobinúria) ou ainda resultar de sangramento no trato urinário, ocasionando hematúria macroscópica.
- Urina espumosa: evoca proteinúria.
- Piúria: urina turva e às vezes malcheirosa, quando há colonização ou infecção do trato urinário.
- Quilúria: urina de aspecto leitoso em razão da presença de linfa rica em lipídeos.
- Porfirinúria: cor de "vinho do Porto" após exposição à luz solar; sugere porfiria.
- Pneumatúria: emissão de gás durante a micção, sugestiva de fístula urodigestiva.

HEMATÚRIA

- Hematúria urológica: sangramento em lesão anatômica, causando comunicação entre vasos sanguíneos e trato urinário. Quando acontece no início da diurese, sugere origem na bexiga; no término, é sugestiva de lesão acima da bexiga. Pode apresentar-se associada à cólica renal (sugestiva de nefrolitíase) ou a anormalidades morfológicas no sistema urinário.
- Hematúria nefrológica: mais frequentemente causada por doença glomerular, pode ser causada por nefrite intersticial. A presença de cilindros deformados, hemácias e proteinúria é argumento a favor de causa nefrológica para a hematúria. Pode ser observada diretamente, sendo chamada de hematúria macroscópica, ou por meio de exame de sedimento urinário, durante a investigação etiológica da hipertensão arterial, edema dos membros inferiores, insuficiência renal, nefrolitíase ou infecção do trato urinário.

DOR

- Cólica nefrética: dor intensa lombar ou em flanco unilateral, irradiada em direção aos órgãos genitais externos. Sugestiva de dilatação das vias excretoras por obstáculo ureteral, mais frequentemente por cálculos.
- Dor renal: lombar unilateral, localizada e sem irradiação. Sugere pielonefrite. Os diferenciais incluem hemorragia, trombose arterial ou venosa renal ou ainda nefrite intersticial.
- Dor na bexiga: pode ser suprapúbica, frequentemente associada à disúria. Relacionada à infecção do trato urinário inferior (cistite) ou à obstrução infravesical.

INCONTINÊNCIA URINÁRIA

Definida como perda involuntária ou inconsciente de urina.

- Incontinência urinária de esforço: ocorre durante esforço físico, tosse e espirros. A perda normalmente é escassa e não é precedida da sensação de necessidade prévia de urinar. Pode não ser percebida pelo paciente.
- Incontinência urinária decorrente de urgência miccional (ou bexiga hiperativa): acompanhada ou precedida imediatamente por necessidade urgente e irreprimível de urinar. A perda de urina geralmente é abundante (conteúdo total da bexiga), e o paciente a percebe.

EDEMA

Definido como acúmulo de água e sódio no interstício, correspondente à hiperidratação extracelular.

O edema de causa renal geralmente é simétrico, macio, indolor, redistribuído em áreas inclinadas (na pálpebra de manhã e nos membros inferiores após algumas horas de ortostatismo). Pode estar associado a derrames serosos (derrame pleural ou pericárdico, ascite).

Caso haja edema generalizado, a condição é chamada de anasarca.

FEBRE

Em casos de infecções do trato urinário, normalmente está associada ao acometimento de órgãos parenquimatosos (pielonefrite e prostatite).

É importante lembrar que, entre as causas não infecciosas de febre, algumas acometem o sistema urinário. São exemplos as doenças autoimunes (lúpus eritematoso sistêmico, granulomatose de Wegener, Goodpasture, entre outras) e a neoplasia de células claras renais.

CASOS CLÍNICOS

Caso 1

Mulher de 20 anos de idade procura atendimento queixando-se de ardência ao urinar há 3 dias. Há 1 dia evolui com febre de até 38,7 °C, calafrios e dor lombar à esquerda. Nega outros antecedentes mórbidos relevantes. Exame clínico com dor à punho-percussão de região lombar esquerda.

Discussão

A ardência ao urinar (disúria) é o sinal cardinal para o diagnóstico de infecção urinária. A presença de febre e de dor lombar sugere acometimento renal. A principal hipótese diagnóstica para essa paciente é pielonefrite aguda.

Caso 2

Adolescente de 16 anos de idade procura atendimento por ter observado urina avermelhada e inchaço na face pela manhã e nos membros inferiores ao final do dia há 3 dias. Ao exame clínico, chamam a atenção pressão arterial de 160 x 110 mmHg e edema em membros inferiores.

Discussão

A hematúria, quando acompanhada de hipertensão e edema, leva ao diagnóstico de síndrome nefrítica. Devem ser investigadas doenças glomerulares.

Caso 3

Mulher de 50 anos de idade relata perda urinária sempre que tosse ou espirra há 20 anos. Nos últimos meses, tem percebido piora dos sintomas, com perdas urinárias em maior quantidade e com menor esforço.

Discussão

O quadro é compatível com incontinência urinária de esforço.

BIBLIOGRAFIA

1. Irwin DE, Milsom I, Hunskaar S, Reilly, Kopp Z, Herschorn S, et al. Population-based survey of urinary incontinence, overactive bladder, and other lower urinary tract symptoms in five countries: results of the EPIC study. European Urology. 2006;50(6):1306-14.
2. Landsberg G, Savassi LCM, Sousa AB, Freitas JMR, Nascimento JLS, Azagra R. Análise da demanda em medicina de família no Brasil utilizando a CIAP. Ciência e Saúde Coletiva. 2012;17:3025-36.
3. Mouthon L, Hanslik T. Urologie, néphrologie. In: L'observation médicale. Collège National des Enseignants de Médecine Interne. Université Médicale Virtuelle Francophone; 2013.
4. Silva VTDC, Yu L. Abordagem clínica da oligúria. Brazilian J Nephrol. 2009;31(3):173-4.
5. Simões FA. Exame de vias urinárias e genitais masculinos. In: Benseñor IM, Atta JA, Martins MA (eds.). Semiologia clínica. São Paulo: Sarvier; 2002.

54

Sinais e sintomas oculares

Renato Antunes Schiave Germano

CONCEITO

Doenças oculares podem ocorrer em qualquer idade e são extremamente frequentes na população. No ano de 2017, os atendimentos oftalmológicos corresponderam a 34,4% de todos os atendimentos de urgência do Hospital das Clínicas da FMUSP e a 9,8% de todas as consultas ambulatoriais realizadas no hospital. As doenças oculares variam desde situações simples com resolução espontânea até casos graves que podem ter consequências permanentes, quando não diagnosticados e tratados precocemente. Portanto, é imprescindível que o médico reconheça os principais sinais e sintomas oftalmológicos e seus significados, para diferenciar inicialmente os casos simples daqueles que necessitam de amparo oftalmológico de urgência.

Este capítulo aborda de maneira objetiva os principais sinais e sintomas oculares, suas causas e tratamentos disponíveis.

OLHO VERMELHO

Uma das condições mais prevalentes em serviços de urgência oftalmológico é o olho vermelho. Embora na maior parte das vezes as causas sejam relativamente benignas, existem situações com elevado risco de perda de visão. O primeiro passo na abordagem do paciente com olho vermelho é afastar e excluir situações consideradas de maior risco, como associação com dor ocular, diminuição da acuidade visual, trauma, uso de lentes de contato, exposição a substâncias químicas e cirurgias intraoculares recentes. O padrão de hiperemia pericerática, ou seja, de injeção ciliar, em que há congestão dos vasos na região do limbo, também deve chamar a atenção para causas mais graves de olho vermelho.

As principais causas de olho vermelho são: conjuntivites, úlceras de córnea, alergias oculares, glaucoma agudo, hemorragia subconjuntival (hiposfagma), uveíte, blefarite, dentre outras. A Tabela 1 mostra alguns diagnósticos diferenciais de olho vermelho.

A Figura 1 mostra um exemplo de hemorragia subconjuntival (hiposfagma), que é um quadro típico do dia a dia do consultório do oftalmologista, e deve ser facilmente identificado apenas pelo exame clínico. O hiposfagma não causa sintomas ao paciente, e muitas vezes é descoberto ao acaso ao se olhar no espelho ou ser visto por outra pessoa. As causas mais comuns são episódios de tosse, vômitos ou mesmo esforços inten-

TABELA 1 Diagnóstico diferencial do olho vermelho – quadro comparativo dos sinais e sintomas

	Conjuntivite viral	Conjuntivite bacteriana	Úlcera de córnea	Glaucoma agudo	Uveíte anterior
Secreção	Aquosa	Purulenta	Purulenta	Ausente	Ausente
Visão	Conservada ou pouco diminuída	Conservada ou pouco diminuída	Diminuída	Diminuída	Diminuída
Dor	Sensação de corpo estranho	Sensação de corpo estranho	Moderada	Intensa	Moderada a intensa
Hiperemia	Difusa	Difusa	Pericerática	Pericerática	Pericerática
Pupila	Normal	Normal	Normal	Médio-midríase	Miose

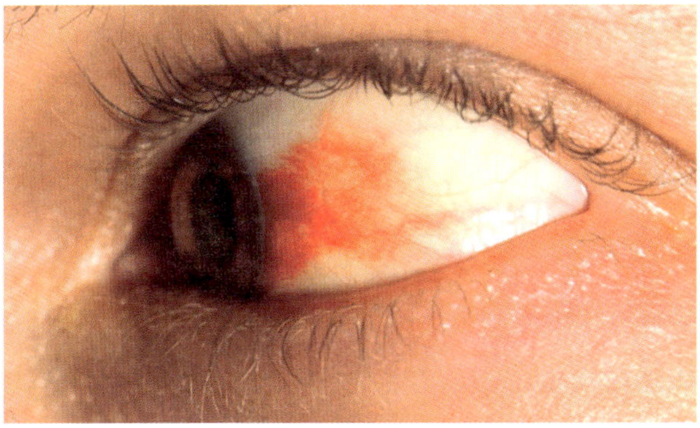

FIGURA 1
Hiposfagma.

sos, simulando manobras de Valsalva. Os vasos mais superficiais da conjuntiva se rompem, sendo mais propensos aqueles que tomam anticoagulantes. A conduta é expectante, e a hemorragia é absorvida em alguns dias.

DOR OCULAR

A dor ocular também é uma queixa frequente para o oftalmologista. Deve ser, inicialmente, diferenciada entre inflamação nas pálpebras, como no hordéolo (terçol) ou na blefarite, ou no globo ocular propriamente dito. As causas mais prevalentes de dor ocular aguda são: corpo estranho corneano, abrasão corneana, ceratites, glaucoma agudo e uveíte. A Tabela 2 mostra o diagnóstico diferencial de dor ocular, incluindo outras causas menos prevalentes.

TABELA 2 Diagnóstico diferencial de dor ocular

Sinais inflamatórios nas pálpebras	▪ Hordéolo (terçol) ▪ Blefarite/meibomite ▪ Celulite orbitária
Dor à movimentação ocular	▪ Neurite óptica (inflamação do nervo óptico) ▪ Esclerite ▪ Corpo estranho tarsal e/ou de córnea
Dor no olho	▪ Glaucoma agudo ▪ Uveíte anterior ▪ Ceratite (inflamação na córnea) ▪ Úlcera ou corpo estranho corneano

SECREÇÃO CONJUNTIVAL

O aspecto da secreção conjuntival é fundamental para o diagnóstico diferencial das causas desse sinal. A secreção com aspecto aquoso em grande quantidade pode ser decorrente do aumento da produção lacrimal secundário a algum processo inflamatório ou causada por deficiência na drenagem da lágrima, quadro conhecido como epífora.

Principais causas de aumento de secreção conjuntival aquosa:

- Hipersecreção secundária à doença da superfície ou inflamação ocular (p. ex., conjuntivite viral, corpo estranho tarsal).
- Drenagem deficiente da lágrima decorrente do comprometimento do sistema de drenagem lacrimal, podendo ser causada pelo mau posicionamento dos pontos lacrimais (p. ex., ectrópio) ou obstrução em qualquer lugar ao longo do sistema de drenagem lacrimal, desde o ponto lacrimal ao ducto nasolacrimal. Importante observar que a epífora afeta quase 20% dos recém-nascidos, havendo resolução espontânea em 96% dos casos nos primeiros 12 meses.
- Falência da bomba lacrimal, secundária à flacidez da pálpebra ou à fraqueza do músculo orbicular.

A secreção purulenta geralmente é típica de infecção bacteriana ocular, como em conjuntivites ou úlceras bacterianas.

A secreção mucoide é mais frequente em conjuntivites alérgicas, na qual o quadro clínico também é caracterizado por prurido intenso e presença de reação conjuntival do tipo papilar.

BAIXA DE ACUIDADE VISUAL

Pode ser dividida em perda de visão súbita ou crônica. Entre as principais causas de perda visual crônica, estão catarata, glaucoma e degeneração macular relacionada à idade (DMRI). A catarata é a principal causa de cegueira no mundo, porém é reversível. Acomete, na maior parte, indivíduos idosos, e seu principal sintoma é a baixa progressiva da visão, para longe e para perto, além da diminuição de sensibilidade ao contraste. O único tratamento existente para a catarata é a cirurgia, em que a remoção do cristalino pode ser realizada utilizando as técnicas intracapsular ou extracapsular (pouco utilizadas atualmente), ou a da facoemulsificação (ultrassom), associada ou não ao *laser* (femtosegundo), sendo implantada uma lente artificial (lente intraocular). Já o glaucoma é a primeira causa de cegueira irreversível no mundo e uma das principais justificativas é a de que o paciente só nota a baixa de visão nos estágios mais avançados da doença. Caracteriza-se pela tríade aumento da pressão intraocular (PIO), alteração típica do nervo óptico e defeito de campo visual correspondente, porém é um erro diagnosticar o glaucoma somente pela PIO: existem casos de glaucoma com PIO dentro da faixa de normalidade (glaucoma de pressão normal).

Entende-se como perda visual súbita a redução rápida e significativa da acuidade visual em um curto espaço de tempo, que geralmente assusta o paciente e o leva rapidamente à procura de atendimento. Classificam-se as causas mais frequentes para a perda aguda de visão da seguinte forma (Tabela 3):

Opacidades de meio

A. Edema corneano: causado por hipóxias, infecções e aumentos súbitos de pressão, como no glaucoma agudo, ou até em pós-operatórios precoces da cirurgia de catarata.
B. Sangramentos extensos, que podem ocorrer no segmento anterior (hifema) ou posterior (hemorragia vítrea). Os hifemas podem ocorrer após cirurgias intraoculares ou traumas oculares. Já as hemorragias vítreas são mais comumente associadas às complicações de doenças retinianas, como no diabetes.

Doenças de retina

A. Descolamento de retina.
B. DMRI forma exsudativa.
C. Oclusões vasculares.

Traumas

A. Podem ser penetrantes ou não penetrantes. Exemplo de trauma contuso na Figura 2.

Doenças de causa neuroftalmológica

A. Neuropatia óptica isquêmica: é unilateral, representa o infarto do nervo óptico e acomete indivíduos idosos. Pode ser classificada em não arterítica e forma arterítica, quando associada à arterite temporal. O exame do fundo do olho demonstra edema de papila associada a hemorragias peripapilares.
B. Neurite óptica: causada por inflamação, infecção ou desmielinização do nervo óptico. É mais comum em mulheres jovens.

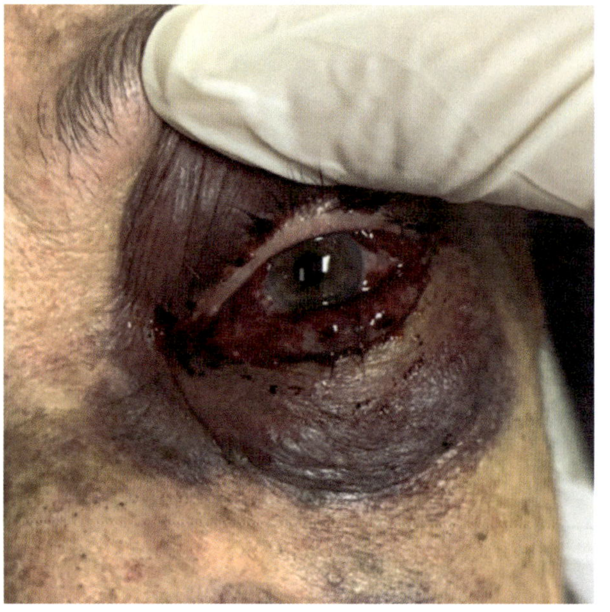

FIGURA 2
Trauma ocular contuso. Imagem de paciente que sofreu trauma ocular não penetrante. Observam-se hematomas nas pálpebras superior e inferior, quemose (edema conjuntival) e sangramento subconjuntival (hiposfagma) difuso. A paciente apresentava reflexo pupilar direto abolido, associado a baixa súbita de visão (ausência de percepção luminosa) e palidez do nervo óptico unilateral, caracterizando quadro de neuropatia óptica traumática.

C. Lesões no trajeto da via óptica: por exemplo, isquemia ou hemorragia. Tem maior importância quando acomete o lobo occipital.

DIPLOPIA (VISÃO DUPLA)

Ocorre quando a imagem de um objeto estimula simultaneamente a fóvea de um olho e um ponto extrafoveal do olho contralateral. A diplopia desaparece quando o paciente oclui um dos olhos, e pode ser vertical (um objeto em cima do outro) ou horizontal. O primeiro passo é avaliar o alinhamento dos olhos, sendo o teste mais utilizado o *cover test*. O objetivo é definir se o paciente apresenta um desvio dos olhos que é semelhante em todas as posições do olhar (desvio comitante) ou desigual (incomitante). Os desvios comitantes, na maioria das vezes, são representados pelos estrabismos da infância.

TABELA 3 Diagnóstico diferencial da perda visual aguda

Opacidades de meio	Doenças de retina	Trauma	Causa neuroftalmológica
Edema de córnea	Descolamento de retina	Penetrantes	Neurite óptica
Hifema	Degeneração macular	Não penetrante	Neuropatia óptica isquêmica
Hemorragia vítrea	Oclusões vasculares	–	Lesão isquêmica ou hemorrágica no trajeto da via óptica

Já os desvios incomitantes podem ser secundários a paralisias de nervos cranianos (p. ex., oculomotor, troclear ou abducente), miopatias restritivas na órbita, miastenia *gravis*, dentre outras causas.

CASOS CLÍNICOS

Caso 1

Homem de 25 anos de idade, estudante de enfermagem, procura o pronto atendimento com queixa de olhos vermelhos e saída de secreção aquosa há 2 dias. Nega baixa de acuidade visual ou dor. Qual é a principal hipótese diagnóstica?

Discussão

O caso clínico mostra sinais e sintomas típicos da conjuntivite viral, incluídos no diagnóstico diferencial de olho vermelho.

Caso 2

Mulher de 65 anos de idade, aposentada, queixa-se de que o olho direito está vermelho e muito dolorido há algumas horas. Também notou que a visão está bem turva. Quais são as principais hipóteses diagnósticas? Esse caso deve ser encaminhado com urgência ao oftalmologista?

Discussão

Este caso é uma urgência oftalmológica, e a paciente deve ser brevemente avaliado por um oftalmologista. No caso de glaucoma agudo, a pressão intraocular está muito elevada, chegando a 60 mmHg em alguns casos, e deve ser tratada imediatamente para evitar sequelas visuais. A Figura 3 mostra o protocolo de atendimento do Serviço de Pronto-Socorro de Oftalmologia do Hospital das Clínicas da FMUSP para pacientes com glaucoma agudo (fechamento angular agudo primário).

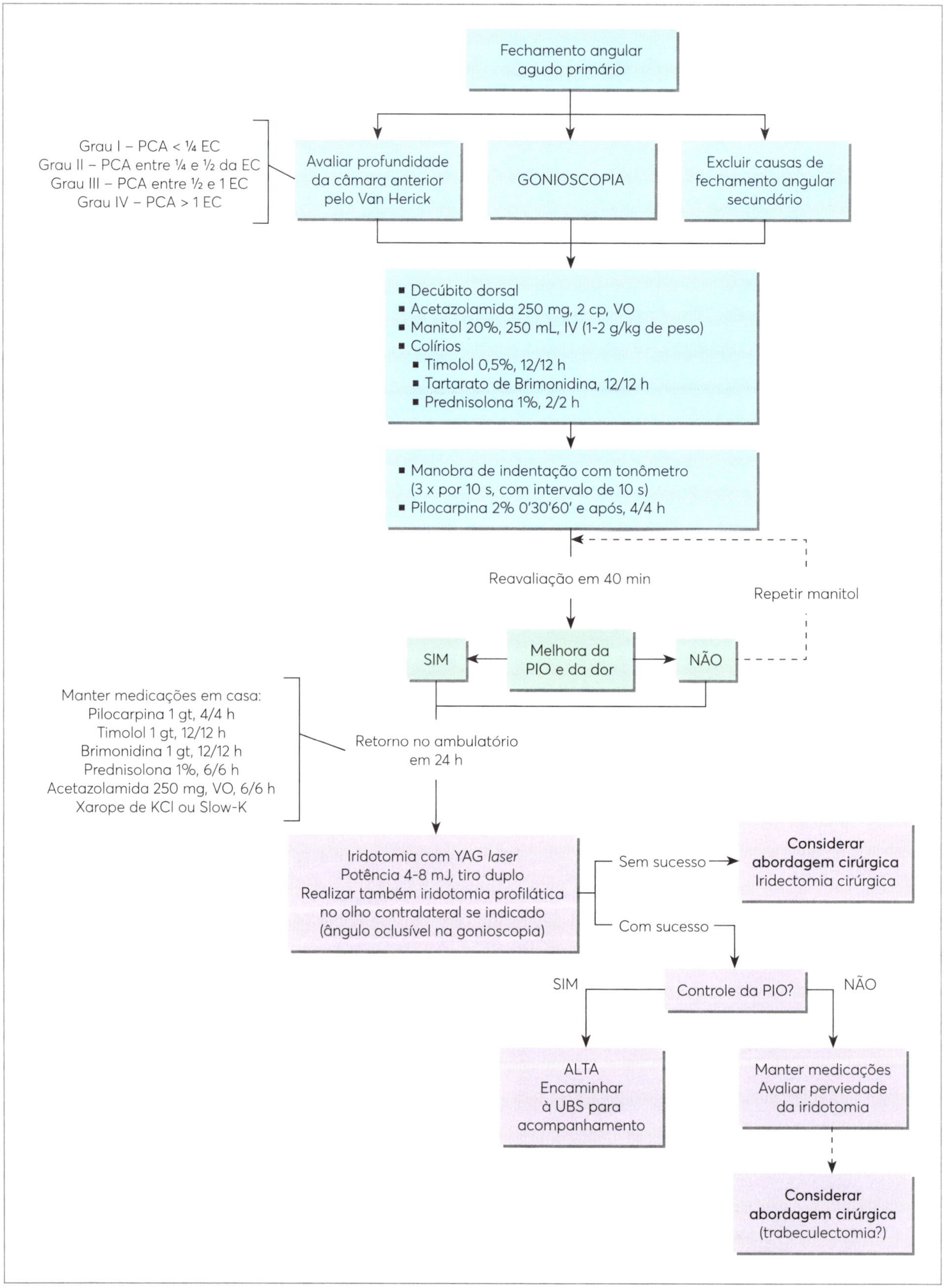

FIGURA 3

Protocolo de atendimento do Serviço de Pronto-Socorro de Oftalmologia do Hospital das Clínicas da FMUSP para pacientes com glaucoma agudo (fechamento angular agudo primário).

PIO: pressão intraocular.

BIBLIOGRAFIA

1. Casady DR, Meyer DR, Simon IvV, Stasior GO, Zobal-Ratner JL. Stepwise treatment paradigm for congenital nasolacrimal duct obstruction. Oplthal Plast Recostr Surg. 2006;22(4):243-7.
2. Divisão do Arquivo Médico do Hospital das Clínicas da Faculdade de Medicina da Universidade de São Paulo; 2017.
3. Hagui A, Rezende ABS, Renaux BMD, Teixeira HCB, Branco FRE, Moreira H. The urgency department at an Ophthalmological Hospital in Southern Brazil. Rev Bras Oftalmol. 2020;79(5):320-4.
4. Khairallah M, Kahloun R, Bourne R, Limburg H, Flaxman SR, Jonas JB, et al.; Vision Loss Expert Group of the Global Burden of Disease Study. Number of people blind or visually impaired by cataract worldwide and in world regions, 1990 to 2010. Invest Ophthalmol Vis Sci. 2015;56(11):6762-9.
5. Kingman S. Glaucoma is second leading cause of blindness globally. Bull World Health Organ. 2004;82(11):887-8.
6. Leibowitz HM. The red eye. N Engl J Med. 2000;343:345-51.
7. Manual de Condutas do Pronto-Socorro de Oftalmologia do Hospital das Clínicas da Faculdade de Medicina da Universidade de São Paulo; 2011.

55

Tontura e perda transitória da consciência

Guilherme de Abreu Pereira

CONCEITO

Tontura representa uma sensação de instabilidade postural, que pode derivar de diferentes condições clínicas no paciente jovem e ser multifatorial no paciente idoso.

Já a perda transitória da consciência constitui um desafio diagnóstico. Sua causa mais frequente é a síncope que decorre de hipoperfusão global do sistema nervoso central e tem como sua principal etiologia a síncope vasovagal.

Ambas as entidades estão relacionadas a significativo impacto em qualidade de vida e potencial afastamento de atividades laborais.

Em estudos comunitários por todo o mundo, estima-se que de 17 a 30% dos indivíduos apresentarão tontura relevante em algum momento da vida. Destaca-se crescimento da queixa associada ao envelhecimento.

Adicionalmente, até 35% das pessoas apresentarão episódio de síncope durante sua vida. Nota-se distribuição etária bimodal, com picos aos 20 e aos 80 anos de idade.

CARACTERIZAÇÃO

Historicamente, a tontura teve seu diagnóstico diferencial alicerçado na forma da tontura: pré-síncope (lipotimia), rotatória, desequilíbrio ou tontura não específica (sensação de "cabeça vazia"). No entanto, a literatura sugere de maneira recorrente que essa avaliação é pouco produtiva. O diagnóstico diferencial de tontura pode ser identificado com superior acurácia com as características relacionadas na Tabela 1 e nas Figuras 1 e 2.

Já a avaliação de perda transitória da consciência deve ser direcionada para a diferenciação entre uma síncope ou outros diagnósticos pertinentes. Caso confirmada a síncope, deve-se distinguir entre seus subtipos: síncope reflexa ou neuromediada, síncope cardíaca e por fim a hipotensão ortostática. A anamnese deve ser realizada com o paciente e, se possível, com indivíduo que tenha observado a ocorrência da perda transitória da consciência. Para auxiliar no diagnóstico diferencial, a coleta de dados deve levar em conta os seguintes itens:

TABELA 1 Aspectos que orientam o diagnóstico diferencial de tontura

Cronologia	▪ Aguda e contínua ▪ Intermitente ▪ Crônica
Gatilhos	▪ Provocada: atentar para fatores desencadeantes de tontura intermitente ou somente de agravo para tontura contínua. Fatores mais comumente descritos são rotação cervical e mudança de decúbito ▪ Espontânea
Exame direcionado	▪ Permite a avaliação das diferentes síndromes vestibulares e suas respectivas etiologias (descrito para cada etiologia)

- Idade: considerar perfil epidemiológico de doenças.
- Profissão: avaliar possível afastamento de atividades laborais por segurança.
- Circunstância: atividade que o paciente fazia quando o evento ocorreu, posição no momento do evento e se ocorreu mudança dela.
- Pródromo: sintomas prévios à instalação da perda transitória da consciência, entre eles dor abdominal, sudorese, náuseas e vômito ou palpitação.
- Apresentação durante crise: abalos musculares estereotipados com duração prolongada, versão cefálica, mordedura de língua, liberação esfincteriana.
- Pósdromo: sintomas após a retomada de consciência, como período de confusão sugestivo de pós-ictal, paralisia motora transitória, cansaço ou sonolência.

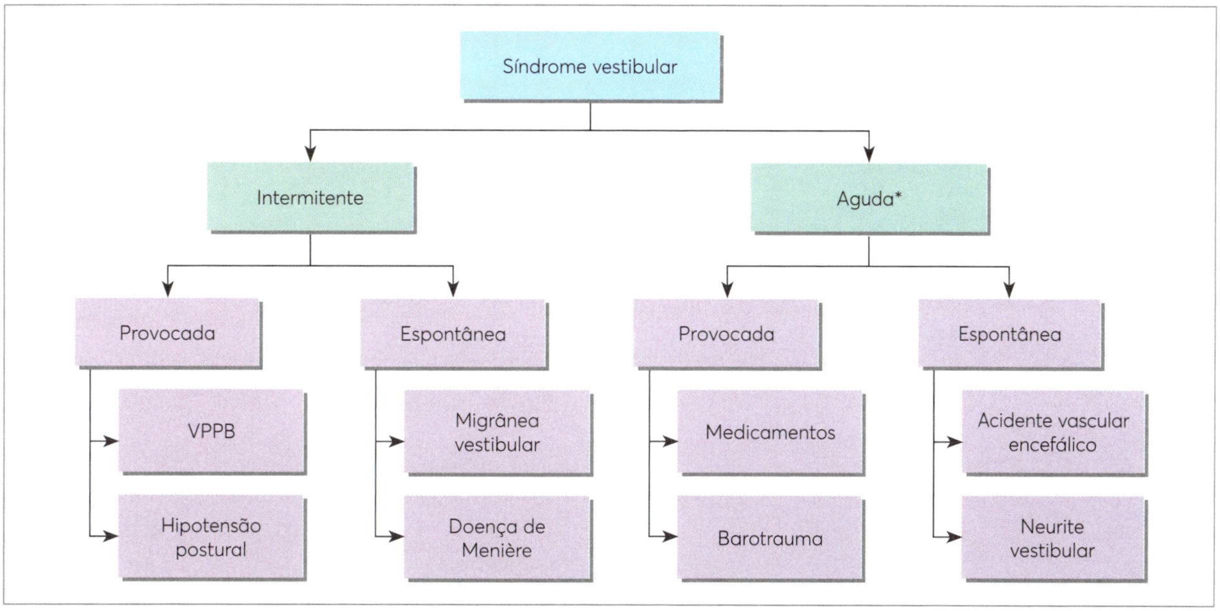

FIGURA 1
Fluxograma para diferenciação de tontura de acordo com instalação e gatilhos.
* Síndrome vestibular aguda provocada é pouco explorada neste capítulo, por ser considerada menos relevante.
VPPB: vertigem paroxística posicional benigna.

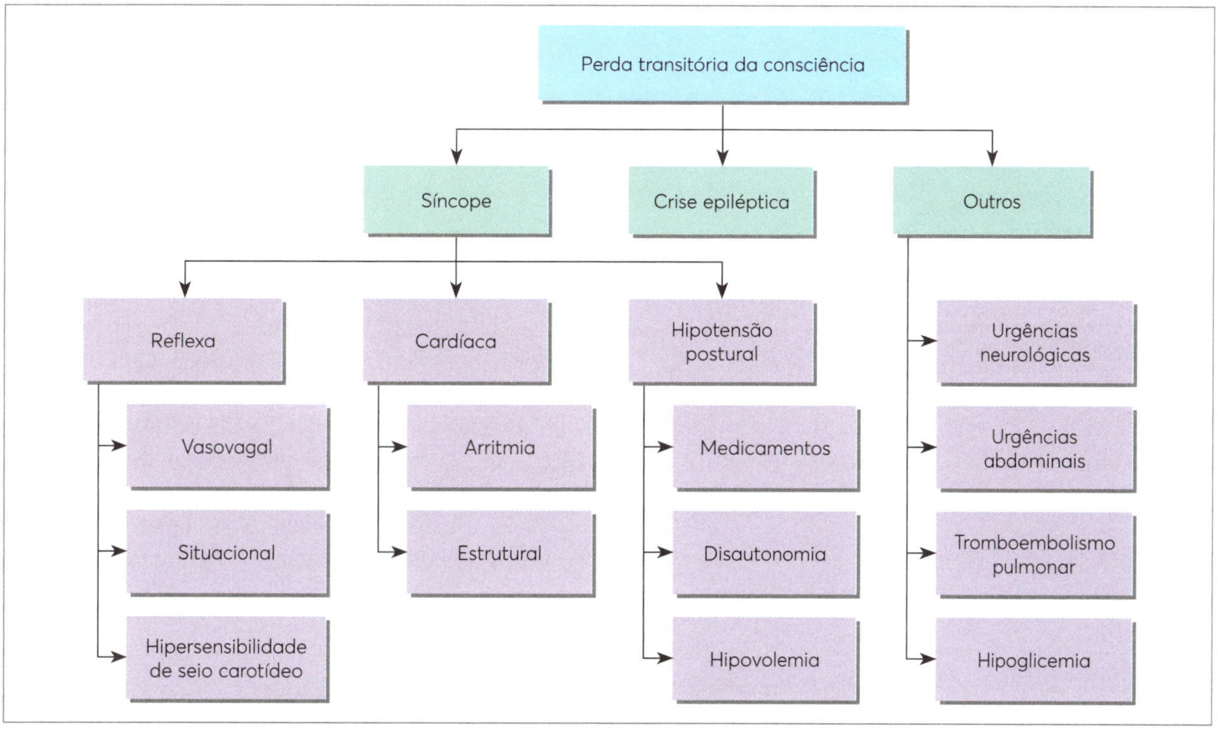

FIGURA 2
Fluxograma com diagnósticos diferenciais de perda transitória da consciência.

- Antecedentes pessoais: comorbidades cardíacas, neurológicas e psiquiátricas, assim como presença de eventos prévios de perda transitória da consciência.
- Antecedente familiar de morte súbita ou cardiopatia.
- Uso de medicamentos possivelmente relacionados à hipotensão ortostática, como diuréticos, vasodilatadores.

Entre os diagnósticos diferenciais para perda transitória da consciência, além de síncope, existem:

- Crise epiléptica.
- Crise não epilética psicogênica.
- Hipoglicemia.
- Urgências neurológicas, como acidente isquêmico transitório, insuficiência vertebrobasilar e hemorragia subaracnóidea.
- Urgências abdominais, como rotura de aneurisma de aorta abdominal ou rotura de gestação ectópica.
- Cataplexia.

CAUSAS PRINCIPAIS

As principais causas de tontura são: vertigem paroxística posicional benigna, hipotensão ortostática, migrânea vestibular, doença de Menière, neurite vestibular e acidente vascular encefálico.

Vertigem paroxística posicional benigna

- Relacionada a debris de otólitos nos canais semicirculares, principalmente posteriores.
- Síndrome vestibular intermitente provocada: tontura com duração de segundos, raramente superior a 1 minuto, desencadeada por movimentos cefálicos.
- Diagnóstico firmado diante de nistagmo torcional causado por manobra de Dix-Hallpike (Figura 3).
- Quadro autolimitado com melhora após cerca de 2 semanas ou antes com manobra de reposicionamento (p. ex., manobra de Epley).

Hipotensão ortostática

- Etiologias possíveis: sangramento, diarreia, efeito de medicações como diuréticos ou anti-hipertensivos, disautonomia primária (p. ex., doença de Parkinson), disautonomia secundária (p. ex., DM).

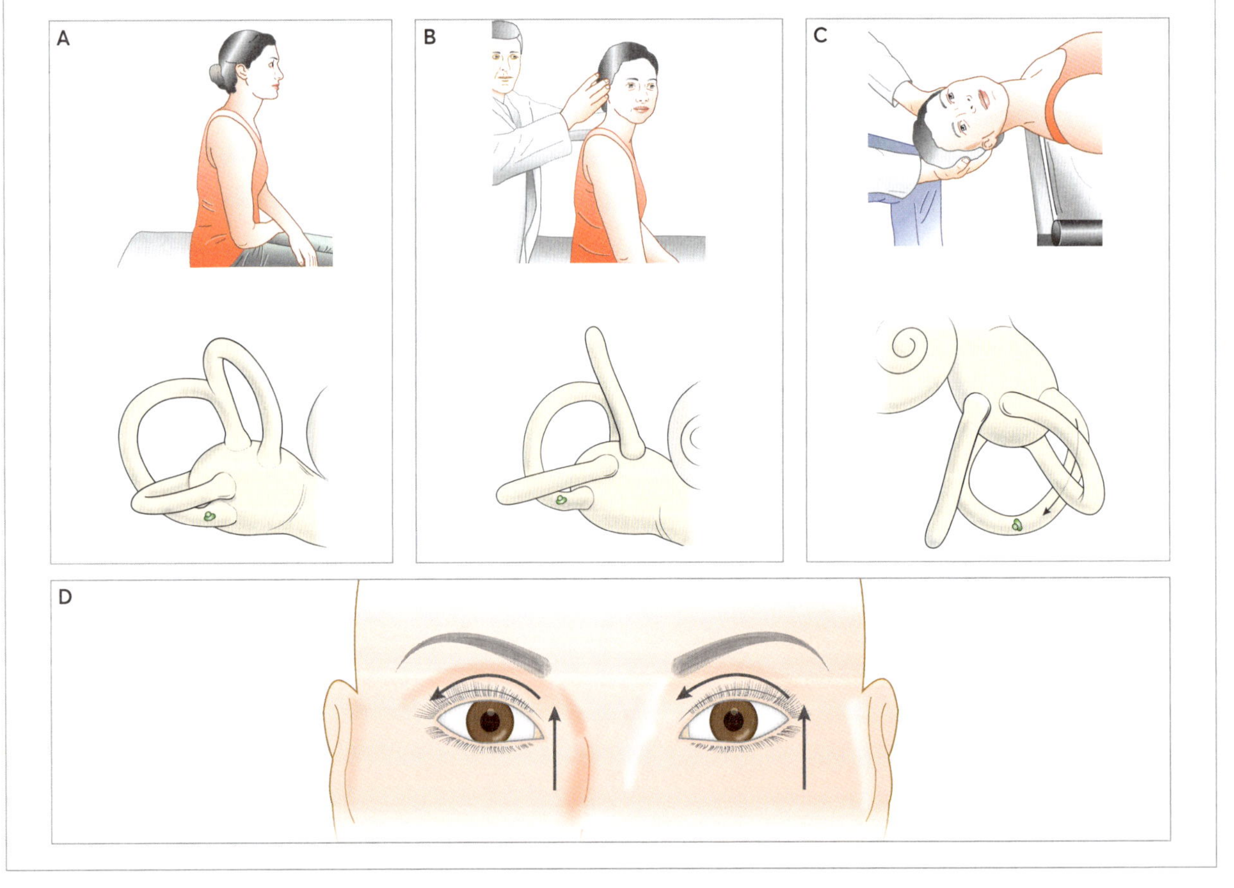

FIGURA 3
Demonstração da manobra de Dix-Hallpike. Realiza-se versão cefálica de 45 graus, visando a testar canal semicircular posterior ipsilateral ao lado da rotação. Em seguida, realiza-se rebaixamento do tronco com porção cervical pendente para fora da maca de exame com um ângulo de 30 graus abaixo do nível da maca. Deve-se observar a motricidade ocular extrínseca (D), aguardando um possível período de latência para a instalação de nistagmo torsional ipsilateral conforme apresentado pelas setas.
Fonte: adaptada de Kim e Zee, 2014.

- Síndrome vestibular intermitente provocada que cursa com tontura relacionada a mudança de decúbito.
- Diagnóstico firmado por aferição de pressão arterial em paciente deitado e 3 minutos após em paciente em pé com queda de pressões sistólica de 20 mmHg e diastólica de 10 mmHg. Considerando limites da acurácia desta manobra e contexto multifatorial em paciente idoso, esse achado deve ser interpretado com cautela e não como fator isolado.
- Risco de síncope, especialmente em pacientes acima dos 40 anos de idade.

Migrânea vestibular

- Interação entre sistema nociceptivo e sistema vestibular que necessita de melhor elucidação.
- Síndrome vestibular intermitente espontânea: tontura recorrente com duração de 5 minutos a 72 horas, com ao menos 50% dos episódios associados a crise de migrânea (enxaqueca).
- Frequentemente associada a demais sintomas da migrânea, como fotofobia, fonofobia, náuseas e vômito.
- Diagnóstico pode ser firmado com teste terapêutico.

Doença de Menière

- Hidropsia endolinfática em orelha interna.
- Síndrome vestibular intermitente espontânea na presença de tríade de tontura, zumbido e perda auditiva.
- Diagnóstico pode ser apoiado por audiometria.

Neurite vestibular

- Inflamação do nervo vestibular, precedida por ou concomitante a infecção viral.
- Síndrome vestibular aguda espontânea acompanhada de náuseas, vômito e desequilíbrio.
- Diferenciação com acidente vascular encefálico pode ser feita com manobras HINTS em vigência de nistagmo:
  A. Reflexo vestíbulo-ocular alterado com correção sacádica (Figura 4).
  B. Nistagmo unidirecional, com período de latência e fatigabilidade.
  C. Ausência de desvio vertical do olhar (desvio *skew* – Figura 5).

Acidente vascular encefálico

- Múltiplas etiologias possíveis: aterotrombótico, cardioembólico, hemorrágico.
- Síndrome vestibular aguda espontânea.
- HINTS em vigência de nistagmo sugere etiologia central com os seguintes achados:
  A. Reflexo vestíbulo-ocular preservado.
  B. Nistagmo puramente vertical ou multidirecional, sem período de latência ou fatigabilidade.
  C. Presença de desvio vertical do olhar (desvio *skew* – Figura 5).

Síncope reflexa ou neuromediada

Síncope vasovagal

- Posição ortostática leva à hipovolemia relativa, que ativa barorreceptores com respostas cronotrópica e inotrópica positivas. Nesse contexto, a ativação cardíaca diante de ventrículo com pequeno volume sanguíneo promove o acionamento de mecanorreceptores com resposta vagal intensa, que cursa com bradicardia e hipotensão.

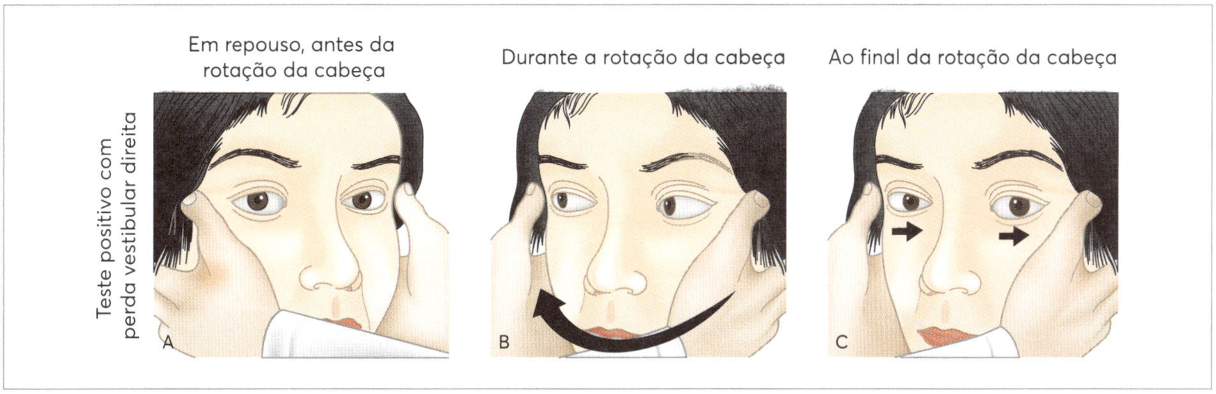

FIGURA 4
Demonstração de componente *head impulse* do acrônimo HINTS, isto é, impulso cefálico para avaliar reflexo vestíbulo-ocular. O examinador solicita que o paciente fixe o olhar no nariz do examinador. Ao realizar rápida rotação cervical, os olhos farão movimento ininterrupto. Em caso de interrupção com correção sacádica, presume-se doença vestibular periférica.
Fonte: Rangel, 2017.

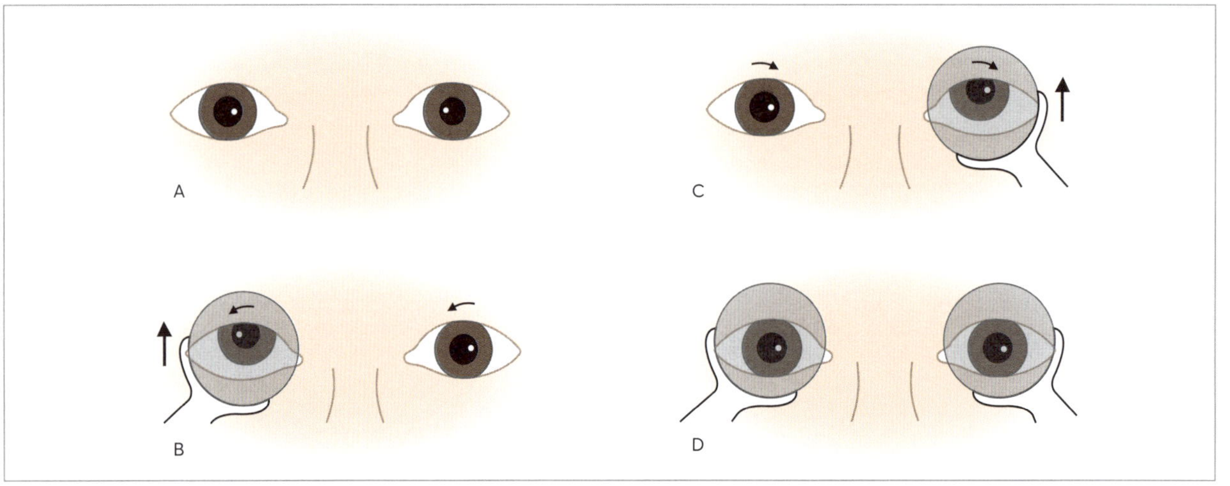

FIGURA 5
Demonstração de componente *test of skew* do acrônimo HINTS, isto é, avaliação para heterotropia/estrabismo vertical. Em caso de alteração grosseira, o desvio vertical do olhar será notado somente com a inspeção. Em caso de alteração discreta, deve-se solicitar que o paciente fixe o olhar no horizonte e o examinador realize manobra sensibilizadora com cobertura alternada dos olhos, permitindo verificar o deslocamento vertical do olhar ao retirar o anteparo.
Fonte: Rangel, 2017.

- Síncope em pacientes jovens, recorrente nos seguintes contextos:
  A. Período prolongado sentado.
  B. Local com muitas pessoas e/ou quente.
  C. Dor intensa ou estresse emocional.

Síncope situacional

- Atentar para relato de síncope durante tosse, micção, evacuação ou deglutição.

Síncope por hipersensibilidade do seio carotídeo

- Atentar para síncope ao se barbear ou fechar colarinho de camisa.
- Mais frequente em indivíduos acima dos 40 anos de idade.

Síncope cardíaca

- Arritmia:
  A. Síncope de instalação abrupta ou precedida de palpitação.
  B. Bradiarritmias: doença do nó sinusal.
  C. Taquiarritmias: taquicardia ventricular em paciente com insuficiência cardíaca, taquicardia de reentrada em paciente com feixe anômalo, canalopatias.
- Doença estrutural:
  A. Cardiomiopatia hipertrófica obstrutiva.
  B. Estenose aórtica grave.
  C. Lesões expansivas intracardíacas, como mixoma.
  D. Alterações agudas: infarto agudo do miocárdio, embolia pulmonar, dissecção aórtica.

CASO CLÍNICO

Caso 1

Mulher, 63 anos de idade, com antecedente de hipertensão arterial sistêmica, hipotireoidismo e osteoartrite de joelho, relata tontura há cerca de 1 semana. Apresenta episódios de cerca de 30 segundos ao levantar da cama e atravessar a rua. Faz uso de anlodipino, levotiroxina e analgesia simples.

Como proceder ao exame clínico dessa paciente para com a prosseguir investigação etiológica?

A paciente apresenta síndrome vestibular intermitente provocada. Há necessidade de distinguir entre hipotensão ortostática e vertigem paroxística posicional benigna (VPPB). Para a primeira, deve-se avaliar hipotensão postural com aferição de pressão arterial deitado e, após 3 minutos , em pé. A avaliação de VPPB inclui a manobra de Dix-Hallpike para desencadear nistagmo referente ao canal semicircular posterior. Caso forte suspeita de VPPB com essa manobra negativa, pode-se fazer a rotação lateral para avaliar canal semicircular horizontal, menos frequentemente acometido nessa doença.

Caso 2

Homem, 56 anos de idade, tem hipertensão, DM tipo 2 e gota, faz uso de enalapril, metformina e alopurinol. Relata tontura contínua há cerca de 12 horas. Tem dificuldade em distinguir entre queixa rotatória e de desequilíbrio. Notou náuseas e vômito, e relata piora com rotação cefálica, sem percepção desse fator como desencadeante.

Ao realizar o exame clínico, como seria o HINTS desse paciente dada a etiologia central?

O paciente apresenta síndrome vestibular aguda espontânea. Nesse caso, a realização do HINTS permite distinção com elevada acurácia entre etiologia periférica e central. Ciente de que só se pode realizar essa avaliação em paciente com tontura e nistagmo vigentes. Em quadro central, espera-se reflexo vestíbulo-ocular preservado; nistagmo puramente vertical ou multidirecional, sem supressão com a fixação do olhar; e presença de desvio vertical do olhar (desvio *skew*), porém em geral com necessidade de realização de manobra sensibilizadora.

Caso 3

Mulher, 24 anos de idade, previamente hígida, estava em uma festa repleta de pessoas. Apresentou sensação de fraqueza, náuseas e dor abdominal. Avisou suas colegas, deitou-se no chão e apresentou perda da consciência. Durante o episódio, amiga relata que apresentou breve abalo de membros superiores. Retomou consciência em cerca de 1 minuto, porém relatava um pouco de sonolência e cansaço.

Essa paciente apresentou uma síncope ou uma perda transitória da consciência de outra etiologia?

O primeiro passo diante de uma perda transitória da consciência deve ser confirmar se a paciente apresentou síncope ou outro evento. Uma dúvida comum em avaliação ambulatorial e pronto-socorro refere-se ao diferencial com crise epiléptica. A ausência de período pós-ictal, a presença de abalos musculares breves – em vez de estereotipados e repetidos –, somadas ao pródromo típico e à ausência de mordedura de língua, favorecem o diagnóstico de síncope reflexa vasovagal.

Caso 4

Homem, 53 anos de idade, tem DM tipo 2 e obesidade, apresentou palpitação seguida de perda de consciência ao subir escadas. Seus familiares o encontraram caído no chão. Em exame clínico, foi identificado sopro sistólico regurgitativo.

Quais elementos nesse caso levantam a suspeita de síncope cardíaca?

Deve-se sempre considerar avaliação básica em uma síncope quanto ao seu risco de ser de etiologia cardíaca com base em anamnese, exame clínico e eletrocardiograma. Este apresenta palpitação antes da perda de consciência, síncope durante esforço e alteração de exame clínico sugestiva de cardiopatia estrutural. Todos esses elementos levam a crer que a síncope foi de origem cardíaca e que o paciente se beneficiaria de avaliação estrutural cardíaca. Destaca-se que síncope após esforço físico será tipicamente reflexa vasovagal, diferente da síncope durante esforço, como a deste caso.

BIBLIOGRAFIA

1. Benditt DG, Cohen MI, Forman DE, Goldberger ZD, Grubb BP, Krahn AD, et al. 2017 ACC/AHA/HRS Guideline for the evaluation and management of patients with syncope: a report of the American College of Cardiology/American Heart Association Task Force on Clinical Practice Guidelines and the Heart Rhythm Society. Circulation. 2017;136(5):e60-e122.
2. Brignole M, Moya A, de Lange FJ, Deharo JC, Elliott PM, Fanciulli A, et al.; ESC Scientific Document Group. 2018 ESC Guidelines for the diagnosis and management of syncope. Eur Heart J. 2018;39(21):1883-948.
3. Kim JS, Zee DS. Benign paroxysmal positional vertigo. N Engl J Med. 2014;370:1138-47.
4. Murdin L, Schilder AGM. Epidemiology of balance symptoms and disorders in the community: a systematic review. Otol Neurotol. 2015;36(3):387-92.
5. Newman-toker DE, Dy FJ, Stanton VA, Zee DS, Calkins H, Robinson KA. How often is dizziness from primary cardiovascular disease true vertigo? A systematic review. J Gen Intern Med. 2008;23(12):2087-94.
6. Rangel LF. Alterações do equilíbrio, tontura e vertigem. In: Martins MA, Favarato MH, Saad R, Morinaga CV, Ivanovic LF, Pavanel Jorge MC, et al. Manual do residente de clínica médica. 2.ed. Barueri: Manole; 2017. p.23-24.
7. Runser LA, Gauer RL, Houser A. Syncope: evaluation and differential diagnosis. Am Fam Physician. 2017;95(5):303-312.
8. Saklani P, Krahn A, Klein G. Contemporary reviews in cardiovascular medicine syncope reflex or neurally mediated syncope. Circulation. 2013;127:1330-9.
9. Tehrani ASS, Kattah JC, Kerber KA, Gold DR, Zee DS, Urrutia VC, et al. Topical review diagnosing stroke in acute dizziness and vertigo pitfalls and pearls. Stroke. 2018;49(3):788-95.
10. Newman-Toker D, Kattah JC, Talkad AV, Wang DZ, Hsieh YH. H.I.N.T.S. to Diagnose stroke in the acute vestibular syndrome – three-step bedside oculomotor exam more sensitive than early MRI DWI. Stroke. 2009;40(11):3504-10.

56

Tosse, expectoração e hemoptise

Elnara Marcia Negri
Maria Laura Sá Pinto Sandeville
Iolanda de Fátima Lopes Calvo Tibério

TOSSE E EXPECTORAÇÃO

Introdução e fisiopatologia

A arquitetura dos pulmões foi projetada para a proteção dos alvéolos, tentando, por meio de vários mecanismos, manter o ar inalado livre de impurezas ao chegar a esses espaços aéreos distais. O território alveolar mantém extensa superfície de contato entre a corrente sanguínea e o meio externo (aproximadamente 70 m^2, o equivalente a uma quadra de tênis), sendo, portanto, lugar de grande vulnerabilidade à invasão de patógenos, não fosse a existência dos mecanismos de defesa pulmonar.

A partir da traqueia, os brônquios se dividem várias vezes até chegar aos alvéolos. Essa divisão é dicotômica, ou seja, cada brônquio dá origem a dois ramos e, assim, sucessivamente. O fluxo aéreo se torna cada vez mais lento, facilitando a deposição das partículas inaladas, que se chocam com as paredes nas bifurcações das vias aéreas mais centrais. Nas vias aéreas mais próximas ao território dos alvéolos, em que o fluxo de ar é bastante lento, as partículas menores e as bactérias tendem a se depositar pela ação da gravidade. Para a eliminação dessas partículas inaladas, tem-se o aparelho mucociliar, ou seja, todo o caminho percorrido pelo ar desde a traqueia até os alvéolos é revestido por células especiais providas de cílios. Esses cílios batem continuamente 24 horas por dia, de maneira sincronizada, empurrando a camada de muco que recobre as vias aéreas e que age como um "mata-borrão", aderindo as partículas e microrganismos inalados. A resultante é semelhante a uma "esteira rolante" de muco, com as partículas e microrganismos aderidos a sua superfície, que é levada para ser deglutida ou expelida continuamente, mantendo os alvéolos livres de impurezas vindas do ar inalado. Para o perfeito funcionamento desse sistema, é necessário que as propriedades do muco e a função de batimento ciliar estejam preservadas.

> Muitos são os fatores que podem interferir no bom funcionamento desse mecanismo, destruindo as células ciliadas ou estimulando a produção de muco mais espesso, como tabagismo, infecções e poluição. Em algumas dessas situações, o muco produzido se torna muito espesso e não mais passível de transporte pelo aparelho mucociliar. Nesse momento, a tosse se instala. Em um paciente saudável, o reflexo da tosse é muito importante para proteger as vias aéreas dos agentes agressores vindos do meio exterior e da inalação inadvertida de corpos estranhos e de engasgos durante a alimentação.

A tosse é um reflexo do organismo à entrada de agentes irritantes e partículas diversas no aparelho respiratório. Ela é um mecanismo de defesa importante, iniciado pela ativação de terminações nervosas subepiteliais, que sentem a presença do agente invasor. Os impulsos da tosse são transmitidos pelo nervo vago até o centro da tosse no cérebro, localizado na medula, e, por meio de um reflexo mediado pelo sistema parassimpático, deflagram uma inspiração profunda, seguida do abrupto fechamento da fenda glótica e de sua abertura acompanhada da contração brusca da musculatura intercostal, diafragmática e abdominal. Isso resulta em fluxo de ar explosivo, que tenta livrar as vias aéreas do agente invasor. O reflexo é complexo e envolve terminações nervosas não só nas vias aéreas, mas também na pleura, nos seios da face, nariz, ouvido interno, esôfago, peritônio etc. No aparelho respiratório, os receptores da tosse podem ser encontrados nas vias aéreas altas e nos brônquios. Esses receptores podem ser estimulados por mecanismos químicos (p. ex., gases), mecânicos (p. ex., secreções, corpos estranhos), térmicos (p. ex., ar frio, mudanças bruscas de temperatura) e inflamatórios e alérgicos (p. ex., asma, vírus, bactérias).

Classificação

A tosse pode ser classificada de acordo com sua duração em:

- Aguda: período de até três semanas (Tabela 1).
- Subaguda: tosse persistente por período entre 3-8 semanas. Ocorre principalmente após quadros infecciosos e tende a melhorar espontaneamente sem o uso de medicamentos.
- Crônica: tosse com duração maior que 8 semanas. As causas mais comuns são o gotejamento pós-nasal, a asma e a doença do refluxo gastroesofágico. Outras causas comuns também podem ser verificadas na Tabela 2. Na Tabela 3, são verificadas as causas menos frequentes de tosse crônica. Cabe ressaltar que é possível fazer o diagnóstico da causa da tosse crônica em 75-90% dos pacientes.

Pode também ser classificada quanto à presença ou não de secreção (expectoração), em produtiva ou seca, respectivamente. A expectoração pode variar de acordo com o agente causador do processo irritativo e inflamatório nas vias aéreas. Quando presente, a expectoração pode ser clara e fluida (semelhante à saliva), mais sugestiva de processos virais, branca mais espessa, mais presente em processos virais e ou alérgicos, purulenta e amarelo-esverdeada, mais comum em processos infecciosos bacterianos, ou com presença de sangue, sendo então chamada de hemoptise (neoplasia, corpo estranho, bronquite secundária ao tabagismo). Nos grandes tabagistas, a expectoração pode ser acinzentada e escura. Mas nenhuma dessas características é patognomônica do agente agressor, podendo mesclar-se nas diversas situações.

TABELA 1 Principais causas de tosse aguda em adultos

▪ Bronquite aguda
▪ Resfriado comum
▪ Pneumonia
▪ Sinusite bacteriana
▪ Rinite alérgica
▪ Irritantes ambientais
▪ Insuficiência cardíaca congestiva descompensada
▪ Tuberculose
▪ Coqueluche
▪ Tromboembolismo pulmonar
▪ Engasgo

Fonte: modificada de Geppert, 2002; e Silvestri e Weinberger, 2020.

TABELA 2 Causa comuns de tosse crônica em adultos

▪ Tuberculose
▪ Doença do refluxo gastroesofágico
▪ Asma
▪ Doença pulmonar obstrutiva crônica
▪ Gotejamento pós-nasal
▪ Bronquiectasias
▪ Medicamentos, particularmente os inibidores da enzima conversora da angiotensina
▪ Tosse seca idiopática e persistente
▪ Tabagismo
▪ Bronquite eosinofílica não asmática (mais de 3% de eosinófilos no escarro sem hiper-reatividade)

Fonte: modificada de Geppert, 2002; e Silvestri e Weinberger, 2020.

TABELA 3 Causas infrequentes de tosse crônica em adultos

▪ Infecção de brônquios por parasitas
▪ Suturas expostas na superfície do brônquio de pessoas operadas
▪ Cisto de esôfago
▪ Carcinoma broncogênico
▪ Doenças intersticiais pulmonares
▪ Infecção pulmonar oculta
▪ Aspiração
▪ Insuficiência cardíaca congestiva
▪ Corpo estranho ou massa traqueobrônquica não neoplásica
▪ Pólipos nasais
▪ Doenças dos ductos auditivos, faringe, laringe, diafragma, pleura, pericárdio e esôfago
▪ Psicogênica
▪ Falta de rigidez das paredes brônquicas
▪ Anormalidades da glândula tireoide

Fonte: modificada de Geppert, 2002; e Silvestri e Weinberger, 2020.

> Inicialmente, a tosse representa um mecanismo de defesa, mas pode transformar-se em patológica se o reflexo não se extinguir após o processo deflagrador ter sido controlado ou em casos de tosse de origem irritativa neurogênica, que podem necessitar de cuidados especializados e diagnóstico mais detalhado. De qualquer forma, a tosse sempre representa um sinal de alerta.

Na investigação de quadros de tosse, é importante caracterizar os sete atributos gerais da tosse:

1. Localização: verificar se o acesso de tosse começa com coceira na garganta ou no peito.
2. Qualidade: a tosse é seca ou produtiva? No segundo caso, é importante caracterizar o tipo de secreção conforme comentado anteriormente.
3. Intensidade: a tosse é explosiva ou violenta? Quanto escarro é produzido em 24 horas?
4. Ritmo e duração: há quanto tempo apresenta o sintoma? Quanto tempo duram os acessos? Qual é a frequência dos acessos?
5. Circunstâncias em que o paciente tosse: há desencadeantes ambientais, de trabalho ou pessoais relacionados ao estresse?
6. Fatores atenuantes ou agravantes: a tosse melhora com algum medicamento? Piora ao deitar-se ou com atividade física? Melhora ou piora em algum período do dia? Melhora ou piora com alimentação ou deglutição de líquidos?
7. Manifestações associadas: o paciente queixa-se de dispneia associada? Relata desmaio, incontinência urinária, vômitos, sibilos, dor torácica em alguma crise de tosse? Há febre ou hemoptise associada? Relata dispneia paroxística noturna ou ortopneia?

Avaliação de causas de tosse subaguda e crônica

A anamnese normalmente fornece indícios fortes para a investigação das causas de tosse subaguda e crônica. Todos os pacientes devem ser questionados quanto ao antecedente de tabagismo, uso de inibidores da enzima conversora da angiotensina e infecção de vias aéreas superiores previamente ao início da tosse. Outros questionamentos são também fundamentais como antecedente de asma, doença do refluxo gastroesofágico, gotejamento pós-nasal, bronquite crônica ou bronquiectasias. Para os pacientes que tiverem tosse de mais de 8 semanas de duração é necessário realizar radiografia de tórax como parte da avaliação inicial, especialmente se os antecedentes de infecção de vias aéreas prévia, asma ou doença do refluxo gastroesofágico não forem diagnósticos prováveis. Cabe ressaltar que essas três causas isoladas ou em associação são responsáveis por mais de 90% dos casos de tosse crônica, principalmente se o paciente for não fumante, não utilizar os inibidores da enzima conversora da angiotensina e tiverem radiografia de tórax normal.

> Para pacientes com tosse crônica em que ainda se estabeleça a dúvida diagnóstica, pode ser necessário realizar o teste de broncoprovocação com metacolina para avaliação da hiper-responsividade brônquica e a pHmetria esofágica. Há estudos que sugerem que, após a realização desses testes, é possível confirmar o diagnóstico de tosse crônica em 99% dos pacientes.

Quando a possibilidade diagnóstica de gotejamento pós-nasal é alta, um teste terapêutico com anti-histamínicos ou com descongestionantes deve ser feito de forma empírica. Se o tratamento empírico não for bem-sucedido, deve ser continuada a investigação e tratamentos empíricos, conforme detalhado na Figura 1.

Complicações

A tosse vigorosa pode causar aumento na pressão intratorácica de até 300 mmHg e velocidade de fluxo expiratório de 800 km/h. Se, por um lado, esses parâmetros podem ser benéficos para a eliminação de secreções, por outro lado é responsável pela exaustão dos pacientes, insônia, cefaleia, tontura, dores musculoesqueléticas, rouquidão, sudorese intensa, incontinência urinária, entre outras. Há descrição de fraturas de costelas após acessos vigorosos de tosse, que podem acometer várias costelas particularmente em mulheres com osteoporose.

HEMOPTISE

A hemoptise é definida como a expectoração sanguínea que se origina das vias aéreas inferiores, isto é, o sangue tem origem em uma região abaixo da laringe. A quantidade de sangue pode variar de um simples escarro com pequena quantidade de sangue (hemoptoico) até a expectoração de uma quantidade maciça. Como o tratamento da hemoptise depende da gravidade do sangramento, muitos autores costumam diferenciar a hemoptise maciça da hemoptise não maciça.

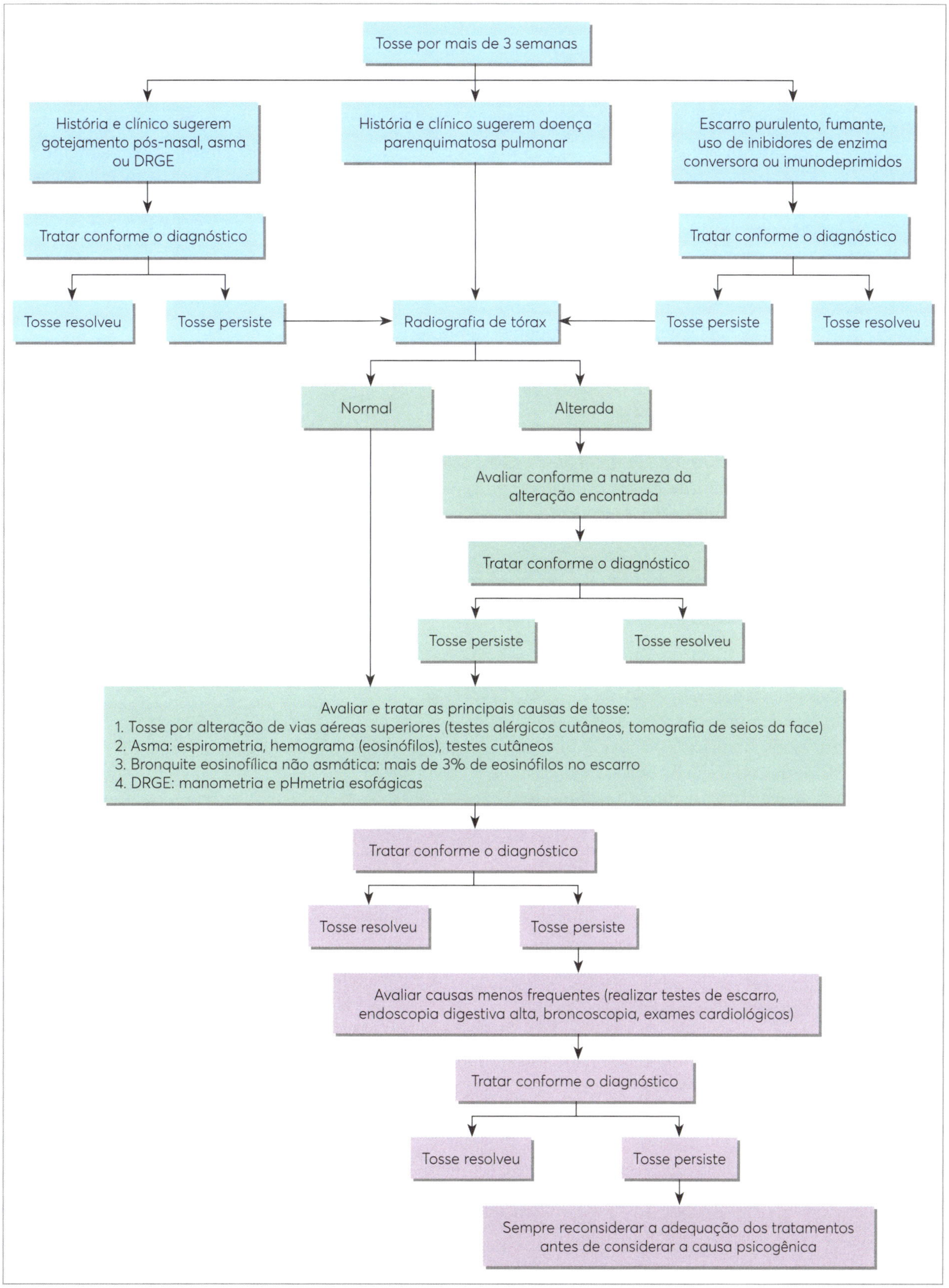

FIGURA 1

Algoritmo de avaliação para causas de tosse subaguda ou crônica em adultos.

DRGE: doença do refluxo gastroesofágico; IECA: inibidor de enzima de conversão da angiotensina.

Fonte: modificada de Silvestri e Weinberger, 2020.

A definição de hemoptise maciça é imprecisa, com critérios variando de 100-600 mL de sangue em 24 horas. Como a quantidade de sangue perdida não é fácil de ser medida, pois o sangue pode ser engolido ou aspirado, alguns autores preferem considerar como hemoptise maciça o sangramento em um ritmo que representara uma ameaça à vida. A perda de sangue raramente é crítica, e a causa de morte nos pacientes com hemoptise maciça geralmente é asfixia em vez de choque hipovolêmico. Fatores importantes são o ritmo do sangramento e a função pulmonar prévia do paciente. Hemoptise com risco de vida é um evento raro, ocorrendo em menos de 5% dos pacientes que se apresentam com hemoptise. Porém, o grave prognóstico da hemoptise maciça (a mortalidade atinge até 85% em algumas séries) demanda a instituição imediata de tratamento intensivo. Em outros estudos, verificou-se associação de hemoptises de mais de 600 mL em 4 horas à mortalidade de 71%, de 600 mL em 4-16 horas à mortalidade de 45% e de 600 mL em 16-48 horas à mortalidade de 5%.

Causas

As causas são numerosas, com mais de 100 etiologias identificadas, sendo as causas infecciosas as mais frequentes (Tabela 4).

A quantidade de perda de sangue não pode determinar a etiologia da hemoptise com certeza, mas algumas das causas de hemoptise são mais prováveis de estarem associadas à hemoptise maciça. As causas mais comuns de hemoptise maciça ainda incluem a tuberculose e bronquiectasias, bem como aspergiloma, carcinoma broncogênico e abscesso pulmonar.

TABELA 4 Causas de hemoptise

Doenças das vias aéreas:
- Bronquite (aguda ou crônica)
- Bronquiectasias
- Corpos estranhos
- Fístula
- Broncolitíase

Neoplasias

Infecções:
- Pneumonia
- Tuberculose
- Aspergiloma
- Abscesso pulmonar

Doenças cardiovasculares:
- Estenose mitral
- Síndrome da veia cava superior
- Tromboembolismo pulmonar
- Hipertensão pulmonar
- Malformações arteriovenosas
- Sequestro pulmonar

Inflamatórias ou imunes:
- Síndrome de Goodpasture
- Hemosiderose
- Pneumonite lúpica
- Granulomatose de Wegener
- Púrpura de Henoch-Schönlein

Distúrbios hematológicos:
- Coagulopatias
- Trombocitopenia

Outras:
- Amiloidose
- Endometriose (hemoptise catamenial)
  - Drogas
  - Iatrogênico
    - Induzida pela broncoscopia
    - Cateter de Swan-Ganz
  - Trauma (contusão pulmonar etc.)
  - Idiopática (ou criptogênica)

Fonte: modificada de Prakash e Freitag, 1994.

Fisiopatologia da hemoptise

O sangramento pode ser proveniente de quatro fontes vasculares dentro do sistema respiratório: artérias brônquicas, artérias pulmonares, veias pulmonares e capilares pulmonares. Além disso, comunicações adquiridas entre a árvore traqueobrônquica e as estruturas vasculares da caixa torácica resultantes de trauma, radioterapia, neoplasias, entre outras, podem levar à hemoptise.

> A compreensão da patogênese da hemoptise requer apreciação da dupla vasculatura pulmonar.

Ao contrário da circulação pulmonar, que é responsável pela quase totalidade do fluxo sanguíneo pulmonar, as artérias brônquicas geralmente provêm da aorta ou artérias intercostais, fornecendo assim uma circulação de alta pressão (pressão sistêmica) para os pulmões. As artérias brônquicas são responsáveis por pequena parcela do fluxo pulmonar e nutrem vias aéreas, linfonodos, pleura visceral etc. Para a maioria das etiologias, a hemoptise maciça envolve o rompimento da circulação brônquica (cerca de 90% dos casos) de alta pressão ou da circulação pulmonar patologicamente exposta à alta pressão em decorrência de anastomoses com a circulação brônquica. Alterações da vasculatura pulmonar associadas com várias doenças pulmonares tendem a levar à proliferação de vasos pulmonares, alterar a estrutura anatômica normal, levando à exposição das artérias brônquicas e pulmonares e expondo os vasos pulmonares às altas pressões do sistema brônquico via acentuação das anastomoses normais. Outras causas têm mecanismos diferentes: por destruição direta (abscesso pulmonar e câncer), infarto pulmonar (embolia), lesão mecânica (trauma), aumento da pressão em veias pulmonares (estenose mitral) e imunológicos que levam a capilarite (lúpus, síndrome de Goodpasture e hemosiderose, leptospirose). A Tabela 5 apresenta um resumo dos mecanismos de sangramento.

TABELA 5 Eventos que determinam sangramento

▪ Inflamação da mucosa brônquica (bronquite aguda e crônica)
▪ Inflamação crônica determina: ▪ Hipertrofia, tortuosidades e proliferação dos vasos da parede brônquica (na bronquiectasia) ▪ Acentuação das anastomoses (vasos brônquicos com pulmonares) normais ▪ Formação de aneurisma em arteríolas pulmonares (aneurisma de Rasmussen) em caverna tuberculosa por erosão inflamatória
▪ Destruição direta (abscesso pulmonar, câncer e infecções fúngicas)
▪ Infarto pulmonar (embolia)
▪ Lesão mecânica (trauma)
▪ Dano alveolar difuso e trombocitopenia
▪ Aumento da pressão em veias pulmonares (estenose mitral)
▪ Capilarite e angeíte (lúpus, síndrome de Goodpasture)

Fonte: modificada de Prakash e Freitag, 1994.

Diagnóstico da hemoptise não maciça

Avaliação clínica e laboratorial

Uma abordagem adequada se inicia com uma avaliação clínica completa. A história, o exame clínico e a radiografia de tórax formam a base sobre a qual o clínico fará seu diagnóstico diferencial.

> A hemoptise pode ser confundida com sangramento dos seios paranasais, fossas nasais, faringe, cavidade oral, laringe ou com hemorragia digestiva alta. Por isso é importante o detalhado questionário para identificar o local do sangramento.

Em geral, hematêmese está relacionada com história de queixas gástricas ou alcoolismo, sendo usualmente precedida por náuseas e vômitos. Ocasionalmente, o sangue originário do esôfago ou estômago pode ter sido aspirado e tossido. A anamnese e o exame clínico podem evidenciar sinais de cavitação pulmonar, doença cardíaca, renal, vasculite, coagulopatia, entre outras causas.

Além da avaliação clínica, vários exames podem auxiliar no diagnóstico da hemoptise. Pacientes com passado de sangramento excessivo ou história familiar de distúrbios da coagulação devem ser avaliados por meio de hemograma, contagem de plaquetas, tempo de protrombina (TP) e tempo de tromboplastina parcial (TTPA). Exame de escarro pode ajudar a identificar infecção ou câncer de pulmão. Rotineiramente, pode-se colher escarro para citológico, coloração de Gram, cultura geral e pesquisa e cultura para bacilos álcool acidorresistentes (BAAR).

Exames de imagem

Alterações visualizadas na radiografia de tórax podem sugerir a causa e o local do sangramento (p. ex., massa pulmonar ou abcesso). Entretanto, achados anormais podem ser crônicos e não necessariamente relacionados à hemoptise recente. Pacientes com sequela de tuberculose ou outras doenças podem apresentar hemoptise apesar de apresentarem doença inativa. Uma radiografia normal implica que a fonte da hemoptise pode provir de um grande brônquio (p. ex., lesão endobrônquica), um pequeno foco dentro do parênquima ou um sítio acima da glote. Infiltrados são difíceis de interpretar, pois podem representar sangue residual proveniente de aspiração de sangue. Algumas radiografias podem apresentar áreas calcificadas que não devem ser ignoradas, já que a broncolitíase é uma causa conhecida de hemoptise.

A broncografia pode estabelecer a presença e a extensão das bronquiectasias, mas atualmente não é mais frequentemente usada na avaliação da hemoptise como no passado dada a superioridade da tomografia computadorizada de alta resolução.

> Apesar da tomografia computadorizada ser valiosa em certas circunstâncias (p. ex., ao evidenciar tumores endobrônquicos, determinar se uma lesão periférica pode ser abordada por broncoscopia ou por biópsia percutânea, evidenciar com acurácia bronquiectasias e massas no mediastino), ela não deve ser usada rotineiramente, apenas de modo complementar. Por sua vez, a visualização direta da árvore brônquica pelo broncoscópio, com potencial de diagnóstico histológico, permanece o procedimento de escolha na hemoptise, quando mais de um método diagnóstico puder ser indicado.

A arteriografia pulmonar pode ser realizada na suspeita de embolia pulmonar ou de malformações vasculares e fístula. A arteriografia brônquica pode ter um importante papel diagnóstico (observação da presença de vasos tortuosos, dilatados ou regiões de hipervascularização e anastomose) e terapêutico.

Apesar de uma avaliação diagnóstica completa incluindo broncoscopia, a causa exata do sangramento permanece indeterminada na maioria dos pacientes com hemoptise e radiografia de tórax normal (sendo denominada criptogênica, essencial ou idiopática). Na ausência de achados específicos, a hemoptise frequentemente é atribuída à bronquite ou bronquiectasia, apesar da ausência de dados para suportar essas conclusões.

A Tabela 6 relaciona alguns achados positivos que podem sugerir hemoptise. No entanto, frequentemente, o exame broncoscópico não visualiza local de sangramento; às vezes somente resíduo de sangue em segmentos dependentes. Se nenhum sangramento for visto, pode-se solicitar ao paciente que tussa para ver se essa manobra induz sangramento.

O lavado broncoalveolar (LBA) pode exercer papel importante quando há suspeita de infecções (tuberculose, entre outros). Outra situação em que o LBA pode auxiliar é na suspeita de hemorragia alveolar difusa (em pacientes com vasculite e transplante de medula óssea). Traços de sangue são encontrados na primeira alíquota aspirada, sendo que progressivamente o fluido do LBA aspirado torna-se mais sanguinolento (essa alteração é sugestiva de hemorragia alveolar).

TABELA 6 Alterações encontradas na broncoscopia

Sangramento ativo
Sangue: ▪ Predominantemente em um dos pulmões ▪ Coágulo em segmento brônquico
Lesões
Alterações de mucosa (bronquite): ▪ Edema ▪ Hiperemia ▪ Ectasias glandulares ▪ Espessamento
Alterações dos segmentos brônquicos: ▪ Dilatação (bronquiectasia) ▪ Distorção

Fonte: modificada de Prakash e Freitag, 1994.

CASOS CLÍNICOS

Caso 1

Mulher de 25 anos de idade, professora, queixa-se de tosse crônica sem expectoração há 1 ano. Foi tratada inicialmente com antibióticos, sem melhora. A tosse piora com o frio e cheiros fortes. Ocorre predominantemente de manhã ou à noite. Relata também, há anos, episódios de coriza e prurido nasal, principalmente no período do inverno. Faz uso de corticoide nasal nas fases de piora. Nega pirose, queimação retroesternal ou sensação de gotejamento pós-nasal. O exame clínico estava normal, com exceção de raros sibilos bilateralmente. Foi solicitada espirometria, que mostrou: VEF1/CVF = 68%, VEF1 pós-broncodilatador = 76% do predito com variação de pré para pós-broncodilatador de 14% e 300 mL de volume. A radiografia de tórax estava normal. O hemograma mostrou a presença de 5% de eosinófilos, sendo que o restante estava normal.

Comentário

Trata-se de paciente com tosse crônica com antecedente de rinite, provavelmente de origem alérgica. A tosse piora de manhã e à noite e tem desencadeantes estabelecidos com frio e cheiros fortes. A hipótese clínica de asma foi confirmada pela espirometria, que mostra VEF1/CVF < 75%, VEF1 < 80% e com variação pré para pós-broncodilatador de mais de 12% e 200 mL de volume. Também corrobora o diagnóstico a presença de eosinofilia, visto que a asma é uma doença inflamatória crônica na qual o eosinófilo é a principal célula inflamatória envolvida.

Caso 2

Homem de 68 anos de idade, gênero biológico masculino, tabagista 40 anos-maço, advogado aposentado, natural e procedente de São Paulo, relata tosse com escarro avermelhado com laivos de sangue há mais de 2 meses. Os episódios de tosse iniciam-se no peito, ocorrendo durante todo o dia, 2 a 3 vezes ao dia, sem desencadeantes que tenha notado. Nega febre, dispneia ou dor pleurítica, mas notou que perdeu 8 kg nesse período (tinha 70 kg no início dos sintomas). Nega episódios anteriores ou o uso de qualquer tipo de medicações. No exame clínico, notam-se diminuição dos murmúrios vesiculares em ápice esquerdo com macicez à percussão e ausculta da voz diminuída. O restante do exame clínico não tem alterações.

Comentário

Trata-se de paciente fumante com carga tabágica alta (mais de 20 anos-maço) com manifestação de tosse crônica (mais de 8 semanas) que apresenta hemoptise (presença de qualquer quantidade de sangue em secreção brônquica), visto que a secreção com laivos de sangue é eliminada após tosse e não vômito. Como o paciente não apresenta febre, as causas infecciosas para hemoptise tornam-se menos prováveis. O paciente nega episódios anteriores, o que torna a possibilidade de bronquiectasias também pouco provável. Sendo assim, do ponto de vista da anamnese, a probabilidade de neoplasia pulmonar torna-se bastante provável. Aliado a isso, o exame clínico sugere massa pulmonar pela diminuição de murmúrios vesiculares associada à macicez à percussão e diminuição da ausculta da voz. O paciente deve ser investigado com exame de imagem (radiografia de tórax e tomografia computadorizada de tórax) e posterior realização de biópsia da massa pulmonar.

Caso 3

Homem de 55 anos de idade procura o ambulatório com queixas de dispneia progressiva há 3 meses, com piora nas últimas semanas, limitando-o às atividades como despir-se ou banhar-se. Queixa-se ainda de tosse produtiva matinal há 4 anos e edema de membros inferiores há 1 mês. Nega outras queixas ou doenças de base e relata ser tabagista de 70 anos-maço. Ao exame clínico apresenta-se pletórico, cianótico (+/4+), PA = 136 x 92 mmHg, frequência cardíaca = 92 bpm, frequência respiratória = 28 ipm, edema de membros inferiores (++/4+); estase jugular, bulhas rítmicas com hiperfonese de B2 com desdobramento fixo, sem sopros; murmúrio vesicular e expansibilidade globalmente diminuídos, com sibilos e roncos difusos; abdome flácido com fígado palpável 7 cm abaixo do rebordo costal direito, hepatimetria de 17 cm, baço não palpável, macicez móvel e edema de membros inferiores sem eritema ou dor em panturrilhas. Realizou recentemente alguns exames, que apresenta na consulta.

- Espirometria: VEF1 = 28% do predito, CVF = 67% do predito e VEF1/CVF = 0,42, sem alterações após uso de broncodilatador.
- Gasometria arterial (ar ambiente): pH = 7,27, PCO_2 = 60, pO_2 = 42, Bic = 31 e $SatO_2$ = 85%.
- Exames laboratoriais: hemograma: Hb = 16,8 g/dL, Ht = 58%. Leucócitos = 5.740/mm^3 (sem desvio à esquerda), plaquetas = 351.000/mm^3.

Comentário

Trata-se de paciente com tosse crônica há 4 anos e expectoração clara matinal que se associou a dispneia progressiva há 3 meses (no momento para realizar mínimos esforços). Apresenta também edema de membros inferiores há 1 mês. Tem uma carga tabágica maior de 20 anos-maço. No exame clínico, há sinais de aumento da frequência respiratória, provavelmente por causa pulmonar, visto que o paciente apresenta redução de murmúrios vesiculares e suspeita de obstrução brônquica por apresentar roncos e sibilos. Notam-se também sinais de falência ventricular direita associada ao quadro pulmonar (denominado *cor pulmonale*), visto que o paciente apresenta estase jugular e provável congestão hepática, sendo a hepatimetria de 17 cm (normal até 12 cm na linha hemiclavicular), sinal de ascite (macicez móvel) e edema não inflamatório de membros inferiores. Provavelmente, a cianose se deve a um distúrbio da ventilação perfusão, visto que há sinais de obstrução brônquica pela semiologia pulmonar. Além disso, esse distúrbio crônico pode levar à hipoxemia, que estimula a produção de eritropoetina pelo rim, levando ao aumento do número de hemácias, que pode observado no rosto bem avermelhado do paciente. Considerando todos esses achados, é muito provável o diagnóstico de doença pulmonar obstrutiva crônica com *cor pulmonale*. Para confirmação, é necessária a espirometria, que mostra um VEF1/CVF < 0,7, confirmando a obstrução brônquica.

BIBLIOGRAFIA

1. II Diretrizes brasileiras no manejo da tosse crônica. J Bras Pneumol. 2006;32(Suplemento 6):s403-s446.
2. Cordovilla R, Bollo de Miguel E, Nuñez Ares A, Cosano Povedano FJ, Herráez Ortega I, Jiménez Merchán R. Diagnosis and treatment of hemoptysis. Arch Bronconeumol. 2016;52(7):368-77.
3. Deffebach ME, Charan NB, Lakshminarayan S, Butler J. The bronchial circulation: small, but a vital attribute of the lung. Am Rev Respir Dis. 1987;135:463-81.
4. File TM. Acute bronchitis in adults. Disponível em: https://www.uptodate.com. Acesso em: março 2021.
5. Geppert EF. Tosse. In: Bensenhor IM, Atta JA, Martins MA (eds.). Semiologia clínica. São Paulo: Sarvier; 2002.
6. Israel RH, Poe RH. Hemoptysis. Clin Chest Med. 1987;8:197-205.
7. Khalil A, Fedida B, Parrot A, Haddad S, Fartoukh M, Carette MF. Severe hemoptysis: from diagnosis to embolization. Diagn Interv Imaging. 2015;96(7-8):775-88.

8. Lippmann ML, Higgins NC, Hemoptysis. In: Feinsilver SH, Fein AM (eds.). Textbook of bronchoscopy. Baltimore: Williams & Wilkins; 1995. p.302-17.
9. Michaudet C, Malaty J. Chronic cough: evaluation and management. Am Fam Physician. 2017;96(9):575-80.
10. Poe RH, Israel RH, Marin MG, Ortiz CR, Dale RC, Wahl GW, et al. Utility of fiberoptic bronchoscopy in patients with hemoptysis and a nonlocalizing chest roentgenogram. Chest. 1988;93(1):70-5.
11. Prakash UBS, Freitag L. Hemoptysis and bronchsocopy-induced hemorrhage. In: Prakash UBS (ed.). Bronchoscopy. New York: Raven Press; 1994. p.227-51.
12. Silvestri RC, Weinberger SE. Evaluation of subacute and chronic cough in adults. Disponível em: https://www.uptodate.com. Acesso em: março 2021.
13. Weaver LJ, Solliday N, Cugell DW. Selection of patients with hemoptysis for fiberoptic bronchoscopy. Chest. 1979;76:7-10.

57

Tremor

Liz Andréa Kawabata Yoshihara
Célia Maria Kira

CONCEITO

Tremor é o distúrbio do movimento mais comum. Definido como um movimento involuntário, oscilatório, rítmico de pelo menos uma parte do corpo, é causado por contraturas alternadas ou simultâneas de músculos agonistas e antagonistas. Podem ser encontrados em pessoas normais, quando são invisíveis, exceto em situações de ansiedade ou fadiga, ou em pessoas doentes, quando são visíveis e persistentes. O grupo dos distúrbios do movimento é composto por doenças que alteram o controle voluntário do movimento sem afetar diretamente a força muscular, a sensibilidade ou a função cerebelar. Ocorrem por disfunção nos núcleos da base (caudado, putâmen, globo pálido, substância negra e núcleo subtalâmico), que são massas subcorticais simétricas.

CLASSIFICAÇÃO

Há várias formas de classificar os tremores: de acordo com características clínicas (Figura 1) e condições de ativação (Figura 2), que também trazem dados determinantes do diagnóstico, em síndromes que agrupam mais de tipo de tremor (Figura 3) e, por fim, de acordo com a etiologia (Tabela 1).

Com base nas características clínicas – dados de história e do exame clínico do paciente (idade, história familiar, evolução, exposição a drogas ou toxinas), fatores que iniciam ou exacerbam os tremores e sinais (distribuição, condições de ativação, frequência do tremor, sinais neurológicos e de doenças sistêmicas), além de alguns exames complementares (testes eletrofisiológicos, de imagem, marcadores séricos e teciduais), às vezes necessários – é que se faz o diagnóstico.

O tremor do Parkinson e o tremor essencial são os mais frequentes e precisam ser diferenciados (Tabela 2).

TABELA 1 Classificação dos tremores de acordo com a etiologia

▪ Doenças neurodegenerativas: doença de Parkinson, doença de Wilson, paralisia supranuclear progressiva
▪ Doenças genéticas
▪ Doenças infecciosas ou inflamatórias: aids, tuberculose, sífilis, encefalites virais ou bacterianas, esclerose múltipla e outras desmielinizantes
▪ Alterações metabólicas ou endócrinas: hipertireoidismo, insuficiência hepática
▪ Neuropatias ou atrofias musculares: síndrome de Guillain--Barré, neuropatia por gamopatias
▪ Toxinas: mercúrio, arsênico, cianeto, tolueno, lindano
▪ Drogas: anticonvulsivantes, antidepressivos, broncodilatadores, beta-2-agonistas, lítio, neurolépticos, amiodarona, antineoplásicos
▪ Outros: neoplasias cerebrais, lesão cerebral (traumática/vascular), ansiedade, estresse, fadiga

Fonte: adaptada de Bhatia et al., 2018.

Tremor do Parkinson

É o tremor de repouso que acomete as mãos de forma assimétrica inicialmente. A doença de Parkinson representa a segunda doença neurodegenerativa mais prevalente. O diagnóstico é realizado quando da presença de dois dos sinais cardeais, definidos como bradicinesia, rigidez muscular, tremor de repouso e instabilidade postural. De forma geral, o tremor diminui de intensidade ou desaparece com o movimento e, de forma contrária, exacerba-se com o estresse. Pode ocorrer na região do queixo e da língua, menos comumente nos membros inferiores e raramente na cabeça. A frequência desse tremor é em geral entre 4-6 Hz. Sempre se deve excluir causas secundárias, principalmente medicamentosas.

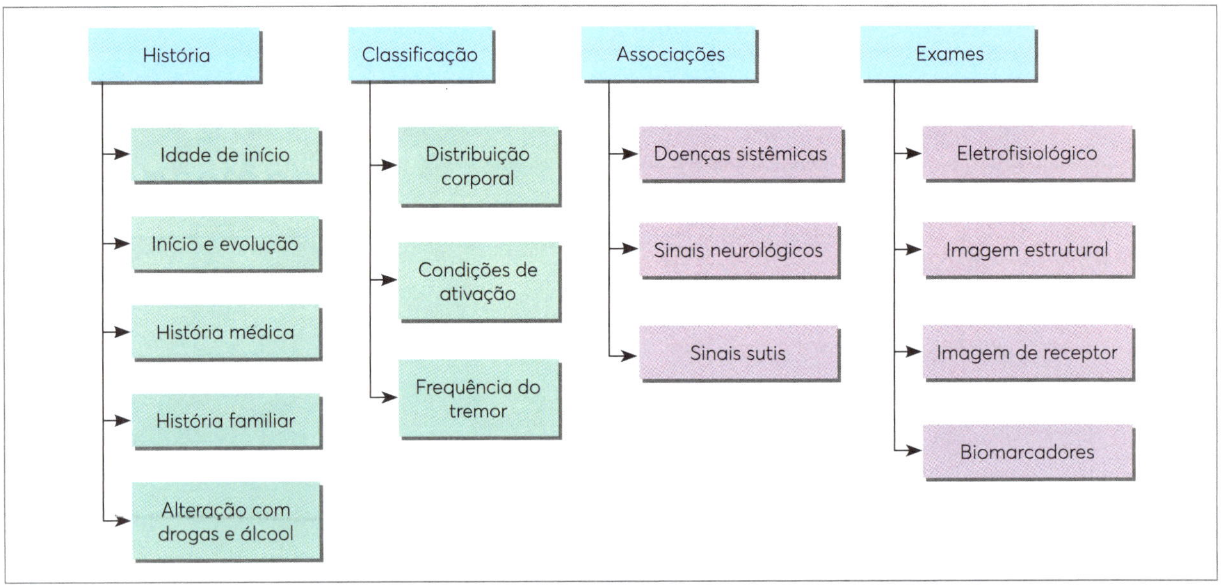

FIGURA 1
Classificação dos tremores de acordo com suas características clínicas.
Fonte: adaptada de Bhatia et al., 2018.

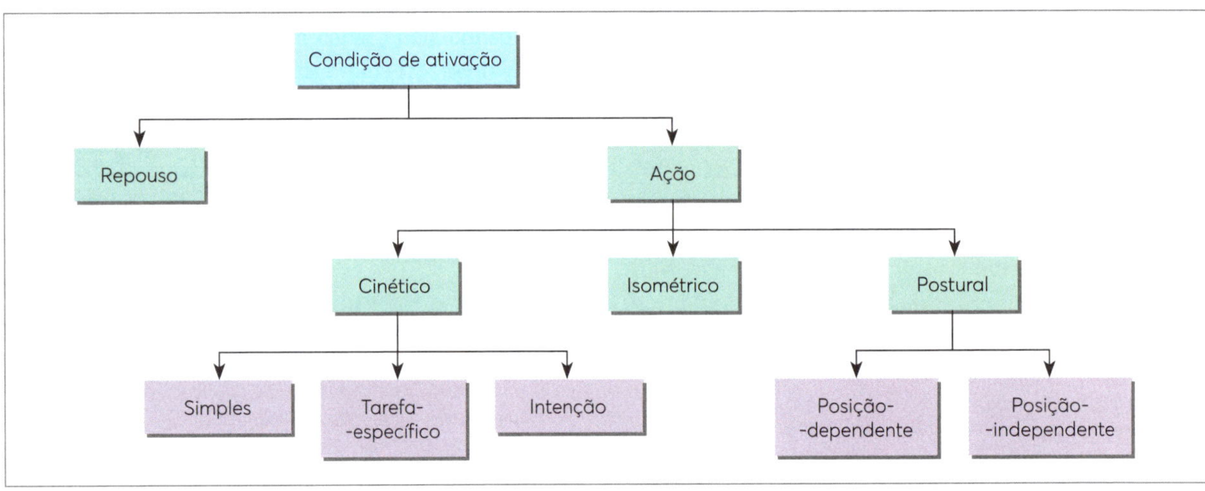

FIGURA 2
Classificação dos tremores de acordo com as condições de ativação. Cinético: simples, intenção (que aumenta quando a região acometida chega a seu alvo) e tarefa-específico (p. ex., ao escrever). Isométrico: durante a contração muscular contra um objeto rígido estacionário. Postural: acionado a manter posição voluntária contra a gravidade.
Fonte: adaptada de Bhatia et al., 2018.

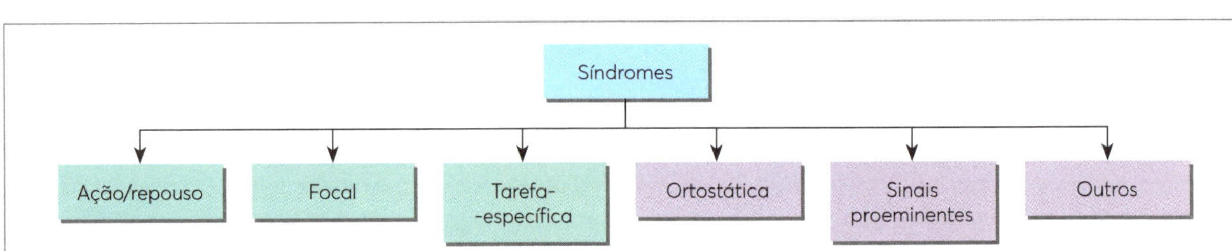

FIGURA 3
Síndromes que podem agrupar mais de um tipo de tremor.
Fonte: adaptada de Bhatia et al., 2018.

TABELA 2 Diferenciação entre tremor de Parkinson e tremor essencial

	Tremor do Parkinson	Tremor essencial
Característica	Em repouso	De ação
Frequência	3-6 Hz	5-12 Hz
Distribuição	Assimétrica	Simétrica
Acometimento	Mãos e pernas	Mãos, cabeça e voz
História familiar	1%	30-50%
Sinais neurológicos	Bradicinesia, rigidez, instabilidade postural	Ausentes
Curso	Progressivo	Estável ou lento
Tratamento	Levodopa, anticolinérgicos	Propranolol, primidona

Há melhora com o tratamento habitual dos fármacos antiparkinsonianos.

Tremor essencial

Afeta 5% da população, aumenta com a idade e acomete pessoas jovens, com componente hereditário importante. São critérios:

- É um tremor isolado, de ação, bilateral, que acomete os membros superiores.
- Deve ter pelo menos 3 anos de duração.
- Pode ter outros locais acometidos (cabeça, voz e membros inferiores).
- Devem estar ausente outros sinais neurológicos. Pequenas doses de álcool podem melhorar o quadro. Seu tratamento farmacológico pode ser com propranolol ou primidona.

Tremor fisiológico

Pessoas normais podem ter um tremor de baixa amplitude e alta frequência, quase imperceptível. Não é incapacitante e pode exacerbar com drogas ou situações que aumentem a atividade adrenérgica (estresse e cansaço).

CONSIDERAÇÕES FINAIS

Apesar de parecerem ser muito diferentes, nem sempre o diagnóstico diferencial é tão fácil. O acompanhamento prospectivo e o reexame na evolução dos tremores são muito importantes. O tremor da doença de Parkinson pode ganhar características de uma demência de Lewy ou de uma paralisia supranuclear progressiva.

CASOS CLÍNICOS

Caso 1

Mulher, 63 anos de idade, há alguns meses vem apresentando tremores nas mãos e dificuldade para segurar objetos pesados, inclusive com quebra de algumas louças. A filha relata que a letra da mãe está ficando diferente. Ao ser questionada sobre outros sintomas, há relato de desequilíbrio e algumas quedas e de que os tremores nas mãos são mais dominantes na mão direita. Relata que o tremor diminui de intensidade durante o movimento. No exame clínico, notam-se certa rigidez muscular nos membros superiores e um movimento giratório de pequena amplitude da mão direita, em repouso, sobre a superfície da mesa, como se "desenhasse" um círculo irregular.

Comentários

Afastado o uso de medicações que possam produzir parkinsonismo, deve-se pensar em doença de Parkinson como principal causa desses tremores. A idade da paciente é compatível com tal doença, os tremores são assimétricos, melhoram com o movimento e há a presença associada de rigidez muscular e de provável bradicinesia (quedas relatadas) com instabilidade postural. É interessante verificar se existe o sinal da roda denteada e alteração da fácies. Lembrar que a doença de Parkinson é um diagnóstico clínico, não tendo um exame complementar que o confirme.

Caso 2

Homem, 32 anos de idade, branco, trabalha em uma eletrotécnica. Agora que sua atual função lhe exige mais tarefas de precisão, como calibração de aparelhos e conserto de pequenos objetos, notou que as mãos tremem mais, pequenos tremores, o que dificulta a execução das tarefas com rapidez. Seu chefe reclama muito, o que lhe aumenta o estresse e parece que piora os tremores; tem tremores até mesmo nas pernas e na voz. Sente que, quando relaxa ou bebe algumas cervejas, os tremores melhoram. No ano passado, por insistência da esposa, foi a um médico, que chegou a investigar doença tireoidiana, mas os exames foram normais. Não há abuso de substâncias ou uso de medicação, sem doenças clínicas associadas. Ao exame clínico, apresenta leve tremor em extremidades nas mãos e antebraços, simétricos e que desaparecem com o repouso. A voz é levemente trêmula.

Comentários

É necessário afastar o abuso de substâncias e o uso de outras medicações que possam causar tremores como efeito colateral, assim como hipertireoidismo e ansiedade generalizada. Se houver caso semelhante entre familiares e aparecimento dos tremores também em situação postural (p. ex., elevação de braços), além dos membros superiores e do fato de tremor na voz, deve-se pensar em tremor essencial.

BIBLIOGRAFIA

1. Abdo WF, van de Warrenburg BP, Burn DJ, Quinn NP, Bloem BR. The clinical approach to movement disorders. Nat Rev Neurol. 2010;6(1):29-37.
2. Bhatia KP, Bain P, Bajaj N, Elble RJ, Hallett M, Louis ED, et al.; Tremor Task Force of the International Parkinson and Movement Disorder Society. Consensus Statement on the classification of tremors from the task force on tremor of the International Parkinson and Movement Disorder Society. Mov Disord. 2018;33(1):75-87.
3. Jankovic J, Fahn S. Physiologic and pathologic tremors: diagnosis, mechanism and management. Ann Intern Med. 1980;93:460.
4. Louis ED. Essential tremor. Lancet Neurol. 2005;4:100-10.
5. Louis ED. The essential tremors: a family of neurodegenerative disorders? Arch Neurol. 2009;66:1202-8.
6. Louis ED. Twelve clinical pearls to help distinguish essential tremor from other tremors. Expert Rev Neurother. 2014;14:1057-65.
7. Rodriguez-Oroz MC, Jahanshahi M, Krack P, Litvan I, Macias R, Bezard E, et al. Initial clinical manifestations of Parkinson's disease: features and pathophysiological mechanisms. Lancet Neurol. 2009;8:1128-39.
8. Thenganatt MA, Louis ED. Distinguishing essential tremor from Parkinson's disease: bedside tests and laboratory evaluations. Expert Rev Neurother. 2012;12:687-96.

Seção IV

Grandes síndromes clínicas

58

Hipotensão e choque

Júlio César Garcia de Alencar

DEFINIÇÃO

Os limites de pressão arterial considerados normais são arbitrários. De acordo com as últimas diretrizes nacionais de hipertensão em adultos, são considerados normais níveis de pressão arterial sistólica entre 120 e 129 mmHg e de pressão arterial diastólica entre 80 e 84 mmHg.

Hipotensão é definida como redução dos níveis tensionais e pode ser:

- Absoluta: pressão arterial sistólica < 90 mmHg ou pressão arterial média < 65 mmHg.
- Relativa: queda da pressão arterial sistólica > 40 mmHg.
- Ortostática: queda > 20 mmHg na pressão arterial sistólica ou > 10 mmHg na pressão arterial diastólica com a mudança de decúbito para ortostase.

Choque é a expressão clínica da hipóxia celular. É causado pela incapacidade do sistema circulatório de suprir as demandas celulares de oxigênio por transporte inadequado, por aumento do consumo ou por alteração da taxa de extração de oxigênio. Choque é uma síndrome clínica que geralmente se apresenta com o sinal de hipotensão; no entanto, pacientes hipotensos e assintomáticos não necessariamente estão em choque.

Trata-se de emergência médica potencialmente ameaçadora à vida. Os efeitos da hipóxia celular são inicialmente reversíveis, mas rapidamente podem se tornar irreversíveis, resultando em falência orgânica, síndrome de disfunção de múltiplos órgãos e sistemas (SDMOS) e morte. O diagnóstico sindrômico de choque implica não só o tratamento rápido da hipotensão, mas também a imediata investigação etiológica e tratamento.

FISIOPATOLOGIA

Os principais determinantes fisiológicos da pressão arterial sistêmica (PA) são o débito cardíaco (DC) e a resistência vascular sistêmica (RVS). Assim,

$$PA = DC \times RVS$$

O DC é o produto da frequência cardíaca (FC) pelo volume ejetado pelo coração a cada batimento (volume sistólico – VS). Assim,

$$DC = FC \times VS$$

O VS é determinado por: pré-carga (força exercida no miocárdio no final da diástole), contratilidade miocárdica e pós-carga (resistência ou pressão que os ventrículos têm que exercer para ejetar seu volume sanguíneo).

A RVS é dependente do comprimento do vaso, da viscosidade sanguínea e do diâmetro do vaso (ou do tônus do vaso).

Assim, processos patológicos que alterem qualquer um desses parâmetros fisiológicos podem resultar em hipotensão e choque.

O choque pode ser causado por quatro mecanismos etiológicos que não são excludentes (Tabela 1).

Os mecanismos hipovolêmico, cardiogênico e obstrutivo são caracterizados por baixo DC e, portanto, por transporte inadequado de oxigênio. No mecanismo distributivo, existe diminuição da RVS e alteração da extração de oxigênio. Nesses casos, o DC costuma ser inicialmente alto, embora possa reduzir-se como resultado de depressão miocárdica associada.

TABELA 1 Mecanismos de choque

Hipovolêmico	Redução do volume intravascular – p. ex., hemorragia ou perda de fluidos (diarreia, queimadura extensa, diurese osmótica)
Cardiogênico	Redução do débito cardíaco por falha da bomba cardíaca – p. ex., infarto agudo do miocárdio, cardiomiopatia em estágio final, doença cardíaca valvar avançada, miocardite ou arritmias cardíacas
Obstrutivo	Redução do débito cardíaco por causas extracardíacas, geralmente associada a falência de ventrículo direito – p. ex., embolia pulmonar, tamponamento cardíaco ou pneumotórax
Distributivo	Vasodilatação sistêmica – p. ex., sepse, anafilaxia, crise adrenal aguda, pancreatite

No departamento de emergência o choque hipovolêmico é o mais prevalente (36%), seguido pelo distributivo séptico (33%) e pelo cardiogênico (29%), diferente das unidades de terapia intensiva, em que o choque distributivo (principalmente séptico) é o mais comum.

DIAGNÓSTICO CLÍNICO (TABELA 2)

TABELA 2 Diagnóstico clínico

Exame clínico	▪ Aparência ruim
	▪ Alteração do estado mental
	▪ Hipotensão > 30 minutos
	▪ Frequência cardíaca > 100 bpm
	▪ Frequência respiratória > 20 irpm
	▪ Débito urinário < 0,5 mL/kg/h
Gasometria arterial	▪ Lactato > 4 mmol/L ou > 32 mg/dL
	▪ Excesso de bases < – 4 mEq/L
Diagnóstico: ≥ 4 critérios	

Não há consenso entre os critérios clínicos para o diagnóstico de choque.

Uma proposta de critério clínico para o estabelecimento de choque está descrita na Tabela 2. A presença de quatro ou mais critérios define choque.

MANIFESTAÇÃO CLÍNICA

Hipotensão arterial está geralmente presente na síndrome do choque, mas sua magnitude pode ser leve, especialmente em pacientes portadores de hipertensão arterial sistêmica.

Em adultos com quadro de choque, a pressão arterial sistólica tipicamente é < 90 mmHg ou a pressão arterial média é < 70 mmHg, e há taquicardia associada.

Existem outros sinais clínicos de hipoperfusão tecidual que são evidentes com base nas três "janelas" do choque:

1. Pele: fria e úmida, com vasoconstrição e cianose.
2. Rim: débito urinário < 0,5 mL/kg/h.
3. Sistema nervoso central: estado mental alterado, que inclui torpor, desorientação e confusão.

A tríade tempo de enchimento capilar > 2 segundos, livedo e diminuição da temperatura da pele podem predizer choque com especificidade de 98%, embora seja pouco sensível para o diagnóstico.

EXAMES COMPLEMENTARES

Embora parâmetros clínicos isolados não sejam capazes de predizer o diagnóstico choque com precisão, a combinação do exame clínico com parâmetros hemodinâmicos e laboratoriais pode aumentar a acurácia do diagnóstico.

O aumento do lactato (venoso ou arterial) está tipicamente presente, indicando metabolismo anormal de oxigênio celular. O nível normal de lactato no sangue é de aproximadamente 1 mmol/L, e é aumentado (> 1,5 mmol/L) no choque.

O diagnóstico de choque pode ser refinado com a avaliação ultrassonográfica *point-of-care*, que inclui a avaliação de derrame pericárdico, a medição do tamanho e da função dos ventrículos esquerdo e direito (mecanismo cardiogênico), a avaliação da variação respiratória da dimensão da veia cava inferior, o cálculo da integral da velocidade aórtica pela via de saída do ventrículo esquerdo, o exame abdominal e torácico com avaliação da aorta (choque hipovolêmico ou distributivo) e de pneumotórax (choque obstrutivo).

CASOS CLÍNICOS

Caso 1

Mulher de 19 anos de idade, sem queixas clínicas, procurou atendimento médico para realizar planejamento familiar. O médico aferiu a pressão arterial com medida de 80 x 50 mmHg. O restante do exame clínico está normal.

Caso 2

Homem de 60 anos de idade, com queixa de tosse há 2 dias. Procurou atendimento médico por tosse produtiva, dispneia e febre. Relata ainda anúria nas últimas 24 horas quando interrogado ativamente. Apresenta-se confuso, desorientado temporoespacialmente, pressão arterial de 90 x 50 mmHg, frequência cardíaca de 110 bpm, tempo de enchimento capilar de 5 segundos, semiologia pulmonar com estertores finos em ápice direito com presença de pectoriloquia. O restante do exame clínico está normal.

Comentários

O diagnóstico de choque não deve ser baseado apenas pelos níveis tensionais. Choque é a expressão clínica de hipóxia celular por insuficiência do sistema circulatório. A paciente do primeiro caso não está chocada, o paciente do segundo caso está.

PRINCIPAIS PONTOS

- Hipotensão é definida como redução dos níveis tensionais, que pode ser absoluta, relativa ou ortostática.
- Choque é a expressão clínica da hipóxia celular, tecidual e orgânica.
- O choque é uma síndrome clínica que geralmente se apresenta com o sinal hipotensão, no entanto pacientes hipotensos e assintomáticos não necessariamente estão em choque.
- Existem outros sinais clínicos de hipoperfusão tecidual que são evidentes com base nas três "janelas" do choque: 1. pele fria e úmida, com vasoconstrição e cianose; 2. rim: débito urinário < 0,5 mL/kg/h; 3. sistema nervoso central: estado mental alterado, que inclui torpor, desorientação e confusão.

BIBLIOGRAFIA

1. Barroso WKS, Rodrigues CIS, Bortolotto LA, Mota-Gomes MA, Brandão AA, Feitosa ADM, et al. Diretrizes brasileiras de hipertensão arterial – 2020. Arq Bras Cardiol. 2021;116(3):516-658.
2. De Backer D, Biston P, Devriendt J, Madl C, Chochrad D, Aldecoa C, et al. Comparison of dopamine and norepinephrine in the treatment of shock. N Engl J Med. 2010;362(9):779.
3. Grissom CK, Morris AH, Lanken PN, Ancukiewicz M, Orme JF Jr, Shoenfeld DA, et al. Association of physical examination with pulmonary artery catheter parameters in acute lung injury. Crit Care Med. 2009;37:2720-6.
4. Kheng CP, Rahman NH. The use of end-tidal carbon dioxide monitoring in patients with hypotension in the emergency department. Int J Emerg Med. 2012;5(1):31.
5. Vincent JL, Ince C, Bakker J. Circulatory shock: an update. A tribute to Professor Max Harry Weil. Crit Care. 2012;16:239.
6. Weil MH, Shubin H. Proposed reclassification of shock states with special reference to distributive defects. Adv Exp Med Biol. 1971;23:13-23.

59

Ansiedade e depressão

Wagner Machado de Moraes Busato
Eduardo de Castro Humes

INTRODUÇÃO

O que faz um capítulo de ansiedade e depressão em um livro de semiologia clínica?

Tanto os transtornos ansiosos quanto os depressivos apresentam elevada prevalência na população em geral. Estudo transversal populacional realizado em São Paulo, em 2012, constatou uma prevalência ao longo da vida de 28,1% de transtornos ansiosos (sendo fobia específica 12,4%, transtorno de ansiedade generalizada 3,7% e transtorno de pânico 1,7%) e 19,9% nos últimos 12 meses. Para transtornos depressivos, encontrou-se 16,9 e 9,4% da população geral ao longo da vida e nos últimos 12 meses, respectivamente. Os dados de outras regiões do Brasil, incluindo áreas rurais, são similares, bem como dados de outros países. Vale informar publicação recente da Organização Mundial da Saúde (OMS) apontando o Brasil como país líder na prevalência de transtornos ansiosos e em quinto lugar na prevalência de depressão.

Em pesquisa transversal em uma enfermaria de clínica médica, 39% dos pacientes foram detectados com ansiedade e/ou depressão. No dia a dia de qualquer médico, seja generalista ou especialista, são comuns queixas ditas somáticas (ou físicas) – como dores, inapetência, palpitação, dor torácica, sudorese intensa, dispneia – que podem ser sintomas de transtornos mentais. Vale ressaltar que muitos pacientes procuram atendimento com queixas inespecíficas, além de apresentar dificuldade de falar sobre o sofrimento psíquico, por preconceito próprio, como ideias de que seriam "sinais de fraqueza" ou "falta de caráter", ou quando são relatados como tendo menor importância, por preconceito e má formação dos médicos.

Muitas vezes, existe um mecanismo de "via de duas direções": depressão e ansiedade podem amplificar os sintomas clínicos, bem como sintomas clínicos favorecem o surgimento e a exacerbação de ansiedade e depressão. Por outro lado, um paciente identificado com ansiedade e depressão e adequadamente tratado tem melhor prognóstico, tanto para o transtorno mental quanto para as comorbidades clínicas.

> Assim, dada a alta prevalência desses sintomas, o impacto na vida dos pacientes e a possibilidade de comorbidades entre os diagnósticos psiquiátricos e as condições clínicas, é necessário ter em mente esses transtornos durante o raciocínio clínico, não os considerando apenas diagnósticos de exclusão em situações excepcionais.

DEFINIÇÃO

Ansiedade e depressão são transtornos mentais. Inicialmente, as afecções psiquiátricas eram chamadas de "alienação", expressão relacionada ao vocabulário jurídico, e depois de "doenças". Preferiu-se o termo "transtorno", pois nem sempre existe o conhecimento preciso vinculado a condições fisiopatológicas que expliquem o sofrimento do paciente.

A depressão está relacionada principalmente a duas categorias diagnósticas: transtornos afetivos bipolares (TAB) e transtornos relacionados (TAB tipo 1, TAB tipo 2 e transtorno ciclotímico); e transtornos depressivos (transtornos disruptivos do humor, transtorno depressivo maior, transtorno depressivo persistente – antiga distimia – e transtorno disfórico pré-menstrual). No TAB, os portadores apresentam episódios depressivos com alternância de ao menos um episódio "oposto" (mania ou hipomania, em que é observado um estágio de hiperativação de atividade psíquica associada a euforia ou irritabilidade marcante).

Já os transtornos de ansiedade são agrupados por transtornos que compartilham medo e ansiedade excessivos e perturbações comportamentais relacionadas. Vale ressaltar que se considera, aqui, o "medo" uma resposta emocional a uma ameaça iminente, real ou percebida, enquanto "ansiedade" é a antecipação de ameaça futura. O "pânico" seria uma resposta específica ao medo muito exacerbada – a ser aprofundado futuramente. Neste capítulo serão enfatizados o transtorno de pânico e o transtorno de ansiedade generalizada.

FISIOPATOLOGIA

As hipóteses sobre as etiologias, tanto dos transtornos ansiosos quanto dos depressivos, respeitam o modelo de multicausalidade. O desenvolvimento desses transtornos só é entendido com base em uma combinação de fatores biológicos (entenda-se genéticos, neuropatológicos, metabólicos, imunológicos, endocrinológicos, medicamentosos), psicológicos (ou psicodinâmicos) e sociais. Fatores genéticos têm influência, principalmente no TAB, em que a concordância em gêmeos monozigóticos está na faixa entre 40 e 70%, mas também apresentam papel importante no transtorno depressivo.

A fisiopatologia dos transtornos ansiosos é a fisiopatologia do medo; em situação de estresse agudo, como uma ameaça de morte ou a presença de um animal perigoso, nosso corpo apresenta uma série de respostas. O adoecimento ansioso está relacionado a um desequilíbrio dessa resposta, por vezes sem a presença da ameaça. As duas estruturas responsáveis por essas respostas são a amígdala e o circuito córtico-estriado-talamocortical (CETC). A primeira possui projeções para o hipotálamo (resposta hormonal com elevação de CRH e cortisol), o núcleo parabraquial (gerando taquipneia), a substância cinzenta periaquedutal (resposta motora de luta/fuga ou paralisação), o hipocampo (área associada à consolidação de memórias), o *locus ceruleus* (respostas autonômicas via liberação de noradrenalina - NA) e o córtex pré-frontal (córtex cintilado anterior e orbitofrontal com sensação de medo). Já o CETC é um circuito cujas estruturas – córtex pré-frontal, núcleo estriado, tálamo e novamente córtex pré-frontal – têm respostas de sofrimento ansioso, preocupação excessiva e obsessões.

Todos esses sistemas envolvidos são mediados por neurotransmissores como NA, ácido gama-aminobutírico (GABA), serotonina (5HT) e cortisol. A resposta crônica ao sistema de estresse acionado resulta em ativação constante do eixo hipotálamo-hipófise-suprarrenal (HHSR), com elevação dos níveis de cortisol e maior sensibilidade a esse hormônio.

Até o momento, a fisiopatologia da depressão foi explicada por diversas teorias, como a monoaminérgica (em que o adoecimento estaria relacionado ao excesso ou falta de neurotransmissores) e a teoria dos receptores monoaminérgicos (segundo a qual os receptores apresentariam alterações de regulação dos receptores e esse fator, associado à redução dos neurotransmissores, levaria ao adoecimento). Atualmente, a mais aceita é a da expressão gênica, do estresse e depressão, nas quais a exposição a situações de estresse crônico teria efeito de hiperativação do eixo HHSR, com consequente hipotrofia do hipocampo. Além da diminuição do hipocampo, o estresse crônico poderia suprimir a expressão de outros genes ligados, por exemplo, ao fator neurotrófico derivado do cérebro, o BNDF, que tem papel importantíssimo na neurogênese e na manutenção de vias neuronais.

DIAGNÓSTICO CLÍNICO

O diagnóstico psiquiátrico é eminentemente clínico, baseado em construtos teóricos desenvolvidos pela comunidade científica a partir das manifestações clínicas. Para a comunicação entre médicos, em especial para a realização de estatísticas, pesquisa e cobrança, foram desenvolvidos os critérios diagnósticos do Manual Estatístico e Diagnóstico da Associação Psiquiátrica Norte-Americana, o DSM, atualmente em sua quinta versão, e a Classificação Internacional de Doenças e Problemas Relacionados à Saúde, a CID, atualmente na décima primeira versão. Eles são tentativas de convencionar entidades nosológicas similares para o mesmo fenômeno (Tabelas 1 a 3).

TABELA 1 Definição de episódio depressivo maior – Critérios do DSM-5

Cinco (ou mais) dos seguintes sintomas estiveram presentes durante o mesmo período de 2 semanas e representam mudança em relação ao funcionamento anterior; pelo menos um dos sintomas é (1) humor deprimido ou (2) anedonia
1. Humor deprimido: tristeza a maior parte do tempo
2. Anedonia: redução parcial ou total da capacidade de sentir prazer
3. Inapetência, hiperfagia, perda ou ganho significativo de peso sem alteração na dieta
4. Insônia ou hipersônia quase todos os dias
5. Retardo ou agitação psicomotora quase todos os dias
6. Fadiga ou perda de energia quase todos os dias
7. Sentimento de inutilidade ou culpa excessiva
8. Capacidade reduzida de concentração
9. Pensamento recorrente de morte
Cinco ou mais desses sintomas devem estar presentes, sendo o 1 ou 2 obrigatórios, no período de 2 semanas

(continua)

TABELA 1 Definição de episódio depressivo maior – Critérios do DSM-5 (*continuação*)

Gravidade: leve, moderado, grave Especificadores: com sintomas ansiosos, com características mistas, melancólicas, atípicas, psicóticas, catatonia, com início no periparto ou padrão sazonal

TABELA 2 Definição de transtorno de ansiedade generalizada – Critérios do DSM-5

A – Ansiedade e preocupação excessivas ocorrendo na maioria dos dias por pelo menos 6 meses
B – O indivíduo considera difícil controlar a ansiedade
C – A ansiedade está acompanhada pelo menos de 3 dos 6 seguintes sintomas:
1. Inquietação ou sensação de estar com os nervos à flor da pele
2. Fatigabilidade
3. Dificuldade de se concentrar ou sensação de "branco na mente"
4. Irritabilidade
5. Tensão muscular
6. Perturbação do sono

TABELA 3 Definição de transtorno de pânico – Critérios do DSM-5

A – Ataques de pânico recorrentes e inesperados Um ataque de pânico é um surto abrupto de medo intenso ou desconforto intenso que alcança um pico em minutos e durante o qual ocorrem 4 (ou mais) dos seguintes sintomas:
1. Palpitação, coração acelerado, taquicardia
2. Sudorese
3. Tremores ou abalos
4. Sensação de falta de ar ou sufocamento
5. Sensação de asfixia
6. Dor ou desconforto torácico
7. Náusea ou desconforto abdominal
8. Sensação de tontura, vertigem ou desmaio
9. Calafrios ou ondas de calor
10. Parestesias (anestesia ou sensação de formigamento)
11. Desrealização (irrealidade) ou despersonalização (sensação de estar distanciado de si mesmo)
12. Medo de perder o controle ou "enlouquecer"
13. Medo de morrer
B – Pelo menos um dos ataques foi seguido de 1 mês (ou mais) de uma ou ambas as seguintes características:
1. Apreensão ou preocupação persistente acerca de ataques de pânico adicionais ou sobre suas consequências
2. Mudança desadaptativa significativa relativa no comportamento relacionado aos ataques

Para todos esses diagnósticos, os sintomas devem apresentar prejuízo funcional no indivíduo (em mais de uma esfera de sua vida), não estar relacionados ao uso de medicações ou drogas e não podem ser mais bem explicados por outros transtornos mentais ou disfunções neurológicas (p. ex., *delirium*, síndrome demencial, esquizofrenia).

MANIFESTAÇÃO CLÍNICA

A apresentação dos quadros ansiosos e depressivos é muito variada, principalmente em atendimentos clínicos, em que habitualmente os sintomas e sinais estão mascarados com queixas inespecíficas.

Embora a ansiedade seja uma emoção natural e universal das pessoas, ela pode surgir muito exacerbada ou de maneira inexplicável, dando indício de possível transtorno mental. Os pacientes com transtornos ansiosos apresentam preocupações excessivas; estão tensos, com a sensação de "estar no limite" a maior parte do tempo, como se estivessem na iminência de alguma tragédia ou desfecho negativo. As preocupações podem se concentrar em fatos corriqueiros, que mudam com o tempo, e há grande diminuição da capacidade de reflexão e do campo do conhecimento. São muito comuns queixas corpóreas além das queixas psíquicas, como tensão muscular, cefaleia, cansaço, insônia (principalmente inicial), tremores, bruxismo, taquipneia, desconforto abdominal (cólicas ou eventuais episódios diarreicos) e precordialgia.

As crises de pânico, assim como o transtorno de pânico, são muito comuns em unidades de emergência ou ambulatórios. O paciente descreve sintomas de instalação rápida e duração de alguns minutos até horas; junto com os sintomas autonômicos intensos, são descritos sensação angustiante de "perda de controle" e medo súbito de "ficar louco" ou falecer. A resolução é espontânea, com duração maior quando não adequadamente abordada, comportamental e/ou com medicamentos.

Assim como a ansiedade, a tristeza também é uma emoção natural e universal. Pensa-se em um processo patológico, porém, quando está presente na maior parte do tempo junto ou substituída pela incapacidade de sentir prazer pelas atividades e situações habitualmente prazerosas; a anedonia. É comum o relato de uma "anestesia" dos sentimentos, como se os eventos ou situações não emocionassem mais o paciente. Outro elemento característico é uma oscilação ao longo do dia, piores pela manhã ou à noite. Entre os sintomas satélites, ocorrem choro fácil, insônia (principalmente intermediária ou terminal), mas alguns podem experimentar hipersonia, inapetência (por vezes, hiperfagia) e dificuldade de concentração. O paciente costuma relatar sentir lentificação dos pensamentos, até mesmo dificuldade para operações cognitivas que antes eram realizadas sem dificuldade; o avaliador pode notar um discurso hesitante e com fluxo desacelerado. O conteúdo do pensamento costuma assumir forma negativista, por exemplo, com relatos de que não existe solução para os problemas ou de que o tratamento não vai ajudar. Em quadros depressivos, também há um viés de seleção da memória, com preferência por aspectos negativos, mesmo da biografia, com desvalorização pessoal. São muito comuns as queixas somáticas, principalmente em consultas clínicas: sensação de opressão precordial insidiosa, cefaleia com piora em momentos de tensão, desconforto abdominal inespecífico, dores osteomusculares exacerbadas, entre outras. No contato, o paciente pode se apresentar desleixado, com prejuízo do autocuidado.

> Levando em conta os sintomas cardinais, duas perguntas de rastreio podem auxiliar no direcionamento sobre a necessidade de investigação de quadros depressivos: Nas últimas semanas, você tem se sentido mais triste que o habitual? Tem tido dificuldade em sentir o mesmo prazer pelas atividades que sentia antes? Em caso de resposta afirmativa para qualquer uma das duas, uma anamnese dirigida deve ser feita.

Suicídio

O suicídio é um fenômeno polêmico e muito influenciado por estigmas e mitos culturais, contudo isso não o torna menos importante. Em 2015, estima-se que houve incidência mundial de 12/100.000, aproximadamente 800 mil suicídios; nos EUA, foi considerada a 10ª causa de morte em 2016, com incidência de 45 mil suicídios.

Vale ressaltar o dado de que até 90% das pessoas que tentam suicídio têm um transtorno psiquiátrico. Pessoas deprimidas apresentam risco 27 vezes maior em relação aos que não apresentam diagnóstico psiquiátrico para êxito suicida, portadores de transtornos ansiosos apresentam risco dobrado para tentativas de suicídio e ansiedade combinada com depressão pode aumentar o risco de tentativas em 17 vezes.

Aproximadamente 80% das pessoas que cometeram suicídio procuraram ajuda médica, em qualquer especialidade, não necessariamente psiquiatria, no último ano de vida, e 16% procuraram na última semana. Assim, é necessário abordar esse tema em consultas clínicas ou de qualquer especialidade.

Existe muito tabu sobre esse tema, como a crença de que perguntar sobre suicídio para um paciente pode induzi-lo a uma tentativa. Esta ideia é errada. Muitos pacientes procuram ajuda médica com queixas frustradas e inespecíficas como uma busca de socorro. Perguntar sobre pensamentos de suicídio (de maneira direta) é um meio de abrir um canal de comunicação sobre os sofrimentos dessa pessoa e de oferecer uma possibilidade de ajuda.

EXAMES COMPLEMENTARES

Na avaliação inicial de um quadro ansioso ou depressivo, é importante investigar comorbidades clínicas, que têm papel de piora do transtorno mental instalado ou causas reversíveis. Em primeiro lugar, é necessário o conhecimento de todas as comorbidades clínicas do paciente, bem como uma semiologia dirigida para eventuais quadros clínicos descompensados.

Como rastreio, devem-se descartar anemias (documentada por um hemograma completo), verificar funções tireoidiana (TSH e T4-livre) e de vitaminas (ácido fólico e vitamina B12), que, além de poderem causar sintomas similares aos sintomas ansiosos e depressivos, podem levar a pior resposta ao tratamento. A complementação de investigação pode ser interessante, conforme particularidades de cada caso, com a investigação de enzimas e função hepática (TGO, TGP, albumina, gama GT, bilirrubinas totais e frações e fosfatase alcalina) e função renal (ureia e creatinina), metabolismo geral (glicemia de jejum) e infecções sexualmente transmissíveis (sorologias HIV, sífilis, hepatites B e C).

CASOS CLÍNICOS

Caso 1

Homem de 32 anos de idade procura serviço de emergência por quadro de dor torácica de início súbito, duração de 30 minutos, associada a parestesia de membros superiores, taquicardia, taquipneia e sudorese intensa. Relata apresentar quadro autolimitado uma vez por semana, geralmente no trânsito, com pico após 30 minutos; passou a faltar no serviço para evitar novas crises. Diz que durante a crise sente muito medo de morrer ou "ficar louco". Exame clínico: pressão arterial: 150 x 82 mmHg, frequência cardíaca: 112 bpm, restante do exame sem alterações. Eletrocardiograma com taquicardia sinusal. Qual é a hipótese diagnóstica para o quadro atual e o de base relatado?

Discussão

O paciente apresenta relato compatível com crise de pânico nesse momento e quadro sugestivo de transtorno de pânico. Notar a instalação súbita, sem desencadeante claro, e o medo de tragédia iminente como despersonalização. Em sua história, há prejuízo pessoal e ataques frequentes. Parâmetros vitais compatíveis com tônus adrenérgico aumentado.

Caso 2

Mulher de 28 anos de idade passou por diversas consultas ambulatoriais para "se cuidar melhor". Relata sentir-se, nos últimos meses, muito preocupada, com sensação de "estar no limite". Seu rendimento no trabalho decaiu por dificuldade de concentração e não consegue concluir os trabalhos estipulados pelo chefe. Fica horas acordada até iniciar o sono, geralmente remoendo os problemas do dia. Teme doença grave, pois apresenta palpitação intermitente, sensação de globos na garganta e eventual dispneia. Queixa-se também de cefaleia frontal ao final do dia, mesmo padrão desde a infância. No exame clínico, nota-se apenas tensão muscular em trapézio. A paciente apresenta quadro compatível com qual transtorno?

Discussão

Paciente com quadro sugestivo de transtorno de ansiedade generalizada. Embora no relato não haja menção nominal de ansiedade, ela apresenta preocupação excessiva, ruminação ansiosa ao final do dia, insônia inicial e dificuldade de concentração. Vale ressaltar as queixas físicas, como cefaleia e tensão muscular, muito típicas do quadro e que frequentemente se apresentam como queixa principal da consulta.

Caso 3

Mulher de 41 anos de idade procura pronto-socorro por causa de lombalgia presente há 4 anos, com piora nos últimos 2 meses. Relata intensidade moderada, sem sinais de alarme em anamnese ou exame clínico. Apresenta discurso monossilábico, pouco contato visual e face abatida. Em reavaliação, após ser medicada, quando é perguntada se estava carregando algum peso muito grande, inicia choro copioso, diz "não aguentar carregar mais nada", teme voltar para casa e "fazer alguma besteira". Após o falecimento do marido, há 2 anos, está desmotivada, não consegue tomar decisões, frequentemente fica hesitante, sente-se angustiada pelas manhãs e sem esperanças. Não come nada há 1 semana, antes já estava emagrecendo e só dorme quando bebe uma cerveja. Ao ser perguntada diretamente se pensa em suicídio, a paciente responde afirmativamente, relata ter comprado chumbinho conforme plano de autoextermínio na próxima semana, no aniversário de 3 anos do abortamento do que seria seu único filho. A paciente apresenta quadro compatível com qual transtorno? Há risco de suicídio?

Discussão

Paciente com quadro sugestivo de transtorno depressivo maior e risco de suicídio alto. Nota-se a procura do médico decorrente de queixa secundária, provavelmente como pretexto para obter ajuda. É fundamental perguntar diretamente sobre suicídio para qualquer paciente com suspeita. Como discutido, até 80% das pessoas que cometem suicídio passaram por atendimento médico no último ano de vida. Em caso de pensamento de suicídio, recomenda-se a avaliação de risco completa de a pessoa cometer tentativa para, então, adotar qualquer conduta.

PRINCIPAIS PONTOS

- Transtornos de ansiedade e depressão apresentam importantes prevalências na população geral.
- Frequentemente, pacientes procuram atendimento médico com queixas físicas ou frustras decorrentes de transtornos ansiosos ou depressivos.
- A fisiopatologia desses transtornos envolve combinação de fatores biológicos, psicodinâmicos e sociológicos, sempre apresentando diversos fatores envolvidos.
- Geralmente, a ansiedade envolve preocupações excessivas, em geral voltadas para o futuro. Já a depressão envolve tristeza, "anestesia" de sentimentos e redução da capacidade de sentir prazer.
- Crises de pânico têm início súbito, duração de minutos/horas e envolvem sintomas físicos, como precordialgia, parestesia de membros superiores, palpitação e taquipneia. É importante descartar em anamnese quadro primário cardiorrespiratório ou convulsão.
- É necessário investigar diretamente pensamentos suicidas ou planos em qualquer paciente com suspeita. A pesquisa deve ser feita por meio de perguntas diretas.

BIBLIOGRAFIA

1. Angst F, Stassen HH, Clayton PJ, Angst J. Mortality of patients with mood disorders: follow-up over 34-38 years. J Affect Disord. 2002;68(2-3):167.
2. Botega NJ. Crise suicida. Porto Alegre: Artmed; 2015.
3. Botega NJ. Transtornos do humor em enfermaria de clínica médica e validação de escala de medida (HAD) de ansiedade e depressão. Rev Saúde Pública. 1995;29(5):359-63.
4. Centers for Disease Control and Prevention. Web-based Injury Statistics Query and Reporting System (WISQARS). Leading Causes of Death Reports 1981-2016. Atlanta, GA. U.S Department of Health and Human Services. Disponível em: https://www.cdc.gov/injury/wisqars/index.html. (Acesso março 2021.)
5. Craddock N, Sklar P. Genetics of bipolar disorder. Lancet. 2013;381(9878):1654.
6. Dalgalarrondo P. Psicopatologia e semiologia dos transtornos mentais. 3.ed. Porto Alegre: Artmed; 2019.
7. Hirschfeld RM, Russell JM. Assessment and treatment of suicidal patients. N Engl J Med. 1997;337(13):910.
8. Oyebode F. Sims: sintomas da mente. Introdução à psicopatologia descritiva. 5.ed. Rio de Janeiro: Elsevier; 2018.
9. Sadock BJ, Sadock VA, Ruiz P. Compêndio de psiquiatria. 11.ed. Porto Alegre: Artmed; 2017.
10. Sareen J, Cox BJ, Afifi TO, de Graaf R, Asmundson GJ, ten Have M, et al. Anxiety disorders and risk for suicidal ideation and suicide attempts: a population-based longitudinal study of adults. Arch Gen Psychiatry. 2005;62(11):1249.
11. Souza IM, Machado-de-Sousa JP. Brazil: world leader in anxiety and depression rates. Rev Bras Psiquiatr. 2017;39(4):384.
12. Stahl SM. Psicofarmacologia: bases neurocientíficas e aplicações práticas. 4.ed. Rio de Janeiro: Guanabara-Koogan; 2014.
13. Stene-Larsen K, Reneflot A. Contact with primary and mental health care prior to suicide: a systematic review of the literature from 2000 to 2017. Scand J Public Health. 2019;47(1):9.
14. Viana MC, Andrade LH. São Paulo megacity: um estudo epidemiológico de base populacional avaliando a morbidade psiquiátrica na região metropolitana de São Paulo: objetivos, desenho e implementação do trabalho de campo. Rev Bras Psiquiatr. 2009;31(4):375-86.

60

Insuficiência arterial periférica

Vitor Sérgio Kawabata

DEFINIÇÃO

A insuficiência arterial periférica (IAP) é uma síndrome clínica, decorrente de doença arterial periférica (DAP), quase sempre aterosclerótica, acometendo a aorta, ilíacas e demais vasos de membros inferiores (MMII), associada a aumento significativo da morbidade e da mortalidade. Cerca de metade dos portadores de DAP é assintomática.

A prevalência de DAP foi calculada no ano de 2010 em 200 milhões de pessoas em todo o mundo. Isso significa aumento de 28,7% nos países pobres e de 13,1% nos países ricos, em relação aos 10 anos prévios. Nos EUA, estima-se que 1% da população total e 5,9% dos acima de 40 anos tenham a doença. Essa prevalência é maior e a doença mais grave entre hispânicos e afro-americanos.

Os fatores de risco são os mesmos das demais doenças arteriais, como o acidente vascular cerebral e a doença coronariana: idade, história familiar de doença arterial, diabete melito, hipertensão arterial, tabagismo, dislipidemia e doença renal crônica. Destes, tabagismo e diabete têm mais peso, sendo inclusive fatores independentes de prognóstico.

FISIOPATOLOGIA

Embora a IAP possa ter eventualmente outras causas, como vasculites, tromboembolismo, trauma, doença cística da adventícia, doença de Buerger, quase sempre é causada por acometimento aterosclerótico progressivo, difuso e multissegmentar. Esse acometimento leva a defeitos macro e microvasculares, com consequente redução da perfusão arterial. Dessa forma, as necessidades metabólicas dos tecidos distais às lesões suplantam a oferta arterial. As arteríolas distais adaptam-se à isquemia, com vasodilatação e redução da espessura da parede, resultando em aumento da pressão hidrostática distal ortostático-dependente e edema.

Inflamação e produção concomitante de radicais livres contribuem para a lesão endotelial. A disfunção endotelial, a agregação plaquetária inapropriada e a ativação leucocitária predispõem a microtromboses e a edema de MMII.

Angiogênese ocorre em resposta à isquemia, levando à formação de colaterais que melhoram a perfusão distal, mas podem desestabilizar placas ateroscleróticas proximais. Disfunção celular e edema criam um ambiente desfavorável ao processo de cicatrização.

DIAGNÓSTICO CLÍNICO

Presença de fatores de risco. Sintomas e sinais de isquemia do(s) membro(s). Alteração no índice tornozelo-braquial (ITB).

MANIFESTAÇÃO CLÍNICA

Sintomas

A IAP pode apresentar os seguintes sintomas nos MMII:

- Dor/câimbras após atividades como andar ou subir escadas.
- Alteração de sensibilidade ou fraqueza.
- Temperatura mais fria em perna ou pés, principalmente quando se compara com o lado contralateral.
- Feridas que não cicatrizam ou demoram a cicatrizar.
- Perda de pelos ou crescimento lento. Unhas com crescimento lento.

- Pele fina e brilhante.
- Ausência ou redução de pulsos.
- Disfunção erétil.

Em casos mais avançados, a dor pode aparecer mesmo em repouso, mas pode ser aliviada ao deixar o membro pender para fora da cama.

Exame clínico

No exame clínico, devem-se procurar os estigmas de insuficiência arterial periférica: manchas nos dedos indicativas de tabagismo, cicatrizes de cirurgias vasculares ou cardíacas prévias, xantelasmas. Pesquisar sinais de doenças sistêmicas associadas, como a doença pulmonar obstrutiva crônica (DPOC). Exame abdominal deve ser detalhado para afastar tumores ou massas que possam estar comprimindo trajetos artérias. É fundamental a palpação de todos os pulsos e o exame dos trajetos arteriais, a fim de detectar doença em outros territórios vasculares.

No exame dos MMII, é necessário procurar cicatrizes indicativas de procedimentos cirúrgicos arteriais ou venosos prévios (retirada de enxertos de safena), lesões tróficas de pele, microembolizações, *livedo reticularis*, úlceras e áreas de necrose/gangrena. Perda de pelo, temperatura e tempo de enchimento capilar não são achados confiáveis, pois fatores outros podem interferir. Assimetria desses dados, entretanto, pode ser sugestiva de isquemia.

Todos os pulsos em MMII devem ser palpados e comparados. Os trajetos arteriais precisam ser examinados em busca de frêmitos e sopros.

Nos pacientes diabéticos, a avaliação vascular deve ser associada à neurológica e à musculoesquelética, pelo risco de desenvolvimento de lesões no chamado pé diabético. Esses doentes devem ser não só avaliados como acompanhados por equipes multidisciplinares.

EXAMES COMPLEMENTARES

Ultrassonografia Doppler à beira do leito

O transdutor do Doppler de 8 MHz é posicionado nos trajetos arteriais, com ângulo de 60 graus em relação à superfície da pele, apontando contra o sentido do fluxo arterial. Não se deve aplicar muita pressão, que poderia anular o sinal, para avaliar a existência de fluxo pelos vasos. Também se pode posicionar o transdutor no trajeto da pediosa, enquanto se aplica pressão na tibial posterior, para avaliar a patência do arco plantar.

Índice tornozelo-braquial (ITB)

Ainda utilizando o Doppler, posiciona-se um manguito de esfigmomanômetro na panturrilha, insuflando-o até o desaparecimento dos pulsos/fluxo distal. Se isso não ocorrer até 200 mmHg, diz-se que a artéria é "não compressível". Desaparecendo o fluxo, solta-se gradativamente o ar do manguito a fim de detectar a pressão sistólica (aquela em que o fluxo reaparece) tanto na artéria pediosa como na tibial posterior. Repete-se o procedimento com o manguito no braço e o Doppler na artéria braquial. O índice é calculado dividindo a maior pressão sistólica obtida no pé (pediosa ou tibial posterior) pela pressão sistólica obtida na braquial. ITB menor que 0,9 é considerado anormal e indicativo de DAP, menor que 0,4 é indicativo de isquemia crítica de membro inferior. ITB elevados (> 1,2) são associados à calcificação arterial que pode ocorrer em diabéticos e renais crônicos. ITB < 0,9 sem qualquer manifestação clínica define o quadro de DAP assintomática.

Oximetria transcutânea

Tem sido utilizada em alguns centros. Uma pressão transcutânea de oxigênio menor que 30 mmHg é associada à má cicatrização de feridas.

Outros exames

Exames metabólicos para avaliação dos fatores de risco. Cardiológicos para avaliar acometimento cardíaco e risco de eventual procedimento. Exames de imagem podem ser requeridos se terapia cirúrgica ou endovascular for considerada.

CASO CLÍNICO

Homem de 72 anos de idade, tabagista, hipertenso, diabético, com acompanhamento irregular, em uso de perindopril 4 mg, metformina 2 g e saxagliptina 5 mg ao dia. Há pouco mais de 1 ano, começou a apresentar dor na panturrilha direita, relacionada a deambulação, que cedia com o repouso. Há 2 semanas, piora importante, com dor a pequenos esforços, atrapalhando as atividades diárias e um episódio em repouso. No exame, constatou-se redução significativa de pulsos à direita, com enchimento capilar lento e temperatura reduzida, pele fina e brilhante em relação ao lado contralateral. Sem lesões ou outras alterações tróficas. O ITB é de 0,6 à direita e de 0,95 à esquerda. Os exames complementares de imagem revelaram lesão vascular crítica na artéria ilíaca externa direita, tratada com sucesso, com dilatação e colocação de endoprótese nessa artéria.

O quadro clínico isoladamente era suficiente para o diagnóstico?

Discussão

Paciente com múltiplos fatores de risco para DAP. A história é extremamente sugestiva de claudicação intermitente, agravada nas últimas semanas. O exame clínico é bastante compatível com a hipótese. O ITB veio apenas corroborar o diagnóstico já estabelecido. Os exames de imagem seguiram a decisão médica de intervenção invasiva, dado o quadro agravado do doente.

PRINCIPAIS PONTOS

- Pesquisar fatores de risco para DAP.
- Definir o diagnóstico pelo quadro clínico.
- O ITB corrobora a hipótese diagnóstica estabelecida. Faz diagnóstico de DAP em doentes assintomáticos.

BIBLIOGRAFIA

1. Bailey MA, Griffin KJ, Scott JA. Clinical assessment of patients with peripheral arterial disease. Semin Intervent Radiol. 2014;31:292-9.
2. Bevan GH, Solaru KTW. Evidence-based medical management of peripheral artery disease. Arterioscler Thromb Vasc Biol. 2020;40(3):541-53.
3. Farber A, Eberhardt RT. The current state of critical limb ischemia – a systematic review. JAMA Surg. 2016;151(11):1070-7.
4. Kullo IJ, Rooke TW. Peripheral artery disease. N Engl J Med. 2016;374:861-71.
5. Skelly C, Cifu AS. Screening, evaluation, and treatment of peripheral arterial disease. JAMA. 2016;316(14):1486-7.
6. US Preventive Services Task Force. Screening for Peripheral Artery Disease and Cardiovascular Disease Risk assessment with the Ankle-Brachial Index – US Preventive Services Task Force Recommendation Statement. JAMA. 2018;320(2):177-83.

61

Insuficiência cardíaca

Fernando Rabioglio Giugni

DEFINIÇÃO

Insuficiência cardíaca é uma síndrome clínica complexa, na qual o coração é incapaz de bombear sangue de forma a atender às necessidades metabólicas tissulares ou pode fazê-lo somente com elevadas pressões de enchimento. Tal síndrome pode ser causada por alterações estruturais ou funcionais cardíacas e caracteriza-se por sinais e sintomas típicos, que resultam da redução no débito cardíaco e/ou das elevadas pressões de enchimento no repouso ou no esforço.

A insuficiência cardíaca acomete mais de 23 milhões de pessoas em todo o mundo, com prevalência em torno de 1% na população adulta, chegando a mais de 10% em pessoas acima de 70 anos de idade. Segundo dados do DATASUS, em 2018 ocorreram mais de 200 mil internações por insuficiência cardíaca no Brasil, com mais de 22 mil óbitos intra-hospitalares.

Dentre as etiologias da insuficiência cardíaca no Brasil, destacam-se a isquêmica, a hipertensiva, a dilatada idiopática, a valvar e a chagásica (Figura 1).

FISIOPATOLOGIA

A fisiopatologia da síndrome de insuficiência cardíaca é complexa e envolve diversos mecanismos. Habitualmente, tem início após um insulto ao músculo cardíaco, que pode ser agudo ou crônico, variando conforme a etiologia, e leva à redução da força contrátil do coração. Seguem-se a ele alterações de caráter progressivo que culminam nas manifestações clínicas da síndrome. Vários modelos foram descritos para tentar explicá-las, no entanto nenhum conseguiu fazê-lo por completo.

Inicialmente, foi descrito o modelo hemodinâmico, que creditava toda a clínica às alterações hemodinâmicas decorrentes da falha do bombeamento de sangue pelo coração, porém esse modelo foi considerado insuficiente por não explicar a evolução da síndrome.

Posteriormente, foi descrito o modelo neuro-humoral, que credita o caráter progressivo da síndrome à expressão de moléculas biologicamente ativas que exercem efeito deletério no coração e na circulação periférica. Destaca-se, nesse modelo, a importância da ativação do sistema nervoso simpático, que decorre principalmente da perda do mecanismo inibitório dos barorreceptores arteriais, levando a aumento nos níveis circulantes de norepinefrina. Essa ativação, a curto prazo, leva a aumento do inotropismo e do cronotropismo, aumentando o débito cardíaco, mas há evidências de que no longo prazo traga efeitos deletérios ao coração, rins e vasculatura periférica. Outro sistema que contribui para a progressão da síndrome é o renina-angiotensina-aldosterona, mais ativado em um momento posterior na história natural da doença. O aumento do tônus simpático e a hipoperfusão renal, dentre outros, levam a aumento na produção de renina pelo aparelho justaglomerular, com consequente aumento dos níveis circulantes de angiotensina II e aumento da produção de aldosterona, levando a vasoconstrição e retenção hidrossalina. Também estão envolvidos os sistemas arginina-vasopressina, dos peptídeos natriuréticos e do óxido nítrico.

Um ponto central na fisiopatologia da insuficiência cardíaca, que tem recebido maior atenção atualmente, é o remodelamento miocárdico. Fatores hemodinâmicos, neuro-humorais e genéticos levam a profunda alteração na biologia celular e a apoptose de cardiomiócitos, a mudanças na organização do tecido miocárdico e da matriz extracelular e a alterações na própria geometria do ventrículo esquerdo. Essas modificações, também de caráter progressivo, levam à deterioração ainda maior da função cardíaca.

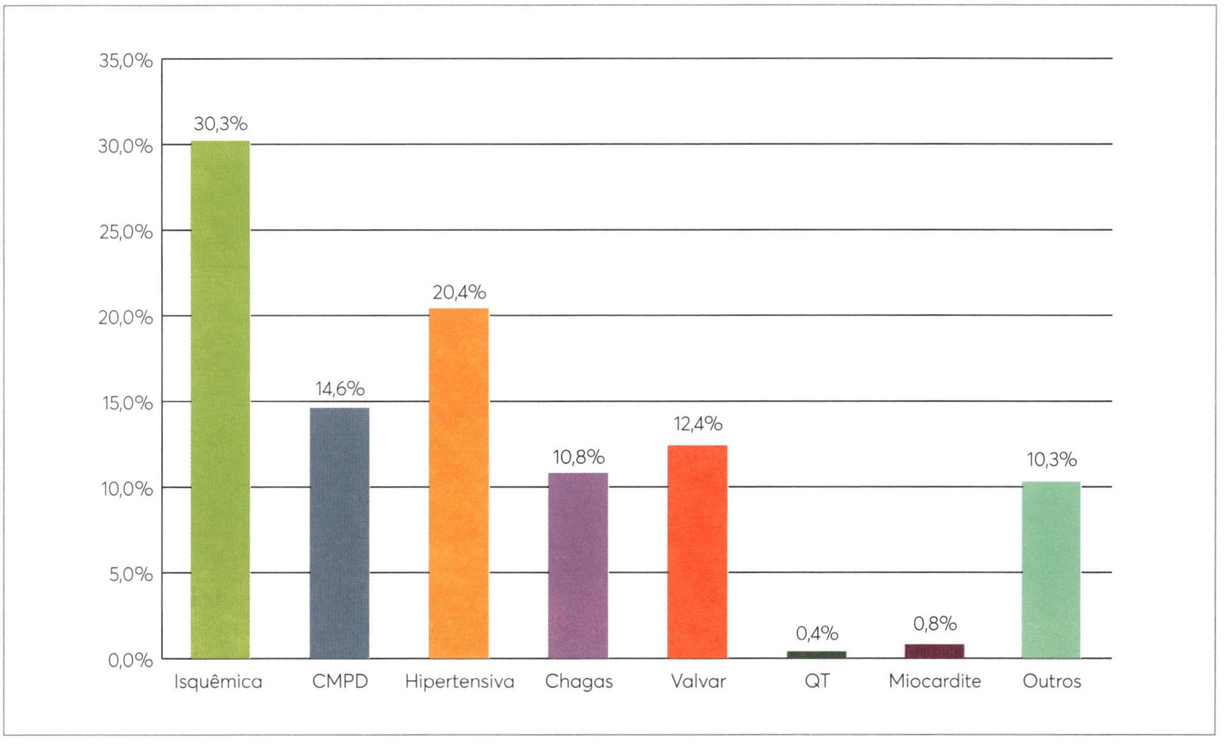

FIGURA 1
Etiologias da insuficiência cardíaca no Brasil.
CMPD: cardiomiopatia dilatada; IC: insuficiência cardíaca; QT: secundária a quimioterápicos.
Fonte: adaptada do registro BREATHE de Albuquerque et al., 2015.

Com relação à insuficiência cardíaca com fração de ejeção preservada, a fisiopatologia difere um pouco, pois a função sistólica usualmente é normal. Alterações da função diastólica levam a um aumento nas pressões de enchimento e congestão retrógrada. Contribuem para o processo alterações no endotélio vascular, hipertensão pulmonar, mudanças na estrutura celular dos cardiomiócitos e alterações na matriz extracelular.

DIAGNÓSTICO CLÍNICO

O diagnóstico da síndrome de insuficiência cardíaca não é simples, dada a complexidade fisiopatológica e a variedade de apresentações clínicas. Os achados de história e exame clínico ainda são preponderantes na avaliação diagnóstica, reservando aos exames complementares um papel de confirmação e estratificação da síndrome. Critérios clássicos, como o de Framingham (Tabela 1), utilizam somente dados clínicos e ainda têm utilidade na prática médica. Eletrocardiograma e radiografia de tórax adicionam à avaliação clínica. De acordo com o grau de suspeita diagnóstica, é complementada a avaliação com ecocardiograma ou peptídeos natriuréticos (Figura 2). Outros exames são reservados para casos selecionados ou para investigação etiológica.

TABELA 1 Critérios de Framingham para o diagnóstico de insuficiência cardíaca

Critérios maiores	Critérios menores
▪ Edema pulmonar agudo	▪ Edema em MMII
▪ Cardiomegalia	▪ Dispneia aos esforços
▪ Refluxo hepatojugular	▪ Hepatomegalia
▪ Estase jugular	▪ Tosse noturna
▪ Ortopneia ou dispneia paroxística noturna	▪ Derrame pleural
▪ Estertores	▪ Taquicardia (> 120 bpm)
▪ Presença de B3	

O diagnóstico de insuficiência cardíaca é feito com 2 critérios maiores ou 1 maior e 2 menores.
MMII: membros inferiores.

Fonte: Maestre et al., 2009.

MANIFESTAÇÕES CLÍNICAS

O sintoma mais comum é a dispneia aos esforços, que pode ocorrer desde aos maiores, como prática esportiva e caminhada em aclives e grandes distâncias, até aos mínimos ou ao repouso, com a progressão da doença. Conforme a gravidade dos sintomas, a New York Heart Association (NYHA) classifica os pacientes em classes funcionais

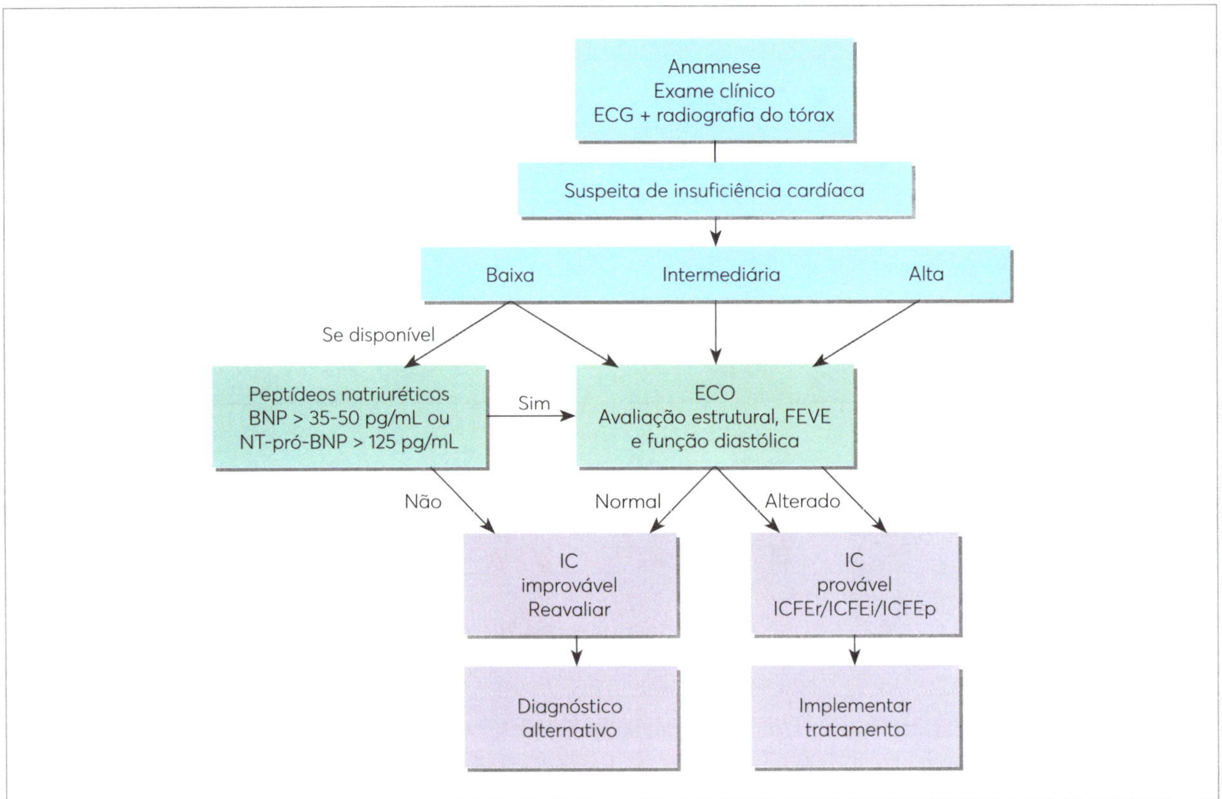

FIGURA 2
Algoritmo diagnóstico da insuficiência cardíaca. Insuficiência cardíaca com fração de ejeção reduzida (ICFEr) < 40%: insuficiência cardíaca com fração de ejeção intermediária (ICFEi): 40-50%: insuficiência cardíaca com fração de ejeção preservada (ICFEp) > 50%. (Ver texto para definição de ponto de corte.)

BNP: peptídeo natriurético do tipo B; ECG: eletrocardiograma; ECO: ecocardiograma; FEVE: fração de ejeção do ventrículo esquerdo; IC: insuficiência cardíaca; NTP-pró-BNP: fração N-terminal do peptídeo natriurético do tipo B.

Fonte: adaptada de Comitê Coordenador da Diretriz de Insuficiência Cardíaca, 2018.

(Tabela 2). Embora sensível, a dispneia aos esforços não é específica da síndrome de insuficiência cardíaca.

TABELA 2 Classificação funcional conforme a New York Heart Association

Classe	Definição	Descrição geral
I	Ausência de sintomas	Assintomático
II	Atividades físicas habituais causam sintomas. Limitação leve	Sintomas leves
III	Atividades físicas menos intensas que as habituais causam sintomas. Limitação importante, porém confortável no repouso	Sintomas moderados
IV	Incapacidade para realizar qualquer atividade sem apresentar desconforto Sintomas no repouso	Sintomas graves

Fonte: adaptado de Comitê Coordenador da Diretriz de Insuficiência Cardíaca, 2018, e The Criteria Committee of the New York Heart Association, 1994.

Outro sintoma típico, relacionado à congestão pulmonar, é a ortopneia, que é a falta de ar ao deitar-se, sendo muitas vezes relatada pelo paciente como a necessidade de dormir com diversos travesseiros, ou até sentado, quando a congestão é mais importante. A ortopneia é o sintoma mais específico da insuficiência cardíaca. A dispneia paroxística noturna, que muitas vezes acompanha a ortopneia, também tem alta especificidade e é representativa de congestão pulmonar. É um sintoma de falta de ar súbita, que acorda o paciente durante a noite, muitas vezes acompanhada de sensação de sufocamento, tosse ou opressão torácica, e que obriga o paciente a sentar-se ou levantar-se. Menos frequentemente, a congestão pulmonar apresenta-se como tosse noturna, especialmente associada ao decúbito horizontal. O mais recente sintoma descrito na insuficiência cardíaca é a bendopneia, que é a falta de ar ao inclinar-se para amarrar os sapatos ou pegar algum objeto no chão.

Sintomas relacionados à congestão à direita são menos específicos, sendo encontrados em diversas síndromes clínicas associadas a extravasamento capilar. Bastante frequente é o edema em membros inferiores, geralmente simétrico. Dor abdominal, seja mais localizada em hipocôndrio direito, em razão de hepatomegalia congestiva e consequente distensão da cápsula hepática, seja difusa, por distensão gasosa associada a edema de alças intestinais, também ocorre com relativa frequência. Destaca-se que, em casos mais graves, o sintoma de dor abdominal de maior intensidade, especialmente quando associado a quadro de náuseas ou vômitos, pode estar relacionado a baixo débito cardíaco, com isquemia mesentérica e hepatite isquêmica. Ganho ponderal também pode estar relacionado a edema generalizado (anasarca), embora em fases avançadas da síndrome o que se observe seja a caquexia cardíaca, fruto de complexo processo fisiopatológico que envolve aumento de gasto energético, inflamação, inapetência e má absorção de nutrientes.

Sintomas inespecíficos como fadiga e intolerância ao exercício também fazem parte do rol de sintomas da síndrome.

Em relação ao exame clínico, diversos sinais de congestão sistêmica e pulmonar podem ser encontrados nos pacientes com insuficiência cardíaca. O mais específico é a presença de terceira bulha na asculta cardíaca. A terceira bulha é um som protodiastólico que ocorre na fase de enchimento rápido do ciclo cardíaco, consequência da desaceleração abrupta da coluna de sangue proveniente do átrio na parede ventricular. A quarta bulha, mais rara, é um som telediastólico que ocorre na fase de contração atrial, associada com alterações importantes da complacência ventricular. Sopros não fazem parte da semiologia clássica da insuficiência cardíaca, mas podem denotar uma etiologia valvar para essa síndrome, bem como a presença de insuficiência mitral secundária em casos avançados.

Também tem boa especificidade a presença de estase jugular a 45 graus, devendo-se observar a jugular interna direita e medir a partir da fúrcula esternal, podendo-se estimar a pressão venosa central do paciente. Um pouco mais sensível é o refluxo hepatojugular, que é o aumento de 3 cm da estase jugular após compressão abdominal por 15 segundos. Também são sinais de congestão à direita hepatomegalia, ascite e edema periférico.

Em relação à congestão pulmonar pode-se ascultar estertores finos, inicialmente em bases pulmonares, mas, com a piora do quadro, em terços médios ou ápices, quando se configura quadro sindrômico chamado edema pulmonar agudo. A asculta pulmonar pode também estar diminuída em bases, com macicez à percussão e redução da asculta da voz, configurando derrame pleural, em geral bilateral, mas muitas vezes predominando à direita. Taquipneia ou dessaturação, embora inespecíficos, podem sugerir maior grau de congestão pulmonar em pacientes com diagnóstico de insuficiência cardíaca. Em pacientes com insuficiência cardíaca crônica, já adaptados, a semiologia pulmonar pode ser normal.

Outros achados, como impulsão de ventrículo direito e desvio do *ictus cordis* para a esquerda, também podem refletir cardiomegalia.

De fundamental importância são sinais e sintomas associados a baixo débito cardíaco, como confusão mental, sonolência, sudorese, palidez cutânea, cianose de extremidades, oligúria, náuseas, vômitos, tontura, hipotensão ou pressão arterial pinçada (valores próximos de pressão arterial sistólica e diastólica), taquicardia, pulsos finos e enchimento capilar lentificado, pois podem denotar hipoperfusão tecidual aguda com necessidade de rápida intervenção para restabelecimento da hemodinâmica do paciente[10].

Podem-se dividir os pacientes com descompensação aguda da insuficiência cardíaca em diferentes perfis hemodinâmicos apenas pela avaliação clínica, conforme a presença de sinais e sintomas de congestão e hipoperfusão (Figura 3).

EXAMES COMPLEMENTARES

Embora a suspeita diagnóstica se baseie em parâmetros clínicos, os exames complementares são importantes na confirmação diagnóstica, na avaliação prognóstica e na investigação etiológica.

O principal exame é, sem dúvida, o ecocardiograma transtorácico, que possibilita avaliação anatômica e funcional do coração. Podendo ser realizado em centros diagnósticos e até à beira-leito, é exame rápido, disponível e de custo acessível na maioria dos locais, embora seja operador-dependente. Dentre a infinidade de informações que o exame fornece, destacam-se as medidas de tamanho de cavidades e espessura de paredes, a avaliação da função biventricular, a avaliação da função valvar, a avaliação da função diastólica e a avaliação do pericárdio. A medida mais importante é a fração de ejeção do ventrículo esquerdo (FEVE), que tem boa acurácia na avaliação da função contrátil do VE. Com base nessa avaliação se dividem os pacientes em insuficiência cardíaca com fração de ejeção preservada (ICFEp), se FEVE > 50%, e insuficiência cardíaca com fração de ejeção reduzida (ICFEr), se FEVE < 40%. Mais recentemente, caracterizou-se um terceiro grupo, insuficiência cardíaca com fração de ejeção intermediária (ICFEi), se FEVE 40-50%. A ICFEr confere pior prognóstico e indica necessidade de tratamento mais agressivo.

O eletrocardiograma de 12 derivações é outro exame indispensável na avaliação do paciente com insuficiência cardíaca suspeita ou confirmada. A presença de sobrecargas ou bloqueios de ramo se associa à insuficiência

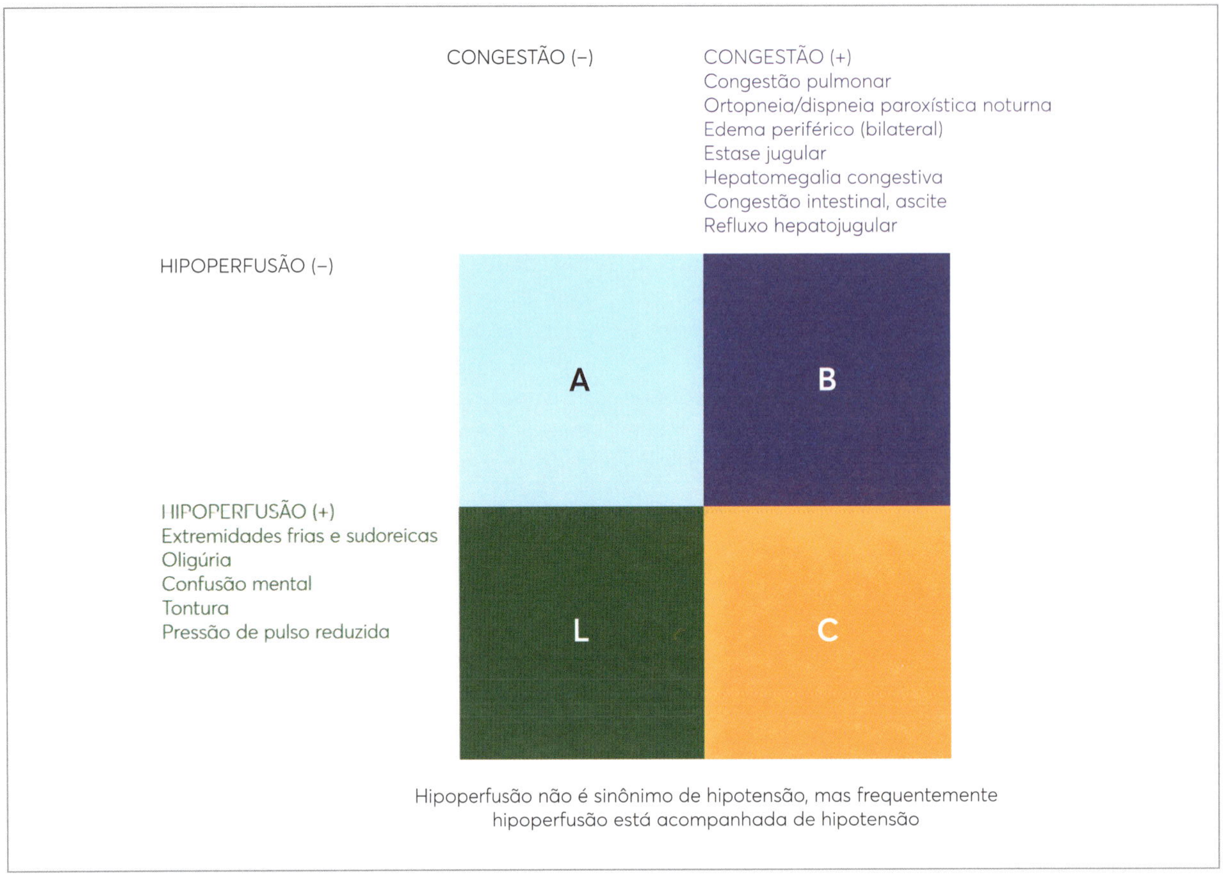

FIGURA 3
Perfil hemodinâmico de pacientes com insuficiência cardíaca aguda.
Fonte: adaptada de Ponikowski et al., 2016.

cardíaca, bem como a presença de áreas eletricamente inativas sugere mais frequentemente uma etiologia isquêmica para a síndrome. Na unidade de emergência, o eletrocardiograma adquire ainda mais importância, podendo detectar a presença de isquemias agudas e arritmias.

A radiografia de tórax é exame simples e barato que deve ser solicitado na suspeita diagnóstica da insuficiência cardíaca. Pode ajudar a aumentar a suspeita diagnóstica, quando houver presença de área cardíaca aumentada ou sinais de congestão pulmonar, bem como a descartar diagnósticos diferenciais.

Em relação a biomarcadores, aqueles mais estudados em insuficiência cardíaca e com maior aplicação clínica são os peptídeos natriuréticos BNP e NT-pró-BNP. Seu uso está consolidado como ferramenta de auxílio diagnóstico na unidade de emergência, e, com menor importância, no ambulatório.

Exames laboratoriais gerais, como hemograma, função renal, eletrólitos e função hepática, fazem parte da avaliação do paciente com insuficiência cardíaca.

Outros exames complementares, como angiotomografia de artérias coronárias, cineangiocoronariografia, ressonância magnética de coração, ecocardiograma transesofágico, cateterismo cardíaco direito e teste de esforço cardiopulmonar e exames de medicina nuclear, têm utilidade em casos selecionados, especialmente para investigação etiológica e avaliação prognóstica da insuficiência cardíaca.

CASO CLÍNICO

Paciente do sexo masculino, 68 anos, procura unidade básica de saúde com queixa de dispneia aos esforços há 2 meses. Relata cansaço ao subir um lance de escadas e ao caminhar no plano por quatro quadras. Precisa de dois travesseiros grandes para dormir e às vezes acorda sufocado durante a madrugada, melhorando após sentar-se na cama. Notou que as pernas têm inchado um pouco. Tem antecedentes de hipertensão, diabete e tabagismo, usa enalapril e metformina.

No exame clínico, bom estado geral, corado, hidratado, afebril, eupneico. Aparelho cardiovascular com bulhas rítmicas normofonéticas sem sopros, presença de estase jugular a 45 graus, pressão arterial 140 × 90 mmHg, frequência cardíaca 90 bpm. Asculta pulmonar com murmúrio vesicular presente bilateralmente, com estertores finos em bases. Abdome flácido, indolor, fígado palpável a 2 cm do rebordo costal direito, membros inferiores com edema 2+, boa perfusão periférica.

Qual é a principal hipótese diagnóstica para o caso? Quais os achados de anamnese e exame clínico que corroboram essa hipótese? Quais exames complementares devem ser solicitados para a investigação diagnóstica?

Comentários

No caso relatado, apresenta-se um paciente com quadro clínico clássico da síndrome de insuficiência cardíaca, com sintomas (dispneia aos esforços, ortopneia, dispneia paroxística noturna) e sinais (estase jugular, estertores em bases, hepatomegalia, edema periférico) de congestão clínica. Em relação à etiologia, pode-se pensar na etiologia isquêmica, considerando os fatores de risco para doença arterial coronariana, e na hipertensiva como as mais prováveis.

O principal exame a ser solicitado é o ecocardiograma transtorácico, que ajudará a confirmar o diagnóstico de insuficiência cardíaca, bem como o eletrocardiograma, que pode auxiliar na avaliação etiológica, e a radiografia de tórax, como exame para descartar diagnósticos diferenciais. Caso a suspeita de miocardiopatia isquêmica seja reforçada pelos exames complementares, deve-se considerar a realização de exame para estratificação adicional da coronariopatia, possivelmente cineangiocoronariografia.

PRINCIPAIS PONTOS

Sinais e sintomas

Congestão D

- Edema de membros inferiores
- Dor abdominal
- Aascite
- Hepatomegalia
- Estase jugular
- Refluxo hepatojugular
- Anasarca
- Impulsão VD

Congestão E

- Dispneia aos esforços
- Ortopneia
- Dispneia paroxística noturna
- Bendopneia
- Estertores finos
- Derrame pleural
- B3/B4
- *Ictus cordis* desviado para a E

Baixo débito

- Fadiga/intolerância ao exercício
- Confusão mental/sonolência
- Cianose de extremidades
- Enchimento capilar lentificado
- Pulsos finos
- Palidez cutânea/sudorese
- Náuseas/vômitos
- Oligúria
- Hipotensão/PA pinçada
- Taquicardia

Etiologias

- Isquêmica
- Dilatada idiopática
- Hipertensiva
- Valvar
- Chagásica
- Outras

Fisiopatologia

- Insulto agudo ou crônico
- Alterações hemodinâmicas
- Alterações neuro-humorais
- Remodelamento miocárdico
- Diagnóstico e exames complementares

Diagnóstico clínico (sinais e sintomas)

- ECG e radiografia de tórax (exames iniciais)
- BNP (quando suspeita baixa)
- Ecocardiograma (principal exame para confirmação e estratificação)

BIBLIOGRAFIA

1. Albuquerque DC, Souza Neto JD, Bacal F, Rohde LEP, Bernardez--Pereira S, Berwanger O, et al. I Brazilian Registry of Heart Failure: clinical aspects, care quality and hospitalization outcomes. Arq Bras Cardiol. 2015 Jun;104(6). Epub Apr 3, 2015.
2. Bleumink GS, Knetsch AM, Sturkenboom MCJM, Straus SMJM, Hofman A, Deckers JW, et al. Quantifying the heart failure epidemic: prevalence, incidence rate, lifetime risk and prognosis of heart failure The Rotterdam Study. Eur Heart J England. 2004;25:1614-9.
3. Bozkurt B, Hershberger RE, Butler J, Grady KL, Heidenreich PA, Isler ML, et al. 2021 ACC/AHA key data elements and definitions for heart failure: a report of the American College of Cardiology/American Heart Association Task Force on Clinical Data Standards (Writing Committee to Develop Clinical Data Standards for Heart Failure). Circ Cardiovasc Qual Outcomes. 2021;14:e000102.
4. Comitê Coordenador da Diretriz de Insuficiência Cardíaca. Diretriz Brasileira de Insuficiência Cardíaca Crônica e Aguda. Arq Bras Cardiol. 2018;111(3):436 539.
5. Hasenfuss G, Mann DL. Pathophysiology of heart failure. In: Zipes DP, Libby P, Bonow RO, Mann DL, Tomaselli GF (eds.). Braunwald's heart disease: a textbook of cardiovascular medicine. 11th ed. Elsevier; 2018.
6. Maestre A, Gil V, Gallego J, Aznar J, Mora A, Martín-Hidalgo A. Diagnostic accuracy of clinical criteria for identifying systolic and diastolic heart failure: cross-sectional study. J Eval Clin Pract. 2009;15(1):55-61.
7. Ministério da Saúde. Sistema de Informações Hospitalares do SUS. Available: http://tabnet.datasus.gov.br/cgi/deftohtm.exe?sih/cnv/niuf.def.
8. Mozaffarian D, Benjamin EJ, Go AS, Arnett DK, Blaha MJ, Cushman M, et al. Heart disease and stroke statistics – 2016 update: a report from the American Heart Association. Circulation. 2016;133(4):e38-360.
9. Ponikowski P, Voors AA, Anker SD, Bueno H, Cleland JGF, Coats AJS, et al. 2016 ESC guidelines for the diagnosis and treatment of acute and chronic heart failure. Eur Heart J. 2016;37(Issue 27)2129-200.
10. The Criteria Committee of the New York Heart Association. Nomenclature and criteria for diagnosis of diseases of the heart and blood vessels. 9th ed. Boston: Little, Brown; 1994.
11. Thibodeau JT, Drazner MH. The role of the clinical examination in patients with heart failure. JACC: Heart Failure. 2018;6(Issue 7).
12. Zile MR, Little WC. Heart failure with a preserved ejection fraction. In: Zipes DP, Libby P, Bonow RO, Mann DL, Tomaselli GF (eds.). Braunwald's heart disease: a textbook of cardiovascular medicine. 11th ed. Elsevier; 2018.

62

Insuficiência hepática

Rodrigo Díaz Olmos

DEFINIÇÃO

A insuficiência hepática é uma síndrome clínica associada majoritariamente à doença hepática crônica (cirrose), mas que também engloba suas formas agudas (hepatites agudas fulminantes) e crônicas agudizadas, e está associada a altas taxas de mortalidade. A síndrome clínica se caracteriza por uma série de sintomas e sinais característicos da falência hepática e tem grande importância do ponto de vista epidemiológico, tanto pela frequência como pelo impacto na morbidade e mortalidade e na utilização de recursos de saúde.

A cirrose pelo vírus C figurava em 22º lugar entre as principais cargas de doença (Anos de Vida Perdidos = YLL – *years of life lost*) no Brasil em 1990, e a cirrose pelo álcool, em 32º. Essas posições se modificaram para 15º e 25º lugar, respectivamente, mostrando um aumento significativo das principais causas de insuficiência hepática crônica. As principais etiologias da cirrose são o uso abusivo de álcool, a infecção crônica pelo vírus da hepatite C e a esteato-hepatite não alcoólica. Infecção pelo vírus da hepatite A e hepatite medicamentosa são as principais causas de insuficiência hepática aguda (Tabela 1).

TABELA 1 Causas de insuficiência hepática

Insuficiência hepática crônica (cirrose)
Mais comuns
▪ Hepatopatia alcoólica
▪ Hepatites virais crônicas (B e principalmente C)
▪ Doença gordurosa do fígado não alcoólica
Menos comuns
▪ Hemocromatose
▪ Hepatite autoimune
▪ Cirrose biliar primária
▪ Colangite esclerosante primária
▪ Medicação (p. ex., metotrexato, isoniazida)
▪ Doença de Wilson
▪ Deficiência de alfa-1 antitripsina
▪ Doença granulomatosa do fígado
▪ Fibrose portal idiopática
▪ Insuficiência cardíaca direita
▪ Doença veno-oclusiva
Insuficiência hepática aguda
▪ Lesão hepática induzida por drogas (paracetamol, anticonvulsivantes etc.)
▪ Hepatite A
▪ Hepatite autoimune
▪ Intoxicação pelo cogumelo *Amanita phalloides*
▪ Hepatite B
▪ Síndrome de Budd-Chiari
▪ Hipoperfusão (hepatite isquêmica), síndrome HELLP

FISIOPATOLOGIA

Cirrose é o resultado patológico de um sem número de agressões hepáticas crônicas. Caracteriza-se histologicamente por extensa fibrose em associação à formação de nódulos regenerativos, levando à hipertensão portal e à insuficiência hepática.

O fígado é responsável por uma série de funções orgânicas essenciais: síntese proteica (albumina e outras proteínas plasmáticas como fatores de coagulação e proteínas de transporte), produção de glicose no período de jejum (gliconeogênese hepática), síntese de lipídeos e lipoproteínas plasmáticas, biotransformação (metabolização) de inúmeras substâncias endógenas (amônia, hormônios esteroides, bilirrubinas) e exógenas (drogas e toxinas).

DIAGNÓSTICO CLÍNICO

Critérios diagnósticos

A insuficiência funcional do fígado se caracteriza por sinais e sintomas relacionados à incapacidade do fígado de levar a cabo os processos fisiológicos descritos acima. Ela está frequentemente associada, principalmente na sua forma crônica, a outra síndrome clínica de grande importância, a síndrome da hipertensão portal.

Ao contrário da insuficiência renal, que apresenta marcadores possíveis de quantificá-la (ureia e creatinina), a quantificação da insuficiência hepática depende de sinais e sintomas e de alguns marcadores indiretos de comprometimento de sua função, como hipoalbuminemia e prolongamento do tempo de protrombina (marcadores associados à disfunção da síntese proteica pelo fígado insuficiente).

Dessa forma, o diagnóstico clínico geralmente é feito por uma combinação de fatores de risco para doença hepática crônica, sintomas gerais, sintomas neuropsiquiátricos e achados de exame físico sugestivos de insuficiência hepática (Tabela 2). O diagnóstico também pode ser feito por ocasião de manifestações clínicas decorrentes de cirrose descompensada ou suas complicações agudas, como ascite, icterícia, hemorragia digestiva alta por varizes de esôfago, peritonite bacteriana espontânea, encefalopatia hepática e síndrome hepatorrenal.

MANIFESTAÇÃO CLÍNICA

Como mencionado anteriormente, há ampla gama de sinais e sintomas associados à insuficiência hepática. Pacientes com cirrose se apresentam clinicamente com cirrose compensada e cirrose descompensada. A cirrose compensada é geralmente diagnosticada incidentalmente durante uma consulta de rotina, ou ao realizar exames pré-operatórios ou, eventualmente, durante a investigação de sintomas inespecíficos como queda do estado geral, anorexia, perda de peso, fraqueza, astenia, dispepsia ou desconforto na porção superior do abdome. Este tipo de apresentação pode estar presente em 30-40% dos pacientes com cirrose. Já a cirrose descompensada se manifesta com uma ou mais das seguintes apresentações: icterícia, ascite (com ou sem peritonite bacteriana espontânea), encefalopatia hepática ou sangramento varicoso. Esses achados têm alta especificidade para o diagnóstico de cirrose, porém são pouco sensíveis.

A seguir, serão descritos alguns dos sinais clínicos mais relevantes para o diagnóstico de insuficiência hepática, bem como sua fisiopatologia e seu valor diagnóstico.

O eritema palmar, as aranhas vasculares (teleangiectasias), a ginecomastia, a redução da pilificação e da libido resultam da redução do metabolismo da androstenediona, permitindo aumento de sua conversão (aromatização) periférica a estrogênio. Além disso, alterações do eixo hipotálamo-hipófise-testículo produzem hipogonadismo hipotalâmico levando à atrofia testicular contribuindo para o quadro anteriormente descrito.

TABELA 2 Principais achados clínicos da síndrome da insuficiência hepática

Sintomas constitucionais, incluindo anorexia, fadiga, fraqueza e perda de peso
▪ Ginecomastia
▪ Atrofia testicular
▪ Eritema palmar
▪ Aranhas vasculares (teleangiectasias)
▪ Asterixis (*flapping*)
▪ Encefalopatia hepática
▪ Icterícia
▪ Hálito hepático
▪ Veias abdominais distendidas
▪ Hepatomegalia
▪ Esplenomegalia
▪ Ascite
▪ Osteoartropatia hipertrófica e baqueteamento digital
▪ Sopro de Cruveilhier-Baumgarten – som venoso, auscultado principalmente em epigástrio, em pacientes com hipertensão portal
▪ Contratura de Dupuytren (atrofia da fáscia palmar)
▪ Anel de Kayser-Fleischer – anel marrom-esverdeado de depósito de cobre ao redor da córnea, patognomônico de doença de Wilson
Alterações ungueais
▪ Unhas de Muehrcke – linhas horizontais brancas pareadas separadas por coloração normal são sugestivas de hipoalbuminemia
▪ Unhas de Terry – os dois terços proximais da unha são esbranquiçados, enquanto o terço distal é avermelhado

Eritema palmar

Trata-se de um eritema simétrico com discreto aumento de temperatura que aparece nas eminências tênares (ou tênares) e hipotênares das palmas das mãos. Aparece por aumento na perfusão das mãos, causado por hipervascularização das palmas, que tem como mecanismo etiológico principal o aumento nos níveis de estrogênio e da relação estrogênio-testosterona. Metabolismo hepático comprometido da bradicinina e de outras substâncias vasoativas, bem como reflexos cutâneos vasoconstritor/vasodilatador alterados, estão envolvidos. Sua presença em pacientes com doença hepática tem um bom valor para o diagnóstico de cirrose, com uma razão de verossimilhança positiva (RV+) de 5.

Aranhas vasculares (teleangiectasias)

São lesões cutâneas que consistem em uma arteríola central e vasos saindo radialmente do centro como se fossem pernas de uma aranha. Desaparecem quando comprimidas, reenchendo a partir do centro quando liberadas. Seu tamanho varia desde uma cabeça de alfinete até cerca de 5 mm de diâmetro. Muito comuns na insuficiência hepática, entretanto, podem ocorrer em até 15% de pessoas normais, na gravidez e com o uso de anticoncepcionais orais. Têm um bom valor diagnóstico na predição de cirrose em pacientes com doença hepática, com RV+ de 4,3.

Ginecomastia

É a proliferação benigna de tecido glandular mamário. Ocorre em situações com aumento da atividade estrogênica (p. ex., hipogonadismo, drogas, cirrose hepática). Deve ser diferenciada da adipomastia/lipomastia, situação na qual há deposição de tecido adiposo sem proliferação de tecido glandular mamário. Tem grande valor diagnóstico para cirrose, com uma RV+ variando de 6-35.

Atrofia testicular/hipogonadismo

O hipogonadismo em homens com cirrose é multifatorial. Há um efeito direto do álcool sobre as células de Leydig nos casos de cirrose alcoólica. Entretanto, a insuficiência hepática (de qualquer etiologia) parece causar um hipogonadismo hipotalâmico, resultando em uma redução da secreção pulsátil do LH. Esse hipogonadismo hipotalâmico, associado à conversão periférica do excesso de androstenediona em estradiol, resulta nos achados típicos já descritos anteriormente.

Asterixis (*flapping*)

É um sinal associado a doença hepática avançada e à encefalopatia hepática, embora ocorra em outras encefalopatias e em associação ao uso de algumas drogas. Trata-se de um tipo de mioclônus negativo. Solicita-se ao paciente que mantenha os braços estendidos com as mãos em dorsiflexão e os dedos afastados (como se estivesse empurrando uma parede); um breve tremor (*flap*), arrítmico e de baixa frequência aparece. Pode ser uni ou bilateral. Os mecanismos do asterixis induzido pela encefalopatia hepática são pouco conhecidos, a despeito de ter sido descrito há mais de 70 anos.

Asterixis provavelmente tem mais valor prognóstico (marcador de doença grave) do que diagnóstico. Em pacientes internados com hepatopatia alcoólica, a mortalidade foi de 56% naqueles com asterixis e 26% nos que não o apresentavam.

Encefalopatia hepática

Encefalopatia hepática é definida como uma síndrome neuropsiquiátrica complexa caracterizada por mudanças de personalidade, comprometimento intelectual/cognitivo, alterações de memória e de atenção, irritabilidade, asterixis, alterações do ciclo sono-vigília e alterações do nível de consciência, chegando até o coma hepático. Está associada à perda e disfunção dos hepatócitos e a *shunts* portossistêmicos que permitem que substâncias nitrogenadas provenientes do intestino afetem adversamente a função cerebral. É uma complicação comum de alta morbidade, afetando 30-45% dos pacientes com cirrose descompensada. Sua presença em pacientes com doença hepática tem grande valor para o diagnóstico de cirrose, com uma RV+ de 10.

EXAMES COMPLEMENTARES

A perda de massa hepatocelular funcionante leva à icterícia e à hipoalbuminemia. Trombocitopenia pode ser resultado de hiperesplenismo (e possivelmente da ação do álcool, nos casos de hepatopatia alcoólica); a produção dos fatores de coagulação I, II, V, VII, IX e X está reduzida na doença hepática crônica, e os fatores II, VII, IX, e X são adicionalmente reduzidos pela deficiência de vitamina K resultante da colestase; o tempo de protrombina pode estar seletivamente elevado uma vez que o fator VII é o primeiro a ser exaurido na cirrose em virtude de sua curta meia-vida.

Exames de imagem podem auxiliar no diagnóstico, prognóstico e avaliação de complicações. A ultrassonografia de abdome pode mostrar a textura e o tamanho do fígado, sinais indiretos de hipertensão portal (diâmetro da veia porta, esplenomegalia), avaliar a presença de ascite de pequeno volume não percebida pelo exame clínico, avaliar a presença de sinais indiretos de congestão hepática. A endoscopia digestiva alta pode avaliar a presença de varizes esofágicas e de gastropatia hipertensiva.

Como mencionado, não há um marcador laboratorial capaz de diagnosticar e quantificar a insuficiência hepática. Geralmente se utilizam escores de gravidade que incluem resultados de exames complementares e achados de história e exame físico. O tempo de protrombina e a albumina plasmática, juntamente com a dosagem de bilirrubinas, são os exames laboratoriais mais utilizados na confirmação da insuficiência hepatocelular. As Tabelas 3 e 4 mostram o Escore de Child-Pugh e sua classificação e interpretação em termos prognósticos.

A escala MELD (modelo para doença hepática terminal, do inglês *model for end-stage hepatic disease*) é um outro escore capaz de predizer prognóstico em 3 meses e desde 2006 é utilizado no Brasil para priorizar a alocação dos pacientes para transplante hepático.

A pontuação da escala MELD é baseada em uma fórmula que tem como variáveis os níveis séricos de creatinina (Cr), bilirrubina total (BT) e a razão internacional normalizada (INR) para o tempo de protrombina, variando de 6-40 pontos.

TABELA 3 Classificação de Child de pacientes com cirrose em termos de reserva funcional hepática

	1 ponto	2 pontos	3 pontos
Bilirrubina sérica (mg/dL)	< 2	2-3	> 3
Albumina sérica (g/dL)	> 3,5	2,8-3,5	< 2,8
RNI (ou INR)	< 1,7	1,7-2,3	> 2,3
Ascite	Nenhuma	Fácil controle	Difícil controle
Encefalopatia	Nenhuma	Mínima (graus 1 e 2)	Avançada (graus 3 e 4)

RNI: razão normalizada internacional (INR: *international normalized ratio*), razão entre o tempo de protrombina do paciente e um valor-padrão.

TABELA 4 Interpretação do Escore de Child-Pugh

Pontos	Classificação	Sobrevida em 1 ano	Sobrevida em 2 anos
5-6	A	100%	85%
7-9	B	81%	57%
10-15	C	45%	35%

MELD = 3,78 [Ln bilirrubina sérica (mg/dL)] + 11,2[Ln INR] + 9,57[Ln creatinina sérica (mg/dL)] + 6,43 (Ln, logaritmo natural).

Na interpretação da escala MELD em pacientes hospitalizados, a mortalidade em 3 meses é:

- 40 ou mais – 100% de mortalidade.
- 30-39 – 83% de mortalidade.
- 20-29 – 76% de mortalidade.
- 10-19 – 27% de mortalidade.
- < 10 – 4% de mortalidade.

CASO CLÍNICO

O Sr. Antônio, 45 anos, procurou a equipe de saúde da família na UBS de referência encaminhado pelo médico do trabalho da empresa pela qual foi recentemente contratado em virtude de alterações em alguns de seus exames admissionais. Após passar em consulta com a enfermeira de família de sua equipe, que já solicitou teste rápido para hepatites B e C e HIV, ele passa em consulta médica. Ele conta para sua médica de família que tem sentido leve cansaço nos últimos meses e uma discreta perda de apetite. Parou de beber há cerca de 3 meses (bebeu cerveja e destilados diariamente por cerca de 15 anos – mais de 2 doses de destilado e 2 latas de cerveja por dia). Nega tabagismo. Nega doenças previamente diagnosticadas. Tem história familiar de diabetes (pai, mãe e irmão mais velho). É sedentário e está acima do peso. Ao exame clínico ele está em bom estado geral, tem um IMC de 29 kg/m^2, PA: 100 × 60 mmHg, FC: 88 bpm, corado, hidratado, anictérico, acianótico, eupneico e afebril. À inspeção do tórax observam-se várias teleangiectasias (aranhas vasculares) na porção superior anterior do tórax, discreta ginecomastia bilateral e redução da pilificação. O exame abdominal mostra espaço de Traube maciço à percussão, baço não palpável, fígado com hepatimetria normal no rebordo costal direito.

Com base nessa história clínica e achados físicos, qual seria sua hipótese diagnóstica e por quê? Que pontos da história clínica, antecedentes e achados de exame físico foram mais importantes no seu raciocínio clínico? A sua hipótese tem alta ou baixa probabilidade? O que você faria para confirmar sua hipótese?

PRINCIPAIS PONTOS

História

- Cirrose/insuficiência hepática pode abrir o quadro com ascite, icterícia, dor abdominal, sangramento digestivo alto ou encefalopatia, ou apenas sintomas inespecíficos como fraqueza, astenia, perda de peso e perda de libido ou ainda como achado incidental em avaliações de rotina
- Pergunte sobre fatores de risco, existência e tempo de duração de doença hepática:
  1. História pregressa de hepatite ou icterícia, incluindo contatos
  2. Ingestão alcoólica (em homens, em geral 80 g/dia por mais de 10 anos; para mulheres a exposição necessária é menor)
  3. História de uso de drogas injetáveis, sexo sem proteção e transfusões
  4. Antecedentes patológicos – uso de medicamentos, por exemplo, metildopa, isoniazida, nitrofurantoina
  5. História de DM, obesidade, síndrome metabólica (esteato-hepatite não alcoólica)
  6. História de DM, IC e artropatia (hemocromatose)
- Pergunte sobre tratamentos (p. ex., restrição proteica, restrição de sal e água, cessação do uso de álcool, corticosteroides, lactulose, neomicina)
- Pergunte sobre complicações, como história de encefalopatia (incluindo sinais incipientes como alterações do ciclo sono-vigília), qualquer história que sugira hipertensão portal (ascite, sangramento digestivo varicoso), dor abdominal recente e/ou febre (sugerindo hepatite alcoólica aguda ou peritonite bacteriana espontânea)
- Pergunte sobre disfunção erétil e perda de libido
- Pergunte sobre problemas sociais (p. ex., desemprego, dinâmica familiar, suporte social)
- Pergunte sobre investigações prévias (p. ex., biópsia hepática, endoscopia, USG abdominal)
- Pergunte sobre procedimentos invasivos/cirurgias (p. ex., paracenteses, TIPS)

Exame clínico

- Procure atentamente por sinais de doença hepática crônica (aranhas vasculares, ginecomastia, eritema palmar, hálito hepático, icterícia, alterações ungueais, redução da pilificação), incluindo qualquer grau de encefalopatia, sinais de hipertensão portal, incluindo esplenomegalia, ascite, edema e sinais de hemorragia digestiva como melena
- Avaliar tamanho e tipo de fígado (bordas lisas ou irregulares) e massas hepáticas (carcinoma hepatocelular)
- Procure sinais de hemocromatose, quando não houver outras causas mais comuns de cirrose. Considere também doença de Wilson em pacientes mais jovens (procure pelos anéis de Kayser-Fleischer). Se houver icterícia intensa e sinais de coçadura e xantelasma, principalmente em mulheres, considerar cirrose biliar primária
- Excluir insuficiência cardíaca direita grave clinicamente em todos os pacientes

DM: diabete melito; IC: insuficiência cardíaca; TIPS: *transjugular intrahepatic portosystemic shunt*; USG: ultrassonografia.

BIBLIOGRAFIA

1. Arai, MH. Insuficiência hepática. In: Benseñor IM, et al. Semiologia clínica. São Paulo: Sarvier; 2002.
2. Crabb DW, Im GY, Szabo G, Mellinger JL, Lucey MR. Diagnosis and treatment of alcohol-related liver diseases: 2019 Practice Guidance from the American Association for the Study of Liver Diseases. Hepatology. 2020;71(1):306-33.
3. Douglas DD. Approach to history taking and physical examination in liver and biliary disease. In: Talley NJ, Lindor KD, Vargas, HE, eds. Practical gastroenterology and hepatology: liver and biliary disease. Blackwell Publishing; 2010.
4. Heidelbaugh JJ, Bruderly M. Cirrhosis and chronic liver failure: part I. Diagnosis and evaluation. Am Fam Physician. 2006;74:756-62,781.
5. Lee SS, Moreau R. Cirrhosis: a practical guide to management. Wiley & Blackwell; 2015.
6. Liou IW. Management of end-stage liver disease. Med Clin N Am. 2014;98:119-52.
7. Schaefer EA, Friedman LS. History taking and physical examination for the patient with liver disease. In: Schiff ER, Maddrey WC, Reddy KR (eds.). Schiff's diseases of the liver. 12th ed. Wiley-Blackwell; 2018.
8. Sharma B, John S. Hepatic cirrhosis. 2020 Nov 15. In: StatPearls [Internet]. Treasure Island (FL): StatPearls Publishing; 2020.
9. The European Association for the Study of the Liver. EASL Clinical Practice Guidelines for the management of patients with decompensated cirrhosis. J Hepatol. 2018;69(2):406-60.
10. Udell JA, Wang CS, Tinmouth J, FitzGerald JM, Ayas NT, Simel DL, et al. Does this patient with liver disease have cirrhosis? JAMA. 2012;307(8):832-42.

63

Insuficiência renal

Lúcia Andrade

DEFINIÇÃO

A síndrome se caracteriza pela perda da função renal com queda da filtração glomerular. Divide-se a insuficiência renal em aguda e crônica, dependendo do tempo de instalação da doença renal.

A doença renal crônica (DRC) é definida pela lesão do parênquima renal e/ou pela perda progressiva da função dos rins por um período de 3 ou mais meses, podendo até se tornar irreversível. O documento *Kidney Disease Quality Outcome Initiative* (K/DOQI) acrescenta que a taxa de filtração glomerular (TFG) < 60 mL/min/1,73 m^2 por no mínimo 3 meses, independentemente da causa, é indicativo de DRC. A taxa de filtração glomerular é estimada com base na creatinina sérica do paciente, e varia de acordo com idade, sexo e massa muscular. As origens da DRC podem ser as doenças primárias dos rins, as doenças sistêmicas que acometem os rins e as doenças do trato urinário. As causas mais comuns mundialmente e no Brasil são a nefropatia diabética e a hipertensiva. Também a insuficiência renal aguda (atualmente chamada de injúria renal aguda), como será descrita a seguir, pode ser causa de DRC.

A taxa de filtração glomerular (TFG) é estimada com base na creatinina sérica, que é o método mais adequado para o diagnóstico, a classificação e o acompanhamento da progressão da DRC. Esta é dividida nos seguintes estágios baseados na filtração glomerular (em mL/min/1,73 m^2):

1. Estágio 1 (> 89 mL/min/1,73 m^2): pacientes com TFG normal, mas com alguma lesão estrutural no rim levando a hematúria, albuminúria ou proteinúria.
2. Estágio 2 (60-89 mL/min/1,73 m^2): os pacientes, em geral, não têm sintomatologia clínica nem laboratorial da queda da filtração glomerular.
3. Estágio 3a (45-60 mL/min/1,73 m^2) ou 3b (30-44 mL/min/1,73 m^2): os pacientes podem apresentar sintomatologia clínica como hipertensão arterial sistêmica (HAS) – como consequência da DRC – e podem ter alterações laboratoriais da queda da filtração glomerular, como anemia.
4. Estágio 4 (15-29 mL/min/1,73 m^2): os pacientes podem apresentar sintomas clínicos como edema, adinamia, cansaço, dores ósseas, HAS e alterações laboratoriais como anemia, acidemia, hiperfosfatemia e hiperparatireoidismo.
5. Estágio 5 (< 15 mL/min/1,73 m^2): os pacientes já podem apresentar todos os sintomas já descritos mais a síndrome urêmica, que cursa com sonolência e até mesmo coma, além de atrito pericárdico e pleural. Já se apresentam todas as alterações laboratoriais como anemia, acidemia, hiperfosfatemia, elevação do PTH, hipocalcemia, hiponatremia e hipercalemia.

A injúria renal aguda (IRA) é uma síndrome grave na qual há queda abrupta na função renal. É caracterizada por dano estrutural ou funcional que afeta o rim, podendo cursar com oligúria. Segundo o KDIGO, são utilizados como critérios diagnósticos e estadiamento a concentração plasmática de creatinina e/ou o volume de urina excretado em determinado período; incrementos de 50% na creatinina sérica já são suficientes para caracterizar IRA. As etiologias da IRA podem ser separadas de acordo com a anatomia. A IRA pré-renal, primeira categoria, geralmente é causada por hipoperfusão renal, que pode ser secundária a redução do volume extracelular ou do volume arterial efetivo.

Esse quadro pode ser iniciado por choques hipovolêmicos, insuficiência cardíaca congestiva e cirrose avançada. Já IRA renal ou intrínseca é uma lesão de origem no próprio órgão, seja no interstício ou nos néfrons. Uma das causas mais comuns é a necrose tubular aguda (NTA), que pode ser desencadeada por isquemia provocada pela diminuição do fluxo renal, ou por toxinas renais, como alguns medicamentos (antibióticos e anti-inflamatórios não hormonais, antifúngicos), ou por pigmentos como mioglobina, hemoglobina ou bilirrubina. Outras causas são a sepse (que também pode cursar com NTA), a nefrite intersticial aguda e a glomerulonefrite aguda, que podem ser causadas por doenças autoimunes. O terceiro tipo de IRA é a pós-renal, caracterizada pela obstrução do fluxo urinário, que pode ser decorrente de hipertrofia prostática, doenças retroperitoneais, cálculos renais bilaterais, coágulos de sangue ou cristalização de ácido úrico intratubular.

Tanto a DRC como a IRA vêm tendo aumento em sua incidência e prevalência no Brasil e no mundo. Com o aumento da incidência de doenças como diabete, HAS e obesidade, a DRC vem aumentando sua prevalência. Também a IRA vem aumentando a incidência e prevalência pelo aumento da sobrevida dos pacientes de UTI, que podem recuperar ou não a função renal após a alta hospitalar, a um número maior de exames de diagnóstico (exames contrastados) e aos vários tratamentos, como quimioterápicos, antivirais etc.

FISIOPATOLOGIA

O néfron é a unidade funcional do rim. Um indivíduo nasce com 0,75-1,25 milhão de néfrons em cada rim. Cada néfron intacto funciona de forma independente; sendo assim, a soma de todas as unidades funcionais determina a TFG dos rins. Na DRC, ocorre a perda lenta e gradual desses néfrons em decorrência das várias doenças que podem acometer os rins, comprometendo o parênquima. Ocorre um processo de adaptação, isto é, os néfrons remanescentes começam a compensar a função dos outros que foram perdidos. Assim, há aumento da filtração glomerular por néfron funcionante, apesar de a filtração glomerular total estar diminuída. Essa compensação ocorre com a excreção de água, sódio, potássio, fósforo etc., até um momento em que os néfrons já não conseguem manter a homeostase, pois estão "sobrecarregados", tendo de excretar 10 vezes mais que em condições normais (estágio 5).

Imaginemos 10 néfrons tendo de fazer a função de 100. Essa perda da compensação leva a edema, a sobrecarga de sódio com hipertensão, a hiperfosfatemia e a hipercalemia. O paciente já não consegue diluir nem concentrar a urina adequadamente, sobretudo porque há uma alteração estrutural do tecido renal. A excreção de ácidos tituláveis se mantém até o estágio 5, entretanto a excreção da amônia já pode estar alterada no estágio 3, justificando a acidemia. Os pacientes com DRC têm a produção de eritropoietina prejudicada, pois há diminuição da massa renal. Como há perda de néfrons funcionante, há aumento também do fluxo sanguíneo renal para esses néfrons levando a hiperfluxo, hipertensão do capilar glomerular e hiperfiltração por néfron funcionante. Essa sobrecarga leva à maior perda de néfrons, e isso não depende da presença da patologia que causou a doença renal. O processo já está deflagrado. Além disso, há intenso processo inflamatório, com ativação da resposta inata e adaptativa que pode contribuir para a lesão tecidual. Paralelamente a esse processo, há aumento da angiotensina II tecidual ativando vias inflamatórias e de fibrose. Apesar de os pacientes portadores de DRC geralmente serem hipervolêmicos, eles apresentam níveis elevados de aldosterona, que estimula também fibrose tecidual.

O mecanismo de lesão renal na IRA envolve diversos mecanismos, como a disfunção endotelial e alterações macrovasculares, hipoxemia pelas alterações hemodinâmicas, inflamação renal, eventos trombóticos e injúria das células, sendo que esses fatores podem ser atribuídos à ação de espécies reativas de oxigênio, adesão de células do sistema imune, e a própria inflamação em si. Restos celulares, decorrentes da morte celular, podem funcionar como PAMP e DAMP, que se ligam a receptores TLR4 expressos na membrana apical da célula tubular, ativando a via do NF-capa-B. A ativação desse eixo acarreta intensa ativação do processo inflamatório, com aumento da expressão de citocinas, moléculas de adesão e ativação da resposta imune inata e adaptativa. Há parada do ciclo celular; com isso, há prevenção de maior dano ao DNA celular, assim como induz a possibilidade de recuperação da função celular após passado o momento de hipóxia tecidual. A recuperação ou não da IRA vai depender da idade do paciente, das comorbidades (p. ex., HAS, diabete melito, doença cardiovascular) prévias, da presença prévia de glomerulopatias ou DRC. A IRA atualmente é, portanto, importante causa de DRC.

DIAGNÓSTICO CLÍNICO

A insuficiência renal pode causar poucos sintomas clínicos. Não é raro pacientes serem admitidos no pronto-socorro com sintomatologia vaga de fraqueza, sonolência, adinamia, edema e já estarem em estágio 5 da DRC, pois a doença é insidiosa. Os sintomas da IRA também podem ser frustros. A sintomatologia é, em geral, edema, congestão pulmonar, adinamia, fraqueza, sonolência, confusão mental e até convulsões. Na DRC pode ocorrer também dores ósseas. No exame clínico podem-se observar edema, congestão, HAS, atrito pericárdico e pleural (principalmente da DRC), taquipneia pela congestão e pela acidemia metabólica.

Nos exames laboratoriais, observam-se ureia e creatinina elevadas, hipo ou hipernatremia, hipercalemia, acidemia metabólica, hipocalcemia, hiperfosfatemia, anemia normocrômica e normocítica, e elevação do PTH. Tanto na DRC como na IRA, essas alterações podem ocorrer. A elevação do PTH é mais frequente, é claro, na DRC. Entretanto, os exames podem não distinguir a IRA da DRC. A história do paciente é fundamental; na IRA há história de choque, hipotensão, infecção, uso de drogas nefrotóxicas, doenças causadas por animais peçonhentos, trauma com rabdomiólise, obstruções urinárias etc.

Na DRC, como a instalação é lenta, muitas vezes a história é extremamente pobre. As comorbidades ajudam a esclarecer, como a presença ou não de DM, HAS ou glomerulopatias. O exame de urina 1 é obrigatório em qualquer disfunção renal. Esse exame simples, realizado em qualquer lugar e barato, dá riquíssimas informações: se os rins estão concentrando e acidificando, se há presença de proteinúria e/ou hematúria e/ou leucocitúria. Por meio do exame de urina 1, observa-se a presença de cetonas, bilirrubinas e urobilinogênio. A ultrassonografia é o exame de escolha para diferenciação de DRC e IRA, pois fornece o tamanho dos rins e do córtex, a ecogenicidade e a diferenciação corticomedular.

TRATAMENTO

Tratamento da DRC

A Figura 1 resume o tratamento, que se baseia em diminuir a progressão da DRC, tratar as comorbidades, tratar as consequências da DRC (anemia, osteodistrofia, acidemia) e preparar o paciente e a família para a terapia de substituição renal ou transplante renal.

Tratamento da IRA

Não há tratamento específico, mas sabe-se que manter a volemia adequada, corrigir os distúrbios hidroeletrolíticos, corrigir doses de drogas de acordo com a função renal e evitar medicações potencialmente nefrotóxicas quando já há comprometimento da função diminui a chance de ter IRA. Sabe-se também que hipocalemia e hipomagnesemia são distúrbios que potencializam a IRA. Também a sobrecarga hídrica, como a hipovolemia, são situações que favorecem a IRA.

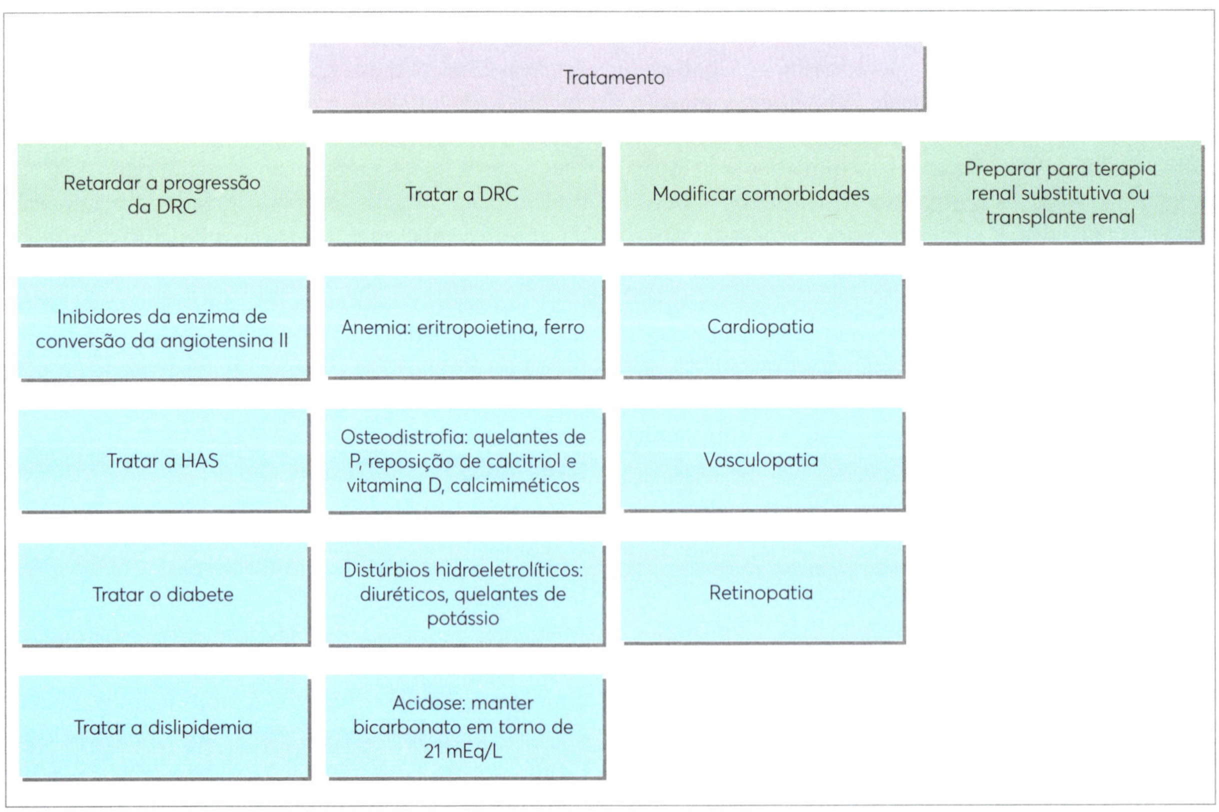

FIGURA 1
Tratamento da doença renal crônica (DRC).
HAS: hipertensão arterial sistêmica.

CASOS CLÍNICOS

Caso 1

Homem, 65 anos de idade, diabético e hipertenso há aproximadamente 20 anos, com tratamento irregular. Admitido no pronto-socorro com história de cansaço aos pequenos esforços, adinamia e sonolência excessiva. Essa fraqueza vem piorando nos últimos meses, e há 1 mês houve piora do quadro e aparecimento de edema de membros inferiores. No exame clínico, encontra-se em regular estado geral, descorado 2/4+, edema de membros inferiores 3+/4+, PA 155 x 100 mmHg. O restante do exame clínico está sem alterações. Exames complementares: ureia = 300 mg/dL; creatinina = 9 mg/dL; Na^+ = 132 mEq/L; K^+ = 6,5 mEq/L; Hb = 6 g/dL; pH = 7,21; bicarbonato = 13 mEq/L; fósforo = 7 mg/dL; cálcio iônico = 3,5 mg/dL; urina 1: pH 5,5; densidade 1005; leucócitos = 2 por campo (normal); hemácias 10 por campo (normal até 5 por campo); proteína 1 g/L; proteinúria/creatinina urinária = 1 g/g creatinina.

Discussão

O quadro sugere DRC, pois a história é prolongada e progressiva, e tem antecedentes de HAS e diabete (principais causas de DRC). O paciente está adaptado às alterações metabólicas (anemia, acidose, uremia). Sugere, portanto, que a perda de função renal foi lenta e progressiva. Entretanto, a conduta para o paciente é confirmar com ultrassonografia de rins e vias urinárias o tamanho do rim, a ecogenicidade, e a relação corticomedular. É necessário confirmar também se não há quadro obstrutivo (pós-renal).

O paciente já se encontra em estágio 5 da DRC, sintomático, e deve iniciar a diálise. A sequência de condutas deve ser:

1. Realizar eletrocardiograma para avaliar alterações da hipercalemia. Fazer medidas para redução do potássio.
2. Tratar a acidemia metabólica com bicarbonato de sódio.
3. Avaliar o perfil de ferro (observar a necessidade de suplementação de ferro) e iniciar eritropoietina.
4. Avaliar o metabolismo ósseo com colheita de PTH, vitamina D.
5. Iniciar a diálise (peritoneal ou hemodiálise).

Caso 2

Homem, 23 anos de idade, ficou preso em desabamento de prédio residencial durante 18 horas, sem acesso a água ou alimento. Ao ser retirado dos escombros estava confuso, descorado, com escoriações e hematomas generalizados, pressão arterial de 90 x 60 mmHg, pulso de 120 bpm, queixando-se de intensa dor muscular e sede. Doze horas após o resgate havia urinado 100 mL. Exames complementares: creatinina sérica = 3,2 mg/dL, ureia = 200 mg/dL; Hb = 5 g/dL; Na^+ = 132 mEq/L; K^+ = 8 mEq/L; pH = 7,31; bicarbonato = 10 mEq/L; CPK = 80.000 UI; fósforo = 9 mg/dL; cálcio iônico = 3,4 mg/dL. Urina 1: pH = 6, densidade 1005, proteína: negativo, hematúria 4+/4, leucócitos 7 por campo (normal até 5 por campo), hemácias 3 por campo (normal até 5 por campo).

Discussão

O paciente muito provavelmente era hígido e apresentou um quadro de IRA por pigmento (mioglobina) causado pela lesão da célula muscular (rabdomiólise). Além disso, a IRA foi agravada pela hipotensão causada pela hemorragia. A lesão muscular causada pelo trauma leva a liberação de mioglobina, que pode ser tóxica à célula tubular, além de haver intensa vasoconstrição, estresse oxidativo e inflamação renal. Os pacientes com IRA por rabdomiólise apresentam geralmente hipercalemia, e no exame de urina há a presença positiva de coloração para sangue, entretanto o número de hemácias é normal (mioglobina também colore a urina). Hidratação, correção da hipercalemia e da acidose devem ser realizadas. Se não houver melhora do quadro, a diálise deve ser realizada.

BIBLIOGRAFIA

1. K/DOQI clinical practice guidelines for chronic kidney disease: evaluation, classification, and stratification. Am J Kidney Dis. 2002;39(2 Suppl.1):S1-266.
2. Mechanisms of progression of chronic kidney disease. In: Yu A, Chertow G, Luyckx V, Marsden P, Skorecki K, Taal M (eds.). Brenner and Rector's the kidney. 11.ed. Philadelphia: Elsevier; 2019. v.2.
3. Mitch WE. Chronic kidney disease. In: Goldman L, Schafer AI (eds.). Goldman-Cecil medicine. 26.ed. Philadelphia: Elsevier/Saunders; 2016. v.2.
4. Molitoris BA. Acute kidney injury. In: Goldman L, Schafer AI (eds.). Goldman-Cecil medicine. 26.ed. Philadelphia: Elsevier/Saunders; 2016. v.2.
5. Pathophysiology of acute kidney injury. In: Yu A, Chertow G, Luyckx V, Marsden P, Skorecki K, Taal M (eds.). Brenner and Rector's the kidney. 11.ed. Philadelphia: Elsevier; 2019. v.2.

64

Insuficiência respiratória

Juliana Carvalho Ferreira
Bruno Rocha de Macedo

DEFINIÇÃO E EPIDEMIOLOGIA

A insuficiência respiratória é a incapacidade do sistema respiratório de promover as trocas gasosas necessárias para o metabolismo celular, ou seja, a oxigenação sanguínea e a eliminação de gás carbônico. Tanto uma quanto outra dependem da demanda metabólica, porém se adotam como indicativos de insuficiência respiratória aguda uma pressão arterial de oxigênio menor que 60 mmHg em ar ambiente e/ou uma pressão arterial de gás carbônico maior que 50 mmHg com um pH arterial menor que 7,3 – Tabela 1. Na prática, o significado desses valores depende muito da situação clínica do paciente.

TABELA 1 Insuficiência respiratória

Demanda metabólica Situação clínica	PaO_2 < 60 mmHg ou $PaCO_2$ > 50 mmHg e pH < 7,3

A insuficiência respiratória foi a primeira insuficiência orgânica passível de tratamento após as grandes epidemias de poliomielite que proliferaram o uso dos respiradores por pressão negativa, chamados "pulmões de aço", na década de 1950. Antes disso, a manifestação clínica de uma insuficiência orgânica geralmente precedia a morte. As corretas detecção e classificação da insuficiência respiratória foram possíveis com o estudo dos gases respiratórios no sangue arterial, desenvolvido a partir de estudos fisiológicos na década de 1960 e, posteriormente, incorporado ao cuidado dos pacientes em insuficiência respiratória.

Por ser uma síndrome de múltiplas causas, os estudos de incidência e prevalência da insuficiência respiratória são de difícil execução e comparação. Usa-se, para fins epidemiológicos, a ventilação mecânica não invasiva por 12-24 horas como critério de insuficiência respiratória. Dados de uma rede colaborativa de unidades de terapia intensiva (UTI) brasileiras estimaram o uso de ventilação mecânica em aproximadamente 16-23% no período de 2010-2019. Já uma coorte realizada em 45 UTI brasileiras detectou que 31% dos pacientes em terapia intensiva preenchiam critérios para síndrome do desconforto respiratório agudo (SDRA), requerendo o uso de ventilação mecânica invasiva ou não invasiva e carregando uma mortalidade de 52%. No Hospital das Clínicas da FMUSP, uma coorte prospectiva em 12 UTI detectou prevalência de 57% de insuficiência respiratória com incidência de 16% durante a internação em UTI.

FISIOPATOLOGIA

Didaticamente, divide-se a insuficiência respiratória em hipoxêmica (ou tipo I), quando predomina o déficit de oxigenação sanguínea, e hipercápnica ou ventilatória (tipo II), quando predomina a retenção de gás carbônico por hipoventilação.

Existem cinco principais mecanismos fisiopatológicos para hipoxemia, e eles podem coexistir: distúrbio ventilação-perfusão (V/Q), *shunt* direito-esquerdo, hipoventilação, alterações difusionais e redução da fração inspirada de oxigênio.

1. O distúrbio V/Q é o principal deles, sendo predominante na insuficiência respiratória hipoxêmica. Ocorre quando o sangue perfunde unidades alveolares com ventilação reduzida (efeito *shunt*, como nas doenças obstrutivas e no edema alveolar cardiogênico) ou quando a ventilação ocorre em regiões não perfundidas (efeito espaço morto, como no tromboembolismo pulmonar).

2. Os *shunt* direito-esquerdo ocorrem quando uma parte do sangue arterial atinge a circulação sistêmica sem passar através de regiões ventiladas. Pode ocorrer por malformações arteriovenosas intrapulmonares, ou através de comunicações interatriais ou interventriculares, ou ainda através de um ducto arterial patente, sendo então dito *shunt* extrapulmonar. Na forma extrema do efeito *shunt* de um distúrbio V/Q, como em uma região do pulmão consolidada por pneumonia ou na SDRA, consideramos o *shunt* um mecanismo à parte, por sua maior gravidade e porque, diferentemente dos outros mecanismos de hipoxemia, mesmo com a oferta de oxigênio a 100% para os alvéolos, este não entrará em contato com o sangue arterial que está em *shunt* e, portanto, não corrigirá a hipoxemia.
3. A hipoventilação, por sua vez, diminui a chegada de oxigênio ao alvéolo e a saída do gás carbônico. Não há alteração do mecanismo de captação de oxigênio, e o gradiente alveoloarterial ($DAaO_2$) é preservado. As causas de hipoventilação são muito variadas e se encontram sumarizadas na Tabela 2.
4. As alterações difusionais decorrem da diminuição da área de troca alveolocapilar, da diminuição do tempo de trânsito capilar e do espessamento da barreira alveolocapilar (como na fibrose pulmonar, em que há depósito de colágeno e/ou fibroblastos no interstício).
5. A redução da fração inspirada de oxigênio ocorre em situações de altitude elevada, como durante um voo comercial ou na prática de montanhismo.

TABELA 2 Classificação da insuficiência respiratória

Tipo I ou hipoxêmica	Tipo II ou hipercápnica
Predomínio da hipoxemia	Predomínio da hipoventilação
▪ Distúrbio V/Q ▪ *Shunt* direito-esquerdo ▪ Hipoventilação ▪ Alterações difusionais ▪ Redução fração inspirada de O_2	▪ Depressão do *drive* ventilatório (intoxicação, coma mixedematoso) ▪ Incapacidade neuromuscular (síndrome Guillain-Barré) ▪ Aumento da carga ventilatória (exacerbação de doença obstrutiva)

Vale ressaltar que a fadiga diafragmática que pode se instalar em uma insuficiência respiratória inicialmente hipoxêmica pode levar a hipoventilação, piorando a hipoxemia e gerando hipercapnia. Na seção seguinte, diagnóstico clínico, será abordado o gradiente alveoloarterial, que ajuda nessa diferenciação.

A consequência da hipoxemia é a redução do conteúdo arterial de oxigênio (CaO_2) e da oferta de oxigênio (DO_2) aos tecidos. A hipóxia tecidual ocorre quando a taxa de extração de oxigênio não pode mais ser aumentada pelas células para compensar a hipoxemia. Com isso, o metabolismo celular fica limitado e ocorre glicólise anaeróbia com produção de grandes quantidades de ácido láctico, podendo evoluir para morte celular e, por fim, disfunção orgânica. Tanto a demanda por oxigênio quanto a produção de gás carbônico dependem da condição clínica do paciente[2]. A retenção de gás carbônico, por sua vez, ocasiona acidose respiratória e a consequências no sistema nervoso central e cardiovascular que podem levar à morte.

DIAGNÓSTICO CLÍNICO

O diagnóstico depende das variáveis listadas na Tabela 1. Na história e no exame clínico, observam-se dispneia, taquipneia, cianose e/ou o uso de musculatura acessória, que devem ser associados a alterações gasométricas. Para diferenciar o componente hipercápnico em um paciente com hipoxemia associadas, lança-se mão do cálculo do gradiente alveoloarterial de oxigênio ($DAaO_2$), usando gasometria arterial coletada com o paciente respirando ar ambiente. O gradiente mede a diferença entre a pressão alveolar de oxigênio (PAO_2) e a pressão arterial de oxigênio (PaO_2). Seu cálculo requer o valor da PAO_2, que por sua vez é estimado com base em uma fórmula complexa que inclui a pressão barométrica, a pressão de vapor-d'água e o coeficiente respiratório. Para simplificar o uso do gradiente alveoloarterial de oxigênio, adota-se a seguinte fórmula simplificada:

$$DAaO_2 = 130^* - (PaO_2 + PaCO_2)$$

*Para cidades com altitude de 700-800 m como São Paulo; para o nível do mar, adotar 150 em vez de 130.

A presença de algum mecanismo de hipoxemia que não apenas hipoventilação é considerada quando a $DAaO_2$ é ≥ 20 mmHg, sendo nesse caso considerada insuficiência respiratória tipo I. Quando o gradiente é > 30 mmHg, considera-se insuficiência respiratória grave. Valores normais significam que a hipoxemia observada na gasometria é decorrente puramente de hipoventilação, o que, na presença de $PaCO_2 > 50$ mmHg e pH < 7,3, é sugestivo de insuficiência respiratória aguda tipo II.

Se o paciente estiver sob ventilação mecânica invasiva ou não invasiva, pode-se utilizar a relação entre a PaO_2 e a fração inspirada de oxigênio (FIO_2), sendo PaO_2/FIO_2 < 300 mmHg indicativa de insuficiência respiratória.

MANIFESTAÇÃO CLÍNICA

Sinais e sintomas

O paciente com insuficiência respiratória pode relatar sintomas no atendimento inicial ou no curso de uma internação por outra causa. Em casos mais graves, quando o paciente já está sob ventilação mecânica, a coleta da história com a família e a revisão do prontuário serão fundamentais.

O sintoma usualmente presente é a dispneia, e seus equivalentes na descrição subjetiva pelos pacientes podem ser cansaço, aperto no peito, inabilidade de respirar profundamente ou sufocamento. Questionar o tempo de instalação da dispneia, a história prévia de eventos semelhantes (como no caso da asma) ou ainda a cronicidade (como na doença pulmonar obstrutiva crônica – DPOC) pode ser útil na avaliação inicial do paciente em quem se suspeita de insuficiência respiratória. Buscar comorbidades relevantes como insuficiência cardíaca ou imunossupressão, que poderiam levantar hipóteses como congestão e infecção oportunista, respectivamente. Fatores precipitantes devem ser buscados na anamnese (infecção de via aérea superior antecedendo, p. ex.) e na revisão de prontuário para os casos em que a coleta de história com o paciente seja inviável (cirurgias, politrauma).

A presença de sintomas associados como tosse, produtiva ou não, sibilância e hemoptise também pode direcionar a investigação da causa-base da insuficiência respiratória. O parênquima pulmonar não tem inervação que resulte em estímulo doloroso, portanto dor torácica associada a um quadro de insuficiência respiratória deve levantar a hipótese de acometimento da pleura parietal, doença vascular pulmonar, como o tromboembolismo pulmonar, ou ainda do ventrículo direito, como no caso da hipertensão pulmonar.

O perfil psicossocial caracterizando hábitos como tabagismo e exposições ambientais e ocupacionais pode ser útil na suspeita de doenças tabaco-relacionadas, agentes infecciosos, como fungos e agentes inalatórios orgânicos (como na pneumonite de hipersensibilidade de um avicultor) ou inorgânicos (como um trabalhador de mineração). Diante de suspeita, a história prévia, familiar ou de exposição a tuberculose também é de grande importância, inclusive para fins de adequada proteção da equipe e demais pacientes em atendimento.

Exame clínico

Atenção na busca por taquipneia, lembrando que a frequência respiratória basal pode variar por idade, sexo e comorbidades. Já a bradipneia ou hipopneia são observadas em situações de depressão respiratória. O uso de musculatura acessória, de musculatura expiratória abdominal e a retração intercostal denotam aumento do trabalho respiratório. É importante observar também se há batimento de asa de nariz e/ou respiração freno-labial. Já a cianose pode estar presente se houver hipoxemia. Manifestações cardiovasculares como taquicardia, hipertensão ou mais tardiamente hipotensão dependerão da situação clínica do paciente. O nível de consciência pode variar desde agitação e pânico em estágios iniciais até o rebaixamento e o coma em estágios mais tardios.

Sinais de insuficiência cardíaca descompensada, como turgência venosa jugular, edema de membros inferiores, refluxo hepatojugular e ausculta da terceira bulha cardíaca, podem sugerir edema pulmonar como causa da insuficiência respiratória e auxiliar na condução clínica do paciente. Dependendo do caso, a busca de sinais de artrite, mãos de mecânico, heliotropo, eritema malar e outros sinais que sugiram doença reumatológica também poderá auxiliar. Observar também aspectos gerais, como desnutrição, sarcopenia e baqueteamento digital, que podem sugerir uma etiologia mais crônica.

Na inspeção da caixa torácica, pode-se observar sinais de ventilação reduzida em um hemitórax, como no caso de um pneumotórax. A percussão poderá auxiliar em hipóteses como derrame pleural ou pneumotórax. A ausculta poderá revelar redução ou aumento do murmúrio vesicular, roncos, sibilos e estertores crepitantes, dependendo da fisiopatologia e doença subjacente.

Exames complementares

Conforme visto na seção "Definição e etiologia", os critérios gasométricos obtidos por meio da coleta de gasometria arterial são fundamentais para o diagnóstico e a correta condução do paciente que se apresenta com insuficiência respiratória.

A larga disponibilidade dos oxímetros de pulso nas unidades de atendimento e de equipamentos portáteis de posse de profissionais de saúde fornece informações adicionais à anamnese e ao exame clínico com razoável confiabilidade (variações de 2% para estimar a saturação real de oxigênio em indivíduos saudáveis). Atentar sempre se há boa perfusão do dedo onde se insere o oxímetro, presença de uma onda de pulso confiável para leitura da oximetria e fatores como esmalte de unha, que pode dificultar a captação do sinal.

No paciente já em ventilação mecânica invasiva, dispõe-se ainda da capnografia, que faz a leitura do CO_2 exalado entre o tubo orotraqueal e o circuito de conexão ao ventilador, ciclo a ciclo, gerando tanto um valor numérico referente ao valor do CO_2 ao final da expiração (do inglês *end tidal*, ou $EtCO_2$) quanto uma curva gráfica cuja análise morfológica pode sugerir mecanismos como obstrução das vias aéreas, má perfusão pulmonar, como no tromboembolismo pulmonar maciço ou em parada cardiorrespiratória, e assincronias entre o paciente e o ventilador.

Exames laboratoriais básicos, como hemograma e plaquetas, coagulograma e função renal, devem complementar a avaliação e são úteis junto com achados clínicos para o cálculo de escores de disfunção orgânica, como o SOFA (*sequential organ failure assessment*), que, quanto mais elevado – denotando maior acometimento de outros sistemas –, maior a mortalidade.

A radiografia de tórax pode detectar opacidades sugestivas de diagnósticos como pneumonia ou, quando bilaterais, alertar para a possibilidade de SDRA mediante critérios de Berlim, além de afastar outros diagnósticos diferenciais, por exemplo, derrame pleural ou complicações como pneumotórax pós-punção de cateter venoso central.

A tomografia computadorizada de tórax pode complementar a avaliação de casos de SDRA, hemorragia alveolar ou infecções oportunistas. A monitorização com a tomografia de impedância elétrica é uma alternativa moderna em amplo estudo com potencial para auxiliar a avaliação e a tomada de decisões no paciente com insuficiência respiratória.

A realização de ultrassonografia à beira-leito (*point-of-care*) pelo médico que avalia o paciente na sala de emergência ou na UTI pode detectar alterações que ajudem na suspeita diagnóstica e na monitorização da efetividade de intervenções, por exemplo, na detecção de "linhas B" na ultrassonografia de parênquima pulmonar sugestivas de edema intersticial em paciente com suspeita de congestão venocapilar pulmonar por insuficiência cardíaca. Pesquisadores franceses desenvolveram um algoritmo de avaliação de insuficiência respiratória por meio da ultrassonografia beira-leito, o chamado *blue protocol*, levando à acurácia diagnóstica de até 91%.

CASO CLÍNICO

Anamnese

Homem de 23 anos, branco, trabalhador de serviços gerais (autônomo, fazia entregas sob demanda de aplicativos de celular), ensino médio incompleto, solteiro. Segundo relato de familiares, vinha apresentando coriza, tosse seca, dor de garganta e febre de 38 °C há 3 dias. Foi levado à unidade de pronto atendimento após relatar dispneia e cansaço. Familiares perceberam que o paciente se comunicava apenas por frases curtas.

Exame clínico

Mau estado geral, vigil, ansioso, mucosas desidratadas, cianose central, taquipneia com frequência respiratória de 26 ipm, oximetria de pulso 81%, taquicardia com frequência cardíaca de 120 bpm, pressão arterial de 110/70 mmHg, temperatura axilar 37,6 °C. Observou-se o uso de musculatura acessória e batimento de asa de nariz, e a ausculta pulmonar estava normal. A perfusão periférica estava preservada, sem edema nas extremidades, e a ausculta cardíaca também não revelava anormalidades. O paciente apresentou apenas melhora parcial da frequência respiratória e oximetria de pulso com a oferta de oxigenoterapia 15 L/min por máscara com reservatório e evoluiu com sonolência, sendo optado por intubação orotraqueal e conexão a um ventilador mecânico com volume corrente de 6 mL/kg de peso ideal e pressão expiratória ao final da expiração (PEEP) de 10 cmH_2O, com FIO_2 de 100%.

Exames complementares

Foi, então, obtida a radiografia de tórax no leito mostrada na Figura 1 e coletada uma gasometria arterial após alguns minutos, com os seguintes resultados:

pH	PaO_2	$PaCO_2$	HCO_3	*Base excess*	Saturação O_2
7,40	76 mmHg	28 mmHg	28 mEq/L	+1	96%

Calculada a relação PaO_2/FIO_2, nessa situação encontramos 76, indicativo de insuficiência respiratória hipoxêmica grave; a hipocapnia, nesse caso, é indicativa do esforço que o paciente estava fazendo para hiperventilar, na tentativa de aumentar a oxigenação.

Hipótese diagnóstica

SDRA, possivelmente secundária à infecção respiratória viral e podendo ser classificada como grave pela relação $PaO_2/FIO_2 < 100$, conforme o Consenso de Berlim.

Conduta

O paciente deve ser transferido para a UTI para suporte ventilatório protetor, e medidas de suporte intensivo.

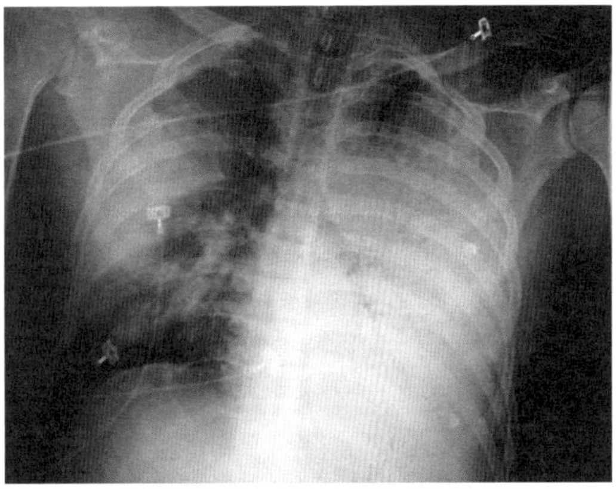

FIGURA 1
Tubo orotraqueal com extremidade distal na traqueia. Consolidação com broncograma aéreo no hemitórax esquerdo com velamento do seio costofrênico ipsilateral. À direita, observam-se opacidades esparsas mais proeminentes no campo superior

BIBLIOGRAFIA

1. Aggarwal AN, Agarwal R, Gupta D, Jindal SK. Nonpulmonary organ dysfunction and its impact on outcome in patients with acute respiratory failure. Chest. 2007;132(3):829-35.
2. Associação de Medicina Intensiva Brasileira. AMIB. Projeto UTIs brasileiras; 2019. Disponível em: http://www.utisbrasileiras.com.br/. (Acesso em: março 2021.)
3. Azevedo LCP, Park M, Salluh JIF, Rea-Neto A, Souza-Dantas VC, Varaschin P, et al. Clinical outcomes of patients requiring ventilatory support in Brazilian intensive care units: a multicenter, prospective, cohort study. Crit Care. 2013;17(2):R63.
4. Barjaktarevic I, Wang T. Textbook of critical care. 7th ed. Vincent J-L, Abraham E, Moore FA, Kochanek PM, Fink MP, editors. 2017. p.33-7.
5. Bellani G, Laffey JG, Pham T, Fan E, Brochard L, Esteban A, et al.; LUNG SAFE Investigators; ESICM Trials Group. Epidemiology, patterns of care, and mortality for patients with acute respiratory distress syndrome in intensive care units in 50 countries. JAMA. 2016;315(8):788-800.
6. ARDS Definition Task Force, Ranieri VM, Rubenfeld GD, Thompson BT, Ferguson ND, Caldwell E, et al. Acute respiratory distress syndrome. The Berlin Definition of ARDS. 2012;307(23):2526-33.
7. Franca SA, Toufen C, Hovnanian ALD, Albuquerque ALP, Borges ER, Pizzo VRP, et al. The epidemiology of acute respiratory failure in hospitalized patients: a Brazilian prospective cohort study. J Crit Care. 2011;26(3):330.e1-8.
8. Frerichs I, Amato MBP, Van Kaam AH, Tingay DG, Zhao Z, Grychtol B, et al. Chest electrical impedance tomography examination, data analysis, terminology, clinical use and recommendations: consensus statement of the Translational eit development study group. Thorax. 2017;72:83-93.
9. Laghi F. Principles and practice of mechanical ventilation. 3rd ed. Tobin MJ, editor. McGraw-Hill Education; 2013. p.101-36.
10. Levy BD, Choi AMK. Harrison's principles of internal medicine. 18th ed. Longo D, Fauci A, Kasper D, Hauser S, Jameson J, Loscalzo J, editors. 2012. p.2205-10.
11. Lichtenstein DA, Mezière GA. Relevance of lung ultrasound in the diagnosis of acute respiratory failure the BLUE protocol. Chest. 2008;134(1):117-25.
12. Lui JK, Banauch GI. Diagnostic bedside ultrasonography for acute respiratory failure and severe hypoxemia in the medical intensive care unit: basics and comprehensive approaches. J Intensive Care Med. 2017;32(6):355-72.
13. Pelosi P, Rocco PR, De Abreu MG. Use of computed tomography scanning to guide lung recruitment and adjust positive-end expiratory pressure. Current Opinion in Critical Care. 2011;17:268-74.
14. Ribeiro Carvalho CR, Ferreira JC, Costa EL, editors. Ventilação mecânica, princípios e aplicação. São Paulo: Atheneu; 2015. p.3-14.
15. Vincent JL, Moreno R, Takala J, Willatts S, De Mendonça A, Bruining H, et al. The SOFA (Sepsis-related organ failure assessment) score to describe organ dysfunction/failure. Intensive Care Med. 1996;22(7):707-10.
16. West JB. Fisiopatologia pulmonar. 8.ed. Porto Alegre: Artmed; 2014. p.175-90.

65

Insuficiência venosa periférica

Maria do Patrocinio Tenorio Nunes
Chin Jia Lin

CONTEÚDO COMPLEMENTAR

O procedimento clínico descrito neste capítulo é demonstrado na plataforma digital complementar desta obra.

Utilize o QR code abaixo para acessar a plataforma (senha: semiologia):

ANATOMIA DAS VEIAS DOS MEMBROS INFERIORES

O entendimento da anatomia e da fisiologia venosa é útil para que a fisiopatologia da insuficiência venosa crônica possa ser devidamente apreciada. As veias dos membros inferiores são classificadas, de acordo com sua relação com a fáscia muscular, em superficiais e profundas.

As veias superficiais são aquelas situadas no compartimento delimitado pela fáscia muscular profunda e pela pele. As profundas localizam-se abaixo da fáscia muscular e correm paralelas à tíbia e ao fêmur. Há também as perfurantes, que comunicam as veias superficiais com as profundas.

As veias profundas são as principais vias de retorno do sangue venoso proveniente dos membros inferiores. Na perna, acompanham e recebem os nomes das artérias com que formam os pares (tibial anterior, tibial posterior e peroneal). A união dessas veias forma a veia poplítea. A continuação da veia poplítea na coxa recebe o nome de veia femoral e forma, com a junção da veia femoral profunda, a veia femoral comum na região inguinal. A veia femoral comum ascende e recebe o nome de veia ilíaca externa próximo ao ligamento inguinal (Figura 1).

As principais veias superficiais são a veia safena magna e a veia safena parva. A safena magna origina-se no dorso do pé e ascende, passando anteriormente ao maléolo medial até a face anteromedial da tíbia. Depois, passa posterior e medialmente e segue um trajeto

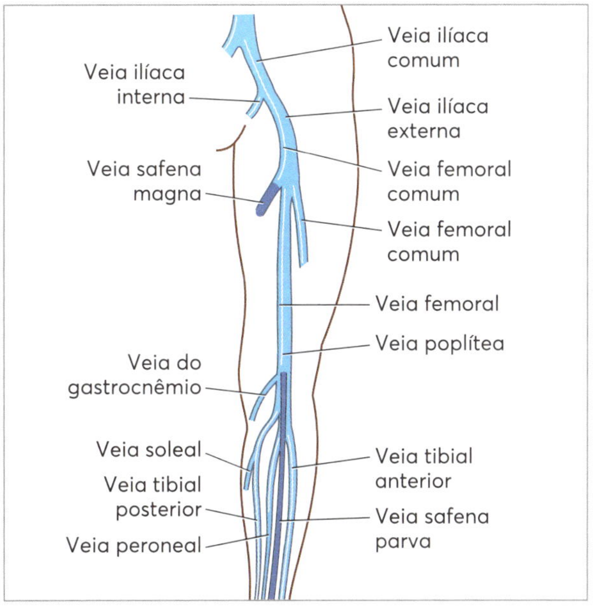

FIGURA 1

Veias do membro inferior. As veias do membro inferior formam três sistemas divididos de acordo com a relação das veias com a fáscia profunda: o sistema superficial, situado entre a pele e a fáscia profunda; o sistema profundo, localizado abaixo da fáscia profunda; e o perfurante, que comunica os sistemas superficial e profundo. Estão mostradas na figura as veias do sistema profundo (azul claro), a safena parva (azul escuro) e a desembocadura da safena magna na veia femoral comum (azul escuro). Ver o texto para a descrição do trajeto das veias.

Fonte: adaptada de Black, 2014; e Bergan e Pascarella, 2007.

no lado medial da coxa até se unir à veia femoral na altura do ligamento inguinal (Figura 1). A safena parva origina-se no arco venoso do dorso do pé. Percorre um trajeto subcutâneo que passa posteriormente ao maléolo lateral e, após atravessar a fáscia profunda, passa entre as cabeças do músculo gastrocnêmio para se unir à veia poplítea atrás do joelho (Figura 1). As veias perfurantes atravessam a fáscia profunda para conectar o sistema superficial ao sistema profundo. Podem ser divididas em quatro grupos: o grupo do pé, o grupo medial da perna, o lateral da perna e o da coxa.

> O sistema venoso periférico é, ao mesmo tempo, um reservatório de sangue e o conduto pelo qual o sangue retorna ao coração. Na posição ereta, o sangue que se encontra nas veias dos membros inferiores precisa vencer a gravidade e outras pressões para retornar à circulação central. Os requisitos para que isso ocorra são a patência das veias, o correto funcionamento das válvulas unidirecionais e a função da bomba dos músculos dos membros inferiores.

As válvulas unidirecionais bicúspides estão presentes nas veias profundas, superficiais e na maioria das veias perfurantes. São pregas formadas por células endoteliais sustentadas por uma camada fina de tecido conjuntivo. O número de válvulas presentes nas porções distais das veias é maior do que nas porções proximais. A presença de tais válvulas venosas dos membros inferiores minimiza a pressão hidrostática gerada pela coluna de sangue, além de facilitar o fluxo unidirecional caudal – cranial e do sistema superficial para o profundo.

Cerca de 90% do sangue do sistema venoso dos membros inferiores retorna para as veias centrais propulsionado pela força das bombas musculares do pé, da perna e da coxa. Dessas três, a mais importante é a bomba da perna, por causa de sua maior capacitância e por conseguir gerar as maiores pressões. A contração muscular aumenta a pressão dentro dos compartimentos, resultando na compressão extrínseca das veias e no aumento do fluxo através das válvulas unidirecionais. No relaxamento após a contração, ocorre redução nas pressões das veias profundas, permitindo assim o fluxo de sangue do sistema superficial para o profundo pelas veias perfurantes.

ANAMNESE E EXAME CLÍNICO DO SISTEMA VENOSO PERIFÉRICO

Doença venosa crônica é um termo que inclui qualquer anormalidade morfológica ou funcional de longa duração que afeta o sistema venoso, manifestada por sintomas e/ou sinais indicando a necessidade de investigação e tratamento.

Os sintomas incluem dor ou dolorimento (aumento de sensibilidade), latejamento, aperto, peso, sensação de inchaço, cansaço muscular, coceira, cãibras, sensações de queimação, pernas inquietas, formigamento ou claudicação venosa, bem como sintomas secundários e insatisfação estética.

Os sinais incluem telangiectasias, veias reticulares e varicosas ou edema e alterações na pele, como pigmentação, lipodermatosclerose, atrofia branca, corona flebectásica (presença de vasos sanguíneos cutâneos anormalmente visíveis no tornozelo com quatro componentes: "ventosas", telangiectasias azuis e vermelhas e "pontos de estase capilar"), eczema ou ulceração.

As doenças venosas crônicas são geralmente causadas por anormalidades primárias da parede venosa, das válvulas ou da associação de ambas; ou ainda de anormalidades secundárias resultantes de trombose venosa profunda prévia, que podem levar ao refluxo, obstrução ou ambos. Raramente, a doença venosa crônica resulta de malformações congênitas.

> Insuficiência venosa crônica é um termo reservado para doença venosa crônica avançada em razão das anormalidades funcionais venosas que produzem edema, alterações cutâneas ou ulceração venosa. A história clínica e o exame podem, eventualmente, não indicar a natureza e a extensão das anormalidades subjacentes.

As varizes são uma manifestação comum das doenças venosas crônicas, e acredita-se que resultem da remodelação da parede venosa, associada a um intricado processo inflamatório. Veias de pacientes com varicosidades têm propriedades elásticas diferentes daquelas de indivíduos sem varizes. A hipertrofia da parede venosa está associada ao aumento do conteúdo de colágeno, fragmentação das fibras de elastina, degradação e acúmulo de matriz extracelular na veia. A remodelação da parede venosa levando a distensão venosa anormal impede que os folhetos valvulares se fechem adequadamente, resultando em refluxo venoso. Aproximadamente 30% dos pacientes com demonstrado refluxo venoso profundo, por imagem, parecem ter incompetência valvar primária. Raramente, refluxo venoso profundo é secundário à agenesia valvar ou aplasia.

As veias varicosas podem ser causadas pelo refluxo das veias pélvicas sem evidência de incompetência na junção safeno-femoral ou nas veias perfurantes da panturrilha ou da coxa. O refluxo nas veias ovariana, pélvica, vulvar, pudenda ou glútea pode estar associado a sintomas clínicos e sinais de congestão pélvica.

Existe uma herança familiar bem reconhecida para varizes. A base genética para isso permanece incerta. Anormalidades monogênicas, como a mutação no gene *FOXC2* no cromossomo 16q24, estão associadas à falha na formação da válvula venosa e varizes bem descritas. No entanto, as varizes parecem ser um distúrbio poligênico.

A hipertensão venosa faz com que os capilares se tornem bem dilatados, alongados e tortuosos, especialmente nos locais da pele com hiperpigmentação e lipodermatosclerose. Há alto fluxo sanguíneo microvascular na derme, e uma diminuição do fluxo nos capilares nutricionais. A microangiopatia e o processo inflamatório provavelmente impedem a nutrição normal das células da pele, predispondo à ulceração. As extremidades inferiores apresentam maior capacidade de transporte linfático, o que talvez compense maior influxo de fluido intersticial em decorrência do ortostatismo e da gravidade. Quando a pressão venosa hidrostática ultrapassa a dos vasos linfáticos, ocorre o edema.

EPIDEMIOLOGIA

Estudos epidemiológicos iniciais mostram que as doenças venosas crônicas exercem impacto socioeconômico considerável nos países ocidentais por sua alta prevalência, custo de investigação, tratamento e perda de dias úteis de atividade. As varizes estão presentes em 25-33% das mulheres e em 10-40% dos adultos do sexo masculino. No estudo de Framingham, a incidência de varizes foi de 2,6% ao ano em mulheres e de 1,9% em homens. A prevalência de edema e alterações cutâneas decorrentes de doença venosa crônica, como hiperpigmentação e eczema, varia entre 3 e 11% da população. As úlceras venosas ocorrem em cerca de 0,3% da população adulta nos países ocidentais. A prevalência combinada de úlceras ativas e cicatrizadas é de cerca de 1%. A cicatrização das úlceras venosas pode ser retardada em pacientes com maior vulnerabilidade social e solteiros.

> Mais de 50% das úlceras venosas necessitam de tratamento por mais de 1 ano. Dados brasileiros mostram que a doença venosa crônica é a décima quarta causa de absentismo temporário no trabalho e a trigésima segunda causa mais frequente de incapacidade permanente e consequente aposentadoria por incapacidade física.

QUEIXAS MAIS COMUNS E FATORES DE RISCO PARA PROGRESSÃO

Considera-se que a dor vaga e desagradável nos membros inferiores é resultado do aumento da pressão venosa transmitida à microcirculação, resultando na ativação de nociceptores sensoriais multimodais das fibras A mielinizadas, das fibras C não mielinizadas e de mediadores inflamatórios locais. O latejamento ocorre frequentemente em pacientes com varizes e indica um mecanismo hemodinâmico. O aperto é comum em pacientes com obstrução venosa iliocaval, e acredita-se que esteja relacionado ao aumento da pressão em compartimentos anatômicos. A claudicação venosa resulta da obstrução grave de saída venosa quando o fluxo arterial excede o fluxo venoso, e o tempo de recuperação geralmente é superior a 15 minutos. O peso e a sensação de inchaço geralmente estão relacionados ao edema, mas podem estar presentes sem edema aparente. O prurido é frequentemente associado a alterações da pele, mas pode ser um sintoma isolado. A causa exata de câibras, pernas inquietas, formigamento e queimação não é clara.

Os fatores de risco associados à progressão da doença varicosa são: história familiar, sexo feminino, episódio anterior de trombose venosa profunda, estilo de vida, incluindo ocupações em pé e sedentarismo, obesidade, multiparidade, uso de contraceptivos orais e constipação ou baixa ingestão de fibras.

O acrônimo CEAP representa os critérios de classificação utilizados, incluindo sinais clínicos (C), etiologia (E), localização anatômica (A) e fisiopatologia subjacente (P) da anormalidade venosa (Tabela 1). Além desses critérios, cada classe clínica é caracterizada por um índice subscrito, A (assintomático) ou S (sintomático).

TABELA 1 Critérios de classificação pelo acrônimo CEAP

C clínica	0: sem sinais visíveis ou palpáveis de doença venosa 1: telangiectasias ou veias reticulares 2: varizes 3: edem 4a: pigmentação ou eczema 4b: lipodermatosclerose ou atrofia branca 5: úlcera venosa cicatrizada 6: úlcera venosa ativa; a: assintomática, s: sintomática
E etiologia	c: congênita p: primária s: secundária n: sem causa venosa identificada
A fisiopatologia	s: veias superficiais p: veias perfurantes d: veias profundas n: nenhuma localização venosa identificada
P anormalidade venosa	r: refluxo o: obstrução r, o: refluxo e obstrução n: nenhuma fisiopatologia venosa identificável

Fonte: adaptada de Spinedi et al., 2017.

EXAME CLÍNICO DO SISTEMA VENOSO PERIFÉRICO

O paciente a ser avaliado deverá estar com os membros inferiores amplamente expostos. É importante haver uma pessoa na sala para acompanhar o procedimento, dada a natureza do exame.

Inspeção

Sempre que possível, deve-se iniciar a avaliação com o paciente em pé. Avaliar as faces anterior e posterior. Procurar sinais associados à insuficiência venosa (Tabela 2).

TABELA 2 Sinais associados à insuficiência venosa

▪ Eczema varicoso, coloração com hemossiderina (manchas marrons) ou atrofias brancas (manchas brancas com bordas escuras)
▪ Ulceração, comumente localizada no aspecto medial ao redor do tornozelo (área da polaina)
▪ Lipodermatosclerose
▪ Endurecimento da pele distalmente e inchaço da panturrilha
▪ Procurar por varicosidades presentes nos membros inferiores, inspecionando o curso das veias safena longa e curta: - veia safena longa: lado medial da perna, correndo anterior ao maléolo medial, posterior ao côndilo medial do joelho, antes de drenar para a veia femoral no triângulo femoral medial - veia safena curta: lado posterior da perna, posterior ao maléolo lateral, ao longo da borda lateral do tendão do calcâneo, antes de drenar para a veia poplítea entre as duas cabeças do gastrocnêmio
▪ Cicatrizes indicando cirurgia prévia
▪ Quaisquer varizes óbvias
▪ Lembrar-se de que varizes podem começar na pelve, causando varicosidades nas nádegas e/ou vulva (atenção à preservação de pudor das pacientes)
▪ Procurar sinais associados à doença arterial (avaliando a potencial adequação da terapia de compressão, se necessário): perda de pelos, espessamento das unhas, cicatrizes cirúrgicas, ulceração
▪ Verificar pontos de pressão e entre os dedos

Palpação

- Palpar a junção safenofemoral (4 cm lateralmente e inferior ao tubérculo púbico).
- Sentir se há alguma varicosidade na safena (grande varicosidade na junção safeno-femoral).
- Realizar o teste de tosse, pedindo ao paciente que tussa. Verificar se há alguma modificação local ou dilatação na junção.

Percussão

- Realizar a percussão (se houver alguma varicosidade óbvia) para avaliar a competência das válvulas. Colocar uma mão na junção safenofemoral e a outra em qualquer varicosidade visível (Tabela 3).
- Tocar na junção safenofemoral e sentir a percussão com a outra mão.
- Mover-se distalmente para baixo na varicosidade até não conseguir sentir as percussões

ANÁLISE CRÍTICA DA SEMIOLOGIA DO SISTEMA VENOSO PERIFÉRICO

Um estudo prospectivo foi realizado no laboratório vascular de um hospital universitário. Foram excluídos pacientes com varizes secundárias ou com cirurgia venosa prévia. O exame clínico foi realizado por um médico após um período de instrução por um cirurgião vascular consultor. Foram estudados 70 membros de pessoas com varizes primárias previamente não tratadas em 44 pacientes consecutivos (35 mulheres e 9 homens, idade entre 18 e 84 anos) que se apresentavam no laboratório vascular para varredura dúplex. A gravidade clínica da doença venosa foi observada usando a classificação CEAP. Na posição supina, cada membro foi palpado para identificar defeitos fasciais da panturrilha, e, se presentes, foram medidos a partir do maléolo medial. A Tabela 3 relaciona os testes clínicos realizados conforme os manuais cirúrgicos normativos.

A arte do exame clínico se desenvolveu ao longo de muitos séculos e atingiu seu auge no século XX. A explosão do conhecimento na última parte do século levou à compreensão mais profunda dos processos fisiopatológicos de muitas condições, e os avanços tecnológicos permitiram o desenvolvimento de instrumentos mais baratos, que podem auxiliar no diagnóstico clínico.

De acordo com o estudo em análise, os testes clínicos comumente usados são bastante imprecisos na avaliação de locais de refluxo em pacientes com varizes. Também não são precisos na localização de locais de refluxo do sistema venoso profundo para o superficial e, portanto, são inviáveis para planejar o cuidado.

TABELA 3 Testes clínicos

Teste	Modo de realização	Acurácia (comparando à USG Doppler e padrão ouro – *duplex scan*)			
		Sensibilidade (S)	Especificidade (E)	Valor preditivo positivo (VPP)	Valor preditivo negativo (VPN)
Tosse	Paciente em pé, um dedo do examinador é colocado na coxa sobre a JSF. Um frêmito palpável ou impulso à tosse é avaliado para indicar JSF incompetente	0,59	0,67	0,67	0,59
Percussão venosa	Paciente em pé, uma das mãos do examinador é colocada sobre o JSF. A VSM é percutida no nível do joelho com a outra mão. Um impulso transmitido palpável denota que a veia safena está distendida com sangue. A seguir, percute-se o JSF, e a presença de um impulso é procurado no joelho. A presença do impulso retrógrado indica incompetência das válvulas entre o JSF e o VSM no nível do joelho, indicando refluxo no VSM proximal	0,18	0,92**	0,80	0,39
Brodie--Trendelenberg	Paciente em decúbito dorsal, a perna sob investigação é elevada (45 graus) para drenar as varicosidades. Um torniquete é aplicado logo abaixo do JSF e o paciente é solicitado a se levantar. Se o torniquete impedir o preenchimento das varicosidades, o local do refluxo é considerado o JSF	0,91*	0,15	0,58	0,12
Perthe	Paciente em pé, um torniquete é aplicado abaixo do joelho. O paciente é solicitado a elevar por 10 vezes os calcanhares, mantendo o antepé apoiado no chão. Se as varicosidades se esvaziam, o local do refluxo fica determinado como estando acima do torniquete (JSF, PC ou VSP). Se as veias permanecerem distendidas, o local do refluxo é considerado abaixo do torniquete (incompetência do perfurador da panturrilha). Se o paciente se queixava de dor, considera-se a possibilidade de oclusão venosa profunda	0,97*	0,20	0,830	0,63
Doppler portátil	O refluxo com duração superior a 0,5 segundo, em JSF, PC ou VSP , foi considerado significativo	0,97*	0,73**	0,80	0,96

E: probabilidade de um indivíduo avaliado e normal ter seu teste normal (negativo); S: probabilidade de um indivíduo avaliado e doente de ter seu teste alterado (positivo); VPN: proporção de verdadeiros negativos entre todos os indivíduos com teste negativo; VPP: proporção de verdadeiros positivos entre todos os indivíduos com teste positivo.
Melhores valores próximos de 1,0.
* Alta S: bom para triagem. ** Alta E: confirmatório, guarda relação com VPP.
VSM : veia safena magna; PC: perfurante da coxa; JSF: junção safenofemoral; USG: ultrassonografia; VSP: veia safena parva..
Fonte: modificada de Kim et al., 2000.

> O Doppler portátil parece ser um método muito mais preciso para avaliar pacientes com varizes primárias. Sensibilidade, especificidade, valores preditivos positivos e negativos da avaliação do Doppler portátil foram semelhantes aos publicados na literatura.

A análise diagnóstica precisa, baseada principalmente em cuidadosa história médica, exame clínico e ultrassonografia Doppler, constitui boa base para diagnóstico e também fator importante para permitir bom resultado do tratamento.

BIBLIOGRAFIA

1. Bergan J, Pascarella L. Venous anatomy, physiology, and pathophysiology. In: Bergan J, editor. The vein book. United States of America: Academic Press; 2007. p.39-45.
2. Black CM. Anatomy and physiology of the lower-extremity deep and superficial veins. Tech Vasc Interv Radiol. 2014;17(2):68-73.
3. Caggiati A, Bergan JJ, Gloviczki P, Jantet G, Wendell-Smith CP, Partsch H, et al. Nomenclature of the veins of the lower limbs: an international interdisciplinary consensus statement. J Vasc Surg. 2002;36(2):416-22.
4. Eberhardt RT, Raffetto JD. Chronic venous insufficiency. Circulation. 2014;130(4):333-46.
5. Kim J, Richards S, Kent PJ. Clinical examination of varicose veins. Ann R Coll Surg Engl. 2000;82.
6. Nicolaides A, Kakkos S, Baekgaard N, Comerota A, de Maeseneer M, Eklof B, et al. Management of chronic venous disorders of the lower limbs: guidelines according to scientific evidence. Part I. Int Angiol. 2018;37(3):181-254.
7. Spinedi L, Broz P, Engelberger RP, Staub D, Uthoff H. Clinical and duplex ultrasound evaluation of lower extremities varicose veins: a practical guide. Vasa. 2017;46:325-36.

Seção V

Tópicos específicos

66

Semiologia do adolescente

Claudia de Brito Fonseca
Lígia Bruni Queiroz
Luiz Eduardo Vargas da Silva
Benito Lourenço
Clovis Artur Almeida da Silva

INTRODUÇÃO

A adolescência é marcada por um complexo processo de crescimento e desenvolvimento caracterizado por transformações físicas, psicológicas e sociais. A Organização Mundial da Saúde (OMS) situa a adolescência entre 10 e 19 anos de idade, enquanto o Estatuto da Criança e do Adolescente (ECA) a define como o período entre 12 e 18 anos. Essa é uma fase da vida particularmente saudável, entretanto a característica exposição às situações novas pode tornar os adolescentes vulneráveis aos riscos que impactam seu estado de saúde. Acidentes automobilísticos, homicídio, suicídio, gravidez não planejada e infecções sexualmente transmissíveis permanecem como principais causas de morbidade e mortalidade nessa população. Uso de álcool e de drogas contribui também para muitos desses danos. Obesidade e uso do tabaco colaboram para doenças altamente incidentes na vida adulta. A natureza evitável dessas condições reforça a necessidade de integrar as ações preventivas nos cuidados médicos de rotina. Portanto, cada visita oferece ao profissional a oportunidade de detectar, discutir e auxiliar na resolução de questões muitas vezes distintas do motivo principal da consulta.

PARTICULARIDADES E ASPECTOS ÉTICOS DA CONSULTA DO ADOLESCENTE

Na infância, a relação médico-paciente é mediada por um responsável, e, na adolescência, é acrescida pela relação direta médico-adolescente. De forma progressiva, espera-se que o adolescente adquira autonomia, tornando-se capaz de avaliar o seu problema e de conduzir-se por seus próprios meios para solucioná-los. Para isso, no seu atendimento os princípios de privacidade, confidencialidade e sigilo devem ser prioritariamente respeitados. Tais direitos são reconhecidos e assegurados pelo ECA (Estatuto da Criança e Adolescente, art. 7º) e pelo Código de Ética Médica (art. 74) e devem ser mantidos por todos os membros de saúde da equipe (art. 78). Como exemplo, o sigilo é mantido perante informações sobre atividade sexual e experimentação de drogas. Por outro lado, a quebra do sigilo é justificada em situações em que o adolescente não tenha condições de arcar sozinho com sua saúde ou em que cause danos a si mesmo ou a outras pessoas. São exemplos: gravidez, intenção de suicídio ou homicídio, drogadição e recusa de tratamento. Quando houver necessidade de quebra de sigilo, o adolescente deve ser primeiramente informado. Se possível, o responsável será comunicado na presença do adolescente.

Em termos ideais, devem existir dois momentos na primeira consulta: o adolescente sozinho e com o familiar/responsável. No Instituto da Criança e do Adolescente do Hospital das Clínicas da Faculdade de Medicina da Universidade de São Paulo, realiza-se a consulta em três etapas:

1. Acolhimento do adolescente e de sua família: explicam-se as regras e as etapas do atendimento, bem como os conceitos de privacidade e confidencialidade. Incluem-se também explicações sobre uma eventual necessidade de quebra de sigilo.
2. Entrevista com a família: prefere-se dar um momento privado aos pais, criando-se um espaço de escuta de informações que não surgiriam na presença do adolescente.
3. Consulta com o adolescente: oportunidade para estimular o jovem a falar de suas dúvidas e anseios. Obter as informações sem se restringir ao motivo principal da consulta, de modo a conhecer o paciente de forma integral.

No final do atendimento, pode ser necessário que os pais retornem para esclarecimentos, junto com o adolescente, por exemplo, em pacientes com doenças crônicas. Os próximos atendimentos são realizados com o adolescente sozinho. Se em algum momento houver necessidade de ouvir os familiares, será feito na presença do adolescente. Este é sempre que possível estimulado a envolver a família na discussão de seus problemas.

HISTÓRIA CLÍNICA

Na entrevista com o familiar, compreender o motivo pelo qual os pais levaram o adolescente à consulta, suas preocupações e expectativas em relação ao atendimento. Entender a dinâmica da estruturação familiar. Obter informações sobre as condições de nascimento e antecedentes mórbidos do paciente. E, finalmente, incluir informações sobre os marcos de desenvolvimento puberal materno e paterno, assim como a estatura dos pais e irmãos.

Na entrevista com o adolescente, dentre as questões habituais da anamnese, destacam-se:

- Em relação à alimentação, atentar para preocupações estéticas, que levam a restrições ou excessos alimentares e à instalação de distúrbios nutricionais. Dar atenção especial à ingesta de cálcio (fase de grande aquisição de massa óssea) e de ferro (maior vulnerabilidade à anemia, durante o pico de crescimento e após a menarca).
- Caracterizar o desenvolvimento puberal: início de telarca, pubarca, espermarca e menarca.
- Checar os registros sobre as imunizações.
- Questionar sobre a vivência com jovens do sexo oposto e do mesmo sexo; verificar fontes de informação e dúvidas relativas à sexualidade, medidas de prevenção de gravidez e infecções sexualmente transmissíveis (IST).
- Verificar o uso de tabaco e cigarros eletrônicos, o uso ou abuso de álcool e drogas.
- Abordar a escolaridade (dificuldades, evasão, repetências, aproveitamento) e se inserido no mercado de trabalho, de que modo se dá a conciliação com a escola.
- Questionar sobre a rotina do adolescente, o que faz nos momentos de lazer, realização de atividade física, tempo despendido com telas e sedentarismo.
- Abordar o estado emocional (humor, depressão, ideação suicida), opinião sobre si mesmo, autoestima, imagem corporal, relacionamento familiar e com seus pares, bem como planos para o futuro e identificação de meios para realizá-los.

EXAME CLÍNICO

Alguns itens do exame clínico geral e especial devem ser destacados no adolescente. Avaliar/aferir:

- Pressão arterial, ao menos uma vez ao ano.
- Estado de conservação dos dentes, gengivas e problemas ortodônticos.
- Lesões de pele – presença de acne, cicatrizes, sinais de automutilação ou violência.
- Ginecomastia puberal – alteração relativamente frequente, em geral bilateral, com regressão espontânea em 12-18 meses.
- Problemas esqueléticos relacionados ao crescimento – postura, coluna vertebral etc.
- Antropometria: fundamentalmente, o peso e a estatura. A aferição da estatura deve ser, sempre que possível, em estadiômetro fixo em parede (vertical), com braço móvel, e com técnica adequada. A partir daí, calcula-se o índice de massa corpórea (IMC – dividir peso pela altura ao quadrado). Utiliza-se gráfico de IMC para sexo e idade (Figuras 1 e 2).
- Para acompanhamento do estirão puberal, calcula-se a velocidade de crescimento (VC) (cm/ano, intervalo de tempo mínimo de 4 meses, para extrapolar para 1 ano). A VC é um importante indicador de normalidade. O estirão de crescimento é composto pelo período de aceleração da VC, até atingir um valor de pico (PVC), e subsequente desaceleração até o término do crescimento. O PVC no sexo masculino pode chegar a valores de 10-12 cm/ano e, no sexo feminino, 8-10 cm/ano. O crescimento não é uniforme. Inicia-se pelos membros, em uma direção distal-proximal, ou seja, inicialmente mãos e pés, seguindo-se pernas e membros superiores. Nesse momento há um aspecto desarmônico no corpo do adolescente. Segue-se, então, o crescimento do tronco (principal responsável pela estatura final), e o corpo volta a ser harmônico e proporcional.
- O desenvolvimento puberal é avaliado com base nos critérios de Tanner (Figuras 3 a 5). Nas meninas, a puberdade se inicia entre 8 e 13 anos (em média, 9,7 anos). O primeiro sinal é o aparecimento do broto mamário (telarca). A menarca ocorre em média 2 anos após, geralmente no estágio M4, ou seja, em média aos 12,2 anos. A evolução de M2 para M5 leva cerca de 4 anos.
- Nos meninos, a puberdade se inicia entre 9-14 anos (em média 10,9 anos), com o aumento do volume testicular, ao atingir 4 mL. Essa avaliação pode ser realizada de forma empírica ou utilizando-se um orquidômetro (Figura 6). Após 6-12 meses, aparecem os pelos pubianos e, posteriormente, os pelos

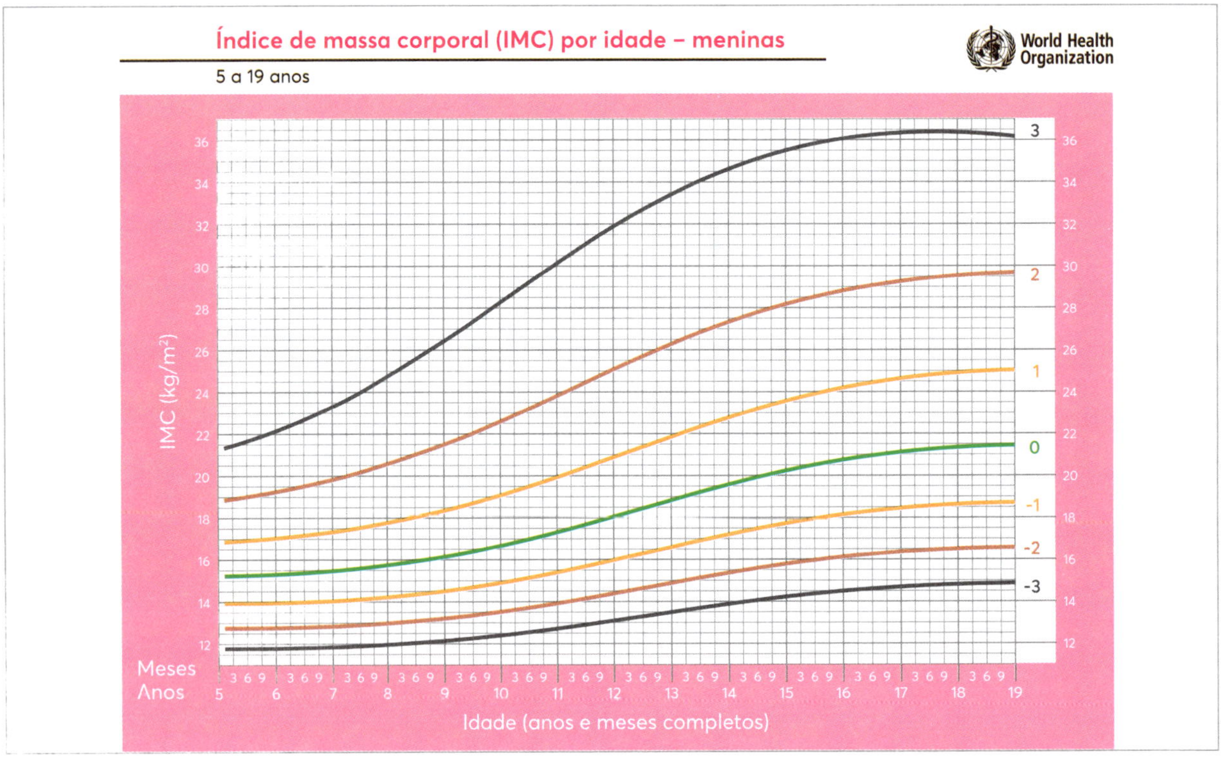

FIGURA 1
Índice de massa corporal por idade das meninas, segundo a Organização Mundial da Saúde.
Fonte: World Health Organization, 2020.

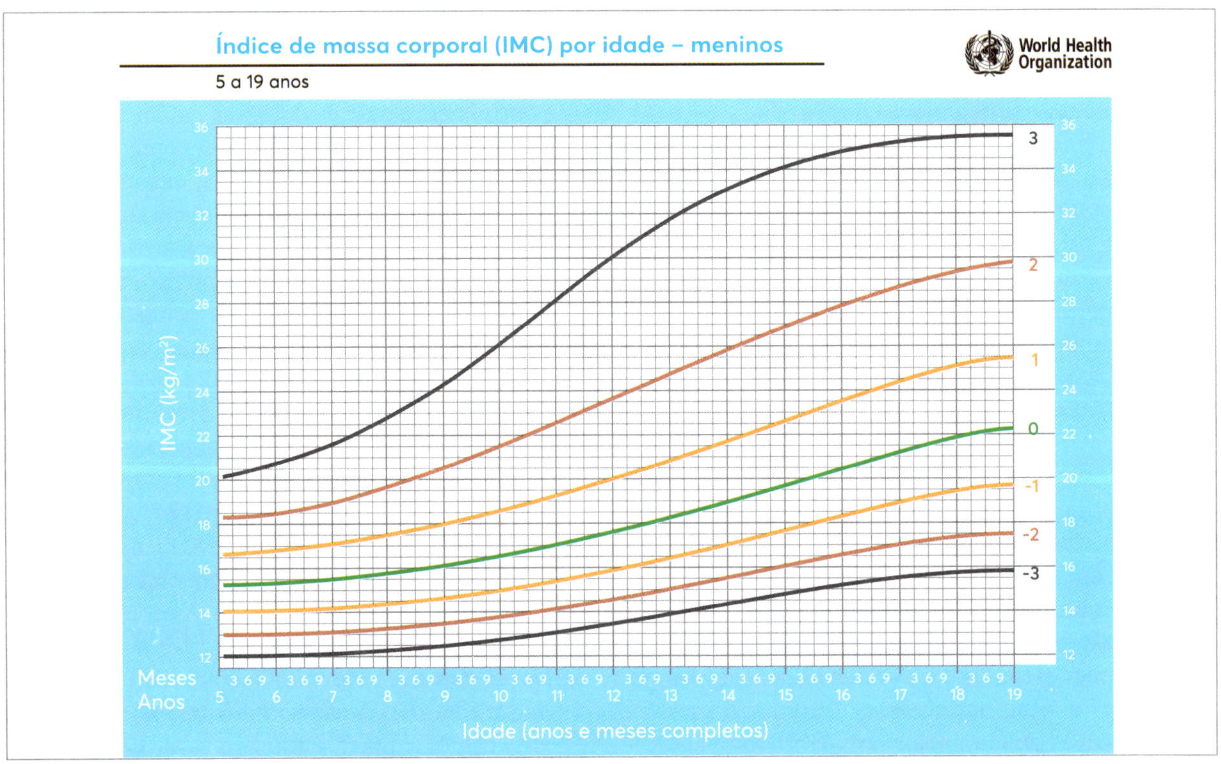

FIGURA 2
Índice de massa corporal por idade dos meninos, segundo a Organização Mundial da Saúde.
Fonte: World Health Organization, 2020.

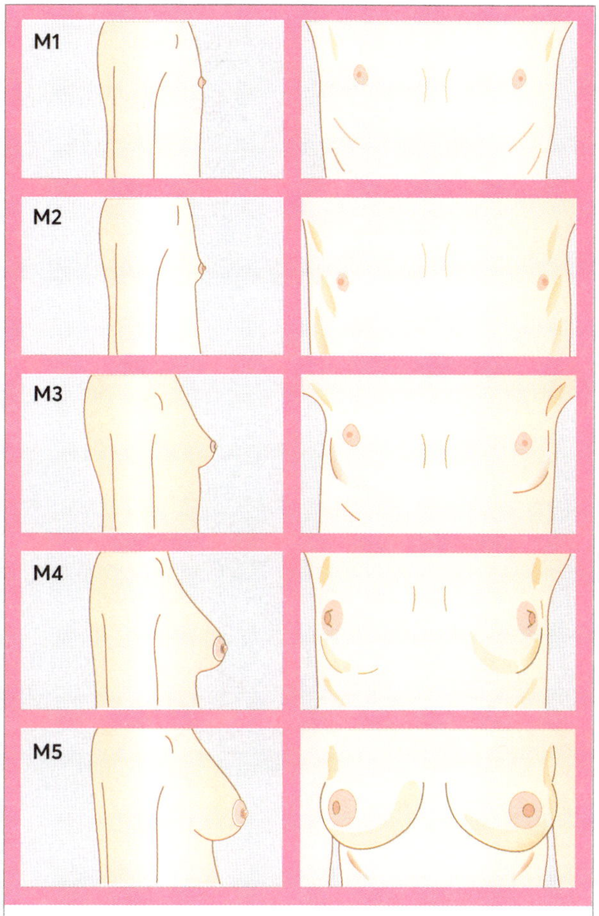

- M1: mama pré-púbere. Não se visualiza tecido mamário. Há somente elevação da papila.
- M2: broto mamário, pequena elevação da mama e da papila e aumento do diâmetro da aréola. O tecido mamário aumentado tem localização subareolar.
- M3: crescimento da mama e da aréola. Não há separação dos contornos das mamas e da aréola. O tecido mamário extrapola os limites da aréola.
- M4: crescimento e projeção da aréola e da papila, formando uma elevação acima do corpo da mama.
- M5: estágio adulto com projeção apenas da papila, pois a aréola retorna para o contorno geral da mama.

FIGURA 3
Estágios puberais de Tanner (1962): desenvolvimento mamário.
Fonte: Queiroz e Silva, 2015.

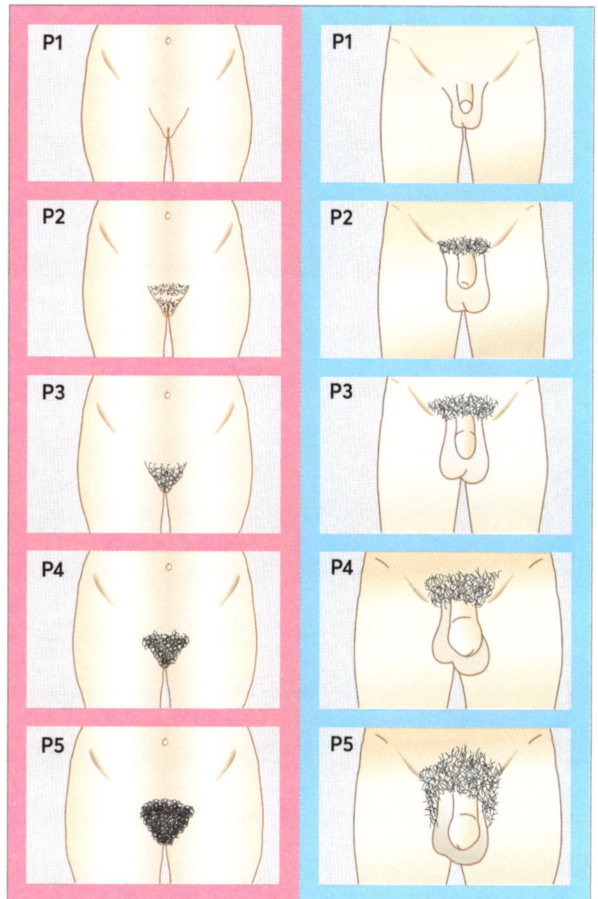

- P1: ausência de pelos púbicos.
- P2: crescimento esparso de pelos finos curtos, discretamente pigmentados, lisos ou discretamente encaracolados, ao longo dos grandes lábios ou base do pênis.
- P3: os pelos tornam-se mais escuros, espessos e encaracolados, estendendo-se à região púbica.
- P4: pelos do tipo adulto, porém em área de distribuição menor, não atingindo a superfície interna das coxas.
- P5: pelos adultos em tipo e distribuição atingindo a superfície interna das coxas.

FIGURA 4
Estágios puberais de Tanner (1962): desenvolvimento de pilosidade pubiana.
Fonte: Queiroz e Silva, 2015.

faciais (em média aos 12,9 anos). A espermarca ocorre em G3. O menino leva, em média, 3 anos para evoluir do estágio G2 para o G5.

- Em razão da grande variabilidade nas transformações puberais entre os adolescentes, a idade cronológica não é um bom indicador para avaliação do seu desenvolvimento. Entretanto, existe uma estreita correlação entre o crescimento esquelético e a maturação sexual (Figuras 7 e 8), sendo essa a melhor forma de acompanhar os adolescentes. A menina inicia a puberdade ao mesmo tempo que ocorre o estirão de crescimento. A menarca é um bom indicador de prognóstico de estatura final, com média de 4-6 cm de crescimento nos 2-3 anos seguintes. No sexo masculino, a maturação sexual precede o estirão puberal. Embora a espermarca seja um indicador de maturação gonadal, não há evidência de correlação com o crescimento esquelético.

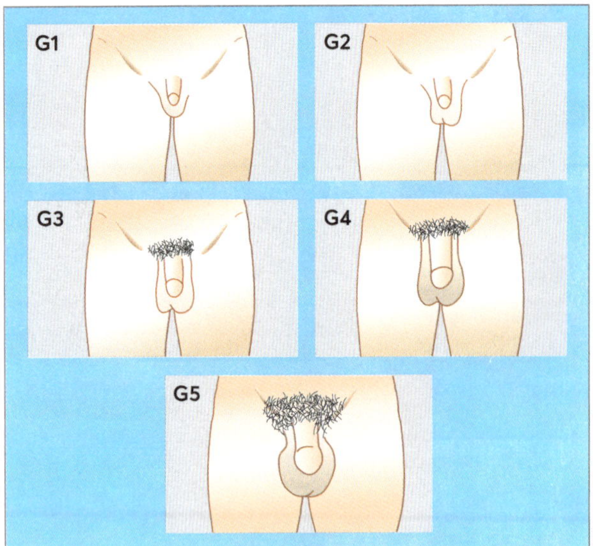

- G1: pênis, testículos e escroto de aparência e tamanho infantis.
- G2: início do aumento dos testículos e do escroto; a pele escrotal se torna mais fina e avermelhada; não há aumento do pênis.
- G3: continua o crescimento do escroto e o pênis aumenta principalmente em comprimento.
- G4: continua o crescimento de testículos e escroto, este com pele mais enrugada e escurecida. Há aumento do pênis em comprimento e diâmetro, tornando-se a glande evidente.
- G5: genital adulto em tamanho e forma.

FIGURA 5
Estágios puberais de Tanner (1962): desenvolvimento de genitália externa.
Fonte: Queiroz e Silva, 2015.

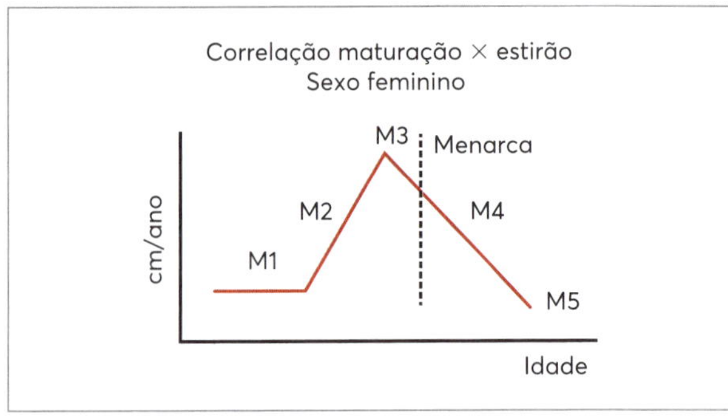

FIGURA 7
Crescimento e maturação sexual no sexo feminino.
Fonte: Queiroz e Silva, 2015.

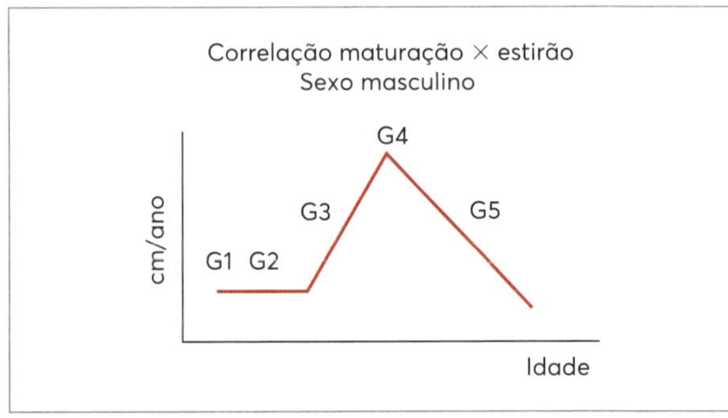

FIGURA 8
Crescimento e maturação sexual no sexo masculino.
Fonte: Queiroz e Silva, 2015.

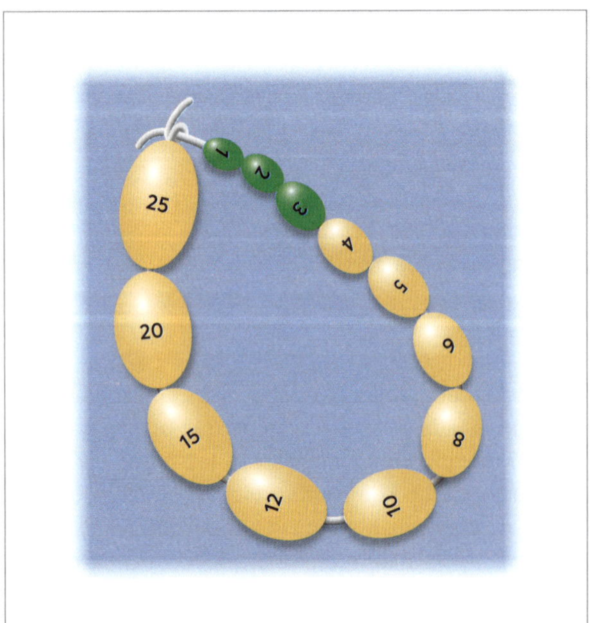

FIGURA 6
Orquidômetro de Prader.

CASO CLÍNICO

Adolescente do sexo masculino de 12 anos e 9 meses procura atendimento médico, juntamente com seus pais, pois todos estão preocupados com seu crescimento e desenvolvimento físico. Acha-se baixo quando se compara a alguns colegas de classe e à irmã, de 11 anos. Fica envergonhado no vestiário após a educação física da escola. Cursa o sétimo ano do ensino fundamental, com bom rendimento e comportamento. Pratica judô 2 vezes por semana na escola. Sua vacinação está em dia e não relata nenhuma outra preocupação ao médico. Nega intercorrências no período perinatal ou antecedentes mórbidos relevantes.

I – Quais dados do exame físico são fundamentais para avaliar o adolescente e sanar as preocupações da família?

II – Você acha que pode ser normal que a irmã seja maior que o paciente, que tem quase 13 anos?

Discussão

I – É necessário obter os valores de peso e estatura e avaliar a posição na curva referencial. Em seguida, o exame genital para o estadiamento puberal. E, por fim, outras medidas antropométricas para o cálculo da velocidade de VC.

O adolescente tem 1,46 m (percentil 10) e 40 kg (percentil 25). O IMC é 18,7 (percentil 50). Observa-se, portanto, que o paciente é eutrófico e não tem baixa estatura.

No exame genital, observa-se pênis de aspecto infantil e testículos discretamente aumentados, com cerca de 4 mL bilateralmente. Seus pelos pubianos são grossos, pretos e encaracolados, localizados pouco acima da base do pênis. Esse adolescente já entrou em puberdade (volume testicular de 4 mL), mesmo sem crescimento peniano (G2), e os pelos já estão sob influência dos hormônios sexuais, localizados pouco acima da base do pênis (P3). O estágio puberal de Tanner é G2P3.

De acordo, com a curva de velocidade de crescimento em relação à maturação sexual (Figura 8), observa-se que, no estágio G2, o adolescente ainda não entrou no estirão de crescimento. Uma nova medida antropométrica em 4 meses ou medidas confiáveis aferidas anteriormente permitem o acompanhamento evolutivo e fornece informações valiosas sobre a normalidade ou não do crescimento. A VC normal praticamente exclui doença que comprometa o crescimento. Se cresceu 2 cm em 4 meses, sua velocidade anual é de 6 cm/ano, valor normal para seu estágio puberal (G2). Em G2, ocorre a mesma velocidade de crescimento infantil, que é de 4-6 cm/ano.

II – Sim, isso é bastante comum. O desenvolvimento puberal no sexo feminino antecede, geralmente, o do sexo masculino, em cerca de 1-2 anos. Dessa forma, a comparação com a irmã mais nova pode ser frustrante. O adolescente deve ser tranquilizado, pois, embora as meninas iniciem o estirão mais precocemente, a intensidade do crescimento dos meninos é maior.

BIBLIOGRAFIA

1. Brasil. Ministério da Saúde. Marco Legal: Saúde, um direito de adolescentes (Série A. Normas e Manuais Técnicos) – Brasília: Ministério da Saúde; 2005.
2. Brasil. Ministério da Saúde. Proteger e cuidar da saúde de adolescentes na atenção básica. Disponível em: http://bvsms.sude.gov.br/bvs/publicacoes/proteger_cuidar_adolescentes_atencao_basica_2ed.pdf.
3. Colli AS, Silva LEV. Crescimento e desenvolvimento físico e sua variabilidade. In: Sucupira ACSL, Kobinger MEBA, Saito MA, Bourroul MLM, Zuccolotto SMC. Pediatria em consultório. 5.ed. São Paulo: Sarvier; 2010. p.931-5.
4. Elster A, Blake D, Torchia MM. Guidelines for adolescent preventive services. Disponível em: https://www.uptodate.com/index.html#!/contents/guidelines-for-adolescent-preventive-services#H1 (acesso janeiro de 2021).
5. Lourenço B, Queiroz LB, Leal MM. Atendimento de adolescentes e particularidades da consulta médica. In: Lourenço B, et al. Medicina de adolescentes. Barueri: Manole, 2015. (Col. Pediatria do Instituto da Criança do HCFMUSP. Vol. 25. Schvartsman BGS, Maluf Jr. PT.) p.3-15.
6. Lourenço B, Queiroz LB. Crescimento e desenvolvimento puberal na adolescência. Rev. Med (São Paulo). 2012;89(2):70-5.
7. Queiroz LB, Silva LEV. Puberdade. In: Lourenço B, et al. Medicina de adolescentes. Barueri: Manole; 2015. (Col. Pediatria do Instituto da Criança do HCFMUSP. Vol. 25. Schvartsman BGS, Maluf Jr. PT.) p.16-31.
8. Saito MI. Princípios éticos do atendimento de adolescentes. In: Lourenço B, et al. Medicina de adolescentes. Barueri: Manole, 2015 (Col. Pediatria do Instituto da Criança do HCFMUSP. Vol. 25. Schvartsman BGS, Maluf Jr. PT.) p.41-8.
9. Vale CRN, Aragão JCS, Oliveira MFA, Villela TJF, Gonçalves TC. Saúde do adolescente: orientações ao profissional de saúde. Revista Práxis. 2012;4(8):38-44.
10. Vitalle MSS, Silva FC. A consulta do adolescente. In: Vitalle MSS, Silva FC, Pereira AML, WEiler RME, Niskier SR, Schoen TH. Medicina do adolescente: fundamentos e prática. Rio de Janeiro: Atheneu; 2019. p.27-37.
11. Woods ER, Neinstein LS. Office visit, interview techniques, and recommendations to parents. In: Neinstein LS. Adolescent health care: a practical guide. 5ª ed. Philadelphia: Lippincot Williams & Wilkins; 2008. p.32-43.
12. World Health Organization. Diet and physical activity. 2020. Disponível em: http://www.who.int/dietphysicalactivity/childhood/en/. Acesso em: janeiro de 2021.

67

Semiologia do idoso

Mariluz dos Reis

INTRODUÇÃO

Na legislação brasileira, é considerado idoso aquele que tenha 60 anos ou mais de idade. Há, ainda, a divisão entre idosos jovens (60-69 anos), idosos (70-79 anos) e muito idosos (80 anos ou mais). Nas nações desenvolvidas, o limite de idade entre o adulto e o idoso é 65 anos. Publicações do IBGE mostram que a proporção de idosos aumentou de 10,7% (20.867.925 indivíduos) em 2010 para 14,3% (30.197.077 indivíduos) em 2020 e é projetada para 28,5% da população brasileira em 2050.

Em 1999, a Política Nacional de Saúde do Idoso (Portaria Ministerial n. 1.395) definiu que o principal problema que pode afetar esse grupo populacional é a perda de sua capacidade funcional, isto é, a perda das habilidades físicas e mentais necessárias para realização de atividades básicas e instrumentais da vida diária e em 2014, o Ministério da Saúde recomendou a avaliação multidimensional e multissetorial do idoso, realizada por equipe interdisciplinar.

Saúde para o idoso se traduz mais pela preservação de sua autonomia e independência do que pela presença ou ausência de doença orgânica. O envelhecer normal está ligado à capacidade de adaptação do indivíduo aos rigores e às agressões do meio ambiente. Assim, cada sujeito envelhece a seu modo, dependendo de variáveis como o sexo, origem, lugar em que vive, tamanho da família, aptidões para a vida e as experiências vivenciadas. A exposição ao estresse ou ao tabagismo, a falta de exercícios ou a nutrição inadequada são fatores que contribuem para determinar a qualidade do envelhecimento. É importante afirmar que a incapacidade funcional e as limitações físicas, cognitivas e sensoriais não são consequências inevitáveis do envelhecimento. A prevalência da incapacidade aumenta com a idade, mas a idade, como fator isolado, não prediz incapacidade.

Ao conjunto de modificações orgânicas decorrentes do envelhecimento natural dá-se o nome de *senescência*. Nela ocorre redução das reservas funcionais e o indivíduo perde progressivamente a capacidade de adaptar-se às situações de sobrecarga, deixando-o vulnerável às agressões agudas; porém, em situações de rotina, apresenta-se sem perda da autonomia ou independência. Na *senilidade*, o conjunto de alterações geradas pela presença de doenças associadas ao envelhecimento natural gera prejuízo da autonomia ou independência do indivíduo. O grande desafio na anamnese do idoso é conseguir resgatar dados de história e exame clínico que possam diferenciar senescência de senilidade e possibilitem classificar o envelhecimento do paciente em envelhecimento bem-sucedido (senescência sem perdas funcionais significativas), malsucedido (predomina a senilidade associada a perdas funcionais significativas) ou usual (doenças concomitantes a perdas funcionais).

A estrutura geral da anamnese e as técnicas básicas do exame clínico são as mesmas usadas para adultos não idosos, porém é necessária atenção a alguns itens que serão destacados a seguir.

ANAMNESE

> O idoso não é um adulto que voltou a ser criança. Ele tem grande história pregressa, vivências e aprendizados.

Ele pode ter perdido a autonomia e ser dependente do seu cuidador, mas, se estiver com a capacidade cognitiva preservada, terá consciência da sua limitação apesar de, por vezes, negar e relutar em aceitá-la. É função do profissional de saúde esclarecer ao paciente, com calma, linguagem acessível, voz clara, tom e altura adequados sobre os diagnósticos e suas limitações, informando-o das reais chances de melhora e da importância da sua colaboração durante o tratamento. Por isso, a relação médico-paciente deve ser cultivada a cada consulta, criando uma relação de confiança que será a pedra fundamental para o cumprimento dos pactos estabelecidos.

O consultório deve prever espaço, iluminação e mobiliário adequados para que o idoso possa se locomover e se sentar com segurança. A presença de ruídos ou até de música no ambiente pode competir com a fala do profissional de saúde e dificultar a comunicação. Na sala de espera, é adequado perguntar ao paciente se ele deseja a presença de acompanhante durante a consulta. As perguntas devem ser dirigidas ao paciente e somente desviar parte do inquérito ao acompanhante na presença de dúvidas pontuais ou na presença de alterações cognitivas, auditivas que comprometam a comunicação ou o resgate dos dados. Atenção para a presença de muitos acompanhantes, pois podem confundir as informações obtidas, tornando a consulta menos produtiva e com erros de interpretação. Na hora do exame clínico, pode-se solicitar ficar sozinho com o paciente, e é quando se obtêm respostas que possam ter sido inibidas pela presença do observador.

No idoso encontramos diversas síndromes geriátricas que são um conjunto de sintomas e sinais que, por não se relacionarem a um órgão específico e apresentarem múltiplos fatores causais, necessitam de avaliação ampla, tanto na anamnese quanto no exame clínico. Diferentemente da abordagem focada em um único diagnóstico realizada no adulto jovem, utiliza-se no idoso a busca de múltiplas morbidades e de manifestações inespecíficas. É preciso estar atento a alterações comportamentais, astenia, apatia, angústia, tristeza, confusão, agitação, sonolência e emagrecimento sendo o Interrogatório Sobre os Diversos Aparelhos (ISDA), uma ferramenta fundamental para a procura de sintomas e diferenciação de senescência e senilidade. Não é infrequente muitos dados de importância diagnóstica não serem relatados espontaneamente pelo fato de o idoso esquecer, subestimar sintomas ou negá-los para não transparecer fragilidade. Nas Tabelas 1 e 2, estão descritos os sintomas e as síndromes mais prevalentes na prática clínica geriátrica.

TABELA 1 Sintomas prevalentes nos idosos

▪ Alteração de comportamento: agressividade, apatia, isolamento, desinibição, irritabilidade
▪ Alteração de peso
▪ Alteração do equilíbrio/marcha
▪ Astenia/perda de força generalizada/paresia localizada
▪ Boca seca
▪ Deficiência auditiva
▪ Deficiência visual
▪ Depressão/ansiedade (fatores desencadeantes/luto/perdas)
▪ Dificuldade de deglutição/mastigação (p. ex., dentição ou problemas de ajuste de prótese dentária)
▪ Diminuição da memória imediata, recente e tardia
▪ Disfunção sexual feminina e masculina (p. ex., impotência, falta de libido, secura vaginal, dispareunia)
▪ Dor (importantes a caracterização e a quantificação)
▪ Intolerância alimentar
▪ Incontinência urinária/fecal
▪ Infecções de repetição: pneumonia/infecção do trato urinário
▪ Obstipação
▪ Polifarmácia (5 ou mais medicamentos): necessário detalhamento dos nomes, classes, doses, horários
▪ Quedas (número e desencadeantes)/fraturas
▪ Síncope
▪ Sono
▪ Tontura/vertigem/zumbido
▪ Traumatismo craniano
▪ Úlceras de pressão

TABELA 2 Síndromes geriátricas

▪ *Delirium*	▪ Fragilidade
▪ Desnutrição	▪ Incontinência urinária
▪ Distúrbios do sono	▪ Quedas
▪ Distúrbios de marcha	▪ Redução cognitiva
▪ Distúrbios sensórios	▪ Tontura
▪ Fadiga	▪ Úlceras de pressão

Atenção especial ao uso de fármacos/suplementos/chás, muitas vezes de venda livre e não considerados de risco pelos idosos. Devem ser levados para a consulta para que a posologia seja questionada ao paciente e/ou cuidador. O conhecimento detalhado dos medicamentos em uso permitirá ao médico identificar eventos adversos e rever os medicamentos que possam ser desnecessários ou de risco, justificando mudanças na prescrição: redução das doses e tomadas, facilitação dos horários, substituição por fármacos mais seguros, além de considerar a possibilidade de terapêutica não medicamentosa. Se for observada dificuldade de entendimento, o profissional de saúde deve construir uma tabela resumida, com os nomes dos medicamentos, horários e quantidade a ser tomada.

Antecedentes pessoais e familiares, hábitos e vícios não podem ser esquecidos, pois podem estar ligados às doenças e às incapacidades instaladas em conjunto com a senescência, alertando para um envelhecimento malsucedido. O conhecimento de práticas de lazer, atividades sociais, atividade física, vacinação e inquérito alimentar é fundamental para as orientações de programação terapêutica, inclusão social, promoção e manutenção da saúde.

Como exposto, a anamnese do idoso é longa e deve-se pactuar com o paciente e o familiar quais serão os itens prioritários para serem focados em cada consulta.

EXAME CLÍNICO

A técnica do exame clínico do idoso é a mesma utilizada nos adultos jovens, devendo ser realizada de forma completa e sistematizada. Ao se conhecer as alterações esperadas da senescência, é possível identificar o que não esteja compatível com a faixa etária. Na Tabela 3, estão descritas as principais alterações do exame clínico do envelhecimento.

A pressão arterial em idosos apresenta grande variabilidade e requer cuidados especiais em sua aferição, como:

A. Hipotensão ortostática ou postural: definida como a queda de pressão arterial sistólica > 20 mmHg ou da diastólica > 10 mmHg, após **3 minutos** na posição ortostática. Recomenda-se a verificação da PA nas posições sentada, deitada e em pé, pois alterações ateroscleróticas nas regiões dos seios carotídeos podem reduzir a sensibilidade dos barorreceptores, ocasionando redução dos reflexos posturais, predispondo ao quadro. Comorbidades como polineuropatia periférica, doença de Parkinson e uso de fármacos como diurético, antidepressivo, vasodilatador e betabloqueador podem também ocasionar hipotensão postural.
B. Hiato auscultatório: situação de silêncio entre o primeiro (pressão sistólica) e o último som de Korotkoff (pressão diastólica) ao desinflar o manguito. Isso pode levar a erro na aferição do valor da pressão sistólica se o manguito for inflado até valor mais baixo do primeiro batimento e ini-

TABELA 3 Alterações esperadas no exame clínico dos idosos
▪ Aumento de oscilações posturais anteroposterior e médio-lateral
▪ Declínio constante e discreto das funções cognitivas de atenção, concentração, velocidade de processamento e memória episódica (fatos vivenciados), sem prejuízo ocupacional ou social para as atividades diárias (tênue limite com o transtorno cognitivo leve)
▪ Diminuição da capacidade vital (p. ex., perda de 25% força do diafragma, diminuição do recolhimento pulmonar e consequente aumento da complacência)
▪ Diminuição dos testículos e do pênis
▪ Doença periodontal e halitose
▪ Edema das pálpebras inferiores e queda das superiores (ptose palpebral)
▪ Globo ocular mais aprofundado na órbita
▪ Hiato ou buraco auscultatório na medida da pressão arterial
▪ Mamas flácidas e pendentes
▪ Manchas hipercrômicas, planas (face e dorso das mãos): melanose senil
▪ Mudanças na caixa torácica: espaços intervertebrais diminuídos levando ao aumento progressivo da curvatura da coluna torácica e à hipercifose. Aumento do diâmetro anteroposterior. Ocorre redução da capacidade inspiratória
▪ Pálpebra inferior pode afastar ou sofrer eversão: ectrópio
▪ Pele seca, flácida, com pregas no braço
▪ Reabsorção óssea e alterações degenerativas da ATM, com deslocamento da mandíbula
▪ Redução da acuidade auditiva para os sons agudos: presbiacusia
▪ Redução da curvatura dos arcos dos pés
▪ Redução da estatura
▪ Redução da velocidade da marcha e menor altura e comprimento dos passos
▪ Redução dos pelos e cabelos, que se tornam brancos
▪ Ressecamento ocular por diminuição da secreção lacrimal
▪ Sopro sistólico por espessamento das cúspides aórticas
▪ Unhas mais espessas e curvas, com crescimento mais lento, podendo chegar à onicogrifose

ATM: articulação temporomandibular.

ciarmos a aferição exatamente sobre o silêncio da ausculta. Para evitar esse erro de técnica, deve-se estimar a pressão sistólica pela técnica palpatória do pulso radial e na sequência inflar o manguito até 20-30 mmHg acima desse ponto.

C. Pseudo-hipertensão: a pseudo-hipertensão pode surgir em idosos com arteriosclerose pronunciada, calcificação da parede arterial e enrijecimento dos vasos, situação em que a insuflação do manguito é insuficiente para colabar a artéria braquial. Para identificação desse fato, utiliza-se a manobra de Osler, que consiste em inflar o manguito até níveis acima da pressão sistólica e, concomitantemente, palpar a artéria radial. A persistência da artéria palpável sugere rigidez da artéria e indica que o índice obtido pela ausculta não expressa a verdadeira pressão sistólica. Pode-se suspeitar também de pseudo-hipertensão arterial quando a pressão sistólica for cronicamente muito elevada na ausência de lesão em órgãos-alvo ou diante de manifestações de hipotensão após tratamento com anti-hipertensivos em dose baixa.

Além destas descrições, no exame clínico do idoso, é importante realizar a avaliação funcional. O conhecimento da capacidade funcional do idoso e o ambiente social em que está inserido permitirão a caracterização do sucesso do envelhecimento, que não tem relação direta com a idade cronológica do paciente. Diversos parâmetros funcionais necessitam ser avaliados para determinar o grau de incapacidade e definir as melhores práticas para atuar nas funções em risco (Tabela 4).

A Avaliação Geriátrica Ampla (AGA) ou *Comprehensive Geriatric Assessment* (CGA) tem abordagem interdisciplinar e multidimensional com o propósito de determinar a capacidade clínica, psicológica e funcional do idoso como recomendado nas Diretrizes do Cuidado ao Idoso de 2014. Os componentes avaliados na AGA são: funcionalidade, cognição, humor, estado emocional, socioeconômico e nutricional, existência de polifarmácia (uso de 5 ou mais medicamentos) e de comorbidades. Difere do exame clínico padrão por enfatizar a avaliação das capacidades cognitiva e funcional, dos aspectos psicossociais da vida do idoso e por basear-se em escalas e testes que permitem quantificar o grau de incapacidade. A AGA tem o objetivo de formular um plano interdisciplinar terapêutico e de acompanhamento a longo prazo, coordenado e integrado, visando à manutenção da capacidade ou recuperação da perda. A aplicação da AGA é demorada (60-90 minutos), portanto é necessário selecionar os idosos vulneráveis (p. ex., frágeis, hospitalizados com doenças agudas ou portadores de comorbidades, síndromes geriátricas, neoplasias malignas e insuficiências orgânicas) que irão se beneficiar do plano de cuidado a ser implementado. Para essa seleção, utilizam-se índices de vulnerabilidade, como o Índice de Vulnerabilidade Clínico Funcional-20 (IVCF-20) ou o Vulnerable Elders Survey-13 (VES-13).*

A vulnerabilidade que é a dificuldade em fazer frente, lidar, resistir e recuperar-se de um impacto, perda ou dano deve ser investigada no idoso e se manifesta em diferentes gradientes e é determinada pelas condições biológicas, ambientais, sociais, econômicas, políticas, culturais e institucionais. Em estudo europeu, a mortalidade foi 3-5 vezes maior nos pacientes com síndrome de fragilidade, que é caracterizada pelo declínio das reservas fisiológicas com grau acentuado de vulnerabilidade aos pequenos agravos (Figura 1).

TABELA 4 Parâmetros para avaliação funcional do idoso

▪ Capacidade de executar atividades básicas da vida diária (escala de Katz)
▪ Capacidade de executar atividades instrumentais da vida diária (escala de Lawton)
▪ Condições do ambiente
▪ Força muscular
▪ Função cognitiva
▪ Saúde emocional do idoso
▪ Suporte familiar/social

AVALIAÇÃO FUNCIONAL DO IDOSO

Capacidade de executar as atividades básicas e intrínsecas da vida diária

A dependência grave pode ser avaliada pela não execução das atividades básicas da vida diária (ABVD), que reflete a incapacidade de cuidar de si próprio e pode ser avaliada pela escala de Katz.

A habilidade do idoso para administrar o ambiente em que vive e se há necessidade de supervisão pode ser avaliada pela escala de Lawton, elaborada para avaliação das atividades instrumentais da vida diária (AIVD), que varia de 8-24 pontos, sendo o menor valor correspondente à total incapacidade para essas atividades (Tabelas 5 a 7 e Figura 1).

Força muscular, equilíbrio e mobilidade

A força muscular comprometida pode se manifestar com alterações de equilíbrio, de movimento e limitar

* Ver Carteira de Saúde da Pessoa Idosa vigente do Ministério da Saúde: https://www.gov.br/saude/pt-br/assuntos/saude-de-a-a-z-1/s/saude-da-pessoa-idosa (acesso jun 2021.).

TABELA 5 Atividades da vida diária

Atividades básicas da vida diária (ABVD)	Atividades instrumentais da vida diária (AIVD)
▪ Alimentar-se	▪ Ir às compras
▪ Tomar banho	▪ Usar meios de transporte
▪ Vestir-se	▪ Usar telefone
▪ Ir ao banheiro	▪ Trabalhos domésticos
▪ Continência urinária e fecal	▪ Fazer reparos em casa
▪ Transferências (p. ex., da cama para a cadeira)	▪ Preparar refeições
▪ Mobilidade na cama	▪ Lavar roupas
▪ Locomover-se em casa	▪ Tomar medicações
	▪ Cuidar das finanças
	▪ Ir às compras

TABELA 6 Escala de Lawton – AIVD

	Atividade	Avaliação	
1	O(a) sr(a). consegue usar o telefone?	Sem ajuda	3
		Com ajuda parcial	2
		Não consegue	1
2	O(a) sr(a). consegue ir a locais distantes, usando algum transporte, sem necessidade de planejamentos especiais?	Sem ajuda	3
		Com ajuda parcial	2
		Não consegue	1
3	O(a) sr(a). consegue fazer compras?	Sem ajuda	3
		Com ajuda parcial	2
		Não consegue	1
4	O(a) sr(a). consegue preparar suas próprias refeições?	Sem ajuda	3
		Com ajuda parcial	2
		Não consegue	1
5	O(a) sr(a). consegue arrumar a casa?	Sem ajuda	3
		Com ajuda parcial	2
		Não consegue	1
6	O(a) sr(a). consegue fazer trabalhos manuais domésticos, como pequenos reparos?	Sem ajuda	3
		Com ajuda parcial	2
		Não consegue	1
7	O(a) sr(a). consegue lavar e passar sua roupa?	Sem ajuda	3
		Com ajuda parcial	2
		Não consegue	1
8	O(a) sr(a). consegue tomar seus remédios na dose e nos horários corretos?	Sem ajuda	3
		Com ajuda parcial	2
		Não consegue	1
9	O(a) sr(a). consegue cuidar de suas finanças?	Sem ajuda	3
		Com ajuda parcial	2
		Não consegue	1

AIVD: atividades instrumentais da vida diária.
Fonte: Brasil. Ministério da Saúde. Secretaria de Atenção à Saúde. Departamento de Atenção Básica. Envelhecimento e saúde da pessoa idosa. Brasília, DF: Ministério da Saúde; 2006. (Cadernos de Atenção Básica – n.19). Disponível em: http://bvsms.saude.gov.br/bvs/publicacoes/evelhecimento_saude_pessoa_idosa.pdf (acesso jan 2020).

TABELA 7 Índice de Katz – ABVD

Atividades e pontuação (1 ou 0)	Independência (1 ponto) SEM supervisão, orientação ou assistência pessoal	Dependência (0 ponto) COM supervisão, orientação ou assistência pessoal ou cuidado integral
Banhar-se Pontos:	(1 ponto) Banha-se completamente ou necessita de auxílio somente para lavar uma parte do corpo, como as costas, os genitais ou uma extremidade incapacitada	(0 ponto) Necessita de ajuda para banhar-se em mais de uma parte do corpo, entrar e sair do chuveiro ou banheira ou requer assistência total no banho
Vestir-se Pontos:	(1 ponto) Pega as roupas do armário e veste roupas íntimas, externas e cintos. Pode receber ajuda para amarrar os sapatos	(0 ponto) Necessita de ajuda para vestir-se ou necessita ser completamente vestido
Ir ao banheiro Pontos:	(1 ponto) Dirige-se ao banheiro, entra e sai dele, arruma suas próprias roupas, limpa a área genital sem ajuda	(0 ponto) Necessita de ajuda para ir ao banheiro e limpar-se ou usa urinol ou comadre
Transferência Pontos:	(1 ponto) Senta-se/deita-se e levanta-se da cama ou da cadeira sem ajuda. Equipamentos mecânicos de ajuda são aceitáveis	(0 ponto) Necessita de ajuda para sentar-se/deitar-se e levantar-se da cama ou da cadeira
Continência Pontos:	(1 ponto) Tem completo controle sobre suas eliminações (urinar e evacuar)	(0 ponto) É parcial ou totalmente incontinente do intestino ou da bexiga
Alimentação Pontos:	(1 ponto) Leva a comida do prato à boca sem ajuda. Preparação da comida pode ser feita por outra pessoa	(0 ponto) Necessita de ajuda parcial ou total com a alimentação ou requer alimentação parenteral

Total de pontos

- 6 = Independente
- 4 = Dependente
- 1 ou 2 = Muito dependente

ABVD: atividades básicas da vida diária.
Fonte: The Hartford Institute for Geriatric Nursing, 1999.

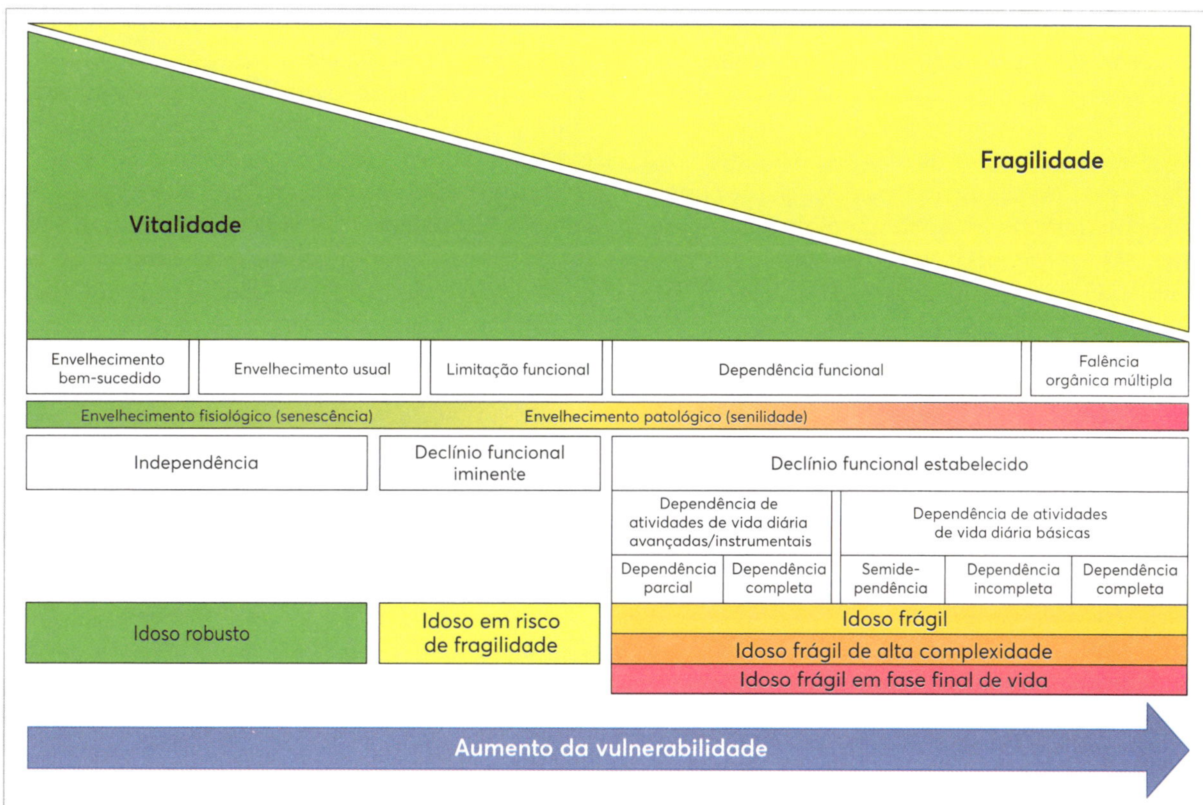

FIGURA 1
Vulnerabilidade do idoso.
Fonte: Moraes, 2012.

as ABVD e as AIVD. Deve-se salientar que a lentificação da marcha prediz declínio funcional e mortalidade precoce nos idosos. Pacientes que já tiveram queda, alteração de marcha ou do equilíbrio têm maior risco de nova queda e de ficarem dependentes.

A escala do Medical Research Council (MRC) é utilizada para avaliação da força muscular (1943, republicada em 1970). Os movimentos a serem avaliados são quantificados em graus, de 0-5: abdução de ombro, flexão de cotovelo, extensão de punho, flexão do quadril, extensão do joelho, dorsiflexão de tornozelo (Tabela 8).

O perímetro da panturrilha (perímetro máximo no plano perpendicular à linha longitudinal da panturrilha) é uma triagem indicada para avaliação da massa muscular. A sua redução correlaciona-se com o risco de desenvolver a síndrome chamada sarcopenia e desfechos desfavoráveis: quando menor que 31 cm indica sarcopenia (quedas/diminuição de força muscular e dependência funcional); se menor de 34 cm: tendência a sarcopenia.

O equilíbrio e a mobilidade podem ser analisados com a observação de todas as transferências posturais (de deitado para sentado ou em pé e vice-versa) e de decúbito, marcha e até o deslocamento para a cadeira de rodas. O exame físico deve avaliar a amplitude do movimento de grandes articulações, principalmente as relacionadas à marcha. Na análise da marcha, deve-se estar atento aos aspectos de estabilidade, simetria, velocidade, altura e comprimento dos passos, dissociação de cinturas, mudança de direção, transposição de obstáculos e se há indicação de uso de dispositivos de auxílio à marcha. Quanto a esses dispositivos, com base também na avaliação cognitiva, o médico deve analisar se o dispositivo está sendo usado adequadamente, se a altura está adequada, se oferece mais risco do que segurança e se necessita de supervisão durante o uso.

Para a avaliação do movimento, o *Timed Up and Go* (TUG) é um teste rápido e simples (Figura 2). Considera-se normal a realização do teste em até 10 segundos; de 11-20 segundos indica idosos com deficiência ou frágeis, com independência parcial; e tempo acima de 20 segundos indica um idoso com importante deficiência na mobilidade e no equilíbrio. Estudos apontaram que TUG acima de 14 segundos indicaria risco maior de quedas, porém revisão sistemática e metanálise concluíram que o TUG > 13,5 segundos é mais adequado para indicar um risco de queda do que para descartar quedas, com uma especificidade maior (0,74, IC 95% 0,52-0,88) do que sensibilidade (0,31, IC 95% 0,13-0,57). A análise de regressão logística indicou que o escore TUG não é um preditor significativo de quedas, portanto, apesar de amplamente usado, o TUG tem capacidade limitada para prever quedas em idosos da comunidade e não deve ser aplicado isoladamente para identificar indivíduos com alto risco de quedas nesse cenário. Outros testes usados para avaliação da mobilidade que poderiam ser adicionados à avaliação do TUG são a *Dynamic Gait Index* (DGI), *Performance Oriented Mobility Assessment* (POMA) e *Short Physical Performance Battery* (SPPB).

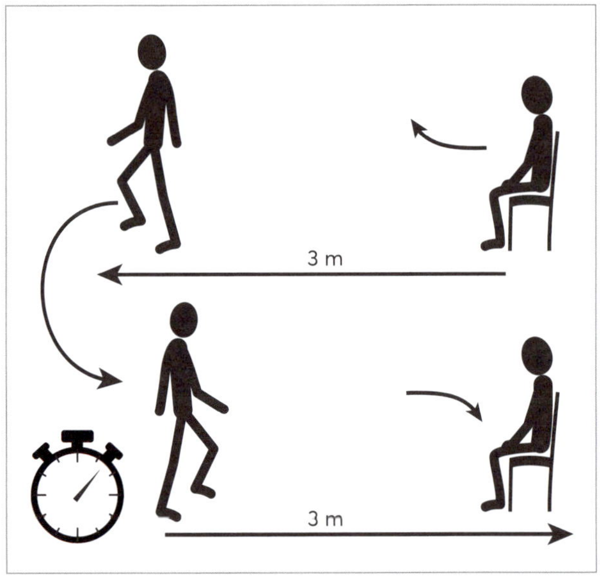

FIGURA 2
Timed Up and Go (TUG).

TABELA 8 Escala de avaliação da força muscular do Medical Research Council (MCR)

Grau	Descrição
0	Não se percebe nenhuma contração
1	Traço de contração, sem produção de movimento
2	Contração fraca, produzindo movimento com a eliminação da gravidade
3	Realiza movimento contra a gravidade, porém sem resistência adicional
4	Realiza movimento contra a resistência externa moderada e gravidade
5	Força normal

Os indivíduos devem ser testados em ambiente com boa iluminação e com pisos antiderrapantes, se possível na presença de corrimão e de mais de um observador, pelo risco de queda. A DGI foi desenvolvida para a avaliação da capacidade de modificar a marcha de acordo com diferentes demandas: caminhar em superfície plana, mudar de velocidade, caminhar fazendo movimentos verticais e horizontais da cabeça, realizar pivô com mudança de direção, transpor e contornar obstáculos e subir e descer escadas (com pontuação de 0-24 pontos, sendo 19 o corte para risco de queda).

No POMA, observam-se a marcha, o equilíbrio de pé com olhos fechados, a manobra de Nudge (pressionar o osso esterno do paciente para tentar desestabilizar a posição ortostática), o apoio unipodal, o giro de 360°, o alcance superior e a virada durante a marcha. A SPPB avalia desempenho físico em relação ao equilíbrio, a velocidade e a força muscular dos membros inferiores. O equilíbrio é testado pedindo para o idoso permanecer em pé com os pés paralelos, depois com um pé ligeiramente à frente do outro e por último com um pé totalmente na frente do outro. A velocidade é vista em 3-4 metros e, por fim, pede-se para o paciente sentar-se e levantar de uma cadeira sem apoio dos braços, por 5 vezes seguidas. O escore varia de 0-12 pontos, sendo que abaixo de 8 tem prejuízo da mobilidade.

Saúde mental

As doenças psiquiátricas mais prevalentes do idoso são depressão, transtornos ansiosos e psicoses primárias e secundárias, sendo que a depressão tem destaque pela importância clínica e epidemiológica. Todos podem estar associados a um comprometimento cognitivo. A depressão é associada a maior declínio na qualidade de vida, maior dependência funcional e encurtamento da expectativa de vida. É importante atentar para o diagnóstico diferencial com o transtorno bipolar, menos frequente que a depressão unipolar.

É de grande importância ressaltar que essas doenças nos idosos podem estar relacionadas a um distúrbio orgânico subjacente e podem ser a primeira manifestação do hipotireoidismo, doença cerebrovascular, doenças neurodegenerativas, doença coronariana, diabetes, tumores, infecções, eventos adversos a medicamentos e alterações metabólicas. Ocorre predominância de sintomas constitucionais e inespecíficos como fadiga, lentificação, alterações do sono, do apetite e alterações cognitivas.

A Escala de Depressão Geriátrica com 15 itens (EDG-15) ou *Geriatric Depression Scale* (GDS-15), uma versão curta da escala original, é um dos instrumentos mais utilizados para o rastreio de depressão em idosos. O ponto de corte de 5/6 em estudos nacionais obteve sensibilidade de 81% e especificidade de 71% para Paradela et al. e sensibilidade de 85,4% e especificidade de 73,9% para Almeida et al. (Tabela 9).

TABELA 9 Escala de depressão geriátrica – GDS

Questionário	Sim	Não
Está satisfeito(a) com sua vida?	0	1
Diminuiu a maior parte de suas atividades e interesses?	1	0
Sente que a vida está vazia?	1	0
Aborrece-se com frequência?	1	0
Sente-se de bem com a vida na maior parte do tempo?	0	1
Teme que algo ruim possa lhe acontecer?	1	0
Sente-se feliz na maior parte do tempo?	0	1
Sente-se frequentemente desamparado?	1	0
Prefere ficar em casa a sair e fazer coisas novas?	1	0
Acha que tem mais problemas de memória que a maioria?	1	0
Acha que é maravilhoso estar vivo agora?	0	1
Vale a pena viver como vive agora?	0	1
Sente-se cheio(a) de energia?	0	1
Acha que sua situação tem solução?	0	1
Acha que tem muita gente em situação melhor?	1	0

Fonte: Almeida e Almeida, 1999.

Função cognitiva

A função cognitiva compreende memória (capacidade para registrar, reter e resgatar informações), atenção (manter foco, fundamental para a execução das demais funções cognitivas), função executiva (necessária para lidar com as situações mutantes e ambíguas do relacionamento humano e que garantem uma conduta adequada, responsável e efetiva, necessário planejamento, antecipação, sequenciamento, monitoramento, tomada de decisão), linguagem (comunicação por meio de nomeação, compreensão e expressão oral ou escrita), praxia (capacidade de executar um ato motor), gnosia ou percepção (capacidade de reconhecer estímulos visuais, auditivos e táteis).

Na prática clínica diária para a avaliação cognitiva global, pode-se utilizar o miniexame do estado mental (MEEM) como teste de rastreio, porém na sequência deve-se utilizar outro instrumento para confirmação de perda cognitiva em indivíduos com os escores abaixo das médias e/ou medianas. O grau de escolaridade do paciente pode impactar no resultado do MEEM. Em uma pontuação máxima de 30, estudos estabeleceram diferentes valores de corte, sendo escores de 20 para analfabetos e 24 em escolarizados para Almeida et al. (especificidade de 70,9% e sensibilidade de 80%) e escore de 18 em analfabetos de acordo com Caramelli et al. Também podem ser usados o Teste de Informação-Memória-Concentração (IMC) de Blessed e o CASI-S (*The Cognitive Abilities Screening Instrument Short Form*).

Teste de recordação tardia que utiliza 10 objetos (ou figuras concretas) apresentados como desenhos simples também é de aplicação rápida e apresentou sensibilidade de 93,3% e especificidade de 96,6%.

Dentre os testes de avaliação do funcionamento executivo, os mais investigados em nosso meio foram os testes do desenho do relógio (TDR) com sensibilidade de 90% e especificidade de 83,3% e o de fluência verbal (FV), ambos influenciados pela escolaridade. No TDR o indivíduo deve fazer o desenho espontâneo de um mostrador de relógio com todos os números e com os ponteiros mostrando horário previamente estabelecido. Apresenta diversas versões tanto para instruções de realização quanto para as normas de avaliação. No teste de FV solicita-se ao indivíduo que diga em 1 minuto o maior número de animais. Considerado o escore 9 como limite para indivíduos de escolaridade menor de 8 anos e o escore de 13 para os de maior escolaridade (para analfabetos, observam-se baixa sensibilidade e especificidade, respectivamente 75% e 79%).

Avaliação do suporte sociofamiliar e condição ambiental

Mudanças sociodemográficas e culturais têm repercussões importantes na capacidade da família para acolher as pessoas com grandes síndromes geriátricas, tais como redução importante da cognição, instabilidade postural, imobilidade e incontinência esfincteriana. O número reduzido de componentes da família, pouca disponibilidade de tempo e financeira e residências de dimensões reduzidas limitam as possiblidades de cuidado adequado. Essa fragilização do suporte familiar caracteriza uma síndrome geriátrica, a insuficiência familiar, cuja abordagem é extremamente complexa.

Deve-se estar atento aos indicadores de maus-tratos, abuso e violência domiciliar ao idoso: lesões corporais inexplicadas, descuido com a higiene pessoal, demora na busca de atenção médica, insultos, humilhações, apropriações indevidas de bens, contato sexual sem consentimento, discordâncias entre a história do paciente e do cuidador, internações frequentes por não adesão ao tratamento de doenças crônicas, ausência frequente do familiar na consulta ou recusa para a visita domiciliar.

A capacidade de socialização e integração social é considerada fator protetor da saúde e promotora do bem-estar, sendo que o suporte social provido pelo cultivo de uma rede de apoio é decisivo para o envelhecimento saudável. Portanto, deve-se estimular a participação em clubes de terceira idade, centros comunitários, associações de aposentados, centros-dia e organizações de voluntários.

Todos os itens descritos neste capítulo permitirão um diagnóstico amplo da saúde do idoso, da família e do ambiente em que o paciente está inserido, permitindo analisar os riscos e programar as ações necessárias para o tratamento, prevenção dos agravos e promoção de saúde.

CASO CLÍNICO

Senhora de 81 anos, viúva há 1 ano, trabalha como costureira há 43 anos, vive só e pouco fala com os 2 filhos, que moram em outra cidade. Hoje foi trazida à UBS por uma vizinha, pois necessita de receita. A paciente diz que fica bem em casa e não tem vontade de ir à igreja, que frequentava 2 vezes por semana. Refere sentir um pouco de fraqueza e tonturas durante o dia, mas, como aumentou 7 kg nos últimos meses, considera que não está doente, afinal seu marido faleceu com câncer e sabe que o problema é quando o paciente emagrece. Queixa-se de dor nas costas, sem irradiação, de moderada intensidade (6 em 10) há uns anos, quando fica mais de 6 horas sentada na máquina de costura, e refere trabalhar mais horas para poder pagar o aluguel. Nega outras queixas, exceto obstipação, que piorou há uns 3 meses, evacuando a cada 3 dias, fezes ressecadas, e relaciona com a dieta com muitas massas. Refere hipertensão arterial, tontura e insônia há anos. Não sabe quando tomou vacinas pela última vez. Diariamente, toma diurético tiazídico e inibidor da enzima de conversão da angiotensina, laxante, meclizina para evitar tontura, tramadol (analgésico opioide), carisoprodol (relaxante muscular) para a dor e diazepam para dormir, que consegue com uma amiga. A vizinha complementa que há 6 meses reparou que a paciente está mais calada e não tem conseguido entregar as encomendas no prazo, além de os clientes reclamarem da qualidade das entregas.

No exame clínico, apresenta-se em bom estado geral, corada, hidratada, acianótica, anictérica, eupneica e afebril. PA = 130 x 56 mmHg, frequência cardíaca = 52 batimentos por min, frequência respiratória = 16 movimentos por minuto, sem estase jugular, com pulsos carotídeos presentes, bilaterais, sem sopros e tireoide palpável, sem alterações. Sem gânglios palpáveis. Coração: bulhas rítmicas, em 2 tempos, normofonéticas com sopro sistólico 2+/6 em foco aórtico, sem irradiação. Pulmões com murmúrio vesicular bilateral, sem ruídos adventícios. Abdome sem alterações. Cifose torácica leve, com dor e tensão durante palpação da musculatura paravertebral bilateral. Pele seca com manchas avermelhadas nos braços relacionadas com algumas batidinhas que costuma dar nos móveis. Edema 1+/4 em membros inferiores, sem sinais de trombose venosa.

Pergunta

Quais as hipóteses mais prováveis? Qual dado de anamnese e exame clínico complementaria a avaliação desse paciente para ampliar o planejamento do cuidado?

Discussão

Apesar de a anamnese e o exame clínico avaliarem diversos sistemas e caracterizarem achados compatíveis com senescência (sopro aórtico, cifose, alterações de pele), falta maior detalhamentos das queixas e descrição de hábitos, vícios, alimentação, vacinação e lazer. A avaliação não esclareceu se existe acometimento funcional significativo da paciente. Dúvidas estão presentes, e a avaliação ampla poderia fornecer argumentos para fortalecer ou refutar as hipóteses e principalmente compor o raciocínio para a programação do plano de tratamento. Portanto, as dúvidas a seguir não puderam ser respondidas: as atividades da vida diária estão comprometidas? Presença de alteração cognitiva? É possível caracterizar depressão? Há perda de equilíbrio, lentificação motora, que leve a paciente a querer ficar em casa? Qual é o suporte social? Como é a moradia dessa paciente? Há riscos ambientais/domésticos para a segurança da paciente? É necessário suporte de cuidador? A paciente recebeu as vacinas adequadas para sua idade? O que pode ser melhorado na sua alimentação?

Hipóteses diagnósticas pertinentes ao descrito acima são:

1. Polifarmácia e uso de medicamentos potencialmente inapropriados para o idoso pelos critérios de Beers. Múltiplos sintomas levam à polifarmácia, e o uso de medicamentos inadequados pode gerar eventos adversos ou reforçar os existentes. Estudos mostram prevalência de polifarmácia de 36% em idosos, sendo maior nos mais idosos, e a maioria desses trabalhos demonstrou relação entre polifarmácia e os fatores de risco para quedas, eventos adversos, hospitalização, mortalidade, cognição e vertigem.
2. Hipertensão arterial diagnosticada previamente, porém, nessa paciente, o controle atingiu valores pressóricos abaixo da meta para a idade, principalmente em relação à pressão diastólica, colocando a paciente em risco de quedas. É importante fazer manobra para descartar hipotensão ortostática e checar se foi avaliada a presença de hiato auscultatório e pseudo-hipertensão.
3. Tontura como evento adverso de medicamentos. Pode haver hipotensão ortostática e tontura como eventos adversos do uso concomitante de opioide, benzodiazepínicos, meclizina e relaxante muscular. É pertinente a retirada consciente e cuidadosa desses medicamentos.
4. Hipotireoidismo. Paciente está com bradicardia, obstipação, aumento do peso. Tem pele seca, que é encontrada na senescência, mas também ocorre com a redução de hormônios tireoidianos. Pode estar relacionada e é diferencial de depressão e síndrome demencial (alteração da cognição).
5. Obstipação decorrente do uso de opioide, hipotireoidismo, efeitos anticolinérgicos das drogas, erro alimentar, menor atividade física, ingesta inadequada de líquidos?
6. Déficit cognitivo/depressão. As drogas com efeitos anticolinérgicos, além do uso contínuo de benzodiazepínicos, podem estar relacionados às observações de redução do rendimento e qualidade no trabalho. Testes de cognição e escalas de depressão podem ser usados em pacientes com queixas inespecíficas.
7. Distúrbio do sono: reavaliar após a retirada das drogas.

BIBLIOGRAFIA

1. Almeida O. Miniexame do estado mental e o diagnóstico de demência no Brasil. Arq Neuropsiquiatr. 1998;56:605-12.
2. Almeida OP, Almeida SA. Confiabilidade da versão brasileira da escala de depressão em geriatria (GDS) versão reduzida. Arq Neuropsiquiatr. 1999;57(2B):421-6.
3. Barry E, Galvin R, Keogh C, Horgan F, Fahey T. Is the Timed Up and Go test a useful predictor of risk of falls in community dwelling older adults: a systematic review and meta-analysis. BMC Geriatr. 2014;14(1):1-14.
4. Brasil. Diretrizes para o cuidado das pessoas idosas no SUS: proposta de modelo de atenção integral. In: XXX Congresso

Nacional de Secretarias Municipais de Saúde. Brasília: Ministério da Saúde; Secretaria de Assistência à Saúde, 2014. Disponível em: http://bvsms.saude.gov.br/bvs/publicacoes/diretrizes_cuidado_pessoa_idosa_sus.pdf (acesso janeiro 2021).
5. Brasil. Ministério de Saúde. Portaria n. 2.528/GM, de 19 de outubro de 2006. Aprova a Política Nacional de Saúde da Pessoa Idosa [Internet]. Brasília; 2006. Disponível em: http://bvsms.saude.gov.br/bvs/saudelegis/gm/2006/prt2528_19_10_2006.html (acesso janeiro 2021).
6. Caramelli P, Herrera JR E, Nitrini R. O miniexame do estado mental no diagnóstico de demência em idosos analfabetos. Arq Neuropsiquiatr. 1999;57, supl 11:7.
7. Carvalho MFC, Romano-Lieber NS, Bergsten-Mendes G, Secoli SR, Ribeiro E, Lebrão ML, et al. Polypharmacy among the elderly in the city of São Paulo, Brazil – SABE Study. Rev Bras Epidemiol. 2012(15);4:817-27.
8. Costa EFA, Monego ET. Avaliação Geriátrica Ampla (AGA). Revista da UFG. 2003;5(2). Disponível em: https://www.revistas.ufg.br/revistaufg/article/view/49768 (acesso janeiro 2021).
9. Franken RA, Gravina CF. Hipertensão arterial no idoso. In: Feitosa-Filho GS, Peixoto JM, Pinheiro JES, Afiune Neto A, Albuquerque ALT, Cattani AC, et al. Atualização das Diretrizes em Cardiogeriatria da Sociedade Brasileira de Cardiologia. Arq Bras Cardiol. 2019;112(5):675-8.
10. Fried TR, O'Leary J, Towie V, Goldstein MK, Trentalange M, Martin DK. Health outcomes associated with polypharmacy in community-dwelling older adults: a systematic review. J Am Geriatr Soc. 2014;62 (12):2261-72.
11. IBGE. Projeções da população. Disponível em: https://www.ibge.gov.br/estatisticas/sociais/populacao/9109-projecao-da-populacao.html?=&t=resultados (acesso janeiro 2021).
12. Medical Research Council. Aids to the examination of the peripheral nervous system. 1976; Memorandum No.45 (superseding War Memorandum N.7). Available: https://mrc.ukri.org/research/facilities-and-resources-for-researchers/mrc-scales/mrc-muscle-scale/ (acesso janeiro 2021).
13. Moraes EN. Atenção à saúde do idoso: aspectos conceituais. Brasília: Organização Pan-Americana da Saúde; 2012.
14. Nitrini R, Caramelli P, Bottino CMC, Damasceno BP, Brucki SMD, Anghinah R. Diagnóstico de Doença de Alzheimer no Brasil: avaliação cognitiva e funcional. Recomendações do Departamento Científico de Neurologia Cognitiva e do Envelhecimento da Academia Brasileira de Neurologia. Arq Neuropsiquiatr. 2005;63(3-A):720-27.
15. Nitrini R, Lefèvre BH, Mathias SC, et al. Testes neuropsicológicos de aplicação simples para o diagnóstico de demência. Arq Neuropsiquiatr. 1994;52(4):457-65.
16. Paradela EMP, Lourenço RA, Veras, RP. Validação da escala de depressão geriátrica em um ambulatório geral. Rev Saúde Pública. 2005;39(6):918-26.
17. Pompeu JE, Pompeu SMAA, Simões MSMP, Ferreira FPC. Mobilidade do idoso. In: Jacob Filho W, Jorge AAL, Busse AL, Galvão CES, Silva FP, Tibério IFLC, et al. Envelhecimento: uma visão interdisciplinar. Rio de Janeiro: Atheneu; 2015. p.33-44.
18. Theou O, Brothers TD, Mitnitski A, Rockwood K. Operationalization of frailty using eight commonly used scales and comparison of their ability to predict all-cause mortality. J Am Geriatr Soc. 2013;61(9):1537-51.

68

Semiologia do paciente com incapacidade

Christina May Moran de Brito

EPIDEMIOLOGIA

Uma condição de saúde ou doença pode levar a uma deficiência, que pode resultar em uma incapacidade. A deficiência diz respeito à perda de uma estrutura ou funcionalidade. A incapacidade considera a interação da deficiência com o meio, que pode ou não oferecer barreiras para o indivíduo com deficiência. Sendo assim, a avaliação da deficiência e da incapacidade devem considerar o modelo biopsicossocial. Nesse sentido, a Organização Mundial da Saúde criou a Classificação de Funcionalidade, Incapacidade e Saúde (CIF), lançada em 2001. Com base nesse modelo, estima-se que mais de um bilhão de pessoas em todo mundo tenha algum tipo de deficiência ou incapacidade, correspondendo a cerca de 15% da população mundial.

No Brasil, segundo o Censo Demográfico de 2010, realizado pelo Instituto Brasileiro de Geografia e Estatística (IBGE), 23,9% da população (o equivalente a cerca de 45 milhões de pessoas, na ocasião) apresenta algum tipo de deficiência visual, auditiva, motora ou intelectual. Quanto à distribuição do tipo de deficiência predominante, a deficiência visual correspondeu à grande maioria do contingente (18,8%); seguida da deficiência motora (7%); deficiência auditiva (5,1%); e deficiência intelectual (1,4%). Segundo a Convenção sobre os Direitos das Pessoas com Deficiência, pessoas com deficiência são aquelas que têm impedimentos de longo prazo de natureza física, intelectual ou sensorial, os quais, em interação com diversas barreiras, podem obstruir sua participação plena e efetiva na sociedade.

No Brasil, para efeito legal, o Decreto n. 5.296/2004 conceitua as deficiências descritas na Tabela 1.

TABELA 1 Deficiências conceituadas no Decreto n. 5.296/2004

Deficiência visual	Perda da acuidade visual, sendo: ▪ Baixa visão: a acuidade visual entre 0,3 (20/60) e 0,05 (20/400) no olho com a melhor visão e com melhor correção óptica ▪ Cegueira: a acuidade menor que 0,05 no olho com a melhor visão e com melhor correção óptica ▪ Casos nos quais a somatória do campo visual em ambos os olhos é inferior a 60 graus
Deficiência motora/física	Alteração completa ou parcial, estrutural e/ou funcional, de um ou mais segmentos do corpo humano
Deficiência auditiva	Perda bilateral, parcial ou total, de 41 decibéis ou mais, aferida por audiometria nas frequências de 500 Hz, 1.000 Hz, 2.000 Hz e 3.000 Hz
Deficiência intelectual	Função cognitiva significativamente inferior à média, com limitações associadas a duas ou mais áreas de habilidades adaptativas, como comunicação, cuidado pessoal, habilidades sociais, utilização de recursos da comunidade, saúde e segurança, habilidades acadêmicas, lazer e trabalho

Segundo a Pesquisa Nacional de Saúde (PNS), realizada mediante parceria do Ministério da Saúde com o IBGE, cujos dados foram obtidos por coletas domiciliares entre agosto de 2013 e fevereiro de 2014, a prevalência de deficiência autorreferida no país foi de 6,2% (cerca de 12,4 milhões de pessoas), sendo: deficiência visual,

3,6%; deficiência motora, 1,3%; deficiência auditiva, 1,1%; e intelectual, 0,8%. Para fins de aquisição do Benefício de Prestação Continuada, a pessoa com deficiência é aquela que tem impedimentos de longo prazo (aquele que produza efeitos pelo prazo mínimo de 2 anos).

HISTÓRIA CLÍNICA

A história clínica deve considerar o tempo da manifestação, sua evolução, intervenções prévias realizadas, fatores de melhora e piora e impacto na vida do indivíduo e daqueles ao seu redor. Em adição ao histórico clínico clássico, deve ser mais bem explorado o histórico funcional e psicossocial. É preciso avaliar o *status* funcional atual e prévio, bem como o contexto pessoal e ambiental. A funcionalidade deve ser explorada de forma geral e específica, de acordo com o acometimento e o tipo de deficiência. De forma geral, pergunta-se o grau de independência para as atividades cotidianas, de vida diária (p. ex., autocuidado, mobilidade, controle esfincteriano, comunicação, resolução de problemas e memória) e de vida prática (p. ex., compras, controle financeiro, deslocamentos externos, atividades ocupacionais e de lazer). O que faz e como, e o que deixou de fazer e por que motivo. E deve ser explorado o contexto pessoal (história e momento de vida, modo como enfrenta a adversidade, rede de suporte, interesses, motivações, aspirações e expectativas) e ambiental (local em que reside e com quem, contexto familiar, relacionamentos interpessoais fundamentais e acesso à rede de suporte e às atividades usuais).

A anamnese deve considerar o modelo da CIF e seus domínios: estrutura acometida; funcionalidade; participação social; fatores pessoais e ambientais (Figura 1). Estes últimos dois fatores podem atuar como barreiras ou facilitadores. A CIF contém inúmeros itens que abordam de forma ampla a condição e o contexto de saúde, e permite a seleção dos itens mais pertinentes para a avaliação de cada indivíduo, diferentemente de instrumentos frequentemente utilizados a serem aplicados na íntegra, quando, muitas vezes, apenas alguns de seus itens são pertinentes. Cada um dos itens é avaliado em uma escala de 0-4, sendo: 0, nenhuma dificuldade; 1, dificuldade leve; 2, dificuldade moderada; 3, dificuldade acentuada; 4, dificuldade total.

Um exemplo de um desses instrumentos, frequentemente utilizado para avaliação de pacientes com incapacidade, é a medida de independência funcional (MIF), que apresenta 18 itens de avaliação, sendo 13 de avaliação física/motora e 5 de avaliação cognitiva. Cada um dos itens é quantificado de 1-7, sendo: 7, independência total (faz como fazia antes); 6, independência modificada (necessita de adaptação ou leva mais tempo); 5, necessita de supervisão; 4, necessita de um pouco de ajuda física; 3, necessita de ajuda física moderada; 2, ajuda física significativa; e 1, ajuda física total. Sendo assim, o seu escore vai de 18 a 126. Trata-se de uma escala validada no Brasil, mas cuja utilização demanda treinamento específico.

Um ponto muito relevante a ser considerado, que constitui um facilitador quando presente, é a acessibilidade. Esta deve ser analisada além da questão da mobilidade. Acessibilidade diz respeito à possibilidade de acesso de qualquer pessoa, com ou sem deficiência, a espaços e serviços, sem barreiras, de forma autônoma e segura.

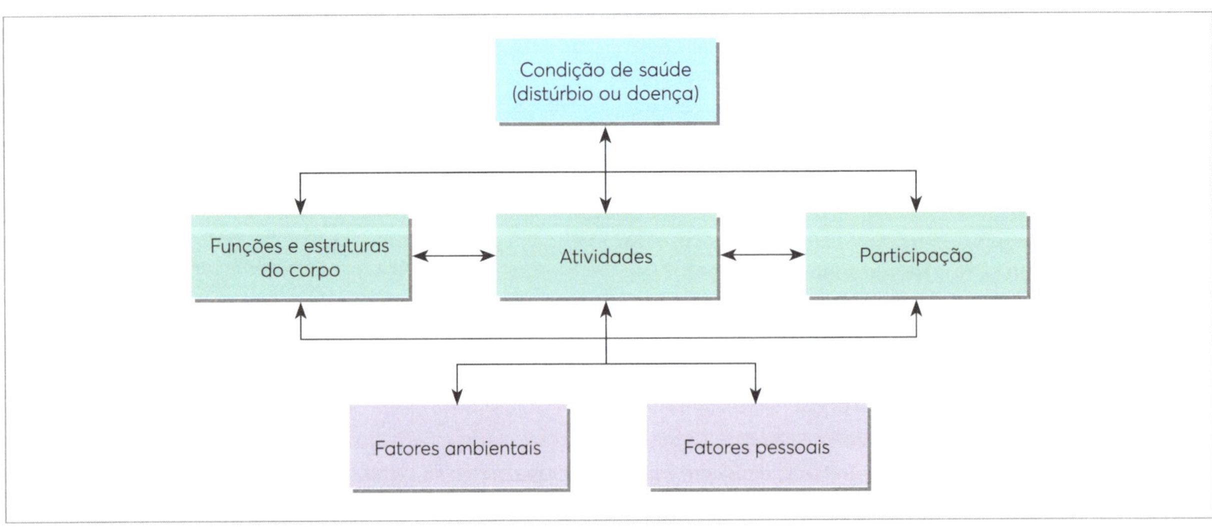

FIGURA 1
Domínios da Classificação Internacional de Funcionalidade, Incapacidade e Saúde.
Fonte: adaptada de Organização Mundial da Saúde, 2004.

EXAME CLÍNICO

O exame clínico dependerá do tipo de deficiência. A deficiência visual e a auditiva demandarão avaliação oftalmológica e auditiva especializada, que incluirá avaliação instrumental e exames complementares específicos. Ainda assim, pode-se fazer uma avaliação mínima da acuidade visual (com o uso da escala optométrica de Snellen) e a avaliação da campimetria. A avaliação da acuidade auditiva demanda uma avaliação audiométrica, mas pode-se demandar ao paciente quão funcional é sua audição no dia a dia (como ao telefone ou se há necessidade frequente de solicitar às pessoas que repitam suas falas) e se há um ouvido com melhor audição, bem como se há melhor lateralidade quanto à acuidade visual.

No caso da avaliação da deficiência física, dependerá da etiologia da deficiência e do padrão de acometimento. Entre as deficiências físicas mais frequentes, merecem destaque aquelas advindas de afecções osteomioarticulares dolorosas crônicas incapacitantes; lesões encefálica, medular e nervosas periféricas; e amputações.

Como premissas do exame clínico, que terá um olhar particular para a funcionalidade, a avaliação já tem início ao observar como o paciente se desloca ao ser chamado para a consulta; como se comunica; sua cognição, à medida que relata seu histórico, ou se é conduzido por um acompanhante ou responsável. Pacientes com dificuldade de locomoção, mas que ainda apresentam capacidade de marcha, apresentam maior gasto energético ao se deslocar, com consequente maior aumento da frequência cardíaca e da pressão arterial. Sendo assim, vale iniciar o exame clínico (após a anamnese e esse período de repouso) com a medida da pressão arterial, antes de seu deslocamento em direção à maca de exame, quando possível. A sequência do exame clínico deve atentar para a funcionalidade e eventuais limitações, minimizando transferências e mudanças frequentes de posicionamento. Deve apresentar uma sequência que facilite a mobilidade do paciente e reduza seu desconforto.

Além da avaliação clínica geral, deve compreender um olhar adicional para afecções osteomioarticulares, neurológicas e para a funcionalidade, incluindo:

- Inspeção (avaliação de trofismo; postura; aumento de volume; assimetrias).
- Lesões cutâneas; amplitudes de movimento articular.
- Palpação muscular e percussão óssea de regiões dolorosas, e palpação de pulsos periféricos.
- Testes específicos pertinentes para avaliação de articulações, tendões, ligamentos, meniscos, bursas e fáscias.
- Avaliação do padrão da marcha e da pisada.
- Avaliação do equilíbrio, da coordenação, da força, da destreza e da sensibilidade.
- Avaliação do tônus muscular (sendo frequentemente utilizada a escala modificada de Ashworth para a avaliação das hipertonias elásticas – espasticidade –, frequentemente presentes no caso de lesões encefálicas e medulares).

No caso de lesão encefálica, instrumentos para a avaliação cognitiva devem ser acrescentados para um filtro inicial, podendo ser utilizado o miniexame do estado mental (MMSE), que avalia os seguintes aspectos da cognição: orientação temporal (5 pontos), memória imediata (3 pontos), atenção e cálculo (5 pontos), evocação (5 pontos), lembrança de palavras (3 pontos), linguagem (8 pontos) e capacidade construtiva visual (1 ponto). O escore do MEEM varia de um mínimo de "0" até o total máximo de "30" pontos. No Brasil, foi traduzido e adaptado por Bertolucci et al. Nesse estudo, foi demonstrada a importância da escolaridade no escore total do teste, com a nota de corte caindo para 13 no caso de analfabetos; 18 para ensino médio; e 26 para o segundo grau completo. Há também instrumentos que podem ser respondidos por familiares e/ou acompanhantes, como a escala Bayer de atividades da vida diária (B-ADL), que avalia 25 itens, sendo: 2 itens sobre atividades básicas de vida diária; 18 itens sobre atividades instrumentais/práticas de vida diária; e 5 itens de avaliação cognitiva. Diferentemente da MIF, não demanda treinamento e apresenta a vantagem de poder ser respondida fora do ambiente da consulta.

A avaliação do desempenho para a marcha pode ser complementada por um teste denominado *Timed Up and Go Test* (TUG), em que é colocada uma cadeira em um corredor e demarcado o espaço de 3 metros à frente. O indivíduo se senta e é solicitado a ele que deambule no máximo de sua velocidade, sem correr, até a marca de 3 metros, volte e se sente e o tempo é cronometrado. O tempo normal limite é de até 10 segundos. Avalia a velocidade e também o desempenho de marcha. Caso o paciente faça uso de meio auxiliar para seu melhor desempenho e estabilidade, este deve ser utilizado. Para que seja útil como preditor de quedas, pode ser utilizado esse teste, associado a um teste cognitivo, o denominado TUG com dupla tarefa, em que o indivíduo, além de percorrer a distância determinada, realiza, simultaneamente, contas ou carrega um copo de água sem derramar.

A avaliação da força muscular de membros pode ser realizada com o uso da escala de 0-5, sendo: 5, força que vence a resistência; 4, força que vence parcialmente a resistência; 3, força que vence a gravidade; 2, força que não vence a gravidade, mas leva a movimento na ausência desta; 1, força que leva a alguma contração muscular visível, mas não a movimento; e 0, sem nenhum esboço de contração. A avaliação pode ser ainda mais bem objetivada com o uso de dinamômetros, como o dinamômetro de preensão, com determinação da força máxima de preensão em quilogramas/força e sua monitorização (Figura 2).

PARTICULARIDADES

Pacientes diabéticos devem ser todos submetidos a avaliação da sensibilidade protetora dos pés. Para tanto, deve ser utilizado o monofilamento de Semmes-Weinstein (estesiômetro) de 10 gramas. Devem ser testadas 4 áreas distintas dos pés na região plantar: na região do hálux; e do primeiro, terceiro e quinto metatarso. O monofilamento deve ser aplicado perpendicularmente à superfície da pele, com pressão suficiente para que o monofilamento se curve. Os pacientes devem ser avaliados e orientados quanto aos cuidados com os pés, calçados adequados, e aqueles com alteração de sensibilidade devem fazer uso de palmilhas para melhor distribuição da pressão plantar e prevenção de úlceras por pressão.

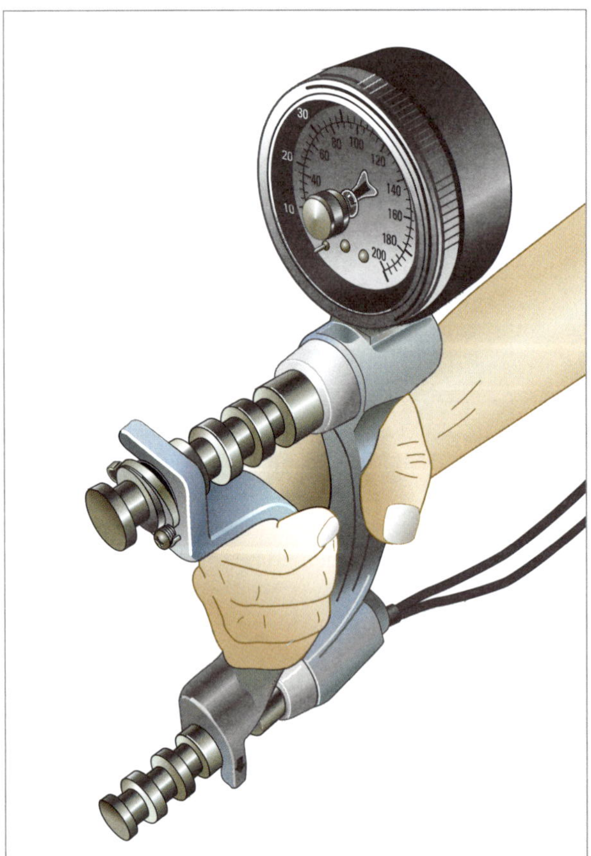

FIGURA 2
Dinamômetro de preensão.

A avaliação do padrão da pisada pode ser realizada clinicamente e complementada com avaliação instrumental, com o uso da podobarometria computadorizada, quando necessário.

Cabe ressaltar que as complicações do diabetes constituem a principal causa de amputação de membros inferiores.

Quanto às avaliações específicas nas diferentes populações, vale mencionar:

- Pacientes com lesão medular:
  - Devem ser avaliados quanto ao nível sensitivo e motor (nível neurológico).
  - Pacientes com lesões acima do nível T6 podem apresentar disreflexia autonômica ou crise autonômica hipertensiva (hipertensão, bradicardia, rubor facial e cefaleia, em resposta a estímulo nociceptivo abaixo do nível de lesão – p. ex., distensão vesical ou intestinal, outra afecção visceral, lesão ou infecção cutânea) – trata-se de uma urgência clínica, na qual o fator causal deve ser prontamente identificado e removido quando possível; caso não seja, deve receber medicação sob monitorização.
  - Pacientes com bexiga neurogênica são mais sujeitos a infecções urinárias de repetição e devem ser orientados quanto ao cateterismo vesical intermitente limpo, na dependência de seu resíduo vesical, em avaliação urodinâmica.
  - Devem ser também orientados quanto ao intestino neurogênico.
  - Devem ser avaliados e orientados quanto à sexualidade e fertilidade.
  - Na fase subaguda, atenção para ossificação heterotópica e, posteriormente, osteoporose neurogênica – perda óssea acentuada se mantém até cerca de 18-24 meses após a ocorrência da lesão, que leva tanto à perda óssea quanto à maior ocorrência de nefrolitíase.
  - Até 3 meses após a ocorrência de lesão, apresentam maior risco de tromboembolismo venoso e demandam profilaxia.
- Pacientes com amputação:
  - Devem ser avaliados quanto à ocorrência de sensação e dor fantasma, bem como dor no coto.
  - Deve ser avaliado o trofismo e o formato do coto, que deve ser submetido a enfaixamento elástico compressivo centrípeto (com maior pressão distal) pré-protetização.

- Devem ser orientados sobre a prevenção de deformidades, com adequada manutenção da amplitude das articulações – como exemplo, é comum a ocorrência da deformidade em flexão e abdução e quadril do caso das amputações transfemorais.
- Deve haver vigilância quanto à perda óssea no segmento amputado.

CASOS CLÍNICOS

Caso 1

Mulher, 28 anos, apresenta paraplegia há 2 anos, decorrente de traumatismo raquimedular por acidente automobilístico, procura atendimento em decorrência de cefaleia recorrente. Apresenta segundo grau completo. Trabalha como recepcionista. Relata que costuma apresentar cefaleia no final da manhã e da tarde, holocraniana, com intensidade que chega a 8 em 10 na escala numérica de dor. Ao interrogatório, relata realizar cateterismo vesical intermitente quatro vezes ao dia (antes de sair de casa, no horário do almoço, quando chega em casa e antes de dormir). Relata ter sido orientada a aumentar a ingesta hídrica, por ter apresentado nefrolitíase. Apresenta independência modificada para atividades de vida diária e de vida prática. Ao exame físico, lesão medular completa, nível neurológico T4. Pressão arterial (PA): 200 x 110; pulso: 48 ppm. Rubor facial. Último cateterismo vesical realizado há cinco horas. Provável disreflexia autonômica. Prontamente encaminhada para a sala de enfermagem para a realização do cateterismo vesical limpo. Após alguns minutos do cateterismo, PA: 130 x 80; pulso: 76 ppm; e melhora da cefaleia, que estava moderada (6 em 10). Foi orientada a realizar o cateterismo vesical intermitente cinco a seis vezes ao dia, na dependência da ingesta hídrica. Ao final da consulta, aliviada, relata que está namorando há 6 meses e deseja saber que deve tomar alguma precaução adicional ao ter relações sexuais e se há alguma restrição para uma futura gravidez. Orientada que poderá apresentar pouca lubrificação e poderá ser necessário utilizar lubrificantes (ainda que não tenha sensibilidade local e não sentirá desconforto, auxiliará na prevenção de lesões e a penetração do parceiro). Orientada que seu parceiro deverá procurar estimular áreas que lhe proporcionem prazer acima do nível da lesão, e que não apresenta restrição para engravidar. Apenas necessitará de acompanhamento mais próximo de sua gestação pelo obstetra. Ao ser questionada sobre cuidados com a massa óssea, nega ter realizado exames laboratoriais relacionados e densitometria óssea. Solicitados exames laboratoriais (hemograma, creatinina, cálcio iônico, 25-hidroxi-vitamina D, T4 livre e TSH, CTX (telopeptídeo C-terminal do colágeno tipo I) e P1NP (propeptídeo aminoterminal do procolágeno tipo 1) e densitometria óssea de coluna lombar e fêmur bilateral.

Caso 2

Homem, 72 anos, apresenta hemiplegia direita de predomínio braquial há 2 anos, em decorrência de acidente vascular encefálico isquêmico, *diabetes mellitus* (há cerca de 20 anos) e hipertensão arterial sistêmica. Ex-comerciante, aposentado, economista. Comparece acompanhado de sua esposa, deambulando com uso de bengala à esquerda. Queixa-se de dor no ombro direito há cerca de um mês e formigamento nos pés há mais de três meses. Notou piora de seu equilíbrio. Relata queda há duas semanas, sem sequelas. Agora, receoso. Não tem saído mais de casa como antes, mesmo acompanhado – evita ao máximo. Apresenta suporte de sua esposa. Necessita de seu auxílio para se despir e se vestir, e para o corte de alguns de seus alimentos. Relata prejuízo do sono pela dificuldade de posicionamento pela dor no ombro, que chega a ser moderada, 7 em 10 na escala numérica de dor, em peso e latejamento (descritores nociceptivos). Relata uso de analgésicos com pouca melhora. Ao exame físico, sem dor em repouso. Sua PA é medida antes de seu deslocamento, uma vez que apresenta redução da força de membro inferior direito que lhe dificulta a locomoção. Achados relevantes, marcha claudicante, com redução da velocidade e da tríplice flexão de membro inferior direito e aumento da base, e tendência a olhar para o chão ao andar. Subluxação de ombro direito, abdução ativa até 45 graus dolorosa, com piora à rotação interna, e abdução passiva até 90 graus, também com piora da dor. Movimento ativo do membro superior direito em sinergismo (sem seleção do movimento), que não vence totalmente a gravidade (força grau

2, sem seleção do movimento), espasticidade moderada (grau 2 na escala modificada de Ashworth) em padrão flexor e adutor de ombro, flexor de cotovelo, punho e dedos, e pronador do antebraço. Perda da sensibilidade protetora dos pés e hipoestesia em bota. Apresenta suspeita clínica de osteoartrite e síndrome do manguito rotador de ombro direito; e neuropatia diabética. Indicadas medidas para a redução da espasticidade (bloqueio neuromuscular); prescrição de palmilha; orientação de cuidados com os pés; analgesia com analgésicos de horário e meios físicos; fisioterapia analgésica, para melhora da espasticidade, do equilíbrio e do padrão de marcha. Reluta ter realizado densitometria óssea há dois anos, quando completou 70 anos, com evidência de osteopenia. Solicitada nova densitometria a ser realizada no mesmo local em que realizou a anterior, para possibilitar a comparação.

PRINCIPAIS PONTOS

- A história clínica usual deve ser complementada com o histórico funcional e psicossocial.
- Deve-se ter de base o modelo preconizado pela Organização Mundial da Saúde, que considera: estrutura e funções acometidas; atividades comprometidas; e possíveis barreiras e facilitadores.
- A funcionalidade e a participação social devem ser avaliadas pelo relato espontâneo, pelo interrogatório e pela aplicação de instrumentos específicos, de acordo com a apresentação clínica.
- O contexto quanto a possíveis barreiras e facilitadores deve ser avaliado, considerando fatores pessoais e ambientais.
- A avaliação deve considerar a semiologia das afecções que mais frequentemente levam à incapacidade. Além da avaliação clínica geral, deve ser realizada avaliação osteomioarticular e neurológica, conforme o quadro clínico.

BIBLIOGRAFIA

1. Barry E, Galvin R, Keogh C, Horgan F, Fahey T. Is the Timed Up and Go test a useful predictor of risk of falls in community dwelling older adults: a systematic review and meta-analysis. BMC Geriatr. 2014;14(1):1-14.
2. Battistella LR, Brito C. Classificação Internacional de Funcionalidade (CIF). International Classification of Functioning Disability and. Acta Fisiátrica. 2002;9(2):98-101.
3. Brasil. Presidência da República. Decreto 5.296/2004. Disponível em: http://www.planalto.gov.br/ccivil_03/_Ato2004-2006/2004/Decreto/D5296.htm (acesso janeiro 2021).
4. Bertolucci PF, Brucki SMD, Campassi SR JI. Miniexame do estado mental em uma população geral: impacto da escolaridade. Arq Neuropsiquiatr. 1994;52(1):1-7.
5. Bohannon R, Smith M. Confiabilidade interavaliadores de uma escala modificada de espasticidade muscular de Ashworth. Fisioterapia. 1987:1986-1987.
6. Faber DC FJ. Office-based screening, prevention, and management of diabetic foot disorders. Prim Care. 2007;34(4).873-85.
7. Folquitto JC, Bustamante SEZ, Barros SB, et al. A escala da Bayer – Atividades da Vida Diária (B-AVD) na diferenciação entre demência leve e moderada e o envelhecimento normal. Rev Bras Psiquiatr. 2007;29(4):350-3.
8. Folstein MF, Folstein SE MP. "Mini-mental state": a practical method for grading the cognitive state of patients for the clinician. J Psychiatr Res. 1975;12:189-98.
9. Hofheinz M, Mibs M. The prognostic validity of the Timed Up and Go Test With a dual task for predicting the risk of falls in the elderly. Gerontol Geriatr Med. 2016;2:233372141663779.
10. IBGE. Censo Demográfico 2010; 2010. Disponível em: https://www.ibge.gov.br/estatisticas/sociais/populacao/9662-censo-demografico-2010.html (acesso janeiro 2021).
11. Institute MR. Cultural Adaptation of the Bayer Activities of Daily Living Scale (B-ADL) into Brazilian Portuguese. Lyon-France; 1999.
12. Lopes J, Grams ST, da Silva EF, de Medeiros LA, de Brito CMM, Yamaguti WP. Reference equations for handgrip strength: normative values in young adult and middle-aged subjects. Clin Nutr. 2018;37(3):914-8.
13. Malta DC, Stopa SR, Canuto R, et al. Self-reported prevalence of disability in Brazil, according to the National Health Survey, 2013. Cienc e Saude Coletiva. 2016;21(10):3253-64.
14. Maria T, Carmo D, Almeida JDC, Reis D. Monofilamento de Semmes-Weinstein: uma avaliação da sensibilidade protetora dos pés na prevenção da úlcera plantar entre pacientes diabéticos. Cienc e Prax. 2015;8(15):29-34.
15. Moran de Brito CM, Battistella LR, Saito ET, Sakamoto H. Effect of alendronate on bone mineral density in spinal cord injury patients: a pilot study. Spinal Cord. 2005;43(6):341-8.
16. OMS. Classificação Internacional de Funcionalidade, Incapacidade e Saude. (Tradução em português); 2004.
17. Riberto M, Miyazaki MH, Jucá SSH, Sakamoto H, Pinto PPN, Battistella LR. Validation of the Brazilian version of functional independence measure. Acta Fisiátrica. 2004;11(2):3-7.
18. WHO. World report on disability 2011. World Health Organisation and The World Bank. 2011;91:549.

69

Semiologia da deficiência intelectual

Lígia Fidelis Ivanovic
Patricia Zen Tempski

> "A forma com que uma sociedade cuida de seus membros mais frágeis é a medida do seu valor."
>
> Jérome Lejeune

DEFINIÇÃO DE DEFICIÊNCIA INTELECTUAL

A deficiência intelectual (DI) faz parte da condição humana e é complexa, dinâmica e multidimensional. No Brasil, o censo de 2010 do Instituto Brasileiro de Geografia e Estatística (IBGE) demonstrou que 1,4% da população brasileira tinha DI, o que, em números absolutos, representa aproximadamente 3 milhões de pessoas. A prevalência de DI no mundo é de 1-3%, sendo mais próxima de 1% em países de alta renda e de 2-3% em países de baixa e média renda.

A prevalência da DI em uma população tem impactos financeiros e emocionais, na medida em que requer investimento em processos diagnósticos e terapêuticos, ao mesmo tempo que exige, em maior ou menor intensidade, a presença de cuidadores que deixam de se ocupar de sua própria saúde e produção de recursos para subsistência da família. Além disso, exige adaptação de expectativas dos profissionais e familiares em relação à autonomia que uma pessoa deficiente alcança ao longo de sua vida.

> Para além das questões de saúde, o cuidado de uma pessoa com DI exige dos profissionais da saúde reflexão sobre o que se qualifica como investimento válido em curto e longo prazos, incluindo seus resultados e limites.

Nesse sentido, o Relatório Mundial sobre Deficiência, da Organização Mundial da Saúde (OMS), e a Convenção dos Direitos das Pessoas com Deficiência, das Nações Unidas, reforçam a valorização da diversidade humana e de oferecer equidade de oportunidades para que as pessoas com deficiência exerçam seu direito de conviver e contribuir com a comunidade.

A OMS conceitua a DI como o incompleto desenvolvimento das faculdades mentais que determinam o nível global de inteligência, envolvendo funções cognitivas, de linguagem, motoras e habilidades sociais e com prejuízo na adaptação ao ambiente. A American Association on Intellectual and Developmental Disabilities (AAIDD) define a DI como uma incapacidade caracterizada pelo prejuízo do funcionamento intelectual (raciocínio, aprendizado e resolução de problemas) e também do comportamento adaptativo. Assim, de acordo com essa associação, a DI é caracterizada pelo reduzido funcionamento intelectual comparativamente à média populacional, com aparecimento antes dos 18 anos, concomitantemente à limitação em duas ou mais das funções adaptativas: comunicação, autocuidado, vida doméstica, relacionamento interpessoal, uso de recursos da comunidade, autossuficiência, habilidades acadêmicas, trabalho, lazer e segurança. Esse conceito difere do conceito de demência, que se caracteriza pela perda das funções cognitivas e relacionais previamente mais elevadas.

> Tendo em vista os conceitos aqui apresentados, é importante enfatizar que as expressões "retardo mental" e "deficiência mental" foram substituídas pela expressão "deficiência do desenvolvimento global" até os 4 anos de idade, "atraso do desenvolvimento psicomotor" até os 11 anos e "deficiência intelectual" a partir de 12 anos.

CAUSAS E FATORES DE RISCO

As dificuldades adaptativas em número e grau resultantes do prejuízo cognitivo são influenciadas por fatores pessoais e ambientais. Os fatores pessoais são relativos à condição de saúde atual e a doença de base, frequentemente associados às alterações genéticas, condições gestacionais, metabólicas e perinatais (Tabela 1). Já os fatores ambientais englobam os processos terapêuticos (precocidade do diagnóstico, diversidade, qualidade e frequência), a aceitação familiar e a inclusão social.

O período entre o segundo mês de vida intrauterina e o terceiro ano de vida é reconhecido como o de maior desenvolvimento cerebral, quando os fatores de risco têm ação mais deletéria. Os fatores de risco pré, peri e pós-natais são classificados de acordo com aspectos biomédicos, sociais, comportamentais e educacionais, segundo a American Association for Mental Retardation (AAMR) (Tabela 2).

Em 70% dos casos, a causa da DI não consegue ser definida, sendo considerada multifatorial, e em cerca de 30% deles está associada à síndrome de Down, à síndrome do X frágil ou à síndrome do álcool fetal. A síndrome de Down é a principal causa de DI nos seres humanos, o que é especialmente relevante, considerando a sobrevida atualmente considerada de 60 anos para esse grupo.

TABELA 1 Causas mais comumente relacionadas à deficiência intelectual

Condições geneticamente determinadas:
▪ Síndrome de Down
▪ Síndrome do X frágil
▪ Síndrome de Prader-Willi
▪ Síndrome de Angelman
▪ Síndrome de Rett
▪ Neurofibromatose
▪ Tuberose esclerosa
▪ Síndrome de Lesch-Nyhan
▪ Adrenoleucodistrofia
▪ Síndrome de Cornelia de Lange
▪ Síndrome de Noonan
Condições metabólicas:
▪ Fenilcetonúria
▪ Galactosemia
▪ Doença de Tay-Sachs
▪ Doença de depósito de glicogênio
▪ Doença de Menkes

(continua)

TABELA 1 Causas mais comumente relacionadas à deficiência intelectual (*continuação*)

Condições adquiridas congênitas:
▪ Hipotireoidismo congênito
▪ Exposição a teratógenos na gestação
▪ Síndrome do álcool fetal
▪ Infecções: rubéola, sífilis, toxoplasmose, herpes simples genital tipo II, zika vírus
▪ Pré-natal: hipertensão, epilepsia, diabete descontrolado, desnutrição, distúrbios obstétricos (placenta prévia, hemorragias, outros)
Condições adquiridas no desenvolvimento:
▪ Prematuridade, baixo peso ao nascimento
▪ Anóxia neonatal
▪ Encefalopatia por hiperbilirrubinemia (*kernicterus*)
▪ Infecções (encefalite, meningite)
▪ Trauma cranioencefálico
Aspectos ambientais e socioculturais:
▪ Cuidados de saúde pré, peri e pós-natal inadequados
▪ Privação sociocultural
▪ Hospitalizações precoces, múltiplas ou prolongadas

DIAGNÓSTICO CLÍNICO DA DEFICIÊNCIA INTELECTUAL

A identificação e a compreensão dos fatores de interação entre DI e saúde física são desafiadoras para profissionais de saúde de diferentes áreas. A compreensão da pessoa com DI depende, para além da anamnese e do exame clínico, das informações recolhidas de seu entorno social, uma vez que nem sempre a condição do paciente lhe permite falar pela própria voz. A família, os cuidadores e a equipe interprofissional são frequentemente solicitados para ampliar as informações coletadas, o que, se por um lado, aumenta os dados sobre o paciente, pode, por outro, fazê-lo objeto e não sujeito de sua saúde.

Estudos demonstram que pessoas com déficits cognitivos significativos frequentemente são tratadas de maneira diferente em contextos de cuidado à saúde. Uma revisão de literatura encontrou que pacientes com DI em hospitais experimentavam falta de cuidado, comunicação falha, atitudes discriminatórias, falhas de analgesia, falhas no auxílio para alimentação e uso do banheiro e menor acesso a diagnóstico e tratamentos. Esse entendimento demonstra a importância de diretrizes de cuidado voltadas à saúde das pessoas com DI, para que sejam tratadas com respeito e recebam as mesmas oportunidades dadas a qualquer outro paciente adulto.

O diagnóstico DI e de seu impacto sobre a saúde e funcionalidade (autonomia) de uma pessoa considera

TABELA 2 Fatores de risco associados à deficiência intelectual segundo a American Association for Mental Retardation

Fatores de risco	Biomédico	Social	Comportamental	Educacional
Período pré-natal	▪ Distúrbios cromossômicos ▪ Distúrbios de um gene único ▪ Síndromes ▪ Distúrbios metabólicos ▪ Disgenesia cerebral ▪ Doenças maternas ▪ Idade dos pais	▪ Pobreza ▪ Desnutrição materna ▪ Violência doméstica ▪ Falta de acesso ao cuidado pré-natal	▪ Uso de drogas pelos pais ▪ Uso de álcool pelos pais ▪ Hábito de fumar dos pais ▪ Imaturidade dos pais	▪ Limitação cognitiva dos pais ▪ Falta de preparo dos pais
Período perinatal	▪ Prematuridade ▪ Problemas no parto ▪ Desordens neonatais	▪ Falta de acesso aos cuidados ao nascimento	▪ Rejeição dos pais ao cuidado da criança ▪ Abandono da criança pelos pais	▪ Falta de encaminhamento para serviços de apoio e intervenção na alta hospitalar
Período pós-natal	▪ Lesão cerebral traumática ▪ Desnutrição ▪ Meningoencefalites ▪ Desordens convulsivas ▪ Desordens degenerativas	▪ Relação criança--cuidador comprometida ▪ Falta de estimulação adequada ▪ Família em vulnerabilidade financeira ▪ Doença crônica na família ▪ Institucionalização	▪ Abuso e negligência da criança ▪ Violência doméstica ▪ Falta de segurança ▪ Privação social e isolamento ▪ Comportamentos infantis difíceis	▪ Paternagem inadequada ▪ Diagnóstico tardio ▪ Estimulação precoce inadequada ▪ Serviços inadequados de educação especial ▪ Suporte familiar inadequado

aspectos gerais, comportamento, postura, linguagem, humor, percepção e cognição. A coleta de informações para esse diagnóstico tem início no acolhimento do paciente, quando o examinador observa seu grau de autonomia, se ele veio sozinho ou acompanhado para o atendimento, como se desloca até o consultório (ritmo e exploração do ambiente), qual o tipo de interação que mantém com o meio e com as pessoas, se seu comportamento é adequado ou não, e de forma geral como é seu aspecto em relação ao autocuidado e à adequação do vestuário, considerando grupos em semelhante cultura e condição socioeconômica (higiene e vestimentas).

> Não é incomum que a família perceba a pessoa com DI como uma "criança grande", referindo-se a ele ou ela como "nosso nenê", e materialize essa percepção em um vestuário infantil.

Nessa fase inicial de acolhimento, e posteriormente na anamnese e no exame clínico, há que considerar que a pessoa com DI não é uma eterna criança, mas sim um jovem ou adulto com déficit cognitivo. Essa mudança de perspectiva é especialmente importante no que tange ao aspecto relacional com o paciente, considerando a mediação do cuidador, sem, no entanto, excluir o paciente ou considerá-lo (*a priori*) desqualificado ao entendimento de sua própria condição de saúde, incapaz de expressar suas necessidades e perspectivas. A essência do atendimento de uma pessoa com DI está na disposição do profissional para considerar primeiro sua habilidade comunicativa, autonomia e capacidade de tomar decisões relativas à própria saúde e somente quando tais condições estiverem aquém das possibilidades terapêuticas transferir à família esse papel, compartilhando com ela as decisões.

Já nas primeiras interações com o paciente em termos do espaço relacional de amenidades e cordialidade, o examinador pode verificar se aquele tem orientação de tempo e espaço, e como percebe o objetivo daquele encontro terapêutico. Pode-se também, nesse primeiro momento, atentar para as habilidades relacionais (ou sociais) do paciente, se responde ao interlocutor ou se inicia uma conversa, e ainda se sua postura é afetiva e amistosa, ou esquiva e distante. Também nesse momento é possível verificar elementos da relação de aceitação e/ou dependência e superproteção entre o paciente e o cuidador principal. Especialistas afirmam que a consulta começa na sala de espera, onde é possível observar da interação do paciente com seu acompanhante ou cuidador, características fenotípicas em comum e estilos de vida compartilhados.

Aspectos do estilo de vida compartilhado podem ser em parte observados e investigados na anamnese. Estudos mostram que o estilo de vida da família, como hábitos alimentares, de comunicação, lazer e atividade física, são impostos e assimilados mais frequentemente por pessoas com DI, que têm pouca autonomia para deliberar sobre esses e outros aspectos de sua vida cotidiana. Por exemplo, há correlação positiva entre o nível de atividade física e o peso corporal de mães ou do principal cuidador e aqueles encontrados na pessoa com DI. Além disso, há evidências de que pessoas com DI podem apresentar baixa densidade mineral óssea. Isso ocorre porque a maioria dessas pessoas não inclui em sua rotina diária a prática de atividade física, expõe-se pouco à luz solar (o que leva à deficiência de vitamina D) e tem nutrição inadequada, além da associação possível com hipotireoidismo e doença celíaca.

Durante a anamnese, as questões de habilidades cognitivas (orientação, atenção e memória) e de linguagem (qualidade, quantidade, coerência, ritmo e fluência) podem ser investigadas, enquanto as habilidades motoras e o tônus muscular são verificados no exame clínico, bem como as características fenotípicas e o padrão de crescimento (peso, altura, perímetro cefálico e torácico), além de anomalias viscerais e outros sinais dismórficos maiores ou menores. Sinais dismórficos podem ser especialmente úteis na identificação de síndromes genéticas, cuja definição pode ser auxiliada por programas computacionais como o *Online Mendelian Inheritance in Man* (OMIM).

Em geral, a hipótese de DI ou do atraso de desenvolvimento que motiva uma consulta médica é feita a partir da apresentação de: atraso global do desenvolvimento neuropsicomotor, hipotonia, atraso de fala, déficit cognitivo, distúrbios do comportamento. Os padrões de comportamento incomuns incluem: dificuldade de interação social, hiperatividade, déficit de atenção, auto e heteroagressividade, aversão a contato físico e/ou ocular, compulsão alimentar, estereotipias motoras, crises de birra, riso imotivado, automutilação, hiperacusia, manutenção de ações ou atividades recorrentes, como o hábito de lavar as mãos, picar papéis e desfiar roupas. Quando os marcos motores são conquistados, o atraso no desenvolvimento da linguagem e ou da interação social são as manifestações comumente relacionadas a atraso de desenvolvimento. Na idade escolar, após aquisição dos marcos motores e linguagem, são as dificuldades de aprendizado e adaptação que sugerem DI.

> A questão central é diferenciar o que caracteriza o desenvolvimento ou comportamento atípico das frequentes e esperadas variações pessoais.

Para o diagnóstico da DI, são utilizados testes que mensuram a capacidade cognitiva do indivíduo, como o quociente de inteligência (QI), conforme padronizado pela OMS. Assim, considera-se DI para indivíduos com QI inferior a 70. Ainda segundo critérios da OMS, a DI pode ser classificada em:

- Leve: QI 50-70, correspondente a 85% dos casos.
- Moderada: QI 35-49, correspondente a 10% dos casos.
- Grave: QI 20-34, correspondente a 3-4% dos casos.
- Profunda: QI inferior a 20, correspondente a 1-2% dos casos.

O diagnóstico funcional de uma pessoa com DI pode ser realizado por meio da Classificação Internacional de Funcionalidade, Incapacidade e Saúde (CIF), que faz parte do conjunto de classificações da OMS e é complementar à Classificação Internacional de Doenças (CID). Enquanto a CID representa a doença e suas associações, a CIF descreve a saúde e seus estados relacionados. Dessa forma, evoluiu-se de uma classificação centrada na doença para outra com foco na funcionalidade e nas consequências do adoecimento (incapacidades). A CIF utiliza como critério de avaliação dois grandes domínios: "função/estrutura do corpo" e "atividade e participação". Além disso, a CIF relaciona esses aspectos da pessoa com os fatores ambientais e contextuais com os quais interage, por exemplo: suporte familiar, recursos próprios e da comunidade, acesso a atenção à saúde, entre outros. Da mesma forma que a CID, a CIF utiliza um padrão de letras e números em sua linguagem padronizada. Pode ser utilizada como ferramenta de gestão do caso no que tange a seu diagnóstico e terapêutica.

Há também a medida de independência funcional (MIF), que avalia a incapacidade de pacientes com restrições funcionais de origem variada e a carga de cuidados demandada por uma pessoa para a realização de tarefas motoras e cognitivas em sua vida diária. As atividades avaliadas são autocuidado, transferências, locomoção, controle esfincteriano, comunicação e cognição social, que inclui memória, interação social e resolução de problemas, e são descritas em dois domínios, o motor e o cognitivo. Cada atividade recebe uma pontuação, dependendo do modo como ela é executada pelo paciente. Essa pontuação varia de 1 (dependência total) a 7 (independência completa), e a pontuação total varia entre 18-126.

ASPECTOS RELACIONAIS E DO CONTEXTO SOCIAL

Pessoas com DI são vulneráveis ao abuso, e em defesa delas surgiu o movimento da autodefesa (*self-advocacy*), que visa reduzir o isolamento desses indivíduos e dar-lhes ferramentas e experiência para que exerçam maior controle sobre suas próprias vidas. O examinador precisa estar atento a sinais de negligência, superproteção e abusos físicos, bem como a mudanças de comportamento, sinais comportamentais de depressão, isolamento e perda de interesse nas atividades diárias. Importante considerar na anamnese aspectos da rotina, pois, em geral, pessoas com deficiência são suscetíveis a modificações em sua rotina. Outro aspecto a ser abordado no atendimento é a rede de suporte e relações sociais ao redor da pessoa com DI, como se estrutura seu dia a dia.

EXAMES COMPLEMENTARES NA DEFICIÊNCIA INTELECTUAL

Além dos exames complementares relativos à avaliação da saúde da pessoa com DI, frequentemente são solicitados exames para esclarecimento da etiologia (Tabela 3). Em muitos casos um diagnóstico específico não é encontrado, mas sua busca é justificada pelo potencial terapêutico específico e pelo aconselhamento genético.

TABELA 3 Exames complementares de investigação etiológica da deficiência intelectual

Exame	Foco da investigação
Cariótipo	Detecção de aneuploidias
FISH (*fluorescence in situ hybridization*)	Detecção de microdeleções cromossômicas
▪ Array-CGH (hibridização genômica comparativa por microarranjo) ▪ Cariótipo de alta resolução molecular	Detecção de microdeleções e aneuploidias
Pesquisa de erros inatos do metabolismo	Detecção de alterações metabólicas relacionadas à deficiência intelectual
Avaliação da acuidade visual e auditiva	Detecção de limitações de percepção do ambiente
Ressonância magnética de encéfalo	Se houver alteração de perímetro cefálico ou alterações do exame neurológico

PRINCIPAIS PONTOS DO CAPÍTULO

Quando suspeitar de DI:

- Atraso global no desenvolvimento neuropsicomotor.
- Hipotonia.
- Atraso e dificuldade de linguagem.
- Déficit cognitivo.
- Alteração no comportamento.
- Baixa autonomia para as atividades básicas de vida diária.

A avaliação clínica do paciente com DI diagnosticada ou suspeita inclui no atendimento:

- Avaliação dos antecedentes pessoais pré, peri e pós-natais; antecedentes familiares de consanguinidade e outros casos de DI.
- Evolução do desenvolvimento somático (alterações do perímetro cefálico, ganho ponderoestatural e neuropsicomotor).
- Intercorrências mórbidas (infecções, hospitalizações, crises convulsivas, traumas).
- Distúrbios sensoriais (visão e audição) e de outros órgãos e sistemas.
- Padrão de sono.
- Medicações em uso.
- Aspectos comportamentais: padrões alterados, interação social e com o meio.
- Avaliação das habilidades de comunicação, linguagem e cognição.
- Autonomia e funcionalidade.
- Contexto social e relacional.
- Exame clínico e neurológico minucioso.

Sinais de alerta no atendimento de pessoas com DI:

- Sinais de negligência ou de superproteção.
- Abuso físico.
- Mudança de comportamento.
- Isolamento social.

CASOS CLÍNICOS

Caso 1

Pensando nas melhores práticas de cuidado à saúde, reflita sobre como o atendimento poderia ter sido conduzido.

Liliam, que tem síndrome de Down e está com 24 anos, veio ao pronto atendimento por causa de dor abdominal. Ela sabe ler e escrever, auxilia a família nos afazeres domésticos e cuida de dois sobrinhos, Marcos, com 3 anos, e Cecília, com 6. Sua irmã se ofereceu para vir com ela ao hospital. Ao recebê-las, o médico plantonista cumprimenta ambas e rapidamente estabelece contato visual e verbal somente com Irene, irmã de Liliam. Após algum tempo, sentindo-se excluída, ela se manifesta: "Com licença, doutor... Eu posso falar mais da minha dor do que ela. Afinal, a dor é minha!".

Caso 2

Qual a melhor abordagem para o contexto familiar a seguir?

José Maurício tem DI moderada e, apesar de ter 28 anos, continua sendo tratado como "o filho que não cresce". Pais e irmãos se desdobram para atender a todos os seus desejos, e não conseguem dar limite a tantas demandas emocionais e materiais impostas por José Maurício. Ana, sua irmã de 36 anos, desabafa durante a consulta: "O que vamos fazer? Se ele está na nessa situação (DI), é nossa obrigação tornar a vida dele mais feliz! Mesmo que isso envolva nossa própria infelicidade, em termos de cansaço e gastos".

PRINCÍPIOS GERAIS DO ATENDIMENTO

- Reconhecer a pessoa com DI como sujeito central no atendimento.
- Reconhecer os sentimentos da pessoa.
- Falar diretamente com a pessoa.
- Considerar ajustes na consulta (tempo maior, ter o encontro em um local reservado e livre de interrupções).
- Compartilhar a informação de modo a facilitar a compreensão (usar figuras, repetir o conteúdo).
- Evitar jargões médicos.
- Explicar o que acontecerá em cada momento da consulta.
- Checar repetidamente o entendimento do paciente.
- Assegurar-se de que os cuidadores estejam envolvidos.
- Considerar o contexto familiar e a rede de suporte.
- Verificar a adequação de expectativas em relação ao atendimento e a terapias.
- Priorizar as propostas terapêuticas que consideram as melhores evidências, recursos e o bem-estar do paciente.

BIBLIOGRAFIA

1. American Association for Mental Retardation. Retardo mental: definição, classificação e sistemas de apoio. 10.ed. Porto Alegre: Artmed; 2006.
2. American Association on Intellectual and Developmental Disabilities. Available in: https://aaidd.org/intellectual-disability. (Acesso março 2021.)
3. Assunção Junior FB. Transtornos de desenvolvimento: retardo mental, aprendizado escolar e linguagem. In: Forlenza OV, Miguel EC (eds.). Clínica psiquiátrica de bolso. Barueri: Manole; 2014. p.138-53.
4. Benseñor IM, Atta já, Martins MA (eds). Semiologia clínica. São Paulo: Sarvier; 2002.
5. Bickley LS. Bates propedêutica médica. 11.ed. Rio de Janeiro: Guanabara-Koogan; 2013.
6. Brasil. Instituto Brasileiro de Geografia e Estatística (IBGE) Disponível em: https://www.ibge.gov.br/. (Acesso março 2021.)
7. Brasil. Ministério da Saúde. Diretrizes de atenção à pessoa com síndrome de Down. Brasília, 2012. Disponível em: https://bvsms.saude.gov.br/bvs/publicacoes/diretrizes_atencao_pessoa_sindrome_down.pdf. (Acesso março 2021.)
8. Esbensen AJ, Mailick MR, Silverman W. Long-term impact of parental well-being on adult outcomes and dementia status in individuals with Down syndrome. Am J Intellect Dev Disabil. 2013;118(4):294-309.
9. Faria APM. Deficiência intelectual: investigação do diagnóstico etiológico. In: Conselho Federal de Medicina. Genética médica para não especialistas: o reconhecimento de sinais e sintomas. Brasília; 2018. p.9-43.
10. Iacono T, Bigby C, Unsworth C, Douglas J, Fitzpatrick P. A systematic review of hospital experiences of people with intellectual disability. BMC Health Serv Res. 2014;14:505.
11. Katz G, Lazcano-Ponce E. Intellectual disability: definition, etiological factors, classification, diagnosis, treatment and prognosis. Salud Pública de México. 2008;50(S2):132-141.
12. Lloyd M, Bor R, Noble L. Clinical communication skills for medicine. 4th ed. Poland: Elsevier; 2019.
13. Schwartzman JS, Lederman VRG. Deficiência intelectual: causas e importância do diagnóstico e intervenção precoces. Inclusão Social. 2017;10:2.
14. Smith E. What a patient with learning disability would like you to know. BMJ. 2016;355:i5296.
15. Tempski et al. E-book do Curso de Atualização Profissional para o Cuidado da Síndrome de Down. Escola de Educação Permanente do Hospital das Clínicas da Faculdade de Medicina da Universidade de São Paulo e Fundação Alana, São Paulo; 2016-2017.
16. Tempski PZ et al. Reabilitação em adolescentes e adultos com síndrome de Down. In: Martins MA, Carrilho FJ, Alves VAF, Castilho EA, Cerri GG (eds.). Clínica médica. Barueri: Manole; 2016. v.1.
17. Tomaz RVV, Rosa TL, Van DB, Melo DG. Políticas públicas de saúde para deficientes intelectuais no Brasil: uma revisão integrativa. Ciênc Saúde Colet. 2016;21(1):155-72.
18. United Nations (US). Convention on the Rights of Persons with Disabilities. UN General Assembly; 2006.
19. Vasudevan P, Suri M. A clinical approach to developmental delay and intellectual disability. Clin Med (Lond). 2017;17(6):558-61.
20. World Health Organization. World Report on Disability. Geneva; 2011.
21. Zitelli BJ, McIntire SC, Nowalk AJ. Atlas of pediatric physical diagnosis. 7th ed. China: Elsevier; 2007.

70

Semiologia do paciente em fim de vida

Toshio Chiba
Erica Maria Zeni

"O tempo não para e a gente ainda passa correndo
E eu fiquei aqui, tentando agarrar o que eu puder
Ando fraco
Tem um mundo ao redor que a gente nem percebe
Tô ficando magro e pequeno para as minhas roupas
Sinto que estou reunindo minhas coisinhas
Me concentrando
Se pudesse, guardava tudo numa garrafa e bebia de uma vez
Penso no que vai ficar de mim
Eu... Só sei insistir"
Ombra Mai Fu, Cazuza

INTRODUÇÃO

A semiologia do paciente em fim de vida apresenta particularidades que serão abordadas neste capítulo. Pacientes nos últimos dias ou horas de vida comumente têm seus sofrimentos físicos não aliviados, assim como estresses psíquicos, espirituais e sociais. É essencial para o planejamento dos cuidados o reconhecimento de que a pessoa está na fase terminal de sua trajetória e de quando está entrando em um processo ativo de morte, possibilitando a mudança de foco do cuidado, com ênfase no conforto. A definição de quando essa fase começa não é algo simples, preciso ou estático, sendo frequentemente não diagnosticado. Como resultado, o sofrimento pode não ser reconhecido ou não corretamente abordado, em alguns casos inclusive sendo exacerbado pela continuação do suporte médico padrão.

Mesmo nos casos em que o profissional de saúde está bastante confiante sobre o prognóstico, ainda está errado em 25% dos casos. Prover um diagnóstico preciso da expectativa de vida em pacientes com doença avançada e ameaçadora à vida tornou se progressivamente mais difícil, em parte pelo desenvolvimento de novas terapias com resultados diversos. Outros fatores também contribuem como fatores psicológicos do profissional de saúde, desejo de manter a esperança, fazendo com que os prognósticos sejam excessivamente otimistas. No entanto, um prognóstico mais preciso é importante para pacientes, familiares e profissionais de saúde para que exista a oportunidade de planejar os cuidados do fim de vida. O diagnóstico tardio leva a mais sintomas não manejados, atendimento espiritual e psicológico deficitário para o paciente e familiares. Estudos apontam como barreiras para diagnóstico do processo ativo de morte: esperança de que o paciente melhore; desacordo da condição clínica geral do paciente e falha no reconhecimento de sinais e sintomas-chave desse processo.

Como estratégias propostas para melhorar a assistência, existem reavaliação contínua, a construção de uma comunicação eficaz, o compartilhamento de informações com familiares e cuidadores e a atenção a determinados sinais de declínio funcional.

Embora haja diversos padrões de trajetórias de morte no fim de vida, alguns sinais tendem a estar presentes na maioria dos indivíduos, como diminuição da consciência, sonolência e anorexia. A exceção estaria nos eventos fatais inesperados, como hemorragias maciças.

Tendo em vista o declínio cognitivo funcional comumente presente, boa parte dos dados da evolução desse processo nos será fornecida pelos familiares, cuidadores e demais profissionais de saúde. Nossa história clínica sempre deverá envolvê-los, além do paciente, somada a um exame físico cuidadoso. Conforme será discutido em maiores detalhes, alguns dos sinais podem ser especialmente angustiantes para os acompanhantes; explicar anteriormente sobre a trajetória esperada e as possibilidades auxilia no cuidado e conforto.

MUDANÇAS FISIOLÓGICAS

As mudanças fisiológicas que ocorrem nos últimos dias e horas de vida são muitas, com declínio funcional e uma variedade de sinais e sintomas, sendo os mais comuns dispneia, *delirium*, ansiedade, respiração ruidosa, piora da dor e náusea. A deterioração diária marca os últimos dias e horas de vida.

Fraqueza, fadiga e declínio funcional

Com o avanço da doença e a debilidade surgem fadiga e fraqueza, intolerância à atividade física e declínio das atividades de vida diária. Aparece dificuldade progressiva de subir degraus para acessar outros cômodos, transferência da cama para a cadeira, menor interesse em sair da cama, dificuldade de mobilização no leito. Fraqueza e cansaço extremos podem resultar em maior necessidade de ajuda nos cuidados, desinteresse nos acontecimentos ao redor. A imobilidade, com pressão contínua sobre determinados pontos, aumenta a dor e o risco de perda da integridade da pele.

Anorexia/redução da ingestão oral

Presente na maioria dos indivíduos no fim de vida.

Disfagia

Presente na evolução da maioria das doenças terminais, causada pela fraqueza, com debilidade pela inabilidade de ingerir alimentos e líquidos, ou pela combinação de efeitos adversos de medicamentos, distúrbios metabólicos.

As dificuldades na alimentação, como anorexia e disfagia, costumam gerar estresse, ansiedade e sofrimento nos familiares, com frustração associada à inabilidade de o ente querido aceitar as ofertas de alimentos.

Diminuição da perfusão sanguínea

Diminuição do débito cardíaco e volume intravascular levam à redução da perfusão periférica. Taquicardia, hipotensão, extremidades frias, cianose central e periférica, livedo, ausência pulsos periféricos são comuns.

Mudanças neurológicas

Dois padrões de alterações neurológicas são mais comuns no fim de vida. A redução progressiva no nível de consciência leva ao coma ou ao *delirium* (confusão, inquietação, agitação, inversão ciclo sono-vigília) e desorientação temporoespacial, dificuldade de concentração, menor capacidade de colaboração nos cuidados.

Gemência, grunhidos e caretas também podem estar presentes como manifestação, nem sempre relacionados à dor física.

Mudanças no padrão respiratório também podem ser indicativas de comprometimento neurológico grave e morte iminente. Respiração superficial e com menor capacidade vital; períodos de apneia ou padrão de respiração de Cheyne-Stokes, esta última sendo um padrão com respiração periódica ou cíclica, que se caracteriza por movimento respiratório crescente e decrescente, que ocorre a cada 40-60 segundos. O mecanismo básico consiste em momentos de hiperventilação intercalados com apneia; o excesso de dióxido de carbono durante o período de apneia leva os centros respiratórios a enviarem o estímulo para aumentar os movimentos respiratórios, o que, por sua vez, levará à diminuição do dióxido de carbono, fazendo o centro respiratório diminuir a respiração, o que causa apneia, e assim sucessivamente. Essas mudanças podem ser percebidas pelos familiares como desconforto, sofrimento ou sensação de sufocamento. Explicar sobre esses achados, que podem não estar relacionados a sofrimento físico, pode ser tranquilizador.

Acúmulo de secreção nas vias aéreas superiores

Perda da capacidade de deglutição resulta de fraqueza extrema e do declínio das funções neurológicas. Com a redução do reflexo do vômito e da limpeza da orofaringe, ocorre o acúmulo das secreções traqueobrônquicas. O acúmulo das secreções e saliva pode levar a um som borbulhante, relacionado a cada respiração, conhecido como sororoca, estertor ou ronco da morte, estertores da terminalidade. O acúmulo progressivo de secreções na via aérea pode interferir no sono do paciente, com engasgos, piora da dispneia, causar tosse e predispor à infecção. A respiração ruidosa, com os estertores ou roncos terminais, pode ser especialmente estressante para a família.

Perda de controle esfincteriano

Nos últimos dias de vida, pode acometer tanto urinário quanto intestinal, levando desconforto para os pacientes e familiares.

A redução progressiva das evacuações tende a causa menor desconforto. Diarreia é menos comum, porém pode ocorrer.

Oligúria, com evolução para anúria, comumente gera estresse nos familiares. Atenção especial deve ser dada à retenção urinária, com formação de bexigoma, evento doloroso em que a sondagem vesical de alívio intermitente pode ser necessária.

Podemos ainda observar aparência emagrecida, inabilidade para fechar os olhos. A caquexia leva à perda da gordura retro-orbitária, causando queda posterior do globo ocular e afetando o fechamento completo das pálpebras. Tal fato pode levar a olhos entreabertos mesmo quando o paciente está dormindo. O ressecamento conjuntival também ocorre comumente e deve ser manejado com colírios lubrificantes e/ou lágrima artificial.

SINAIS SUGESTIVOS DE FALECIMENTO

Alguns estudos procuraram documentar sinais sugestivos de falecimento em poucos dias. Cinco sinais mostraram-se com alta especificidade: ausência de pulso radial, respiração mandibular, diminuição da diurese, respiração de Cheyne-Stokes e estertores da terminalidade (sororoca).

Sinais adicionais foram incluídos, como ausência de reação pupilar, baixa resposta a estímulo verbal e visual, inabilidade para fechar olhos, apagamento do sulco nasolabial, hiperextensão da nuca, grunhido (vocalização oriunda das cordas vocais) e sangramento digestivo alto.

Por outro lado, os parâmetros de sinais vitais mais fidedignos foram queda da pressão arterial e redução da saturação de oxigênio.

No entanto, o intervalo entre o aparecimento desses sinais e a morte foi variável entre cada indivíduo e foi também dependente da doença de base. No entanto, observou-se que, caso tenham surgido, sororoca/estertores terminalidade foram os primeiros sinais a aparecer, seguidos de movimentos mandibulares em segundo, depois de cianose de extremidades e perda do pulso radial, resultando em falecimento em poucas horas.

Investigando o processo ativo de morte

- Fraqueza intensa e progressiva
- Restrição ao leito
- Indiferença em relação a alimentos e bebidas
- Dificuldade de deglutição
- Desorientação no tempo, com intervalos de atenção progressivamente menores
- Diminuição dos níveis pressóricos sem relação com hipovolemia
- Incontinência ou retenção urinária
- Oligúria
- Perda da capacidade de fechar os olhos
- Alucinações envolvendo pessoas já falecidas
- Referências a ir para casa ou termos similares
- Mudança no padrão respiratório (Cheyne-Stokes, apneias)
- Respiração ruidosa, acúmulo de secreções nas vias aéreas altas
- Pele fria e com livedo, especialmente nos membros inferiores
- Queda da pressão arterial, com pulso rápido e fino
- Mudança no nível de consciência: delirium, inquietação, agitação, coma

BIBLIOGRAFIA

1. Bicanovsky L. Comfort care: symptom control in the dying. In: Walsh D, Caraceni AT, Fainsinger R, et al. (eds.). Palliative medicine. Philadelphia: Saunders; 2009.
2. Hui D, Dos Santos R, Chisholm G, et al. Bedside clinical signs associated with impending death in patients with advanced cancer: preliminary findings of a prospective, longitudinal cohort study. Cancer. 2015;121(6):960-7.
3. Matsunami K, Tomita K, Touge H, et al. Physical signs and clinical findings before death in ill elderly patients. Am J Hosp Palliat Care. 2018;35(4):712-17.
4. White N, Reid F, Vickerstaff V, et al. Imminent death: clinician certainty and accuracy of prognostic predictions. BMJ Support Palliat Care. 2019 May 10. Available: https://spcare.bmj.com/content/bmjspcare/early/2019/05/10/bmjspcare-2018-001761.full.pdf (acesso janeiro 2021).
5. White N, Reid F, Vickerstaff V, Harries P. Imminent death: clinician certainty and accuracy of prognostic predictions. BMJ Support Palliat Care. 2019 May 10. pii. Available: https://spcare.bmj.com/content/early/2019/05/10/bmjspcare-2018-001761.long (acesso janeiro 2021). [Epub ahead of print].

71

Semiologia do paciente obeso

Marcio C. Mancini

EPIDEMIOLOGIA

A Organização Mundial da Saúde (OMS) aponta a obesidade como um dos maiores problemas de saúde pública no mundo. A projeção é que, em 2025, cerca de 2,3 bilhões de adultos estejam com sobrepeso e mais de 700 milhões, obesos. No Brasil, o último levantamento realizado pelo IBGE em 2013, indica que a prevalência de excesso de peso foi de 58,2% no sexo feminino e de 55,6% no sexo masculino. De acordo com o estudo, o excesso de peso aumenta com a idade, de modo mais rápido para os homens, chegando a 50,4% na faixa de 25-29 anos. Contudo, nas mulheres, a partir da faixa etária de 35-44 anos a prevalência do excesso de peso (63,6%) ultrapassa a dos homens (62,3%), chegando a mais de 70% na faixa de 55-64 anos. Os dados mostraram ainda que a obesidade acomete 1 em cada 5 brasileiros de 18 anos ou mais (20,8%), sendo o percentual mais alto entre as mulheres (24,4 contra 16,8% dos homens).

O impacto do ganho de peso na saúde é tão marcante que a obesidade é atualmente considerada um problema global de saúde pública. Apesar disso, medidas para prevenir e combater esse problema de saúde somente agora estão sendo exploradas enquanto os clínicos se concentram em tratar os transtornos físicos osteoarticulares e respiratórios, os problemas cardiovasculares, metabólicos, reprodutivos, oncológicos e as consequências psicossociais. Uma abordagem mais realista é enfrentar a obesidade como condição etiopatogênica de muitas dessas doenças. A obesidade é considerada, da mesma forma que a hipertensão, o diabete e a hipercolesterolemia, uma doença crônica. Isso significa que médicos devem tratar os pacientes com obesidade mais ativamente em relação à perda de peso, identificando precocemente os indivíduos que se beneficiarão com o emagrecimento com base no cálculo do índice de massa corporal (IMC) pelo menos uma vez por ano e encaminhando para tratamento aqueles com IMC maior ou igual a 30 kg/m^2.

> Os médicos clínicos devem se sentir responsáveis pelo peso do paciente com obesidade e cuidar desse indivíduo da mesma forma que cuidam da glicemia do paciente diabético ou dos níveis pressóricos do hipertenso, não bastando dizer a ele que "é preciso perder peso".

HISTÓRIA CLÍNICA

Na história do paciente com obesidade, é importante avaliar seu histórico de ganho de peso, perguntando sobre o peso ao nascimento (tanto baixo peso como peso elevado ao nascimento são fatores de risco para obesidade na idade adulta), se o excesso de peso vem desde a infância, adolescência ou idade adulta, fatores que possam ter colaborado para o aumento de peso (gestação, interrupção de tabagismo ou de atividade física) e uso de medicamentos que possam levar a aumento de peso (corticoide, betabloqueadores, antipsicóticos atípicos, terapia antirretroviral, antidepressivos etc.).

Os padrões de alimentação devem ser pesquisados:

- Hiperfagia prandial é o termo usado para definir pacientes que têm alimentação organizada, mas comem excessivamente nas refeições.
- Beliscamento define o ato de beliscar pequenas porções de alimentos ao longo do dia.
- Hiperfagia noturna ocorre que não o paciente come mais de 50% das calorias à noite. O comer noturno

relacionado ao sono é um distúrbio do sono (o paciente come durante o sono).

- Transtorno da compulsão alimentar é especificado no "Manual Diagnóstico e Estatístico de Transtornos Mentais", em sua 5ª edição (DSM-5) e envolve episódios bulímicos frequentes sem controle e sem comportamento purgativo.

Diversos grandes estudos epidemiológicos de longo prazo têm demonstrado que a obesidade está intensamente agregada a um risco maior de desfechos por todas as causas, sejam cardiovasculares, câncer e mortalidade. No *National health and nutrition examination study III* (*Nhanes III*), a obesidade foi associada a aumento da prevalência de diabete tipo 2, doença da vesícula biliar, doença arterial coronariana, hipertensão arterial, osteoartrose e dislipidemia O estudo de seguimento de 10 anos em mais de 121 mil mulheres *Nurses' health study* e o *Health professionals follow-up study*, em mais de 51 mil homens e mulheres, demonstraram que o risco de diabete, cálculos biliares e hipertensão arterial foi maior em mulheres, enquanto o risco de diabete, cálculos biliares, hipertensão, doença cardíaca e acidente vascular cerebral foi maior nos homens. Condições crônicas, como doença renal, osteoartrose, câncer, diabete, apneia do sono, doença hepática gordurosa não alcoólica, hipertensão e doença cardiovascular, estão diretamente relacionadas com incapacidade funcional e com obesidade. A síndrome metabólica representa um grupo de fatores de risco que inclui a obesidade abdominal combinada com a elevação da pressão arterial, glicemia de jejum e triglicerídeos e redução do nível de colesterol HDL, estando associada com risco aumentado de eventos cardiovasculares e mortalidade.

> A obesidade está associada com maior taxa de morte por câncer de esôfago, cólon e reto, fígado, vesícula, pâncreas, rim, linfoma não Hodgkin e mieloma múltiplo.

No estudo britânico *Million women study*, mais de 1,2 milhão de mulheres do Reino Unido foram seguidas por 7 anos, e o aumento do IMC foi associado a aumento significativo no risco de 10 dos 17 tipos mais comuns de neoplasia (aumento da incidência de todos os cânceres combinados, além de câncer de endométrio, adenocarcinoma de esôfago, câncer de rim, leucemia, mieloma múltiplo, câncer de pâncreas, linfoma não Hodgkin, câncer de ovário, câncer de mama em mulheres na pós-menopausa e câncer colorretal em mulheres na pré-menopausa). Em um estudo com 70 mil homens, o risco de câncer de próstata de alto grau não metastático e metastático foi aumentado com a obesidade (1,2 e 1,5 vez, respectivamente), e o risco de câncer de alto grau não metastático foi reduzido para 0,58 com perda de peso superior a 5 quilos.

A pancreatite aguda está fortemente agregada com a obesidade, e uma série de estudos tem mostrado que a obesidade aumenta a gravidade e a mortalidade por pancreatite aguda. A doença hepática gordurosa não alcoólica (DHGNA) representa um espectro de doenças que vão desde a esteatose até a esteatoepatite e, finalmente, a cirrose e o hepatocarcinoma. A patogênese da DHGNA permanece parcialmente conhecida, e o estresse oxidativo ligado à obesidade é um dos mecanismos possivelmente envolvidos.

Sobrepeso é importante fator de risco para a síndrome da apneia obstrutiva do sono. Homens apresentam risco maior de desenvolver a doença, e a idade é um fator de risco adicional. A apneia está associada a uma série de complicações, incluindo hipertensão pulmonar, insuficiência cardíaca direita, hipertensão arterial sistêmica resistente a drogas, acidente vascular cerebral e arritmias noturnas. Além dessas doenças, doença do refluxo gastroesofágico, asma brônquica, insuficiência renal crônica, infertilidade masculina e feminina, disfunção erétil, síndrome dos ovários policísticos, veias varicosas e doença hemorroidária, disfunção cognitiva e demência, hipertensão intracraniana idiopática (*pseudotumor cerebri*), além de dificuldade no diagnóstico pela limitação técnica dos aparelhos de imagem, o que posterga o diagnóstico de várias outras doenças, podendo levar a um agravamento do quadro clínico.

Finalmente, está bem definido aumento significativo na mortalidade associada à obesidade, sendo importante não somente a magnitude do peso atual, mas principalmente a idade com que a obesidade foi iniciada.

EXAME CLÍNICO

O Ministério da Saúde adota as curvas da OMS, que incluem curvas de IMC ajustadas para gênero e idade desde o lactente até 19 anos de idade, para diagnóstico de sobrepeso e obesidade em crianças e adolescentes. O IMC é calculado dividindo-se o peso pela altura ao quadrado, mas, como a altura varia com a idade nas crianças, o valor normal do IMC também varia. Na Tabela 1, encontram-se os valores para diagnóstico.

TABELA 1 Diagnóstico de sobrepeso e obesidade de acordo com as curvas da Organização Mundial da Saúde

Escore Z-IMC	Até 5 anos	> 5 anos e adolescentes
Entre +1 e +2 DP	Risco de sobrepeso	Sobrepeso
Entre +2 e +3 DP	Sobrepeso	Obesidade
> +3 DP	Obesidade	Obesidade grave

DP: desvio-padrão; IMC: índice de massa corporal.

> As curvas e tabelas para crianças do nascimento até 5 anos de idade também podem ser acessadas no sítio da internet da OMS, no endereço eletrônico http://www.who.int/childgrowth/standards/bmi_for_age/en/index.html.

Na prática clínica, para diagnóstico em adultos, o IMC é o mais usado. O IMC é proporcional à gordura corporal. A faixa normal varia entre 18,5-24,9 kg/m^2, e índices de 25 kg/m^2 ou mais indicam a presença de graus progressivamente maiores de sobrepeso (Tabela 2).

TABELA 2 Classificação da obesidade recomendada pela Organização Mundial da Saúde, por graus progressivamente maiores de morbimortalidade, utilizando o IMC

IMC (kg/m²)	Denominação	Grau de obesidade	Risco de complicações
18,5-24,9	Eutrófico	0	0
25-29,9	Sobrepeso	0	Baixo
30-39,9	Obeso	I/II	Moderado a alto
≥ 40	Obeso grave	III	Altíssimo

IMC: índice de massa corporal.

O excesso de gordura pode estar mais concentrado na região abdominal ou no tronco, o que define a obesidade do tipo androide, ou na região dos quadris, o que determina uma distribuição de gordura do tipo ginoide, periférica ou subcutânea. A obesidade androide apresenta maior correlação com complicações cardiovasculares e metabólicas. A medida da circunferência abdominal ou da relação entre ela e a circunferência do quadril são formas simples de avaliar a distribuição de gordura (Tabela 3).

TABELA 3 Medidas de circunferência abdominal que conferem risco elevado e muito elevado de complicações metabólicas associadas à obesidade

	Risco de complicações metabólicas	
	Elevado	Muito elevado
Sexo masculino		
Medida da cintura	≥ 94 cm	≥ 102 cm
Relação cintura-quadril	0,90-1	> 1
Sexo feminino		
Medida da cintura	≥ 80 cm	≥ 88 cm
Relação cintura-quadril	0,75-0,85	> 0,85

PARTICULARIDADES

O tratamento da obesidade deve ser estimulado como o de tantas outras doenças crônicas. Existem inúmeras evidências de que a perda de peso, mesmo que modesta (5% do peso inicial), está associada a melhora de diversos parâmetros clínicos associados a risco, como sensibilidade à insulina, perfil lipídico, pressão arterial, marcadores inflamatórios circulantes, entre outros. Deve envolver modificações no estilo de vida, como dieta apropriada e atividade física (em pacientes com sobrepeso), associadas ou não a medidas farmacológicas (em pacientes com sobrepeso e comorbidades ou em pacientes com obesidade) e em casos mais graves a procedimentos cirúrgicos (em pacientes com obesidade grau 2 e comorbidades ou em pacientes com obesidade grau 3).

CASO CLÍNICO

Mulher de 46 anos de idade, casada, natural e procedente de Jaraguá do Sul – SC, com queixa de aumento de peso depois das gestações e uso de remédios. A paciente relata aumento de peso a partir da adolescência, mas mais acentuado após o casamento, aos 24 anos. No início da adolescência seu peso habitual ficava entre 50 e 52 kg. Na primeira gravidez, aos 29 anos, ganhou 18 kg. Na segunda, aos 35, ganhou 22 kg. Durante a gestação teve hipertensão, que permaneceu depois do parto. Com 40 anos, recebeu diagnóstico de depressão associada a transtorno afetivo bipolar, recebendo prescrição de paroxetina e olanzapina por psiquiatra. Toma também hidroclorotiazida 25 mg e atenolol 100 mg para hipertensão. Tanto a hipertensão como o quadro psiquiátrico ficaram controlados, mas nos últimos anos ganhou 10 kg, chegando a 90 kg. No último *check-up* teve glicemia de jejum de 107 mg/dL. Relata que caminha 40 minutos 3 vezes por semana e faz aulas de zumba 2 vezes por semana.

- Interrogatório sobre os diversos aparelhos e antecedentes: nasceu com 4.100 g. Relata que o marido diz que ronca muito à noite, tem engasgos noturnos, episódios de falta de ar e sonolência diurna.
- Antecedentes familiares: irmã ex-obesa, fez cirurgia bariátrica; outra irmã diabética, com infarto aos 55 anos. Mãe diabética e obesa.
- No exame clínico: peso 89 kg, altura 1,50 m (IMC 39,5 kg/m²), circunferência abdominal 120 cm, PA 125/80, FC 60 e do restante exame sem alterações, exceto pela obesidade e acantose *nigricans* em região cervical.
- Pergunta: quais fatores possivelmente contribuíram para o aumento de peso da paciente?
- Resposta: peso ao nascer elevado, ganho excessivo de peso nas gestações, suscetibilidade genética (familiares com obesidade grave, diabete melito tipo 2 e doença arterial coronariana), depressão (pode cursar com aumento de peso), uso de paroxetina (antidepressivo associado a aumento de peso), uso de olanzapina (antipsicótico atípico associado a aumento de peso).

Comentários

A paciente recebeu orientação para dieta com redução moderada em calorias. Foi enviado relatório solicitando a possibilidade de o psiquiatra e o cardiologista trocarem as medicações. Foram solicitados polissonografia, exames de perfil glicêmico, lipídico, enzimas hepáticas.

A paciente colheu exames e fez a polissonografia, sendo revelada glicemia de jejum alterada e apneia do sono moderada. O psiquiatra trocou paroxetina e olanzapina por bupropiona e ziprasidona (respectivamente, antidepressivo e antipsicótico associados a neutralidade em relação ao peso). O cardiologista manteve o uso de atenolol.

Foi prescrito liraglutida (análogo de GLP-1 – peptídeo semelhante ao glucagon-1), o que, associado com a troca dos medicamentos psiquiátricos e a adesão às mudanças de estilo de vida, resultou em perda de peso gradual e progressiva, boa adesão à dieta, tolerabilidade e controle da hipertensão, com diminuição no número de medicamentos. A dose de atenolol foi progressivamente reduzida e finalmente suspensa. No total, houve redução de 15% no peso corporal (–14 kg, IMC 33 kg/m²), com normalização da polissonografia e do perfil glicêmico.

Portanto, trata-se de paciente fisicamente ativa com aumento do peso desde a adolescência e após o casamento e gestações com obesidade grau 3, que teve agravamento do peso e alteração da glicemia por iatrogenia farmacológica. Apresenta antecedentes familiares de obesidade grave com comorbidades da obesidade (hipertensão, depressão, apneia grave). A mudança de medicamentos obesogênicos e o uso de um agente antiobesidade foram importantes na adesão a mudanças de comportamento (dieta e atividade física). A liraglutida é útil e segura em pacientes com ganho de peso induzido por antipsicóticos. A perda de peso foi acompanhada de redução/suspensão dos medicamentos para as comorbidades e melhora da apneia do sono e de alterações metabólicas.

BIBLIOGRAFIA

1. ABESO – Associação Brasileira para o. Estudo da Obesidade e da Síndrome Metabólica. Diretrizes brasileiras de obesidade 2016. 4.ed. São Paulo. Disponível em: https://abeso.org.br/wp-content/uploads/2019/12/Diretrizes-Download-Diretrizes-Brasileiras-de-Obesidade-2016.pdf. [Acesso março 2021.]
2. Brasil. Ministério do Planejamento, Orçamento e Gestão. Instituto Brasileiro de Geografia e Estatística – IBGE. Pesquisa Nacional de Saúde 2013. Rio de Janeiro; 2015.
3. Hasnain M, Vieweg WV, Hollett B. Weight gain and glucose dysregulation with second-generation antipsychotics and antidepressants: a review for primary care physicians. Postgrad Med. 2012;124(4):154-67.
4. Hilbert A. Binge-eating disorder. Psychiatr Clin North Am. 2019;42(1):33-43.
5. Jensen MD, Ryan DH, Apovian CM, Ard JD, Comuzzie AG, Donato KA, et al. 2013 AHA/ACC/TOS guideline for the management of overweight and obesity in adults: a report of the American College of Cardiology/American Heart Association task force on practice guidelines and The Obesity Society endorsed by the American Association of Cardiovascular and Pulmonary Rehabilitation, American Pharmacists Association, American Society for Nutrition, American Society for Preventive Cardiology, American Society of Hypertension, Association of Black Cardiologists, National Lipid Association, Preventive Cardiovascular Nurses Association, The Endocrine Society, and WomenHeart: The National Coalition for Women with Heart Disease. J Am Coll Cardiol. 2014;63(25 Pt B):2985-3023.
6. de Souza, LL et al. Definições antropométricas de obesidade. In: Mancini MC, Geloneze B, Salles JEN, Lima JG, Carra MK (coautores). Tratado de obesidade. 3.ed. Rio de Janeiro: Guanabara-Koogan; 2021.
7. Mancini MC, et al. Obesidade e doenças associadas. In: Mancini MC, Geloneze B, Salles JEN, Lima JG, Carra MK. Tratado de obesidade. 3.ed. Rio de Janeiro: Guanabara-Koogan; 2021.

72

Semiologia do paciente com sintomas de difícil caracterização

Gustavo Diniz Ferreira Gusso

CONCEITO

Sintomas de difícil caracterização é um conceito que tem recebido diversos "rótulos" na literatura médica ao longo do tempo, impactando estudos e prevalência. Alguns desses rótulos procuraram enquadrar tais sintomas em síndromes. Os mais comuns são "somatização" e "sintomas medicamente inexplicáveis" (tradução de *medically unexplained symptoms* – MUS).

> As abordagens que fazem a translação de sintomas em síndromes correm o risco de se distanciar do sintoma em si e de desviar o foco, deixando de ser paciente-centradas. Assim, uma terceira forma de abordar sintomas de difícil caracterização passou a ser chamada de "sintoma como diagnóstico", ou seja, os sintomas de difícil caracterização seriam registrados tal como o paciente relatou no campo do diagnóstico, evitando, assim, o risco de "psicologização" desses sintomas.

Dessa forma, é necessário, antes de descrever as prevalências, ter definidos os diferentes marcos conceituais utilizados nos estudos:

- Somatização: geralmente definida como a tendência a experimentar sofrimento psíquico na forma de sintomas somáticos e a procurar ajuda médica para esses sintomas, que podem ser iniciados e/ou perpetuados por respostas emocionais, como ansiedade e depressão (Tabela 1).
- Sintomas medicamente inexplicáveis: "sintomas físicos que persistem por várias semanas e para os quais o exame clínico adequado ou investigação não revelou nenhuma condição que explique suficientemente os sintomas. Portanto, é uma hipótese de trabalho com base na suposição (justificada) de que eventuais doenças somáticas ou psiquiátricas foram adequadamente detectadas e tratadas, mas que a condição clínica apresentada pelos pacientes não foi adequadamente resolvida" (Olde et al., 2018).
- Sintoma como diagnóstico: "reflete a demanda do paciente por cuidado. Baseia-se em geral no sintoma apresentado pelo paciente em primeiro lugar (p. ex., um paciente que relata como motivo da consulta 'tosse', resultando em um diagnóstico de 'tosse'). Documentá-los como tal impede que os pacientes sejam prematuramente ou incorretamente rotulados com um diagnóstico incerto, evitando potenciais danos e prevenindo ansiedade desnecessária ou intervenções inadequadas" (Soler e Okkes, 2012).

TABELA 1 Definição de transtorno de sintomas somáticos, segundo o "Manual Diagnóstico e Estatístico de Transtornos Mentais" (DSM-5)

▪ Um ou mais sintomas somáticos que causam aflição ou resultam em perturbação significativa da vida diária
▪ Pensamentos, sentimentos ou comportamentos excessivos relacionados aos sintomas somáticos ou associados a preocupações com a saúde manifestados por pelo menos um dos seguintes: a) pensamentos desproporcionais e persistentes acerca da gravidade dos próprios sintomas; b) nível de ansiedade persistentemente elevado acerca da saúde e dos sintomas; c) tempo e energia excessivos dedicados a esses sintomas ou a preocupações a respeito da saúde
▪ Embora algum dos sintomas somáticos possa não estar continuamente presente, a condição de estar sintomático é persistente (em geral mais de 6 meses)

Há ainda o esforço de agrupar diferentes sintomas em síndromes funcionais, como síndrome do cólon irritável, fibromialgia, dor pélvica crônica, síndrome pré-menstrual e síndrome da fadiga crônica. No campo especificamente da saúde mental, há o conceito de "transtorno mental comum", que guarda alguma interface com sintomas de difícil caracterização.

Os variados "enquadramentos epistemológicos" de sintomas de difícil caracterização impactam os estudos de prevalência e denotam o esforço dos diferentes conceitos para se distanciar da dicotomia mente-corpo cartesiana intrínseca ao conceito de somatização, que foi de certa forma o precursor.

> O fato de ter sintomas não é um problema em si, já que estudos emblemáticos como o *Ecology of Medical Care* demonstraram que na população em geral aproximadamente 80% das pessoas têm algum sintoma todos os meses. Os sintomas passam a ser um problema quando há comprometimento da função ou quando causam preocupação excessiva e, portanto, a decisão de procurar ajuda formal. Mas a preocupação, por si só, não caracterizaria um problema de saúde mental, de modo que não haveria essa dicotomia.

PREVALÊNCIA

Transtorno de sintomas somáticos, de acordo com o "Manual Diagnóstico e Estatístico de Transtornos Mentais" (DSM-5), tem prevalência que varia entre 16 e 28%.

A prevalência de algum sintoma medicamente inexplicável no contexto de atenção primária à saúde varia de 13 a 24%, podendo chegar a 60% dos pacientes dependendo da metodologia utilizada. Os estudos utilizaram dados de prontuário, questionários específicos que permitiam ao médico participante da pesquisa estabelecer qual sintoma era medicamente explicável e qual não era e questionários validados, como o PHQ-15 (Tabela 2), que avalia sintomas somatoformes.

As principais associações de sintomas medicamente inexplicáveis foram com pacientes mais jovens, prescrição de antidepressivo nos últimos 2 anos e dor em múltiplos sítios. Migrantes e mulheres também tiveram maior prevalência. Depressão e ansiedade são as principais comorbidades.

Em aproximadamente um terço das consultas (36,7%), os sintomas apresentados por pacientes permanecem registrados como sintomas no campo do diagnóstico (sintoma como diagnóstico).

TABELA 2 Sintomas medicamente inexplicáveis mais prevalentes, de acordo com o questionário PHQ-15

1. Dor abdominal
2. Dor lombar
3. Dor nos membros
4. Cefaleia
5. Dor torácica
6. Tontura
7. Síncope
8. Palpitação
9. Falta de ar
10. Dor à relação sexual
11. Constipação
12. Diarreia
13. Azia
14. Fraqueza
15. Dificuldade para dormir

PHQ: *patient health questionnaire* (questionário de saúde do paciente).

HISTÓRIA CLÍNICA

A história clínica de sintomas de difícil caracterização ou que não se encaixam *a priori* em uma síndrome ou doença deve ser direcionada a dois aspectos principais: descartar sinais de alarme ou doenças que necessitariam de intervenção mais imediata ou específica e avaliar a "experiência da doença" (*illness*) com base no método clínico centrado na pessoa.

O método clínico centrado na pessoa envolve quatro etapas, também chamadas de componentes:

1. Explorar a doença, a experiência da doença e aspectos pessoais como hábitos (neste caso, a regra mnemônica SIFE mostrada na Tabela 3 pode ajudar).
2. Identificar a relação tanto com o contexto proximal, como a família, quanto com o distal, como a comunidade e o trabalho.
3. Procurar um terreno comum.
4. Aprimorar a relação profissional-pessoa.

TABELA 3 Regra mnemônica SIFE

▪ Sentimentos em relação àqueles sintomas, incluindo medos
▪ Ideias que a pessoa eventualmente tenha sobre os sintomas, o que pensou que possa ser, o que pensou em fazer para superar
▪ Função: que prejuízo na função os sintomas desencadeiam?
▪ Expectativas em relação à consulta, por que resolveu procurar uma ajuda formal nesse momento, embora tenha os sintomas há mais tempo, por que procurou aquele serviço

EXAME CLÍNICO

O exame clínico deve ser direcionado também à busca de doença bem definida e de sinais de alarme. Na literatura, há a caracterização da somatização quando ocorrem:

- Déficits neurológicos incomuns.
- Sensação de fraqueza.
- Achados inconsistentes do exame clínico, como força muscular intensamente diminuída em pacientes que deambulam.
- Falsos achados sensoriais.
- Paralisia inconsistente.

Particularidades

A prevalência de somatização é menos frequente que a de sintomas como diagnóstico para o qual não houve nenhuma identificação de uma síndrome específica, portanto o episódio de cuidado termina com o mesmo rótulo do sintoma.

Episódio de cuidado

É definido como o tempo decorrido desde o primeiro encontro do profissional com determinada condição até o último encontro do profissional com a mesma condição. O rótulo da condição pode se modificar ao longo do tempo. Por exemplo, fraqueza pode se tornar anemia caso a investigação identifique essa condição. Porém, é frequente que o sintoma permaneça como diagnóstico ao longo do episódio, que pode durar uma, duas ou mais consultas. Ou seja, um paciente com fraqueza fica com o diagnóstico de fraqueza ao final do episódio, um paciente com formigamento nas pontas dos dedos termina o episódio com "formigamento na ponta dos dedos" sem nenhuma doença específica.

CASOS CLÍNICOS

Caso 1

Mulher, 49 anos de idade, tem dois filhos, que criou sozinha. Eles já saíram de casa e raramente vêm visitá-la. Ela é obesa e tem hipertensão. Frequenta a unidade básica de saúde para diversas queixas além do controle da hipertensão, como micose e dor no joelho. Hoje, a paciente procura ajuda por causa de um "formigamento nos dois braços que sobe até a cabeça" há 10 dias ininterruptos. Tem menstruado regularmente. Chora na consulta ao contar que tem discutido no telefone com o filho há algum tempo por causa de uma casa que ela tem de aluguel e onde ele quer morar.

Que problema específico necessita ser descartado?

Comentário

Esta paciente é conhecida dos profissionais. Não teve vida fácil e sempre pede ajuda na unidade de saúde. Sintomas vagos em mulheres nessa idade podem ser sinal de climatério, que nem sempre é um diagnóstico fácil de ser realizado dada a variação hormonal inerente às mulheres nessa fase. Assim, é preciso deixar essa hipótese "viva" nos registros enquanto se lida com um sintoma de difícil caracterização e também de difícil abordagem. Nesse caso, no campo da avaliação ou da hipótese diagnóstica, poderiam ser mantidos os sintomas ("formigamento nos membros superiores e na face") e o contexto ("problema de relacionamento com filho"), sendo que a necessidade de investigar climatério, com eventual solicitação de exames e observação atenta, incluindo retorno, poderia constar no plano de cuidado.

Caso 2

Mulher, 16 anos de idade, típica jovem de uma comunidade na periferia de um grande centro urbano. Estuda na escola pública do bairro, tem inúmeros amigos e tem começado a frequentar bailes *funks*. Estava namorando havia 6 meses um homem de 21 anos de idade, conhecido no bairro por ser bastante bonito e namorador, mas o relacionamento não está bem. Desde então ela tem dor de cabeça intensa e fraqueza nas pernas. Há 1 dia, tentou sair da cama, caiu no chão e precisou de ajuda para se levantar. Foi conseguir deambular sem apoio apenas 8 horas depois.

Como conduzir o exame clínico?

Comentário

Casos em que a conversa direciona para "somatização" continuam demandando descartar outras causas. Na consulta, o exame clínico deve envolver um exame neurológico que avalie déficit motor e sensitivo. O profissional deve ter o cuidado de não se "apaixonar" por um diagnóstico e precisa dar sequência à investigação com disciplina e método, sempre descartando outras doenças antes de rotular "somatização" ou mesmo "sintoma como diagnóstico". Nesse caso, antes de rotular como "somatização", no campo "avaliação" ou "hipótese diagnóstica", nesse momento do episódio de cuidado poderiam constar os sintomas e o contexto, ou seja, "cefaleia", "fraqueza", "dificuldade à deambulação", "problema de relacionamento com o parceiro".

PRINCIPAIS PONTOS

- Sintomas de difícil caracterização têm recebido diferentes abordagens, que vão desde as mais específicas, como "somatização", até as menos específicas, como "sintoma como diagnóstico", passando por "sintomas medicamente inexplicáveis".
- A medicina centrada na pessoa é um bom método clínico para abordar sintomas de difícil caracterização.
- O profissional deve sempre ficar atento a sinais de alarme e à possibilidade de doenças que exigem intervenção e tratamento também específicos.
- A observação atenta e o cuidado longitudinal com o agendamento de nova consulta são, em geral, boa medida quando se trata de sintomas de difícil caracterização.

BIBLIOGRAFIA

1. Al Busaidi ZQ. The concept of somatisation: a cross-cultural perspective. Sultan Qaboos Univ Med J. 2010;10(2):180-6.
2. de Waal MWM, Arnold IA, Eekhof JAH, van Hemert Alber M. Somatoform disorders in general practice: prevalence, functional impairment, and comorbidity with anxiety and depressive disorders. Br J Psychiatry. 2004;184:470-6.
3. Escobar JI, Gara M, Silver RC, Waitzkin H, Holman A, Compton W. Somatization disorder in primary care. Br J Psychiatry. 1998;173:262-6.
4. Fink MD, Sørensen L, Engberg M, Holm M, Munk-Jørgensen P. Somatization in primary care: prevalence, health care utilization, and general practitioner recognition. Psychosomatics. 1999;40:330-8.
5. Grönros J, Haegermark Nilsson E, Köteles F, Nordin S. Association between somatic symptoms and modern health worries. J Psychosom Res. 2020;135:110163.
6. Koch H, van Bokhoven MA, ter Riet G, van der Weijden T, Dinant GJ, Bindels PJ. Demographic characteristics and quality of life of patients with unexplained complaints: a descriptive study in general practice. Qual Life Res. 2007;16(9):1483-9.
7. Mergl R, Seidscheck I, Allgaier A, Möller H-J, Hegerl U, Henkel V. Depressive, anxiety, and somatoform disorders in primary care: prevalence and recognition. Depress Anxiety. 2007;24:185-95.
8. Morriss R, Lindson N, Coupland C, Dex G, Avery A. Estimating the prevalence of medically unexplained symptoms from primary care records. Public Health. 2012;126(10):846-54.
9. Olde Hartman T, Lam CL, Usta J, Clarke D, Fortes S, Dowrick C. Addressing the needs of patients with medically unexplained symptoms: 10 key messages. Br J Gen Pract. 2018;68(674):442-43.
10. Olde Hartman TC, Woutersen-Koch H, Van der Horst HE. Medically unexplained symptoms: evidence, guidelines, and beyond. Br J Gen Pract. 2013;63(617):625-6.
11. Roca M, Gili M, Garcia-Garcia M, Salva J, Vives M, Campayo JG, Comas A. Prevalence and comorbidity of common mental disorders in primary care. J Affect Disord. 2009;119:52.58.
12. Soler JK, Okkes I. Reasons for encounter and symptom diagnoses: a superior description of patients' problems in contrast to medically unexplained symptoms (MUS). Fam Pract. 2012;29(3):272-82.
13. Steinbrecher N, Koerber S, Frieser D, Hiller W. The prevalence of medically unexplained symptoms in primary care. Psychosomatics. 2011;52(3):263-71.
14. Stewart M, Brown JB, Weston WW, McWhinney IR, McWilliam CL, Freeman TR. Medicina centrada na pessoa: transformando o método clinico. 3.ed. Porto Alegre: Artmed; 2017.
15. Stonnington C, et al. Transtornos de conversão e de sintomas somáticos. BMJ Best Practice. Disponível em: https://bestpractice.bmj.com/topics/pt-br/989. Acesso em: março 2021.
16. van Boven K, Lucassen P, van Ravesteijn H, olde Hartman T, Bor H, van Weel-Baumgarten E, et al. Do unexplained symptoms predict anxiety or depression? Ten-year data from a practice-based research network. Br J Gen Pract. 2011;61(587):e316-25.
17. Wessely S, Nimnuan C, Sharpe M. Functional somatic syndromes: one or many? Lancet. 1999;354(9182):936-9.
18. World Organization of National Colleges, Academies, and Academic Associations of General Practitioners/Family Physicians Classificação Internacional de Atenção Primária (CIAP 2)/Elaborada pelo Comitê Internacional de Classificação da WONCA (Associations of General Practitioner/Family Physicians Classificação Internacional de Atenção Primária (CIAP 2)/Elaborada pelo Comitê Internacional de Classificação da WONCA (Associações Nacionais, Academias e Associações Acadêmicas de Clínicos Gerais/Médicos de Família, mais conhecida como Organização Mundial de Médicos de Família); consultoria, supervisão e revisão técnica desta edição Gustavo Diniz Ferreira Gusso. 2.ed. Florianópolis: Sociedade Brasileira de Medicina de Família e Comunidade; 2009.

73

Semiologia do paciente indígena

Marco Antonio Silva dos Santos

DEMOGRAFIA, EPIDEMIOLOGIA E DIVERSIDADE CULTURAL DAS POPULAÇÕES INDÍGENAS NO BRASIL

Demografia e cultura

As populações indígenas do Brasil protagonizam imensa diversidade cultural e detêm vasto patrimônio linguístico, estético e técnico, como o conhecimento da biodiversidade nacional e seus usos terapêuticos.

As terras indígenas compõem mais de 12% do território brasileiro e são consideradas espaços de preservação cultural e natural. As situações territoriais são igualmente diversas, sendo determinantes das condições de saúde. Existem populações em amplas terras demarcadas, com disponibilidade de caça e plantio, que permitem a reprodução de seu modo de vida, bem como populações em terras muito pequenas ou mesmo morando em comunidades e favelas das grandes cidades.

O censo de 2010 registra uma população indígena de 896.917 pessoas. Destas, 324.834 vivem em cidades e 572.083 em áreas rurais. São mais de 240 povos e mais de 150 línguas. Estão em todos os estados da Federação, desde as regiões metropolitanas até áreas isoladas da sociedade nacional. Existem 28 grupos isolados confirmados e mais de 70 evidências de outros grupos nessa situação. Estima-se que antes da invasão de suas terras, com a chegada dos europeus, eram 2 a 5 milhões. Tiveram drástica queda populacional, apresentando recuperação demográfica a partir dos anos 80 do século XX.

Epidemiologia

A imensa diversidade cultural, geográfica e social faz com que o padrão epidemiológico varie muito para cada etnia, o que torna o trabalho com populações indígenas sempre um estudo de caso particular.

A comparação entre as pirâmides etárias das regiões Norte e Sudeste mostra essa diversidade e sua relação com padrões regionais. Na média nacional, as populações indígenas apresentam padrão demográfico de população jovem (Figura 1), influenciando a organização dos serviços de saúde, que terão parte da atenção direcionada para crianças e gestantes.

O conjunto das populações indígenas apresenta indicadores de saúde muito piores que a população geral. A mortalidade infantil se manteve maior que o dobro da população brasileira ao longo das últimas décadas (Figura 2). Na comparação das populações pelo quesito raça/cor, os indígenas são os únicos com taxa de mortalidade infantil pós-natal maior que a neonatal precoce[1] e os únicos em que as causas infecciosas superam as outras causas de morte em crianças. A desnutrição infantil ainda é um problema em algumas populações. Os indicadores de qualidade do pré-natal e a incidência de tuberculose também são significativamente piores entre indígenas. Se as causas infecciosas ainda são preponderantes na mortalidade em muitas etnias, verifica-se também aumento de doenças crônicas e metabólicas relacionadas ao sedentarismo e à introdução de alimentos industrializados.

Em algumas etnias, como os Guarani Kaiowá, no Mato Grosso do Sul, são registradas altas taxas de suicídio. Essas condições costumam estar relacionadas com profundas desorganizações territoriais e sociais.

As características epidemiológicas regionais e ambientais são importantes para o cuidado dessas popu-

[1] Mortalidade infantil pós-natal refere-se a óbitos entre 1-12 meses de vida, e a neonatal precoce refere-se a óbitos entre o nascimento e até 7 dias incompletos.

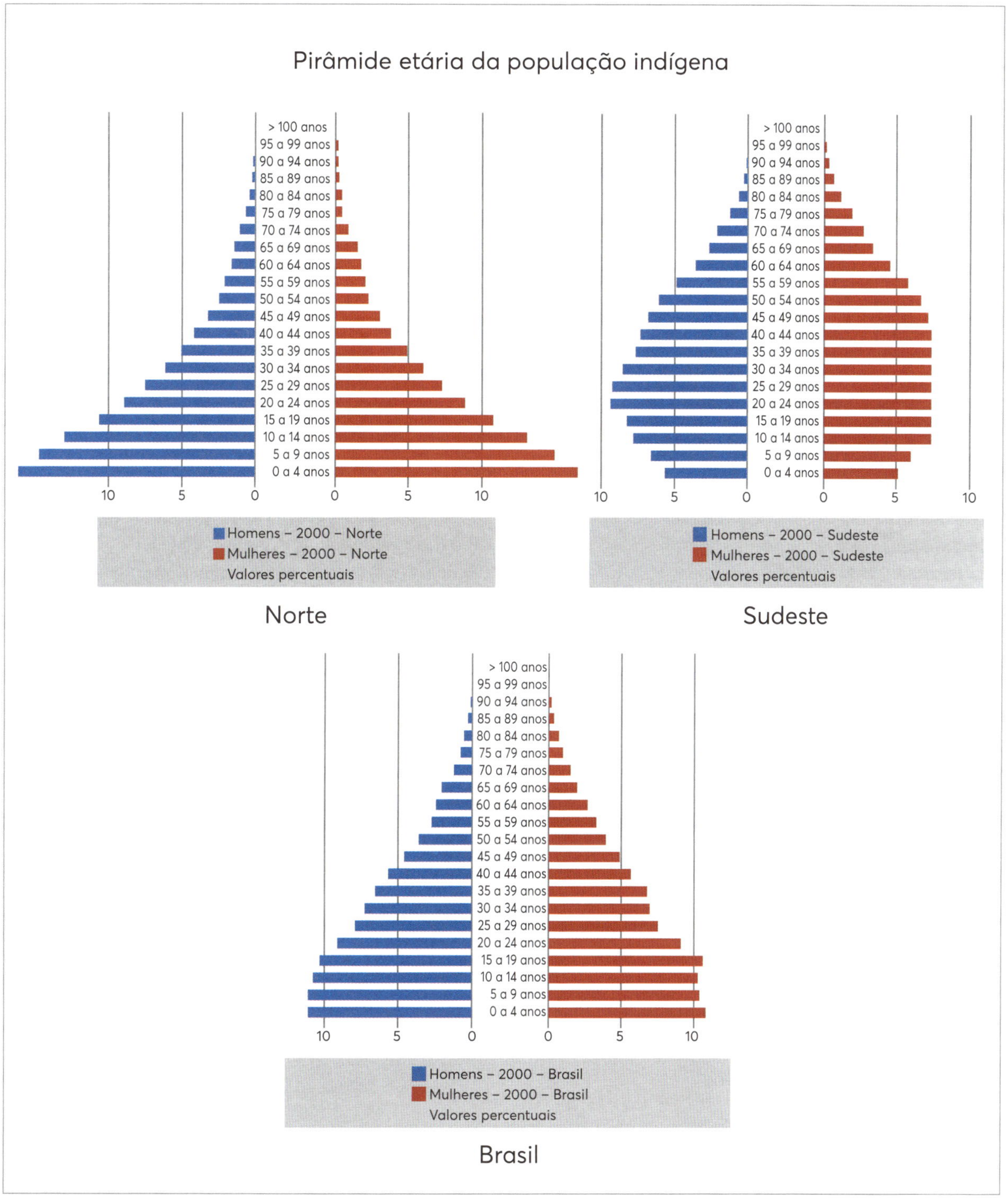

FIGURA 1

Comparação entre as pirâmides etárias indígenas do Brasil e das regiões Sudeste e Norte.

Fonte: IBGE, 2010.

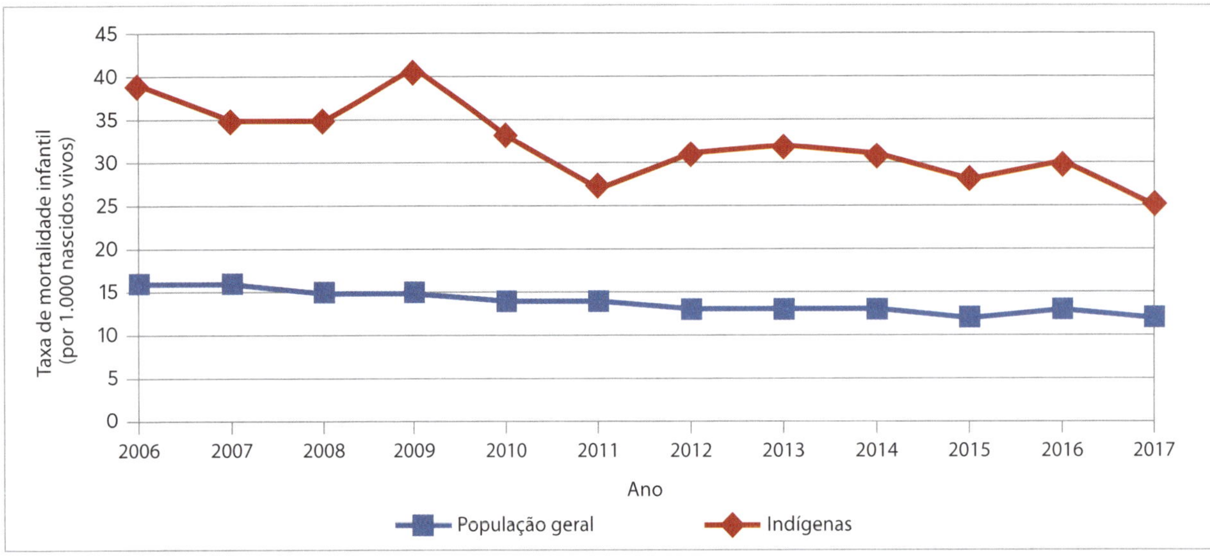

FIGURA 2
Comparação da mortalidade infantil entre a população geral e a população indígena no Brasil.
Fonte: MS/SVS/CGIAE – Sistema de Informações sobre Mortalidade (SIM).

lações. Parcela importante das populações indígenas está na região amazônica, onde doenças como malária e leishmaniose merecem atenção. A excessiva ausência de idosos pode ser indício de mortalidade acentuada por epidemias introduzidas em contato recente. A epidemiologia dos indígenas isolados e de recente contato é especial. A condição de vulnerabilidade biológica aos patógenos que não circulavam entre esses povos pode ter impacto devastador em tais populações.

O cuidado intercultural

A tarefa central e específica do médico que atende populações indígenas é realizar o cuidado intercultural[2]. As etnias têm racionalidades médicas próprias, o que significa ter sistemas anatomofisiológicos, nosológicos e terapêuticos estruturados e funcionando dentro de uma cosmologia[3] específica.

Lembre-se sempre de que é um encontro com imensas diferenças de valores, sabedorias e modos de compreender o mundo, e é isso que torna o cuidado dessas pessoas diferente do trabalho médico cotidiano. Antes de iniciar a semiologia do paciente indígena, portanto, é preciso se certificar de sua disponibilidade para o encontro intercultural, que demanda *tolerância*, *respeito*, *paciência* e *interesse*. É fundamental compreender que a *cultura é dinâmica*, assim como nós não vivemos como nossos avós e incorporamos referências de diversas culturas do mundo, as populações indígenas também fazem. O Quadro 1 apresenta alguns tópicos que merecem atenção no atendimento.

QUADRO 1 Pontos a serem considerados no atendimento de pacientes indígenas

1. A epidemiologia e os principais agravos da comunidade e da região
2. As condições geográficas e ambientais do território e a capacidade de reprodução material da vida por meios próprios, além das potencialidades e dos conflitos do entorno
3. A história, a língua e práticas tradicionais, sobretudo aquelas ligadas ao cuidado, como resguardos e limites

HISTÓRIA CLÍNICA

O diálogo intercultural

A estrutura de representação do universo pode ser muito diversa, e isso condiciona todos os encadeamentos explicativos. Os desafios de comunicação, conciliação de contextos e horizontes são profundamente mais complexos. É importante partir dos princípios da relação e da comunicação médico-paciente descritos nos Capítulos 1 e 2 deste livro.

A língua é quase sempre diferente. Muitos pacientes não falam português. O papel do tradutor para essas pessoas, em geral um parente ou um agente indígena de saúde (AIS), é essencial.

[2] Este capítulo é direcionado para médicos e estudantes de medicina não indígenas. Nos últimos anos, principalmente por garantia de acesso específico mediante cotas, tem aumentado o número de médicos indígenas, o que é significativo para um cuidado adequado dessas populações.

[3] Cosmologia: visão da totalidade do universo e suas estruturas.

O médico será de algum modo estranho à percepção dos pacientes indígenas, e a tarefa de tradução entre diferentes cosmologias nem sempre terá correspondente absoluto. O antropólogo Eduardo Viveiros de Castro chega a assumir que sempre haverá equívoco. Essa constatação evita produzir cadeia de equívocos *descontroladas*. Como exemplo, ao se traduzir "pajé" por "médico" ou por "sacerdote", corre-se o risco de desconsiderar funções sociais e espirituais dessa liderança tradicional e reduzir o potencial de sua atuação no cuidado e cura.

O diálogo entre cosmologias é um processo lento que se beneficia da construção de vínculo e da longitudinalidade e que demanda competência e humildade cultural. *Mergulhar na cultura e na cosmologia, vivenciar o modo de vida e até aprender a língua* potencializa o cuidado e minimiza ruídos de nossa inevitável condição de estrangeiro.

Diante da diversidade das etnias no Brasil, com diferentes tempos de contato com a sociedade nacional, é possível reconhecer que há um gradiente de compartilhamento dos elementos culturais com nosso modo de vida. Nas etnias em contato recente, as dificuldades de tradução são mais intensas. Etnias em áreas urbanas compartilham mais elementos culturais e podem ter suas práticas tradicionais menos evidentes; elas podem ainda não ser reveladas deliberadamente para evitar preconceitos (Quadro 2 e Figura 3).

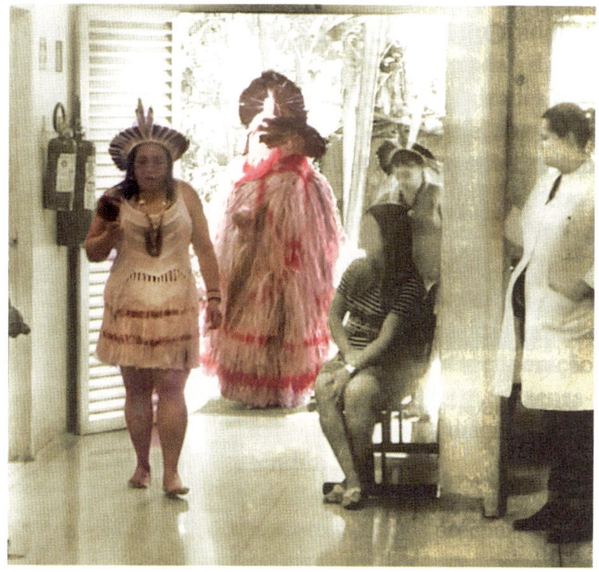

FIGURA 3
Ritual Pankararu em UBS na cidade de São Paulo. Estabelecendo trocas e consolidando confiança.
Foto gentilmente cedida por Arianne Rayis Lovo. Arte de Vagner Facuri.

QUADRO 2 Pontos que contribuem para o diálogo intercultural

- Situar o tempo de contato da etnia e o gradiente de trocas culturais
- Para etnias com poucas trocas, como aquelas de recente contato, preparar-se para grande intensidade de equívocos nas traduções e baixa correspondência de significados
- Para etnias em situações urbanas, promover relações de confiança e respeito que favoreçam a revelação das práticas tradicionais que possam parecer inexistentes
- Incorporar, se possível, competências de outras disciplinas, especialmente da Antropologia

Anamnese intercultural

Os métodos de entrevista clínica que favorecem a análise do contexto do paciente, como o Método Centrado na Pessoa, descrito no Capítulo 1 deste livro, são úteis para organizar a consulta.

As falas serão frequentemente incompreensíveis. Deve-se certificar, de forma interessada, o que foi compreendido inicialmente, sem banalizar aspectos que pareçam não fazer sentido. Isso evita diagnósticos precipitados e terapêuticas inadequadas, como podemos ver no caso 3 – "Gravidez em idosa". Deve-se tentar situar o problema dentro do modelo explicativo da etnia. Em casos de saúde mental isso é ainda mais importante, como será mostrado no caso 1 – "Cuidado tradicional em saúde mental e o papel da equipe médica". Veja o Quadro 3.

QUADRO 3 Questões que orientam a anamnese intercultural

- Qual a explicação para o agravo na cosmovisão do paciente?
- Qual a dimensão da ajuda que se pede? Cura? Alívio? Apoio a efeito de outro processo terapêutico?
- Existe necessidade de tradução? Em caso afirmativo, deve-se promover uma condição ética e adequada entre o tradutor, o paciente e o médico

EXAME CLÍNICO E AS DIMENSÕES CULTURAIS DO CORPO

O exame clínico em contexto limitado de compreensão verbal é muito importante. Sinais clínicos de estado geral do paciente e indicadores de descompensação orgânicos são decisivos para mobilizar remoções muitas vezes complexas (aviões e barcos) e ajudam a oferecer intervenções e a negociar planos terapêuticos. Veja o caso 2 – "Alteração neurológica e cuidado compartilhada com o pajé".

O corpo não é mero organismo físico; ele também é simbólico e social e carrega diferentes sistematizações sobre sua estrutura. Cada cultura atribui ao corpo significados diversos sobre forma e tamanho ideal e seus limites com o mundo exterior.

O corpo é memória. Carrega marcas de rituais que indicam fases da vida. As tatuagens, pinturas e escarificações geralmente têm significados que variam com o gênero e a idade. O médico que atua com povos indígenas deve ter olhar atento para essas marcas e buscar compreender significados e identificar restrições. Os sinais do exame clínico, como lesões de pele, podem ser causados por noxas físicas e biológicas locais que não fazem parte do repertório médico oficial, mas são conhecidas da comunidade.

PARTICULARIDADES

Ética e tratamentos tradicionais

O paciente muitas vezes fará um tratamento paralelo ao da medicina oferecida pelo sistema oficial. É importante saber que lugar essa medicina ocupa no itinerário terapêutico e qual a dimensão da ajuda que se pede. Cura? Alívio? Apoio ao efeito de outro processo terapêutico? Estar atento aos papéis que a etnia atribui à figura do médico e outros profissionais de saúde facilita a compreensão do motivo da consulta. Veja o caso 2, mais adiante neste capítulo.

A Política Nacional de Saúde Indígena garante a essas populações, por intermédio de um subsistema do Sistema Único de Saúde, o direito diferenciado de atenção à saúde, respeitando seus modos de vida e acolhendo seus procedimentos terapêuticos tradicionais.

O paciente pode muitas vezes recusar o tratamento. Em última instância, deve-se respeitar o art. 24 do Código de Ética Médica, que diz ser "vedado ao médico deixar de garantir ao paciente o exercício do direito de decidir livremente sobre sua pessoa ou seu bem-estar, bem como exercer sua autoridade para limitá-lo".

Outras vezes a proposta terapêutica pode ferir valores e expor o paciente a vulnerabilidades que não são enxergadas pela equipe. As práticas podem conter inadequação de gênero, por exemplo. Resguardos e práticas ligadas a períodos específicos, como puerpério e menstruação, podem impor restrições alimentícias, sociais e espirituais para o paciente e toda a família. Deve-se ser sensível a esses limites, buscando compreendê-los. Em situações em que se considera uma conduta imperativa para a vida do paciente, essa avaliação deve ser expressa claramente, e deve-se negociar com as autoridades e com os especialistas tradicionais, certificando-se de que o sigilo do paciente está sendo resguardado e que ele está de acordo com essa conversa.

O respeito ao patrimônio intelectual dessas populações, especialmente suas tecnologias terapêuticas, é, também, dimensão ética a ser observada. É comum elas não revelarem suas sabedorias farmacoterápicas, e isso deve ser respeitado.

Raciocínio clínico e plano terapêutico para pacientes indígenas: abertura para outras racionalidades

O raciocínio clínico para o cuidado de pacientes indígenas deve ser consciente das limitações da prática médica oferecida pelos não índios. A racionalidade científica do conhecimento clínico tem como princípio isolar o efeito molecular da droga do contexto em que o cuidado é enunciado para confirmar sua veracidade. Isso tanto comprova o efeito dos fármacos como aponta para a magnitude terapêutica do contexto. Uma prescrição jamais estará isolada do ritual de cuidado, independentemente da cultura em que é realizada. Deve-se lembrar que, em 20 anos, o que se considera um tratamento eficaz pode se mostrar danoso. As populações tradicionais têm sabedorias seculares que podem não ser reconhecidas pelo médico, se ele se mantiver fechado a seus modelos explicativos, como no caso abaixo:

> Diante de uma obstrução intestinal em uma aldeia do Parque Indígena do Xingu, o professor e médico indigenista Douglas Rodrigues fez a hipótese de bolo de áscaris fundamentada na epidemiologia local. O pajé Sapaim Kamaiurá, depois de seu transe, sai da casa do paciente e vai para a mata. Momentos depois o paciente evacuou um bolo de sementes de ingá e o pajé, ao retornar, comunica que foi desenterrar sementes de ingá para quebrar o feitiço que lhe causou dano[4].

Por outro lado, deve-se evitar idealização acrítica das práticas tradicionais. Há eficácia na prática médica baseada na racionalidade científica que é reconhecida, e também desejada pelas comunidades indígenas.

O plano terapêutico deve ser compartilhado e compor os repertórios disponíveis da competência do médico e das práticas tradicionais. Para além disso, deve se ter no horizonte que são indivíduos e nações autônomas (Quadro 4 e Figura 4). O profissional deve se guiar pela autonomia dos indivíduos e pela soberania

[4] Do filme "Pajé Sapaim: o mensageiro do tempo", de 2008. Direção: Camilo Tavares.

QUADRO 4 Pontos que devem ser identificados ao construir o plano terapêutico

- Existência de tratamentos tradicionais para o problema
- Consentimento do paciente com a conduta
- Verificar se a conduta não desrespeita normas, resguardos e ritos tradicionais
- Avaliar se os especialistas tradicionais concordam com a conduta (perguntar com autorização do paciente)

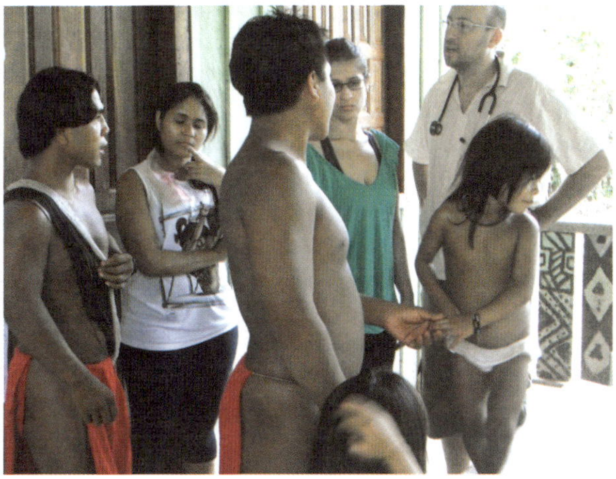

FIGURA 4
Equipe de saúde, agentes indígenas e lideranças construindo o plano terapêutico.
Foto gentilmente cedida por Eduardo Moreno.

dos povos e oferecer o melhor das técnicas biomédicas como possibilidade para compor o repertório de cuidado e cura. Devem-se fornecer elementos aos membros da família e da comunidade, em especial ao agente indígena de saúde, para identificar agravos e agir em situações graves de localidades com acesso remoto às equipes e aos equipamentos de saúde (Figura 5). Um povo que é refém de outro para cuidar dos seus é um povo vulnerável. O cuidado de povos indígenas deve, portanto, ser meio de restabelecimento da soberania curativa desses povos, que foi duramente violada em sua dimensão demográfica, cultural, territorial.

Para finalizar, dando voz aos povos indígenas, as palavras de David Kopenawa, liderança e xamã Yanomami:

> "No passado, quando os brancos não tinham chegado aqui, nós não éramos ignorantes. Nossos Xamãs sabiam nos curar... agora que os brancos chegaram dentro de nossa floresta, nós temos medo de malária e da tuberculose... esses são males que vêm de longe, que os xamãs não conhecem… Mas nós não sabemos ainda ler os papéis dos brancos, não sabemos ainda usar seus remédios. É preciso que vocês nos ensinem a usar seus remédios contra a malária, a tuberculose e contra todas as suas outras doenças. Então, quando os nossos jovens souberem tudo isso, nós poderemos nos curar sozinhos, como antes." (Albert e Gomes, 1996)[5].

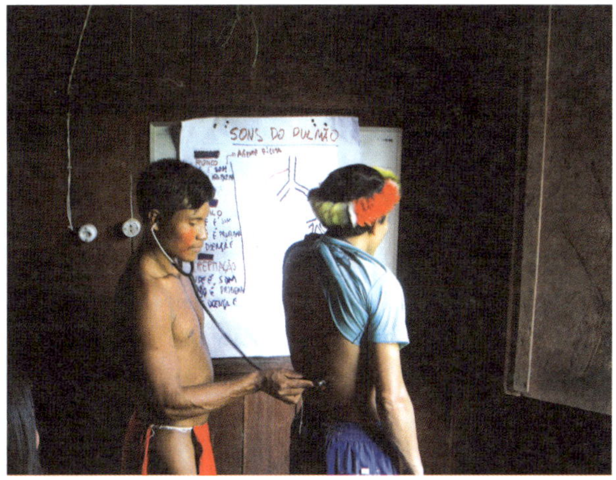

FIGURA 5
Agentes indígenas de saúde, de aldeias remotas da etnia Wajãpi, aprendendo a reconhecer sinais de gravidade que exijam intervenção precoce para preservar a vida.
Fonte: arquivo pessoal do autor.

CASOS CLÍNICOS

Os relatos são baseados em casos reais vivenciados pelo autor, com algumas modificações e deslocamentos dos fatos e etnias, para fins didáticos e para preservação dos pacientes.

Caso 1: Cuidado tradicional em saúde mental e o papel da equipe médica

Um rapaz Pankararu[6] de 22 anos, morador da cidade de São Paulo, apresentou-se à consulta acompanhado da mãe, dizendo que há 5 dias não conseguia dormir e estava com muita dificuldade de trabalhar, irritado e com medo das pessoas. Ele achava que tinha algo querendo seu mal e que isso rondava a porta de seu apartamento. Negava ouvir vozes. Apresentava-se embotado e falando pouco. Solicitava 3 dias de afastamento para realizar tratamentos tradicionais. A mãe relata que o paciente sempre foi "estranho" e já fez

[5] Depoimento publicado em Saúde Yanomami: um manual etnolinguístico, de Bruce Albert e Gale Goodwin Gomez. Belém: Coleção Eduardo Galvão/Museu Goeldi; 1996.

[6] Os Pankararu são uma etnia originária de Pernambuco e que desde a década de 1940 tem um fluxo migratório para a região metropolitana de São Paulo, onde mantém comunidade de cerca de 1.000 pessoas.

tratamentos por alteração de comportamento e desenvolvimento atrasado. Na mesma tarde, a principal rezadeira da etnia pediu a prescrição de anticoncepcional para evitar a menstruação naquela semana, como preparo para um ritual de 3 dias para o mesmo paciente.

Perguntas

Qual a hipótese diagnóstica? O atestado deveria ser dado? O anticoncepcional deveria ser prescrito?

Discussão

A equipe suspeitou de quadro psicótico, possivelmente uma esquizofrenia, hipótese corroborada pela psiquiatra, que indicou antipsicótico. Como os sintomas ainda eram frustros e não era a demanda do paciente, a equipe optou por fazer um acompanhamento muito próximo, dando espaço para diagnóstico e tratamento tradicionais. Se os sintomas se consolidassem, a equipe ofereceria o tratamento de forma mais incisiva. Foi dado o atestado para o paciente (que tinha limitações laborais) e prescrito o anticoncepcional para a rezadeira. O paciente apresentou melhora importante com as rezas, mantendo sintomas ansiosos mais leves, sem estabelecer delírios ou alucinações. A equipe ofereceu apoio psicológico e ansiolíticos em baixas doses (clonazepam, 0,5 mg), se sentisse ansiedade ou insônia, que foi muito pouco usado. Após 5 meses mantendo rezas e com os sintomas estabilizados, o paciente saiu do emprego e voltou para a aldeia em Pernambuco, onde passou 4 meses. Depois de diversos rituais, que identificaram e trataram o feitiço de que tinha sido alvo, voltou para São Paulo, retomou o emprego e manteve uma vida normal sem ter sido exposto a antipsicóticos.

Caso 2: Alteração neurológica e conduta compartilhada com o pajé

O pai de uma criança de 10 meses, da etnia Wajãpi do Amapá, procurou a médica relatando que a filha estava havia um dia com febre, com sintomas respiratórios, com "cara estranha" e inapetente. Estava em tratamento com o pajé, que recomendava à criança não sair da aldeia. Ao exame clínico a criança apresentava-se febril, irritada, chorosa e com estrabismo convergente. Depois de muito esforço de compreensão e com auxílio de tradução do agente indígena de saúde, foi identificado que o estrabismo tinha ocorrido nas últimas 24 horas.

Perguntas

É possível o acompanhamento clínico dessa criança na aldeia? No caso de indicação de encaminhamento para o hospital, como abordar a recusa da família e do pajé em sair da aldeia?

Discussão

Alterações neurológicas focais, como paralisia da musculatura extrínseca do olho, podem ocorrer em mais da metade das crianças com encefalite viral. A médica sugeriu que a criança fosse removida para Macapá. Os pais recusaram essa conduta, pois o pajé havia indicado resguardo na aldeia. A médica explicou que aquele sinal indicava lesões no "cérebro e nervos" e se colocava à disposição para falar com o pajé. Cerca de 1 hora depois, o pajé procurou a médica no posto e ela explicou pacientemente o significado daquela alteração e o risco que ela implicava a avaliação da medicina científica. O pajé concordou com a transferência. A criança foi diagnosticada com meningoencefalite viral e, recebendo tratamento adequado, recuperou-se.

Caso 3: Gravidez em idosa

A esposa do cacique, uma mulher de 59 anos da etnia Xikrin no Pará, procurou o médico, cansado, no fim da tarde, depois de atender mais de 20 pacientes. Ela não falava português e estava acompanhada da neta de 16 anos, que traduzia com dificuldade. A senhora achava que estava grávida e queria remédio. O médico ficou impaciente com mais uma queixa que lhe parecia absurda. Disse que não prescreveria o remédio, solicitou que a senhora voltasse na manhã seguinte para ser examinada e encerrou o expediente. A enfermeira reparou que o agente indígena de saúde riu da conversa. Na reunião de equipe, o médico desabafou que a população era muito mal informada sobre as questões reprodutivas e, por isso, o início do pré-natal era tardio. Todas as 11 gestantes da aldeia haviam começado o pré-natal com mais de 20 semanas de idade gestacional.

Perguntas

É possível formular alguma hipótese diagnóstica para o caso dessa senhora? É possível dizer que o médico compreendeu o que se passava? O que ele poderia ter feito para compreender melhor a queixa da paciente? Deve-se concluir que uma mulher experiente de uma comunidade tradicional não reconheceria uma gravidez antes das 20 semanas?

Discussão

A equipe convocou uma reunião com os agentes indígenas de saúde, a esposa do cacique e outras lideranças femininas para conversar sobre o cuidado pré-natal. Eles compreenderam que ela queria o antiemético para a neta, que estava com hiperemese gravídica. A equipe questionou se elas sabiam quando uma mulher estava grávida. As lideranças descreveram as mudanças do corpo no início da gestação com minúcias, explicando as alterações da cor da aréola e o pronunciamento dos tubérculos de Montgomery. Como exemplo, elas informaram que as mulheres que tomavam banho no rio junto com a enfermeira afirmavam que ela estava grávida. A enfermeira havia entrado em área indígena com uma semana de atraso menstrual depois de fazer um teste de farmácia com resultado negativo. Repetiu o teste, que estava positivo. O médico indagou ao agente de saúde indígena se era comum a equipe compreender algo muito diferente do que os pacientes diziam. O agente respondeu com o mesmo riso do dia anterior: "Muito!". Depois disso, a equipe de saúde organizou as traduções nas consultas de forma mais sistemática e iniciou uma negociação sobre as necessidades das mulheres no início da gestação, tentando compreender os ritos e resguardos desse momento, adequando a organização do pré-natal para aquela etnia.

PRINCIPAIS PONTOS

- O cuidado de cada etnia é um caso particular. Deve-se reconhecer a situação epidemiológica e social específica
- Conhecer e vivenciar a cultura da etnia que se está cuidando
- Reconhecer os limites e dificuldades do diálogo intercultural e buscar maneiras interessadas e éticas de compreender o paciente
- Estar atento aos diagnósticos e terapias tradicionais, associando-os, respeitosamente, às práticas que temos a oferecer

BIBLIOGRAFIA

1. Albert B, Gomes GG. Saúde Yanomami: um manual etnolinguístico. Belém: Coleção Eduardo Galvão/Museu Goeldi; 1996.
2. Arruda RSV. A noção de cultura e o campo da saúde indígena. In: Especialização de saúde indígena. São Paulo: Universidade Federal de São Paulo/Universidade Aberta do SUS. Disponível em: https://si2.unasus.unifesp.br/pluginfile.php/1696/mod_resource/content/4/nocao_cultura.pdf. (Acesso janeiro 2021).
3. Basta PC, Orellana JDY, Arantes R. Perfil epidemiológico dos povos indígenas no Brasil: notas sobre agravos selecionados. In: Garnelo L, Pontes ALM. Saúde indígena: uma introdução ao tema. Brasília: Secretaria de Educação Continuada, Alfabetização, Diversidade e Inclusão, Ministério da Educação; 2012, p.60-106.
4. Black FL. Infecção, mortalidade e populações indígenas: homogeneidade biológica como possível razão para tantas mortes. In: Santos RV, Coimbra Jr. CEA (orgs.). Saúde e povos indígenas. Rio de Janeiro: Fiocruz; 1994.p.61-87.
5. Brasil. Ministério da Saúde [homepage na internet]. Sistema de Informação de Mortalidade. Portal da Saúde. Disponível em: http://www2.datasus.gov.br/DATASUS/index.php?area=0205. (Acesso janeiro 2021).
6. Coelho, CC. Perfil epidemiológico dos povos indígenas. In: Epidemiologia aplicada aos serviços de saúde indígena; especialização de saúde indígena [aula na internet]. 2017; São Paulo, Brasil: Universidade Federal de São Paulo/Universidade Aberta do SUS. Disponível em: https://www.unasus.unifesp.br/index.php/ofertas/saude-indigena. (Acesso janeiro 2021).
7. Conselho Federal de Medicina. Código de Ética Médica. Resolução CFM n. 1931/09. Brasília; 2010.
8. Helman CG. Cultura, saúde e doença. Porto Alegre: Artes Médicas; 1994. p.30-47: Definições culturais de anatomia e fisiologia.
9. Instituto Brasileiro de Geografia e Estatística [homepage na internet]. Censo Demográfico, Brasil 2010. Disponível em: https://www.ibge.gov.br. (Acesso janeiro 2021).

10. Instituto Socioambiental. Quantos são? Povos Indígenas do Brasil. Disponível em: https://pib.socioambiental.org/pt/Quantos_s%C3%A3o%3F Acesso janeiro 2021.
11. Kolski H, Ford-Jones EL, Richardson S, Petric M, Nelson S, Jamieson F, et al. D. Clin Infect Dis. 1998;26(2):398-409.
12. Langdon EJ. Representações de doenças e itinerário terapêutico dos Siona da Amazônia Colombiana. In: Santos RV, Coimbra Jr. CEA, org. Saúde e povos indígenas. Rio de Janeiro: Fiocruz; 1994. p.115-41.
13. Luciani JAK. Médicos extranjeros: algunas reflexiones sobre las relaciones entre médicos y pacientes entre los Yanomami del Alto Orinoco. Antropológica. 2004;101:37-72.
14. Luciani JAK. Os encontros de saberes: equívocos entre índios e Estado em torno das políticas de saúde indígena na Venezuela. Ilha Rev Antropol. 2009;11(1,2):265-302.
15. Luz MT. Novos saberes e práticas em saúde coletiva: estudos sobre racionalidades médicas e atividades corporais. São Paulo: Hucitec; 2003.
16. Mora JF. Dicionário de filosofia. Tradução: Maria Stela Gonçalves, Adail U. Sobral, Marcos Bagno, Nicolás Nyimi Campanário. São Paulo: Loyola; 2000. t.I (A-D). Cosmologia; p. 594.
17. Rodrigues DA, Tomimori J, Floriano MC, Mendonça S. Atlas de dermatologia em povos indígenas. São Paulo: Editora Unifesp; 2010.
18. Staliano P, Mondardo ML, Lopes RC. Onde e como se suicidam os Guarani e Kaiowá em Mato Grosso do Sul: confinamento, Jejuvy e Tekoha. Psicologia: Ciência e Profissão. 2019;39 (spe).
19. Tervalon M, Murray-Garcia J. Cultural humility versus cultural competence: a critical distinction in defining physician training outcomes in multicultural education. Journal of Health Care for the Poor and Undeserved. 1998;9:117-25.

LEITURA SUGERIDA

1. Brasil. Ministério da Saúde. Fundação Nacional da Saúde (FUNASA). Política Nacional de Atenção à Saúde dos Povos Indígenas. 2.ed. Brasília: Ministério da Saúde. Fundação Nacional de Saúde; 2002. Disponível em: http://bvsms.saude.gov.br/bvs/publicacoes/politica_saude_indigena.pdf (acesso janeiro 2021).
2. Buchillet D (org.). Medicinas tradicionais e medicina ocidental na Amazônia. Belém: MPEG; 1991.
3. Freire P. Pedagogia da autonomia: saberes necessários a prática educativa. São Paulo: Paz e Terra, 1996. (Coleção Leitura.)
4. Garnelo L, Pontes AL (org.). Saúde indígena: uma introdução ao tema. Brasília: MEC-SECADI; 2012. (Coleção Educação para Todos.)
5. Rodrigues DA, Tomimori J, Floriano CF, Mendonça S. Atlas de dermatologia em povos indígenas. São Paulo: Unifesp; 2010. p.13-32: As representações sociais sobre o corpo, a pele e suas doenças a partir do pensamento indígena.
6. Santos RV, Coimbra Jr CEA (orgs.). Saúde e povos indígenas. Rio de Janeiro: Fiocruz; 1994.

74

Semiologia do paciente em situação de vulnerabilidade

Danielle Bivanco-Lima

PACIENTES EM SITUAÇÃO DE VULNERABILIDADE

Os pacientes em situação de vulnerabilidade necessitam de atenção especial. O conceito de vulnerabilidade amplia o olhar para a caracterização do risco de desenvolver agravos de saúde, incluindo as dimensões coletivas, contextuais e de recursos. Afinal, as peculiaridades denominadas vulnerabilidades colocam em risco os pacientes: maior chance de adoecimento por uma ou várias doenças, o risco de não acessar os serviços de saúde, de não compreender perguntas ou as informações fornecidas pelo médico (ou outros profissionais de saúde) e de não fornecer uma história detalhada de seu caso, entre outros.

O conceito de vulnerabilidade envolve três dimensões: individual, social e programática.

- A dimensão individual inclui aspectos próprios da vida das pessoas, a informação que detêm sobre prevenção e cuidado, a capacidade de elaborar essas informações e de incorporá-las a seu dia a dia. Um paciente com baixa escolaridade apresenta menor nível de informação de saúde do que pessoas com leitura fluente, pois diversas informações são difundidas por meio de cartazes (epidemias como dengue, sarampo, entre outras).
- A dimensão social incorpora aspectos do acesso à informação, conteúdo e qualidade das informações e possibilidades efetivas de adoção na prática, incluindo aspectos culturais, materiais, políticos e morais, o que amplia a visão sobre o contexto na vida das pessoas. Um paciente com acesso a atendimento por nutricionista apresenta maior qualidade de informações sobre alimentação do que alguém sem acesso a esse profissional. Outro exemplo consiste no paciente em situação de rua, que apresenta baixo poder aquisitivo e menores possibilidades de escolha de alimentação saudável.
- A dimensão programática associa a mediação pelas instituições sociais: família, escola, serviços de saúde, da assistência social, religião (igrejas), entre outros. A dimensão programática visa incluir aspectos sobre como a organização de trabalho das instituições (saúde, educação, cultura, bem-estar social) pode contribuir para melhorar ou piorar as vulnerabilidades já existentes. Um paciente que apresenta condições de pobreza extrema, mas mora próximo a uma igreja ou organização não governamental que fornece alimentação, apresenta menor vulnerabilidade programática que aqueles que não contam com o mesmo acesso. Outro exemplo comum na prática diária é o atendimento de pessoas portadoras de deficiência visual ou auditiva. Em muitos serviços de saúde, a forma de chamada dos pacientes na sala de espera pode dificultar o acesso, pois em alguns locais a chamada é feita por painel (visual), e em outros lugares por nome ou senha (auditiva). Em outros locais, a ausência de rampas ou de adaptação para cadeira de rodas pode dificultar o acesso para pessoas com deficiência física. A definição de vulnerabilidade inclui características, tanto individuais como do contexto e da sociedade, que dificultam às pessoas defender seus interesses, seu autocuidado e promover sua saúde ou recuperação.

Exemplo frequente na prática

Uma pessoa em situação de rua procura um pronto-socorro por queixa de tosse com escarro amarelo avermelhado há 4 semanas. A recepção do serviço de saúde, nesse caso um pronto-socorro, solicita como procedimento um comprovante de residência e um documento para abertura do processo de atendimento. Se a pessoa que atende na recepção não perceber o constrangimento do paciente diante da solicitação (dificuldade frequente entre pessoas em situação de rua), buscando flexibilizar essa regra para possibilitar seu acesso, o paciente poderá ir embora do serviço de saúde sem atendimento. Esse aspecto inclui a dimensão programática da vulnerabilidade.

Nesse mesmo exemplo, a pessoa conseguiu ser atendida, pois o profissional da recepção foi atento ao garantir o direito à saúde desse paciente, uma vez que era sensível às dificuldades da população em situação de rua. O paciente foi atendido por um médico que percebeu sua vulnerabilidade social e ficou atento a suas necessidades básicas. (O paciente estava com fome? Estava com frio?) O médico avaliou sua história de forma completa e realizou exame clínico adequado, apesar das condições de higiene reduzidas do paciente, ficou atento a sua comunicação não verbal e não assumiu postura de repugnância, nojo, desprezo ou intolerância diante do odor forte.

Ao final, solicitou alguns exames, descartou a presença de tuberculose (doença de alta prevalência nessa população) e firmou diagnóstico de pneumonia. Como esse médico estava ciente da vulnerabilidade social do paciente, sabia que este não teria condições de comprar antibióticos, e que, sendo domingo, não conseguiria encontrar farmácia de unidade básica de saúde aberta para fornecimento. Também ciente da alta mortalidade dos pacientes em situação de rua, optou por internar o paciente para garantir o acesso e condições para uma recuperação completa.

Nesse caso, o médico apresentava excelente treinamento em competências culturais e sabia que os pacientes em situação de rua não contam com grande rede de suporte social nem com locais para guardar seus pertences. Sendo assim, solicitou apoio da equipe interprofissional para garantir a guarda segura dos pertences do paciente hipotético durante a internação. Anotou no prontuário a situação de vulnerabilidade social como parte da lista de hipóteses e problemas de saúde, sabendo que isso pode apoiar a comunicação entre equipes do serviço de saúde. A equipe de enfermagem, estando atenta, também compreendeu que o paciente apresenta condições de subnutrição crônica, dificuldade de acesso às questões de higiene e autocuidado, acionando também a equipe de nutrição, serviço social e voluntariado para garantir suas necessidades básicas na internação e na alta.

O caso mostra um exemplo de sucesso, em que os aspectos programáticos (que garantem a organização favorável do pronto-socorro em questão) acolhem e promovem o acesso de pacientes em situação de vulnerabilidade. Esse cenário requer sensibilidade, valorização e competências culturais de gestores, médicos, equipe interprofissional, equipe administrativa e de apoio. São as capacitações e treinamentos para as equipes com foco em competências culturais que garantem melhor organização dos serviços para grupos em maior vulnerabilidade, com impacto positivo em desfechos, como compreensão de orientações e mudança de estilo de vida.

COMPETÊNCIAS CULTURAIS: DO QUE SE TRATA?

As competências culturais dos profissionais de saúde, em especial do médico e do enfermeiro, estão relacionadas a sua capacidade de ser sensível, reconhecer e adaptar os cuidados à saúde para populações com diversidade étnica ou cultural. Os objetivos do desenvolvimento das competências culturais nos profissionais de saúde incluem aumentar a capacidade de perceber e valorizar (de forma ética e respeitosa) crenças culturais, práticas, expectativas e origens dos pacientes e suas comunidades, que se traduzem em hábitos e ações relacionados a seu dia a dia ou seu autocuidado em saúde.

Além disso, as competências culturais visam a aumentar o acesso desses pacientes a cuidados e serviços de saúde, com redução de barreiras organizacionais e estruturais. As ações de melhoria de acesso decorrem de formas de organizar o serviço de saúde, como fornecimento de tradução/intérpretes para indivíduos imigrantes, com placas de sinalização em diversas línguas, presença de computador com aplicativos ou internet para tradução.

A acessibilidade física traduzida na ambiência aumenta o acesso para pessoas portadoras de deficiências físicas, como rampas de acesso, portas com largura que permita a entrada de cadeiras de rodas, apoio para deslocamentos grandes nos serviços de saúde. A acessibilidade também decorre do cuidado da equipe com o uso do nome social para a população transgênero nos prontuários e documentos da instituição, além da não obrigatoriedade de fornecimento de documentos de comprovação de residência para a população em situação de rua, sem moradia fixa.

Grupos de maior vulnerabilidade abordados neste capítulo:

- Pacientes em situação de rua, que em geral vivem em condições de pobreza extrema.
- Pacientes em situação de imigração ilegal, que enfrentam condições precárias de vida e de trabalho, além de dificuldades de comunicação.
- Pacientes que sofrem preconceito por sua orientação sexual, incluindo lésbicas, gays, bissexuais, transgênero, *queer*, intersexo e assexuais (LGBTQIA+).

PESSOAS EM SITUAÇÃO DE RUA

Na semiologia, atentar para:

- Múltiplos agravos pela sobrecarga de fatores de risco.
- Risco de dependência de álcool e drogas.
- Risco elevado de sofrer violência.
- Aspectos nutricionais – necessidades básicas pouco satisfeitas (comer, beber, dormir).
- Risco de hipotermia em dias frios.
- Sofrimento mental e psíquico.
- Reduzido suporte social.
- Atentar para o preconceito institucional.
- Alta mortalidade comparada à população geral.

Estima-se que existam 101.854 pessoas em situação de rua no Brasil, com grande concentração em municípios de grande porte e nas Regiões Sudeste (48,89%), Nordeste (22,45%) e Sul (15,73%). Segundo o último censo da população em situação de rua da cidade de São Paulo, realizada em 2015, essa população é definida como:

"[...] o conjunto de pessoas que por contingência temporária, ou de forma permanente, pernoita nos logradouros da cidade – praças, calçadas, marquises, jardins, baixos de viaduto – em locais abandonados, terrenos baldios, mocós, cemitérios e carcaças de veículos. Também são considerados moradores de rua aqueles que pernoitam em albergues públicos ou entidades sociais" (FIPE, 2015)[5].

Na cidade de São Paulo, foi levantado um total de 15.905 pessoas em situação de rua em 2015, com crescimento anual de 4,1% em relação ao ano 2000 (total de 8.706 pessoas), sendo a maioria de homens (84%), em idade adulta (23,5% entre 18-30 anos e 51,4% entre 31-49 anos), e somente 1,6% estrangeiros. A maior parte dessas pessoas está sozinha, pois somente 1,2% das pessoas vivendo nas ruas estão com seu grupo familiar. Isso demonstra extrema vulnerabilidade social, com pequeno suporte social para quaisquer agravos e no caso de surgirem deficiências físicas ou sensórias (transitórias ou permanentes, no caso de traumatismos, fraturas, quedas, entre outros). Como o suporte social desse grupo é bastante escasso, alguns são muito próximos aos animais (cachorros) que criam, como vínculo afetivo mais próximo. A sensibilidade cultural orienta a organizar estratégias para cuidado de seus animais de estimação durante o atendimento de saúde.

Barata et al. entrevistaram 251 pessoas em situação de rua, moradoras de três albergues do município de São Paulo, e observaram grande percepção de preconceito (85,8%) pelos entrevistados, relatando como motivos para a discriminação: o fato de morar na rua, as condições de higiene, incapacidade física ou mental e também a orientação sexual. Os participantes relatam que as situações de preconceito ocorrem nas ruas e praças (87,6%), nos albergues (47,4%) e em diversos locais, incluindo serviços de saúde (34,3%). É necessário ao profissional de saúde, em especial ao médico, assumir postura acolhedora, humana e ética, que reduza a percepção de preconceito dos indivíduos em situação de rua nos serviços de saúde. Pesquisadores avaliaram as representações que a população em geral apresenta sobre a população em situação de rua: como vagabundas, loucas, sujas, perigosas e/ou coitadinha. Os autores alertam sobre o risco de estereotipar as pessoas e de tratar de rótulos e não de pessoas. Essa postura aumenta a violência institucional contra essa população, aumentando sua invisibilidade e reduzindo seu direito à saúde.

A percepção de preconceito pode ser uma das barreiras para o uso do serviço de saúde. Na pesquisa de Barata et al., 42,4% dos pacientes em situação de rua referiram problemas de saúde na última semana, porém somente 62,3% deles procuraram o serviço de saúde. Esses pacientes se fidelizam ao serviço, pois costumam ir aos mesmos locais (80,7%), geralmente unidades básicas de saúde (56,3%), ambulatórios (20,3%) e prontos-socorros (18,8%).

Dos participantes, 15,1% relataram agressão física no último mês e 30,3% relataram agressão verbal, sendo que esta ocorreu mais frequentemente na rua (45,7%) e no albergue (45,7%). Os indivíduos em situação referem não se sentir seguros para andar na rua à noite (65,3%) pelos eventos frequentes de agressão e também relatam não se sentir bem nos albergues (40,4%).

Outro estudo com pessoas em situação de rua em Salvador (Bahia) também demonstra grande preocupação com a violência urbana contra essa população por meio do relato oral de seus entrevistados. Nessa análise também foi relatada a dificuldade em manter satisfeitas suas necessidades básicas de alimentação e higiene, além da segurança pessoal. Na teoria de Maslow sobre a hierarquia das necessidades, as necessidades de vida de subsistência precisam ser satisfeitas antes de haver a percepção das necessidades mais complexas (como as relacionadas à autoestima, p. ex.). Nos indivíduos em situação de rua, a preocupação com o comer, o beber, onde dormir e o sono ocupa grande parte dos esforços diários e deve ser valorizada na história clínica, como parte de avaliação dos riscos do paciente.

O médico deve valorizar esses riscos, que impactam ainda de forma importante sobre a mortalidade dessa população. Em estudo que avaliou a mortalidade de pessoas em situação de rua na França entre 2008-2010, a média de idade de óbito foi de 49 anos na população em situação de rua em comparação com a idade de 77 anos da população geral. A população em situação de rua apresentou risco 1,7 vez maior para mortes por causas relacionadas ao uso de álcool comparado à população geral, risco 6,4 vezes maior para mortes relacionadas à hipotermia, 4,3 vezes maior para mortes por doenças mentais, entre outros.

Fazel et al. publicaram revisão em 2014 com descrição do aumento de risco de morte por doenças infectocontagiosas como infecção por vírus da imunodeficiência humana (HIV) e tuberculose, doenças isquêmicas cardíacas e dependência química, além de causas externas, como traumatismos, suicídios, homicídios e envenenamento.

Em Boston, foi realizado acompanhamento por 10 anos de 445 indivíduos moradores de rua, que não utilizam serviços para dormir, como abrigos (albergues), e observaram que a idade média de morte foi de 53 anos. O risco de morte foi 9,8 vezes maior que o da população geral de Boston e 2,7 vezes maior que o da população de moradores de rua que dorme em abrigos. As causas de morte observadas foram: decorrentes de abuso de substâncias e overdose (29,1%), traumatismos (14,2%), HIV (7,5%), embora essas pessoas também apresentem neoplasias (15,7%) e doenças cardiovasculares (13,4%). Quando comparadas à população geral de Boston, o risco de morrer por doença é maior em todos os grupos: por câncer 4,8 vezes maior, por doenças cardíacas 6,4 vezes maior, por uso crônico de substâncias 88,9 vezes maior, por doença hepática crônica 32,2 vezes maior, por HIV/aids 63,8 vezes maior, por traumatismos 33,3 vezes maior, por overdose de drogas 14,1 vezes maior, por uso de álcool 110,2 vezes maior, por causas relacionadas à dependência de substâncias 43,6 vezes maior.

Na obtenção da história, é valioso saber que os pacientes em situação de rua tendem a valorizar pouco suas queixas, procurando os serviços de saúde no último caso. Frequentemente não têm documentos, nem comprovante de residência, portanto os serviços devem ser flexíveis no caso dessas pessoas. É frequente que esse grupo seja assaltado ou furtado em seus poucos pertences, tendo de refazer inúmeras vezes seus documentos. Os albergues geralmente não fornecem atestados como comprovante de residência, dificultando o acesso a serviços de saúde que os solicitam.

IMIGRANTES

Na semiologia, atentar para:

- Barreiras na comunicação, utilizando estratégias visuais e com apoio de aplicativos ou da internet (tradutores).
- Hábitos de vida culturalmente determinados – diferentes crenças, alimentação, hábitos de vida e autocuidado.
- Condições de vida e trabalho precárias – horários estendidos de trabalho em locais de higiene reduzida, com sofrimento físico e mental associado.
- Autopercepção de saúde ruim.

A população que imigra para o Brasil inclui grupos sociais distintos: alguns relatam vinda por escolhas na carreira profissional, já com condições de trabalho garantida e com sua estada legalizada, e outros realizam a imigração na busca de melhores condições de vida e de trabalho, ou ainda de assistência à saúde, muitas vezes de forma ilegal. No grupo que busca novas possibilidades de sobrevivência, muitos ainda apresentam condições precárias de vida e trabalho no Brasil, o que contribui para sua vulnerabilidade social. Essa complexidade mostra uma amplitude de povos e culturas que utilizam os serviços de saúde e que necessitam das competências culturais de médicos e demais integrantes da equipe de saúde.

A barreira da linguagem pode ser um fator de vulnerabilidade programática. Há diversos serviços que não dispõem de computador e acesso à internet para uso de aplicativos de tradução rápida, gerando uma dificuldade na comunicação que pode impactar na segurança do paciente e na obtenção de uma história clínica completa, assim como na precisão da orientação na finalização da consulta. Os serviços ainda necessitam de adaptação de placas e sinais de orientações aos pacientes em diversos idiomas, com base na população que os utiliza, além de formulários e orientações também traduzidos para os idiomas mais utilizados.

No estudo de Silveira et al. foi observado que, da população boliviana moradora do centro da cidade de São Paulo, 95,5% não apresentava plano de saúde, 72,8% percebia sua saúde como ruim e 41,2% havia utilizado um serviço de saúde nos últimos 30 dias (unidades básicas de saúde em 58% dos entrevistados e serviços de emergência por 13,5%).

Há ainda a questão do preconceito contra imigrantes ilegais, associado a uma visão negativa de muitos profissionais de saúde, que não percebem a vulnerabilidade social e programática desses grupos e que ainda os identificam como ônus e sobrecarga para o sistema de saúde, ou ainda os culpam por utilizar os serviços de "forma errada"[14]. Vale lembrar que a maioria desses imigrantes mora no Brasil, contribuindo para a economia do país com longas jornadas de trabalho, sendo, portanto, mais do que justo seu atendimento pelo Sistema Único de Saúde.

POPULAÇÃO LGBTQIA+

Na semiologia, atentar para os seguintes pontos:

- Sempre utilizar o nome social para pessoas trans, a fim de reduzir o constrangimento nos serviços de saúde.
- Alto risco para violência.
- Alta prevalência de tabagismo.
- Risco para dependência química.
- Questionar sobre parceiros e/ou parceiras sexuais para todas as pessoas, abrindo a possibilidade do diálogo sobre diversidade de gênero.
- Estar aberto para questionar e escutar sobre as práticas sexuais.
- Estimular o autocuidado para a prevenção de infecções sexualmente transmissíveis.
- Estar atento ao sofrimento psíquico.
- Estar atento a transtornos alimentares, assim como a queixas de insatisfação com o corpo (em pacientes trans).
- Investigar o uso de hormônios para pacientes trans, assim como o uso de próteses de silicone ou de silicone industrial para modificações corporais.
- Atentar para o preconceito institucional.

A população LGBTQIA+ enfrenta grandes lutas para garantia de seus direitos na sociedade, pois apresentam consequências graves e deletérias em sua saúde física e mental, relacionadas à discriminação que sofrem por parte da sociedade.

Pessoas trans são aquelas que não se identificam com o gênero atribuído ao nascer. São uma expressiva parte da população, embora sejam denominadas "minorias". Em revisão sistemática de 32 estudos, foi observado que, a cada 100 mil pessoas, 355 se consideram transgênero. Em estudo de Zucchi et al., 602 mulheres trans e travestis (pessoas que não se identificam com o gênero masculino atribuído ao nascimento) do Estado de São Paulo, entrevistadas entre 2014-2015, em 7 municípios, revelaram altos índices de violência, pois apenas 6% das entrevistadas relataram nunca haver sofrido violência. A maior parte já sofreu chantagem, extorsão ou violência policial (56,6%). Agressão verbal, assédio moral, constrangimento ou humilhação foram relatadas por 19,1%, além de agressão física (12,1%) e sexual (6,2%).

A presença de trabalhadoras do sexo é alta nessa população. Das entrevistadas, 24,3% não trabalhavam, 42,3% eram trabalhadoras do sexo e apenas 33,4% trabalhavam em outras atividades. Dessas mulheres, a maioria está tentando mudar o nome em pelo menos um documento (89,7%) e somente 1,7% não pretende mudar. Isso evidencia a importância da utilização do nome social (aquele que a pessoa trans escolhe para sua identidade de gênero, que representa sua autoimagem e ajuda na redução do constrangimento nos serviços de saúde). Também é importante organizar os serviços de saúde de modo a incluir o nome social em todos os documentos, prontuários e formulários utilizados no serviço. No Estado de São Paulo, existe o Decreto n. 55.588/2010, que orienta o uso do nome social em estabelecimentos.

A população de homens que fazem sexo com homens (denominadas HSH) também apresenta altos índices de discriminação por sua orientação sexual. Estudo realizado em 12 capitais brasileiras, realizado em 2016 em todas as regiões do país, entrevistou 4.176 homens que relatavam fazer sexo com homens, e 65% deles relataram algum tipo de discriminação por sua orientação sexual (IC 95% 61,6-68,3), com altos relatos de violência física (23,5%) e sexual (21%). Embora a maior parte da discriminação seja relatada no ambiente familiar (30,7%), grupo de colegas (27,1%), grupo de vizinhos (25,7%) e grupo de amigos (23,5%), há alta prevalência de discriminação na forma que aumenta a vulnerabilidade programática dessas pessoas, ou seja, aquela provocada por instituições. Há relatos de discriminação por professores (14,9%), policiais (15,3%), impedimento de doar sangue (10,9%, n = 621), nos serviços de saúde (9%, n = 422), no emprego (11%) e em serviços públicos (13%).

A vulnerabilidade e a discriminação reduzem a busca por serviços de saúde e pioram desfechos. O mesmo estudo já descrito avaliou prevalência de infecção por HIV mediante testagem dos participantes, com positividade do teste de 17,5% (IC 95% 14,5-20,7%), o que se traduz na importância da realização de rastreamentos e de conversas sistemáticas, humanas e abertas sobre proteção na vida sexual.

Os hábitos de vida também devem ser observados com atenção: homens e mulheres trans apresentam prevalência de tabagismo pregresso e atual maiores do que a população geral. Em estudo americano com 631 mulheres trans e 473 homens trans, a prevalência de tabagismo foi, respectivamente, de 74,4 e 63,5% ao longo da vida e de 47,8 e 36,1% nos últimos 3 meses. O tabagismo junto às terapias de reposição hormonal utilizadas por parte dessa população, em especial as mulheres trans, que repõe estrógenos e progesterona, pode elevar o risco cardiovascular.

O uso de substâncias e a dependência de substâncias também são mais prevalentes em pessoas trans. Em estudo americano realizado no Estado de Massachusetts, 452 pessoas trans foram entrevistadas e relataram alta prevalência de uso de substâncias: 47% relataram *binge drinking* nos últimos 3 meses, 39,6% utilizaram maconha no último ano, 19% utilizaram outras drogas (excluindo maconha) no último ano e 10,8% apresentaram consumo de múltiplas drogas (incluindo álcool, maconha e mais uma droga). No total, 10% apresentaram tratamento prévio para dependência química e 7,3% tinham história de tratamento prévio com uso de substâncias recente.

Na população trans, a insatisfação com sua imagem corporal pode resultar em significativo impacto na saúde mental, assim como aumentar o risco de distúrbios alimentares. Diversos transtornos psiquiátricos apresentam maior prevalência nessa população, em decorrência da discriminação, violência e estresse a que está submetida. Em revisão sistemática sobre saúde mental na população LGB (excluindo a população trans), com 25 estudos envolvendo 11.971 indivíduos, foi observado que a população LGB apresenta risco de suicídio 2,47 vezes maior que o da população heterossexual, risco de transtornos ansiosos e depressivos 1,5 vez maior e risco de dependência de substâncias 1,5 vez maior.

CONCLUSÃO

Os pacientes em situação de vulnerabilidade necessitam de atenção especial por apresentarem necessidades de saúde distintas e específicas, que geralmente os colocam em risco de adoecimento ou em desvantagem para a recuperação de sua saúde. Os médicos e profissionais de saúde devem apresentar competências culturais no cuidado à saúde, o que inclui sensibilidade para diferentes crenças, contextos, hábitos e formas de viver, tratamento respeitoso e ético, além do compromisso de reduzir as barreiras estruturais e organizacionais dos serviços de saúde e do cuidado à saúde para populações vulneráveis.

BIBLIOGRAFIA

1. Ayres JRCM, Calazans GJ, Saletti Filho HC, França Júnior I. Risco, vulnerabilidade e práticas de prevenção e promoção à saúde. In: Campos GWS, Minayo MCS, Akerman M, Drumond Júnior M, Carvalho YM. Tratado de saúde coletiva. 2.ed. São Paulo: Hucitec; Rio de Janeiro: Fiocruz; 2009.
2. Horvat L, Horey D, Romios P, Kis-Rigo J. Cultural competence education for health professionals. Cochrane Database of Systematic Reviews. 2014;5:CD009405.
3. Helman CG. Introdução: a abrangência da antropologia médica. In: Helman CG. Cultura, saúde e doença. 5.ed. Porto Alegre: Artmed; 2009. p.22-4.
4. Instituto de Pesquisa Econômica Aplicada (IPEA). Estimativa da população em situação de rua no brasil. Texto para Discussão. Brasil: IPEA; 2016. Disponível em: http://www.ipea.gov.br/portal/index.php?option=com_content&view=article&id=28819. Acesso em: março de 2021.
5. Fundação Instituto de Pesquisas Econômicas (FIPE). Prefeitura Municipal de São Paulo. Secretaria de Assistência e Desenvolvimento Social. Pesquisa censitária da população em situação de rua, caracterização socioeconômica da população adulta em situação de rua e relatório temático de identificação das necessidades desta população na cidade de São Paulo. FIPE: 2015. Disponível em: https://www.prefeitura.sp.gov.br/cidade/secretarias/upload/00-publicacao_de_editais/0001.pdf. Acesso em: março de 2021.
6. Barata RB, Carneiro Júnior N, Ribeiro MCSA, Silveira C. Desigualdade social em saúde na população em situação de rua na cidade de São Paulo. Saude Soc. 2015:24(1):219-32.
7. Mattos RM, Ferreira RF. Quem vocês pensam que (elas) são? Representações sobre as pessoas em situação de rua. Psicologia & Sociedade. 2004;16(2):47-58.
8. Aguiar MM, Iriart JAB. Significados e práticas de saúde e doença entre a população em situação de rua em Salvador, Bahia, Brasil. Cad Saúde Pública. 2012;28(1):115-24.
9. Koltko-Rivera ME. Rediscovering the later version of Maslow's hierarchy of needs: self-transcendence and opportunities for theory, research, and unification. Review of General Psychology. 2006;10(4):302-17.
10. Vuillermoz C, Aouba A, Grout L, Vandentorren S, Tassin F, Moreno-Betancur M, et al. Mortality among homeless people in France, 2008-2010. Eur J Public Health. 2016;26(6):1028-33.
11. Fazel S, Geddes JR, Kushel M. The health of homeless people in high-income countries: descriptive epidemiology, health consequences, and clinical and policy recommendations. Lancet. 2014;385(9953):1529-40.
12. Roncaratti JS, Baggett TP, O'Connell JJ, Hwang SW, Cook EF, Krieger N. Mortality among unsheltered homeless adults in Boston, Massachusetts, 2000-2009. JAMA Intern Med. 2018;178(9):1242-8.
13. Silveira C, Carneiro Júnior N, Ribeiro MCSA, Barata RCB. Condições de vida e acesso a serviços de saúde de imigrantes bolivianos no Centro da cidade de São Paulo, Brasil. Cad Saúde Pública. 2013;29(10):2017-27.
14. Barreto MS, Nascimento DG, Magini LYZ, Oliveira IL, Vieira VCL, Marcon SS. Discurso de enfermeiros e médicos sobre a utilização de serviço de emergência por imigrantes. Esc Anna Nery. 2019;23(3):e20190003.
15. Zucchi EM, Barros CRS, Redoschi BRL, Deus LFA, Veras MASM. Bem-estar psicológico entre travestis e mulheres transexuais no Estado de São Paulo, Brasil. Cad Saúde Pública. 2019;35(3):e00064618.
16. Collin L, Reisner SL, Tangpricha V, Goodman M. Prevalence of transgender depends on the "case" definition: a systematic review. J Sex Med. 2016;13(4):613-26.
17. Magno L, Silva LAV, Guimarães MDC, Veras MASM, Deus LFA, Leal AF, et al. Discriminação por orientação sexual entre HSH no Brasil: uma análise de classes latentes. Rev Bras Epidemiol. 2019;22(suppl1):E190003.supl1.
18. Kerr L, Kendall C, Guimarães MDC, Mota RS, Veras MA, Dourado I, et al. HIV prevalence among men who have sex with men in Brazil: results of the 2nd national survey using respondent-driven sampling. Medicine. 2018;97:S1(e10573).
19. Kidd JD, Dolezal C, Bockting WO. The relationship between tobacco use and legal document gender-marker change, hormone use, and gender-affirming surgery in a United States sample of trans-feminine and trans-masculine individuals: implications for cardiovascular health. LGBT Health. 2018;5(7):401-11.
20. Keuroghlian AS, Reisner SL, White JM, Weiss RD. Substance use and treatment of substance use disorders in a community sample of transgender adults. Drug Alcohol Depend. 2015;152:139-46.
21. Jones BA, Haycraft E, Murjan S, Arcelus J. Body dissatisfaction and disordered eating in trans people: a systematic review of the literature. International Review of Psychiatry. 2016;28:81-94.
22. King M, Semlyen J, Tai SS, Killaspy H, Osborn D, Popelyuk D, Nazareth I. A systematic review of mental disorder, suicide and deliberate self harm in lesbian, gay and bisexual people. BMC Psychiatry. 2008;8:70.

75

Semiologia da vida sexual

Alexandre Saadeh
Daniel Augusto Mori Gagliotti
Mariana Saadeh de Albuquerque

INTRODUÇÃO

Vida sexual é sinônimo de qualidade de vida. Para a grande maioria dos médicos ou alunos de medicina, perguntar sobre sexualidade é difícil e quase sempre constrangedor quando vai além das questões fisiológicas mais comuns ligadas à reprodução.

O termo "vida sexual" remete à questão da sexualidade, vista como toda e qualquer expressão sexual. Inclui comportamento sexual, desempenho sexual, orientação sexual, identidade de gênero, sexo, gênero, desejo sexual e suas repercussões na vida do paciente.

Sexualidade inclui um *continuum* de comportamentos, pensamentos, fantasias, atos e atrações que vão além da procriação. É importante para os profissionais da saúde entender a sexualidade como expressão de fluidez, sendo possíveis mudanças de identidade de gênero e orientação sexual ao longo da vida.

Conceitos e termos têm variado ao longo do tempo, gerando mudanças no entendimento médico do que seja saudável ou doentio em termos de sexualidade.

Na Tabela 1, encontram-se conceitos e entendimentos atuais sobre a vida sexual humana. Tais conceitos podem estar presentes na anamnese. Identidade de

TABELA 1 Termos mais comuns em sexualidade e suas definições

Termo	Definição
Sexo	Também chamado sexo biológico. Definido por características anatômicas e fisiológicas: cromossomos, gônadas, genitália interna, genitália externa, hormônios e caracteres sexuais secundários
Identidade de gênero	A identidade, harmonia e persistência da individualidade de alguém como masculina (homem), feminina (mulher) ou ambos. O gênero a que o indivíduo sente pertencer com base em suas experiências, desenvolvimento, local e cultura
Orientação afetivo-sexual	Indica por qual gênero um indivíduo sente atração física, romântica e/ou emocional. Pode ser homossexual (atração pelo mesmo gênero), heterossexual (atração pelo gênero oposto), assexual (ausência de atração física e/ou romântica), bissexual (atração por ambos os gêneros) ou pansexual (atração afetiva e/ou sexual independente do gênero)
Papel de gênero/expressão de gênero	Expressão pública da identidade de gênero. A maneira como o indivíduo expressa seu gênero na sociedade e ao seu redor
Cisgênero	Pessoa cuja identidade de gênero concorda com o gênero atribuído ao nascimento (ligado ao sexo anatômico, genitália e características físicas)
Transgênero	Pessoa cuja identidade de gênero é diferente do gênero atribuído ao seu nascimento. É um termo guarda-chuva, que abarca identidades transexuais, travestis e não binárias. Pode ou não ter realizado hormonioterapia ou procedimentos cirúrgicos como a cirurgia de redesignação sexual para adequar o corpo à sua identidade de gênero
Intersexo/desenvolvimento sexual diferente	Pessoas que nasceram com alguma diversidade na genitália masculina ou feminina, ou diferenciações metabólicas que levam o indivíduo a apresentar, ao nascimento ou ao longo de seu desenvolvimento, características sexuais (genotípicas e/ou fenotípicas) de ambos os sexos

gênero, orientação sexual e expressão de gênero são possibilidades identificatórias, que ajudam a retratar o paciente em questão e sua história clínica.

É importante saber que, perguntando com empatia, assertividade e objetividade sobre a vida sexual do paciente, pode-se, sem juízo de valor, entender muito sobre a pessoa e seus valores, suas dificuldades e sua vida em geral.

Não existe, em termos clínicos, nenhum exame subsidiário que aponte algo específico sobre a vida sexual de uma pessoa, além de uma adequada anamnese, exame psíquico e exame clínico, quando necessário, somados à boa relação médico-paciente.

Avaliar infecções, inflamações, níveis séricos de hormônios sexuais, idade, comorbidades, uso de medicamentos específicos, história de infecções sexualmente transmissíveis (IST), religião, histórico de relacionamentos abusivos, abuso sexual, valores morais, tudo isso é muito importante na avaliação clínica da sexualidade de um paciente.

> Perguntar por cuidado médico, não por curiosidade, não ofende nem viola a privacidade de ninguém. Aliás, a profissão médica requer essa proximidade para que se possa conhecer o paciente e atuar com conhecimento, fornecendo opções e critérios de auxílio para aquela pessoa. Não perguntar, inclusive, pode suscitar uma relação médico-paciente difícil, parcial e restrita.

HISTÓRIA CLÍNICA

Uma boa abordagem relacionada à sexualidade em uma entrevista e a avaliação clínica requerem o conhecimento de conceitos relacionados à saúde sexual e a suas definições.

Para a Organização Mundial da Saúde, a saúde sexual é definida como:

> [...] estado de bem-estar físico, emocional, mental e social em relação à sexualidade; não é apenas a ausência de doença, disfunção ou debilidade. A saúde sexual requer uma abordagem positiva e respeitosa da sexualidade e dos relacionamentos sexuais, bem como da possibilidade de vivenciar experiências sexuais prazerosas e seguras, isentas de coerção, discriminação e violência. Para que a saúde sexual seja alcançada e mantida, os direitos sexuais de todas as pessoas devem ser respeitados, protegidos e atendidos. (WHO, 2006)

Atualmente, a maioria dos roteiros relacionados à semiologia da vida sexual leva em conta apenas aspectos relacionados a riscos e vulnerabilidades sexuais, mas é preciso ampliar a abordagem em sexualidade, pensando-a como um pilar para a saúde em geral. Protocolos mais atuais incluem outras possibilidades. O Center for Disease Control, nos EUA, e o Summit on Medical Education in Sexual Health estabelecem uma regra mnemônica com 6 P, para que uma anamnese aborde temas relacionados à sexualidade (Tabela 2).

TABELA 2 Abordagem da sexualidade pelos 6 P, segundo o Center for Disease Control e o Summit on Medical Education in Sexual Health

Parcerias	Gêneros, capacidade de estabelecer relacionamentos íntimos, afetivos. Morais e tabus ligados ao parceiro ou parceira ou à relação
Práticas	Como se dão a relação afetiva e a relação sexual, possíveis medos e curiosidades
Passado de IST	Contato atual ou prévio com essas infecções e grau de conhecimento acerca desse tema
Prevenção	Métodos utilizados como prevenção a IST e grau de conhecimento acerca desses temas
Planejamento	Conhecimento e prática relacionados à fertilidade e a métodos contraceptivos
Possibilidades	Investigação de satisfação, medos relacionados à sexualidade, história de trauma/abusos, suportes relacionados a identidade de gênero e orientação sexual, outras causas clínicas que podem afetar a saúde sexual

IST: infecções sexualmente transmissíveis.

> Uma maneira adequada e respeitosa de introduzir a sexualidade na obtenção da história clínica e de abrir a conversa para a exploração dos temas mencionados é iniciar com a frase: "Eu vou lhe perguntar algumas questões sobre a sua saúde sexual. Já que a saúde sexual é muito importante para a saúde em geral, eu pergunto a todos os meus pacientes essas questões. Antes de eu começar, você tem alguma questão ou preocupação relacionada à sexualidade que gostaria de discutir?".

É preciso criar um ambiente confortável, seguro, livre de julgamentos, que normalize as questões de vida sexual e valide as preocupações do paciente.

Algumas vezes, após o estabelecimento de bom vínculo na relação médico-paciente, o parceiro ou parceira pode ser chamado a participar da entrevista clínica e a sexualidade do casal pode ser explorada.

INCONGRUÊNCIA DE GÊNERO

Incongruência de gênero se refere a todas as pessoas nas quais, em menor ou maior grau, não há identificação entre o sexo reconhecido ao nascimento e sua identidade de gênero. Esse diagnóstico inclui, portanto, todas as possibilidades de identidades transgêneras (transexuais, travestis e identidades de gênero não binárias).

> **Importante**
>
> Quando se fala em transgeneridade ou transexualidade, é preciso separar na mente o binômio diagnóstico-doença. O uso da palavra "diagnóstico" não deve ser entendido como ligado a uma doença. Significa uma padronização e um meio de categorizar a observação e a intervenção do profissional de saúde no âmbito da saúde física, mental e ambiental.

O termo "incongruência de gênero" na infância, adolescência e vida adulta passou a ser utilizado com o lançamento da CID-11 em 2018. A Associação Americana de Psiquiatria (APA) categoriza a transgeneridade dentro do diagnóstico "disforia de gênero" em seu manual, chamado "Manual Diagnóstico e Estatístico de Transtornos Mentais" (DSM-5), também fazendo a separação entre infância e adolescência/idade adulta. A ênfase, nesse caso, se dá no sintoma chamado disforia, um profundo incômodo, sofrimento, com afetos de infelicidade, tensão e irritabilidade em diversas esferas da vida, inclusive na relação com o próprio corpo, que pessoas cuja identidade de gênero não corresponde ao sexo reconhecido ao nascimento podem vivenciar. Dessa maneira, pessoas trans podem ou não apresentar disforia de gênero.

Utilizando o nome e os pronomes que o paciente preferir, questiona-se a respeito da história da incongruência de gênero: desde quando a pessoa se sente diferente, se a identidade de gênero é fluida ou consolidada, como e com qual intensidade a pessoa a reivindica em seus contextos sociais. A leitura social (comumente denominada "passabilidade"), que se refere ao modo como a pessoa é reconhecida pelo meio em relação a sua expressão de gênero, é uma fonte importante de sofrimento psicológico e deve ser abordada.

Investigar contexto familiar, rede de suporte social, história de violência física, psicológica e sexual é fundamental, dado seu papel na vitimização dessa população e impacto na saúde mental. O médico precisa avaliar sentimentos de angústia, sofrimento, tristeza e disforia.

Deve-se dar atenção ao modo como a pessoa lida com o próprio corpo, descrevendo autocuidado e asseio próprio, percepções a respeito da autoimagem corporal e se há indícios de autolesão não suicida. Questiona-se a respeito de vivências de desconforto com fenômenos fisiológicos como ereções penianas, fluxo menstrual e aparecimento de caracteres sexuais típicos da puberdade. Investiga-se o uso de meios para ocultar o pênis ("aquenda" ou *tucking*) e as mamas (*binder*), além de possíveis problemas relacionados com o uso muito frequente desses meios (p. ex., distopia testicular ou dor em coluna torácica).

Os momentos relacionados à transição social por meio da mudança de prenome, nome, roupas e utilização de espaços públicos podem trazer experiências de sofrimento. Questões relacionadas à voz, reivindicação da pessoa em relação ao uso correto do nome e prenome, além do modo como a pessoa se comporta quando é desrespeitada devem ser abordadas para se pensar também em medidas de prevenção e cuidado específicos.

Questões relacionadas à sexualidade, como orientação sexual, restrições ao contato de determinadas regiões do corpo, se a pessoa se masturba, se utiliza métodos contraceptivos e de prevenção a IST também são importantes. Diagnósticos como transtorno de personalidade *borderline* grave, homossexualidade egodistônica, esquizofrenia, transtorno dismórfico corporal e transtornos mentais que reduzam a capacidade de consentimento e crítica precisam ser discriminados.

DISFUNÇÕES SEXUAIS

São genericamente difundidas como a impossibilidade de o indivíduo desfrutar integralmente do intercurso sexual. Interferem em um ciclo inteiro de respostas sexuais e podem resultar ou ser resultado de adoecimentos psiquiátricos como episódios depressivos, transtornos ansiosos e sentimentos de inadequação.

Avaliação da vida sexual

Na avaliação da vida sexual do paciente, é importante a coleta da história sexual detalhada, buscando informações sobre sua história sexual da infância, adolescência e idade adulta prévia e seu funcionamento atual.

No tocante à infância, são relevantes dados sobre a atitude dos pais em relação ao a sexo e à nudez (grau de abertura, pudor incomum, sedução), aprendizados relativos ao sexo (conteúdos, procedência e qualidade das informações), testemunhos de atividades sexuais de terceiros (dos pais, de outras pessoas, de animais etc.), comportamentos de autoestimulação genital, consciência e identidade de si como menino ou menina, envolvimento em jogos sexuais com outras crianças, vivência de abusos ou exploração sexual, influência religiosa, entre outros.

A investigação da adolescência deve incluir idade de início e eventos da puberdade, sentimento de si como feminino ou masculino, imagem corporal, fantasias sexuais, orientação sexual, relacionamentos e atividades sexuais propriamente ditas, quando for o caso.

É importante a obtenção de dados sobre as primeiras experiências sexuais e sobre as experiências posteriores. Informações relevantes são idade de início da atividade sexual, descrição de comportamentos e interações sexuais, pensamentos e fantasias, interesses e desejos, impulsos, estímulos para excitação, tipos e número de parceiros, frequência de interações, possíveis punições ou proibições sofridas, sentimentos de culpa, experimentação de orgasmo, satisfação, contracepção, gestações, entre outros.

> Alguns outros dados devem sempre receber atenção especial: insatisfação ou sofrimento na atividade sexual, relato de estupro, incesto, abuso sexual ou físico, presença de doenças crônicas (orgânicas ou psiquiátricas), história ou presença de IST, problemas de fertilidade, abortos espontâneos, provocados ou gravidezes indesejadas, conflitos de identidade de gênero e comportamentos parafílicos (interesse sexual intenso e persistente voltado para atividades ou alvos eróticos desviados da normalidade).

Na avaliação do funcionamento sexual atual, é importante obter dados descritivos sobre o desejo sexual e sobre as interações e comportamentos sexuais, bem como a investigação de possíveis prejuízos relacionados. Além disso, é indispensável o questionamento acerca da satisfação do paciente com relação à sua vida sexual. Caso haja qualquer grau de insatisfação, deve-se indagar cuidadosamente o paciente sobre suas queixas. A obtenção de informações sobre o que o paciente percebe com relação à satisfação de seus parceiros também é relevante.

Dados relevantes acerca dos comportamentos e das interações sexuais incluem: descrição e frequência das atividades eróticas e das interações (com ou sem coito), modos de iniciar e manter tais interações, ansiedade, caracterização e duração de preliminares, características dos estímulos sexuais, excitação, experimentação de orgasmo, posições sexuais, verbalizações durante o sexo, desfechos do ato sexual, atividades pós-ato sexual, sentimentos após o sexo, entre outras. Com relação ao desejo sexual, deve-se questionar sobre interesses, alvos eróticos, sentimentos, pensamentos e fantasias, sempre observando a frequência e a intensidade com que estes são experimentados pela paciente.

Os fatores causais associados às disfunções sexuais são inúmeros e podem ser físicos ou psicológicos.

- Entre os fatores psicológicos, estão reações de estresse, preocupações excessivas sobre o desempenho sexual, problemas no casamento ou no relacionamento, sentimentos de culpa, preocupações e inseguranças com relação à imagem corporal ou aparência, traumas sexuais.
- Entre os fatores físicos, estão condições médicas que podem afetar a função sexual (p. ex., diabete, alterações cardíacas e vasculares, doenças neurológicas, disfunções hormonais, doenças crônicas como insuficiência renal e hepática, neoplasias); alcoolismo; uso e/ou abuso de substâncias; e também o uso de medicamentos que apresentam efeitos colaterais sexuais.

As queixas e alterações mais comumente relatadas pelos pacientes na coleta de dados relativos à vida sexual são: falta de interesse sexual ou desejo, inabilidade ou dificuldade em se sentir excitada, inabilidade em atingir o orgasmo, lubrificação vaginal insatisfatória antes ou durante a relação sexual e dor ou desconforto durante o intercurso sexual, constrição vaginal, perda ou dificuldade em manter a ereção, ejacular rapidamente, dor à ejaculação, perda do desejo sexual.

Disfunções masculinas

A classificação de disfunções sexuais masculinas pela APA está demonstrada na Tabela 3. Para todos os diagnósticos, considera-se que a disfunção sexual não pode ser explicada por outro transtorno mental não sexual ou por perturbação grave do relacionamento ou de outros estressores importantes e não é atribuível aos efeitos de alguma substância, medicamento ou outra condição clínica. O rastreio dessas informações deve estar incluído na anamnese.

TABELA 3 Classificação das disfunções sexuais masculinas pela Associação Psiquiátrica Americana (APA)

Tipo de disfunção	Diagnóstico
Desejo	Transtorno do desejo sexual masculino hipoativo
Excitação	Transtorno erétil
Orgasmo	Ejaculação retardada/ejaculação prematura
Dor	Penodínea/escrotodínea

Fonte: APA, 2014.

Transtorno do desejo sexual masculino hipoativo

É definido como a persistente ou recorrente deficiência (ou ausência) de fantasias sexuais/eróticas e de desejo (libido) para a atividade sexual, por aproximadamente 6 meses consecutivos, acompanhados por sofrimento e/ ou dificuldade interpessoal clinicamente significativos. Pode chegar à prevalência de 41% em homens de 66-74 anos, e a avaliação deve seguir um esquema que integre fatores psicológicos, endócrinos, tóxicos e psiquiátricos. O tratamento deve ser orientado levando em consideração a etiologia.

Transtorno erétil

Trata-se da dificuldade de obter ou manter a ereção peniana durante a atividade sexual, com possibilidade de diminuição acentuada da rigidez peniana em pelo menos 75-100% das ocasiões em que o indivíduo tenta uma atividade sexual, por mais ou menos 6 meses. Também causa sofrimento significativo e chega a atingir 40-50% dos homens acima de 60 anos. O tratamento consiste em psicoterapia, aliado a inibidores da fosfodiesterase-5.

Ejaculação retardada

Na maioria dos casos, envolve causas biológicas, como cirurgias pélvicas recentes, medicações e diabete. Fatores psicológicos como transtornos mentais e histórico de abuso sexual também podem estar envolvidos. O tratamento consiste em acompanhar e tratar as possíveis causas, além de psicoterapia.

Ejaculação prematura

É considerada a mais comum, definida como a ejaculação que ocorre com a mínima estimulação sexual antes ou pouco tempo depois da penetração ou de qualquer outro ato sexual, e antes que a pessoa deseje ejacular. O tratamento e o acompanhamento envolvem psicoterapia e o uso de medicações como os da classe dos inibidores seletivos da recaptação de serotonina.

Penodínea e escrotodínea

Referem-se à dor local no pênis e/ou escroto antes, durante ou após o ato sexual, que causa prejuízo e sofrimento significativos a ponto de levar à evitação de atos sexuais. Os mecanismos etiológicos mais comuns envolvem traumas locais, cirurgias prévias, abuso de substâncias, história de abuso sexual e medicamentos. O tratamento envolve tratar a causa-base e psicoterapia.

Disfunções femininas

O diagnóstico das disfunções sexuais é feito essencialmente com base na história sexual do indivíduo. A detecção de dificuldades e/ou alterações, o curso dessas alterações, o sofrimento e os prejuízos gerados por elas, possíveis precipitantes e/ou fatores causais fundamentam o diagnóstico. Em alguns casos, são necessários exames diagnósticos para descartar problemas físicos associados.

Mesmo na presença de alterações, é preciso julgamento clínico para determinar se são resultantes de estimulação e/ou atividade sexual inadequada, se são explicáveis pela presença de transtornos mentais não sexuais, se estão associadas a outras condições médicas ou ao uso de substâncias e medicamentos.

Transtorno do interesse/excitação sexual feminino

Ocorre ausência ou redução do interesse ou da excitação sexual, que pode se apresentar na história clínica por meio de relatos e queixas de diminuição de pensamentos, fantasias e sentimentos eróticos; redução no impulso para iniciar o sexo; diminuição ou ausência de receptividade às aproximações do parceiro; ou incapacidade de responder aos estímulos sexuais; ausência ou redução de sensações genitais ou não genitais durante interações sexuais.

Para o diagnóstico adequado, devem ser avaliados fatores como estresse, problemas de relacionamento, envelhecimento, menopausa, alterações hormonais, características da interação sexual experimentada, saúde geral e regime medicamentoso. Alterações nos níveis de testosterona, estrogênio, prolactina e tiroxina, bem como as fases do ciclo menstrual, podem estar associadas ao transtorno da excitação sexual feminino. Alguns medicamentos também podem estar associados por causarem redução na lubrificação vaginal, entre eles os anti-histamínicos ou anticolinérgicos.

Transtorno do orgasmo feminino

Ocorre retardo recorrente, infrequência ou ausência de orgasmo ou ainda intensidades muito reduzidas de sensações orgásmicas nas atividades sexuais, mesmo após uma fase de excitação sexual julgada adequada. Tal alteração pode ocorrer ao longo da vida ou ser adquirida. No primeiro caso. a mulher nunca experimentou o orgasmo e, no segundo, já experimentou ao menos uma vez. A simples ausência de orgasmo não é suficiente para o diagnóstico do transtorno; é necessário que tal alteração traga sofrimento ou prejuízo à paciente. Diversos fatores psicológicos estão associados ao transtorno do orgasmo feminino e precisam ser avaliados na diagnose. Eles incluem medo de gravidez, vivência de rejeição por parceiro sexual, imagem corporal prejudicada, sentimentos de culpa quanto aos impulsos sexuais, entre outros. Fatores culturais, crenças e restrições sociais em relação às mulheres também estão associados à anorgasmia.

Transtorno da dor genitopélvica/penetração

Ocorrem dificuldades persistentes ou recorrentes na penetração vaginal durante a relação sexual; dor vulvovaginal ou pélvica intensa durante a relação sexual vaginal ou nas tentativas de penetração; medo ou ansiedade intensa de dor vulvovaginal ou pélvica em antecipação, durante ou como resultado de penetração vaginal; ou ainda tensão e/ou contração acentuada dos músculos do assoalho pélvico durante tentativas de penetração vaginal. O quadro de dor genital recorrente ou persistente pode ocorrer antes, durante ou depois da relação sexual, podendo ser chamada também de dispareunia. Frequentemente, ela ocorre de forma concomitante com os quadros de contração da musculatura pélvica na relação sexual. Antecedentes de violência sexual podem estar presentes nos quadros de dor. A constrição vaginal acentuada nas tentativas de penetração, também chamada de vaginismo, pode dificultar a penetração nos casos leves ou até mesmo impossibilitar qualquer penetração na vagina nos casos mais graves, seja pelo pênis, pelos dedos, por espéculo durante o exame ginecológico ou mesmo por absorventes íntimos. Pode ter associação com traumas sexuais, abusos emocionais pelo parceiro, medo de sentir dor e outros.

Causas físicas são muito frequentes nos quadros de dispareunia e vaginismo, o que torna imprescindível a investigação de possíveis etiologias orgânicas nesses casos. As etiologias orgânicas que podem levar a dispareunia e vaginismo incluem: remanescentes himenais irritados ou infectados, cicatrizes de episiotomia, infecção na glândula de Bartholin, formas de vaginite e cervicite, miomatose, endometriose, adenomiose, menopausa, alguns tipos de cistites, procedimentos cirúrgicos na área genital feminina e outros.

TRANSTORNOS DA PREFERÊNCIA SEXUAL

Parafilias

Parafilias são caracterizadas por fantasias, interesses, estímulos, impulsos e atos sexuais que mostram desvio dos comportamentos sexuais normais, mas que são necessários para que alguns indivíduos experimentem excitação e orgasmo. Para o diagnóstico do transtorno parafílico, não basta a presença de parafilias; a fim de que ocorra o diagnóstico, ela deve causar sofrimento ou prejuízo ao indivíduo ou ser uma parafilia cuja satisfação implica dano ou risco de dano pessoal a outros.

Indivíduos com esses quadros não costumam procurar voluntariamente ajuda médica. O estigma ou o medo do constrangimento e, em alguns casos, as preocupações com relação às consequências legais dos comportamentos sexuais impedem alguns indivíduos de buscar ajuda médica ou de revelar dados fidedignos da vida sexual.

Para a obtenção de tais informações, usualmente são necessárias estratégias como o uso de questionários de autorrelato e a busca de outras fontes de informação mediante entrevistas com pessoas próximas do paciente ou com consulta a documentos legais e informações de acompanhamentos médicos prévios.

Transtornos parafílicos

Entre os transtornos parafílicos, estão pedofilia, *frotteurismo*, *voyeurismo*, exibicionismo, sadismo sexual, masoquismo sexual, fetichismo, travestismo e outros menos conhecidos.

Exibicionismo

Ocorre um impulso recorrente de expor os próprios genitais a um estranho ou a uma pessoa que não espera o fato. A excitação sexual ocorre como antecipação da exposição, e o orgasmo é provocado pela masturbação durante ou após o evento.

Fetichismo

O foco sexual é em objetos (p. ex., sapatos, luvas, calcinhas e meias), que muitas vezes estão intimamente associados ao corpo humano ou a partes não genitais do corpo. A atividade sexual pode ser voltada para o fetiche em si (p. ex., masturbação com ou dentro de um sapato), ou o fetiche pode ser incorporado à relação sexual (p. ex., a exigência de que sejam usados sapatos de salto alto).

Frotteurismo

É caracterizado pela excitação sexual recorrente e intensa resultante de tocar ou esfregar-se em pessoas sem o consentimento destas. Algumas vezes, o indivíduo esfrega os órgãos genitais contra as nádegas ou outras partes da vítima; outras vezes ele pode usar as mãos para tocar a pessoa que não consentiu. Os atos em geral ocorrem em locais cheios, em particular no metrô ou em ônibus.

Pedofilia

Ocorrem impulsos sexuais recorrentes ou excitação direcionados para crianças de até 13 anos de idade. Na maioria das vezes, envolve carícias genitais ou sexo oral; a penetração vaginal ou anal de crianças ocorre com menor frequência, exceto em casos de incesto.

Masoquismo sexual

Há preocupação recorrente com impulsos e fantasias sexuais envolvendo o ato de ser humilhado, espancado, amarrado ou submetido a sofrimento. Em alguns casos pode cursar com asfixiofilia (prática de atingir ou aumentar a excitação sexual por meio da restrição da respiração).

Sadismo sexual

É definido como a excitação sexual recorrente e intensa gerada pelo sofrimento físico e psicológico de outra pessoa. Algumas vezes, o sadismo sexual pode estar relacionado ao estupro.

Voyeurismo

Também conhecido como escopofilia, é a preocupação recorrente com fantasias e atos que envolvem a observação de pessoas que ignoram estar sendo observadas e que estão nuas, despindo-se ou em meio à atividade sexual. A masturbação até o orgasmo costuma acompanhar ou segue o evento.

Transvestismo

É descrito como fantasias e impulsos sexuais de se vestir com roupas do sexo oposto como um meio de excitação e como um adjunto da masturbação ou do coito.

CASOS CLÍNICOS

Caso 1

Homem, 20 anos de idade, cisgênero, branco, heterossexual, evangélico, comparece ao consultório médico relatando insatisfação com sua vida sexual. Relata que, desde a adolescência, planejava como seria sua vida sexual, assistia a filmes pornográficos e se imaginava comportando-se como os atores dos filmes com a sua namorada. Há 6 meses, iniciou relacionamento com uma garota que conheceu na faculdade. Em 8 a cada 10 relações sexuais, atinge o orgasmo e ejacula ao tentar colocar o preservativo ou assim que inicia a penetração vaginal. Quando recebe sexo oral, ejacula em menos de 30 segundos. Sente-se frustrado, ansioso, triste, irritado e com medo de perder seu novo relacionamento. Tem dificuldade para conversar sobre o assunto com a namorada. Já fez uso de álcool em moderada quantidade com o intuito de atrasar a ejaculação e atualmente se masturba antes dos encontros, mas não se sente bem em fazê-lo.

Comentários

O paciente foi encaminhado para psicoterapia na linha cognitivo-comportamental (TCC), a fim de ampliar sua percepção em relação a sua sexualidade, obter melhora de comunicação com a parceira e combater estresse de desempenho. Iniciado psicofármaco inibidor seletivo da recaptação de serotonina, com boa resposta após a segunda semana de uso, evoluindo com melhora do desempenho sexual e remissão do quadro característico de ejaculação rápida.

O paciente tem ideias de desempenho sexual baseado em filmes pornográficos, o que gera estresse na hora da atividade sexual. Isso acaba gerando ansiedade de desempenho, o que prejudica ainda mais o tempo de ejaculação. Com o uso de medicação e TCC, uma quebra nas crenças e no estresse, melhorando o desempenho, a segurança e o tempo de ejaculação.

Caso 2

Mulher, 27 anos de idade, queixa-se de dor grave durante tentativas malsucedidas de relações sexuais com penetração vaginal com o parceiro de 6 meses. Ela conta que tentou ingerir álcool diversas vezes para tentar relaxar antes das relações sexuais e que até já tomou analgésicos juntamente com álcool, mas que esses métodos foram ineficazes.

Com relação à sua vida sexual prévia, a paciente informou não lembrar de sentir prazer em experiências sexuais anteriores, mas que, apesar disso, as relações com penetração eram totalmente possíveis no passado. Ela negou o hábito de masturbação. Ao ser questionada sobre sua história sexual, revelou que teve a primeira relação sexual aos 16 anos com um namorado de longa data na época e que o pai dela descobriu e a proibiu de ver o namorado. Aos 17 anos, teve um encontro sexual com seu professor de matemática, sobre o qual ela se sente culpada até hoje. Aos 22 anos, teve um surto de verrugas genitais e foi informada por seu ginecologista de que tinha uma IST.

Relatou sentimentos de constrangimento, vergonha e culpa sobre as verrugas, que se questionava de forma recorrente sobre onde poderia ter contraído a IST e que, desde então, sente grande receio de ter nova infecção sexual. As tentativas de relação sexual com dois parceiros subsequentes mostraram-se dolorosas, e as relações foram interrompidas. Ela negou qualquer história de abuso. O exame clínico geral estava dentro dos limites da normalidade. Seu comportamento durante a entrevista e o exame foi colaborativo até que ela foi informada de que seria submetida a um exame ginecológico. Nesse momento, ela ficou ansiosa, tremendo e tentando evitar se afastar da maca. Os achados do exame pélvico foram os seguintes: linfonodos inguinais negativos; vulva sem lesões cutâneas e distribuição de cabelo normal; canal vaginal apertado, mas com mucosa normal e úmido sem lesões. Um espéculo pediátrico foi utilizado para visualizar o colo uterino, que não mostrou alterações. Foram realizados exames de colpocitológico oncótico, bem como pesquisa de IST. Os achados laboratoriais foram normais.

Comentários

Foi aventada a hipótese diagnóstica de vaginismo, que são espasmos dolorosos da musculatura pélvica e podem limitar ou impedir a inserção de qualquer objeto na vagina. No caso dessa paciente, o vaginismo foi exibido de forma leve durante o exame ginecológico, mas ocorria de forma intensa durante as relações sexuais com penetração vaginal, desencadeando dores intensas que resultam na interrupção da relação.

No exame clínico, a paciente não mostrou nenhuma das possíveis causas físicas do vaginismo, que incluem alterações vaginais e vulvares, tumores, entre outros. Já na anamnese, descreveu uma primeira experiência sexual desastrosa na adolescência; história de lesões genitais que encarou com culpa, vergonha e constrangimento e medo da contração de IST.

Neste caso, o papel do médico foi olhar, ouvir, questionar e ajudar a mulher a significar seu sintoma, focando não seu desempenho sexual ou as regras de "normalidade", mas a autoexpressão e a compreensão da paciente. Isso possibilitou diagnóstico e encaminhamento para o tratamento adequado com equipe multiprofissional.

Caso 3

Data da triagem: 06/12/2013

Mulher, 15 anos de idade, em acompanhamento psicológico desde os 3-4 anos de idade. Nessa idade, já demonstrava predileção por coisas ditas de meninas. Sempre gostou de bonecas e sempre se identificou com as mulheres. Nunca se considerou *gay*. Sentia-se muito mal com seu corpo masculino. Na puberdade, sofreu com as modificações corporais. Diz ter fixação com cabelo feminino e faz depilação com cera. Não frequenta piscinas. Sente-se incomodada e com vergonha de seu pênis. Masturba-se, mas sente-se mal; primeira vez aos 12 anos de idade. Nega ter tido interações ou relações sexuais. Sente desejo por homens, mas já beijou uma amiga. Nega problemas ou tratamentos psiquiátricos. Não se transveste por não achar seu corpo feminino. Não quer ser andrógina e sim feminina. Nega o uso de hormônios femininos e de silicone industrial. Está no primeiro ano do ensino médio. Foi discriminada nas atividades escolares. Mora em Limeira. Religião: Wicca. Sempre gostou da Power Ranger cor-de-rosa. Nasceu de parto cesariano, a termo e com desenvolvimento neuropsicomotor normal. Relata alergia a pelos de animais. Nega: cirurgias, tabagismo, etilismo ou uso de drogas ilícitas. Pais vivos, com saúde. Os pais demoraram a aceitar sua situação; vêm para tentar entender e ajudá-la em seu desenvolvimento. Para o pai é mais difícil que para a mãe. A mãe diz que sempre soube. O pai a forçava a ser menino, chegando a bater nela. Atualmente, arrepende-se do que fez, pois não sabia do que se tratava. O pai tem 52 anos de idade, e a mãe, 47. Tem duas irmãs mais velhas, atualmente com 25 e 22 anos. Relata ter tido ansiedade, mas sem necessidade de uso de medicamentos. Nega tentativas de suicídio ou depressão, só tristeza por sua condição.

Hipótese diagnóstica

Transtornos psicológicos e comportamentais associados ao desenvolvimento sexual e à sua orientação, transtornos da identidade sexual (F66.0/F64.0 - CD-10).

Data da consulta: 03/02/2014

Atendimento realizado no Ambulatório Transdisciplinar de Identidade de Gênero e Orientação Sexual (AMTIGOS):

- Queixa e duração: resolver seu problema, que sempre foi físico (*sic*).
- História pregressa da moléstia atual: antes da primeira série interessava-se pelas Barbies da irmã. Desde então coleciona bonecas. Os pais tentaram coibir esse comportamento na época. O pai foi pouco presente e repressor,

trabalha com telecomunicações. A mãe é do lar. Na escola era chamada de mulherzinha. Diz não se incomodar na época, mas percebia que era evitada e discriminada nas atividades escolares. Tentava e se esforçava por encontrar um meio-termo aceitável: brincava com os meninos, mas era sempre a Power Ranger cor-de-rosa. Usava banheiros masculinos e criou namorado imaginário para evitar maiores perguntas. Na adolescência, só usava *jeans* e camiseta. No passado, usou roupas femininas por sugestão de sua psicóloga. Masturbou-se pela primeira vez aos 12 anos, depois uma vez a cada 15 dias. Nega namoros e experiências sexuais. Nega penetração. Nega tratamentos psiquiátricos prévios. Pais, amigos e irmãs hoje aceitam. Nega história de abuso físico, uso de hormônios, uso de faixa, cirurgias, uso de medicamentos, etilismo, tabagismo e outras substâncias. Doenças da infância: varicela; alergia a pelo animal. Estudante do ensino médio.

- Antecedentes familiares: pai vivo, 52 anos, hígido; mãe viva, 47 anos, hígida. Tem duas irmãs mais velhas: 25 e 22 anos de idade. Nega história de transexualidade ou homossexualidade na família. Nega também violência doméstica.
- Relata ansiedade.
- Exame clínico: sem alterações.
- Exame psíquico: consciente, sem sintomas psicóticos ou de alteração do humor. Sem alterações formais do pensamento.
- Conduta: 1) solicitação de exames gerais; 2) avaliação psicológica; 3) orientações gerais; 4) retorno em data oportuna.

Data do retorno: 28/04/2014

- Hipótese diagnóstica: transtornos psicológicos e comportamentais associados ao desenvolvimento sexual e à sua orientação.
- Trouxe exames normais. Vem à consulta acompanhada dos pais. Apresentação masculina (barba por fazer, roupas consideradas masculinas e escuras, sem nenhum adereço considerado feminino). Diz que, após assistir ao *Big Brother* em 2010, passou a considerar ser transexual. Nunca se considerou homossexual. Deseja hormonioterapia e considera cirurgia antes de adotar o papel de gênero desejado, pois "não quer sofrer desnecessariamente enquanto não tiver todas as condições para satisfazer sua vontade de mudança de sexo". Pais preocupados que faça hormonioterapia por conta própria e antes de acompanhamento especializado.
- Conduta: 1) encaminhada para avaliação psicológica e posterior acompanhamento em psicoterapia; 2) orientada e esclarecida quanto à contraindicação de hormonioterapia no momento; 3) orientados os próximos passos no acompanhamento do AMTIGOS.

Início de avaliação neuropsicológica: 30/05/2014

- Sem alterações.

Início de psicoterapia grupal: 24/10/2014

No início da psicoterapia, apresentava-se em vestimentas "masculinas", demonstrando muita dificuldade em utilizar roupas "femininas". Tinha muito receio de se expor interna e externamente. O grupo a provocava sempre para que viesse vestida e usasse nome feminino. Sua transição ocorreu de forma gradual. O primeiro passo guardou relação com vestimentas e cabelo. Começou a vir com calças justas e camisetas largas. Depois de alguns meses, sapatos mais femininos. Posteriormente, blusas femininas, com cortes mais ajustados ao corpo, brincos, bolsas e acessórios. Usava cabelos mais longos (sobre os ombros). E, finalmente, começou a utilizar maquiagem. Esse processo levou um ano e meio e culminou com o uso do nome feminino. O processo integral ocorreu em 2015. Os pais estiveram presentes durante todo o processo. O pai a chamava no feminino, mas causava brigas com ela. Já a mãe tinha dificuldade, apesar da paciente não autorizar, mas desejar que ela fizesse isso. Em alguns momentos, disse que seu pai a arrancava do armário socialmente, dizendo que tinha duas filhas cis e uma trans. Atualmente, diz ter três filhas! Em meados de 2015, iniciou hormonioterapia com endocrinologista particular. Desde o início do acompanhamento, teve ótima adesão e seguiu orientações dos terapeutas.

No processo grupal, sempre se interessou pelos outros e seus assuntos, colocando-se no papel de ouvinte e muitas vezes conselheira. Era líder e se manifestava na maioria das sessões. Após uma sessão, trouxe como tema sua solidão para o grupo: rodeada de gente, mas só. Angustiada com essa realidade. Tinha medo de se relacionar com homens e de expor sua condição. Durante a psicoterapia grupal, que durou 3 anos, conseguiu aprender a se expor e a expressar seus sentimentos de maneira menos explosiva, inclusive com os pais. Isso gera menos conflitos, maior segurança e conforto nas relações e, portanto, maior confiança. Em 15/10/2016, iniciou processo de mudança de nome e sexo civil em seus documentos. Até o momento, não realizou nenhum procedimento cirúrgico e se encontra em acompanhamento mensal em grupo de adultos aguardando na fila cirúrgica. Aguarda as cirurgias de afirmação de gênero com tranquilidade (implante de silicone, orquiectomia, plástica genital com construção de neovagina, feminização facial, redução de pomo-de-adão), relatando preocupação com seus estudos e relacionamentos. Revela ter expectativas realistas em relação à cirurgia e boa compreensão dos riscos.

Atualmente, vive integralmente como mulher, faz faculdade de psicologia e pretende mudar de país assim que terminar seus estudos. Diz ser livre internamente.

BIBLIOGRAFIA

1. American Psychiatric Association. Paraphilic disorders fact sheet. Disponível em: https://www.psychiatry.org/File%20Library/Psychiatrists/Practice/DSM/APA_DSM-5-Paraphilic-Disorders.pdf.
2. Associação Psiquiátrica Americana (APA). Manual Diagnóstico e Estatístico de Transtornos Mentais. 5.ed (DSM-5). Porto Alegre: Artmed; 2014.
3. Hoshiai M, Matsumoto Y, Sato T, Ohnishi M, Okabe N, Kishimoto Y, et al. Psychiatric comorbidity among patients with gender identity disorder. Psychiatry Clin Neurosci. 2010;64(5):514-9.
4. Lin IJ, Tzeng NS, Chung CH, Chien WC. Psychiatric disorders in female psychosexual disorders-a nationwide, cohort study in Taiwan: Psychiatric disorders and female psychosexual disorders. BMC Psychiatry. 2021;21(1):63.
5. Münch R, Walter H, Müller S. Should behavior harmful to others be a sufficient criterion of mental disorders? Conceptual problems of the diagnoses of antisocial personality disorder and pedophilic disorder. Front Psychiatry. 2020;11:558655.
6. Musalek M, Griengl H, Hobl B, Sachs G, Zoghlami A. Dysphoria from a transnosological perspective. Psychopathology. 2000;33:209214.
7. Rubin ES, Rullo J, Tsai P, Criniti S, Elders J, Thielen JM, Parish SJ. Best practices in North American pre-clinical medical education in sexual history taking consensus from the summits in medical education in sexual health. J Sex Med. 2018;15(10):1414-25.
8. Sadock BJ, Sadock VA, Ruiz P. Compêndio de psiquiatria: ciência do comportamento e psiquiatria clínica [recurso eletrônico]. Almeida MA et al. (trad.). Schestatsky et al. (revisão técnica). 11.ed. Porto Alegre: Artmed; 2017.
9. U.S. Department of Health and Human Services: Centers for Disease Control and Prevention. Taking a sexual history: a guide to taking a sexual history. CDC publication 99-8445. Atlanta; Centers for Disease Control and Prevention; 2005. Disponível em: https://www.cdc.gov/std/treatment/sexualhistory.pdf. Acesso em: março de 2021.
10. Ventriglio A, Bhugra D. Sexuality in the 21st century: sexual fluidity. East Asian Arch Psychiatry. 2019;29:30-4.
11. WHO. Defining sexual health: report of a technical consultation on sexual health, 28-31 January, 2002, Geneva. 2006. Disponível em: https://www.who.int/teams/sexual-and-reproductive-health-and-research/key-areas-of-work/sexual-health/defining-sexual-health. Acesso em: março de 2021.
12. WHO. ICD-11: International Statistical Classification of Diseases and Related Health Problems (ICD). Geneva; 2018. Dipsonível em: https://www.who.int/standards/classifications/classification-of-diseases. Acesso em: março de 2021.

Avaliação de habilidades clínicas

Ahmed Haydar
Marina Alves Martins Siqueira
Matheus Belloni Torsani
Iolanda de Fátima Lopes Calvo Tibério

INTRODUÇÃO

Não há nenhum processo educacional sem avaliação, pois ela é o motor que direciona o ensino e a aprendizagem. Não é por coincidência que o tema do capítulo final deste livro sobre semiologia clínica seja a avaliação de habilidades clínicas.

A avaliação de habilidades clínicas ocupa posição fundamental na formação em saúde, ao delimitar fraquezas e fortalezas do aprendizado e, com isso, orientar adequadamente o *feedback*.

> No momento de direcionar o processo de avaliação, seis perguntas fundamentais devem ser respondidas:
> 1. Por que avaliar?
> 2. O que deve ser avaliado?
> 3. Quem deve avaliar?
> 4. Quando deve ser avaliado?
> 5. Onde deve ser avaliado?
> 6. Como deve ser avaliado?

Cabe ressaltar que o método de avaliação é apenas parte desse processo ("Como deve ser avaliado?"), sendo fundamental que estejam bem claras as respostas às demais perguntas. Além de fornecer as respostas, o método de avaliação escolhido deverá atender aos requisitos básicos de uma avaliação:

- Confiável e consistente, ou seja, deve ser assertivo no resultado, endereçando medidas de reforço ou oportunidades de melhoria.
- Válido, medindo exatamente os objetivos a que se propõe o ensinado.
- Factível, ou seja, pode ser aplicado com os recursos disponíveis, adequados aos objetivos.
- Aceito pela comunidade.
- Efeito educacional e catalítico: resultando em impacto positivo para o estudante, seja na otimização do tempo ou no modo como direciona seus estudos.

Todas as vezes em que umas dessas características não for respeitada, pode-se questionar a utilidade do método proposto.

Sendo assim, neste capítulo, propõe-se discutir o que é avaliação do desempenho estudantil, o porquê de avaliar e como escolher e combinar os métodos mais adequados em um sistema de avaliação para habilidades clínicas. Apresentam-se alguns métodos de avaliação de habilidades e, para promover um processo avaliativo dialógico e catalisador, conclui-se com um modelo de *feedback* estruturado e contínuo a ser incorporado à avaliação.

O QUE É AVALIAÇÃO E O PORQUÊ DE AVALIAR

A avaliação de desempenho é o processo de apreciação da qualificação do aluno, após sua observação, com base em um padrão previamente estabelecido, gerando um posicionamento e permitindo a tomada de decisão.

> Direcionando o aprendizado e orientando o ensino, a avaliação assume diferentes papéis de acordo com o ator social envolvido: para o aluno, norteia seus estudos, definindo o que é esperado dele; para o professor e para a instituição, atesta a aquisição e o desenvolvimento de competências; para os gestores das instituições de saúde, certifica que o profissional de saúde é força de trabalho qualificada; e para os pacientes, assegura um profissional que fornecerá o cuidado com segurança e eficácia.

Sua adequação conforme o objetivo educacional a ser avaliado e seu atrelamento a um sistema de *feedback* estruturado e contínuo torna a avaliação uma potência catalítica no processo de ensino e aprendizagem, evidência científica já consagrada na literatura, mas ainda pouco aplicada no dia a dia da formação das profissões da saúde.

PROPÓSITO DA AVALIAÇÃO

A avaliação do desempenho pode possuir dois diferentes propósitos: avaliação para o aprendizado (formativa) ou avaliação do aprendizado (somativa). Apesar de ambas terem o potencial de promover metacognição e reflexão, o objetivo final da avaliação somativa é classificar, marcar a aquisição de objetivos e permitir a progressão. Por outro lado, a avaliação formativa é mais frequente, rotineira, atrelada ao dia a dia da prática, individualizada, não gera classificação nem pontuação.

Por se tratar de propostas pedagógicas diferentes, os elementos principais de cada avaliação são variados: foca-se o efeito educacional e catalítico na avaliação formativa (envolver os atores no processo educativo e na promoção da aprendizagem); já na avaliação somativa, a validade do instrumento de avaliação, a confiabilidade e a consistência do processo são fundamentais para garantia de justiça e igualdade no processo de classificação e aprovação. Contudo, dois elementos são comuns a ambos os processos e devem estar em mente durante a escolha das estratégias: a aceitabilidade por parte da comunidade e a factibilidade da estratégia avaliativa.

MODELO DE AVALIAÇÃO

Durante a observação de um fenômeno complexo, existem *frameworks*, que permitem o entendimento do que é visto. Assim como na medicina, há diferentes *frameworks* na educação na saúde que facilitam a apreensão do que é se tornar um médico.

Um dos modelos consagrados é o da taxonomia de Bloom. De forma analítica, ele permite a divisão dos objetivos educacionais em três grandes grupos: os conhecimentos (aspectos cognitivos), as habilidades (aspectos psicomotores) e as atitudes (aspectos afetivos).

Neste capítulo, o enfoque é na avaliação de habilidades clínicas, ou seja, a capacidade de articular movimento e coordenação com o conhecimento para a realização de uma tarefa e a análise e interpretação do achado. Por exemplo, auscultar o pulmão e associar o som a uma síndrome clínica; palpar um abdome e atentar para uma possível morbidade cirúrgica; auscultar um sopro cardíaco e reconhecer um processo fisiopatológico instalado; ou até inspecionar a pele e suspeitar de uma entidade sistêmica.

> Para facilitar a escolha da melhor estratégia, incorpora-se ao modelo de taxonomia de Bloom à pirâmide de Miller, outro *framework* analítico. Miller, entendendo a impossibilidade de uma única estratégia de avaliação apreender se alguém é qualificado para se tornar bom médico, propõe a divisão do domínio da arte e ciência médica em quatro níveis: saber, saber como, mostrar como e fazer. Em 2016, uma sugestão de quinto nível foi adicionada à pirâmide, incorporando a reflexão na prática e o profissionalismo na avaliação: ser.

As estratégias apresentadas a seguir (Figura 1) servem para, durante a observação do aluno, em ambiente controlado e simulado ou em serviço, a avaliação da demonstração (mostrar como e faz) do domínio psicomotor, ou seja, avaliação de habilidades. Na aquisição de uma habilidade clínica, não basta apenas conhecer, compreender e descrever a técnica, ou, ainda, saber quando aplicá-la, deve-se realizá-la com maestria em um cenário de prática.

COMBINAÇÃO E DESENVOLVIMENTO DE UM SISTEMA DE AVALIAÇÃO

A impossibilidade de avaliar as competências médicas com uma única estratégia educacional evoca a necessidade da combinação racional de múltiplas estratégias, adequadas aos objetivos educacionais, permitindo o desenvolvimento de um sistema de avaliação.

Uma analogia presente no artigo de Norcini et al. (2018) e na Figura 2 é a de que cada avaliação funciona como um foco de luz sobre um palco. Combinando muitas luzes, sem uma estratégia ou racionalidade, pode deixar alguns pontos excessivamente iluminados, e outros, escuros. O uso de um sistema combinando e articulando múltiplas estratégias avaliativas, em vez de utilizar estratégias avaliativas isoladas em série, gera eficiência e economia ao evitar duplicidade e *over-assessment*; aumenta a validade do resultado; permite a triangulação com complementaridade de informações; e permite a apreensão holística ao garantir maior cobertura de diferentes ângulos da competência médica. O sistema de avaliação nada mais é que um estudo de iluminação que permite a observação de todo o palco, de forma agradável e eficiente.

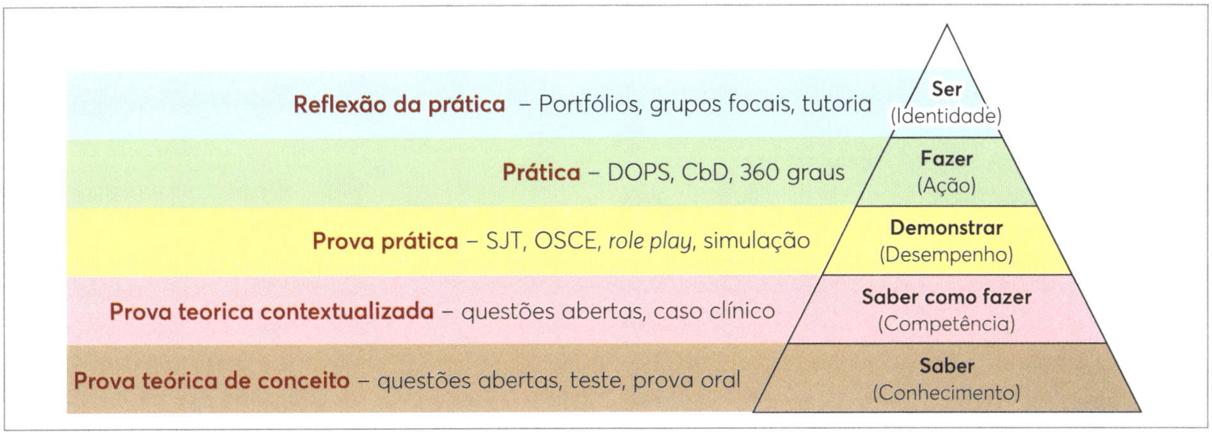

FIGURA 1
Pirâmide de Miller atualizada revisada.
Fonte: modificada de Miller, 1990, em Cruess et al., 2016.

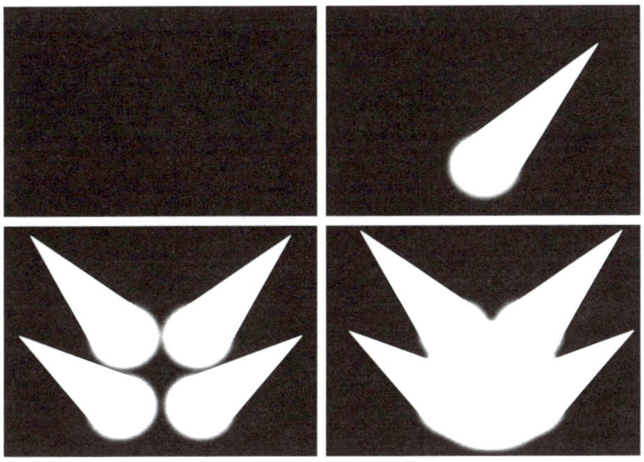

FIGURA 2
Uso de sistema de avaliação para apreender a aquisição de objetivos educacionais.
Fonte: modificada de Norcini et al., 2018.

ESTRATÉGIAS DE AVALIAÇÃO

Exame clínico objetivo e estruturado

O exame clínico objetivo e estruturado, em inglês, *objective structured clinical examination* (OSCE), é uma estratégia de avaliação descrita por Harden em 1975. Até então, as principais estratégias utilizadas eram o caso longo e a observação direta em serviço. Ambas tinham alguns problemas inerentes ao método: avaliação sem padronização de perguntas; impossibilidade de garantia de generalização de aquisição de habilidades com a observação de apenas uma única interação aluno-paciente (um único caso clínico); variação entre casos clínicos e pacientes; baixa concordância interavaliadores; exposição de paciente a múltiplos alunos; interferência e pouca colaboração do paciente.

Durante a avaliação de habilidades, há três atores (e variáveis) que interferem diretamente no resultado: o aluno, o avaliador e o paciente. Assim, para diminuir o viés do avaliador e a interferência da *performance* do paciente no resultado final, Harden elaborou uma estratégia avaliativa com padronização e objetivação. Seu objetivo era que o resultado da avaliação fosse direta e predominantemente afetado pela demonstração da aquisição da habilidade pelo estudante. Assim, Harden (1988) define o OSCE:

> Estratégia de avaliação de habilidades em que os componentes são analisados de forma planejada e estruturada, prestando atenção à objetividade da apreciação. (Tradução própria.)

Para a elaboração e execução de um OSCE, recomenda-se que alguns passos sejam seguidos:

1. Definição de grupo coordenador de avaliação: a existência de um grupo coordenador, assessorado por uma equipe administrativa que resolva problemas burocráticos, permite que haja pessoas responsáveis por terem uma visão global sobre o processo avaliativo, localizando a prova OSCE a ser elaborada dentro do sistema de avaliação da instituição.
2. Elaboração de *blueprint* de avaliação: como citado anteriormente, para que um processo avaliativo tenha validade de conteúdo, deve-se definir os objetivos educacionais esperados do aluno. Isso permite, inicialmente, definir se o uso do OSCE como estratégia é adequado e posteriormente definir as habilidades a serem avaliadas e a possibilidade de triangulação dos resultados com outras estratégias (dentro de um sistema de avaliação).
3. Definição do número de estações: o número de estações deve ser factível (tamanho da equipe, espaço físico e verba disponível), além de ser aceitável pela

comunidade. O número deve ser adequado para garantir a confiabilidade na avaliação (mensurado pelo α de *Chronbach* ou coeficiente G). OSCE excessivamente numerosos podem falsamente aumentar o coeficiente de confiabilidade.

4. Definição da duração da prova: usualmente, cada estação dura entre 5-10 minutos. A duração total da prova é resultado da multiplicação do número de estações pela duração de cada estação. Recomenda-se avisar o aluno quando faltar 1 minuto para acabar a estação e contabilizar 1 minuto de intervalo entre o fim de uma estação e o início da nova, para evitar atrasos.
5. Criação de banco de OSCE: de acordo com o *blueprint*, pode-se selecionar as estações mais adequadas de um banco dc cstações, previamente testadas, validadas e com padronização de funcionamento. Nas Figuras 3 e 4 há a demonstração do passo a passo na criação de um banco de OSCE e um exemplo de rodízio de estações. Na escolha de estação, algumas questões devem ser respondidas de acordo com o *blueprint*: "O conteúdo foi ensinado? É possível ser avaliado no tempo de uma estação? É adequado ser avaliado em um OSCE? A estação poderá discriminar entre os que adquiriram essa habilidade e os outros? Essa habilidade tem aplicação no dia a dia profissional (é relevante)?".
6. Elaboração de rubrica de avaliação: a rubrica permite definir o que a apreciação da habilidade considera suficiente. Há duas maneiras de construir rubricas: escores analíticos (*checklist*, também chamado em português de instrumento padronizado de avaliação) ou escores globais (*global rating scale*). Os *checklists* permitem maior concordância interavaliadores e aumentam a confiabilidade na avaliação ao colocarem uma listagem de ações esperadas com resultado binário (sim/não) ou com uma escala Likert. Já o escore global ou holístico permite a avaliação da execução com excelência da tarefa, sem exigir sua realização conforme uma ordem ou passos específicos. Além de avaliar melhor *soft skills* (comunicação, empatia e trabalho de equipe), permite melhor distinção entre o bom e o ótimo (entre a realização e a realização da tarefa com maestria).
7. Definição de escore mínimo para aprovação: além da média geral mínima, pode-se definir se algumas estações ou habilidades específicas são cruciais e limitantes na aprovação do aluno.
8. Treinamento de avaliadores: avaliadores devem ser treinados para minimizar o viés de avaliação, com múltiplos *workshops* e aplicação de OSCE em cenários simulados.

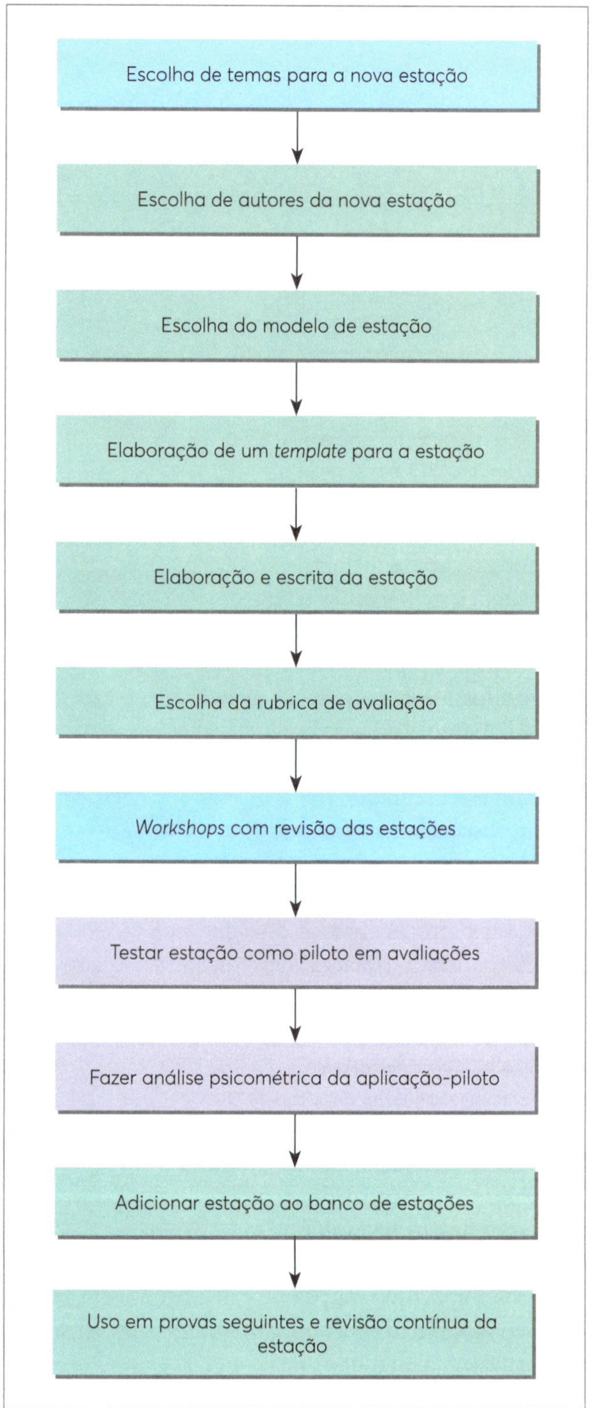

FIGURA 3
Fluxograma para desenvolvimento de banco de estações.
Fonte: modificada de Khan et al., 2013.

9. Uso de paciente padronizado: caso a estação seja de simulação, um paciente padronizado pode ser requisitado. Esse ator é previamente treinado para garantir que sua *performance* seja padronizada na simulação, reduzindo a interferência no resultado final.

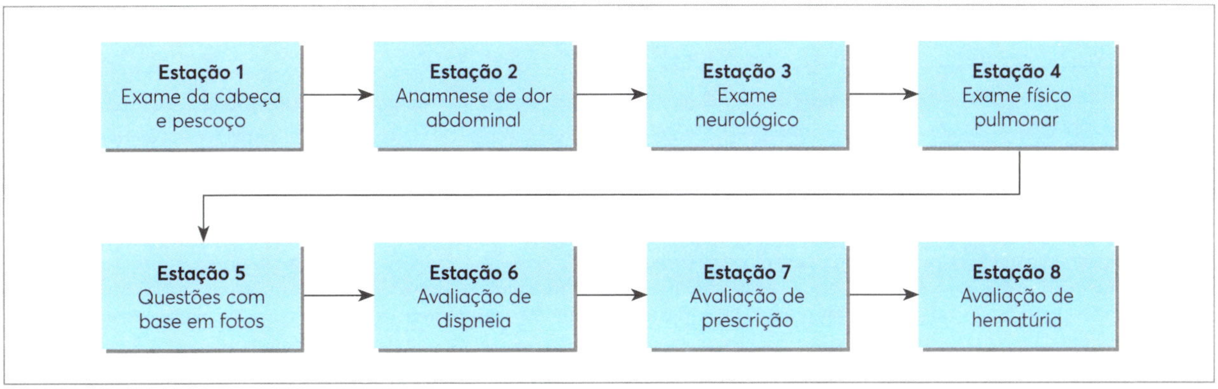

FIGURA 4
Exemplo de rotação entre estações
Fonte: Harden, 1979, em Khan et al., 2013.

10. Adequação da infraestrutura: além dos espaços de estações, recomenda-se haver espaço físico reservado para a equipe administrativa e técnica de auxílio, espaço para os avaliadores e pacientes padronizados e espaço para os alunos em quarentena e isolamento. Todas as estações devem ser revisadas, e deve-se certificar que o material eletrônico utilizado esteja funcionante e que haja material reserva em caso de mau funcionamento.
11. Alunos em quarentena e isolamento: essa técnica evita que haja vazamento de informações sobre a prova entre as turmas de diferentes horários. Os alunos ficam isolados em um espaço físico, sem acesso a equipamentos eletrônicos.
12. Aplicação da prova.
13. Publicação das notas.
14. Período de vistas e recursos: recomenda-se sempre reservar um período para que os alunos possam recorrer caso haja alguma interferência de fator externo no processo de avaliação, a fim de garantir maior justiça na avaliação.
15. Avaliação psicométrica e avaliação de qualidade: após a aplicação da prova, é fundamental reavaliar a confiabilidade e a validade de cada estação, além de avaliar a qualidade da organização. Tal processo permite a readequação do banco de dados, com a retirada de questões de baixa capacidade de mensuração, além da correção de erros e problemas na organização do OSCE.
16. *Feedback*: a possibilidade de gerar reflexão e aprendizado com a avaliação depende da realização de *feedback* com cada aluno.

Apresenta-se a seguir um modelo de estação de OSCE com *checklist* que poderia ser utilizado na avaliação de habilidade semiológica de realização de parte do exame clínico quantitativo, no caso a aferição de pressão arterial. Cabe ressaltar que a pontuação para cada item do *checklist* ou instrumento padronizado de avaliação deve ser definida pelo grupo coordenador da avaliação (Figura 5).

Atualmente, com a descrição de múltiplas adaptações ao modelo tradicional do OSCE, acredita-se que este tenha se tornado muito mais um *framework* de avaliação, uma estratégia guarda-chuva, do que um método definido. Em todos os exemplos listados há a preservação de: alunos rodando em múltiplas estações com tempo limitado; avaliação objetiva e sistemática de habilidades específicas; uso de critérios padronizados de avaliação por avaliadores previamente treinados.

1. Exame clínico objetivo e estruturado com avaliador sombra (*shadow objective structured clinical examination* – *shadow* OSCE): Arlindo et al. (2019) desenvolveram uma modificação no papel do avaliador, apelidada de "avaliador sombra". Os "avaliadores sombras" acompanham os estudantes por todas as estações, realizando todas as avaliações. Ao término da atividade, realizam *feedback* do desempenho clínico individualmente durante 20-30 minutos aos estudantes. Os autores concluíram que as modificações no papel do avaliador, "avaliador sombra", não levaram a vieses significativos nas notas dos estudantes quando comparadas ao modelo de avaliador original do OSCE. Essa nova estratégia fornece importantes melhorias na avaliação formativa de competências clínicas, permitindo que o *feedback* seja estruturado, individualizado e direcionado a cada um dos alunos. Na avaliação dos estudantes essa forma de *feedback* foi muito mais efetiva do que outras estratégias vivenciadas previamente durante o curso de medicina.
2. Exame prático objetivo e estruturado (*objective structured practical examination* – OSPE): avalia-

ESTAÇÃO 1

Cenário

Você está participando, como avaliador, de uma campanha de medida de pressão arterial.

Tarefa

Você deve realizar a medida de pressão arterial do Sr(a) Valdeci.

Orientação aos atores

Você é o Sr(a). Valdeci, 50 anos de idade, sem comorbidades. Você vai participar da campanha de hipertensão. Nesta estação, o aluno será avaliado sobre técnica de medida de pressão arterial. Ele deve questionar ao ator/examinador se nos últimos 30 minutos fez exercício físico, fumou ou tomou café (negue e diga que já está sentado esperando há cerca de 1 hora). No momento em que o aluno colocar o manguito, cruze as pernas e fique inquieto, quando o aluno solicitar que descruze as pernas diga que precisa ir ao banheiro urinar. O aluno deve permitir. Saia e volte imediatamente, informando que está aliviado. O aluno deverá então medir a PA.

Materiais e recursos humanos

- 1 ator
- 1 examinador
- Esfigmomanômetro

***Checklist* – instrumento padronizado de avaliação**

Nome aluno: ______________________________

Avaliador: ______________________________

	Realizou adequadamente	Inadequado	Não realizou
Aluno se apresentou?			
Perguntou se o paciente fez exercício físico nos últimos 30 min?			
Perguntou se o paciente tomou café nos últimos 30 min?			
Perguntou se o paciente fumou nos últimos 30 min?			
Solicitou que o paciente não cruzasse as pernas?			
Permitiu que o paciente fosse ao banheiro?			
Lavou as mãos ou utilizou álcool gel ou mencionou que faria			
Palpou artéria braquial?			
Posicionou o manguito adequadamente?			
Insufla o manguito palpando artéria radial			
Ausculta correta da pressão arterial? (desinsufla na velocidade de 2 mmHg por segundo, não reinsulfa e posicionou corretamente o estetoscópio)			
Precisa acertar os três para pontuar neste item			

FIGURA 5

ção de interpretação de conhecimentos e de habilidades com base em cenários e dados não clínicos.

3. Avaliação objetiva e estruturada de habilidades técnicas (*objective structured assessment of technical skills* – OSATS): usada para avaliação de habilidades técnicas cirúrgicas.
4. Exame objetivo e estruturado de vídeos (*objective structured video examinations* – OSVE): os alunos são avaliados após serem expostos a vídeos de interação entre médicos e pacientes.
5. Exame clínico objetivo e estruturado em time (*team objective structured clinical examination* – TOSCE): avaliação formativa cobrindo consultas comuns em medicina de família e comunidade. Uma equipe de alunos participa de cada estação em grupo, realizando as tarefas em sequência. Os candidatos são avaliados por seu desempenho, e o *feedback* é fornecido. A abordagem de equipe melhora a eficiência e incentiva o aprendizado com os colegas.

MiniCEX

O miniexercício clínico avaliativo (*MiniCEX*) é uma estratégia de avaliação proposta inicialmente pelo

American Board of Internal Medicine (ABIM), em 1972. Sua principal vantagem é proporcionar a avaliação do estudante no cenário de prática, com pacientes reais, reproduzindo de maneira mais fiel sua atuação como futuro profissional da saúde. Além disso, por ser uma estratégia baseada em competências, favorece a manutenção do padrão de excelência do ensino e coerência com o perfil do profissional para o século XXI.

O *MiniCEX* é baseado na observação direta das habilidades clínicas dos estudantes pelos professores e pode ser realizado em diferentes cenários, como urgência e emergência, enfermaria e ambulatório, incluindo a primeira consulta ou consultas de retorno. Foi originalmente desenvolvido para a residência médica, mas seu uso tem sido cada vez mais comum na graduação, garantindo índices de confiabilidade satisfatórios e equivalentes.

Durante a avaliação, cada aspecto do atendimento clínico é avaliado em momentos específicos, com base em uma escala de nove pontos, sendo (1-3) insatisfatório, (4-6) satisfatório, (7-9) excelente. Os parâmetros que podem ser avaliados são: entrevista médica, exame físico, qualidades humanísticas/ética, julgamento clínico, aconselhamento e prontuário (Figura 6). Cada um desses parâmetros deve ser avaliado em momentos diferentes, com duração de 15-20 minutos, além de 5-10 minutos de *feedback*. Para alunos de graduação, esse tempo aumenta para 30-45 minutos. Esse procedimento deve ser repetido várias vezes, com pacientes diferentes e avaliadores diversos, a fim de aumentar a confiabilidade da avaliação. Cerca de quatro encontros são suficientes para atingir 95% de confiabilidade e 12-14, para atingir um coeficiente de 0,8.

A etapa mais importante do *MiniCEX* é o *feedback*, que deve ser oferecido imediatamente após a avaliação. O *feedback* promove maior reflexão sobre o aprendizado e melhora a *performance* clínica, uma vez que o aluno se responsabiliza pela melhora de seu desempenho, reconhecendo os pontos positivos e negativos de sua atuação. Para isso, é essencial que o *feedback* termine com um plano de melhoria concreto, como será visto mais a seguir neste capítulo.

Os principais desafios e dificuldades relacionados a essa estratégia são o tempo disponível, a usabilidade das ferramentas de avaliação – aqui representadas pelo *checklist* –, o conhecimento e o treinamento dos professores para o método, a percepção dos estudantes e a efetividade do *feedback*.

Quando usado corretamente, com enfoque formativo e *feedback* imediato, o *MiniCEX* identifica deficiências, problemas e lacunas da formação. Também, potencializa as oportunidades de aprendizado prático, uma vez que delimita o que aluno e professor precisam aprender e ensinar, respectivamente, sendo um instrumento muito útil para a avaliação de aquisição de competências requeridas para avançar na formação médica.

AVALIAÇÃO 360 GRAUS

A avaliação 360 graus possibilita avaliar a *performance* rotineira do estudante, fora de um cenário específico de avaliação, como ocorre com a maioria das estratégias. Esse método consiste em uma coleta sistemática sobre o desempenho e o comportamento do estudante com base em questionários estruturados, preenchidos por diversos atores do processo de cuidado em saúde, incluindo médicos assistentes, equipe de enfermagem, residentes, preceptores e demais membros da equipe interprofissional e, em alguns casos, pacientes.

O instrumento mais utilizado internacionalmente é o *Minipeer assessment tool* (*MiniPAT*), desenvolvido pelo Foundation Programme do Reino Unido. Entretanto, não está disponível em língua portuguesa. No Brasil, a maioria dos programas que utilizam a avaliação 360 graus adota os questionários do *MiniCEX* associado a outros instrumentos de autoavaliação e avaliação de comportamento para compor os dados.

O processo de avaliação começa com a escolha de oito avaliadores pelo estudante. Ele também responde uma autoavaliação utilizando os mesmos instrumentos. Os critérios avaliados podem incluir: o bom cuidado em saúde, habilidades de comunicação, valorização da boa prática clínica, relação médico-paciente, habilidade para trabalhar em equipe, tomada de decisões, manejo clínico e profissionalismo. De acordo com a literatura, a avaliação 360 graus é ideal para avaliar habilidades interpessoais, de comunicação e profissionalismo.

Como no *MiniCEX*, o *feedback* individual deve ser imediato e confidencial, estando garantidos suporte e orientação adequados por parte dos supervisores que auxiliam o estudante a refletir sobre os resultados obtidos. Isso potencializa o processo avaliativo, à medida que o torna mais instrutivo e eficaz.

Os resultados das avaliações são processados e organizados na forma de gráficos e comentários transcritos de forma literal e anônima. Durante o *feedback*, deve-se estabelecer junto ao estudante o plano de ação para melhora da *performance*. Essa configuração, aliada a um *feedback* construtivo e ao acompanhamento próximo, torna a avaliação mais efetiva.

Em relação à confiabilidade, as avaliações mais representativas são as da equipe de enfermagem. São necessárias 6-10 avaliações desses profissionais para

Miniexercício clínico avaliativo (*MiniCEX*)

Avaliador:____________________ Data: __________

Aluno: ____________________

Diagnóstico do paciente: ____________________

Queixa principal: ____________________

Local: ( ) Ambulatório ( ) Enfermaria ( ) Emergência ( ) Outros __________

Paciente: ____________________

Idade: __________ Sexo: __________ ( ) Paciente do aluno ( ) Paciente de outra pessoa

Domínio na entrevista médica [( ) Não observado]	**Insatisfatório**	**Satisfatório**	**Excelente**
Identificou-se para o paciente	1-2-3	4-5-6	7-8-9
Queixa principal identificada	1-2-3	4-5-6	7-8-9
Hábitos e história psicossocial	1-2-3	4-5-6	7-8-9
História patológica pregressa	1-2-3	4-5-6	7-8-9
História familiar	1-2-3	4-5-6	7-8-9
Comunicação não verbal (expressões de descontentamento, falta de empatia)	1-2-3	4-5-6	7-8-9
Contido em linguagem clara e acessível ao paciente	1-2-3	4-5-6	7-8-9
Perguntou se o paciente tinha dúvidas no final da entrevista	1-2-3	4-5-6	7-8-9
NOTA GLOBAL	1-2-3	4-5-6	7-8-9

Domínio no exame físico [( ) Não observado]	**Insatisfatório**	**Satisfatório**	**Excelente**
Higienização das mãos	1-2-3	4-5-6	7-8-9
Comunica ao paciente que será examinado	1-2-3	4-5-6	7-8-9
Aplicação adequada das técnicas	1-2-3	4-5-6	7-8-9
Realizou de forma lógica o exame físico	1-2-3	4-5-6	7-8-9
NOTA GLOBAL	1-2-3	4-5-6	7-8-9

Qualidades humanísticas [( ) Não observado]	**Insatisfatório**	**Satisfatório**	**Excelente**
Demonstra empatia, compaixão	1-2-3	4-5-6	7-8-9
Adota condutas éticas	1-2-3	4-5-6	7-8-9
Aborda o paciente com confidencialidade e informação	1-2-3	4-5-6	7-8-9
Explica o diagnóstico para o avaliador	1-2-3	4-5-6	7-8-9
NOTA GLOBAL	1-2-3	4-5-6	7-8-9

Discussão

Julgamento clínico [( ) Não observado]	**Insatisfatório**	**Satisfatório**	**Excelente**
Elabora adequadamente os possíveis diagnósticos	1-2-3	4-5-6	7-8-9
Opta pela aplicabilidade e gravidade da investigação	1-2-3	4-5-6	7-8-9
Hierarquiza a investigação diagnóstica corretamente	1-2-3	4-5-6	7-8-9
Explica o disgnóstico para o avaliador	1-2-3	4-5-6	7-8-9
NOTA GLOBAL	1-2-3	4-5-6	7-8-9

Tratamento

Aconselhamento [( ) Não observado]	**Insatisfatório**	**Satisfatório**	**Excelente**
Opta condutas pela gravidade e adesão ao tratamento	1-2-3	4-5-6	7-8-9
Considera riscos e benefícios do tratamento	1-2-3	4-5-6	7-8-9
NOTA GLOBAL	1-2-3	4-5-6	7-8-9

Prontuário do interno/resistente

Documentação [( ) Não observado]	**Insatisfatório**	**Satisfatório**	**Excelente**
Escrita no prontuário	1-2-3	4-5-6	7-8-9
Organização no prontuário	1-2-3	4-5-6	7-8-9
Retirou do cabeçalho doenças já tratadas	1-2-3	4-5-6	7-8-9
A conduta no prontuário foi com impressão geral e útil para o paciente	1-2-3	4-5-6	7-8-9
NOTA GLOBAL	1-2-3	4-5-6	7-8-9

Tempo de observação: __________ minutos Tempo de *feedback*: __________ minutos

Comentários ____________________

____________________ ____________________

Assinatura do aluno Assinatura do professor

FIGURA 6

Modelo de formulário para realização do miniexercício clínico avaliativo (*MiniCEX*).

Fonte: modificada de Knopfholz, 2020.

atingir um índice satisfatório. Os resultados dessas avaliações também se correlacionam com as avaliações dos pacientes e do corpo docente. Por outro lado, são necessárias cerca de 50 avaliações de pacientes para obter bons índices de confiabilidade. Isso pode ser devido à dificuldade associada à avaliação da prática clínica e fatores confundidores relacionados à gravidade da doença (quanto mais gravemente doente, pior a avaliação).

Caso longo

A estratégia de caso longo como avaliação de prática clínica tem seu embasamento no fato de ser uma análise completa da atuação do aluno/residente junto a um caso, dentro da rotina normal da prática médica diária. O objetivo do caso longo é mostrar ao supervisor se o aluno tem o conhecimento técnico dos temas relativos ao caso clínico, além de verificar as habilidades referentes à comunicação, exame do paciente e apresentação do caso. É possível também observar se o tutorando demonstra o profissionalismo necessário ao médico em formação.

Diante disso, pode-se dizer que a estratégia do caso longo permite avaliar o desempenho do estudante em um dia típico de atividades, a capacidade de priorização do que é mais comum e do que é mais grave na história do paciente e o foco no diagnóstico, na causa e nas complicações das diversas afecções que envolvem os pacientes analisados.

Estrutura

0. Preparação: os dois examinadores devem escolher um caso internado (em enfermaria ou pronto-socorro) e conversar com o paciente, sem ler as informações descritas no prontuário. A partir da conversa com o paciente, eles saberão quais dados podem ser obtidos na história, além de estabelecer os sinais propedêuticos presentes no exame clínico. A fase de preparação deve ocorrer imediatamente antes da avaliação do estudante.
1. Entrevista: o aluno terá 25-35 minutos para conversar com o paciente, além de examiná-lo. O examinando não poderá ter acesso ao prontuário do paciente (incluindo resultados de exames) ou às suas anotações pessoais pregressas. Nesse momento ele poderá apenas anotar a história e os achados em uma folha e utilizar seus instrumentos (estetoscópio, esfigmomanômetro) para examinar o paciente.
2. Síntese: o aluno terá 5 minutos para organizar suas anotações e se preparar para a avaliação com os examinadores.
3. Apresentação: o aluno terá 10-12 minutos para apresentar o caso aos examinadores, evidenciando aspectos importantes da história, do exame clínico, chegando ao diagnóstico do paciente. Não se deve abordar o manejo do caso nesse momento. Os examinadores devem evitar interrupções; perguntas são deixadas para a próxima etapa. É recomendado que o aluno termine com uma breve síntese do caso.
4. Arguição: nessa etapa, um dos examinadores apenas poderá fazer perguntas ao aluno; o outro examinador deve permanecer fazendo anotações, evitando interromper a conversa. Para a arguição podem ser destinados 8-10 minutos. É importante que os examinadores avaliem se a entrevista que o aluno fez com o paciente foi focada e direcionada, com base no raciocínio clínico, para os possíveis diagnósticos apresentados. Durante a arguição, o examinador pode apresentar resultados de exames ao aluno para questioná-lo quanto ao reforço ou exclusão de determinada hipótese diagnóstica. É possível verificar também conhecimentos relacionados ao manejo terapêutico do caso, mas este não deve ser o foco da discussão.
5. Devolutiva/*feedback*: por ter um caráter formativo predominante, é importante que seja dado um *feedback* ao aluno logo após a arguição, de forma a esclarecer qual o melhor caminho a ser adotado para aquele caso e discutir se o raciocínio clínico adotado está respaldado pelo conhecimento técnico demandado pela situação.

O uso do caso longo como ferramenta de avaliação mostra-se, portanto, como um caminho formativo e que valoriza a prática diária do aluno no contexto do atendimento clínico. Sua maior dificuldade encontra-se no tempo destinado à sua realização e na demanda por supervisores/examinadores que estejam disponíveis para acompanhar todo o processo. Como pontos positivos, tem-se a capacidade de avaliar conhecimentos, habilidades e atitudes do estudante, além do reforço na cultura do *feedback* no corpo discente.

COMO OFERECER UM *FEEDBACK* EFICIENTE E CONSTRUTIVO NO CONTEXTO DE PRÁTICA CLÍNICA?

Com os avanços na Medicina e na Educação, o foco dos processos de ensino-aprendizagem tem passado da aquisição de conhecimento e duração do treinamento para o desenvolvimento de competências importantes para o profissional médico. Dessa forma, as avaliações tornam-se mais frequentes, pois definem os marcos de aprendizado necessários para aprender conhecimentos, treinar habilidades e desenvolver atitudes que compõem as competências desejadas, adotando um caráter formativo para os estudantes. Nas situações em que ocorrem avaliações, estas devem ser seguidas de devolutivas aos alunos.

> Espera-se, portanto, que o supervisor de prática clínica (residente, preceptor ou assistente), ao concluir sua avaliação, possa oferecer uma devolutiva construtiva e eficiente ao supervisionado. Para que o *feedback* aconteça no espaço de prática clínica, é essencial que seja construído um ambiente de aprendizado e respeito, em que seja reiterado que professor e aluno trabalham juntos para chegar aos objetivos educacionais esperados. Confiança e respeito pelo tutor foram os fatores apontados como responsáveis pela maior receptividade a críticas e elogios por aqueles que os recebem.

Ademais, é importante que, dentro desse ambiente positivo, esteja claro quais são os objetivos de avaliar e fornecer *feedback* aos tutorandos, que deve ser baseado sempre em observações diretas do supervisor, fator esse importante também para aumentar a adesão às sugestões de melhoria. Por fim, avaliações de devolutivas recorrentes, periódicas, reforçam o caráter pedagógico e construtivo do *feedback*, já que dá ao aluno a oportunidade de aprimorar o que foi apontado como sugestão de mudança, desenvolvendo novas competências enquanto ainda está sob supervisão.

Diante desse cenário, foram estabelecidos cinco passos fundamentais para que seja oferecido um *feedback* construtivo no contexto de prática clínica. No contexto de um ambiente positivo e receptivo às devolutivas, o tempo e o local em que ocorre a conversa entre supervisor e aluno devem ser reservados, sem que haja interrupção por outras pessoas.

A Figura 7 utiliza o recurso da fotonovela para exemplificar o modelo dos cinco passos.

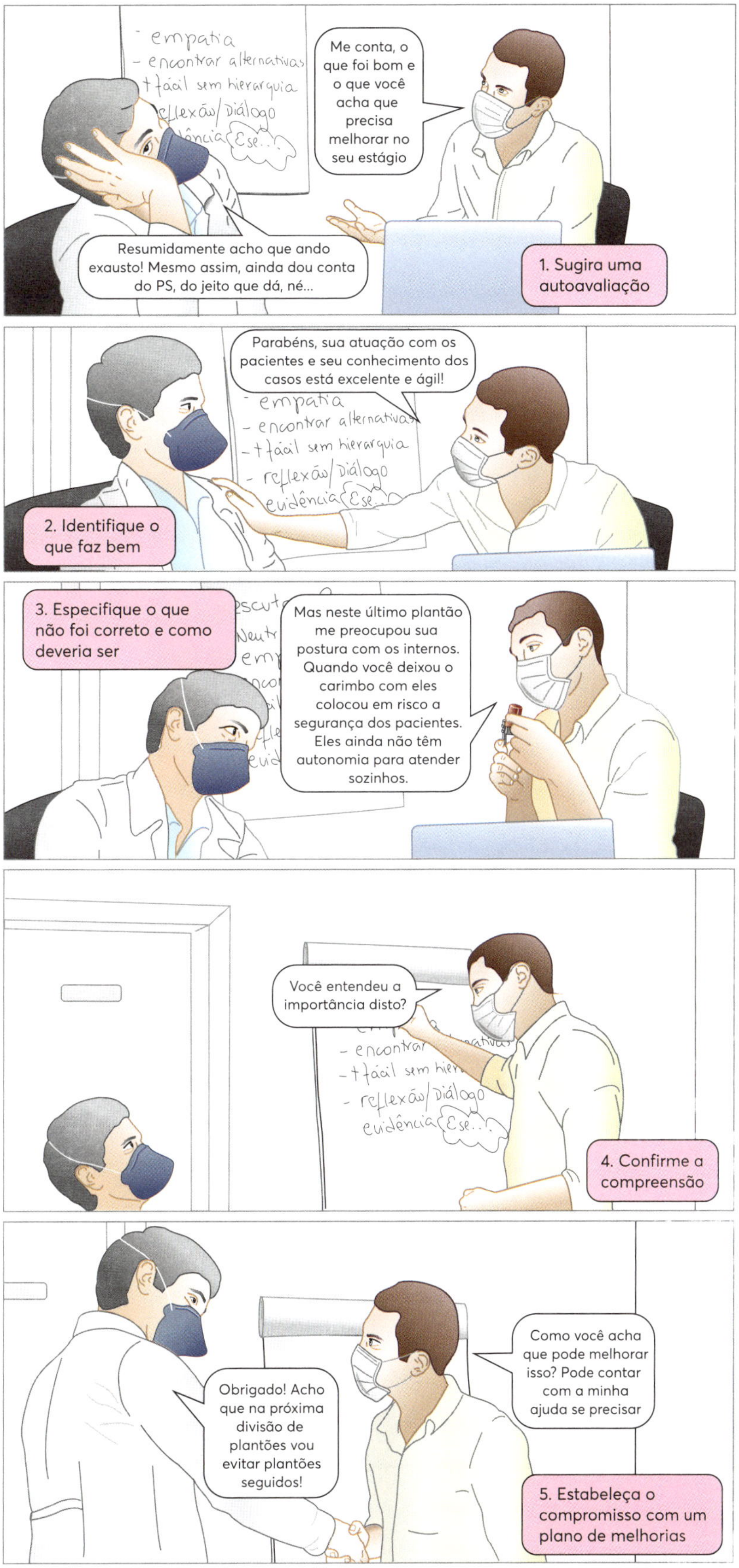
Me conta, o que foi bom e o que você acha que precisa melhorar no seu estágio
Resumidamente acho que ando exausto! Mesmo assim, ainda dou conta do PS, do jeito que dá, né...
1. Sugira uma autoavaliação
Parabéns, sua atuação com os pacientes e seu conhecimento dos casos está excelente e ágil!
- empatia
- encontrar alternativas
- + fácil sem hierarquia
- reflexão/Diálogo
evidência (E se...)
2. Identifique o que faz bem
3. Especifique o que não foi correto e como deveria ser
Mas neste último plantão me preocupou sua postura com os internos. Quando você deixou o carimbo com eles colocou em risco a segurança dos pacientes. Eles ainda não têm autonomia para atender sozinhos.
Você entendeu a importância disto?
4. Confirme a compreensão
Obrigado! Acho que na próxima divisão de plantões vou evitar plantões seguidos!
Como você acha que pode melhorar isso? Pode contar com a minha ajuda se precisar
5. Estabeleça o compromisso com um plano de melhorias

FIGURA 7
Modelo dos cinco passos.

BIBLIOGRAFIA

1. Cook DA, Beckman TJ, Mandrekar JN, Pankratz VS. Internal structure of mini-CEX scores for internal medicine residents: factor analysis and generalizability. Advances in Health Sciences Education. 2010;15(5):633-45.
2. Cruess RL, Cruess SR, Steinert Y. Amending miller's pyramid to include professional identity formation. Academic Medicine. 2016;91(2):180-5.
3. Diniz Neto AP, Lima CFT, Carvalho KRP, Santos RMP, Lima RS, Fernandes RAML, et al. O Mini-CEX na avaliação de habilidades clínicas na graduação médica/Mini-CEX in the evaluation of clinical skills in medical graduation. Rev Med [São Paulo]. 2020;99(1):35-9.
4. Epstein RH. Assessment in medical education. N Engl J Med. 2007;356:387-96.
5. Fluit C, Bolhuis S, Grol R, Ham M, Feskens R, Laan R, Wensing M. Evaluation and feedback for effective clinical teaching in postgraduate medical education: validation of an assessment instrument incorporating the CanMEDS roles. Med Teach. 2012;34(11):893-901.
6. Harden RM. What is an OSCE?. Med Teach. 1988;10(1):19-22.
7. Holmboe ES, Sherbino J, Long DM, Swing SR, Frank JR. The role of assessment in competency-based medical education. Med Teach. 2010;32(8):676-82.
8. Khan KZ, Gaunt K, Ramachandran S, Pushkar P (2013) The Objective Structured Clinical Examination (OSCE): AMEE Guide No. 81. Part II: Organisation & Administration. Med Teach. 2013;35:9. p.e1447-e1463.
9. Khan KZ, Ramachandran S, Gaunt K, Pushkar P. The Objective Structured Clinical Examination (OSCE): AMEE Guide No. 81. Part I: An historical and theoretical perspective. Med Teach. 2013;35:9:e1437-e1446.
10. Knopfholz J. Simplesmente MiniCEX: Curso de Especialização em Educação na Saúde FMUSP. 2020. 28 slides.
11. Kilminster S, Cottrell D, Grant J, Jolly B. AMEE Guide No. 27: Effective educational and clinical supervision. Med Teach. 2007;29(1):2-19.
12. Lörwald AC, Lahner FM, Greif R, Berendonk C, Norcini J, Huwendiek S. Factors influencing the educational impact of Mini-CEX and DOPS: a qualitative synthesis. Med Teach. 2018;40(4):414-20.
13. Malhotra S, Hatala R, Courneya C-A. Internal medicine residents' perceptions of the Mini-Clinical Evaluation Exercise. Med Teach. 2008;30(4):414-9.
14. Miller GE. The assessment of clinical skills/competence/performance. Academic Medicine: Journal of the Association of American Medical Colleges. 1990;65(9 Suppl):S63-S67.
15. Norcini J, Anderson MB, Bollela V, Burch V, Costa MJ, Duvivier R, et al. 2018 Consensus framework for good assessment. Med Teach. 2018;40(11):1102-9.
16. Norcini J, Burch V. Workplace-based assessment as an educational tool: AMEE Guide No. 31. Med Teach. 2007;29(9)10:855-871.
17. Norcini JJ, Blank LL, Duffy FD, Fortna GS. (2003). The mini-CEX: a method for assessing clinical skills. Annals of Internal Medicine. 2003;138(6):476-81.
18. Overeem K, et al. Doctors' perceptions of why 360-degree feedback does (not) work: a qualitative study. Medical Education. 2009;43:874-82.
19. Pangaro L, ten Cate O. Frameworks for learner assessment in medicine: AMEE Guide No. 78. Med Teach. 2013;35(6):e1197-e1210.
20. Philippe Perrenoud. From formative evaluation to a controlled regulation of learning processes: towards a wider conceptual field. Assessment in Education: Principles, Policy & Practice. 1998;5(1);85-102.
21. Ponnamperuma GG, Karunathilake IM, McAleer S, Davis MH. (2009). The caso longo and its modifications: a literature review. Medical Education. 2009;43(10):936-41.
22. Ramani S, Krackov SK. Twelve tips for giving feedback effectively in the clinical environment. Med Teach. 2012;34(10):787-91.
23. Rodgers, Manifold. 360-degree feedback: possibilities for assessment of the ACGME core competencies for emergency medicine residents. Acad Emerg Med. 2002;9(11).
24. Rodrigues M, Olmos R, Kira C, Lotufo P, Santos I, Tibério I. "Shadow" OSCE Examiner. a cross-sectional study comparing the "Shadow" examiner with the original OSCE Examiner format. Clinics. 2019;74.
25. Rogausch A, Beyeler C, Montagne S, Jucker-Kupper P, Berendonk C, Huwendiek S, et al. "The influence of students' prior clinical skills and context characteristics on mini-CEX scores in clerkships: a multilevel analysis." BMC Medical Education. 2015;15(1):208.
26. Shumway JM, Harden RM, Association for Medical Education in Europe. AMEE Guide No. 25: The assessment of learning outcomes for the competent and reflective physician. Med Teach. 2003;25(6):569-84.
27. Tibério ID, Daud-Gallotti RM, Troncon LE, Martins MD (eds.). Avaliação prática de habilidades clínicas em medicina. São Paulo: Atheneu; 2012.
28. Veloski J, Boex JR, Grasberger MJ, Evans A, Wolfson DB. Systematic review of the literature on assessment, feedback and physicians' clinical performance: BEME Guide No. 7. Med Teach. 2006;28(2):117-28.

Índice remissivo

C

D

K

L

M

N

O

P